Miller's Anesthesia

米勒麻醉学

（第9版）

中华医学会麻醉学分会推荐读物

Miller's Anesthesia

米勒麻醉学

（简装版）

第9版｜第1卷

原著总主编	Michael A. Gropper
原著名誉主编	Ronald D. Miller
原著共同主编	Neal H. Cohen　　Lars I. Eriksson
	Lee A. Fleisher　　Kate Leslie
	Jeanine P. Wiener-Kronish
主　译	邓小明　黄宇光　李文志
副主译	姚尚龙　王国林　熊利泽　郭曲练
主　审	曾因明

北京大学医学出版社

MILE MAZUIXUE（DI 9 BAN）

图书在版编目（CIP）数据

米勒麻醉学：第 9 版：简装版：全五卷 /（美）迈克尔·格鲁博（Michael A. Gropper）原著；邓小明，黄宇光，李文志主译 .—北京：北京大学医学出版社，2022.4

书名原文：Miller's Anesthesia

ISBN 978-7-5659-2601-3

Ⅰ.①米⋯ Ⅱ.①迈⋯ ②邓⋯ ③黄⋯ ④李⋯ Ⅲ.①麻醉学 Ⅳ.① R614

中国版本图书馆 CIP 数据核字（2022）第 031726 号

北京市版权局著作权合同登记号：图字：01-2020-7224

Elsevier (Singapore) Pte Ltd.
3 Killiney Road, #08-01 Winsland House I, Singapore 239519
Tel: (65) 6349-0200; Fax: (65) 6733-1817

米勒麻醉学（第 9 版）（简装版·第 1 卷）

主　　译：邓小明　黄宇光　李文志
出版发行：北京大学医学出版社
地　　址：（100191）北京市海淀区学院路 38 号　北京大学医学部院内
电　　话：发行部 010-82802230；图书邮购 010-82802495
网　　址：http://www.pumpress.com.cn
E-mail：booksale@bjmu.edu.cn
印　　刷：北京金康利印刷有限公司
经　　销：新华书店
策划编辑：王智敏
责任编辑：张李娜　袁帅军　责任校对：靳新强　责任印制：李　啸
开　　本：710 mm×1000 mm　1/16　印张：181　字数：6200 千字
版　　次：2022 年 4 月第 1 版　2022 年 4 月第 1 次印刷
书　　号：ISBN 978-7-5659-2601-3
定　　价：680.00 元（全套定价）

版权所有，违者必究
（凡属质量问题请与本社发行部联系退换）

主审简介

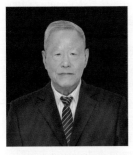

曾因明，现任徐州医科大学终身教授、麻醉学院名誉院长，江苏省麻醉医学研究所所长等职务。兼任中华医学会《国际麻醉学与复苏杂志》名誉总编辑、江苏省麻醉科医疗质量控制中心主任、中华医院管理协会特邀顾问以及中国高等教育学会医学教育专业委员会特邀顾问与麻醉学教育学组名誉组长等。1990年被国务院学位委员会评为博士生导师；1991年被评选为享受国务院政府特殊津贴专家；1993年被国家教委、人事部授予全国优秀教师称号；曾先后两次被评为江苏省优秀研究生导师；1997年获国家教育成果一等奖（排名第一），在人民大会堂受到党和国家领导人接见；2009年荣获"第三届中国医师协会麻醉学医师终身成就奖"和"中华医学会麻醉学分会突出贡献奖"；2016年获"江苏省医学终身成就奖"；2019年获"中华医学教育终身成就专家"殊荣。

在2006年不担任领导职务后，继续从事麻醉学科建设、教育及人才培养工作。2003年担任《现代麻醉学》（第3版）主编，随后担任《现代麻醉学》（第4、5版）主审；2008年担任《麻醉学》（第2版）（供临床医学专业用）主编，随后担任《麻醉学》（供临床医学专业用）（第3、4版）主审；2011年担任《麻醉学高级系列专著》（19部）总编；担任《麻醉学新进展》（2005、2007、2009、2011、2013、2015、2017、2019）系列主编；担任《米勒麻醉学》（第6、7、8版）主译；2017年担任我国第一部麻醉学科管理学图书《麻醉学科管理学》主编。2011年获江苏省高校教学成果特等奖（排名第二）；2014年获国家级教学成果二等奖（排名第二）；2012年获国家发明专利2项（排名第一）。

主译简介

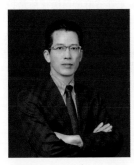

邓小明，1963年1月出生，江西吉安人。现为海军军医大学长海医院麻醉学部、麻醉学教研室主任、教授、主任医师、博士生导师，任中华医学会麻醉学分会候任主任委员兼麻醉学护理学组组长（筹）、中国高等教育学会医学教育专业委员会常委兼麻醉学教育学组组长、全国高等医药院校麻醉学专业第四届教材编审委员会主任委员、上海市医学会第十届麻醉科专科分会主任委员、国家卫生健康委能力建设和继续教育麻醉学专家委员会副主任委员、国家卫生专业技术资格考试麻醉学专家委员会副主任委员、全军麻醉学与复苏专业委员会副主任委员、中华医学会《国际麻醉学与复苏杂志》总编辑和《中华麻醉学杂志》与《临床麻醉学杂志》副总编辑以及世界麻醉科医师协会联盟（WFSA）出版委员会委员等。在疑难复杂高危患者麻醉与围术期管理方面具有丰富的临床经验，在脓毒症的基础与临床方面展开了较深入的研究。获5项国家自然科学基金及多项上海市与军队医疗重点项目等，获得上海医学科技奖二等奖1项、军队医疗成果二等奖2项。主持我国麻醉学本科教材第四轮修订/编写工作、我国麻醉科住院医师规范化培训教材与专科医师培训教材以及麻醉学继续教育教材的编写工作。主编或主译著作或教材30余部，包括《现代麻醉学》（第4、5版）、《米勒麻醉学》（第6、7、8、9版）、《麻醉学新进展》系列、《中国麻醉学指南与专家共识》（2014、2017、2020年版）、《中国医学发展系列研究报告——麻醉学进展》系列、《危重病医学》（供麻醉学专业用）（第2、3、4版）、《麻海新知（2017、2018、2019）》等。以第一作者或通讯作者发表论文约400篇，其中SCI论文100余篇。获得原中国人民解放军总后勤部"育才奖"银奖，上海市"曙光学者"以及"上海市医学领军人才"与"上海市领军人才"称号。培养毕业博士生55名、硕士生65名。

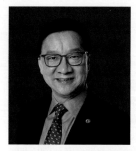

黄宇光，中国医学科学院北京协和医院麻醉科主任，北京协和医学院麻醉学系主任、主任医师、教授、博士生导师。现任中华医学会麻醉学分会主任委员、国家麻醉专业质控中心主任、中国医师培训学院麻醉专业委员会主任委员、中国日间手术合作联盟副主席、中华医学会理事、世界麻醉科医师协会联盟（WFSA）常务理事、国际麻醉药理学会前主席、世界知名生物医学文献评估系统 Faculty of 1000（F1000）评审专家。第十三届全国政协委员及教科卫体委员会委员，第十二、十三届北京市政协委员及教文卫体委员会委员。

担任《临床麻醉学杂志》总编辑、《麻醉安全与质控》杂志主编、《协和医学》杂志副主编兼执行主编、*Anesthesia & Analgesia* 杂志编委。研究领域涵盖临床安全、特殊危重患者麻醉和疼痛机制等，先后获得多项卫生部（现国家卫生健康委员会）行业专项基金和国家自然科学基金资助，以第一作者和通讯作者发表 SCI 论文 60 余篇。作为中华医学会麻醉学分会主任委员，提出"四个麻醉"的定位，即"安全麻醉、学术麻醉、品质麻醉、人文麻醉"，倡导"一起强大"的理念，推进全国麻醉学科优质资源的均质化和全覆盖。2019 年以通讯作者身份在 *The Lancet* 杂志发表了关于麻醉和肿瘤患者预后的国际多中心研究成果；2020 年抗击新冠肺炎疫情期间，应 *Anesthesiology* 主编和 *Anesthesia & Analgesia* 主编的邀请，分别在这两个麻醉领域顶级期刊发表相关文章，并通过带领中华医学会麻醉学分会及时组织制定相关专家建议、加强人文呵护等多种途径支持一线抗疫工作。

先后获得卫生部科学技术进步奖二等奖、教育部科技进步二等奖、中华医学奖三等奖。2014 年当选第六届"全国优秀科技工作者"，2015 年被评为国家卫生和计划生育委员会"突出贡献中青年专家"，享受国务院政府特殊津贴。2018 年获"爱尔兰麻醉医师学院荣誉院士"称号。

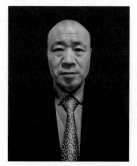

李文志，1960 年 11 月生于黑龙江省。1994 年于日本金泽大学医学博士毕业，1995 年任教授、博士生导师。现任哈尔滨医科大学附属第二医院麻醉学教研室主任、麻醉科主任。2002 年获卫生部"有突出贡献中青年专家"称号，2005 年被评选为享受国务院政府特殊津贴专家。兼任中国高等教育学会医学教育专业委员会麻醉学教育学组副组长，黑龙江省医学会麻醉学分会主任委员，黑龙江省麻醉科医疗质量控制中心主任，《中华麻醉学杂志》与《临床麻醉学杂志》常务编委，《国际麻醉学与复苏杂志》副总编辑。曾任中华医学会麻醉学分会常委、中国医师协会麻醉学医师分会副会长；原民盟黑龙江省委副主任委员，全国政协委员；现任黑龙江省政府参事。

从事麻醉学临床、教学工作至今 36 年，获得黑龙江省"优秀教师""省优秀研究生指导教师""省教学名师"称号。主编、主讲的《危重病医学》课程为国家级精品课程、国家资源共享课程等。主要从事围术期多器官功能保护的研究，主持国家自然科学基金面上项目 5 项，近年来在国际国内专业杂志上发表论文 278 篇，出版著作 25 部，主编 13 部。以第一完成人身份获教育部科技进步二等奖 1 项、黑龙江省科技进步二等奖 4 项。

副主译简介

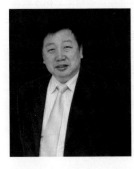

姚尚龙，1956 年 3 月出生于安徽桐城。二级教授，主任医师，博士生导师，"华中学者"特聘教授。湖北省第一层次医学领军人才，卫生部有特殊贡献的中青年专家，享受国务院政府特殊津贴。现任华中科技大学同济医学院附属协和医院麻醉与危重病教研所所长，湖北省麻醉临床医学中心主任，国家卫生健康委能力建设和继续教育麻醉学专家委员会主任委员，国家卫生健康委麻醉质控中心副主任，中国高等教育学会医学教育专业委员会麻醉学教育学组副组长；中国医师协会毕业后医学教育麻醉科专业委员会副主任委员，吴阶平基金会麻醉与危重病学部主任委员；全国卫生专业技术资格考试麻醉学专家委员会主任委员；湖北省麻醉质控中心主任。曾任中华医学会麻醉学分会副主任委员；中国医师协会麻醉学医师分会第三任会长；先后获"国之名医卓越建树奖""医学科学家""荆楚楷模"以及"最美医师"等称号。2015 年获"中国消除贫困奖"，受到习近平主席的接见。

　　主要从事麻醉作用机制、临床转化以及围术期肺损伤等方面的研究，先后主持 7 项国家自然科学基金（重点项目 1 项）和 10 余项部省级课题。获部省属奖 10 余项，其中省科技进步、技术发明、成果推广一等奖各 1 项，获国家级专利 5 项。培养 96 名博士生、130 名硕士生。发表论文 400 余篇，其中 SCI 收录 80 余篇。主编《现代麻醉学》（第 4、5 版）、主编 10 余本教材，参编专著 30 余本，现任《临床麻醉学杂志》《国际麻醉学与复苏杂志》等四本杂志副总编辑。

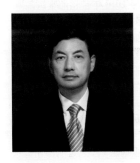

王国林，1955 年 12 月出生于江苏金坛。1982 年毕业于南京医科大学医学系，获学士学位；1989 年毕业于天津医科大学麻醉学专业，获硕士学位；1995 年 12 月至 1996 年 12 月在美国罗格斯大学博士后研修。

　　现任天津医科大学总医院麻醉科主任医师、二级教授、博士生导师，麻醉科、重症医学科学科带头人，天津医科大学教育指导委员会主任。中国老年医学会常务理事、中华医学会麻醉学分会常委兼神经外科麻醉学组组长、中国高等教育学会医学教育专业委员会麻醉学组副组长、天津医学会常务理事、天津市临床麻醉质控中心主任。获"中国杰出麻醉医生"、首届"天津名医"称号。

　　长期从事临床麻醉和重症患者的救治工作，培养麻醉和重症医学专业博士生 30 名、硕士生 70 名，发表学术论文 300 余篇，其中 SCI 收录 50 余篇，主编专著 10 余部，主持多项国家自然科学基金课题和省市级课题，获天津市科技进步二等奖 2 项。

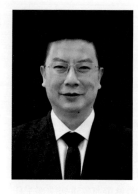

熊利泽，1962 年 12 月出生于湖北省枣阳市。空军军医大学（原第四军医大学）西京医院麻醉科教授、主任医师。现任同济大学医学院脑功能与人工智能转化研究所所长，同济大学附属上海市第四人民医院院长，博士生导师，《中华麻醉学杂志》总编辑，*J Perioperative Medicine* 副主编。国家自然科学基金杰出青年基金获得者，长江学者计划特聘教授，973 计划首席科学家，曾任全军麻醉学研究所所长和全军危重病医学重点实验室主任，教育部创新团队和科技部重点领域创新团队学术带头人。中华医学会麻醉学分会第十二届主任委员，曾任世界麻醉科医师协会联盟（WFSA）常委（2008—2016 年）和亚澳区副主席、秘书长和主席（2006—2018 年），积极倡导麻醉学向围术期医学发展，率先将麻醉科更名为麻醉与围术期医学科。

主要研究方向为围术期脑保护，首次发现并报道高压氧、电针、吸入麻醉药预处理可诱导显著的脑保护作用，探索其作用机制并实现初步转化，先后获得 973 计划、国家自然科学基金重大项目课题、重点项目、杰出青年、国际重大合作、国家新药创制等 23 项基金项目。在 *J Am Coll Cardiol*、*Am J Respir Crit Care Med*、*Clin Invest*、*Anesthesiology* 等杂志发表 SCI 论文 219 篇（通讯或共同通讯作者 149 篇）。以第一完成人身份获得 2011 年度国家科技进步一等奖 1 项，陕西省科学技术一等奖 3 项。荣立一等功、二等功各 1 次。

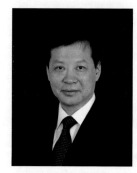

郭曲练，医学博士、教授、一级主任医师、博士生导师，中南大学湘雅医学院麻醉学系主任，中南大学首届湘雅名医，湖南省医学学科领军人才，湖南省保健委员会核心专家。现任中国医师协会麻醉学医师分会副会长、中国高等教育学会医学教育专业委员会麻醉学教育学组副组长、中华麻醉学会日间手术麻醉学组顾问、湖南省麻醉医师协会会长、湖南省麻醉质控中心主任、《国际麻醉学与复苏杂志》副总编辑。2000 年组织成立湘雅医院麻醉后恢复室（PACU）；2010 年带领湘雅医院麻醉科获得第一批国家临床重点专科项目，主持制定中华医学会麻醉学分会《麻醉后监测治疗专家共识》和《日间手术麻醉专家共识》。主持湘雅医学院麻醉学系工作以来，麻醉学专业先后入选湖南省普通高校重点专业、特色专业，主持的《临床麻醉学》课程先后被评为国家精品课程、国家精品资源共享课程、国家精品视频公开课程、国家一流课程；担任第 3 版、第 4 版全国统编教材《临床麻醉学》主编及其他十余部教材的主编、副主编。主持国家自然科学基金面上项目 5 项，国家 863 计划课题子项目 1 项及其他省部级课题十余项。获得湖南省科技成果奖二等奖 2 项、三等奖 3 项。发表科研论文 200 余篇，其中 SCI 收录 130 余篇，获国家专利 3 项，培养硕士生和博士生 100 余名。

翻译专家委员会委员简介

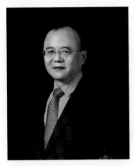

马正良，南京大学医学院附属鼓楼医院麻醉科主任，主任医师、教授、博士生导师，享受国务院政府特殊津贴。现任中华医学会麻醉学分会常务委员兼门诊PACU及日间手术学组组长，中国研究型医院学会麻醉学专业委员会主任委员，中国研究型医院学会理事会理事，全国日间手术联盟副秘书长，江苏省医学会麻醉学分会前任主任委员，江苏省医师协会麻醉学医师分会前任会长，中国医师协会整合医学分会整合麻醉及围术期医学专业委员会副主任委员，国家卫生健康委能力建设和继续教育麻醉学专家委员会委员，南京市麻醉医疗质量控制中心主任，江苏省麻醉医疗质量控制中心副主任、专家委员会主任，《中华麻醉学杂志》常务编委，《国际麻醉学与复苏杂志》常务编委，《临床麻醉学杂志》副主编，国家卫生健康委"十三五"住院医师规范化培训规划教材《麻醉学》（第2版）编委。共获国家自然科学基金5项、省科技进步二等奖2项，发表SCI论文80余篇。为江苏省医学重点学科主任，入选省"333"工程第二层次、省六大人才高峰人才、江苏省医学领军人才等。

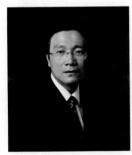

黑子清，1967年5月生于湖南省。2003年于中山大学医学博士毕业，博士生导师，博士后导师，教授、研究员、主任医师。任中山大学附属第三医院院长助理兼粤东医院党委书记及常务副院长，麻醉学教研室主任，麻醉手术中心主任，广东省医学领军人才、广东省医院优秀临床科主任、岭南名医。现任广东省医学会麻醉学分会主任委员，国家卫生健康委麻醉质控专家组成员。《中华麻醉学杂志》常务编委，《国际麻醉学与复苏杂志》《临床麻醉学杂志》编委，原国家卫生和计划生育委员会麻醉科住院医师规范化培训教材《麻醉学基础》编委、《麻醉学基础学习指导与习题集》副主编，国家卫生健康委"十三五"住院医师规范化培训规划教材《麻醉学》编委。

从事麻醉学临床、教学工作至今30年，获得"中山大学优秀研究生指导教师"称号，培养毕业博士生25名、硕士生27名。主要从事围术期器官功能保护的研究。近年来在国内外专业杂志上发表论文200余篇，SCI收录80余篇，荣获2019年度麻醉学领域顶级刊物 *ANESTHESIOLOGY* 最佳论文奖。出版著作8部，主编《肝脏移植麻醉学》《麻醉学考点》等3部。主持国家自然科学基金项目7项，广东省自然科学基金重点项目2项、广州市科技重点项目2项。以第一完成人身份获广东省科技进步二等奖1项，广州市科技进步二等奖1项、三等奖1项，中华医学科技奖三等奖1项。

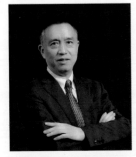

鲁开智，陆军军医大学西南医院麻醉科主任、主任医师、教授、博士生导师。现任中华医学会麻醉学分会常务委员，中国医师协会麻醉学医师分会常务委员，重庆市医学会麻醉学专业委员会主任委员；重庆英才·创新领军人才，重庆市学术技术带头人，"中国杰出麻醉医师"；获军队"育才银奖"。

研究方向为远端器官疾病致肺损伤的临床和基础研究及危重症事件追踪预警及决策支持。作为负责人主持国家重点研发计划1项、国家科技支撑计划1项、国家自然科学基金4项、国家卫生健康委视听教材2项；获重庆市科技进步一等奖1项、军队医疗成果二等奖1项。以第一作者或通讯作者发表SCI论文50余篇，主编专著2部。

审校专家和译者名单

主　　译　邓小明　黄宇光　李文志

副 主 译　姚尚龙　王国林　熊利泽　郭曲练

主　　审　曾因明

翻译专家委员会（按姓氏笔画排序）

马正良　南京大学医学院附属鼓楼医院
王国林　天津医科大学总医院
邓小明　海军军医大学长海医院
李文志　哈尔滨医科大学附属第二医院
姚尚龙　华中科技大学同济医学院附属协和医院
郭曲练　中南大学湘雅医院
黄宇光　中国医学科学院北京协和医院
黑子清　中山大学附属第三医院
鲁开智　陆军军医大学西南医院
熊利泽　同济大学医学院附属上海市第四人民医院

主译助理（按姓氏笔画排序）

卞金俊　海军军医大学长海医院
包　睿　海军军医大学长海医院
易　杰　中国医学科学院北京协和医院
郭悦平　海南医学院第一附属医院

专家助理（按姓氏笔画排序）

王婷婷　华中科技大学同济医学院附属协和医院
杨谦梓　空军军医大学西京医院
张　伟　南京大学医学院附属鼓楼医院
陈　妍　陆军军医大学西南医院
姚伟锋　中山大学附属第三医院
翁莹琪　中南大学湘雅医院
谢克亮　天津医科大学总医院

审校专家（按审校章节排序）

徐子锋 上海交通大学医学院附属国际和平妇幼保健院
邓小明 海军军医大学长海医院
曾因明 徐州医科大学附属医院，江苏省麻醉医学研究所
黄宇光 中国医学科学院北京协和医院
左明章 北京医院
郭　政 山西医科大学第二医院
王国林 天津医科大学总医院
熊利泽 同济大学医学院附属上海市第四人民医院
董海龙 空军军医大学西京医院
易　杰 中国医学科学院北京协和医院
李天佐 首都医科大学附属北京世纪坛医院
邓晓明 中国医学科学院整形外科医院
范晓华 海军军医大学长海医院
于泳浩 天津医科大学总医院
罗　艳 上海交通大学医学院附属瑞金医院
于布为 上海交通大学医学院附属瑞金医院
吴安石 首都医科大学附属北京朝阳医院
岳　云 首都医科大学附属北京朝阳医院
王东信 北京大学第一医院
王天龙 首都医科大学宣武医院
李文志 哈尔滨医科大学附属第二医院
张　兵 哈尔滨医科大学附属第二医院
潘　鹏 哈尔滨医科大学附属第二医院
崔晓光 海南医学院第一附属医院
席宏杰 哈尔滨医科大学附属第二医院
俞卫锋 上海交通大学医学院附属仁济医院
马　虹 中国医科大学附属第一医院
郭悦平 海南医学院第一附属医院
赵国庆 吉林大学
杜洪印 天津市第一中心医院
喻文立 天津市第一中心医院
赵洪伟 天津医科大学肿瘤医院
马正良 南京大学医学院附属鼓楼医院
顾小萍 南京大学医学院附属鼓楼医院
卢悦淳 天津医科大学第二医院
郭曲练 中南大学湘雅医院
徐军美 中南大学湘雅二医院
王月兰 山东第一医科大学第一附属医院
欧阳文 中南大学湘雅三医院
黑子清 中山大学附属第三医院
徐世元 南方医科大学珠江医院
刘克玄 南方医科大学南方医院
喻　田 遵义医科大学附属医院
韩如泉 首都医科大学附属北京天坛医院
冯　艺 北京大学人民医院
倪　文 海军军医大学长海医院
米卫东 中国人民解放军总医院
高　鸿 贵州医科大学第三附属医院
田　鸣 首都医科大学附属北京友谊医院
徐铭军 首都医科大学附属北京妇产医院
包　睿 海军军医大学长海医院
谭　刚 中国医学科学院北京协和医院
郭向阳 北京大学第三医院
王秀丽 河北医科大学第三医院
方向明 浙江大学医学院附属第一医院
缪长虹 复旦大学附属中山医院
卞金俊 海军军医大学长海医院
许　涛 海军军医大学长海医院
杨　涛 海军军医大学长海医院
袁红斌 海军军医大学长征医院
顾卫东 复旦大学附属华东医院
张良成 福建医科大学附属协和医院
李师阳 福建省泉州玛珂迩妇产医院
薛张纲 复旦大学附属中山医院
江　来 上海交通大学医学院附属新华医院
姜　虹 上海交通大学医学院附属第九人民医院
李金宝 上海交通大学附属第一人民医院
李士通 上海交通大学附属第一人民医院
马武华 广州中医药大学第一附属医院
田国刚 海南医学院
刘敬臣 广西医科大学第一附属医院
余剑波 天津市南开医院
黄文起 中山大学附属第一医院
李雅兰 暨南大学附属第一医院
王英伟 复旦大学附属华山医院
曾维安 中山大学肿瘤防治中心
王　晟 广东省人民医院
杨建平 苏州大学附属第一医院
嵇富海 苏州大学附属第一医院
吕　岩 空军军医大学西京医院
徐国海 南昌大学第二附属医院
许平波 复旦大学附属肿瘤医院
徐美英 上海交通大学附属胸科医院
吴镜湘 上海交通大学附属胸科医院
魏　蔚 四川大学华西医院

曾　俊	四川大学华西医院	戚思华	哈尔滨医科大学附属第四医院
王　锷	中南大学湘雅医院	万小健	海军军医大学长海医院
王焱林	武汉大学中南医院	谢克亮	天津医科大学总医院
陈向东	华中科技大学同济医学院附属协和医院	曹铭辉	中山大学孙逸仙纪念医院
张加强	河南省人民医院	宋兴荣	广东省广州市妇女儿童医疗中心
杨建军	郑州大学第一附属医院	夏中元	武汉大学人民医院
思永玉	昆明医科大学第二附属医院	张马忠	上海交通大学医学院附属上海儿童医学中心
罗爱林	华中科技大学同济医学院附属同济医院	王国年	哈尔滨医科大学附属第四医院
王婷婷	华中科技大学同济医学院附属协和医院	倪新莉	宁夏医科大学总医院
麻伟青	中国人民解放军联勤保障部队第九二〇医院	孙焱芜	深圳大学总医院
毛卫克	华中科技大学同济医学院附属协和医院	李秀娟	海军军医大学长海医院
杨宇光	海军军医大学长海医院	张　野	安徽医科大学第二附属医院
闵　苏	重庆医科大学附属第一医院	刘学胜	安徽医科大学第一附属医院
刘　斌	四川大学华西医院	张铁铮	中国人民解放军北部战区总医院
陈力勇	陆军军医大学大坪医院	王志萍	徐州医科大学附属医院
姚尚龙	华中科技大学同济医学院附属协和医院	曹君利	徐州医科大学
李　洪	陆军军医大学新桥医院	李斌本	海军军医大学长海医院
鲁开智	陆军军医大学西南医院	闻庆平	大连医科大学附属第一医院
郑　宏	新疆医科大学第一附属医院	谢淑华	天津市人民医院
拉巴次仁	西藏自治区人民医院	容俊芳	河北省人民医院
易　斌	陆军军医大学西南医院	于建设	内蒙古医科大学附属医院
阎文军	甘肃省人民医院	贾慧群	河北医科大学第四医院
王　强	西安交通大学第一附属医院		

译　者（按翻译章节排序）

王卿宇	青岛大学附属医院	崔　凡	北京大学第一医院
贾丽洁	上海交通大学医学院附属国际和平妇幼保健院	李怀瑾	北京大学第一医院
孙晓璐	北京医院	金　笛	首都医科大学宣武医院
李俊峰	北京医院	肖　玮	首都医科大学宣武医院
龚亚红	中国医学科学院北京协和医院	徐咏梅	哈尔滨医科大学附属第二医院
张瑞林	山西医科大学第二医院	刘冬冬	哈尔滨医科大学附属第二医院
王　祯	天津医科大学总医院	岳子勇	哈尔滨医科大学附属第二医院
路志红	空军军医大学西京医院	周姝婧	上海交通大学医学院附属仁济医院
张君宝	空军军医大学西京医院	赵延华	上海交通大学医学院附属仁济医院
马　爽	中国医学科学院北京协和医院	刘金锋	哈尔滨医科大学附属第二医院
申　乐	中国医学科学院北京协和医院	曹学照	中国医科大学附属第一医院
孙艳霞	首都医科大学附属北京同仁医院	樊玉花	海军军医大学长海医院
徐　瑾	中国医学科学院整形外科医院	李　凯	吉林大学中日联谊医院
杨　冬	中国医学科学院整形外科医院	李红霞	天津市第一中心医院
蒋　毅	天津医科大学总医院	翁亦齐	天津市第一中心医院
于　洋	天津医科大学总医院	王　靖	天津医科大学肿瘤医院
黄燕华	上海交通大学医学院附属瑞金医院	张　伟	南京大学医学院附属鼓楼医院
王雨竹	首都医科大学附属北京朝阳医院	李冰冰	南京大学医学院附属鼓楼医院
魏昌伟	首都医科大学附属北京朝阳医院	庄欣琪	天津医科大学第二医院

黄长盛	中南大学湘雅医院	魏　晓	海南省海口市人民医院
宦　烨	中南大学湘雅医院	李泳兴	广州中医药大学第一附属医院
戴茹萍	中南大学湘雅二医院	林育南	广西医科大学第一附属医院
张宗旺	山东省聊城市人民医院	毛仲炫	广西医科大学第一附属医院
廖　琴	中南大学湘雅三医院	张　圆	天津市南开医院
李　丹	中南大学湘雅三医院	何思梦	南开大学医学院
姚伟锋	中山大学附属第三医院	胡　榕	中山大学附属第一医院
吴范灿	南方医科大学珠江医院	汪梦霞	暨南大学附属第一医院
姜　妤	南方医科大学南方医院	熊　玮	中山大学附属第一医院
王海英	遵义医科大学附属医院	谭　弘	复旦大学附属华山医院
曹　嵩	遵义医科大学附属医院	张颖君	中山大学肿瘤防治中心
陈唯韫	中国医学科学院北京协和医院	彭　科	苏州大学附属第一医院
范议方	首都医科大学附属北京天坛医院	雷　翀	空军军医大学西京医院
菅敏钰	首都医科大学附属北京天坛医院	陈　辉	同济大学医学院附属上海市第四人民医院
查燕萍	海军军医大学长海医院	华福洲	南昌大学第二附属医院
韩侨宇	北京大学人民医院	蒋琦亮	上海交通大学附属胸科医院
车　璐	中国医学科学院北京协和医院	郑剑桥	四川大学华西医院
廖　玥	北京大学人民医院	彭　玲	四川大学华西医院
夏　迪	中国医学科学院北京协和医院	林　静	四川大学华西医院
李　旭	中国医学科学院北京协和医院	翁莹琪	中南大学湘雅医院
杨路加	中国人民解放军总医院	张婧婧	武汉大学中南医院
刘艳红	中国人民解放军总医院	熊　颖	武汉大学中南医院
宋镕澄	中国医学科学院北京协和医院	徐尤年	华中科技大学同济医学院附属协和医院
刘　旸	贵州医科大学附属医院	郭晓光	郑州大学第一附属医院
曹　莹	贵州省贵阳市第二人民医院	夏江燕	东南大学附属中大医院
董　鹏	首都医科大学附属北京友谊医院	欧阳杰	昆明医科大学第二附属医院
金昕煜	首都医科大学附属北京妇产医院	陈晔凌	华中科技大学同济医学院附属同济医院
徐　懋	北京大学第三医院	周　静	华中科技大学同济医学院附属同济医院
韩　彬	北京大学第三医院	陈　林	华中科技大学同济医学院附属协和医院
石　娜	河北医科大学第三医院	李　娜	中国人民解放军联勤保障部队第九二〇医院
赵　爽	河北医科大学第三医院	夏海发	华中科技大学同济医学院附属协和医院
褚丽花	浙江大学医学院附属第一医院	律　峰	重庆医科大学附属第一医院
梁　超	复旦大学附属中山医院	周　棱	四川大学华西医院
孟庆元	湖南省军区益阳离职干部休养所	马　骏	四川大学华西医院
孟　岩	海军军医大学长海医院	毛庆祥	陆军军医大学大坪医院
何星颖	海军军医大学长征医院	王　洁	华中科技大学同济医学院附属协和医院
张细学	复旦大学附属华东医院	吴卓熙	陆军军医大学新桥医院
俞　莹	福建医科大学附属协和医院	甯交琳	陆军军医大学西南医院
房小斌	四川大学华西医院	杨　龙	新疆医科大学第一附属医院
徐楚帆	上海交通大学医学院附属新华医院	顾健腾	陆军军医大学西南医院
孙　宇	上海交通大学医学院附属第九人民医院	黄锦文	甘肃省人民医院
黄丽娜	上海交通大学附属第一人民医院	朱　磊	甘肃省人民医院
唐志航	广州中医药大学第一附属医院	杨丽芳	西安交通大学附属儿童医院
王　勇	广州中医药大学第一附属医院	于　巍	哈尔滨医科大学附属第四医院

王　颖	哈尔滨医科大学附属第四医院	蒋玲玲	安徽医科大学第二附属医院
李依泽	天津医科大学总医院	孙莹杰	中国人民解放军北部战区总医院
张麟临	天津医科大学总医院	刘　苏	徐州医科大学附属医院
韩　雪	中山大学孙逸仙纪念医院	刘学胜	安徽医科大学第一附属医院
雷东旭	广东省广州市妇女儿童医疗中心	武　平	大连医科大学附属第一医院
余高锋	广东省广州市妇女儿童医疗中心	丁　玲	天津市人民医院
刘慧敏	武汉大学人民医院	杨　涛	天津市人民医院
赵珍珍	海军军医大学长海医院	曹珑璐	河北省人民医院
马　宁	上海交通大学医学院附属上海儿童医学中心	都义日	内蒙古医科大学附属医院
丁文刚	哈尔滨医科大学附属第二医院	石海霞	内蒙古医科大学附属医院
王　坤	哈尔滨医科大学附属肿瘤医院	雍芳芳	河北医科大学第四医院
杨谦梓	空军军医大学西京医院	杜　伟	河北医科大学第四医院
聂　煌	空军军医大学西京医院	陈　园	中南大学湘雅医院
李　锐	安徽医科大学第二附属医院	张　重	中南大学湘雅医院

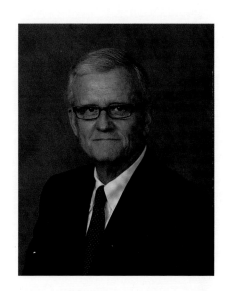

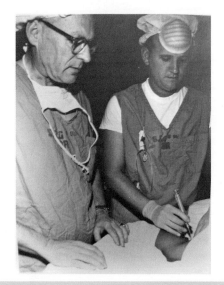

麻醉学科首任主任 Stuart Cullen 博士观察 Ronald Miller 博士实施区域阻滞

很少有像《米勒麻醉学》这样与个人联系如此紧密的教科书。自 1981 年第 1 版出版以来，很难想象任何一位接受麻醉培训的人无不受到该书的影响，不论其国籍或者培训地点。对于从事麻醉以及麻醉各个亚学科实践或研究的人士来说，《米勒麻醉学》是最权威的专著。

罗纳德·米勒（Ronald Miller）来自美国印第安纳州，于 1968 年在加州大学旧金山分校（UCSF）完成了其麻醉培训，此间获得了药理学硕士学位，这段经历让他毕生致力于麻醉学研究。之后不久，米勒离开旧金山到越南服役，他在岘港的海军医院救治受伤的士兵，并因功勋而获得青铜星章。米勒不仅带着享有盛誉的奖章归来，也正是这段经历让他对输血医学产生兴趣。在服役期间，他收集数据，探讨大量输血时凝血病的机制。这项开创性工作带来了输血医学领域重要的实践变化。返回 UCSF 后不久，他开始了备受赞誉的神经肌肉阻断研究工作，这也导致了世界各地的重大临床实践变革。

在 UCSF 任职麻醉学科主任的 25 年里，米勒建立起了一个传奇学科，培训了数百名麻醉科医师，并为世界培养了多名麻醉学专业的领导者。20 多位在此接受培训的住院医师（包括本书主编中的两位）已成为有关院校的麻醉学科主任。作为一名学者，他的职业生涯非常辉煌，发表了近 400 篇论文，并不断获得国内外有关组织的赞誉，其中包括被美国国家科学院医学研究所（现在是美国国家医学院）接纳的最高荣誉。除了创立并主编本书之外，米勒于 1991—2006 年担任《麻醉与镇痛》（*Anesthesia and Analgesia*）期刊的总编辑，他完全重新定义了该期刊，并将其变成了麻醉学专业领域中的领先期刊之一，吸引了来自世界各地的编辑和作者。

虽然《米勒麻醉学》是一个团队的努力成果，但是是米勒的灵感创造了这部深入剖析麻醉学专业的著作。在其他专著变得更短小、更简洁之际，米勒就卓有远见地保持该专著的综合性，在改为现今的两卷本之前，本书甚至曾分为 3 卷。近 40 年来，每一版都重新定义了麻醉学专业。来自世界各地的作者和主编们就麻醉学专业分享了多样化的观点，使这本书具有了国际风范。在第 9 版出版之际，我们深刻地意识到这本书的历史，以及我们维持并将其精髓发扬光大的责任。因此，我们将该书的第 9 版献给麻醉学专业领域富有远见的领袖——罗纳德·米勒。

（王炯宇 译 邓小明 审校）

原著副主编

Matthew T.V. Chan, MBBS, FANZCA, FHKCA, FHKAM
The Chinese University of Hong Kong

Kristin Engelhard, MD, PhD
University Medical Center, Johannes Gutenberg-University

Malin Jonsson Fagerlund, MD, PhD
Karolinska University Hospital and Karolinska Institutet

Kathryn Hagen
Aukland District Health Board

Meghan Brooks Lane-Fall, MD, MSHP
University of Pennsylvania Perelman School of Medicine

Lisa R. Leffert, MD
Massachusetts General Hospital

Linda L. Liu, MD
University of California, San Francisco

Vivek K. Moitra, MD
Columbia University Medical Center

Ala Nozari, MD, PhD
Harvard Medical School

Andrew Patterson, MD, PhD
Emory University School of Medicine

Marc P. Steurer, MD, MHA, DESA
University of California, San Francisco

Tracey L. Stierer-Smith, MD
Johns Hopkins University School of Medicine

原著编者

Anthony Ray Absalom, MBChB, FRCA, MD
Professor, Anesthesiology
University Medical Center Groningen
University of Groningen
Groningen, Netherlands

Leah Acker, MD, PhD
Department of Anesthesiology
Duke University Medical Center
Durham, North Carolina
United States

Oluwaseun Akeju, MD, MMSc
Associate Professor
Harvard Medical School
Department of Anesthesia, Critical Care and Pain Medicine
Massachusetts General Hospital
Boston, Massachusetts
United States

Meredith A. Albrecht, MD, PhD
Chief of Obstetric Anesthesia
Associate Professor
Department of Anesthesiology
Medical College of Wisconsin
Milwaukee, Wisconsin
United States

J. Matthew Aldrich, MD
Medical Director, Critical Care Medicine
Clinical Professor
Anesthesia and Perioperative Care
University of California, San Francisco
San Francisco, California
United States

Paul Denney Allen, MD, PhD
Professor, Anesthesia
University of Leeds
Leeds, United Kingdom
Professor Emeritus
Anesthesia
Harvard Medical School
Boston, Massachusetts
United States

Katherine W. Arendt, MD
Associate Professor of Anesthesiology
Department of Anesthesiology and Perioperative Medicine
Mayo Clinic College of Medicine
Rochester, Minnesota
United States

Carlos A. Artime, MD
Associate Professor and Vice Chair of Finance and
   Operations
Department of Anesthesiology
McGovern Medical School at
   University of Texas Health Science Center
Houston, Texas
United States

Atilio Barbeito, MD, MPH
Associate Professor
Department of Anesthesiology
Duke University
Durham, North Carolina
United States

Brian Bateman, MD, MSc
Associate Professor of Anesthesia
Department of Anesthesiology, Perioperative
   and Pain Medicine
Brigham and Women's Hospital
Harvard Medical School
Boston, Massachusetts
United States

Charles B. Berde, MD, PhD
Sara Page Mayo Chair, Pediatric Pain Medicine
Department of Anesthesiology, Critical Care,
   and Pain Medicine
Boston Children's Hospital
Professor of Anesthesia and Pediatrics
Harvard Medical School
Boston, Massachusetts
United States

Sheri Berg, MD
Medical Director of the Post-Anesthesia Care Units
Director of Anesthesia, ECT Service
Director of Anesthesia, MGH Ketamine Clinic
Department of Anesthesia, Critical Care and Pain Medicine
Massachusetts General Hospital
Boston, Massachusetts
United States

Miles Berger, MD, PhD
Duke Anesthesiology Department
Neuroanesthesiology Division
Adjunct Faculty
Duke Center for Cognitive Neuroscience Senior Fellow
Duke Center for the Study of Aging and Human
   Development
Duke University Medical Center
Durham, North Carolina
United States

Edward A. Bittner, MD, PhD, MSEd, FCCM
Associate Professor of Anaesthesia
Harvard Medical School
Program Director, Critical Care-Anesthesiology Fellowship
Associate Director, Surgical Intensive Care Unit
Massachusetts General Hospital
Department of Anesthesia, Critical Care and Pain Medicine
Boston, Massachusetts
United States

James L. Blair, DO
Assistant Professor
Anesthesiology
Vanderbilt University Medical Center
Nashville, Tennessee
United States

Michael P. Bokoch, MD, PhD
Assistant Clinical Professor
Anesthesia and Perioperative Care
University of California, San Francisco
San Francisco, California
United States

Matthias R. Braehler, MD, PhD
Professor, Anesthesia and Perioperative Care
Medical Director, Post Anesthesia Care Unit
University of California, San Francisco, School of Medicine
San Francisco, California
United States

Kristine E.W. Breyer, MD
Associate Professor
Anesthesia
University of California, San Francisco
San Francisco, California
United States

Emery N. Brown, MD, PhD
Warren M. Zapol Professor of Anesthesia
Harvard Medical School
Department of Anesthesia, Critical Care and Pain Medicine
Massachusetts General Hospital
Edward Hood Taplin Professor of Medical Engineering
Professor of Computational Neuroscience
Institute for Medical Engineering and Science
Picower Institute for Learning and Memory
Institute for Data Systems and Society
Department of Brain and Cognitive Sciences
Massachusetts Institute of Technology
Boston, Massachusetts
United States

Richard Brull, MD, FRCPC
Professor
Anesthesia
University of Toronto
Toronto, Ontario
Canada

Sorin J. Brull, MD, FCARCSI (Hon)
Professor
Mayo Clinic College of Medicine and Science
Consultant
Anesthesiology and Perioperative Medicine
Mayo Clinic Florida
Jacksonville, Florida
United States

David Winthrop Buck, MD, MBA
Associate Professor
Anesthesiology
Cincinnati Children's Hospital
Cincinnati, Ohio
United States

Daniel H. Burkhardt III, MD
Associate Professor
Anesthesia and Perioperative Care
University of California, San Francisco
San Francisco, California
United States

Enrico M. Camporesi, MD
Emeritus Professor of Surgery and Molecular
    Pharmacology/Physiology
University of South Florida
Attending Anesthesiologist and Director of Research
TEAMHealth Anesthesia
Tampa, Florida
United States

Javier H. Campos, MD
Professor
Anesthesia
University of Iowa Health Care
Iowa City, Iowa
United States

Vincent W.S. Chan, MD, FRCPC, FRCA
Professor
Anesthesia
University of Toronto
Toronto, Ontario
Canada

Joyce Chang, MD
Assistant Clinical Professor
Anesthesia and Perioperative Care
University of California, San Francisco
San Francisco, California
United States

Catherine L. Chen, MD, MPH
Assistant Professor
Department of Anesthesia and Perioperative Care
University of California, San Francisco
San Francisco, California
United States

Lucy Lin Chen, MD
Associate Professor
Department of Anesthesia, Critical Care and Pain Medicine
Massachusetts General Hospital
Harvard Medical School
Boston, Massachusetts
United States

Anne D. Cherry, MD
Assistant Professor
Department of Anesthesiology
Duke University Medical Center
Durham, North Carolina
United States

Hovig V. Chitilian, MD
Assistant Professor of Anesthesia
Department of Anesthesia, Critical Care and Pain Medicine
Massachusetts General Hospital
Harvard Medical School
Boston, Massachusetts
United States

Christopher Choukalas, MD, MS
Associate Clinical Professor
Department of Anesthesia and Perioperative Care
University of California, San Francisco
San Francisco, California
United States

Mabel Chung, MD
Instructor in Anesthesia
Department of Anesthesia, Critical Care and Pain Medicine
Massachusetts General Hospital
Boston, Massachusetts
United States

Casper Claudius, MD, PhD
Head of Anesthesia Section
Department of Anesthesia and Intensive Care
Bispebjerg and Frederiksberg Hospital
University of Copenhagen
Copenhagen, Denmark

Neal H. Cohen, MD, MPH, MS
Professor of Anesthesia and Perioperative Care
Professor of Medicine
Vice Dean
University of California, San Francisco, School of Medicine
San Francisco, California
United States

Douglas A. Colquhoun, MB ChB, MSc, MPH
Clinical Lecturer of Anesthesiology
Department of Anesthesiology
University of Michigan Medical School
Ann Arbor, Michigan
United States

Lane C. Crawford, MD
Assistant Professor
Anesthesiology
Vanderbilt University Medical Center
Nashville, Tennessee
United States

Jerome C. Crowley, MD, MPH
Clinical Fellow in Anesthesia
Anesthesia, Critical Care and Pain Medicine
Massachusetts General Hospital
Boston, Massachusetts
United States

Gaston Cudemus, MD
Assistant Professor of Anesthesia
Cardiothoracic Anesthesiology and Critical Care
Harvard Medical School
Heart Center ECMO Director
Massachusetts General Hospital
Boston, Massachusetts
United States

Deborah J. Culley, MD
Assistant Professor
Anesthesia and Pain Management
Harvard Medical School
Department of Anesthesiology
Perioperative and Pain Medicine
Brigham and Women's Hospital
Boston, Massachusetts
United States

Andrew F. Cumpstey, MA(Cantab), BM BCh, DiMM
NIHR BRC Clinical Research Fellow and Specialty Trainee
Anesthesia and Critical Care Research Unit
University Hospital Southampton
Southampton, United Kingdom

Andrew Davidson, MBBS, MD, FANZCA, FAHMS
Staff Anaesthetist
Anaesthesia and Pain Management
Royal Children's Hospital
Medical Director, Melbourne Children's Trials Centre
Murdoch Children's Research Institute
Professor, Department of Paediatrics
University of Melbourne
Melbourne, Victoria
Australia

Nicholas A. Davis, MD
Assistant Professor of Anesthesiology
Department of Anesthesiology
Columbia University Medical Center
New York, New York
United States

Hans D. de Boer, MD PhD
Anesthesiology, Pain Medicine, and Procedural Sedation
    and Analgesia
Martini General Hospital Groningen
Groningen, Netherlands

Stacie Deiner, MS, MD
Vice Chair for Research
Professor
Departments of Anesthesiology, Geriatrics and Palliative
    Care, and Neurosurgery
Icahn School of Medicine at Mount Sinai
New York, New York
United States

Peter Dieckmann, PhD, Dipl-Psych
Senior Scientist
Copenhagen Academy for Medical Education and Simulation
Center for Human Resources, Capital Region of Denmark
Herlev Hospital
Herlev, Denmark
Professor for Healthcare Education and Patient Safety
Department of Quality and Health Technology
Faculty of Health Sciences
University of Stavanger
Stavanger, Norway
External Lecturer
Department of Clinical Medicine
Copenhagen University
Copenhagen, Denmark

Anne L. Donovan, MD
Associate Clinical Professor
Anesthesia and Perioperative Care, Division of Critical
    Care Medicine
University of California, San Francisco
San Francisco, California
United States

John C. Drummond, MD, FRCPC
Emeritus Professor of Anesthesiology
University of California, San Diego
San Diego, California
Staff Anesthesiologist
VA San Diego Healthcare System
La Jolla, California
United States

Matthew Dudley, MD
Assistant Clinical Professor
Anesthesia and Perioperative Care
University of California, San Francisco
San Francisco, California
United States

Roderic G. Eckenhoff, MD
Austin Lamont Professor
Anesthesiology and Critical Care
University of Pennsylvania Perelman School of Medicine
Philadelphia, Pennsylvania
United States

David M. Eckmann, PhD, MD
Horatio C. Wood Professor of Anesthesiology and
    Critical Care
Professor of Bioengineering
University of Pennsylvania
Philadelphia, Pennsylvania
United States

Mark R. Edwards, BMedSci, BMBS, MRCP, FRCA
Consultant in Anaesthesia and Perioperative Medicine
Department of Anaesthesia
University Hospital Southampton NHS Foundation Trust
Honorary Senior Clinical Lecturer
University of Southampton
Southampton, United Kingdom

Matthias Eikermann, MD, PhD
Professor
Anaesthesia, Critical Care, and Pain Medicine
Beth Israel Deaconess Medical Center
Boston, Massachusetts
United States

Nabil M. Elkassabany, MD, MSCE
Associate Professor
Director; Sections of Orthopedic and Regional Anesthesiology
Department of Anesthesiology and Critical Care
University of Pennsylvania
Philadelphia, Pennsylvania
United States

Dan B. Ellis, MD
Assistant Division Chief, General Surgery Anesthesia
Department of Anesthesia, Critical Care and Pain Medicine
Massachusetts General Hospital
Boston, Massachusetts
United States

Kristin Engelhard, MD, PhD
Professor
Department of Anesthesiology
University Medical Center, Johannes Gutenberg-University
Mainz, Germany

Lars I. Eriksson, MD, PhD, FRCA
Professor and Academic Chair
Department of Physiology and Pharmacology
Section for Anaesthesiology and Intensive Care Medicine
Function Preoperative Medicine and Intensive Care
Karolinska Institutet and Karolinska University Hospital
Stockholm, Sweden

Lisbeth Evered, BSc, MBiostat, PhD
Associate Professor
Anaesthesia and Acute Pain Medicine
St Vincent's Hospital, Melbourne
Associate Professor
Anaesthesia, Perioperative and Pain Medicine Unit
University of Melbourne
Melbourne, Australia

Oleg V. Evgenov, MD, PhD
Clinical Associate Professor
Department of Anesthesiology, Perioperative Care, and
    Pain Medicine
New York University Langone Medical Center
New York University School of Medicine
New York, New York
United States

Malin Jonsson Fagerlund, MD, PhD
Associate Professor, Senior Consultant
Function Perioperative Medicine and Intensive Care
Karolinska University Hospital and Karolinska Institutet
Stockholm, Sweden

Zhuang T. Fang, MD, MSPH, FASA
Clinical Professor
Department of Anesthesiology and Perioperative Medicine
Associate Director, Jules Stein Operating Room
David Geffen School of Medicine at UCLA
Los Angeles, California

Marla B. Ferschl, MD
Associate Professor of Pediatric Anesthesia
Department of Anesthesia and Perioperative Care
University of California, San Francisco
San Francisco, California
United States

Emily Finlayson, MD, MSc, FACS
Professor of Surgery, Medicine, and Health Policy
University of California, San Francisco
San Francisco, California
United States

Michael Fitzsimons, MD
Director, Division of Cardiac Anesthesia
Department of Anesthesia, Critical Care and Pain Medicine
Massachusetts General Hospital
Associate Professor
Harvard Medical School
Boston, Massachusetts
United States

Lee A. Fleisher, MD
Robert D. Dripps Professor and Chair
Department of Anesthesiology and Critical Care
Professor of Medicine
Perelman School of Medicine
Senior Fellow, Leonard Davis Institute of Health Economics
University of Pennsylvania
Philadelphia, Pennsylvania
United States

Stuart A. Forman, MD, PhD
Professor of Anaesthesia
Anaesthesiology
Harvard Medical School
Anesthetist
Anesthesia Critical Care and Pain Medicine
Massachusetts General Hospital
Boston, Massachusetts
United States

Nicholas P. Franks, BSc, PhD
Professor
Life Sciences
Imperial College London
London, United Kingdom

Thomas Fuchs-Buder, MD, PhD
Professor
Anaesthesia and Critical Care
University Hospital Nancy/University of Lorraine
Head of the Department
OR Department
University Hospital
Nancy, France

Kazuhiko Fukuda, MD, PhD
Kyoto University Hospital
Department of Anesthesia
Kyoto University Hospital
Kyoto, Japan

David M. Gaba, MD
Associate Dean for Immersive and Simulation-based
    Learning
Professor of Anesthesiology, Perioperative and Pain Medicine
Stanford University School of Medicine
Stanford, California
Founder and Co-Director, Simulation Center
Anesthesia
VA Palo Alto Health Care System
Palo Alto, California
United States

Daniel Gainsburg, MD, MS
Professor
Anesthesiology, Perioperative and Pain Medicine
Professor, Urology
Icahn School of Medicine at Mount Sinai
New York, New York
United States

Samuel Michael Galvagno Jr., DO, PhD, MS
Associate Professor
Anesthesiology
University of Maryland/Shock Trauma Center
Baltimore, Maryland
United States

Sarah Gebauer, BA, MD
Anesthesiologist, Elk River Anesthesia Associates
Chair, Perioperative Service Line
Yampa Valley Medical Center
Steamboat Springs, Colorado
United States

Adrian W. Gelb, MBChB
Professor
Anesthesia and Perioperative Care
University of California, San Francisco
San Francisco, California
United States

Andrew T. Gray, MD, PhD
Professor of Clinical Anesthesia
Anesthesia and Perioperative Care
University of California, San Francisco
San Francisco, California
United States

William J. Greeley, MD, MBA
Professor
Anesthesiology and Critical Care Medicine
The Children's Hospital of Philadelphia
Philadelphia, Pennsylvania
United States

Thomas E. Grissom, MD
Associate Professor
Anesthesiology
University of Maryland School of Medicine
Baltimore, Maryland
United States

Michael P.W. Grocott, BSc, MBBS, MD, FRCA, FRCP, FFICM
Professor of Anaesthesia and Critical Care Medicine
Head, Integrative Physiology and Critical Illness Group
CES Lead, Critical Care Research Area
University of Southampton
Southampton, United Kingdom

Michael A. Gropper, MD, PhD
Professor and Chair
Department of Anesthesia and Perioperative Care
Professor of Physiology
Investigator, Cardiovascular Research Institute
University of California, San Francisco, School of Medicine
San Francisco, California
United States

Rachel A. Hadler, MD
Assistant Professor
Anesthesiology and Critical Care
University of Pennsylvania Perelman School of Medicine
Philadelphia, Pennsylvania
United States

Carin A. Hagberg, MD, FASA
Chief Academic Officer
Division Head, Anesthesiology, Critical Care, and Pain Medicine
Helen Shaffer Fly Distinguished Professor of Anesthesiology
Department of Anesthesiology and Perioperative Medicine
University of Texas MD Anderson Cancer Center
Houston, Texas
United States

Dusan Hanidziar, MD, PhD
Instructor in Anesthesia
Harvard Medical School
Department of Anesthesia, Critical Care and Pain Medicine
Massachusetts General Hospital
Boston, Massachusetts
United States

Göran Hedenstierna, MD, PhD
Senior Professor
Uppsala University, Medical Sciences
Clinical Physiology
Uppsala, Sweden

Eugenie S. Heitmiller, MD, FAAP
Joseph E. Robert, Jr. Professor and Chief
Anesthesiology, Pain and Perioperative Medicine
Children's National Medical Center
Professor of Anesthesiology and Pediatrics
Anesthesiology
George Washington University School of Medicine and Health Sciences
Washington, District of Columbia
United States

Hugh C. Hemmings, MD, PhD
Professor, Anesthesiology and Pharmacology
Weill Cornell Medicine
Attending Anesthesiologist
Anesthesiology
New York Presbyterian Hospital
Senior Associate Dean for Research
Weill Cornell Medicine
New York, New York
United States

Simon Andrew Hendel, MBBS (Hons), FANZCA, GDip Journalism
Specialist Anaesthetist
Anaesthesia and Perioperative Medicine
Trauma Consultant
Trauma Service and National Trauma Research Institute
The Alfred Hospital
Lecturer
Anaesthesia and Perioperative Medicine
Monash University
Retrieval Physician
Adult Retrieval Victoria
Ambulance Victoria
Melbourne, Victoria
Australia

Robert W. Hurley, MD, PhD, FASA
Professor
Department of Anesthesiology and Public Health Sciences
Wake Forest School of Medicine
Executive Director
Pain Shared Service Line
Wake Forest Baptist Health
Winston Salem, North Carolina
United States

Samuel A. Irefin, MD, FCCM
Associate Professor
Anesthesiology and Intensive Care Medicine
Cleveland Clinic
Cleveland, Ohio
United States

Yumiko Ishizawa, MD, MPH, PhD
Assistant Professor of Anaesthesia
Harvard Medical School
Assistant Anesthetist, Critical Care and Pain Medicine
Massachusetts General Hospital
Boston, Massachusetts
United States

Alexander I.R. Jackson, BMedSci (Hons), MBChB
NIHR Academic Clinical Fellow and Specialty Trainee
Anaesthesia and Critical Care Research Unit
University of Southampton
Southampton, United Kingdom

Yandong Jiang, MD, PhD
Professor
Anesthesiology
McGovern Medical School
University of Texas
Houston, Texas
United States

Daniel W. Johnson, MD
Associate Professor
Division Chief, Critical Care
Fellowship Director, Critical Care
Medical Director, Cardiovascular ICU
Department of Anesthesiology
University of Nebraska Medical Center
Omaha, Nebraska
United States

Ken B. Johnson, MD
Professor
Anesthesiology
University of Utah
Salt Lake City, Utah
United States

Rebecca L. Johnson, MD
Associate Professor of Anesthesiology
Department of Anesthesiology and Perioperative Medicine
Mayo Clinic
Rochester, Minnesota
United States

Edmund H. Jooste, MBChB
Associate Professor
Department of Anesthesiology
Duke University School of Medicine
Clinical Director
Pediatric Cardiac Anesthesiology
Duke Children's Hospital and Health Center
Durham, North Carolina
United States

David W. Kaczka, MD, PhD
Associate Professor
Anesthesia, Biomedical Engineering, and Radiology
University of Iowa
Iowa City, Iowa
United States

Cor J. Kalkman, MD, PhD
Professor
Division of Anesthesiology, Intensive Care, and Emergency
    Medicine
University Medical Center Utrecht
Utrecht, Netherlands

Brian P. Kavanagh, MB FRCPC[†]
Professor of Anesthesia, Physiology, and Medicine
Departments of Critical Care Medicine and Anesthesia
Hospital for Sick Children
University of Toronto
Toronto, Ontario
Canada

Jens Kessler, MD
Department of Anesthesiology
University Hospital Heidelberg
Heidelberg, Germany

Mary A. Keyes, MD
Clinical Professor
Department of Anesthesiology and Perioperative Medicine
David Geffen School of Medicine at UCLA
Director, Jules Stein Operating Room
University of California, Los Angeles
Los Angeles, California
United States

Sachin K. Kheterpal, MD, MBA
Associate Professor of Anesthesiology
Department of Anesthesiology
University of Michigan Medical School
Ann Arbor, Michigan
United States

Jesse Kiefer, MD
Assistant Professor
Anesthesiology and Critical Care
University of Pennsylvania
Philadelphia, Pennsylvania
United States

Todd J. Kilbaugh, MD
Associate Professor of Anesthesiology, Critical Care, and
    Pediatrics
Department of Anesthesiology and Critical Care Medicine
Children's Hospital of Philadelphia
University of Pennsylvania School of Medicine
Philadelphia, Pennsylvania
United States

Tae Kyun Kim, MD, PhD
Professor
Anesthesia and Pain Medicine
Pusan National University School of Medicine
Busan, Republic of Korea

Christoph H. Kindler, MD
Professor and Chairman
Department of Anesthesia and Perioperative Medicine
Kantonsspital Aarau
Aarau, Switzerland

[†]Deceased

John R. Klinck, MD
Consultant Anaesthetist
Division of Perioperative Care
Addenbrooke's Hospital
Cambridge, United Kingdom

Nerissa U. Ko, MD, MAS
Professor
Department of Neurology
University of California, San Francisco
San Francisco, California
United States

Michaela Kolbe, PD, Dr rer nat
Psychologist, Director
Simulation Center
University Hospital Zurich
Management, Technology, Economics
Faculty ETH Zurich
Zurich, Switzerland

Andreas Kopf, Dr med
Anesthesiology and Critical Care Medicine
Freie Universität Berlin - Charité Campus Benjamin
    Franklin
Professor
International Graduate Program Medical Neurosciences
Charité, Berlin
Germany

Sandra L. Kopp, MD
Professor of Anesthesiology
Department of Anesthesiology and Perioperative Medicine
Mayo Clinic
Rochester, Minnesota
United States

Megan L. Krajewski, MD
Instructor in Anaesthesia
Harvard Medical School
Department of Anesthesia, Critical Care and Pain Medicine
Beth Israel Deaconess Medical Center
Boston, Massachusetts
United States

Kate Kronish, MD
Anesthesiology and Perioperative Care
University of California, San Francisco
San Francisco, California
United States

Avinash B. Kumar, MD, FCCM, FCCP
Professor
Anesthesiology and Critical Care
Vanderbilt University Medical Center
Brentwood, Tennessee
United States

Alexander S. Kuo, MS, MD
Assistant Professor
Harvard Medical School
Assistant in Anesthesia
Massachusetts General Hospital
Boston, Massachusetts
United States

Yvonne Y. Lai, MD
Instructor in Anesthesia
Anesthesia, Critical Care and Pain Medicine
Massachusetts General Hospital
Boston, Massachusetts
United States

Arthur Lam, MD
Professor of Anesthesiology
University of California, San Diego
San Diego, California
United States

Benn Morrie Lancman, MBBS, MHumFac, FANZCA
Assistant Professor
Director of Trauma Anesthesia
Department of Anesthesia
University of California, San Francisco
San Francisco, California
United States

Meghan Brooks Lane-Fall, MD, MSHP
Assistant Professor
Anesthesiology and Critical Care
University of Pennsylvania Perelman School of Medicine
Co-Director
Center for Perioperative Outcomes Research and
    Transformation
University of Pennsylvania Perelman School of Medicine
Senior Fellow
Leonard Davis Institute of Health Economics
University of Pennsylvania
Philadelphia, Pennsylvania
United States

Brian P. Lemkuil, MD
Associate Clinical Professor of Anesthesiology
University of California, San Diego
San Diego, California
United States

Kate Leslie, MBBS, MD, MEpid, MHlthServMt, Hon DMedSci, FANZCA
Professor and Head of Research
Department of Anaesthesia and Pain Management
Royal Melbourne Hospital
Melbourne, Australia

Jason M. Lewis, MD
Assistant Division Chief, Orthopedic Anesthesia Division
Anesthesia, Critical Care, and Pain Medicine
Massachusetts General Hospital
Boston, Massachusetts
United States

Yafen Liang, MD, PhD
Visiting Associate Professor
Cardiovascular Anesthesiology
Director of Advanced Heart Failure Anesthesiology
McGovern Medical School
University of Texas
Houston, Texas
United States

Elaine Chiewlin Liew, MD, FRCA
Assistant Clinical Professor
Department of Anesthesiology and Perioperative Medicine
David Geffen School of Medicine at UCLA
Los Angeles, California
United States

Michael S. Lipnick, MD
Assistant Professor
Anesthesia and Perioperative Care
University of California, San Francisco
San Francisco, California
United States

Philipp Lirk, MD, PhD
Attending Anesthesiologist
Department of Anesthesiology, Perioperative and Pain
    Medicine
Brigham and Women's Hospital
Associate Professor
Harvard Medical School
Boston, Massachusetts
United States

Steven J. Lisco, MD
Chairman
Newland Professor of Anesthesiology
Department of Anesthesiology
University of Nebraska Medical Center
Omaha, Nebraska
United States

Kathleen D. Liu, MD, PhD, MAS
Professor
Departments of Medicine and Anesthesia
University of California, San Francisco
San Francisco, California
United States

Linda L. Liu, MD
Professor
Department of Anesthesia and Perioperative Care
University of California, San Francisco
San Francisco, California
United States

Per-Anne Lönnqvist, MD, FRCA, DEAA, PhD
Professor
Department of Physiology and Pharmacology
Karolinska Institutet
Senior Consultant
Pediatrics Anesthesia and Intensive Care
Karolinska University Hospital
Stockholm, Sweden

Alan J.R. Macfarlane, BSc (Hons), MBChB, MRCP, FRCA, EDRA
Consultant Anaesthetist
Department of Anaesthesia
Glasgow Royal Infirmary
Honorary Clinical Associate Professor
Anaesthesia, Critical Care and Pain Medicine
University of Glasgow
Glasgow, United Kingdom

Kelly Machovec, MD, MPH
Assistant Professor
Department of Anesthesiology
Duke University Hospital
Durham, North Carolina
United States

Aman Mahajan, MD, PhD
Peter and Eva Safar Professor and Chair
University of Pittsburgh School of Medicine
Pittsburgh, Pennsylvania
United States

Michael Mahla, MD
Professor and Chair
Anesthesiology
Sidney Kimmel Medical College of Thomas Jefferson
    University
Philadelphia, Pennsylvania
United States

Feroze Mahmood, MD
Professor of Anaesthesia
Harvard Medical School
Department of Anesthesia, Critical Care and Pain Medicine
Beth Israel Deaconess Medical Center
Boston, Massachusetts
United States

Anuj Malhotra, MD
Assistant Professor
Associate Program Director, Pain Medicine
Department of Anesthesiology, Perioperative, and Pain
    Medicine
Icahn School of Medicine at Mount Sinai
New York, New York
United States

Gaurav Malhotra, MD
Assistant Professor
Anesthesiology and Critical Care
Perelman School of Medicine
Philadelphia, Pennsylvania
United States

Vinod Malhotra, MD
Professor and Vice Chair, Clinical Affairs
Anesthesiology
Professor of Anesthesiology in Clinical Urology
Weill Cornell Medicine
Clinical Director of Operating Rooms
Medical Director
David H. Koch Ambulatory Care Center
Weill Cornell Medicine-New York Presbyterian Hospital
New York, New York
United States

Jianren Mao, MD, PhD
Richard J. Kitz Professor of Anesthesia Research
Anesthesia, Critical Care, and Pain Medicine
Massachusetts General Hospital, Harvard Medical School
Harvard University
Boston, Massachusetts
United States

Jonathan Mark, MD
Professor of Anesthesiology
Assistant Professor in Medicine
Duke University School of Medicine
Durham, North Carolina
United States

Laurie O. Mark, MD
Assistant Professor of Anesthesiology
Department of Anesthesiology
Rush University Medical Center
Chicago, Illinois
United States

J.A. Jeevendra Martyn, MD, FRCA, FCCM
Professor of Anesthesiology
Director, Clinical & Biochemical Pharmacology Laboratory
Department of Anesthesia, Critical Care and Pain Medicine
Massachusetts General Hospital
Anesthetist-in-Chief at the Shriners Hospital for Children
Professor of Anaesthesia
Harvard Medical School
Boston, Massachusetts
United States

George A. Mashour, MD, PhD
Bert N. La Du Professor of Anesthesiology
Director, Center for Consciousness Science
Department of Anesthesiology
University of Michigan
Ann Arbor, Michigan
United States

John J. McAuliffe III, MD, CM, MBA
Professor of Clinical Anesthesiology
Department of Anesthesiology
Cincinnati Children's Hospital Medical Center
University of Cincinnati College of Medicine
Cincinnati, Ohio
United States

Claude Meistelman, MD
Professor and Chair
Anesthesiology and Intensive Care Medicine
CHU de Nancy Brabois
Université de Lorraine
Vandoeuvre, Lorraine
France

Marcos F. Vidal Melo, MD, PhD
Professor of Anaesthesia
Department of Anesthesia, Critical Care and Pain Medicine
Massachusetts General Hospital
Boston, Massachusetts
United States

Marilyn Michelow, MD
Assistant Clinical Professor
Department of Anesthesia and Perioperative Care
University of California, San Francisco
Staff Physician, Anesthesia
San Francisco VA Medical Center
San Francisco, California
United States

Ronald D. Miller, MD
Professor Emeritus of Anesthesia and Perioperative Care
Department of Anesthesia and Perioperative Care
University of California, San Francisco, School of Medicine
San Francisco, California
United States

Richard E. Moon, MD, FACP, FCCP, FRCPC
Professor of Anesthesiology
Professor of Medicine
Medical Director
Center for Hyperbaric Medicine and Environmental
   Physiology
Duke University Medical Center
Durham, North Carolina
United States

William P. Mulvoy III, MD, MBA
Major, U.S. Army Medical Corps
Assistant Professor
Division of Critical Care and Division of Cardiovascular
   Anesthesiology
Department of Anesthesiology
University of Nebraska Medical Center
Omaha, Nebraska
United States

Glenn Murphy, MD
Director, Cardiac Anesthesia and Clinical Research
Anesthesiology
NorthShore University Health System
Evanston, Illinois
Clinical Professor
Anesthesiology
University of Chicago Pritzker School of Medicine
Chicago, Illinois
United States

Monty Mythen, MBBS, FRCA, MD, FFICM
Smiths Medical Professor of Anaesthesia and Critical Care
Centre for Anaesthesia
University College London
London, United Kingdom

Jacques Prince Neelankavil, MD
Associate Professor
Department of Anesthesiology
University of California, Los Angeles
Los Angeles, California
United States

Patrick Neligan, MA, MB, FCARCSI
Professor
Department of Anaesthesia and Intensive Care
Galway University Hospitals and National University of
    Ireland
Galway, Ireland

Mark D. Neuman, MD, MSc
Associate Professor
Anesthesiology and Critical Care
University of Pennsylvania Perelman School of Medicine
Philadelphia, Pennsylvania
United States

Dolores B. Njoku, MD
Associate Professor
Anesthesiology and Critical Care Medicine, Pediatrics and
    Pathology
Johns Hopkins University
Baltimore, Maryland
United States

Ala Nozari, MD, PhD
Associate Professor of Anaesthesia
Harvard Medical School
Director of Neuroanesthesia and Neurocritical Care
Beth Israel Deaconess Medical Center
Boston, Massachusetts
United States

Shinju Obara, MD
Associate Professor
Surgical Operation Department
Department of Anesthesiology
Fukushima Medical University Hospital
Fukushima, Japan

Stephanie Maria Oberfrank, MD, Dr med, MBA
Marienhospital Stuttgart
Academic Teaching Hospital of the University of
    Tübingen, Germany
Department of Anesthesia, Intensive Care and Pain
    Medicine
Stuttgart, Germany
InPASS GmbH
Institute for Patient Safety and Simulation Team Training
Reutlingen, Germany

Anup Pamnani, MD
Assistant Professor of Anesthesiology
Department of Anesthesiology
Weill Cornell Medicine
New York, New York
United States

Anil K. Panigrahi, MD, PhD
Clinical Assistant Professor
Department of Anesthesiology, Perioperative and Pain
    Medicine
Department of Pathology, Division of Transfusion Medicine
Stanford University School of Medicine
Stanford, California
United States

Anil Patel, MBBS, FRCA
Anaesthesia and Perioperative Medicine
Royal National Throat, Nose and Ear Hospital
University College Hospital
London, United Kingdom

Piyush M. Patel, MD
Professor of Anesthesiology
University of California, San Diego
San Diego, California
Staff Anesthesiologist
VA San Diego Healthcare System
La Jolla, California
United States

Robert A. Pearce, MD, PhD
Professor
Anesthesiology
University of Wisconsin-Madison
Madison, Wisconsin
United States

Rupert M. Pearse, MBBS, BSc, MD(Res), FRCA, FFICM
Professor of Intensive Care Medicine
Queen Mary University
Adult Critical Care Unit
Royal London Hospital
London, United Kingdom

Misha Perouansky, MD
Professor
Anesthesiology and Perioperative Care
University of Wisconsin SMPH
Madison, Wisconsin
United States

Isaac Ness Pessah, MS, PhD
Professor and Chair
Molecular Biosciences
School of Veterinary Medicine
University of California, Davis
Davis, California
United States

Beverly K. Philip, MD
Founding Director, Day Surgery Unit
Department of Anesthesiology, Perioperative and Pain
  Medicine
Brigham and Women's Hospital
Professor of Anesthesia
Harvard Medical School
President
International Association for Ambulatory Surgery
Boston, Massachusetts
United States

Richard M. Pino, MD, PhD, FCCM
Associate Anesthetist
Department of Anesthesia, Critical Care and Pain Medicine
Massachusetts General Hospital
Associate Professor
Anesthesia
Harvard Medical School
Boston, Massachusetts
United States

Kane O. Pryor, MD
Vice Chair for Academic Affairs
Associate Professor of Clinical Anesthesiology
Associate Professor of Clinical Anesthesiology in
  Psychiatry
Weill Cornell Medicine
New York, New York
United States

Patrick L. Purdon, PhD
Associate Professor of Anaesthesia
Harvard Medical School
Nathaniel M. Sims Endowed Chair in Anesthesia
  Innovation and Bioengineering
Department of Anesthesia, Critical Care and Pain Medicine
Massachusetts General Hospital
Boston, Massachusetts
United States

Marcus Rall, MD, Dr med
CEO and Founder, InPASS GmbH
Institute for Patient Safety and Simulation Team Training
Prehospital Emergency Physician
Academic Teach Hospital
Founding President, DGSiM
German Society for Simulation in Healthcare
Reutlingen, Germany

James G. Ramsay, MD
Professor of Anesthesiology
Department of Anesthesia and Perioperative Care
University of California, San Francisco
San Francisco, California
United States

Marije Reekers, MD, PhD, MSc
Associate Professor
Anesthesiology
Leiden University Medical Center
Leiden, Netherlands

Michael F. Roizen, MD
Chair, Wellness Institute
Cleveland Clinic
Professor, Anesthesiology
Cleveland Clinic Learner College of Medicine
Cleveland, Ohio
United States

Mark D. Rollins, MD, PhD
Professor
Anesthesiology
University of Utah
Salt Lake City, Utah
United States

Stanley H. Rosenbaum, MA, MD
Professor of Anesthesiology, Internal Medicine, and
  Surgery
Department of Anesthesiology
Yale University School of Medicine
New Haven, Connecticut
United States

Patrick Ross, MD
Associate Professor of Anesthesiology and Critical Care
  Medicine
Children's Hospital of Los Angeles
University of Southern California School of Medicine
Los Angeles, California,
United States

Steven Roth, BA, MD
Michael Reese Endowed Professor of Anesthesiology
Professor, Ophthalmology and Visual Science
Professor Emeritus, Anesthesia and Critical Care
University of Chicago
Vice Head for Research and Faculty Development
Anesthesiology
University of Illinois College of Medicine
Chicago, Illinois
United States

Sten Rubertsson, MD, PhD
Professor
Department of Anesthesiology and Intensive Care
  Medicine
Uppsala University
Uppsala, Sweden

A. Sassan Sabouri, MD
Assistant Professor of Anesthesiology
Department of Anesthesia, Critical Care and Pain Medicine
Massachusetts General Hospital
Boston, Massachusetts
United States

Muhammad F. Sarwar, MD
Associate Professor of Anesthesiology
Director, Division of Cardiac Anesthesia
Department of Anesthesiology
SUNY Upstate Medical University
Syracuse, New York
United States

Becky Schroeder, MD, MMCi
Associate Professor
Anesthesiology
Duke University
Durham, North Carolina
United States

Mark Schumacher, MD, PhD
Professor and Chief
Division of Pain Medicine
Department of Anesthesia and Perioperative Care
University of California, San Francisco
San Francisco, California
United States

Bruce E. Searles, MS, CCP
Associate Professor and Department Chair
Department of Cardiovascular Perfusion
SUNY Upstate Medical University
Syracuse, New York
United States

Christoph N. Seubert, MD, PhD, DABNM
Professor of Anesthesiology
Anesthesiology
Chief, Division of Neuroanesthesia
Anesthesiology
University of Florida College of Medicine
Gainesville, Florida
United States

Steven L. Shafer, MD
Professor of Anesthesiology
Perioperative and Pain Medicine
Stanford University Medical Center
Stanford, California
United States

Ann Cai Shah, MD
Assistant Clinical Professor
Anesthesia and Perioperative Care
Division of Pain Medicine
University of California, San Francisco
San Francisco, California
United States

Nirav J. Shah, MD
Assistant Professor of Anesthesiology
Department of Anesthesiology
University of Michigan Medical School
Ann Arbor, Michigan
United States

Ahmed Shalabi, MBBCH, MSC
Associate Professor
Anesthesia and Perioperative Care
University of California, San Francisco
San Francisco, California
United States

Emily E. Sharpe, MD
Assistant Professor of Anesthesiology
Department of Anesthesiology and Perioperative Medicine
Mayo Clinic College of Medicine
Rochester, Minnesota
United States

Kenneth Shelton, MD
Assistant Professor of Anesthesiology
Medical Co-Director of the Heart Center ICU
Lead Intensivist of the Heart Center ICU
Director of Perioperative Echocardiography/Ultrasonography
Department of Anesthesia, Critical Care and Pain Medicine
Massachusetts General Hospital
Boston, Massachusetts
United States

Shiqian Shen, MD
Assistant Professor
Department of Anesthesia, Critical Care and Pain Medicine
Massachusetts General Hospital
Boston, Massachusetts
United States

Linda Shore-Lesserson, MD, FAHA, FASE
Professor of Anesthesiology
Zucker School of Medicine at Hofstra Northwell
Vice Chair for Academic Affairs
Director, Cardiovascular Anesthesiology
Northwell Health System, Northshore
Manhasset, New York
United States

Elske Sitsen, MD
Anesthesiology
Leiden University Medical Center
Leiden, Netherlands

Folke Sjöberg, MD, PhD
Professor, Consultant, and Director
The Burn Center
Department of Hand and Plastic Surgery and Intensive Care
Linköping University Hospital
Co-Chair, Division of Research
Department of Clinical and Experimental Medicine
Linköping University
Linköping, Sweden

Mark A. Skues, B Med Sci (Hons), BM, BS, FRCA
Editor-in-Chief
Ambulatory Surgery
Chester, United Kingdom
Chairman
Scientific Subcommittee Ambulatory Anaesthesia
European Society of Anaesthesiology
Belgium

Peter Slinger, MD, FRCPC
Professor
Anesthesia
University of Toronto
Toronto, Ontario
Canada

Ian Smith, FRCA, MD
Retired Senior Lecturer in Anaesthesia
Directorate of Anaesthesia
University Hospital of North Staffordshire
Stoke-on-Trent, United Kingdom

Ken Solt, MD
Associate Professor of Anaesthesia
Harvard Medical School
Department of Anesthesia, Critical Care and Pain Medicine
Massachusetts General Hospital
Boston, Massachusetts
United States

Abraham Sonny, MD
Assistant Anesthetist
Department of Anesthesia, Critical Care and Pain Medicine
Massachusetts General Hospital
Assistant Professor
Anesthesia
Harvard Medical School
Boston, Massachusetts
United States

Randolph H. Steadman, MD, MS
Professor and Vice Chair
Department of Anesthesiology and Perioperative Medicine
David Geffen School of Medicine at UCLA
University of California, Los Angeles
Los Angeles, California
United States

Christoph Stein, Prof, Dr med
Professor and Chair
Anesthesiology and Critical Care Medicine
Freie Universität Berlin - Charité Campus Benjamin Franklin
Professor
International Graduate Program Medical Neurosciences
Charité, Berlin
Germany

Marc P. Steurer, MD, MHA, DESA
Professor of Anesthesia and Perioperative Care
University of California, San Francisco
President, Trauma Anesthesiology Society
Vice-Chair
Committee on Trauma and Emergency Preparedness
American Society of Anesthesiologists
Associate Chair for Finance
UCSF Department of Anesthesia and Perioperative Care
Associate Chief
Department of Anesthesia
Zuckerberg San Francisco General Hospital and Trauma Center
San Francisco, California
United States

Marc E. Stone, MD
Professor of Anesthesiology
Program Director, Fellowship in Cardiothoracic Anesthesiology
Icahn School of Medicine at Mount Sinai
New York, New York
United States

Michel MRF Struys, MD, PhD
Professor and Chair, Department of Anesthesia
University of Groningen and University Medical Center Groningen
Groningen, Netherlands
Professor, Department of Anesthesia
Ghent University
Ghent, Belgium

Lena S. Sun, MD
E.M. Papper Professor of Pediatric Anesthesiology
Anesthesiology and Pediatrics
Columbia University Medical Center
New York, New York
United States

Santhanam Suresh, MD, FAAP
Professor and Chair, Pediatric Anesthesiology
Ann and Robert H Lurie Children's Hospital of Chicago
Arthur C. King Professor in Anesthesiology
Northwestern Feinberg School of Medicine
Chicago, Illinois
United States

John H. Turnbull, MD
Associate Professor
Anesthesia and Perioperative Care
University of California, San Francisco
San Francisco, California
United States

Gail A. Van Norman, MD
Professor
Anesthesiology and Pain Medicine
University of Washington
Adjunct Professor
Bioethics
University of Washington
Seattle, Washington
United States

Anna Mary Varughese, MD, FRCA, MPH
Director, Perioperative Quality and Safety
Associate Chief Quality Officer
Johns Hopkins All Children's Hospital
St. Petersburg, Florida
Associate Professor (PAR)
Anesthesiology
Johns Hopkins University School of Medicine
Baltimore, Maryland
United States

Rafael Vazquez, MD
Assistant Professor of Anesthesia
Harvard Medical School
Director of Anesthesia for Interventional Radiology
Department of Anesthesia, Critical Care and Pain Medicine
Massachusetts General Hospital
Boston, Massachusetts
United States

Laszlo Vutskits, MD, PhD
Head of Pediatric Anesthesia
Department of Anesthesiology
Clinical Pharmacology, Intensive Care, and Emergency
　Medicine
University Hospitals of Geneva
Geneva, Switzerland

Jaap Vuyk, MD, PhD
Associate Professor in Anesthesia
Vice-Chair, Anesthesiology
Leiden University Medical Center
Leiden, Netherlands

Stephen D. Weston, MD
Assistant Clinical Professor
Anesthesia and Perioperative Care
University of California, San Francisco
San Francisco, California
United States

Elizabeth L. Whitlock, MD, MSc
Assistant Professor
Department of Anesthesia and Perioperative Care
University of California, San Francisco
San Francisco, California
United States

Jeanine P. Wiener-Kronish, MD
Henry Isaiah Dorr Professor of Research and Teaching in
　Anaesthetics and Anaesthesia
Department of Anesthesia, Critical Care and Pain Medicine
Harvard Medical School
Anesthetist-in-Chief
Massachusetts General Hospital
Boston, Massachusetts
United States

Duminda N. Wijeysundera, MD, PhD, FRCPC
Associate Professor
Department of Anesthesia; and Institute of Health Policy,
　Management, and Evaluation
University of Toronto
Staff Physician
Department of Anesthesia
St. Michael's Hospital
Scientist
Li Ka Shing Knowledge Institute of St. Michael's Hospital
Toronto, Ontario
Canada

Christopher L. Wray, MD
Associate Professor
Department of Anesthesiology and Perioperative Medicine
University of California Los Angeles
Los Angeles, California
United States

Christopher L. Wu, MD
Clinical Professor of Anesthesiology
Department of Anesthesiology
The Hospital for Special Surgery/Cornell
New York, New York
United States

Victor W. Xia, MD
Clinical Professor
Department of Anesthesiology and Perioperative
　Medicine
David Geffen School of Medicine at UCLA
University of California, Los Angeles
Los Angeles, California
United States

Sebastian Zaremba, MD
Vice Head of Sleep Disorders Program
Department of Neurology
Rheinische Friedrich-Wilhelms University
Bonn, Germany

Jie Zhou, MD, MS, MBA
Assistant Professor of Anaesthesia
Department of Anesthesiology, Perioperative and Pain
　Medicine
Brigham and Women's Hospital
Harvard Medical School
Boston, Massachusetts
United States

Maurice S. Zwass, MD
Professor of Anesthesia and Pediatrics
Chief Pediatric Anesthesia
Department of Anesthesia
University of California, San Francisco
San Francisco, California
United States

译者前言

《米勒麻醉学》一直被誉为世界麻醉学领域公认的最经典、最权威的学术专著，由著名麻醉学家罗纳德·米勒（Ronald D. Miller）教授主编。自1981年首次出版以来，历经近40年发展，该书已更新至第9版。《米勒麻醉学》（第9版）由包括加州大学旧金山分校麻醉与围术期管理学科主任迈克尔·格鲁博（Michael A. Gropper）教授为总主编，5位麻醉学国际最知名专家为共同主编，12位国际麻醉学专家为副主编在内的共223位国际麻醉界著名学者作为编者共同编写而成。

在麻醉学波澜壮阔的发展历程中，其临床范畴不断外延，学术内涵不断深入，现如今正迈步走向围术期医学。麻醉学理论及技术的完善与更新对患者围术期的医疗安全与质量保障显得尤为重要。麻醉学科作为医院发展的重要学科，其学科建设及实力对于医院综合实力的提升至关重要。近三年来，国家层面先后发布了一系列加强和完善麻醉学科发展的指导性文件，包括国卫办医函〔2017〕1191号、国卫医发〔2018〕21号、国卫办医函〔2019〕884号以及国办发〔2020〕34号等。这些重要文件为我国麻醉学科将来若干年的发展指明了方向，切实落实这些文件的精神是当务之急。加强麻醉学科的建设，除优化麻醉从业人员配比和改善科室硬件设施外，更重要的是加强麻醉从业人员的教育与培养。人才的培养离不开知识的教育，《米勒麻醉学》作为麻醉学领域最经典、最权威的著作，其内容涵盖麻醉学基础及临床各个专科和亚专科，对提升麻醉从业人员应对围术期突发事件的处理能力以及针对危重患者的临床救治能力具有重要的指导作用。因此，翻译并出版《米勒麻醉学》对我国麻醉学的发展与进步具有深远的意义。2005年，在曾因明教授的大力倡议、具体主持与指导下，我们组织翻译并于2006年出版《米勒麻醉学》（第6版）的中文版，并于2011年和2016年分别翻译出版了第7版和第8版；如今我们在《米勒麻醉学》（第9版）英文版出版的当年即高效地组织完成了该中文版的翻译审校工作。

《米勒麻醉学》（第9版）从历史和国际视角阐述了基础科学与临床实践的所有内容，总结了有关麻醉学的科学、技术和临床问题的最新信息。全书经过全面修订和内容更新，分为8个部分共90章，其中新增4个全新章节：极端环境下的临床治疗：高压、沉浸、溺水、低温和高热；手术和麻醉引起的认知功能障碍及其他远期并发症；临床研究；解读医学文献。该书的新任作者以全新的视角将多个主题归纳为单个章节，从而使专著更具可读性和实用性。此外，与以往版本不同的是，本书除了涵盖现代麻醉药物、麻醉实践与患者安全指南、新技术、患者管理的详细说明以及儿科患者的麻醉特殊管理之外，另附有1500余张插图以增强视觉清晰度。新增的临床研究和解读医学文献两个章节对我国麻醉学相关从业人员的临床和科研具有重要的指导意义。

总有一些年份，注定会在历史的时间坐标上镌刻下特殊的印记。2020年是不平凡的一年。在这一年里，我们举国上下齐心抗疫。在抗疫队伍里，麻醉科医师无处不在，凭借专业优势参与危重患者的气管插管、深静脉穿刺、主要脏器功能的维护、监测与管理等，赢得了各级领导的肯定和社会的尊重与认可。在繁忙而紧张的常态化抗疫期间，《米勒麻醉学》（第9版）的翻译和审校工作在全国诸多高等医学院校和各大医院的麻醉学专家与学者（包括154位译者与130位审校者）的共同努力下得以圆满地完成。在此，我们对所有译者与审校者的辛勤付出表示衷心的感谢并致以崇高敬意，特别要感谢翻译专家委员会专家与助理的努力和奉献，感谢北京大学医学出版社王智敏编审等对全书编辑工作的付出，感谢主译助理卞金俊教授、包睿教授、易杰教授、郭悦平教授在翻译、审校与协调工作中付出的巨大辛劳，感谢海军军医大学长海医院麻醉学部团队对清样的严谨审校与校对工作，最后感谢长期以来一直关心支持《米勒麻醉学》翻译审校与出版的广大读者以及为本书顺利出版而献力献策、默默奉献的所有参与者。

我们衷心希望我国的麻醉从业人员，尤其是年轻的麻醉科医护人员，能够通过学习《米勒麻醉学》（第9版），针对临床问题反复思考和实践，提升临床应对能力及科研创新能力，为我国麻醉医学事业不断进步与发展贡献才智，在改善患者围术期结局中逐渐发挥领导性作用。

邓小明　黄宇光　李文志

2020年12月

原著前言

几乎没有教科书如同《米勒麻醉学》(*Miller's Anesthesia*)一样被公认为是一个医学专业的最权威专著。1981年首次出版以来,该书在麻醉学专业领域的影响力日益广泛,是一部深入了解麻醉实践的国际性专著。本书第9版标志着一个转变。该书是加州大学旧金山分校(UCSF)麻醉系主任罗纳德·米勒(Ronald Miller)博士所创立的,其第1版到第8版均是由他任主编以及由国际上享有盛誉的副主编们联合编撰。而到第9版时,米勒博士认识到必须投入很多的时间以保持本书的卓越,所以他开始着手本书的移交。本书新任总主编是Michael A. Gropper博士,现任UCSF麻醉与围术期管理学科主任,罗纳德·米勒曾在此职位上任职25年有余。原来的副主编在这一版成为了共同主编,以表彰他们对本书的独特贡献。这些国际知名的专家和学术领军者们确保了第9版将一如既往地保持高质量水准。William Young博士是前几版的杰出副主编,在第8版出版之前辞世;来自澳大利亚的顶级麻醉临床科学家Kate Leslie博士加入了主编队伍。其他的共同主编包括麻省总医院麻醉科主任、哈佛医学院麻醉学教授Jeanine P. Wiener-Kronish博士,斯德哥尔摩卡罗林斯卡大学医院学术主任、教授Lars I. Eriksson博士,UCSF副校长、麻醉学教授Neal H. Cohen博士,宾夕法尼亚大学麻醉与重症医学科主任、教授Lee A. Fleisher博士。

《米勒麻醉学》第9版代表了该书演变的下一个阶段,我们做了大量的修改,努力使本书具有时代相关性与代表性。随着本书内容的不断增加,我们共同努力,以确保采用统筹协调的方法并专注于与麻醉学当前实践相关的主题。修订内容包括将几章内容进行整合,第8版包含112章,而第9版为90章。章数的减少并不表示代表当前麻醉实践范围的主题缩减。例如,我们删除了一些内容冗余或者内容在其他章易于找到的章节。整合了某些章节以更好地集中讨论特定的主题(如围术期和麻醉神经毒性与先前有关儿科麻醉与认知的章节合并在一起)。增加了两章全新的精彩内容,旨在提高临床医师和研究人员解读医学文献的能力,其中一章为"临床研究",由Kate Leslie、Cor J. Kalkman和Duminda N. Wijeysundera编撰,另外一章是"解读医学文献",作者是Elizabeth L. Whitlock和Catherine L. Chen。

归根结底,这本书的成功在于其选题的广度和深度对全球麻醉科学与实践具有重要意义。我们齐心协力,同时具有国际视野——其中有些章节完全由国际作者撰写,另有一些章节则与美国作者共同合作编写。该理念在第2章"全球范围的麻醉与镇痛"中得到了充分体现,该章节汇集了来自全球的20位作者,对麻醉学专业在各种条件下的实践提供了敏锐的见解。

最后,我们主编向所有的作者和副主编们表示感谢,并感谢在第9版更新之前各版本中各章节的作者。我们也感谢出版商Elsevier,以及Ann Anderson、Sarah Barth和Cindy Thoms提供的专业性指导。我们还要感谢Tula Gourdin一直为本版和以前版本所做的工作,他为主编、编者与出版商提供了周到的编辑与协调方面的交流工作;感谢Morgen Ahearn给予我们非常宝贵的编辑和设计。我们希望您会发现这本权威的教科书对实践中的麻醉科医师以及正开始从事麻醉学专业的受训人员具有重要的价值。

(王卿宇 译 邓小明 审校)

目　录

第 1 部分

绪　论

1 现代麻醉实践领域

KATE LESLIE, LARS I. ERIKSSON, JEANINE P. WIENER-KRONISH, NEAL H. COHEN, LEE A. FLEISHER, MICHAEL A. GROPPER

贾丽洁 译 徐子锋 曾因明 邓小明 审校

要 点

- 现代麻醉实践领域包括术前评估和准备，术中管理，包括急性疼痛管理的术后管理，重症监测、复苏与救助，慢性疼痛管理和姑息医疗。麻醉在医疗服务中起着关键作用，对公共健康和疾病负担具有重要影响。
- 推动全球和国家变革的因素包括不断变化的患者人群、医疗地点、劳动力、费用、质量与安全措施、研究能力以及数据可用性。这些推动因素对麻醉实践的医疗服务实施、评估与组织以及麻醉科医师的教育与培训具有重大影响。
- 接受围术期和产科诊疗的患者数量持续增加。越来越多极端年龄患者需要麻醉服务。其中许多患者为老年患者以及伴有严重合并症，包括肥胖和阿片类药物滥用的患者。这对于医疗服务的实施以及医疗体系的问题具有重要影响。
- 麻醉服务正从传统的手术室扩展到其他诊疗区域、日间手术区域、诊所以及患者家中。随着麻醉服务领域的扩大，麻醉科医师必须集中精力保障这些不同区域的医疗安全与质量。
- 必须通过改善麻醉科医师和麻醉科其他从业人员的数量、更好地应用技术以及通过健康促进和疾病预防策略限制医疗需求，来解决全球性和区域性高质量麻醉服务可及性的短缺问题。
- 全球医疗费用持续上涨，然而增加的费用并没有有效地改善医疗结局。正在实施越来越多的医疗政策举措，包括卫生保健筹资和支付系统的替代方案，以激励高效的麻醉医疗团队。
- 麻醉学是最早致力于提高患者医疗安全的医学专业之一。随着麻醉更加安全，人们越来越重视麻醉质量改进，这是通过系统性改变与评估来改善患者体验与医疗结局的过程。
- 基础研究、转化研究、临床研究以及研究成果的落实对持续改进患者结局至关重要。利用电子健康记录和新颖分析技术生成的大数据支持了优化医疗的机会。这些变化为麻醉科医师与基础科学家和转化科学家的合作创造了新机会，以更好地掌握目前医疗实践，并确定提供医疗服务的更好方法。为支持这些研究项目提供资源仍是一个挑战。
- 现代麻醉实践领域不断扩大与变化。21世纪发生的医疗卫生变革为麻醉科医师在临床实践与卫生政策中扮演更广泛的角色创造了机会，也为下一代麻醉科医师提供了令人兴奋的发展机遇。

引言

麻醉是世界范围内整个医学实践的基础。每年有数以亿计的患者接受麻醉服务，包括各种各样的内科、外科和产科操作。除了为手术患者直接提供麻醉，麻醉实践领域已从传统的手术室扩展到术前原有临床疾病的评估与处理（见第31章），包括急性疼痛管理的术后管理（见第81章），重症监护、复苏与救助（见第 67 章）、慢性疼痛管理（见第 51 章）以及姑息医疗服务（见第 52 章）。因此，麻醉在健康服务系统中起到必不可少的作用（见第 3 章），并且对全球健康与疾病负担产生重大影响（见第 2 章）。《米勒麻醉学》希望能够涵盖当前麻醉实践的所有领域：从基本原理到各亚专业高级领域。

每一版《米勒麻醉学》开始均会评价上一版以来出现的新诊疗技术以及日益复杂的患者的麻醉与围术期管理，尤其是极端年龄患者。每一版《米勒麻醉学》也描述了有助于患者医疗的麻醉学进展，包括引起疾病与损害过程的最新认识、当前日趋成熟的药物与技术资源，以及旨在提高医疗卫生安全与质量的系统改进。第 9 版《米勒麻醉学》也不例外：收录了麻醉与外科医疗方面近十年非常显著的进展，特别对于接受临床复杂诊疗的患者。

如果没有麻醉科医师对领导、教学与研究的奉献，这些进展都不可能实现。他们的奉献体现在本书的每个章节，从提高对麻醉机制和调节器官功能与导致器官衰竭的过程的认识，以及新的技术、药物和医疗与教育系统，到提高患者及其家属在医疗与临终问题决策中所起关键作用的理解和认可。

麻醉学未来充满了机遇与挑战。全球和国家力量将推动多专业和多学科团队开展循证的、低成本高效益的围术期与产科医疗服务。集成的电子医疗病历、大型数据库和医疗结果与结局注册将支持这些变革。麻醉服务已经越来越多地从手术室扩展至术前门诊、疾病的诊断与治疗，并延伸到麻醉后监护病房，甚至患者家中。与其他医学学科专业一样，麻醉科医师已采用远程医疗方法来扩展对患者的医疗服务，并与同事沟通，而不仅仅是面对面的交流。麻醉技术的进步已经并将继续促进微创诊疗技术的发展以及麻醉实施与监测系统的改进。因此，常伴有相关合并疾病的重症与受伤患者以及极端年龄患者，现在可以得到以前无法获得的救治机会。医疗也正变得更个性化，这很大程度上是由于基因检测技术的开展以及根据患者疾病严重程度及其对特殊治疗方案的反应概率以更好地了解每例患者的独特需求。一定程度上由于这些医疗服务的改进，对老龄患者应用日益复杂的治疗方法所带来的医疗费用问题是所有国家都面临的挑战。这些动因可能对围术期医疗的范围产生重大影响，特别是一般医疗服务与麻醉服务。因此，麻醉科医师必须参与医疗资源分配和需要高质量证据指导实践的医疗政策制定。某些动因将在本章中详细讨论。

改变临床实践的动因（图 1.1）

患者人群的变化

每年手术量巨大并逐年增长，2012 年全球手术量超过 3 亿[1]，该数据可能低估了需要麻醉服务的患者总量，这很大程度上是由于目前大量的麻醉服务是在传统的手术室环境以外。旨在实现全民健康覆盖，并提供安全、可负担的手术与麻醉服务的全球倡议，使未来几十年需要麻醉服务的患者数量将进一步增加（见第 2 章）。

需要麻醉服务的患者中，将有越来越多的老年患者，并伴有多种健康问题，包括肥胖和使用阿片类药物的慢性疼痛。

世界卫生组织预测：到 2050 年，60 岁以上的人口将占到全球人口总数的近 1/4[2]。预计到 2030 年，美国 ≥ 65 岁并因此具有资格在老年医疗保险上接受治疗的人数将超过 7800 万。在高收入国家，老年患者数量的增加将源于慢性疾病和损伤预防措施与管理的改善。在低收入与中等收入国家，该变化将来自于妇幼保健改善以及传染病的消除或控制。与此同时，许多国家麻醉与手术医疗服务的改进正在增加老年患者的医疗服务选项，这些患者现在接受的手术服务比以往任何时候都多，其中许多为复杂手术。然而，这些所提供的额外服务选项对患者和医疗服务提供者都是新的挑战。老龄化涉及生理储备功能与器官功能的减退，以及疾病、损伤和残疾（身体与认知）的风险增加。老龄化过程差异颇大，受到基因、环境以及社会因素的重大影响。老龄化还与社会和经济环境的巨大变化相关。所有这些因素可使老年人更加依赖社会医疗体系，并给手术与麻醉安全性带来挑战（见第 65、82 章）。

肥胖是全球范围内一个越来越严重的重大公共健康问题。它已成为一种全球卫生流行病。2016 年，全球有 39% 的成年人和 18% 的儿童与青少年超重[3]。美国有 67.9% 的成年人和 41.8% 的儿童超重。尽管一些高收入国家超重与肥胖者数量的增长率有所减缓，但是在低收入与中等收入国家的情况并非如此。健康膳食缺乏和运动有限是导致该问题的原因。肥胖与疾病和损伤负担增加有关，包括糖尿病和高血压，这导致医疗系统需要更多的互动以及高额费用，并给安全、高质量的手术与麻醉服务带来重大挑战（见第 58 章）。

疼痛管理策略也一直影响麻醉实践与围术期管

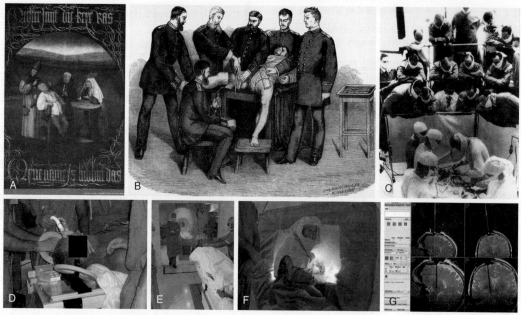

图1.1　麻醉与围术期医学的领域与设置的变迁。（A）Hieronymus Bosch 的《愚昧的治疗》（1450—1516），描绘了从脑内取出石头，这被认为是治疗精神错乱的一种方法。（B）Friedrich Esmarch 在麻醉和抗感染下实施截肢手术。（C）Harvey Cushing 实施手术。Harvey Cushing 协会的人员正在观摩手术（1932 年）。（D）使用实时磁共振成像技术放置深部脑刺激器治疗帕金森病。手术在放射科的磁共振室进行。患者被麻醉后转入磁体孔（E）。（F）为放置颅内设备建立无菌视野。（G）通过磁共振成像实时引导放置电极（A，Museo Nacional del Prado，Madrid. B，Woodcut from Esmarch's Handbuch Der Kriegschirurgischen Technik［1877］；Jeremy Norman & Co. C，Photograph by Richard Upjohn Light（Boston Medical Library）. D to G，Courtesy Paul Larson，University of California-San Francisco，San Francisco Veterans Administration Medical Center.）

理。目前阿片类药物泛滥的原因是越来越多的处方阿片类药物用于治疗各种急性与慢性疼痛，包括术后疼痛。处方用药的转移（也就是将药物从其原本合法的医用用途转移）以及"街头"毒品（包括阿片类药物）的使用加剧了这种危机。这对个体患者和整个社会都产生严重的后果。阿片类药物的使用已导致药物成瘾、药物过量、无家可归、急诊就医过多、感染增加和新生儿戒断综合征。美国疾病预防控制中心（Centers for Disease Control and Prevention，CDC）估计，2017 年美国的阿片类药物处方数量超过 1.91 亿张（每 100 人 58.7 张处方），处方量具有明显的地区差异，其特征是不良的物质、经济与社会环境[4]。2016 年因阿片类药物过量死亡的人数达到 42249 人（占药物过量死亡总人数的 66.4%）。其他国家的情况与美国相似，世界卫生组织估计，2015 年全球有 2700 万人存在阿片类药物滥用[5]。最近政府采取了大量行动，特别是在美国。美国卫生和公共服务部采取了一项五项计划来应对这场危机[6]：①进一步提供预防、治疗和康复支持服务的机会；②针对性使用并配送逆转药

物过量的拮抗剂（麻醉性镇痛药拮抗剂）；③加强公共健康数据的报告和采集；④支持开展成瘾和疼痛的前沿性研究；⑤推进疼痛管理实践。作为药理学与临床应用阿片类药物的专家，麻醉科医师和疼痛医学专家已经且必须继续在解决该危机方面发挥重要的作用（见第 24、51、81 章）。

麻醉服务地点的改变

麻醉服务已扩展到各个医疗位点。许多因素导致麻醉与围术期医疗服务地点的转移（见第 73 章）。传统手术室内诊疗服务费用高，而计划的诊疗操作可能并不需要其所提供的全面且复杂的服务。随着临床医疗服务的进步，许多手术对住院患者围术期医疗服务的需求下降。因此，越来越多的手术正在医院门诊手术室、日间手术中心和诊室开展。有关认证机构和麻醉学协会一直注重保障门诊环境下麻醉服务的安全与质量，包括临床上必须确保患者安全时延长患者住院时间，加强医疗服务[7]。与此同时，支付模式并没有

跟上临床医疗服务的发展步伐。在美国，尽管政府和个人保险对日间手术的支付有所限制，但是非医院的医疗服务仍在增长。

由于医疗服务地点与住院患者管理的改变，对手术患者的临床实践也已发生变化。对于大多数患者而言，许多围术期医疗服务项目已经从医院或其他医疗院所转移至门诊或患者家中。例如，高收入国家几乎完全取消了手术前入院，做到手术日入院。住院时间也大大缩短。因此，术后管理也越来越多地在家里进行，这常作为加速康复外科规划的一部分[8]。监测技术与疼痛管理技术的进步，不仅使麻醉科医师有机会参与其中，而且有机会在许多方面管理患者术后居家康复。尽管这些改变已使多数患者结局改善且费用降低而受益，但是对一些家庭而言，住院时间短带来了显著的临床与社会问题。麻醉科医师必须了解患者围术期与术后支持的需求，并应积极地参与确定最合适的诊疗环境以及如何处理这种医疗服务的转变[9]。

除了手术患者发生变化外，心脏科医师、影像科医师、内镜科医师和疼痛医学专家开展的微创诊疗技术的进展，也正在使麻醉服务转移至手术室外（见第51、55、57、73章）。随着这些医疗服务的增加，可能要求麻醉科医师在一些不适合实施麻醉服务的地点实施麻醉服务，而且常常没有合适的设备来支持患者与麻醉人员的需求。这些地点往往远离手术室，在复杂患者医疗服务以及危机管理时可能缺乏常用的支持手段。因此，麻醉科医师必须参与这些医疗服务的规划，并在规定和维持手术室实践标准同样适用于医院其他区域方面发挥主导作用[10-11]。

医疗服务和具有临床意义的另一项进展是推荐结肠镜筛查结肠癌的数量显著增加[12]。尽管国际上以及美国不同区域对结肠镜检查提供镇静的人员要求大为不同，但是目前麻醉科医师更多地参与这些患者的医疗服务，这部分是由于患者存在合并症而需要这种医疗服务，更重要的是有证据表明，应用镇静可引起气道并发症或呼吸衰竭。这些并发症使得实施镇静的医务人员和支付机构重新评估患者的需求，实施镇静人员的适当培训，以及何时通过麻醉人员监测患者并给予镇静以优化这种医疗服务。美国[11, 13]和国际[14-15]镇静指南均认为，对于许多患者，非麻醉专业的医师以及独立或半独立的非医师执业人员能为内镜检查提供深度镇静，然而，所有的指南都强调，高危患者以及伴严重合并症患者的这种医疗服务应该有麻醉科医师参与。

麻醉从业人员的改变

由于围术期医疗的进步以及其他许多变化影响了对麻醉从业人员的需求，近年来已发现全球和地区性麻醉从业人员短缺的问题，并预计将进一步加剧（见第2章）。麻醉从业人员短缺的原因诸多，包括医学毕业生人数不足（在有些地区，迁出移民和麻醉从业人员老龄化加剧了人员不足）、执业医师工作时间限制（由于工作时间的规定、生活方式的改变和追求更好的工作与生活平衡）以及医疗服务需求的增加（由于人口增长和人均水平）。除了这些社会变化的影响外，美国对医师医疗服务的需求有所增加部分原因是《患者保护与平价医疗法案》使得更多的患者有医疗保险并寻求医疗服务。为了应对医师短缺的问题，近年来，经济合作与发展组织内的许多国家（包括美国在内的 36 个成员国）增加了医学院的招生人数[16]。然而，医师培养人数的增加仍然不能满足未来的需求。2017 年，美国每 10 万人口约有 7.55 名医学毕业生，远低于平均水平（每 10 万人有 12 名）。美国医学院协会（Association of American Medical Colleges，AAMC）表示，到 2030 年医师短缺人数高达 12.1 万名[14]。与此同时，尽管医学生入学人数有所增加，但是大多数住院医师的职位是由医疗保险计划所资助。虽然医学院招生人数一直在增加，但是用于住院医师职位（包括麻醉学）的联邦资金并没有相应地增长，导致培训渠道出现瓶颈。AAMC 除了重新考虑联邦政府资助职位的限额外，还提出了利用医师的技能和经验，并通过技术改进和更多的跨学科、基于团队合作的医疗服务作为可能的解决方案来推进医疗服务。

团队合作的医疗服务（麻醉医疗服务团队模式）在临床实践中已属常见，尤其在美国。在美国，随着护理麻醉师和麻醉助理数量的增长速率超过麻醉科医师，麻醉从业人员的医师数量与非医师数量正接近持平。2017 年，美国麻醉科医师协会（American Society of Anesthesiologists，ASA）发布了一份关于麻醉医疗服务团队的声明，阐明了医师领导团队的愿景，其中麻醉科医师在麻醉医疗服务、高级气道管理和复苏中的管理、规划和监督方面具有特殊的作用[17]。该监督包括界定并监测非手术室场所提供的镇静以及对镇静实施者认证的其他要求，以优化需要深度镇静患者的医疗服务。类似的由医师监管的团队医疗服务模式在世界其他国家也已出现或已成为常规。

许多国家的医学院中，女性所占的比例已超过学生总数的 50%。与此同时，美国麻醉学培训项目招募了少部分女性（37%）。在学术部门，很少有女性达到教授级别或成为系主任或被选为代表性麻醉机构的领导职位[18]。近十年来，提高妇女在医学和麻醉学领域的招聘和晋升的方案得到了广泛重视（例如，雅典娜科学妇女学术网络[19]）。此外，所有学术项目都更加关注劳动力的多样性，特别是对于女性以及代表性不足的少数族裔。随着人们对不平等现象的深入认识，人们能制定出相关方案来更有效地解决不平等现象，并扩大麻醉从业人员的多样性。至关重要的是麻醉从业人员应反映其所服务的患者群体的多样性。

医疗服务费用的增加

在全球范围内，医疗卫生费用持续上升，大多数国家的医疗服务消费平均占国内生产总值（gross domestic product，GDP）的8%，而美国的医疗费用已高达GDP的18%[20]。遗憾的是，医疗支出的增加并没有改善健康状况，特别是对于美国人而言。尽管有《平价医疗法案》，美国仍然有大量未投保或保险不足的人口，医院内外医疗质量和安全方面的失误，药物滥用、暴力和使用枪支的发生率很高[21]。美国国家医学院的结论是，美国的医疗基金需要"围绕所提供服务的价值，而不是所提供服务的数量，重新调整医疗体系的竞争方向"。这种从数量到价值的转变对麻醉科医师而言既是挑战也是机遇。随着医疗卫生系统采取降低医疗成本、改善医疗结局的实践措施，麻醉科医师必须了解这些临床实践变化所产生的影响，同时，如果麻醉学要在质量与安全中保持其主导作用，还必须寻找机会在重新制定医疗服务中发挥领导作用（见第3章）。

医师服务的支付方式正在修订，以便更好地协调卫生系统、医疗服务提供者和支付者，以提供高质量、以患者为中心的医疗服务。临床医疗服务仍然是按服务收费，尤其在美国。然而，更多的薪酬正变为以激励为基础，以鼓励实践中提高效率和效果的变革。与服务收费模式（其为奖励医疗收入）不同，绩效付费模式鼓励与循证医学一致并改善医疗服务过程（如围术期及时使用抗生素）、产出（如符合紧急手术的目标）或结局指标（如中心静脉导管相关的血源性感染较少）的医疗服务。在美国，最近的绩效付费计划已包括医疗保险和医疗补助服务中心实施的大型医院质量激励示范计划（2003—2009年）和《平价医疗法案》（2011年）通过后批准的公立医院基于价值的购买项目。这些改变麻醉实践的初步尝试对结局影响有限，可能是因为财政激励太少、付费延迟和（或）

实施计划的成本较大[22]。尽管如此，基于激励机制的绩效付费项目（该项目在其他高成本医疗体系的国家中普遍存在）仍将不断扩大规模[23]。

在美国和其他高收入国家，除了为高质量的医疗绩效付费外，越来越强调拒绝为医疗失误造成的不良后果付费。例如，一些支付机构拒绝为"没有关系"（"never"）的事件（如手术部位差错、压疮、异物残留、血型不匹配输血）付费，除非患者入院时就存在该事件。这种支付方式可能会扩展到拒绝支付可预防性并发症治疗相关的费用。目前已经确定了一些可影响患者结局的麻醉特异性管理措施，如果不实施这些管理措施，可能面临不付费或罚款的结果。例如，外科服务改进项目推荐的术中监测和维持患者体温是影响患者结局和医疗费用的麻醉指标，但这只是一个例子[24]。与此同时，确定影响患者结局的某些干预措施或监测技术是一项具有挑战性的工作。因此，对于麻醉科医师特别重要的是，持续评估麻醉实践并开展相关研究，以优化麻醉医疗服务并降低成本。

临床医疗服务支付的其他变化已经并将继续对麻醉服务的费用补偿产生重大影响。一些支付机构正提供捆绑式付费，以补偿医疗服务的提供方。这种支付方式是根据《平价医疗法案》实行改革的必不可分部分，尽管随后立法可能会重新界定一些激励措施。医疗保险和医疗补助服务中心推出的捆绑式支付医疗服务改进新方案测试了捆绑式支付作为提高质量和降低成本方法的效能。该方案在择期临床医疗服务中最为成功，如全关节置换术，最重要的是麻醉科医师全程参与其医疗服务[25]。ASA已建议将围术期外科之家作为麻醉科医师管理的架构，以协调围术期医疗服务团队。这种整个围术期协同性医疗服务模式应遵循补偿服务提供者的捆绑式支付方法或其他支付新方法[26]。

更加关注安全与质量

麻醉学是最早致力于提高患者安全性的医学专业之一[27]。许多措施已对医疗结局产生了重大影响，包括监测技术的改进、气道管理的优化和新型药物的研发。麻醉科医师一直通过使用事件报告系统、死亡病例讨论、并发症分析以及"险兆"（"near-miss"）事件报告制度积极地评估临床医疗服务。美国的事件报告系统始于50多年前，该系统的数据证实，麻醉相关死亡率已下降至百万分之一以下[28]。近年来，麻醉质量研究所（麻醉事件报告系统[29]）和儿科麻醉学会（安全苏醒[30]）启动了全国事件报告项目。这些项目除了有助于确定改进临床医疗服务的领域外，还依据《患者安全和质量改进法案》（2005 年）为从业人员提供法律保护。根据这些报告系统积累的经验已经制定了若干医疗方案。对不良事件相关人为因素的认识引起了美国与全球旨在通过模拟训练提高情景意识和团队协作的变革（见第 6 章）。最近，在美国和世界范围内，鼓励医疗从业者和患者公开传统的患者安全问题（如手术部位错误）和不安全的职业行为（如霸凌和性骚扰）的方案已融入医疗工作中[31]。

麻醉科医师也牵头制定了实践标准和核查制度以改进临床医疗服务。在某些情况下，执行核查表已成为医院评审的一项要求。近十年来，麻醉科医师在世界卫生组织关于外科手术安全核查表的制定、实施和评估中发挥了关键作用[32]。尽管核查表的使用情况参差不齐，其对结局的影响也不一致，但是由于核查表能促进有效沟通、有利于患者安全，美国和其他国家都已广泛实施核查表制度（见第 2 章）[33]。

随着麻醉越来越安全，我们的注意力越来越集中在质量改进方面，这是一个通过系统的评估和改变来改善患者体验和结局的过程。美国麻醉质量研究所建立了国家临床麻醉结局登记项目，以便系统地收集麻醉质量信息，用于国家和地方麻醉质量改进过程[34]。最近，人们更多地重视患者较远期结局和以患者为中心或患者报告的结局。这些结局的诸多度量已纳入质量改进计划和公开报告的指标[35]。麻醉科医师已经认识到围术期结局的重要性。随着麻醉科医师在整个围术期医疗服务和患者转归中发挥更重要的作用，他们无疑将继续推进医疗安全和质量的议题，这在很大程度上是由于麻醉科医师在保障医疗安全和质量方面的传统地位以及他们在围术期医疗服务中的培训和关键性作用。

研究的新机遇与挑战

麻醉学术部门致力于推进麻醉学的科学基础。基础研究、转化研究、临床研究和研究成果的落实对于持续改善患者的结局至关重要（见第 89 章）。幸运的是，1994 年至 2012 年间，美国生物医学和卫生服务研究的总资金增加了一倍以上。尽管总体研究经费有所增加，但是 2004 年以来，美国国家卫生研究所（National Institutes of Health，NIH）资助医学研究经费的总体增长率下降了 1.8%[36]。私人资金来源对政府资助的研究支持起到了重要的补充作用。对学术部门而言，行业支持具有重要意义，并且对研究议题至关重要。这也造成了现实的利益冲突以及可察觉的、难以管理的利益冲突。近十年来，支持设备开发和临床试验的早期研究数量有所下降，研究工作与全球疾病负担不相匹配，对极其重要的卫生服务研究的资助有限[36]。

这些麻醉学研究支持方面的变化具有重大意义。美国以及其他许多国家的麻醉学研究部门一直在争取政府资助。大多数衡量基准提示，与其他学科相比，美国 NIH 对麻醉学专业的资助较差[37]。因此，麻醉学科，特别是在美国，必须确定其他的资金来源，包括基金会、商业资助和慈善资助，尤其是对于低年资的研究人员[38]。例如，麻醉教育与研究基金会（Foundation for Anesthesia Education and Research，FAER）自 1986 年以来已提供 4000 多万美元的资助，并且证实了这些资助在获得联邦资助方面的作用（FAER 每投入 1 美元可获得联邦资助 17 美元）。国际麻醉学研究学会及世界其他的麻醉学组织和基金会资助类似的研究项目。与此同时，其他国家在许多方面一直在增加资助挑战和竞争性临床需求、研究支持及同行评议出版物，而美国在这些方面没有重视。因此，同行评议期刊的文章越来越多地来自美国以外的作者。

其他因素也影响可供研究的资源。临床对学术部门员工的需求使临床科学家难以从事研究工作。随着临床工作量的不断增加，低年资住院医师并不能在不影响其教育经历、工作时间与其他需求的情况下提供所有的临床医疗工作。因此，高年资医师自己承担了更多的医疗工作。同时，一些基础研究和转化研究的复杂性要求研究者投入大量的时间和技术，而当研究者面临临床高需求时，很难保证这些时间与技术。临床产生的收入曾经通常用于支持研究，特别是青年研究者。随着劳动力和其他成本的增加（包括与医疗方案质量、临床和研究依从性以及其他活动相关的成本），可用于支持研究的资金减少。由于新药的开发成本很高，而制药行业研发新型麻醉药的动力不足，新型麻醉药品的问世减少[39]。

尽管面临这些挑战，麻醉科医师仍在进行基础科学研究以及临床与转化研究，该专业也正在取得进展。新的研究模式有助于我们了解麻醉医疗服务的基本概念以及临床进展。与临床工作一样，生物医学研究中至关重要的也是协同合作。近年来，麻醉学研究越来越多地由多专业、多学科的研究团队开展，包括生物统计学家、卫生信息学家和卫生经济学家。基础科学家、临床科学家和转化科学家之间的合作伙伴关系促进了从发现到实践的转化[40]。除了同一机构内同事之间的合作以外，由于认识到单中心研究耗时长而且无法招募到足够的患者来解决麻醉学中真正重要的问题，越来越多的临床试验正由大型多中心机构开展[41-44]。基于电子医疗记录和数据库的研究还需要研究机构、临床医师和数据库专家之间的协作（见下文）。

支持麻醉学研究工作的主要动机之一是需要确定可靠的、同行评议的数据，以此推进麻醉学的发展。尽管近十年来，麻醉学信息的数量及其易获取的程度呈指数级增长，尤其是通过社交媒体，但是麻醉科医师在寻找可靠的数据来指导实践方面日益受到挑战。除了难以评估各种网站上发布的一些信息质量之外，麻醉学还被一些高调的不端研究行为所困扰，包括捏造、伪造和误导性的研究结果报告[45]。这已经损害了麻醉学研究的声誉，根据不可靠数据结果所做出的临床决策将患者置于危险之中。每一位麻醉科医师必须努力筛选信息来源，并要考虑到同行评议材料的标准以及作者与出版商之间的利益关系[46]。

增加数据可用性

更好地了解临床实践和确定改善医疗服务方法的一个机会是不断地增加能告诉我们的数据。近十年来，医疗数据的数量和可用性呈前所未有的增长。电子健康记录（electronic health record，EHR）系统（见第4章）有助于从多个来源（包括手术设备、麻醉系统和生理监测仪）获取和整合完整的数据。EHR极大地促进了对个体患者医疗服务的文档记录，并为医疗服务与人群提供了综合性数据。常规收集数据的其他来源包括卫生服务收费系统、政府与保险公司的数据库、疾病登记中心和公共卫生报告等。此外，专门用于研究和质量改进的数据也越来越多地被共享，包括研究数据库和生物库（包括基因数据库）。与使用电子资源和社会媒体有关的元数据（meta-data）也可用于查询。这些数据需要新的管理和分析技术，这超出了临床麻醉科医师或研究人员的专业范围（见第4章）。真正的"大"数据包括高速生成和分析的万亿字节信息，包括各种格式和各种来源的数据[47]。

人们正越来越多地应用这些大数据集在不同临床环境和区域下解决重要的研究问题、制定循证的临床指南以及评估麻醉与围术期医疗的安全与质量。尽管这些大数据资源无法取代随机临床试验，但是从大型数据库中收集的信息能用于解决如何最有效提供高效益、低成本医疗服务的重要问题。同时，必须承认大型数据库的局限性，这些数据库可能遗漏了关键的医疗或结局要素，可能数据分类错误，某些情况下可能缺乏验证[48]。

结语

现代麻醉实践领域不断改变和扩大。推动变革的因素包括患者人群、医疗服务地点、麻醉从业人员、医疗成本、医疗质量和安全举措、研究和数据可用性。本章重点讨论了这些因素对麻醉学的影响，以及它们对实施一般医疗服务的影响。21世纪医疗卫生行业发生的这些变化对麻醉学在整个医学临床实践和实施中的作用有着显著的影响，并为下一代麻醉学专业的从业人员和领导者带来了令人兴奋的机遇。

致谢

作者和出版商感谢 Ronald D. Miller 在前几版中对本章所做的贡献，他的工作为本章奠定了基础。

参考文献

1. Weiser TG, et al. *Lancet*. 2015;385(suppl 2):S11.
2. World Health Organisation. World report on ageing and health. Geneva. https://www.who.int/ageing/events/world-report-2015-launch/en/. Accessed October 18 2018.
3. World Health Organisation. Fact sheet on overweight and obesity. http://www.who.int/en/news-room/fact-sheets/detail/obesity-and-overweight. Accessed October 18 2018.
4. Centers for Disease Control and Prevention. U.S. opioid prescribing rate maps. Atlanta. https://www.cdc.gov/drugoverdose/maps/rxr ate-maps.html. Accessed October 18 2018.
5. World Health Organisation. Information sheet on opioid over-dose. Geneva. http://www.who.int/substance_abuse/information-sheet/en/. Accessed October 18 2018.
6. Department of Health and Human Services. Help, resources and information. National opioid crisis. Washington. https://www.hhs.gov/opioids/. Accessed October 18 2018.
7. American Society of Anesthesiologists. Guidelines for office-based anesthesia. Schaumberg. https://www.asahq.org/quality-and-practice-management/standards-guidelines-and-related-resources-search. Accessed October 18 2018.
8. Kehlet H. *Br J Anaesth*. 1997;78:606.
9. Fleisher LA, et al. *Arch Surg*. 2004;139:67.
10. American Society of Anesthesiologists. Statement on non-operating room anesthetizing locations. Schaumberg. https://www.asahq.org/quality-and-practice-management/standards-guidelines-and-related-resources-search. Accessed.
11. American Society of Anesthesiologists task force on moderate procedural sedation and analgesia. *Anesthesiology*. 2018;128:437.
12. National Cancer Institute. Colorectal cancer screening. Bethesda. http s://progressreport.cancer.gov/detection/colorectal_cancer. Accessed October 18 2018.
13. Quality Management and Departmental Administration Committee. Advisory on granting privileges for deep sedation to non-anesthesiologist physicians (amended October 25, 2017). Schaumberg. http://www.asahq.org/quality-and-practice-management/standards-guidelines-and-related-resources. Accessed March 5 2018.
14. The Academy of Medical Royal Colleges. Safe sedation practice for healthcare procedures. London. https://www.rcoa.ac.uk/system/file s/PUB-SafeSedPrac2013.pdf. Accessed March 5 2018.
15. Hinkelbein J, et al. *Eur J Anaesthesiol*. 2017;35:6.
16. Organisation for Economic Co-operation and Development. Medical graduates. Paris. https://data.oecd.org/healthres/medical-graduates.htm. Accessed October 18 2018.
17. American Society of Anesthesiologists. Statement on the anesthesia care team. Schaumberg. http://www.asahq.org/quality-

and-practice-management/standards-guidelines-and-related-resources/statement-on-anesthesia-care-team. Accessed October 18 2018.

18. Leslie K, et al. *Anesth Analg*. 2017;124:1394.
19. Equality Challenge Unit. Athena SWAN Charter. London. https://www.ecu.ac.uk/equality-charters/athena-swan/. Accessed October 18 2018.
20. Organisation for Economic Co-operation and Development. Health spending. Paris. https://data.oecd.org/healthres/health-spending.htm. Accessed October 18 2018.
21. National Research Council and Institute of Medicine. U.S. *Health in International Perspective: shorter Lives, Poorer Health*. Washington: National Academies Press. 2013.
22. Bonfrer I, et al. *BMJ*. 2018;360:j5622.
23. European Observatory on Health Systems and Policies. Paying for performance in healthcare. Implications for health system performance and accountability. Maidenhead. http://www.euro.who.int/__data/assets/pdf_file/0020/271073/Paying-for-Performance-in-Health-Care.pdf. Accessed October 18 2018.
24. Scott AV, et al. *Anesthesiology*. 2015;123:116.
25. Centers for Medicare & Medicaid Services. Bundled Payments for Care Improvement (BPCI) Initiative: General Information. Washington DC. https://innovation.cms.gov/initiatives/bundled-payments/. Accessed October 18 2018.
26. American Society of Anesthesiologists. Perioperative surgical home. Schaumberg. https://www.asahq.org/psh. Accessed October 18 2018.
27. Kohn L, Corrigan J, Donaldson M. *To Err Is Human: Building a Safer Health System*. Washington DC: National Academy Press; 1999.
28. Li G, et al. *Anesthesiology*. 2009;110:759.
29. Anesthesia Quality Institute. Anesthesia incident reporting system (AIRS). Schaumberg. https://qualityportal.aqihq.org/AIRSMain/AIRSSelectType/0. Accessed October 18 2018.
30. Society for Pediatric Anesthesia. Wake up safe. Richmond. http://www.wakeupsafe.org/. Accessed October 18 2018.
31. Webb LE, et al. *Jt Comm J Qual Patient Saf*. 2016;42:149.
32. Haynes A, et al. *N Engl J Med*. 2009;360:491.
33. de Jager E, et al. *World J Surg*. 2016;40:1842.
34. Liau A, et al. *Anesth Analg*. 2015;121:1604.
35. Peden CJ, et al. *Br J Anaesth*. 2017;119:i5.
36. Moses H 3rd, et al. *JAMA*. 2015;313:174.
37. Reves JG. *Anesthesiology*. 2007;106:826.
38. Speck RM, et al. *Anesth Analg*. 2018;126:2116.
39. Vlassakov KV, Kissin I. *Trends Pharmacol Sci*. 2016;37:344.
40. Kharasch ED. *Anesthesiology*. 2018;128:693.
41. Myles P, et al. *BMJ Open*. 2017;7:e015358.
42. Pearse RM, et al. *JAMA*. 2014;311:2181.
43. Wijeysundera DN, et al. *Lancet*. 2018;391:2631.
44. Devereaux P, et al. *N Engl J Med*. 2014;370:1494.
45. Moylan EC, Kowalczuk MK. *BMJ Open*. 2016;6:e012047.
46. Shen C, Bjork BC. *BMC Med*. 2015;13:230.
47. Levin MA, et al. *Anesth Analg*. 2015;121:1661.
48. Fleischut PM, et al. *Br J Anaesth*. 2013;111:532.

2 全球范围的麻醉与镇痛

MICHAEL S. LIPNICK，RONALD D. MILLER，ADRIAN W. GELB 主编
（共同作者见"本章提纲"）

孙晓璐　李俊峰　龚亚红　译　左明章　黄宇光　邓小明　审校

要点

- 全世界 70 亿人口中超过 50 亿人无法获得安全的麻醉和外科服务。外科疾病占全球疾病负担的 30%，然而用于支持麻醉和外科服务的卫生发展费用不足 1%。无法获得安全、及时和可负担的麻醉和外科服务而导致死亡的人数超过获得性免疫缺陷综合征（艾滋病）、结核病和疟疾导致死亡人数总和的 4 倍以上。

- 缺乏安全的麻醉和外科服务是全球卫生中最被忽视的危机之一。一些低收入国家麻醉相关死亡率约为 1∶100，且大多数可以避免。外科疾病的负担越来越重，并不同程度地影响中低收入国家。

- 疼痛是全世界最主要的致病因素之一，而无法得到有效镇痛是当今世界面临的最不公平的全球公共卫生危机之一。55 亿人无法得到或只能得到有限的麻醉性镇痛药进行镇痛治疗。六个高收入国家阿片类药物的消费量占全世界的 80%。关键药物的管制政策、组织机构和政治因素会继续影响药物的获取和滥用问题，并对缺医少药人群产生不同程度的负面影响。
- 麻醉从业人员的严重短缺和分布不均是增加安全麻醉和手术服务可及性的重要障碍。在低收入国家，每 10 万人口中外科、麻醉和产科从业者的密度仅为 0.7 人，而在高收入国家，每 10 万人口中有 57 人。
- 现代麻醉人员培训和实践模式在国与国之间差异很大。需要实施创新性的劳动力解决方案，以增加麻醉从业人员的数量，同时保障从业人员的质量，提高缺医少药人群麻醉的可及性。
- 麻醉、镇痛和外科服务在资源有限的地区是可行的，并且与许多其他公共卫生干预措施（如疫苗接种）一样具有良好的成本效益比。
- 麻醉可及性、安全性和资源利用问题与所有麻醉从业人员相关。为麻醉从业人员提供应对全球麻醉挑战所需的知识和技能将变得越来越重要，以便在全世界范围内扩大安全和可负担得起的麻醉服务。
- 来自多个学科（护理、外科、产科、麻醉等）的医疗从业人员需要精诚合作，有效地提供外科和围术期医疗服务。麻醉科医师的常规工作贯穿整个围术期，能够在各个学科中发挥协调作用，推进外科疾病和镇痛的发展，实现全球医疗卫生的公平性。
- 全球麻醉界在应对全球卫生挑战方面落后于其他卫生学科，必须迅速增加投入以便更好地了解（研究）、应对（实施和政策）和支持（资助）全球麻醉挑战。
- 发展基础设施、增加从业人员数量、完善数据以推动政策、为外科患者提供财务风险保护机制、改进转诊和院前系统以及提供基本药物是全球麻醉界必须优先考虑的行动。迅速采取行动势在必行，这些措施要和研究日程进行权衡，但不能被研究日程所耽搁。

引言

近年来，人们在确定麻醉的全球"标准"或"最佳"实践方面做出了相当大的努力[1-4]。这些争论、调查和创新通常都是在最大限度保障患者安全的前提下进行。最近，工作重点的范畴已经扩大，不再局限于最大限度地提高麻醉安全性，还包括了最大限度地提高麻醉服务的可及性和可负担性[5]。

自 1846 年 10 月首次实施乙醚麻醉以来，随着科学的进步和经济的发展，麻醉和其他许多医学学科一样发生了巨大变化。然而，在过去的 150 多年里，麻醉技术的进步既不统一，也不普遍，导致全球范围内麻醉实践模式存在巨大的差异，安全麻醉的可及性存在巨大不平等。世界上绝大多数人口无法获得安全且负担得起的外科、麻醉或疼痛服务，且政府、捐助者或全球麻醉界为解决这一危机所投入的资源相对较少。

在本章中，我们将在 Miller 博士及其同事的工作基础上，探索世界各地麻醉实践模式的演变和差异，同时探索全球麻醉界所面临的挑战。更好地了解现代麻醉实践模式的演变，以及它们所面临和已经克服的挑战，是提高全球麻醉可及性和患者安全性的关键步骤。

本章的第一部分描述了当前全球外科、麻醉和疼痛危机的范围和程度。本部分还探讨全球公共卫生界相对忽视这些危机的原因，并评估能够干预、倡导和变革的潜在领域。

本章的第二部分介绍世界各地不同麻醉实践模式的实例，包括从地区到国家层面麻醉发展史中选择性里程碑事件和当前所面临的挑战。

本章最后一部分介绍在资源有限的环境下与麻醉实践相关的临床和非临床的基本入门知识。本章结尾讨论了麻醉从业者在手术室外或院外医疗中的角色，麻醉从业者将在全球范围内增加安全麻醉、外科和镇痛服务可及性方面越来越多地提出解决方案。

第一部分：麻醉与"全球卫生"

当"麻醉"和"全球卫生"这两个词放在一起时，常常会令人联想到高收入国家的医务人员，向中低收入国家提供临床医疗服务的人道主义帮助或"救济任务"（表2.1）。尽管这些举措在帮助医疗资源薄弱的地区提高外科和麻醉服务可及性方面起到了巨大的作用，但它们只是麻醉界为全球卫生所做的众多事情中的一小部分。

在本章中，"全球卫生"指的是一个多学科层面的探索、研究、实践和倡导，旨在制定和实施能够促进健康公平的解决方案。全球卫生超越国界，需要全球合作，同时兼顾群体水平（如伤害预防）和个人水平（如临床医疗）的战略（表2.2）。尽管对全球卫生的最佳定义及其与公共卫生之间的区别仍存在一些争论，但值得强调的是，全球卫生并不等同于国际援助（即离开本国），也不等同于将技术或医疗从高收

入国家转到中低收入国家[6-7]。全球卫生的涵盖面更加广泛，包括当地医疗从业人员在本地环境（无论是低收入、中等收入还是高收入环境）中工作，并日益强调医疗公平[8]。

近几十年来，全球卫生受到了前所未有的关注，从最早的传染病领域，扩展到现在的众多领域，甚至包括影响健康的社会和环境因素[9-10]。但尽管如此，外科和麻醉仍然处于被全球卫生界遗忘的边缘。

1980年6月，时任世界卫生组织（World Health Organization，WHO）总干事的Halfdan Mahler博士在墨西哥国际外科学院发表了题为"外科与全民健康"的演讲，Mahler博士说："外科在初级保健和支持它的服务中发挥着重要作用。然而，世界上绝大多数人没有任何机会获得熟练的外科服务，也很少有人去寻找解决办法。请大家认真考虑医疗卫生领域这一最严重的社会不平等现象[11]。"

尽管早在几十年前就已经认识到全球的麻醉和外科危机，但全球卫生界最近才开始关注此问题并采取行动[12-17]。2004年，WHO制定了"紧急和基本外科服务项目（Emergency and Essential Surgical Care Program，EESC）"，2005年，WHO成立了"紧急和基本外科服务全球倡议（Global Initiative for Emergency and Essential Surgical Care，GIEESC）"，以召集对外科疾病感兴趣的多学科利益相关者。2007年，Bellagio基本外科组和外科疾病负担工作组［后更名为外科和麻醉团队联盟（Alliance for Surgery and Anesthesia Presence，ASAP）］

表2.1　世界银行按人均国民总收入划分的收入分类	
分类	人均国民总收入（美元）
低收入	＜1005
低中收入	1006～3955
中高收入	3956～12 235
高收入	＞12 235

Source：https://blogs.worldbank.org/opendata/new-country-classifica-tionsincome-level-2017-2018.

表2.2　全球卫生和全球手术的定义		
	全球卫生*	全球外科†
途径	探索、研究、实践和倡导领域。强调在全球层面采用科学的方法推动健康促进和疾病预防，包括健康的广泛决定因素	通过探索、研究、实践和倡导，优先改善全球有外科疾病或需要外科治疗的所有患者的健康结果，实现健康公平
区域	关注直接或间接影响健康的问题，但会超越国家的界限	全球手术重点关注跨区域和跨国界的问题、决定因素和解决方法
合作程度	发展和实施解决方案通常需要全球合作	认识到外科治疗不充分或不公平的决定性因素往往是共同和相互依存的全球结构和程序的结果，需要全球合作来解决全球问题
个体或群体	包括群体预防和个体临床服务	包括为所有国家医疗资源薄弱的群体提供外科服务，特别重视受武装冲突、流离失所和灾难影响的群体
健康可及性	主要目标是国家之间全民的健康公平	主要目标是全民都有公平的机会获得安全且可承担的麻醉、镇痛和外科服务
学科范围	需要健康科学领域内外跨学科和多学科高度合作	包括所有手术相关专科，包括参与外科患者服务的产科、妇科、麻醉、围术期管理、急诊相关学科、康复科、姑息关怀治疗和护理以及其他专职医疗专业。还包括非临床的利益相关者，如卫生经济学家、政府部门和政策制定者

* Modified from Koplan JP，Bond TC，Merson MH，et al. Towards a common definition of global health. Lancet. 2009；（9679）；1993-1995；Fried LP，Bentley ME，Buekens P，et al. Global health is public health. Lancet. 2010；375（9714）；535-537.
† Modified from Dare AJ，Grimes CE，Gillies R，et al. Global surgery：defining an emerging global heath field. Lancet. 2014；384（9961）；2245-2247.

成立，倡导将外科纳入医疗卫生系统并促进跨学科的研究与合作[18]。这些努力的起因是在 2006 年第 2 版《发展中国家疾病控制优先事项》（Second Edition of the Disease Control Priorities in Developing Countries，DCP2）一书中，开创性地增加了有关外科学的章节[19]。2008年，WHO 发起了"安全手术拯救生命"的倡议和"WHO 安全手术核查表"[20-21]。同年，全球卫生领域的多个领导者强调，外科是全球卫生领域中"被忽视的养子"和"其他被忽视的疾病"，并将其与当时出现的"被忽视的热带疾病"进行了比较[22-23]。

虽然这些请求和一致（尽管有限）的数据显示了巨大规模的外科疾病危机，但是直到 2014—2015 年才开始得到更多的关注。2014 年，《阿姆斯特丹基本外科服务宣言》发布，2015 年，第 68 届世界卫生大会（World Health Assembly，WHA）一致通过了第 68.15 号决议（WHA68.15），以加强紧急和基本外科与麻醉服务，并将其作为全民健康覆盖的一个组成部分[24-25]。同样在 2015 年，DCP3 和柳叶刀全球外科委员会（Lancet Commission on Global Surgery，LCOGS）"全球外科 2030"报告的出版，极大地扩展和完善了有关全球外科和麻醉危机的数据，并概述了应对其中一些挑战的策略（框 2.1 和 2.2）[5, 26]。在 LCOGS 组建期间，世界银行行长 Jim Kim 回应了 35 年前 Mahler 博士的话，他说："……外科是医疗服务和实现全民健康覆盖进程

框 2.1　第 3 版疾病控制优先事项（DCP3）的关键内容

- 提供基本的外科手术每年可避免死亡约 150 万例，占中低收入国家（中低收入国家）所有可避免死亡的 6% ~ 7%
- 基本的外科手术是所有健康干预措施中成本效益最佳的措施之一。一级医院的手术平台能够完成 44 种基本外科手术中的 28 种，对该平台的投资具有很高的成本效益比
- 事实证明，在国家为建设外科和麻醉队伍进行长期投资的过程中，采用责任分担的模式能够安全有效地增加手术的可及性
- 由于急诊手术的种类占一级医院 28 种基本外科手术中的 23 种，急诊手术平台的地区分布必须足够广泛
- 中低收入国家的围手术期高死亡率和与麻醉相关死亡使得外科服务的安全性仍然存在显著的地区差异。有一些切实可行的措施，如 WHO 手术安全核查表[27a]有效地提高了手术的安全和质量
- 手术条件的负担沉重、基本手术成本效益以及公众对外科服务的强烈需求，这些因素提示在实现全球卫生覆盖的道路上应该早日为基本手术的全民覆盖（universal coverage of essential surgery，UCES）提供资金
- 我们预计完全覆盖一级医院的 UCES 每年需要额外支出 30 多亿美元的费用，但其产生的效益和成本之比将超过 10：1。它能公平有效地提供健康获益和经济获益，并有助于加强卫生系统

From Jemison DT，Alwan A，Mock CN，et al：Universal health coverage and intersectoral action for health：key messages from Disease Control Priorities，3rd edition. The Lancet 391，Issue 10125，2018：1108-1120.

框 2.2　柳叶刀全球外科委员会（LCOGS）的关键内容

- 50 亿人在需要时无法获得安全且可负担的手术和麻醉。中低收入国家的可及性最差，9/10 的人口无法获得基本的外科服务。为了挽救生命和预防残疾，中低收入国家每年还需要增加 1.43 亿例外科手术。全世界每年开展手术 3.13 亿例，但最贫困国家开展的手术只占其中的 6%，而人口却占到了全球的 1/3。手术量少而常见的可治疗的外科手术的病死率高。非洲东部、西部和撒哈拉中部以南以及南亚的需求缺口最大
- 每年有 3300 万人因手术和麻醉费用而面临灾难性的卫生支出。另外还有 4800 万人的灾难性支出是为了获得外科服务而需要支付的非医疗费用。1/4 接受过手术的人会因为寻求医疗服务而遭遇经济灾难。外科手术所带来的灾难性经济负担在中低收入国家最高，在所有国家，穷人负担最重
- 在中低收入国家中投资外科服务切实可行，可挽救生命并促进经济增长。为了满足当前和预期的人口需求，需要对外科和麻醉服务的人力和物力资源进行紧急投资。如果中低收入国家都能够以目前做得最好的中低收入国家的速度扩增外科服务，那么到 2030 年，2/3 的国家每年外科手术量最低将可达到 5000 例 /10 万人口。如果不紧急加快投资以增加外科手术规模，中低收入国家将会继续损失经济生产力，2015 年至 2030 年间累积损失额估计约为 12.3 万亿美元（按 2010 年美元平均购买力计算）
- 外科是"医疗服务不可分割、不可或缺的组成部分[1]"。外科和麻醉服务也应该成为各个发展水平国家卫生系统中不可缺少的组成部分。外科服务是全面实现地区或全球卫生目标的先决条件，在癌症、创伤、心血管疾病、感染、生殖、孕产妇、新生儿和儿童健康等不同领域中都起着举足轻重的作用。如果不能确保外科和麻醉服务的可获得性、可及性、安全性、及时性和可负担性，2015 年后可持续发展目标中的全民健康覆盖和健康愿望将不可能实现

Mock CN，Donkor P，Gawande A，et al：Essential surgery：key messages from Disease Control Priorities，3rd edition. The Lancet 385，Issue 9983，2015：2209-2219.

中不可分割、不可或缺的一部分[27]。"

这些事件极大地促进了旨在改善全球外科、产科和麻醉服务的可及性、可负担性和安全性的努力。这些事件还通过将外科和麻醉服务与全民健康覆盖联系起来，实现了将外科和麻醉纳入全球卫生优先事项中。外科和麻醉不包括在以前的优先事项中，部分原因在于不清楚如何将其纳入。有关外科与麻醉危机规模的数据有限，同时对复杂性与成本效益存在误解（下一部分讨论），导致在确定千年发展目标（Millennium Development Goals，MDG）等全球卫生优先事项中，外科和麻醉服务处于边缘化地位。尽管外科和麻醉并不是近期全球卫生优先项目计划，如《2035 年全球卫生报告》和联合国《可持续发展目标》（Sustainable Development Goals，SDG）中明确的重点，但这些报告强调了非传染性疾病、损伤、医务人员队伍扩建和全民健康覆盖的重要性，而这些事项毫无疑

问都要依赖于外科和麻醉[28-29]。

LCOGS、WHA 第 68.15 号决议及柳叶刀姑息医学与疼痛缓解委员会等标志性事件有助于人们关注即将到来的全球麻醉、镇痛和外科危机[30]。世界麻醉科医师协会联盟（World Federation of Societies of Anaesthesiologists，WFSA）、英国和爱尔兰麻醉科医师协会（Association of Anesthetists of Great Britain and Ireland，AAGBI）、加拿大麻醉科医师协会国际教育基金会（Canadian Anesthesiologists' Society International Education Foundation，CASIEF）和 Lifebox 等越来越多的麻醉学组织在中低收入国家中促进国家政策层面的改变，推动研究和大规模教育方案。许多国家的麻醉学会，如英国皇家麻醉科医师学院（United Kingdom's Royal College of Anaesthetists，RCoA）、泰国皇家麻醉科医师学院和智利麻醉科医师协会也积极参与此类活动。这些全球麻醉行动的数量前所未有，但仍处于萌芽和发展阶段。

如果说外科是被全球卫生忽视的"继子"，那么麻醉就是"被遗忘的亲属"。尽管存在着显著的相互依赖性，但外科、麻醉和产科尚需协调全球卫生行动，才能最大程度地发挥影响力。涉及外科或麻醉的全球卫生行动已合称为"全球外科"（见表 2.2）。2014 年，"全球外科"被定义为"……一个探索、研究、实践和倡导的领域，其将改善健康结局和实现全世界患有外科疾病或需要外科服务的所有患者的健康公平作为优先事项。全球外科纳入了所有外科专业，包括妇产科、麻醉、围术期管理、急诊医学、康复医学、姑息医学、护理和其他参与外科患者服务的相关卫生专业人员。它包括为所有国家中的医疗资源薄弱地区以及受到武装冲突、流离失所和灾难影响的人群提供外科服务，并促进获得安全和高质量的外科服务。全球外科认识到，外科服务不足或不公平的决定因素常常是由共同和相互依赖的全球结构与发展所致——尽管这些问题主要存在于个别国家和地区，所以强调超地域和跨国界的问题、决定因素和解决方案[31]"。其简要定义为"全球外科是一个探索、研究、实践和倡导的领域，旨在为所有需要外科服务的患者改善健康结局并实现健康公平，特别强调医疗资源薄弱地区的人群和面对危机的人群。它采用协作、跨部门和跨国的方法，是一种基于人群策略和个体化外科服务相结合的综合方法"。虽然在这个定义中没有直接提及麻醉，但是"全球外科"已成为麻醉全球卫生行动的焦点。

全球麻醉、外科和疼痛危机的范围和规模

外科疾病的全球负担

全球近 30% 的疾病和死亡可以通过外科治疗，而每年有数千万人因外科疾病而丧生[5]。外科疾病的负担主要影响中低收入国家，造成死亡的人数是人类免疫缺陷病毒（human immunodeficiency virus，HIV）、肺结核和疟疾导致死亡总人数的 4 倍以上（图 2.1）[32]。除了对健康和福祉产生负面影响外，外科疾病造成的并发症和死亡还带来了重大的经济负担。到 2030 年，外科疾病导致的并发症和死亡可使中低收入国家的年国内生产总值（gross domestic product，GDP）降低约 2%。过去，应用类似的计算方法成功推算出了针对疟疾的全球投资数额，但估计疟疾导致的 GDP 下降要低得多（1.3%）[33]。如果不立即进行重大干预，外科疾病将在 2015 年至 2030 年期间给中低收入国家造成超过 12 万亿美元的经济生产力损失。尽管人们普遍认为外科疾病在全球发病率和死亡率中占有很大的比例，但目前仍缺乏确切的数据支持。该问题在一定程度上归因于对这类研究的资源投入不足，另一方面原因在于外科疾病的量化本身存在一定的困难。

"全球疾病负担"（global burden of disease，GBD）一词以残疾调整寿命年（disability-adjusted-life-year，DALY）为单位来量化早逝（寿命丧失年数）和残疾

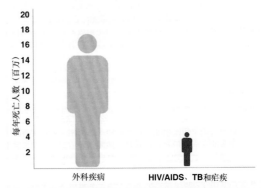

图 2.1　每年外科疾病导致的死亡人数（1690 万）超过 HIV/AIDS（103 万）、结核（121 万）和疟疾（72 万）导致死亡人数的总和。AIDS，获得性免疫缺陷综合征；HIV，人类免疫缺陷病毒；TB，结核（Data from Shrime MG, Bickler WS, Alkire BC, et al. Global burden of surgical disease: an estimation from the provider perspective. Lancet Glob Health. 2015；3：S8-S9. and GBD collaborators 2016. Global, regional, and national age-sex specific mortality for 264 causes of death, 1980-2016: a systematic analysis for the Global Burden of Disease Study 2016. Lancet. 2017；390［10100］：1151-1210.）

（未达到完全健康状况的生命年数）（图 2.2）。DALY 最初是为 1990 年 GBD 研究而提出来的，旨在量化世界各地不同疾病的负担，此后常用于公共卫生和卫生经济学中[34-35]。因为 DALY 通常用于通知资源分配，所以它也一直用于描述外科和疼痛疾病的负担。在描述国家的经济发展水平时，全球卫生界已不再使用诸如"第三世界""发达国家"或"发展中国家"这样的术语。影响 DALY 的主要因素通常按照世界银行的收入水平分类（见表 2.1）进行地区性的报告，或者根据社会人口指数（socio-demographic index，SDI）进行报告（图 2.3）。SDI 是预测健康结局的三个指标

的综合平均值：人均收入、平均受教育程度（针对 15 岁以上的人口）和总生育率。

2006 年 DCP2 的发布是对外科疾病负担进行量化的首次尝试之一，它通过便捷的抽样和在线调查方式向 18 位外科医师进行咨询。尽管报告的数据（11%）令人大开眼界并且被广泛引用，但它可能被严重低估了。

2015 年，DCP3 为评估外科治疗对公共卫生的影响进行了另一项尝试，即估算通过扩大中低收入国家的基本外科和麻醉服务而避免的患病率和死亡率（即通过外科方法治疗阑尾炎、麻痹性肠梗阻、肠梗阻、疝气、胆囊与胆道疾病、产妇出血、产程停滞、流产

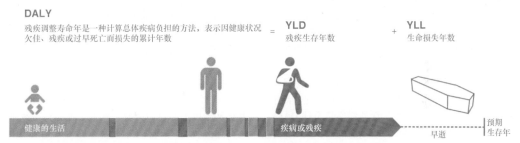

图 2.2　残疾调整寿命年（DALY）（From Wikipedia. https://en.wikipedia.org/wiki/Disabilityadjusted_life_year#/media/File：DALY_disability_affected_life_year_infographic.svg. Creative commons license：CC BY-SA 3.0.）

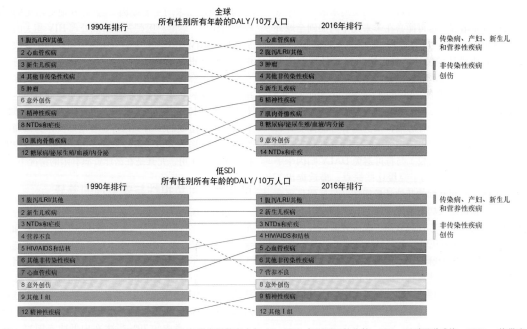

图 2.3　1990—2016 年全球与低 SDI 地区死亡和残疾调整寿命年（DALY）主要原因的比较。LRI，下呼吸道感染；NTDs，热带疾病；AIDS，获得性免疫缺陷综合征；HIV，人类免疫缺陷病毒（From https://vizhub.healthdata.org/gbd-compare/. Reproduced under Creative Commons Non-Commercial-No Derivatives 4.0 International License.）

和新生儿脑病、创伤复苏、外科气道、外周静脉通路、缝合、撕裂伤和伤口处理、胸管或针头减压、骨折复位、焦痂切除术、筋膜切开术、皮肤移植以及与创伤有关的剖腹探查手术和截肢手术）。他们得出结论，通过扩大中低收入国家的基本外科和麻醉服务，每年估计可以避免 140 万人死亡和 7720 万残疾调整寿命年[26]。

LCOGS 通过对来自世界各地的 173 位外科医师、麻醉科医师、内科医师、护士和公共卫生从业人员进行咨询，尝试估计外科疾病导致的全球患病率和死亡率。问卷调查设计的问题为：“在理想的情况下，患有以下疾病的患者中有多少比例需要外科医师进行治疗？”问卷调查的结果是：总 GBD 中的 28% ～ 32% 需要外科医师进行治疗。根据这些结果，LCOGS 估计约 30% 的 GBD 可通过外科进行治疗，且估算每年因外科疾病而丧生的人数为 1700 万[5]。

这些报告的结果与 1990 年 GBD 研究数据一致，表明与外科疾病相关的患病率和死亡率显著高于 HIV、TB 和疟疾的总和[32]。意外损伤是全球 DALY 单个最主要的因素。外科治疗可预防的大多数死亡原因包括损伤（77%）、产妇-新生儿的问题（14%）和消化系统疾病（9%）[26]。随着全球工业化和流行病学转变（即人类寿命延长），许多中低收入国家的非传染性疾病和损伤（大多数是道路交通事故）所带来的负担日益增加，这可能会在未来几年内加剧全球外科疾病的负担。

前面所描述的估计外科疾病负担的每种方法并不完善。存在的挑战和局限性包括方法学复杂［如卫生计量与评估研究所（Institute for Health Metrics and Evaluation，IHME），GBD 研究］、外科疾病的量化和定义困难（如患同一种肿瘤，某例患者可能接受外科治疗，而另一例患者可能接受化疗）以及将 DALY 归因于疾病（即残疾加权）与将可避免 DALY 归因于手术具有挑战性[26]。为了克服这些缺点，最近提出了针对全球外科和麻醉的其他计量指标，包括测量疾病患病率、非致命疾病的治疗积压率、医疗延误而导致的患病率和死亡率、社会效益、经济效益以及统计学生命值（而不是避免每一个 DALY 的成本）[36]。

在全球范围内麻醉学术界的一项重要作用就是努力加大力度，更好地量化日益增长的外科疾病和疼痛负担，以便促进合理的资源分配以及随后干预措施的评估。

疼痛的全球负担

与外科疾病负担一样，尽管在全球范围内数据有限，且量化疼痛负担具有重大挑战，但是全球疼痛令人震惊的患病率和发病率已是普遍的共识。疼痛是患者就医的最常见原因之一，也是影响全球 DALY 的前五位因素之一，在导致残疾生存年（years lived with disability，YLD）的前十大原因中占四个（腰痛，颈部疼痛，肌肉骨骼疼痛，偏头痛）[32, 37]。这些统计数字甚至都没有考虑到肿瘤、损伤或术后病因引起的继发性疼痛，而这些疼痛可能会使统计数据显著增加。据估计，全世界人口中有 10% ～ 25% 遭受反复发作性和慢性疼痛的困扰，而战争、暴力和酷刑等故意身体伤害引起的疼痛也越来越多[38]。疼痛控制不佳对患者的健康、福祉和社会生产力产生许多可能的负面影响，包括心肌梗死和慢性疼痛的风险增加。

2017 年，柳叶刀姑息医学与疼痛缓解委员会将健康相关性严重痛苦（serious health-related suffering，SHS）定义为：与疾病或损伤有关，影响患者的躯体、社会或情感功能，且没有药物治疗就不能缓解的痛苦[30]。全球约有一半的死亡病例与 SHS 有关，而死于 SHS 的人中有 80% 以上来自中低收入国家。据估计，每年有 250 万儿童死于 SHS。这些儿童中有 98% 生活在中低收入国家，且这些死亡的 90% 以上是可避免的。与 SHS 相关的前十大疾病包括 HIV、恶性肿瘤和创伤。HIV/AIDS 虽然不如损伤或癌症那么明显，但是其是疼痛和镇痛需求的主要原因[39]。与其他更常见的疼痛病因相比，麻醉科医师并不常规处理 HIV 相关的疼痛，但是 HIV 相关疼痛是凝聚更多力量帮助中低收入国家民众获得更多镇痛药物的突破口之一，本章将会在后面继续探讨该问题。在许多国家，糖尿病、镰状细胞病和麻风病等也是造成疼痛巨大负担的原因。随着寿命的延长和工业化的发展，中低收入国家因恶性肿瘤和损伤造成的疾病负担将显著增加。作为镇痛经验最丰富的医务人员，麻醉从业人员在疼痛管理中发挥着重要的作用，尤其是在医疗资源有限的情况下。

可及性、可负担性与安全性的差异

由外科疾病或疼痛导致的疾病负担的准确程度一直是争论和研究的焦点，但人们普遍认同外科、麻醉和疼痛危机的程度巨大，很大程度上可以避免，并对中低收入国家产生不同程度的影响。在全球大约 300 000 例产妇死亡中，有 99% 发生在医疗资源匮乏的地区（非洲撒哈拉以南地区占 66%），并且大多数是可以通过相对基本的外科、麻醉和围术期治疗得以预防[40]。全球癌症死亡患者中约 70% 发生在中低收入国家，其中大多数患者需要外科、麻醉或镇痛服务[41]。提高中低收入国家的基本外科和麻醉服务每年可避免 7700

万 DALY 和 150 万例死亡[26]。在可预防的患病率和死亡率中，损伤占绝大多数（77%），其次是产妇和新生儿疾病（14%）。道路交通事故所致死亡和 DALY 损失中，约 90% 发生在中低收入国家。

仅仅是由于手术室的不公平分布，就有超过 20 亿人无法获得手术服务[42]。如果还考虑到及时性、设施承受能力、安全性和支付能力，则将近有 50 亿人（全世界大多数人口）无法获得外科和麻醉服务。据全球儿童手术倡议组织（Global Initiative for Children's Surgery，GICS）估计，有 17 亿儿童无法获得外科服务[42a]。据估计，每年大约需要 1.43 亿例额外的外科手术[5]。每年 2.34 亿例重大手术中，估计只有 3% ～ 6% 在中低收入国家[5, 43]。医疗服务可及性的差距对较低收入地区，如撒哈拉以南非洲或南亚产生了不同程度的影响，这些地区人口中超过 95% 无法获得外科和麻醉服务。在一些较高收入地区，如北美和欧洲，医疗服务可及性差异颇大，但是通常超过 95% 的人口可获得外科和麻醉服务[44]。即使在高收入国家，如美国，农村和医疗资源薄弱地区的麻醉、手术

和镇痛服务的可及性也受限[45-46]。据估计，在中低收入国家普及基本外科治疗（包括损伤、产科并发症、急腹症、白内障和先天性异常的治疗），每年可预防大约 150 万人死亡或占所有可预防死亡人数的 6% ～ 7%[26]。

不能充分获得镇痛是最容易被忽视和最不公平的全球公共卫生挑战之一。由于中低收入国家疼痛相关的高负担疾病（如 HIV、恶性肿瘤和损伤）以及普遍缺乏获得麻醉性镇痛药的途径，全球疼痛负担不同程度地影响着世界上的穷人。尽管疼痛是患者寻求医疗服务的最常见原因，而且一般认为镇痛是一项基本人权，但是镇痛可及性的差异显著，是世界范围内最显著的全球卫生差距之一[47-49]。创伤和恶性肿瘤对镇痛的需求显著，且在中低收入国家外科疾病负担中占有很大的比例，然而，中低收入国家绝大多数人口没有或只有有限的机会使用阿片类药物镇痛。六个高收入国家的阿片类药物消费量占全世界的 80%，占世界人口 17% 的国家（加拿大、美国、西欧、澳大利亚和新西兰）阿片类药物消费量占世界的 92%（图 2.4）[30, 50-52]。疼痛和姑息医疗仍然被全球卫生界相对忽视，且不同程度地影响

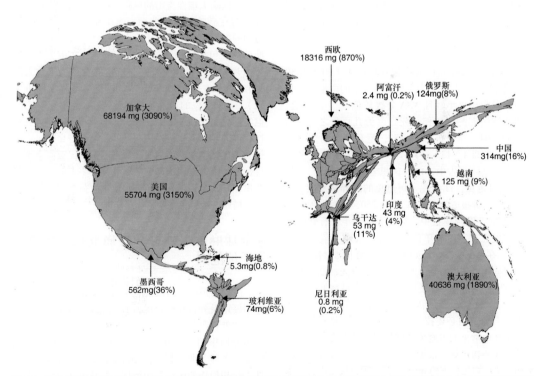

图 2.4　阿片类药物吗啡当量分布图（2010—2013 年用于姑息医疗的每例患者的吗啡毫克量）以及与健康相关性严重痛苦最相关的健康状况满足镇痛需求的估计百分比（From Knaul FM，Bhadelia A，Rodriguez NM，et al. The Lancet Commission on Palliative Care and Pain Relief—findings，recommendations，and future directions. Lancet Glob Health. 2018；6；S5-S6. Copyright . 2018 The Author（s）. Published by Elsevier Ltd. This is an open access article under the CC BY 4.0 license. ）

着中低收入国家的脆弱人群[30, 53]。近几十年来，一些中低收入国家阿片类药物的可及性有所改善，但不是所有国家都如此（如非洲和南亚的消费量反而有所下降）[52]。镇痛可及性的不公平并非只发生于中低收入国家，即使包括美国在内的许多高收入国家也屡屡发生[54-56]。本章的下一部分进一步讨论镇痛不公平分布的原因。

对于世界上可获得外科和麻醉服务的人口比例而言，他们必须正视安全性方面的巨大差异。近50年来，围术期患者的安全性提高了10倍以上，尽管大部分见于高收入国家[57]。在21世纪的美国，麻醉相关死亡率从1950年的1∶1560下降到了1∶13 000以下，且健康患者的死亡率更低[58-59]。但在世界范围内，每年约有3200万人接受麻醉时没有充分的监测，全球超过7.7万间手术室（19%）缺乏脉搏血氧饱和度监测。在某些地区，超过70%的手术室缺乏脉搏血氧饱和度监测[42]。有关中低收入国家手术预后的数据仍然有限，但在21世纪初期已显著增加。来自低收入国家的围术期死亡率（perioperative mortality rates, POMR）报告在方法学和结果方面都存在很大差异，总体范围在0.2% ~ 6%，而急诊手术的死亡率明显更高（总体为10%，伤寒导致的肠穿孔为20%）[60-64]。一项国际性、前瞻性、观察性队列研究显示，在25个非洲国家的247家医院中接受住院手术的成人30天住院死亡率（2.1%）为全球平均水平的两倍，尽管这些患者明显更年轻且ASA分级较低[65]。据报道，一些非洲国家的麻醉相关死亡率为几百分之一（马拉维1∶504，津巴布韦1∶482，尼日利亚的剖宫产1∶387；多哥1∶133 ~ 1∶250）[66-69]。在一份多哥24 h手术结局报告中，1464例患者中30例死亡，其中22例可避免，11例死于可避免的麻醉并发症[15]。多哥的另一份报道的死亡率为1∶250，同时发现接受调查的26个医疗单位中，只有不到一半具有脉搏血氧饱和度监测，所有单位均没有呼气末二氧化碳监测[70]。在一份关于孕产妇死亡率的南非国家报告中，孕产妇总死亡率中有近2.35%与麻醉有关，且绝大多数（93%）被认为可以避免。该报告中最常见的麻醉死因之一，是实施脊椎麻醉的人员没有管理气道或改变做全身麻醉的必要技能[71]。在医疗资源薄弱的情况下，其他常见的可避免麻醉死因包括人力缺乏、监测不足和药物过量。最近有一项针对中低收入国家麻醉相关孕产妇死亡率的meta分析发现，接受产科手术的孕妇因麻醉死亡的风险为1.2/1000（与此相比美国为3.8/100万），如果进行全身麻醉或由非临床医师实施麻醉，则报道的风险更高[72]。该分析中，在中低

收入国家，麻醉占产妇死亡原因的2.8%，占剖宫产或剖宫产后产妇死亡原因的13.8%。换句话说，椎管内麻醉和全身麻醉中，麻醉相关孕产妇死亡率比美国报道的分别高300倍、900倍。

值得注意的是，在患者无法进入医院的情况下，必须谨慎解读医院的围术期并发症发生率和死亡率与外科疾病的并发症发生率和死亡率之间的关系。换句话说，在一个高收入国家中，患者内脏破裂的死亡率与手术治疗内脏破裂的死亡率大致相当，因为超过95%的患者可以得到及时的治疗。然而，在一个低收入国家中，虽然内脏破裂患者的围术期死亡率可能为10%，但大多数内脏破裂的患者从未没有接受外科治疗，而这部分患者的死亡率大大提高。

支付能力是获得手术和麻醉服务的另一个重要障碍。每年，约有3300万人由于支付手术和麻醉费用而面临巨额自费支出，另外还有4800万人为了获得外科治疗需要支付巨额的非医疗费用（如交通、住宿和饮食），而这些费用对他们的影响是灾难性的[5, 73]。如果要接受外科和麻醉服务，全球有近一半的人口（37亿）将面临灾难性支出的风险。这些高风险人群大多数分布在撒哈拉以南非洲、南亚和东南亚。支付能力的问题不仅限于外科手术本身，还涉及其他的围术期治疗，包括镇痛和输血[74]。例如，在南美洲，每月阿片类药物治疗慢性疼痛所需的费用为年收入的200%[57]。在印度（可支配人均国民总收入为1670美元），一个单位的血液价格尽管法定上限为25美元，但实际价格高达247美元[75-76]。包括WHO和世界银行在内的全球卫生与发展领域的领袖们将金融风险保护列为优先事项，作为实现所有国家全民健康全覆盖目标的一个关键组成部分。尽管某些手术的个人支付费用相对较高，但外科是一种成本效益高的公共卫生干预措施，这将在本章下一部分进一步讨论。

全球麻醉、外科和疼痛危机：起源和干预范围

劳动力短缺、基础设备不足、缺乏政策和优先保障制度以及外科疾病负担增加是造成目前全球范围内麻醉和外科服务的可及性、支付能力和安全性受限的许多原因中的一部分[77]。如前所述，许多中低收入国家的全球工业化和"流行病学转变"已导致非传染性疾病和损伤的医疗负担增加，而解决这些问题所需的投入滞后。虽然医疗需求和医疗资源之间的这些根本性失衡是当前全球外科、麻醉和疼痛危机的主要根源，但是，这种失衡还有一些其他因素。

观念错误和数据有限

关于外科和麻醉的两种常见误解，导致人们延迟认识到外科和麻醉宜纳入全球公共卫生优先事项：①外科疾病和疼痛负担的范围和规模被严重低估；②错误地认为外科和麻醉服务过于昂贵且依赖技术，在资源有限的环境下无法安全地或高成本效益地实施。本部分将讨论外科疾病和疼痛负担在历史上缺乏特征的原因。对安全手术和麻醉服务的成本效益和可行性问题的误解，也源于历史数据的空白，尤其是来自中低收入国家的数据。

中低收入国家公立部门和私立部门（例如印度河医院、Aravind 眼科医院和 Narayana Hrudayalaya 心脏病医院）的几项创新性提供服务模式已证实，在资源有限的国家提供成本效益高、安全且可负担的手术和麻醉服务是可行的[78-81]。

最近的数据一致表明，外科服务是成本效益最佳的公共卫生干预措施之一（图 2.5）。定义成本效益阈值有数种方法，每种方法各有利弊[82]。最常用的方法之一是基于 GDP 的阈值计算法。该方法由 WHO 宏观经济与健康委员会推荐，并且已被 WHO 选择成本效益项目干预措施（WHO's Choosing Interventions that are Cost-Effective project，WHO-CHOICE）的作者定义为："某一国家或地区避免一个 DALY 所需的费用低于该国家或地区平均人均收入的干预措施视为成本效益高，低于平均人均收入的三倍仍具有成本效益，超过三倍则不具成本效益[83]。"

2003 年，孟加拉国报道了一项有关外科服务成本效益的研究，这是最早评估外科服务成本效益的研究之一。结果显示：每避免 1 个 DALY，紧急产科手术的成本不到 11 美元[16]。这比麻疹疫苗的成本效益比高 3 倍（按 2003 年美元计算）。DCP2 和 DCP3 研究证明了一级外科医院的成本效益，所有基本外科服务都具有很高的成本效益比，许多项目每避免 1 个 DALY 需要耗费 10 ～ 100 美元。这与其他公共卫生干预措施的成本效益相当，如免疫接种（避免每个 DALY 耗费 13 ～ 26 美元）或用于预防疟疾的蚊帐（避免每个 DALY 耗费 6 ～ 22 美元），且远远优于某些高度优先的公共卫生干预措施，如 HIV 的治疗（避免每个 DALY 耗费 500 美元）[84]。最近一项有关乌干达儿科手术室的成本效益比分析结果显示，每避免一个 DALY 的成本为 6.39 美元，挽救一条生命的成本为 397.95 美元，每年的净经济效益超过 500 万美元（每年成本为 41 000 美元）[85]。

2012 年，在一个由哥本哈根共识主办的论坛上，五位领衔的卫生经济学家，包括四位诺贝尔奖获得者被问到：如何在四年内最佳地花费 750 亿美元来"推进全球福利"，特别是针对中低收入国家。该小组确定的最优先项目是扩大外科服务的能力（每年 30 亿美元）[86]。

近五年来，全球外科和麻醉组织已经扩大了数据量，由此消除了先前的误解，并且支持外科和麻醉服务列为全球卫生议程的优先事项。在此期间，相关文章也呈现爆炸式增长，扩充了全球麻醉和外科广泛领域可利用的数据。这些文章大多数都发表在外科学杂志上，尽管最近麻醉学期刊也开始积极支持全球麻醉的相关研究。全球麻醉界必须提高全球卫生领域的研究能力，并加大宣传、政策和科学实施的投入力度，以提高麻醉学的影响力。

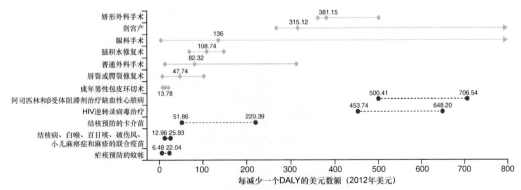

图 2.5　在低收入国家和中等收入国家，手术的成本效益比与其他公共卫生干预措施的比较。数据点为中位数，误差线表示范围。手术干预用菱形和实线表示，公共卫生干预用圆圈和虚线表示。BCG，卡介苗；DALY，残疾调整寿命年；HIV，人类免疫缺陷病毒（Source：Chao TE, Sharma K, Mandigo M, et al. Cost-effectiveness of surgery and its policy implications for global health: a systematic review and analysis. Lancet Glob Health. 2014；2：e334-e345. Copyright © 2015 Elsevier Ltd. Creative Commons Attribution License［CC BY］.）

宣传和政策

国家卫生系统、捐助者或更广泛的全球卫生界历史上一直没有优先考虑外科、麻醉和疼痛的原因诸多。尽管外科疾病占全球疾病负担的 30%，但是支持麻醉和外科服务发展的费用不到卫生发展援助费用的 1%[87]。资源分配与疾病负担之间的不平衡现象见于许多卫生领域，但是在外科疾病和疼痛中的这种失衡程度尤为严重。

如前所述，疾病负担数据的缺乏以及对安全性和成本效益比问题的误解，严重阻碍了全球麻醉和外科服务的宣传工作。一项阻碍全球外科进入卫生优先项目的相关因素定性分析中确定了几个额外的因素，包括：全球外科界各自为阵、缺乏领导力和共识以及政治策略不足（如没有抓住 MDG 等机会）[88]。在另一项分析某种特定疾病的全球卫生网络为何有效性相对优于或劣于其他疾病的研究中，强调了四个共同的挑战，每个挑战都与全球麻醉和外科有关：①找出问题以及应该如何解决；②对问题进行定位以激发外部人员采取行动；③建立联盟，并且纳入卫生部门以外的利益相关者（联盟通常由高收入国家提供者主导）；④建立有助于联合行动的领导机构（图 2.6）[89]。另一项研究探讨了影响外科在国家卫生系统中优先次序的因素，结论表明，持续倡导、有效构建问题和解决方案、强劲的国家级数据以及获得地区或国际合作伙伴的支持对成功至关重要，但是常常缺乏上述因素[90]。

外科、麻醉和疼痛方面的宣传工作面临一些相对独特的额外挑战。与 HIV 或埃博拉病毒感染等传染性疾病不同，外科疾病和疼痛并非全球大流行，也不会引起类似于高收入国家捐助界采取的支持行动。此外，大多数外科疾病和疼痛难以进行宣传，也没有疾病特异性。尽管某些儿科疾病（例如唇裂）很容易进行宣传，但其他外科疾病，如损伤、疝气和剖宫产更难以煽情的形式在媒体中进行宣传，因此无法有效地提高公众意识。

WHA 第 68.15 号决议强调要在全球外科的五个关键性重点领域（劳动力、基本药物、信息管理、提供服务和宣传）中进行宣传和资源开发。LCOGS 提出了问题的清晰框架（框 2.2），概述了需要优先收集的国家级数据，并帮助为中低收入国家的国家外科、产科和麻醉计划（national surgical, obstetric, and anesthesia plans, NSOAP）提供框架。随着越来越多 NSOAP 的颁布，它们可能成为国家宣传外科工作的关键动员点。

麻醉、外科和疼痛需要全球性拥护者。直到最近，全球引领组织（如世界银行和 WHO）和中低收入国家一些地方政府才倡导关注全球麻醉和外科。这部分得益于最近成立的一些团体［如 LCOGS，全球外科、产科、创伤和麻醉服务联盟（Global Alliance for Surgical, Obstetric, Trauma, and Anaesthesia Care, G4 联盟），WFSA，GICS 等］所做的宣传努力。必须加强和坚持这种多学科的努力，才能达到消除既往误解的效果，并影响变革。至关重要的是，外科、麻醉和疼痛的宣传工作必须与 LCOGS、《全球卫生 2035 报告》、WHA 第 68.15 号决议和 SDG 的关键信息相契合，并强调麻醉、外科和镇痛是"全民健康覆盖"计划中不可或缺的组成部分。不能再将外科视为一个垂直性（即疾病特异性）项目。

宣传工作的一个主要目标是从全球捐助者、国家预算、私营部门和创新模式中寻找新的资金来源。与抗击 HIV/AIDS 和其他传染病的大规模资助计划（如美国总统紧急救助艾滋病计划、加维疫苗联盟、全球基金）相似，外科和疼痛需要类似的关注和支持。除

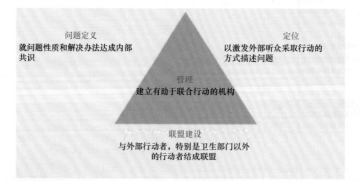

问题定义
就问题性质和解决办法达成内部共识

定位
以激发外部听众采取行动的方式描述问题

管理
建立有助于联合行动的机构

联盟建设
与外部行动者，特别是卫生部门以外的行动者结成联盟

图 2.6　建立全球卫生网络所面临的四个挑战（From Shiffman J. Four challenges that global health networks face. Int J Health Policy Manag. 2017；6［4］：183-189. Copyright © 2018 The Author［s］. Published by Kerman University of Medical Sciences. This is an open access article under the CC BY 4.0 license.）

了争取更多的国内和国际资金来支持卫生体系外，寻求公共-私有的合作伙伴和创立新型的患者财政风险保护措施也是宣传工作中不可或缺的组成部分[5]。

作为安全性、疼痛、围术期管理等众多方面的领导者，全球麻醉界必须积极参与政策制定、研究以及创新的全球行动，以扩大获得高质量服务的机会。在支持联合研究项目、发起全球倡议、共享信息、统一培训标准和机遇方面，所有国家的学术机构都能扮演重要的作用。麻醉必须向其他医学学科学习，不仅要培养还要支持对全球公共卫生事业感兴趣的员工和受训者。这种宣传可能需要与多个学科进行协调与合作，包括非医师从业者人员，这些人员在麻醉服务中占有很大比例，尤其是在低收入国家[91]。

劳动力短缺和扩增策略

在医疗资源薄弱的地区，训练有素的麻醉从业人员严重短缺是全球数十亿人无法获得安全的外科、麻醉和疼痛服务的最大障碍之一。尽管许多外科专业关键性队伍也存在人员短缺问题（包括外科医师、产科医师、病理学专家、放射线学专家、实验室技师、护士、生物医学工程师等），但是中低收入国家麻醉从业人员的短缺尤其引人注目，而且相对被忽视。中非共和国等国家根本没有麻醉科医师，只有 24 位非医师麻醉从业人员（nonphysician anesthesia providers，NPAP）为近 500 万人口提供麻醉服务。埃塞俄比亚人口超过 1 亿，但只有 35 位医师是专业的麻醉科医师。一项针对乌干达医院紧急产科服务能力的调查发现，医务人员短缺与所观察到的死亡率之间的相关性最强[92]。在对乌干达的 64 家公立和私立医院进行的问卷调查中发现，84% 的医院没有麻醉科专科医师，8% 的医院根本没有培训有素的麻醉从业人员[93]。在对东非（乌干达、肯尼亚、坦桑尼亚、卢旺达和布隆迪）五家主要转诊医院的麻醉从业人员进行的另一项调查问卷中发现，只有 7% 的医院配备有足够的麻醉人员[94]。而在有麻醉从业人员但数量少的单位，劳动力短缺的问题还伴随着沉重的行政负担和非临床职责。

尽管低收入国家麻醉人员的短缺最为严重，且撒哈拉以南非洲尤为突出，但高收入国家同样存在地区性劳动力短缺问题，且明显限制了农村人口的麻醉服务可及性[95-96]。在美国一项针对农村医院的调查中，有 36% 的医院报告由于缺乏麻醉从业人员而推迟或取消手术[97]。高收入国家的数据证实，创伤发生地点距离大城市的创伤中心为 5 英里（约 8 km），死亡率就明显增加[98]。可想而知，在数十英里甚至数百英里内可能没有任何外科或麻醉从业人员的地区，创伤患者的预后更加糟糕。

提供安全手术所需要的专业外科、麻醉和产科人员（surgical，anesthetic，and obstetric workforce，SAO）的最佳数量目前尚不清楚，可能因当地资源和需求的不同而存在明显差异。SAO 密度与预期寿命相关，在一项研究中，随着 SAO 从业人员从 0/10 万增加到 20/10 万人口，SAO 密度每增加 10 个单位，孕产妇死亡率降低 13.1%（图 2.7）。当 SAO 超过 20 后，死亡率下降的趋势仍然存在，但是 SAO 从业人员超过

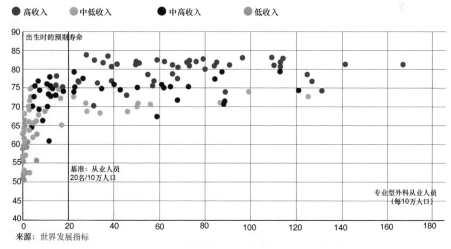

图 2.7　外科从业人员大于 20/10 万人口的国家人口预期寿命较长（Data source：http://da tabank.worldbank.org/data/home.aspx. Originally printed：http://blogs.worldbank.org/opendata/africacan/pt/comment/reply/2341. Copyright © 2018 The World Bank. Reproduced under CC BY 4.0 license. ）

30/10 万和 40/10 万人口后，死亡率下降的幅度有所减小（图 2.8）[99]。基于这些研究结果，LCOGS 建议在 2030 年优先将 SAO 人力增加到 20/10 万人口，而麻醉从业人员的扩增目标为 5/10 万～ 10/10 万人口[100]。

估计低收入国家的 SAO 密度为 0.7/10 万人口，而高收入国家为 56.9/10 万人口[101]。全球有 77 个国家麻醉从业人员的密度低于 5/10 万人口，而高收入国家和低收入国家平均麻醉科医师劳动力密度相差达 90 倍。麻醉劳动力危机在撒哈拉以南非洲最为严重，其大多数国家麻醉科医师的密度约为 1.0/10 万人口，而欧洲麻醉科医师的密度约为 19/10 万人口，美国为 21/10 万人口[100]。撒哈拉以南非洲地区有 26 个国家作为医师的麻醉从业人员（physician anesthesia providers，PAP）的密度低于 0.5/10 万人口。在许多低收入国家中，NPAP 承担了大部分麻醉服务工作。如果将 NPAP 纳入麻醉从业人员总密度的计算，撒哈拉以南非洲的 16 个国家的麻醉从业人员仍低于 1/10 万人口，而全球仍有 70 个国家的麻醉从业人员仍低于 5/10 万人口。根据 WHO 全球外科劳动力数据库推算，12% 的 SAO 劳动力为全球大约 1/3 的人口提供医疗服务[101]。在世界范围内，低收入国家和中低收入国家

占世界人口的 48%，但这些国家的 SAO 劳动力只占全球的 20%。

多种因素导致中低收入国家的外科和麻醉劳动力持续危机，包括培训相关基础设施有限、职业地位相对较低、缺乏职业发展前景（特别是 NPAP）、较其他学科（如中低收入国家的传染病）的就业机会有限、培训成本高、聘用机制不完善、职业倦怠以及内部（如大城市私立医院）与外部人才流失（如离开该国）[102-103]。麻醉实践模式缺乏共识以及关于谁有资格提供麻醉服务的观点两级分化（即医师与非医师，受监管与独立）是限制快速扩大全球麻醉劳动力规模的明确途径的其他因素（表 2.3）[91]。任务分担是许多外科人员扩张努力过程中一个突出且具有争议的问题。

上述每一个挑战都必须作为所有国家或国际努力扩大麻醉队伍的一部分加以解决。在医疗资源薄弱地区建立健全的基础培训设施的长期目标，需要由地方主导的国家宣传、实施和评估计划。这些努力可得益于国际投资和合作[104-108]。

全世界范围内的麻醉服务模式存在明显的差异。尽管为满足不同地区的需求和挑战已出现不同的麻醉实施和培训模式，但是麻醉人力资源战略过度异质化

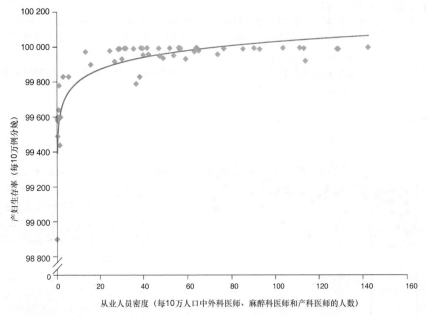

图 2.8　专业型外科从业人员密度和产妇的生存率。外科劳动力密度（外科专科医师、麻醉科专科医师和产科专科医师）小于 20/10 万人口与产妇的生存率降低相关。每 10 万例分娩的产妇生存率 = 98292×ln（从业人员密度）＋ 99579（From Meara JG，Leather AJ，Hagander L，et al. Global Surgery 2030：evidence and solutions for achieving health，welfare，and economic development. Lancet. 2015；386：569-624. Data from Holmer H，Shrime MG，Riesel JN，et al. Towards closing the gap of the global surgeon，anaesthesiologist and obstetrician workforce：thresholds and projections towards 2030. Lancet. 2015；385（suppl 2）：S40. Copyright © 2018 The Author（s）. Published by Elsevier Ltd. This is an open access article under the CC BY 4.0 license.）

且缺乏共识可能给全球麻醉从业人员的扩增带来额外的挑战。比如，在撒哈拉以南非洲地区，正式的非医师培训项目为期 3～72 个月不等，准入要求差异颇大，没有标准化的课程或评估系统，且执业的范围也不同。许多国家希望扩增麻醉从业人员的数量，但是没有明确的路线图。在这些国家中，大多数国家的 NPAP 共享任务可能在扩大劳动力方面起到关键性作用。来自不同国家的利益相关方和不同的麻醉业务骨干能通过提供麻醉培训框架、能力评估以及在当地资源可行下满足当地需求的潜在实践模式来支持麻醉从业队伍的扩增。确保质量的举措（如教育规划、证书颁发和执照考试）与注重增加绝对人数的举措一样重要。全球麻醉界应加强宣传、研究、教育和合作，以在应对当前全球麻醉劳动力危机的许多挑战中发挥重要作用。

基础设施挑战

许多中低收入国家常常缺乏外科和麻醉服务所需要的基础设施。正如本章其他部分所述，这些基础设施并不一定需要高成本或基于先进技术来提供安全服务。除了已讨论过的从业人员短缺外，常限制外科和麻醉服务的其他基础设施挑战包括：不完善的患者转诊和院前系统、药品与设备短缺以及供应链和设施资源不足。

在孕产妇保健方面以及最近在外科和麻醉服务方面，采用了"三延迟架构"来描述延误及时获得安全医疗服务的因素[5]。该模型的"第一种延迟"（寻求医疗服务延迟）可能是由于财务、文化、教育或其他患者因素所致。各种迹象显示，担心手术效果差（无论真实与否），更具体地说担心麻醉也可能导致"第一种延迟"。第二种和第三种延迟更是直接与基础设施有限相关。"第二种延迟"（获得医疗服务延迟）指无法及时到达医疗机构，这可能是由于地理距离或交通困难（如恶劣路况、没有汽车、没钱乘坐公共交通）。改善医疗卫生基础设施的努力通常侧重于医疗干预措施，但是并不重视最大程度地减少"第二种延迟"的基础设施，尽管其具有成本效益[109]。例如，许多中低收入国家缺少院前医疗系统是可避免的发病率和死亡率的重要原因。DCP3 估计，中低收入国家每年有 470 万人死于可能通过院前和紧急医疗系统得到救治的外科疾病。在乌干达，仅有不到 25% 的人口生活在距离手术设施 2 h 路程范围内，全世界约有 20 亿人因为第二种延迟而无法及时到达医院。

在讨论基础设施限制时，大多数人会想到"第三种延迟"（接受医疗延误），该情况指患者到达医

疗机构，但由于医疗机构资源的限制，可能无法得到充分的医疗。来自低收入国家的 800 家一级医疗机构的数据表明，只有相对较少的一级医院可以实施剖宫产（64%）、剖腹手术（58%）或开放性骨折修复术（40%），且大多数医院没有可靠的电力（31%）、自来水（22%）、氧气（24%）或互联网。没有可靠的公共事业设备，即使都有监护仪、呼吸机、麻醉机和高压灭菌器等标准设备，也往往无法正常工作[110-117]。近年来，外科和麻醉能力评估工具的数量显著增加，但大多数工具侧重于外科服务，对麻醉或镇痛服务能力的评估能力有限[110-117]。

WHO 的"外科手术安全核查表"包括要求脉搏血氧饱和度测量、麻醉机检测和器械无菌确认，但是目前在许多中低收入国家的医疗机构中可能并不可行。随着对什么是"基本"或"标准"麻醉和手术安全设备的共识不断发展，人们普遍认为太多的医疗机构面临甚至最基本的麻醉设备常规短缺的问题。

大多数中低收入国家不能获得充足的高压灭菌指示条、医疗设备维护支持、电力和蒸馏水，从而达不到 2016 年 WHO/ 泛美卫生组织（Pan American Health Organization，PAHO）有关清洁、消毒和灭菌的标准[118-119]。在对赞比亚 28 家地区医院的调查中，35% 的医院没有喉镜[120]。尼日利亚的一项研究发现，大多数医疗机构无法提供全身麻醉（53%）。刚果民主共和国的另一项调查显示，40% 的医院缺乏吸引器，而在危地马拉，只有 17% 的医院有二氧化碳监护仪[121-122]。2014 年对乌干达国内提供急救服务和外科服务的医疗机构调查显示，只有 22% 的医院有儿科气道设备，41% 的医院有成人气道设备，28% 的医院有脉搏血氧仪[123]。一项有关东非（乌干达、肯尼亚、坦桑尼亚、卢旺达和布隆迪）5 家主要转诊医院的产科手术室能力的调查结果显示，仅有 4% 的接受调查者报告具备心电图（ECG）、脉搏血氧监测、持续血压监测、二氧化碳检测仪、温度计、听诊器、困难气道急救车、吸引器、恢复室和重症监护治疗病房（ICU）设施[94]。在资源有限的卫生系统中，获得可靠的氧气也是一个普遍存在的难题。在这种情况下，氧气几乎不是通过中心加压输气管道提供，更多情况下是通过储氧瓶或制氧机获得，已证明制氧机可长期节约成本并提高可靠性（将在本章的"资源受限环境下的实践要点"部分进一步讨论资源受限环境中氧气供应的挑战）[124]。

设备捐赠在中低收入国家普遍，但是，其长期效果往往有限，产生了许多意想不到的后果。捐赠常常对当地需求了解有限，捐赠者与接受者之间缺乏沟通，

表 2.3　全球麻醉从业人员的异质性

	澳大利亚	加拿大	中国	哥伦比亚	斐济	印度	黎巴嫩
人口（百万）	24.1	36.3	1379	45.5	0.9	1324	6
人均国民收入（美元）	54 230	43 880	8250	6310	4780	1670	7980
专业成立年份	1952	1910	1989	1963	1970	1964	1954
*麻醉科专科医师	5535	3318	71 698	3600	18	25 000	500
*非医师的麻醉师	0	0	0	0	0	0	70
每 10 万人口的麻醉从业人员数[†]	23.0	9.1	5.2	7.9	2.0	1.9	9.5
中学后有资格成为麻醉科专科医师所经历的教育年限	12	13	11	10	13	8	11
专科医师培训的时间	5	5	3	3	4	4[†]	4
麻醉管理队伍的成员							
专科医师	是	是	是	是	是	是	是
非专科医师	是	是	否	否	否	否	否
护理麻醉师	否	否	否	否	否	否	是
非护士非医师麻醉师	否	否**	否	否	否	否	是
国家面临的主要挑战	农村人员配备和培训，薪金可能受到政府拨款的影响	农村人员配备，农村人口众多	医疗培训不一致，劳动力短缺限制了产科和 NORA 的覆盖范围	农村人员配备和不平等，工资低，工作量大	劳动力短缺，专业职位很少，研究生资助有限，资源可及性有限	劳动力短缺，农村人员配备，对任务分担的两极看法，贫困	地区不稳定，资源和劳动力有限，大量难民（约占人口 1/3）
亚专业培训项目							
危重症监护治疗	是	是	否	是	是	是	否
心脏麻醉	否	是	是	是	否	是	是
儿科麻醉	否	是	是	否	否	是	否
区域麻醉	否	是	是	否	否	是	否
产科麻醉	否	是	是	否	否	是	否

* 在许多国家/地区（如南非），有大量的非专业医师提供麻醉服务，但是其骨干的准确人数不详。
[†] 印度的麻醉专科医师培训包括 1 年"外科住院医师"后 3 年麻醉培训。
** 加拿大的麻醉助理经过培训可执行许多麻醉任务，包括在麻醉科医师指导下进行插管、拔管、麻醉维持（包括给药），但不能被指定为特定患者的麻醉主要负责人。
NORA，新生儿和产科风险评估

墨西哥	挪威	巴基斯坦	巴拉圭	罗马尼亚	南非	乌干达	美国	越南
127.5	5.3	193.2	6.7	19.7	55.9	41.5	325.7	92.7
9040	81 980	1500	4060	9480	5480	630	56 850	2060
1934	1949	1960	1973	1957	1935	1985	1940	1960
13 000	1138	3000	258	1400	1500	72	50 000	1000
10	2000	0	497	0	0	430	50 000	2000
10.2	59.2	1.6	11.3	7.1	2.7	1.2	30.7	3.2
10	11	10	10	11	13	9	12	11
3	5	4	3	5	4	3	4	5
是	是	是	是	是	是	是	是	是
否	是	否	否	否	是	否	否	否
否	是	否	否	否	否	是	是	是
否	否	否	是	否	否	是	是	否
农村人员配备，大量农村人口，政治和公民稳定	培训期间非临床活动的时间不足	药品和劳动力短缺，地域分布和服务质量不一致	非医师的培训标准不一致	劳动力短缺，区域性人员短缺，没有标准化的护士课程	劳动力短缺，贫困人口和农村人口众多，服务可及性不公平	劳动力短缺，农村人员配备，工作强度高，薪酬低，药品和设备可及性，对任务分担持两极看法	农村获得专家的机会，服务费用高，对分担任务持两极看法，产妇死亡率	药品和设备可及性不一致，劳动力地域分布
是	是	是	否	是	是	否	是	是
是	是	是	否	否	否	否	是	否
是	是	否	否	否	否	否	是	是
是	是	否	是	否	否	否	是	是
是	是	否	否	否	否	否	是	是

也缺乏持续的技术支持或充足的消耗品补充。善意的捐赠者通常不知道《WHO 医疗器械捐赠指南》，也不知道一件设备的购买成本仅占终生总成本的 20%[125]。其结果就是多达 30% 的捐赠设备可能只是短时使用或从未用过。由于接收者有一种不能扔掉任何东西的义务，这些设备通常堆积在设备的"墓地"中。例如，许多中低收入国家经常会收到高收入国家捐赠的现代麻醉机，没有可靠的电力、加压气体供应、生物医学支持或充足的一次性用品（如二氧化碳吸收剂、湿度过滤器、呼吸回路管路），有时很难支持这些机器的使用。

可靠地获得药品和血液是限制全球范围内获得安全外科和麻醉服务的另外两个常见基础设施挑战。WHO 的基本药品清单包括安全实施全身麻醉、监测麻醉管理（monitored anesthesia care，MAC）、椎管内麻醉、区域麻醉、局部麻醉以及急性与慢性疼痛管理的相关药品（框 2.3）[126]。尽管该清单已有 40 多年，

但是许多药品仍然严重短缺。WHO 对乌干达所有卫生机构进行的一项调查结果显示，只有 2% 的外科医疗机构拥有所有的 12 种麻醉药（阿曲库铵、布比卡因、氟烷、异氟烷、地氟烷、七氟烷、氯胺酮、2% 利多卡因、5% 利多卡因蛛网膜下腔阻滞重比重注射剂、咪达唑仑、氧化亚氮和琥珀胆碱），只有 19% 的外科医疗机构拥有上述药物的一半[123]。WHO 在刚果民主共和国进行的同样调查发现，拥有布比卡因、硫喷妥钠、氟烷的医院分别占 33%、21%、16%。供应链不完善、缺乏冷藏条件和成本过高是限制许多药物获得的普遍挑战，下一部分将进一步讨论影响镇痛获取的具体因素。药品质量在一些中低收入国家也是一个原因，这些国家常遇到药品质量参差不齐和假药（即假冒药）的情况[127]。据估计，中低收入国家中每 10 个医疗产品（如药品）就有 1 个不合格或伪造，并导致每年几十万人死亡[128-129]。

WHO 基本药品清单还包括血液制品。尽管全球

框 2.3　世界卫生组织基本药品清单——麻醉药品	
全身麻醉剂和氧气	■ 昂丹司琼
■ 氟烷、异氟烷、氧化亚氮	**其他药物** †
■ 氧气	■ 肾上腺素
■ 氯胺酮	■ 氢化可的松
■ 丙泊酚（或硫喷妥钠）	■ 纳洛酮
■ 布比卡因	■ 劳拉西泮
■ 利多卡因	■ 低分子量肝素
肌肉松弛剂	■ 肝素
■ 阿曲库铵	■ 氨甲环酸
■ 新斯的明	■ 地高辛
■ 琥珀胆碱	■ 维拉帕米
■ 维库溴铵	■ 胺碘酮 *
■ 溴吡斯的明 *	■ 肼屈嗪
短时间手术术前用药和镇静用药	■ 呋塞米
■ 阿托品	■ 硝普钠 *
■ 咪达唑仑	■ 多巴胺 *
■ 吗啡	■ 甘露醇
用于疼痛和姑息医疗的药物	■ 胰岛素
■ 阿司匹林	■ 葡萄糖
■ 布洛芬	■ 麦角新碱
■ 对乙酰氨基酚	■ 米索前列醇
■ 可待因	■ 催产素
■ 芬太尼贴膜（用于癌性疼痛）	■ 米索前列醇 *
■ 吗啡	**值得注意的删除的药物**
■ 美沙酮	■ 乙醚（2005）
■ 地塞米松	■ 麻黄碱（1995）*
■ 阿米替林	■ 硫酸镁（1988）
■ 地西泮	■ 哌替啶（2003）
■ 氟哌啶醇	

* 麻黄碱在 2017 年第 20 版基本药品清单（essential medicines list，EML）的药物补充清单中列出。补充清单列出了针对优先疾病的基本药物，这些优先疾病需要专门的诊断或监测设施和（或）专门的医疗服务和（或）专门的培训。

† EML 中包含血液产品、防腐剂和抗生素，此处未列出。

Data from http://www.who.int/selection_medicines/committees/DELETIONS.pdf?ua=1.https://www.who.int/medicines/publications/essentialmedicines/20th_EML2017.pdf?ua=1/.

倡导普及安全血液已有 40 多年（1975 WHA28.72），但是有限的输血能力仍显著制约着医疗机构提供安全外科和麻醉服务的能力，特别是在乡村和中低收入国家。大多数乡村的外科机构并不能提供稳定的安全血液。由于存在一些常见的挑战，患者无法及时获得安全血液，包括血液供应不足、分配网络欠缺、农村血库存储量有限、缺乏安全的规章制度、劳动力不足（如缺乏病理学专家和实验室技术人员）、缺少检验试剂和政策执行，以及血液制品成本高和传染性疾病高发[75, 130-131]。将全血捐献率用作血液利用率的指标。LCOGS 建议每年每 1000 人中至少有 15 人次献血，但是低收入国家该比率为每年每 1000 人中仅有 4.6 人次（相比之下，高收入国家每年每 1000 人 32.1 人次）[5, 132]。大多数中低收入国家无法仅仅依靠自愿无偿献血（voluntary non-remunerated donors，VNRD）（WHO 所倡导的那样）来维持充足的血液供应，而使用有偿献血或家庭互助献血带来了大量的血液保存和安全问题[75]。根据 WHO 的数据，71 个国家的大部分血液供应来自家庭或有偿献血者，50% 的国家缺乏分离血液成分的能力，23.5% 的国家对输血传播的感染——HIV、乙型肝炎、丙型肝炎或梅毒的筛查至少有一种不足 100%。对于许多中低收入国家而言，投资输血基础设施，扩大输血的研究和宣传（包括重新考虑出发点良好但受到环境限制的政策，例如仅执行 VNRD、现场病理学专家的要求以及强制家庭互助献血单元）是麻醉从业人员在更大的全球卫生界参与的关键领域[75, 133]。

有关麻醉设备、药品和其他基础设施的全球标准正在逐渐形成共识[3, 117]。对医疗机构或国家能力的大多数评估所获得的数据不同，结果可能高估或低估当前的基础设施局限性。例如，如果具有琥珀胆碱、氟烷、异氟烷或硫喷妥钠，而缺少罗库溴铵、七氟烷或丙泊酚，并不一定代表不能安全实施麻醉。目前 WFSA、GICS 和其他组织正在努力开发麻醉专用的研究工具，以协助提高中低收入国家监测和评估麻醉的能力[116-117]。全球麻醉和外科界可能受益于全球麻醉基础设施评估工作的持续合作和协调。

镇痛的不平等

全球有 50 亿人口几乎或根本没有获得有效的镇痛。与外科疾病危机一样，镇痛获取方面的不公平部分是由于该问题的量化数据有限。与大多数关注延长健康寿命和生产能力的传统性全球卫生指标不同，减轻疼痛并不可能总是针对这些相同的目标（如急性手术镇痛和姑息医疗），因而增加了量化疼痛负担的复杂性。获取镇痛的巨大不公平还与其他几个因素相关，包括宣传具有挑战性（疼痛不是疾病特有的，也不容易与"脸面"联系在一起）、医疗专业人员培训机会有限、担心成瘾和注意力分散、资金筹措、供应链限制、文化态度以及监管和法律障碍（框 2.4）[52-53]。在随后的讨论中，将关注全球麻醉界需要介入的一些障碍和潜在领域。

有限的财政资源和基础设施阻碍了医疗卫生系统提供镇痛服务的能力（即有效供应链），并限制了患者负担这些医疗服务的能力。GDP 或人类发展指数较低的国家，阿片类药物的可及性与使用较少[53]。相对于 GDP，中低收入国家阿片类药物的价格往往较高。据报道，最近在阿根廷和墨西哥处方阿片类药物用于癌性疼痛的每月花销超过平均月收入的 200%[74, 134]。在卢旺达，吗啡注射剂的价格为《国际药品价格指标指南》中最低价格的 6 倍[30, 135]。这些价格高涨的驱动因素包括进口成本、税金、许可费、仓储费用和销售限制以及有限的公共财政计划。有关疼痛治疗和药物成瘾

框 2.4　影响镇痛获得和有效性的因素

知识和态度
- 提供者——培训有限
- 患者——健康认知力有限
- 恐惧症——害怕成瘾、注意力分散或副作用
- 关于疼痛的文化态度和信仰
- 有关估计疼痛负担或国家镇痛准确需求的数据有限
- 宣传具有挑战性（疼痛不是疾病特有的，也不容易与"脸面"联系在一起）

规定与政策
- 禁酒主义者的偏见
- 实施需要大量资源
- 繁琐的规定（如谁可开具处方、持续时间、剂量和适应证的限制）
- 复杂的法规使从业人员担心被起诉
- 有关扩大镇痛可及性的全球宣传工作有限

经济与筹资
- 贫困
- 中低收入国家镇痛费用较高
- 实施 / 执行国际规定的成本
- 从经济上保证镇痛药费用的机制几乎没有（如补贴或全民健康覆盖）

卫生系统
- 供应链（及时的进口、采购、仓储和配送）
- 镇痛药选择有限
- 能提供足够镇痛的受过培训或熟练的医师几乎没有
- 提供镇痛服务的医疗机构数量 / 分布不足
- 国家政府能力有限

Modified from：Berterame S，Erthal J，Thomas J，et al. Use of and barriers to access to opioid analgesics：a worldwide，regional，and national study. Lancet. 2016；387（10028）：1644-1656.
Goucke CR，Chaudakshetrin P. Pain：a neglected problem in the lowresource setting. Anesth Analg. 2018；126（4）：1283-1286.
INCB 2017 report https://www.incb.org/documents/Publications/Annual Reports/AR2017/Annual_Report/E_2017_AR_ebook.pdf.

的国际规定和误解构成了许多此类干预措施的基础。

关于镇痛的错误信息使医疗服务从业人员、患者和决策者之间的知识和态度存在偏差，并导致了疼痛治疗的严重不足。数项研究证实，适当应用镇痛药的成瘾风险被明显夸大，急性、癌性或临终期疼痛患者适当应用镇痛药的成瘾风险特别低[136]。但是，对麻醉性镇痛药造成注意力分散和药物成瘾的广泛和过度恐惧造成了不必要的繁重监管障碍，这些障碍常常混淆了药物耐受和药物依赖、正常使用者和药物成瘾者，结果对贫困和偏远地区人群带来了严重的影响[137]。例如，由于氯胺酮滥用问题，一些政府机构反复劝说国际麻醉性镇痛药管制委员会（International Narcotics Control Board，INCB）将氯胺酮重新作为所有国家的Ⅰ类药物。该管理规定实际上将移除中低收入国家几乎普遍使用的氯胺酮，并进一步加剧当前全球疼痛危机[138]。氯胺酮是一种廉价、易得、安全的药品，因此已成为全世界提供安全、容易获得的麻醉和镇痛服务的关键资源。幸运的是，限制氯胺酮的尝试已迅速被认为是无情的，违反了国际管制政策。

曲马多是另一种经常被误解的镇痛药，常常在中低收入国家中使用。曲马多不受国际法规的控制，导致其广泛用于镇痛，但也导致其滥用[139]。许多高收入国家（如加拿大）和中低收入国家（例如非洲和中东许多国家）都广泛报道过曲马多的滥用。曲马多在喀麦隆滥用严重，甚至通过人体排泄后在地下水中确实可以检测出曲马多[140]。一般认为曲马多不是阿片类药物的适当替代品，也未列入 WHO 的基本药品清单。

当代的法律和法规 / 政策框架显著加剧了镇痛服务可及性的差距。19 世纪发生了几起导致阿片类物质滥用激增的重大事件，包括鸦片战争和皮下注射器的发明；20 世纪初，一些国家和国际组织首次做出了限制和管制麻醉性镇痛药的努力。其中包括 1909 年的第一次国际麻醉性镇痛药会议（上海国际鸦片会议）和 1912 年的第一份多边禁毒公约（《海牙国际鸦片公约》）。20 世纪最引人注目的法规之一是 1961 年《联合国麻醉性镇痛药单一公约》（以下简称《单一公约》）。《单一公约》的开篇承诺："……麻醉性镇痛药的医疗使用在减轻疼痛和痛苦方面仍然不可缺少，必须充分供应，以确保麻醉性镇痛药用于这些目的。……"《单一公约》旨在控制植物性药物（阿片、大麻和可卡因）的使用和贸易，同时确保医疗目的的使用[141]。该法规要求政府参与（报告国家对麻醉性镇痛药需求的估算，认真保存记录），管制麻醉性镇痛药的植物种植，交易限于被授权的国际团体，并设立了 INCB。INCB 的任务是监测联合国禁

毒公约的执行情况，并要求每个国家指定一个执行办公室 [如美国的毒品执行管理局（Drug Enforcement Administration，DEA）]。尽管大多数国家都采用了这一繁琐的规定，但大多数贫穷国家缺乏足够的资源来实施所有的这些变革。对于许多国家来说，《单一公约》的"全球估算"系统实施特别困难。该系统要求所有国家提供阿片类药物需求（用于医疗目的）的估计数，以便为全球生产目标提供信息，并限制存在非法使用风险的阿片类物质过量供应。准确估算需要大量资源，而许多中低收入国家无法提供准确的估算将直接导致供应不足。例如，乍得（人口 1450 万）2017 年阿片类药物预测估计量为 341 g 芬太尼，249 g 吗啡和 105 g 可待因。与加拿大的估计量（3630 万人口：150 000 g 芬太尼，4 750 000 g 吗啡，40 020 000 g 可待因和 70 种其他管制药品）相比，其差距和总体低估显而易见[142]。INCB 批准这些总体低估，实际上是在合法禁止患者获得阿片类药物。在人道主义危机的时候，《单一公约》阻碍了紧急增加地区镇痛服务的能力，这种阻碍在 2010 年海地地震后尤为明显[143]。

遏制非法使用的全球法规在确保获得用于医疗目的镇痛药（或确保获得药物滥用的治疗）方面发挥了主导作用。1985 年，印度议会通过了《麻醉性镇痛药和精神药物法》，以执行国际药品政策（如《单一公约》）。该法令的苛刻规定和极高的刑罚（包括某些与麻醉药品有关犯罪的死刑）使吗啡的医疗使用减少了90% 以上[144-145]。一些人将这种不平衡称为"禁毒战争的附带损害"，其严重地影响到中低收入国家，并继续妨碍世界大多数人口获得镇痛药[143]。这种偏见也阻碍了成瘾治疗计划的扩大。例如，在最早的麻醉性镇痛药条例通过后的约 100 年，在基本药品清单制定后的 40 年，成瘾治疗药物（美沙酮和丁丙诺啡）才于 2006 年被列入 WHO 基本药品清单。

以前国际毒品政策的禁止性偏见造成了许多国家管制障碍，包括限制谁能开具处方、分发或注射阿片类药物以及限制治疗适应证（如术后但非癌性疼痛）、剂量或持续时间[137]。例如，在亚美尼亚，只有获得多个供应商批准的肿瘤科医师才能开具门诊阿片类药物处方，而在乌克兰，医务人员必须前往患者家中给予阿片类药物。在约旦，用于癌性疼痛的阿片类药物处方的最长疗程为 10 天，而用于所有其他情况仅为3 天[146]。这些无数的法规造成了另一个额外的障碍，由于医务人员害怕没有遵守规定的行为而引发起诉，降低了开具处方的意愿。此外，医务人员缺乏足够的培训机会，尤其是在中低收入国家，再加上在临床实践中罕见应用镇痛药，这样就形成一个循环，即愿意

开具阿片类药物处方的医务人员越来越少。

《单一公约》的几次修正案已经颁布，包括 1971 年的《精神药物公约》，1988 年的《联合国禁止非法贩运麻醉性镇痛药和精神药物公约》，1977 年将吗啡纳入第一份《WHO 基本药品清单》以及 1986 年 WHO 疼痛阶梯治疗。尽管做出了这些努力，世界上大多数人口仍然无法可靠地获得镇痛。《单一公约》颁布后近 60 年，许多国家的药物滥用人数接近历史最高水平，而 150 个国家仍然缺乏获得镇痛的可靠途径。甚至旨在为世界确定优先发展事项的联合国 SDG 也反映了以前国际政策的禁止性偏见。SDG 3.5 呼吁改善对药物滥用（包括麻醉性镇痛药）的预防和治理，但是在 SDG 3.5 中任何地方都没有提及疼痛或姑息医学[29]。

全球利益相关者，包括麻醉界的宣传和科普努力以及对国际镇痛政策（包括《单一公约》）的重新思考，对于应对全球疼痛危机至关重要[125, 147]。为医疗人员、决策者以及大众提供的教育，在扩大镇痛可及性方面发挥着重要作用。这些努力应侧重于药物治疗策略，但也应强调更好地理解和管理疼痛的病因和影响因素，包括社会和经济决定因素。许多国家卫生部有关机构的努力也取得了一些小成绩。在越南和印度，由基层和公民社会主导，旨在减轻阿片恐惧症和减少机构许可规定的政策举措，可以在不增加注意力分散的情况下，显著增加镇痛的可及性[148-151]。在乌干达，非政府组织非洲乌干达临终关怀组织的宣传努力帮助说服乌干达卫生部于 1993 年进口吗啡粉，并向所有癌症或 HIV/AIDS 患者免费提供国产吗啡液。2004 年，乌干达卫生部允许接受过姑息治疗培训的护士和全科医师合法开具阿片类药物处方，显著扩大了镇痛的可及性，特别是在农村社区。用于姑息治疗的

进口和国内包装口服吗啡制剂已使麻醉和外科界更易获得口服吗啡。卢旺达、尼日利亚、肯尼亚、斯威士兰和马拉维目前正在采用类似的模式[152]。

第二部分：全球麻醉服务模式的发展与挑战

在 19 世纪中叶，吸入性麻醉药（如最著名的乙醚）开始在一些高收入国家使用，并通过殖民体系较迅速地传播到了一些资源相对较少的国家。在 170 多年后的今天，仍有一些低收入国家使用乙醚（图 2.9）。麻醉实践已经发生了巨大变化，但是这些变化，包括患者安全性大幅度提高在高收入国家并不一致。麻醉实践在国家与国家之间，甚至国家内部的差异巨大。在形成这种差异的众多挑战和因素中，许多都是不同收入水平的国家所共有的。这些共同的挑战包括劳动力不足（数量、构成或分布），高昂的医疗费用，农村和贫困人口获得医疗服务的机会有限，缺乏实践和培训标准。

本部分探讨世界六个地理区域的麻醉学，提供来自不同经济、政治和人口背景国家的实例。重点介绍麻醉服务模式的地区差异，包括麻醉服务发展中的关键里程碑，以及当前他们在提供安全、负担得起的麻醉服务方面所面临的挑战。本部分并非全面阐述，只是列举一些代表麻醉学多样性的示例，但是这些示例有着共同的目标或面临许多类似挑战。

▌非洲

非洲是拥有 12 亿人口的第二大洲，并拥有所有

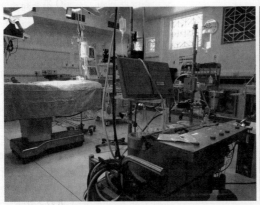
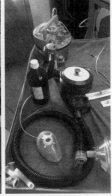

图 2.9　**2018 年乌干达的两个手术室设施。**左图，乌干达心脏研究所；右图，可提供手术服务的一家一级医院的 Epstein，Macintosh，Oxford（EMO）乙醚蒸发器（Copyright © 2018 Cornelius Sendagire，reproduced with permission.）

大洲中最年轻的人口（年龄中位数为 19 岁，而美国为 38 岁）。非洲也是最贫穷的大陆。世界银行的最近估计表明，世界上 11% 的人口每天生活费不足 1.90 美元，全球的大多数极端贫困人口（超过 4 亿）生活在非洲（彩图 2.10）[153]。

非洲的经济正在快速发展，其中大多数国家的 GDP 年增长率为 3%～6%（例如 LIC 的乌干达为 6.3%，中等偏上收入国家的南非为 1.2%）[154]。卫生总支出（total health expenditure，THE）的增长速度超过 GDP，其 THE/GDP 平均增长率从 1995 年的 4.8% 上升到 2014 年的 5.9%。自付费用占 THE 的比例也在一直下降（南非从 1995 年的约 17% 降至 2014 年的约 5%，而乌干达则从约 45% 降至约 40%）[155]。

非洲国家的医疗系统相差悬殊。根据最近发表的一项关于非洲国家手术后结局的研究显示，参与这项研究的国家报告了相对于较高收入地区（尽管患者较健康），其手术结局差，并将手术结局差归因于资源有限和患者无法得到外科服务[65]。乌干达和南非的公共卫生部门在许多方面代表着非洲目前麻醉和外科服务的现状。

乌干达（Mary T. Nabukenya 和 Sarah Hodges）

乌干达（人口约 4000 万）是世界上最年轻、发

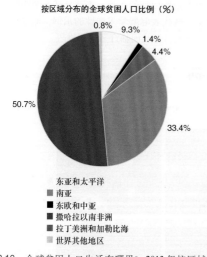

按区域分布的全球贫困人口比例（%）

0.8%　9.3%　1.4%　4.4%　50.7%　33.4%

■ 东亚和太平洋
■ 南亚
■ 东欧和中亚
■ 撒哈拉以南非洲
■ 拉丁美洲和加勒比海
■ 世界其他地区

彩图 2.10　全球贫困人口生活在哪里？2013 年按区域分布的全球贫困人口（Source：Most recent estimates, based on 2013 data using Povcal-Net［online analysis tool］, World Bank, Washington, DC, http://iresearch.worldbank.org/PovcalNet/.［Figure originally appeared in The World Bank Group. Taking on Inequality，Poverty and Shared Prosperity 2016. Copyright © 2016 The World Bank. This image is reproduced under the CC BY 4.0 license.］）

展最快的国家之一（生育率约为 6）。乌干达的人均国民总收入为 630 美元（见表 2.1），尽管 THE/GDP 近期有所增长（乌干达为 7.2%，而美国为 17.10%），但是仍然存在许多医疗卫生方面的挑战（预期寿命 56 岁），特别是麻醉和外科[76, 156]。

乌干达有关麻醉的最早记录是 1879 年的一例剖宫产手术使用香蕉酒作为麻醉药[157]。1897 年，Albert Cook 爵士首次使用现代麻醉药（氯仿）[158]。

麻醉最初通常由外科医师实施。也培训手术室工作人员和医疗助理实施麻醉工作。在 20 世纪 70 年代和 20 世纪 80 年代初期，创建了一个为期 2 年的麻醉文凭课程（麻醉助手）。在 1985 年的英联邦东部、中部和南部非洲区域卫生部长会议上，确定医学背景对麻醉科医师的培训至关重要，也导致"麻醉助手"项目的取消，并于 1986 年创建了两年制文凭课程培训（麻醉人员），该课程要求获得临床医学、护理或助产士文凭作为先决条件。

20 世纪 80 年代以前，乌干达麻醉医师的培训主要在国外，而且由于政治动荡，几乎没人返回乌干达执业。20 世纪 70 年代中期，一位麻醉科医师返回乌干达，并在穆拉戈医院（Mulago Hospital）（乌干达坎帕拉）建立了麻醉科。1985 年，他与一名澳大利亚麻醉科医师共同建立了 1 年制麻醉学文凭，并于次年在 Makerere 大学医学院建立了为期 3 年的住院医师项目，授予麻醉学硕士（Master of Medicine，MMED）。1990 年，乌干达麻醉师协会成立，此时该国共有 4 位麻醉科医师和大约 100 位非医师的麻醉师。

如今，乌干达有两个医师 MMED 和三个非医师文凭项目。2017 年还启动了一项新的非医师、四年制麻醉专业学士项目。由于乌干达目前还没有麻醉认证机构，所以每个机构各自为自己的毕业生颁发证书。在区域范围，东非、中非和南非的麻醉科医师学院（College of Anesthesiologists for East, Central, and Southern Africa, CANECSA）成立于 2014 年，但尚未开始认证。

从 2000 年到 2018 年，乌干达的麻醉科医师人数从不到 10 人增加到 80 多人，其中大多数在首都（坎帕拉）附近工作。非医师的麻醉师人数比麻醉科医师人数高出将近 6 倍，分布在全国各地，通常在没有监督或团队支持的情况下执业。尽管近年来人数不断增加，但是麻醉劳动力的严重短缺限制了全国麻醉服务的可及性。近 10 年来，约有 10% 的麻醉科医师已移居到非洲其他国家。在其他许多国家，包括在科托努计划下的非洲法语国家，也报告了这种人才流失情况，据报道该地区的人才流失率接近 18%[108]。除了

这种外部人才流失（即移民到另一个国家）外，内部人才流失（如离开公共部门进行私人执业、留在城市中心或离开麻醉领域）也是整个地区面临的重大挑战。这些人才流失是经济激励和政治变革所致。

在 2007 年，乌干达卫生部在每个县（全国约 150 个）都建立了卫生院，每个卫生院有一个手术室，用于提供紧急产科和外科服务。不幸的是，这些卫生院装备很差，而且很多都不起作用。33 个地方医院没有麻醉科医师（尽管医院提供了职位），而 13 家区域转诊医院中只有 4 家有麻醉科医师。目前，国家转诊医院加上两个 MMED 项目的教学人员只有 25 名麻醉科医师。乌干达的所有其他麻醉科医师都工作在私人医院和大学中。

乌干达的安全标准主要基于 WFSA 指南，但并未严格执行[3]。WHO 手术安全核查表的遵守率很低，符合该核查表要求的能力也很低。对东非主要医院应用该核查表的调查显示，依从性差异颇大（19%～65%）[94]。

尽管近年来乌干达以 Epstein、Macintosh、Oxford（EMO）蒸发器进行乙醚麻醉已大大减少，但是在乌干达的边远地区仍在使用。在全国范围内，有各种各样的配置，用于心脏搭桥手术的 EMO 装置到现代麻醉机均可见（图 2.9）。在影响几乎所有地点日常麻醉服务的许多基础设施挑战中，可靠电源、一次性用品和氧气的限制是其中之一。即使在监测方面，从基本的听诊器和血压袖带到能有创监测的监护仪，其差异显著。近年来，越来越多的医疗人员在国外完成专科（如儿科麻醉、心脏麻醉、产科麻醉、危重症监护治疗和区域麻醉）培训，并返回本地从事医疗实践和教学，麻醉实践范围已经扩大。

除了几乎普遍存在的报酬问题外，乌干达麻醉的最大挑战是劳动力和工作负荷之间的巨大不平衡。这种不平衡加上医院设备很差，使安全服务变得困难，麻醉从业人员职业疲倦司空见惯。

南非（Hyla Kluyts）

南非约有 5650 万不同种族和文化的人口[159]。自 1994 年第一次民主选举和 1996 年通过《南非宪法》以来，该国一直在努力解决不平等问题。在医疗卫生领域，已经取得了成功，例如 HIV 感染发生率降低，预期寿命（从 2002 年的 55.2 岁到 2016 年的 62.4 岁）延长。南非的人均国民总收入为 5480 美元（中等偏上收入国家），但约有 19% 的人口生活在世界银行的贫困线以下（每天 1.90 美元），只有 17% 的人口拥有私人医疗保险[76]。南非生活在极端贫困线以下

的人口比例远高于许多其他中等收入国家。世界银行最近的一份合作报告称南非是"世界上最不平等的国家之一"[160]。南非卫生部正在努力实现全民健康覆盖，并于 2018 年 6 月发布了《国民健康保险法案》草案[160a]。

1847 年 4 月乙醚首次在开普敦用于拔牙，同年 6 月在麻醉下实施首例大手术。第一位专业麻醉科医师 Bampfylde Daniel 博士在英国出生并接受培训，于 1907 年被任命为约翰内斯堡医院的麻醉科医师。南非麻醉科医师协会（The South African Society of Anaesthesiologists, SASA）成立于 1943 年，是 1955 年成立 WFSA 的创始会员之一。SASA 于 1987 年发布了第一份《实践指南》，随后进行了五次修订，包括 2012 年和 2018 年的修订，这些修订均符合安全麻醉实践的 WHO-WFSA 国际标准[161]。

医师经过培训和认证后，可以以全科医师或专科医师的身份提供麻醉服务。全科医师在完成本科学习 6 年及作为实习医师和随后的社区服务医务人员接受监督培训 3 年后，可以注册为独立医师。全科医师在认可的机构接受为期 6 个月的监督下全职实践后，可获得麻醉学文凭。在完成为期 4 年的研究生培训期，完成一项研究项目，并成功通过南非麻醉科医师学院的最终职位考试后，即可注册为麻醉专科医师。

南非卫生专业人员委员会（Health Professionals Council of South Africa, HPCSA）对医学专业人员进行认证，是麻醉培训的认证机构。全国有 8 个大学部门负责学术投入和培训路径的实施，而省级卫生部门规定这些培训路径中的岗位数量。由南非医学院确定课程体系，也负责课程的评估和考试。

南非的麻醉从业人员由独立执业医师（私人和公立机构的全科医师或专科医师）以及辅助的实习生、社区服务医务人员、专科实习生和不具备独立执业资格且必须在公立机构中监督下工作的外国医师组成。南非私人执业的麻醉科医师并不以医院为基地，而是根据外科同事的需求在医院之间流动。因此，SASA 作为临床医师与其他利益相关者互动的代表机构，在私营部门发挥着重要作用。相比之下，所有公立机构的麻醉科医师都受雇于省卫生部门的特定医院。

在南非，有限的麻醉专科医师队伍也是不均匀地分布在私立机构与公立机构、农村与城市地区。例如，2017 年，约有 1800 名麻醉专科医师在 HPCSA 注册，其中约 1100 名是 SASA 成员，而这 1100 名中有 790 名麻醉科医师在私立机构工作。南非约 900 万患者在私立机构得到保险和医疗服务[161]。麻醉科医师在注册为麻醉专科医师后离开公立机构转到私立机构的最常见原因是工作条件与薪酬不满意。

南非非专业的麻醉从业人员的数量、分布和培训的相关信息有限。非专业人员选择全职麻醉工作作为职业的数量相对较少，该数量在医疗卫生系统的任何一个机构都不可能有效解决民众缺乏麻醉服务的问题。据估计，每 10 万人口中麻醉从业人员的总数最多也只是安全服务最低需求的一半。南非没有非医师提供麻醉。其一直在努力培训更多的医师，并在有需要的地区招募医师（如实施农村津贴）。麻醉科医师还与家庭医师、初级保健护士和产科医师一起组成了地区临床专家团队（District Clinical Specialist Teams）。成立这些团队的目的是为了降低地区一级的产妇和新生儿死亡率和发病率，但是这些团队中麻醉职位大量空缺，且认为麻醉职位不是"最低团队"标准的强制要求。

由于该国的地理位置和可利用资源的分布情况，医疗服务可及性是主要障碍。南非约 1/3 的最贫困人口距离最近的医院至少有 20 km[160]。这些一级医疗机构通常提供产科手术服务，但并不为最主要的外科疾病提供外科服务，这很大程度上是因为没有认识到基本外科服务是公共卫生问题。

在国家层面上还没有麻醉相关结局的信息，但通过全国产妇死亡秘密调查委员会的报告获得了一些有用的数据[71]。最近的多中心研究报道了南非和非洲的手术结局[65]。改善南非的麻醉和外科服务至关重要的是规范管理医疗卫生支出、改善该国农村地区获得基本外科服务的可及性以及增加围术期管理和资源分配的数据。

北美洲

北美不同国家的经济、政治和医疗卫生系统差异很大。这里介绍两个高收入国家（加拿大和美国）和一个中等收入国家（墨西哥）的示例。这两个高收入国家的医疗服务以及麻醉服务模式截然不同。加拿大的医疗体系以医师为主，实行全民健康覆盖，而美国几乎是在医师和非医师之间平均分配。墨西哥以医师为基础，但有一个新颖的且具有争议性的乡村医师麻醉项目。海地是北美唯一的 LIC，其面临医疗卫生从业人员短缺的问题，该问题比该地区其他国家严重一个数量级。全国 1085 万人口中只有不到 100 名麻醉科医师，且大多数麻醉科医师只在首都工作。1998 年，无国界医师组织与公共卫生和人口部（独立于海地医学会和海地麻醉科医师协会）合作，开始了护理麻醉师的培训项目，但是护理麻醉师的数量仍然极低[100, 162]。

加拿大（Tyler Law）

1847 年加拿大首次报道了应用麻醉药的消息，是因为 Morton 在波士顿麻醉演示成功后，带有新闻消息的船从波士顿到伦敦途经了加拿大的哈利法克斯（Halifax）[163]。1910 年，多伦多开始了第一次正式麻醉培训项目，随着 1943 年加拿大麻醉科医师协会的成立，麻醉成为一种正式职业[164]。

PAP 直接从医学院接受 5 年的麻醉专科住院医师培训，或通过国际医学研究生项目培训来自其他国家的执业医师达到国家标准。这种培训重点在于渐进式、成功展示任务能力［称为委托专业活动（entrustable professional activities，EPA）］，而不是基于时间的轮转培训。EPA 贯穿于住院医师培训项目过程中，住院医师经常收到关于他们表现的反馈。在进入下一阶段培训之前，住院医师必须证明其在 EPA 中的能力[165-166]。

加拿大皇家内科医师与外科医师学院结合培训计划制定了麻醉科医师的认证标准和所要求的能力。结合 EPA，该皇家学院通过笔试和口试进行全国考试，以测试知识、知识应用和临床判断。标准化的模拟场景正在逐步引入，作为专业认证的一个组成部分。

加拿大的麻醉科医师人数从 2005 年的 2500 人显著增加到 2018 年的 3300 人，每 10 万人口中有 9 名麻醉科医师。在加拿大，麻醉药主要由麻醉专科医师提供，另外一些医疗人员也提供麻醉服务。两年制家庭医学实习的毕业生可以选择参加为期 1 年的麻醉"附加技能"培训课程。他们通常在社区或低容量环境下，独立地为急性程度较低的患者和手术实施麻醉。

少数牙医为牙科治疗实施全身麻醉和镇静，通常是在诊所或医院的日间手术室。牙科学校毕业后进行为期 3 年的培训计划使他们能够管理 ASA 分级 1 级、2 级和稳定性 3 级患者[167]。麻醉服务团队还包括麻醉助手，后者按照规定的教育项目进行培训（通常为期 1 年），并在麻醉科医师的监督下为设备提供技术支持并执行临床任务（如插管或术中医疗管理）。

麻醉实践指南由加拿大麻醉科医师协会制定，并定期更新加拿大麻醉实践的核心要素，经常引用 ASA 和其他国际协会的指南。近期指南中值得注意的内容包括鼓励使用格式化的交接协议，并要求对中度或深度镇静进行二氧化碳监测[168]。

大多数麻醉科医师都在学术医疗中心和社区医院执业[169]。大多数外科、麻醉和术后住院患者服务的费用都由省级公共医疗保险计划支付。私人医疗保健支出中只有 0.7% 用于医师，因此私人麻醉服务市场小，通常仅限于公共计划未涵盖的服务，例如牙科和美容手术室[170]。

尽管全民健康覆盖并有相对大量的麻醉从业人员，但是加拿大仍面临与麻醉和外科服务有关的若干挑战。加拿大是世界上第二大国家（按土地面积计），虽然大部分人口在地理位置上较为集中，但农村地区缺乏一致性医疗服务，特别是缺乏包括麻醉科医师在内的专家服务。许多北部社区有大量原住民（土著），他们所接受的医疗服务并不充足。与美国类似，加拿大麻醉从业人员角色之间的紧张关系是一个持续存在的问题。

墨西哥（Gerardo Prieto）

阿兹台克人和玛雅人是墨西哥最早的麻醉师，他们以使用草药饮料产生镇痛作用而闻名，并辅以响尾蛇毒牙、水蛭、豪猪针和龙舌兰针等以产生局部麻木感[171]。玛雅巫医根据他们治愈或产生的疾病分成专门的小组。首先提到的是一位能"催眠"的巫医 Ah Pul Uenel，他使用可以产生幻觉和神经系统刺激的植物。以及 Pul-Yahob，他用不同的仪式、植物和动物治疗伤口和疼痛。

和许多国家一样，外科医师在墨西哥实施了第一批现代麻醉。1847 年，在美国干预韦拉克鲁斯战争期间，军队外科医师 E. H. Barton 和 Pedro Vander Linden 在墨西哥首次将乙醚麻醉用于炮弹炸伤截肢术。1852 年，Pablo Martinez Del Rio 医师在医学会的一次会议上为一例产科患者使用乙醚麻醉。Ramos Alfaro 医师被认为是墨西哥麻醉的奠基人，他于 1852 年引入氯仿麻醉。1900 年，Juan Ramon Pardo Galindo 医师在墨西哥和拉丁美洲进行了首次蛛网膜下腔阻滞。1934 年，颁发了第一个正式的麻醉学文凭（diploma in anesthesiology，DA），同年墨西哥麻醉学会（Sociedad Mexicana de Anestesistas）成立。1957 年，建立了第一个现代麻醉住院医师项目；1973 年，墨西哥麻醉委员会注册成立，并一直活跃到 2013 年成为全国麻醉认证委员会（National Council of Certification in Anesthesia，CNCA）。

在墨西哥，麻醉培训项目在医学院毕业后需要 3～4 年的时间，并得到大学和公认的医学研究所的授权。一旦完成培训项目，受训者必须通过全国麻醉认证委员会的认证，获得 5 年的执照。墨西哥有心脏、儿科、神经、妇产科和创伤麻醉的亚专业培训。

墨西哥城是世界上人口最多的城市之一，在其方圆 300 英里（约 483 km）范围内大约聚集了墨西哥所有麻醉科医师的 70%。许多因素使大部分人口极难获得医疗服务，例如墨西哥人口的地域分布广泛、农村土著部落的方言不同、人均收入低（人均国民总收入 16 176 美元），以及医疗资源主要集中在城市地区。

1994 年墨西哥经济危机之后，墨西哥被迫评估了如何提高最贫困和边缘化人口医疗服务的可及性。由此制定了一项称为"PROGRESA"（Programa de Educación，Salud，y Alimenación）的项目，旨在通过发展人力资本来减轻贫困。该项目的部分目的是弥补农村环境工作的专业人员短缺。墨西哥政府和社会保障协会确立了在外科、产科、儿科和麻醉学领域培训"农村专家"的理念。招募和训练未能通过住院医师培训项目国家考试的医学院毕业生，并到农村地区工作至少 6 个月至 2 年（通常教育资源有限）。在许多情况下，这些医师也会迁移到较大的城市或城镇。该项目培训了约 500 名毕业生，2016 年，政府要求全国麻醉认证委员会（National Council of Certification of Anesthesia）允许农村麻醉毕业生参加国家考试。如果这些从业人员通过了国家考试，他们只能获得农村执业证书。如果他们三次笔试都没有通过，还有机会参加操作考试。该培训的效果和项目的总体影响仍然存在争议。

在墨西哥，大约 13 000 名认证的麻醉从业人员为 1.28 亿人口提供服务（每 10 万人中有 7 人），其中 70% 的麻醉科医师位于墨西哥中部。大约 85% 的外科手术在公立医院进行，15% 在私人诊所进行。墨西哥社会保障协会估计，2015 年实施了 250 万例手术，而包括所有公立医院和私人诊所在内，估计每年完成麻醉超过 500 万例[8]。

除少数城市外，墨西哥在提供麻醉服务方面面临重大挑战。2012 年，据估计有 21.5% 的人口（约 2500 万人）缺乏医疗服务。墨西哥有相对充足的麻醉培训能力，麻醉专科医师的数量不断增加，但是麻醉科医师分布不均是目前限制麻醉服务可及性的主要因素。墨西哥麻醉界面临的其他挑战包括从业人员职业疲倦、成瘾以及麻醉安全性数据有限。

墨西哥正在开展一些麻醉患者安全倡议，包括指定麻醉科医师和医院执业要求的法律授权（"墨西哥官方麻醉学规范 006"）。这些努力的成功将取决于解决前面讨论的每一个挑战。

美国（Ronald D. Miller 和 Adrian W. Gelb）

1846 年 Morton 首次乙醚麻醉演示后，麻醉在美国逐渐被接受为医学专业。在整个 20 世纪早期，麻醉作为一项任务，不定期、非正式地由医学生、实习生或护士实施。美国大部分麻醉曾由护士完成，但是认证注册护理麻醉师（Certified Registered Nurse Anesthetist，CRNA）的名称直到 1956 年才正式确立。

美国第一个麻醉学会是 1905 年成立的长岛麻醉师学会，第一个麻醉科和住院医师培训项目由 Ralph Waters 于 1927 年在威斯康星大学成立。该项目直接（如 Cullen，Apgar 和 Rovenstein）和间接（Stoelting，Miller）培养了麻醉学领域的几位关键领导者（图 2.11）。美国麻醉委员会（American Board of Anesthesia，ABA）成立于 1938 年，是麻醉科医师的认证机构。1940 年美国医学会（American Medical Association，AMA）认定麻醉为一门专业，而 ASA 在 1945 年成立直到现在[163]。

美国的麻醉科医师必须获得医学学位（医学博士学位或矫形外科学博士学位），然后再进行麻醉专业（住院医师）培训。进入医学院之前，必须获得本科学士学位（3 ～ 4 年）[174]。麻醉住院医师培训为 4 年：1 年全科医学实习，3 年麻醉及围术期医学培训。麻醉住院医师需要在手术室（包括专业病例）、疼痛医学和至少 4 个月的重症监护治疗科室进行轮转。研究生医学教育认证委员会（Accreditation Council for Graduate Medical Education，ACGME）规定了住院医师培训要求。经过两项笔试（基本和高级）、一项标准化口试和一项客观结构化临床考试后，ACGME 认证项目的毕业生有资格获得 ABA 认证。委员会认证是大多数医院麻醉工作的先决条件。

危重症护理实践 1 年以上的护士有资格接受 CRNA 培训。培训期为 24 ～ 42 个月，并授予硕士或更高学位。培训指南由护士麻醉教育项目认证委员会规定，要求至少 465 h 的课堂教育，至少接触 600 例临床病例，至少 2000 h 临床[175]。与医师一样，完成认证项目的 CRNA 可参加由国家护理麻醉师认证和再认证委员会举办的国家认证考试。

注册麻醉科医师助理是美国一个相对较新的麻醉从业人员群体。第一个麻醉科医师助理培训项目于 1969 年开始，其目的是解决当时美国存在的严重的从业人员短缺问题，但该团体的人数增长相对缓慢。麻醉科医师助理完成医学预科的本科学位，然后进入与麻醉科合作开展的为期 2.5 年的麻醉培训项目。他们在麻醉科医师的监督指导下进行麻醉，并与领导麻醉服务团队的麻醉科医师密切合作。

美国的麻醉科医师参与围术期服务的所有方面，包括门诊的术前优化、术后急性疼痛管理、产科麻醉服务以及参与创伤和住院急诊的救治。麻醉科医师完成危重症监护治疗的亚专科培训后，还要经常管理 ICU。

在美国，大约有 5 万名麻醉科医师和 5 万名 CRNA，每 10 万人口大约有 31 位麻醉从业人员[176-177]。麻醉服务团队的组成模式可能包括只有麻醉科医师，或者麻醉科医师监督下的 CRNA 或麻醉助理，或只有 CRNA。美国联邦法规要求医师对 CRNA 进行监督，但是 2001 年立法出台后，有 17 个州选择了放弃这一要求[178]。在这 17 个选择放弃该要求的州中，有 14 个州需要一定程度的医师监督（不一定是麻醉科医师），只有 3 个州允许 CRNA 完全独立执业。

尚无证据表明美国非医师的麻醉从业人员是否可增加麻醉服务的可及性或非医师的麻醉从业人员提供的麻醉服务是否存在不同的质量结局，但是数据证实，CRNA 更有可能在农村地区工作，且比麻醉科医师实施更多的镇静下麻醉（即 MAC）[179-180]。

尽管美国的医疗服务人员的总体密度高，但是地理分布明显不均，从业人员主要集中在城市地区。由于缺少麻醉科医师，许多人口稀少地区报告了严重的手术延误[95]。获得亚专业医疗服务的机会也有限。例如，美国近 1/3 的儿童居住地离最近的儿科麻醉科医师至少 50 英里（约 80 km）[181]。

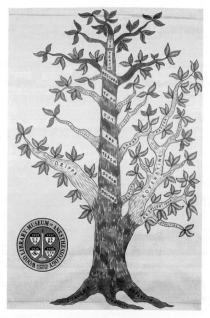

图 2.11　Waters 住院医师世系树（Aqualumni tree）（由 Lucien E. Morris，Ralph M. 和 Jean P. Morris 创建）描写了麻醉学术中心主席或负责人的名字，这些人来自 Ralph Waters 博士在威斯康星大学领导的世界上第一个麻醉学研究生学术型住院医师项目（Copyright © 2018 https://www.woodlibrarymuseum.org. Image reproduced courtesy of the Wood Library-Museum of Anesthesiology，Schaumburg，IL.）

尽管麻醉相关的产妇死亡率已下降，但是近 10 年来，美国产妇死亡率有所增加[182]。原因是多因素的，可能是产科患者的风险状况不断变化，并对麻醉师提出了动态的挑战。

高昂的治疗费用和不完全的财务覆盖（保险）是美国面临的另外两个不断变化的挑战，这对麻醉服务具有重大影响和关联。此外，关于麻醉从业人员的作用存在着重大的争论。

欧洲

尽管欧洲和欧洲联盟（European Union，EU）可能似乎是一个整体，但是所代表的国家在人口、经济状况、文化和政治领导方面各不相同。这些国家麻醉医疗服务的培训和组织也有类似的多样性。该专业的欧盟官方名称是"麻醉学"，欧盟唯一的培训要求是期限应为 3 年[183]。实际上，各国在麻醉、重症监护治疗、疼痛和重症急救医学方面的培训差异很大，培训期限为 3 ～ 7 年[184]。欧洲医学专家联盟（European Union of Medical Specialists，UEMS）的欧洲麻醉分会和麻醉委员会（European Section and Board of Anaesthesiology，EBA）是欧洲麻醉学的行政分支。UEMS 旨在促进和协调欧盟内医学专家、医学实践和医疗服务的最高培训水平，并促进欧盟内专科医师的自由流动。EBA/UEMS 已发布了培训指南，以鼓励各国致力于达成一致的标准[185]。UEMS 与欧洲麻醉学科学分支——欧洲麻醉学会（European Society of Anaesthesiology，ESA）合作，提供欧洲麻醉和重症监护治疗文凭（European Diploma of Anaesthesia and Intensive Care，EDAIC）。欧洲麻醉学的另一个基石是 2010 年出台的《赫尔辛基麻醉学患者安全宣言》[186]。以下介绍两个国家的情况：罗马尼亚，中等收入的欧盟成员国，人口 1970 万，只有医师服务；挪威，高收入的非欧盟成员国，人口 520 万，采用麻醉团队服务模式。

挪威（Jannicke Mellin-Olsen）

1847 年 3 月 4 日，在挪威奥斯陆的国立医院进行了第一次乙醚麻醉[187]。同年 4 月，首次将乙醚吸入麻醉用于分娩。当时，负责分娩的麻醉是年轻的外科医师和全科医师（general practitioners，GP），后来是护士。20 世纪 30 年代，两位外科医师（Carl Semb 和 Johan Holst）分别为 Otto Mollestad 和 Ivar Lund 医师在伦敦和波士顿（马萨诸塞州总医院）提供了麻醉培训机会。Mollestad 博士于 1939 年被无偿聘用，并于 1947 年成为麻醉学的第一位顾问。

挪威麻醉学会成立于 1949 年 1 月，当时只有七名成员。创始成员在推动该专业方面面临巨大困难，但是麻醉护士欢迎医师的参与和领导。

医师专业培训为 5 年。虽然没有期末考试，但除了持续的个人评估外，还有课程考试和过程核查清单。鼓励受训者参加 EDAIC 考试。护理麻醉师需要完成 3 年护理教育后培训 1.5 年。麻醉科医师和护理麻醉师均由国家卫生理事会认证。

1993 年，医师和护士共同撰写了第一份描述麻醉团队实践与动态范围的指南[188-189]。大家一致认为麻醉学是一门医学专业。医师负责所有的麻醉过程，护士可以在间接监督下为 ASA 1 级和 2 级成人提供麻醉。在诱导和紧急情况下，必须有两名接受过麻醉培训的人员随时待命。"麻醉机动团队"通常由一名医师和一名护士组成。

麻醉学在挪威是一个有吸引力且具声望的专业（仅次于胸外科和神经外科），并且与包括外科医师在内的几乎所有其他医院专家紧密合作工作[190]。与许多其他国家相比，挪威的麻醉科医师受到公众的高度尊重。部分原因是挪威麻醉科医师在公众的曝光度较高，因为麻醉科医师不仅在麻醉方面起到领导作用，而且在围术期医学、疼痛管理、重症监护治疗和危重急救医学（包括院前服务）方面发挥领导作用。目前有 1329 名麻醉科医师（每 10 万人口中有 25.5 名）和 2000 名护理麻醉从业人员[100]。麻醉是女性比例最低（30%）的医学专业。由于挪威有优厚的带薪产假和陪产假，所以男女双方都留在这个行业全职工作。

挪威的医疗卫生得益于该国的经济繁荣、健全的公共项目以及对患者安全的重视。挪威麻醉学学会是《赫尔辛基麻醉学患者安全宣言》的首批签署国之一，WHO 的"外科手术安全核查表"已在全国范围内分发和使用。挪威的医疗卫生主要由政府资助。患者免费享受医院医疗服务，一旦超过规定的费用，药品费用也是免费。存在私立医院，但主要提供择期手术。

挪威麻醉界当前面临的挑战包括对成本和质量的担忧，尽管医院总体装备精良。近年来，药品短缺的频率越来越高，这主要是由于药品公司缺乏国内生产和出口政策，这可造成不良的安全后果。

罗马尼亚（Daniela Filipescu）

Temesvarer Wochenblatt 杂志记录了 1847 年 2 月 13 日罗马尼亚的首次麻醉（乙醚用于截肢术）[190a]。1901 年，一位罗马尼亚人在巴黎世界上首次介绍了阿片类药物用于鞘内麻醉[191]。Thomas Ionescu 进一步

研发了该技术，并出版了鞘内麻醉的第一本教科书：*La rachianesthésie générale*[191-192]。

罗马尼亚于 1951 年举办了第一届麻醉培训课程。确定麻醉和重症监护治疗医学（Anesthesia and Intensive Care Medicine，AICM）为一门独立的医学专业后，于 1959 年开始了为期 1 年的正式培训课程[190a]。1958 年建立了第一个 ICU，但是直到 1972 年，罗马尼亚医疗卫生系统才正式接纳 AICM 部门。

Zorel Filipescu 于 1958 年成立第一个 AICM 研究小组。该研究小组后来成为罗马尼亚外科学会的一部分，并于 1972 年独立成为罗马尼亚麻醉与重症监护治疗学会（Romanian Society of Anaesthesiology and Intensive Care，RSAIC）。同年，RSAIC 加入了 WFSA。

在罗马尼亚，专科医师是唯一的正式麻醉提供者。医师从医学院毕业后，经国家笔试合格，方可进入专业培训。每个专业的名额由卫生部决定，一个专业的录取取决于考生的喜好和笔试成绩。通常情况下，由于去国外工作的机会多，AICM 是首选的培训专业之一。罗马尼亚医学博士和专业文凭在欧盟国家自动认可。

AICM 专业培训为期 5 年，其中包括 2 年的重症监护治疗医学。罗马尼亚认可以能力为基础的欧洲麻醉委员会的麻醉学、重症监护治疗和疼痛治疗的课程，但这只是部分实施。为了获得专家认证，必须在培训期末进行笔试和口试。自 2010 年起，罗马尼亚采用由 ESA 组织的 EDAIC 第 I 部分考试作为国家笔试。所有在罗马尼亚执业的医师，都必须根据每 5 年累积的至少 200 个继续医学教育（continuing medical education，CME）学分进行评估并重新颁发执照。罗马尼亚没有专门的麻醉护理专业，但普通护士可以申请 AICM 部门的职位，在当地接受工作培训。

据估计，罗马尼亚目前有 1400 名麻醉科医师正在执业，每年大约 180 名受训人员进入该专业。受训者分布在国内的 12 个学术中心，但是大多数受训者在 5 个最大的学术中心接受培训。大多数麻醉科医师在公立医院工作，也有少数在私立医疗中心工作，有些两者兼有。

RSAIC 促进了 AICM 的安全性，RSAIC 签署了《赫尔辛基麻醉学患者安全宣言》，支持 WHO 清单、ESA 临床指南并发布了国家指南。尽管这些措施关注患者安全性，但是包括罗马尼亚 17 家医院 1298 例患者的欧洲外科手术结局研究（European Surgical Outcomes Study，EuSOS）证实，罗马尼亚的非紧急普通外科手术后死亡率（6.8%）高于欧洲平均值（4%）[193]。随后，实施了一项国家危重症监护治疗项目，包括

26 家罗马尼亚医院 1875 例患者的最近的国际外科手术结局研究（International Surgical Outcomes Study，ISOS）结果显示，结局有所改善[194]。

罗马尼亚的麻醉界面临若干挑战。限制罗马尼亚麻醉医疗服务可及性的关键性挑战是从业人员（麻醉科医师和受过训练的 AICM 护士）以及设备技术人员的短缺。造成这些短缺的原因包括内部和外部人才流失（大部分流向西欧）[195]。劳动力短缺特别影响 ICU 工作以及手术室运行，在手术室中麻醉从业人员可能同时管理多个手术间。扩大劳动力规模的另一个障碍是缺乏全国标准化的 AICM 护士课程和培训。罗马尼亚常遇到的其他挑战包括专家和设备的分布不均，以及严重的基础设施限制和药品短缺。例如，超声和某些基本药品（如氨甲环酸、胺碘酮）并不普及。虽然 AICM 的实践包括围术期医疗服务，但是罗马尼亚公立医院没有正式的麻醉术前评估中心或疼痛治疗中心。麻醉从业人员面临的最后一个重大挑战是无法获得适当的医疗事故保险方案，这导致了防御性医疗实践。

尽管面临当前的挑战，但是 AICM 仍是罗马尼亚最具活力的专业之一，在专业的 RSAIC 领导下取得了巨大的发展。

亚洲和中东

亚洲是世界上最大的大陆，人口 44.3 亿。按购买力平价（at purchasing power parity，PPP）计算，国家之间的人均 GDP 收入从 1944 国际美元（阿富汗）到 127 480 国际美元（卡塔尔），社会经济差异巨大[76]。麻醉服务也有很大差异。麻醉学会在大多数国家都发挥着作用，位于同一地理区域的许多学会自愿联合起来组成区域性学会。WFSA 在亚洲得到官方认可的区域性分会有 1884 年成立的泛阿拉伯麻醉、重症监护治疗与疼痛管理学会联盟（Pan Arab Federation of Societies of Anesthesia，Intensive Care and Pain Management，PAFSA），20 世纪 70 年代成立的东盟麻醉科医师协会联合会（Confederation of ASEAN Societies of Anaesthesiologists，CASA）是亚洲和大洋洲地区分会（Asian Australasian Regional Section）的一部分，而南亚区域合作协会-麻醉科医师协会（South Asian Association of Regional Co-operation—Association of Anaesthesiologists）于 1991 年成立。

印度（Bal Krishnan Kanni）

印度的第一次乙醚麻醉是在 1847 年 3 月 22 日，第一次氯仿麻醉是在 1848 年 1 月 12 日。氯仿和乙醚

在许多医院一直使用到 20 世纪 50 年代中期。1960 年引入氟烷，1992 年引入异氟烷[196]。1894 年首次报道了区域麻醉（可卡因），1908 年报道了重比重斯妥伐因（阿米卡因）脊椎麻醉。1935 年，第一台波义耳设备机器抵达印度，同年，加尔各答建立了第一座制氧厂。印度麻醉学会（Indian Society of Anesthesia，ISA）成立于 1947 年。ISA 的第一份官方刊物于 1953 年 7 月出版，1956 年 ISA 作为创始成员加入 WFSA。

印度本科生的正式麻醉培训于 1906 年正式开始，随后是麻醉文凭（1946 年）和医学博士/硕士学位课程（1955 年）。1970 年，国家医学科学院（National Academy of Medical Sciences）开始颁发国家考试委员会（National Board of examinational）文凭，随后开设麻醉学博士课程。今天，印度所有的麻醉科医师在独立执业前都必须接受三种培训途径中的一种。在完成 4 年的医学院学习（医学学士，外科学士——MBBS）和 1 年的实习或"家庭外科医师"后才进行培训。第一种培训途径要求医师在一所大学医院完成 3 年的麻醉研究生培训并完成论文。第二种可能的途径被称为国家委员会文凭（Diplomate of the National Board，DNB），即需要在国家考试委员会批准的一所医院接受 3 年培训并完成一篇论文。医师也能在没有论文的情况下在一所大学医院攻读两年制研究生文凭课程。持有这种麻醉研究生文凭的人通常需要在高级麻醉科医师的监督下执业。印度没有护理麻醉师，全国（13.4 亿人口）麻醉科医师总数约为 25 000 人（见表 2.3）。

已有多种尝试来培训非麻醉科医师，以应对当前持续的劳动力危机。2002 年，印度政府启动了一项针对医师的短期培训项目，但由于实施中的问题和缺乏政府支持，该项目无法持续下去。一项正在进行的计划为医学院毕业后的医师提供为期 6 个月的培训，以便在没有麻醉科医师的农村设施中为紧急产科实施剖宫产和救命的麻醉技能[197-198]。该计划具有争议，并没有得到普遍支持。印度还培训手术室技术人员（Operation Theatre Technologists，OTT）或助理，他们从中学直接接受 3 年文凭或 6 个月至 1 年的培训项目。这些人执业范围有限（如能放置静脉通路或给予药物），必须在麻醉科医师的直接监督下执业。尽管 ISA 不允许 OTT 执行插管或椎管内麻醉等任务，但是非常担心某些医疗中心会发生这种情况。

除了数量短缺之外，印度的麻醉工作人员的分布也不公平，城市地区提供麻醉服务的人数不成比例。印度的麻醉科医师还要负责手术室以外的许多服务（如术前准备、术后监护治疗和危重症监护治疗），因此也常常无法提供这些医疗服务。

ISA 积极参与数项活动，以推动整个印度的麻醉安全性。在 WFSA 的初步财政资助下，ISA 启动了一项针对农村麻醉师的 CME 项目，以更新知识和技术。ISA 认可 WFSA 和 WHO 的最低监测标准指南、WHO 手术安全核查表以及许多其他麻醉安全措施（如药物的颜色编码、注射器标签、机器检测以及适当的麻醉管理记录）。通过开展公众教育项目，对公众进行麻醉和麻醉安全性教育方面也做出了重大努力[199]。

尽管印度许多公立和私立机构都提供安全麻醉服务，但现代化设备和设施并不普遍。就像麻醉从业人员一样，麻醉基础设施也集中在城市地区。大多数城市医院都提供神经、心脏、疼痛、儿科和产科的专科麻醉，而农村医院几乎没有[200]。因此，许多农村医院缺乏安全麻醉服务的能力。在印度，限制获得安全麻醉服务的其他挑战还包括贫困、距离医疗服务点远、社会与文化障碍以及患者自身合并疾病。

黎巴嫩和中东（Patricia Yazbeck）

该地区最古老的医学文字是在美索不达米亚和尼罗河谷发现的楔形文字板和希伯纸莎草纸，其描述了颠茄、大麻和曼陀罗等草药治疗方法。腓尼基人还通过使用镇静草药、罂粟花和杜松叶来获得人工睡眠。在中世纪，著名的阿拉伯学者（Avicenna, Al Razi, Ibn Al Quff, Al Baghdadi 等）在医学领域做出了重要贡献。

1835 年，Clot 博士在开罗的 Kasr-Al-Aini 医院建立了中东第一所阿拉伯医学院。毕业生在该地区所有大城市执业。1860 年，美国、法国和英国列强对该地区进行了干预，随着传教士的涌入，建立了更多的医学院和医院。在黎巴嫩，美国传教士在 1886 年创办了叙利亚新教学院（贝鲁特美国大学），而法国耶稣会士于 1883 年创办了法国医学院（圣约瑟夫大学）。1865 年，美国传教士外科医师 George Post 博士首次应用吸入麻醉，他在黎巴嫩阿比赫村（Abeih）使用了"kulfera"（氯仿）。一般认为 Post 博士是中东现代麻醉的先驱（图 2.12）[201]。

第一次世界大战结束时，麻醉的实施仍然依赖于外国的外科医师以及当地和外国的护士或技术人员，使用的是乙醚或氯仿。但是该地区石油生产的开始改善了经济，并相继在叙利亚、苏丹和伊拉克建立了许多医学院。1950 年后，中东国家建立了完全独立的麻醉部门，并拥有自己的结构、人员、住院医师培训、研究和国际学术机构的认证。此外，20 世纪 60 年代和 70 年代，许多国家建立了自己的国家麻醉学会，

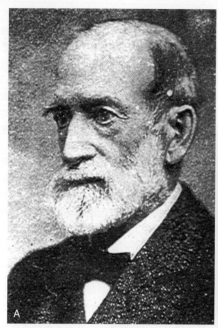
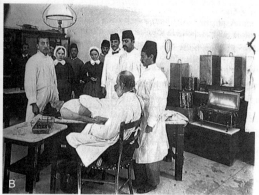

图 2.12 A. George Post 博士；B. 手术床上躺有女患者的手术间

并在 1985 年成立了 WFSA 区域分会——泛阿拉伯麻醉学会。

中东国家的麻醉科配备了由阿拉伯委员会或外国学术机构，如美国、法国或欧洲麻醉委员会或英国皇家麻醉科医师学院（United Kingdom's Royal College of Anaesthetists，RCoA）认证的高素质教师。

在已认定的培训中心经过 4 年的住院医师培训计划后，可以继续 1 年或 2 年的专科培训，包括疼痛管理、危重症监护治疗、产科麻醉、心胸麻醉或其他由国家麻醉学会认可的培训项目，培训方式也遵循继续医学教育（CME）模式。

麻醉通常由合格的麻醉科医师实施。麻醉实习医师或麻醉护士可在合格的麻醉科医师监督下开展麻醉。在摩洛哥、叙利亚和伊拉克，每 10 万人口的麻醉科医师不足 3 人，在也门和苏丹不到 1 人，而在埃及、阿曼、约旦、黎巴嫩、阿拉伯联合酋长国和科威特等国家为 6～10 人以上不等。

麻醉科医师的职责包括术前评估和准备、术前用药以及为 PACU 和 ICU 配备人员。麻醉在手术室、分娩室、放射科进行，还有日间手术麻醉。另外，急性或慢性疼痛管理正成为麻醉科医师的常规服务范围。中东国家的麻醉科和麻醉学会负责制定实践指南，使之与国际麻醉学会，如美国、法国或欧洲麻醉学会批准的标准相匹配。麻醉机、监测设备和药品符合国际标准。

该地区安全麻醉面临的主要挑战和障碍是许多中东国家（如叙利亚、伊拉克、利比亚、苏丹和巴勒斯坦）最近发生动荡，造成这些国家部分地区劳动力以及麻醉服务可及性与安全性受到限制。

巴基斯坦（Fauzia Khan）

从巴基斯坦获得独立（1947 年）到 20 世纪 50 年代末，麻醉实践大多局限在脊椎麻醉或氯乙烷诱导后的开放式点滴乙醚。1959 年在拉合尔爱德华国王医学院设立了麻醉学第一位主任职位，1960 年在该学院开设了两年制麻醉文凭课程（DA）。巴基斯坦第一个 ICU 于 1976 年在拉合尔的梅奥医院建立，巴基斯坦麻醉学会（Pakistan Society of Anesthesia，PSA）于 1971 年在卡拉奇成立。1972 年，巴基斯坦内科和外科医师学院（College of Physicians and Surgeons of Pakistan，CPSP）颁发了高级文凭，即巴基斯坦内科和外科医师学院会员（Fellowship of College of Physicians and Surgeons of Pakistan，FCPS）。

CPSP 包括麻醉学院，并认证全国所有医师培训项目。麻醉培训有两种途径：①高级专业文凭（FCPS），需要基于能力的 4 年标准化培训；②学院会员（MCPS），要求医学院毕业后接受 2 年的培训，并实习 1 年。只有 FCPS 文凭持有者才能在大学麻醉工作的学术平台上取得进步。任何培训途径的认证都需要笔试、实践考试和口试。行医执照由一个独立的机构提供，即巴基斯坦医学和牙科理事会。

巴基斯坦的麻醉工作人员由 3100 名专科医师组成（每 10 万人口中有 1.64 名麻醉科医师）（见表 2.3）。麻醉几乎均由麻醉科医师提供，但是在一些偏远地区，外科医师可能会实施局部阻滞或甚至脊椎麻醉。大多数麻醉科医师的主要临床职责是提供手术室麻醉和术前评估，但在一些机构，还要负责 ICU 和慢性疼痛管理门诊。

巴基斯坦的医疗卫生服务主要由私营机构提供，政府只提供约 20% 的服务。国有机构分为教学、地区和县（taluka）医院。基本医疗卫生单位系统仅提供初级卫生保健。大多数麻醉科医师同时从事两份工作，因为只做一份工作的报酬不够。只有少数公共机构允许麻醉科医师在内部从事私人工作。人才外流是一个持续存在的问题，很大一部分劳动力移民到中东或欧洲。

目前还没有关于麻醉的国家指南，对国际安全标准几乎没有认识。巴基斯坦麻醉结局的数据也有限[202]。没有负责质量和安全的国家机构，但旁遮普省卫生保健委员会（Punjab Healthcare Commission，PHC）是省政府为旁遮普省（9600 万人）设立的一个自治卫生监管机构。PHC 旨在通过在包括麻醉在内的所有领域和所有学科实施最低限度服务提供标准（Minimum Service Delivery Standards，MSDS），以提高旁遮普人口医疗服务的质量、安全和效率。这种模式很快将在其他省份推广。

麻醉服务在该国不同的医疗机构中有很大的不同。较大城市中的较大型医院具有与高收入国家相当的现代化设备和监护仪。许多政府教学医院和二级医疗中心资金不足，只有基本的监测设备（如心电图和无创血压）。由于几种常规麻醉药品，如芬太尼、吸入麻醉药、抗心律失常药物和血管活性药物需要进口，药物短缺现象屡见不鲜。甚至在本国生产的药物，如吗啡和麻黄碱也经常缺货。由于许可问题，根本无法获得瑞芬太尼、舒芬太尼、艾司洛尔、氯胺酮和可乐定等许多药物。

巴基斯坦麻醉界目前面临的其他挑战包括人力资源分配不均、生物医学技术人员支持有限以及政治意愿缺乏。非常有必要区域合作，以收集有关麻醉和外科的需求、资源和结局的数据，从而帮助提高安全性和更好地分配资源[203]。

中国（黄宇光）

20 世纪早期，现代麻醉随着西方医学一起传入中国。到 20 世纪 50 年代，中国仅能提供一些简单的麻醉服务，包括开放式点滴乙醚麻醉、吸入麻醉下气管插管、单次普鲁卡因脊椎麻醉以及外周神经阻滞。由于 20 世纪 50～80 年代的经济限制，常用静脉普鲁卡因联合阿片类药物麻醉，甚至针刺麻醉。近 20 年来，麻醉学在中国已经发展成一门至关重要的医学专业，是多学科外科服务与合作的组成部分。这已使现代麻醉学从狭义的手术麻醉转向了围术期医学。

麻醉从业人员的培训仍然是一个巨大的挑战。目前在中国，医学院的学习时间为 5～8 年，不可避免地出现教育质量差异。2000 年启动了全国住院医师培训项目，并在 2014 年实现标准化，使专业化水平与国际培训标准相一致，有助于抵消由于初期医学教育背景不同产生的差异。

为了确保患者安全，强调临床麻醉必须由麻醉科医师而不是麻醉护士实施。为了满足快速增长的手术室外麻醉需求，麻醉科医师需要参与内镜检查、分娩镇痛等非手术诊断和治疗的过程，为改善患者在医院治疗期间的医疗质量提供最大关怀。随着经济的繁荣，中国的大多数医院配备了先进的麻醉机和监护仪，并拥有现代化的工作环境。但在中国的不同地区，麻醉设备和麻醉服务的数量和质量存在明显差异。在一些中小型医院中，没有麻醉气体监测仪、除颤器或目标靶控的输液泵[204]。

在国家卫生健康委员会（National Health Commission，NHC）的支持下，中国麻醉专业已从单一的手术室麻醉转向围术期医学，并已从基于数量的医疗保健系统转变为基于价值的医疗保健系统。麻醉的安全性和质量保证有着重要的意义，并引起高度关注。2011 年，黄宇光教授作为负责人建立了国家麻醉质量控制中心。到目前为止，中国大陆各地已经建立了 31 个省级质量控制中心。但仅有少数提供麻醉安全数据的研究，这些数据来自几家大型医院，而医疗资源有限环境的现状还有待探索[205-206]。

伴随手术量的增长和麻醉需求的增加，而麻醉科医师的数量却没有随之增长，麻醉科医师的短缺已经成为中国最大的挑战之一。在中国，每 10 万人口仅有 5.12 名麻醉科医师，大约是美国的 25%。为了满足迫切的医疗需求，中国麻醉科医师正奋力应对繁重的工作，倦怠程度高，工作满意度低[207]。工作时间长、工作量大、强度高、节奏快都与倦怠和患者安全相关。即使竭尽全力，也仅有 10% 的孕妇在分娩时可以接受硬膜外镇痛，麻醉科医师主要在手术室进行手术麻醉，因此，接受镇痛镇静下内镜检查的患者的等待时间较长。为了填补劳动力短缺，中国政府做出了巨大努力来强调麻醉科医师和麻醉专业的重要性，并发布政策性文件，重点提高麻醉专业在医学中的认知和作用，不仅对患者，还对麻醉专业人员。令人鼓舞的是，越来越多的医学专业毕业生愿意加入麻醉专业，对未来的发展十分有利。

在中华医学会麻醉学分会和中国医师协会麻醉学医师分会的大力努力下，中国麻醉学得到了迅速发展，可为患者提供更安全的麻醉和更好的生活质量。面临的挑战包括麻醉安全的差异性、人员短缺、职业倦怠以及全国各地工作条件不平衡。未来进一步的努力将使中国的麻醉更加完善。

越南（Thi Thanh Nguyen 和 Thang Cong Quyet）

由于战争期间记录的丢失，越南的现代麻醉史仅可追溯到 1975 年。在战争期间，麻醉通常由外科医师实施，少数情况下由法国或者美国培训的麻醉科医师实施。在战争期间，美国的军队麻醉科医师取得了多项重大的开创性发现，从而改变了现代输血实践[208-209]。战争结束后，越南医师逐渐开始实施麻醉。在 1979 年，越南麻醉科医师协会在河内成立，共有 100 名成员，由 Ton Duc Lang 教授担任第一任主席。学会的成员不断扩大，目前越南有 1000 多名麻醉科医师。1980 年，在荷兰 J. Beiboer 医师的帮助下，越南麻醉科医师协会加入了 WFSA、CASA 以及区域内其他各种专家协会。

近十年来，东南亚麻醉科医师的作用发生了显著变化。麻醉科医师获得了同行和民众的认可。麻醉培训最初是由外科医师与外科培训同时进行。1993 年，在河内医科大学建立了第一个麻醉科。很快在胡志明市、顺化、芹苴、太原（Thai Nguyen）和海防建立了其他麻醉科。为了满足整个国家的不同需求，曾引入了几种不同形式的培训，培训时间从 1 年到 5 年不等，现代麻醉的培训是基于美国和法国的培训体系。

越南的医学院学制 6 年，但在战争时期，已经完成 2 年护理课程的学员可以选择 4 年的学制。医学院毕业后，可以进入 3 年的麻醉住院医师培训（临床 24 个月、科研 12 个月），越南每年有 30 个培训名额。住院医师在培训期间没有报酬，除非他们在医学院与住院医师培训之间作为全科医师固定在医院工作。完成住院医师培训后，将获得硕士学位并能作为"第一专业"的麻醉科医师工作。此后，还可以通过学术途径（两年制博士学位）或以"第二专业"培训的"临床实践"途径（为期 2 年的实习和会诊工作）进行额外培训。"第二专业"证书允许这些医师担任顾问、

麻醉科主任或在实际的培训系统中担任培训人员。还为未参加住院医师培训的医学院毕业生提供了另一种麻醉培训途径。这些医师必须通过 1 年的麻醉培训计划，再进行 2 年的临床麻醉实习，然后返回医科大学完成 2 年多的麻醉培训。这种培训途径结束时，他们将获得"第一专业"的麻醉科医师证书，该证书的作用是相当于上述临床实践途径。这种麻醉培训途径，全国每年大约有 100 个培训名额。越南没有正式的、经过认可的亚专业培训计划，但是一些机构为某些亚专业提供 6 个月至 1 年的认证计划。法国和东南亚也为越南麻醉科医师提供其他培训机会。越南的许多麻醉科医师参加曼谷麻醉区域培训中心（Bangkok Anesthesia Regional Training Center，BARTC），该项目为期 1 年，由 WFSA 和泰国皇家麻醉科医师协会支持，用于培训亚洲的麻醉教育者[210]。

除了麻醉科医师的培训课程外，还为护理麻醉师开设了数门课程，时间从注册护士的 1 年到新护理学生的 3 年不等。护理麻醉师必须始终与麻醉科医师合作或在医院管理者的允许下工作。麻醉科医师和护理麻醉师现在能够为全国 1000 多家进行手术的医院和诊所提供服务。2012 年，越南卫生部发布了指南，要求麻醉科医师除术前、术中和术后服务外，还要参与疼痛管理和危重监护治疗。这些专科需要额外的培训，但是越南并不存在正式的麻醉亚专科培训。

在 1990 年之前，使用的主要麻醉技术是吸入麻醉，首先使用乙醚，然后使用氟烷。诱导使用硫喷妥钠或氯胺酮，区域麻醉采用脊椎麻醉或硬膜外麻醉。1990 年以来，麻醉科医师的职责已扩大到专业领域，如开胸心脏手术的体外循环、器官移植、超声引导的区域麻醉、慢性疼痛管理、术前评估门诊以及手术室外的工作，如硬膜外分娩镇痛和内镜操作的麻醉。WHO"外科手术安全核查表"通常用于每个手术室，临床实践指南参考 ASA 或 ESA 的指南。目前仍然存在麻醉科医师分布不均、基本药品短缺和必要的基础设施缺乏的问题，这些危及患者的安全性。

越南麻醉科医师协会正在努力提高麻醉教育标准，使其与国际水平保持一致，以提高本国麻醉实践的安全性，鼓励会员进行科学研究，建立专业指南并支持与卫生部携手促进麻醉专业的发展。目前没有国家认证考试。

南美洲

南美是一个拥有 4.2 亿人口的广阔大陆，经济规模从世界第八大国（巴西）到世界上最贫穷的国家

（玻利维亚）不等[210a]。一些城市或地区拥有高收入国家的医疗服务，包括拥有顶级研究和联合委员会认证的医院（6 个国家共 77 个），但许多其他医院甚至不符合国家标准[211]。这反映了南美的社会困境，因为大多数国家的基尼系数（衡量一个国家居民收入分配的指标）很差，位于世界最差的排名中[212]。

南美的麻醉劳动力密度在不同国家之间变化超过 10 倍（乌拉圭 13.7 *vs.* 秘鲁 1.7）[100]。临床实践模式存在实质性差异，哥伦比亚只有医师实施麻醉，而巴拉圭 50% 的麻醉由非医师实施。这导致南美医疗资源存在巨大差异，一些医院拥有麻醉信息系统和精密的监测设备（例如术中经食管组织多普勒超声心动图和脑电图监测），而大多数医院仍然依靠纸质记录和有限的麻醉机。培训质量和能力也存在很大差异，因为几乎没有认证机制，所以几乎没有统一的机制来保证培训的最低标准。

巴拉圭（Rodrigo Sosa Argana）

巴拉圭的第一次麻醉报道是 1864 年至 1870 年间巴拉圭与三国联盟（巴西、乌拉圭和阿根廷）的战争中使用氯仿的记录[213]。国家第一位记录在案的麻醉科医师是 1928 年的 Roberto Olmedo 博士，1948 年第一位训练有素的麻醉科医师 Luis Ramirez 博士在巴拉圭开创了麻醉专业。此后，在国外接受培训的麻醉科医师人数开始增加[214]。

巴拉圭麻醉学会（Sociedad Paraguaya de Anestesiología，SPA）由当时在该国执业的 18 位麻醉科医师于 1973 年成立。第一个麻醉培训项目始于 1982 年，第一个正式的麻醉住院医师项目（为期 3 年）是 1992 年由亚松森国立大学医院创建。

除麻醉科医师外，公共卫生和社会福利部还许可两种非医师的麻醉从业人员，即技术员和认证医师。技术员并无正式的入门条件，即使有过正规培训也掌握很少（通常多数为学徒，历史上最多是外科医师传授）。认证医师是在高中毕业后完成为期 3 年的麻醉培训计划，包括每周一次的培训。目前这些人在全国最偏远的地区和公立医院提供麻醉服务，而麻醉科医师则在城市和私立机构提供大部分麻醉服务。在城市和私立机构中，非医师从业人员通常与麻醉科医师共同工作，起到辅助作用，并接受密切监督。卫生部已经为巴拉圭的非医师从业人员确定了执业范围，这样他们能在没有麻醉科医师的偏远地区独立实施麻醉。在这种情况下，非医师从业人员由外科医师监督，通常实施较低难度的病例，其中大部分是脊椎麻醉。巴拉圭所有麻醉从业人员之间存在明显紧张的关系。尽

管先决条件、培训和实践存在显著差异，但是技术员和认证医师认为他们的培训和专业知识相同（见表 2.3）。最近几十年中，相对于非医师从业人员数量，麻醉科医师的数量有所增加。巴拉圭约有 258 位麻醉科医师和 491 位非医师从业人员（技术员和认证医师）（每 10 万人中有 10.7 名麻醉从业人员）。

当前巴拉圭的主要挑战是确保麻醉从业人员培训的标准。由于持续关注培训标准质量，SPA 一直广泛地游说政府，以控制巴拉圭的非医师培训。近 10 年中，SPA 成功地实施了高水平的教育改革以提高麻醉实践标准，并组织了多次国际会议，包括最近的一次大型拉丁美洲麻醉会议（CLASA 2013）。

哥伦比亚（Pedro Ibarra）

哥伦比亚第一次记录在案的麻醉是 1849 年使用氯仿[215]。在这个早期时代，表现不佳的医学生常被降级去实施麻醉，且多年以来，提供麻醉服务的人员都缺乏训练，且通常是非医疗人员（如技术员、医疗专业的学生以及护士）。Isaac Rodriguez 博士是哥伦比亚第一位致力于麻醉的医师，第一位经过正式培训的麻醉科医师是 Juan Jose Salamanca 博士，他于 1940 年在马萨诸塞州总医院接受 Henry Beecher 博士的培训。哥伦比亚麻醉与复苏学会（Sociedad Colombiana de Anestesiologia y Reanimacion，SCARE）成立于 1949 年，是 1955 年 WFSA 的创始学会之一。哥伦比亚的第一个正式麻醉培训计划于 20 世纪 60 年代在国立大学和安蒂奥基亚大学（Universidad Nacional and Universidad de Antioquia，UdeA）建立。国立大学项目得到了 Gustavo Delgado 博士的支持，他曾与几位麻醉学先驱们接受过培训，包括 Robert Dripps 博士（图 2.11）。UdeA 项目是由 Nacianceno Valencia 博士建立的，他是 Perry Volpitto 博士培训的第二代 "aqualumni"（图 2.11）[216-217]。

20 世纪 60 年代开始的第一个麻醉住院医师项目（为期 2 年）开始增加麻醉科医师的人数，但是劳动力严重短缺迫使几所医学院校在医学院校期间引入了强大的麻醉培训。这使医学院的毕业生在毕业后强制性农村服务的一年期间可提供基本的麻醉服务。在 20 世纪 70 年代，逐渐减少了小城镇的非医师从业人员的麻醉服务。这些医师中许多人留在偏远城镇提供麻醉服务，直到 1991 年颁布了第一部法律，禁止无文凭的麻醉执业。自 20 世纪 90 年代后期以来，哥伦比亚的麻醉服务完全由麻醉科医师提供。

23 个麻醉住院医师培训项目中的大多数为期 3 年（两个项目为 4 年），并由教育部监督。自 1974 年，教育部根据 SCARE 和定期举办的麻醉教育研讨会意

见确定课程要求。目前没有国家考试，执业许可证由卫生部颁发。

哥伦比亚目前大约有3600名麻醉科医师，每10万人口中有7.9名。每年大约有115名麻醉学培训生毕业，并且还有几乎同等数量的外国人或受过外国培训的哥伦比亚人加入麻醉队伍。近年来，委内瑞拉的政治和经济的不确定性增加了外国培训的麻醉科医师流入哥伦比亚。在某些情况下，这种流入人员的增加降低了薪酬，并与当地培训的麻醉科医师产生了紧张的关系。

乡村麻醉人员配备是哥伦比亚的一项重大挑战。偏远地区的需求通常只能通过经济激励措施和临时职位来满足。乡村医院为难以填补的职位支付优越的工资，之所以能够这样做是因为将近100%的哥伦比亚公民通过政府资助和多机构保险计划获得医疗保障。这种单一支付方式使乡村医院获得的报销金额相当于较高收入的城市医院。由于乡村麻醉工作岗位的竞争力比城市小，一些乡村医院能够制定出更有竞争力的薪酬方案，并且比城市的一些公立医院更容易招聘到人员，因为城市的医疗费用报销比例较低，工作竞争更激烈。

哥伦比亚的第一个麻醉标准在1985年发布，1992年SCARE发布了基于ASA标准的现代版本，哥伦比亚政府采纳了该标准。WHO"外科手术安全核查表"于2008年采纳，它有助于减少麻醉相关的医疗事故案例的发生率。医疗事故诉讼是哥伦比亚的一项重大挑战，也是提高安全性的驱动力。1993年，SCARE创立了麻醉不良事件保护基金FEPASDE，该基金成为该国的重大不良事件的保障。为了维持该基金的经济健全，SCARE已采用国家医疗卫生教育策略来预防不良后果。

哥伦比亚的医疗卫生系统面临其他一些挑战。一是经济可持续性，因为医疗福利已经超过了国家资源。二是地区不公平，地区之间的医疗质量差异很大。另一个重大挑战是劳动力持续短缺。导致医务人员短缺的一个因素是当前的培训系统，该系统要求住院医师在专科医师培训期间支付学费。哥伦比亚国会正在努力消除这种做法。与许多其他中低收入国家一样，对哥伦比亚麻醉从业人员来说，薪酬是一项重大挑战，麻醉从业人员经常在一个以上的全职位置工作以增加工资。这可以扩大麻醉服务的覆盖面，但是也增加了麻醉从业人员倦怠的风险。

大洋洲

大洋洲地区有16个独立国家。西南太平洋地区约占地球表面积的30%，但人口不到4000万，其中70%以上的人生活在澳大利亚和新西兰。在独立的岛屿国家中，巴布亚新几内亚人口最多，超过800万人，图瓦卢人口最少，约为11 000人。该地区由许多偏远岛屿组成，经济各不相同，只有澳大利亚和新西兰被视为高收入国家。澳大利亚和新西兰将被一起考虑，独立岛屿国家斐济、所罗门群岛、瓦努阿图、汤加、巴布亚新几内亚、马绍尔群岛、密克罗尼西亚、瑙鲁、萨摩亚、图瓦卢、帕劳和基里巴斯将被视为一个群体。

澳大利亚和新西兰（Rob McDougall）

首次使用乙醚麻醉的消息通过帆船于1847年5月传到了澳大利亚，不久之后，乙醚在悉尼用于牙科手术，在朗塞斯顿用于普外科手术[218]。同年晚些时候，新西兰首次使用了麻醉药，也是通过航海传递[219]。1888年，在澳大利亚医院中首次任命了"氯仿专家"，但直到1944年，才建立了第一个麻醉专业的大学文凭课程[220]。澳大利亚麻醉科医师协会成立于1934年，新西兰麻醉科医师协会（Zealand Society of Anaesthetists，NZSA）成立于1948年。

澳大利亚和新西兰的麻醉服务由医师提供。澳大利亚和新西兰麻醉科医师学院（Australian and New Zealand College of Anaesthetists，ANZCA）成立于1992年，负责对澳大利亚和新西兰麻醉科医师进行培训、考核和认证。在此之前，由1952年成立的澳大利亚皇家外科医师学院的麻醉科医师学部负责麻醉科医师的培训。ANZCA于1998年在澳大利亚成立了疼痛医学学部，2005年澳大利亚将疼痛医学认定为一门医学专业。此外，ANZCA负责澳大利亚和新西兰的麻醉和疼痛医学的临床实践指南。

就人口而言，澳大利亚和新西兰是世界上麻醉从业人员密度最高的国家，每10万人口中分别有23.09和21.79位麻醉从业人员[100]。成为麻醉专科医师至少需要7年的毕业后培训。

麻醉专科医师几乎承担了新西兰全部麻醉工作，但是，澳大利亚拥有250多名全科麻醉科医师，他们主要工作在无法提供全职麻醉专科医师的某些区域和偏远地区[221]。全科麻醉科医师由ANZCA和澳大利亚皇家全科医师学院培训和认证。在澳大利亚偏远地区提供高质量麻醉服务仍然是一项挑战。

2014年，澳大利亚麻醉从业人员的平均年龄为49岁，其中27%为女性。虽然澳大利亚和新西兰为全民医疗提供了公共资金，但两个国家都有私立医疗机构。澳大利亚麻醉科医师的工作有超过50%是在公立机构进行的。

自 1985—1987 年第一份全面报告以来，ANZCA 每三年报告一次澳大利亚和新西兰的麻醉相关死亡率。2012—2014 年度，澳大利亚麻醉相关死亡率为每年每百万人口 2.96 例，或 57 023 次麻醉中有 1 例死亡[222]。此外，新西兰是为数不多的全面收集和报告术后 30 天术后死亡率（POMR）的国家之一。POMR 是 LCOGS 推荐的监测手术和麻醉安全的核心指标之一。新西兰 2010—2015 年度的 30 天 POMR 在接受全身麻醉的住院患者为 0.55%[223]。

澳大利亚尽管面积巨大，却是世界上城市化程度最高的国家之一。这有助于医疗卫生服务的集中化，但是确实为生活在偏远地区的人们带来了公平获得医疗服务的挑战。对于非常偏远地区人口占几乎一半的澳大利亚土著来说，这是一项特别的难题。

澳大利亚和新西兰的麻醉科医师参与了全球卫生活动，尤其是在亚太地区。澳大利亚麻醉科医师协会和 NZSA 都是 WFSA 的活跃成员，也有自己的全球推广委员会。ANZCA 还设有强大的海外援助委员会。澳大利亚麻醉科医师协会海外发展和教育委员会与太平洋麻醉科医师协会和斐济国立大学（Fiji National University，FNU）合作，长期以来一直支持太平洋地区的麻醉发展。ANZCA 与巴布亚新几内亚麻醉科医师协会和巴布亚新几内亚大学（University of Papua New Guinea，UPNG）合作，也同样支持巴布亚新几内亚。与蒙古、缅甸、东帝汶、密克罗尼西亚、所罗门群岛、老挝、柬埔寨和其他太平洋岛国等国家的专业组织之间也存在类似的伙伴关系。基本疼痛管理（Essential Pain Management）、初级创伤救治（Primary Trauma Care）和救生箱（Lifebox）是澳大利亚和新西兰专业机构在亚太地区合作的项目示例。

斐济和太平洋岛国（Sereima Bale）

无数大小岛屿组成的太平洋岛国的偏远地理位置及其不同人口，对麻醉的培训和实践提出了巨大的挑战。

在各国获得独立前的不同殖民时期，斐济、巴布亚新几内亚和太平洋岛国的助理医师或麻醉技术人员作为学徒由外来的麻醉科医师顾问进行培训。麻醉在 1970 年成为斐济公认的专业学科，尽管自 20 世纪 20 年代以来，医师（注册为"本地医师"）就一直以"麻醉科医师"的身份执业。

20 世纪 70 年代初，许多太平洋岛国（斐济、汤加、基里巴斯、纽埃）派遣医师参加了由西太平洋麻醉学中心（菲律宾马尼拉）和 WHO 西太平洋区域办事处合作提供的麻醉学文凭（diploma in anesthesiology，DA）培训。目前，该地区的两个专科培训机构是 1996 年开始麻醉培训的斐济国立大学（Fiji National University，FNU）的医学、护理和健康科学学院，以及 1989 年建立麻醉培训的巴布亚新几内亚大学（University of Papua New Guinea，UPNG）斐济医学院。这些项目为医师提供 1 年的 DA，然后可以有 3 年的麻醉医学硕士（Master's of Medicine，MMed）作为专科医师资格。自 1996 年以来，FNU 已经毕业了 92 位具有 DA 的医师，其中 39 位继续接受培训获得 MMed。已毕业的专科医师有 32 位，其中 23 位来自斐济，16 位来自其他太平洋国家。

FNU 只培训医师，而 UPNG 还提供为期 1 年的文凭培训课程培训医务人员成为麻醉科学人员（Anaesthesia Scientific Officers，ASO）。这些 NPAP 在巴布亚新几内亚提供了 90% 的麻醉服务，通常在偏远的省和教会医院，没有医师的监督。利用 NPAP 来补充医师规模的其他太平洋岛屿有瓦努阿图、汤加和所罗门群岛。北太平洋的其他岛屿，包括前美国领土，都雇用美国培训的护理麻醉师[224]。

有两个问题严重限制了太平洋地区麻醉人员的发展：①斐济和巴布亚新几内亚几乎没有医学院毕业生来提供给任何专业并满足不断增长的人口需求；②国家卫生部几乎不资助工作机会。例如，在斐济的 80 万人口中，有 23 名麻醉专科医师，但卫生部仅提供 5 个顾问职位，该部雇用了所有斐济 FNU 的毕业生。该地区通常面临的其他挑战包括设备获取受限、地域偏僻以及其他地区医学毕业生的流入，而这些毕业生可能对这种环境下的研究生培训或实践准备不足。

2018 年，斐济（人口 80 万）有 18 位麻醉专科医师。除非明显增加麻醉专科医师的工作机会，否则无论毕业生数量如何，获得麻醉专科医师级别服务机会有限的情况将持续存在。斐济毕业的麻醉专科医师人才不断流失。在 23 名 MMed 毕业生中，只有 17 名仍留在公立医院工作，私立机构工作机会很少。但是，其中一些毕业生仍然在太平洋地区工作，只是不在原籍国。

其他太平洋岛屿正在继续建设其麻醉服务能力并留住他们的毕业生：基里巴斯（33 000 人口）有 2 位 MMed 和 1 位 DA，所罗门群岛（60 万人口）有 4 位 MMeds。较小岛屿国家的病例数量和病种范围构成了不同的挑战。每周只需要实施 1 或 2 次手术麻醉的麻醉科医师必要时可能还要从事其他的临床或行政服务工作。此外，同时还要负责急诊诊以及随时待命。职业孤立和缺乏支持，就会导致技能与知识的老化以及职业倦怠。

巴布亚新几内亚是一个位于新几内亚岛（世界第二大岛）东半部的中低收入国家，只有 19 名麻醉专科医师和 130 名 ASO，目前仅雇用了 50%。巴布亚新几内亚提供安全手术和麻醉的挑战与其地形和贫困有关。80% 的人口居住在偏远的高地、沿海和岛屿村庄，距离能提供三种主要手术服务的医院需要数天的路程。目前，巴布亚新几内亚的每 10 万人中有 0.25 位 PAP，而澳大利亚和新西兰是它的 75 倍[224]。

在澳大利亚和新西兰以外的西太平洋地区有三个主要的麻醉协会：太平洋麻醉科医师协会（28 名成员）、密克罗尼西亚麻醉科医师协会（7 名成员）、巴布亚新几内亚麻醉科医师学会（16 名成员）。所有太平洋协会都得到了澳大利亚和新西兰政府、ASA、NZSA、ANZCA 和 WFSA 的不同支持，并于 2014 年首次主办了联席会议。

第三部分：资源受限环境下的实践要点

临床和技术技能

世界上任何地方的麻醉实践都取决于四个主要因素：人员、设备、药品和有合并症的患者。扰乱、更改或缺少这些因素中的任何一个都可能限制麻醉的安全实施。无论是在一个高收入国家的乡村环境、一个中低收入国家、一所军事或人道主义野战医院还是其他资源受限的环境中实施麻醉，所有这些因素都将有所不同。指导在这些环境下实施麻醉的数据有限，可能会有不同的解读。许多例子表明，高收入国家基于循证的良好方法在中低收入国家可产生意想不到的负面结果[225]。

资源受限环境中的临床实践可能与日常习惯的情况截然不同，因此，重要的是在试图更改任何事情之前，了解当地的情况。实践模式与"标准"背离通常有一个合乎逻辑的原因，这通常与当地医疗服务者"不知道正确的方法"关系不大，而更多的是与当地人员、设备、药品或患者的挑战有关。本部分将通过分析这四个因素来简要讨论在资源有限环境下麻醉实践的选择方面。

人员 麻醉从业人员有限是全世界安全提供麻醉服务的最主要障碍之一。除了麻醉从业人员绝对数量低外，现有麻醉从业人员的能力可能差异很大。在资源有限环境中提供麻醉服务的许多从业人员可能完成的培训不充分，并且常常在缺乏监督或同事支持下独立工作。许多人在狭窄临床病例范围内具有很高的技

能和能力，并经常学习实施"处方型"麻醉，而这种麻醉方法可能不适用于或不适合于更复杂的病例。

在资源有限环境下工作时，重要的是了解当地麻醉从业人员的知识和经验水平。无论培训水平如何，总是有机会互惠互利地双向学习。麻醉从业人员在许多资源有限环境中的作用通常仅限于手术室，因为围术期管理的概念尚不完善，不是培训的一部分。人员短缺通常限制了足够的术前评估（包括复苏）或术后常规监测的能力。人员配备（例如围术期护理）可能完全缺乏，术后管理的常规内容，如监测或镇痛治疗时的定期疼痛评估很少实施。因此需要周密的计划，特别是术后需要较高级别的管理时（如通气），因为这种管理通常将成为麻醉从业人员甚至家庭成员的责任（他们经常被要求来协助监测甚至人工通气）。PACU 可能由无人值守的走廊或手术室出口附近的指定小空间构成。在这种情况下，最重要的是要确保患者到达该麻醉恢复区时的麻醉恢复程度要比常规在资源充足的 PACU 中的恢复更充分。

设备 麻醉机：大多数现代麻醉工作站在没有加压气体和电力的情况下无法工作，在许多资源受限的环境中，这两个条件可能都供不应求。在这些情况下，熟悉气流抽吸式麻醉可能是必要的。深入讨论气流抽吸式麻醉超出本章范围，但是，气流抽吸式麻醉的知识在许多实践环境具有高度相关性，本章最后包括了一些学习气流抽吸式麻醉的综合资源。在此仅简要概述气流抽吸式麻醉的基础知识。

吸入麻醉系统必须能够输送准确浓度的挥发性麻醉药，避免二氧化碳复吸入，提供间歇性正压通气（intermittent positive pressure ventilation，IPPV）并提供富氧气体。与较复杂的麻醉机不同，气流抽吸式麻醉系统不需要压缩气体或电力，能在室内空气中工作，并且不会输送低氧性混合气体（在可能缺乏氧气监测仪的情况下尤其重要）。气流抽吸式麻醉系统包括有温度补偿或缓冲的低阻蒸发器（根据药物进行校准）、装有单向活瓣以确保气体单向流向患者的自动充气皮球或风箱，以及患者端无复吸入活瓣，以免二氧化碳复吸入（图 2.13）。最通用的气流抽吸式麻醉装置是能够使用多种挥发性药物（即在没有某一种挥发性药物的情况下），麻醉从业人员应该熟悉不同挥发性麻醉药用于同一种蒸发器的技术。自充气式风箱（self-inflating bellows，SIB）可提供 IPPV（手控），并可显示呼吸时的运动或可感受到的轻微压力变化，使麻醉从业人员能够在自主呼吸的模式下监测呼吸频率。空气是气流抽吸式麻醉系统中的"驱动"气体

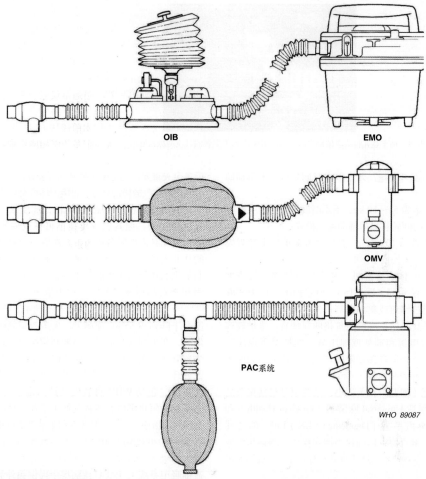

图 2.13　**气流抽吸式吸入麻醉装置**（Reproduced with permission from the WHO. Dobson MB，World Health Organization. Anaesthesia at the District Hospital. 2nd ed. Geneva：World Health Organization. http://www.who.int/iris/handle/10665/42193.）

（尽管"卷入"气体的描述可能更准确），但是可以通过在蒸发器入口处或添加一段储气管或储气袋来补充氧气。所有气流抽吸式麻醉装置的关键性安全特征是能够在环境空气下工作。如果没有储气袋，无论氧气流量如何，吸入氧气浓度（FiO_2）都不可能超过 0.3。使用 1 m 的标准成人储氧管（直径 22 mm），氧气流量 4 L/min，FiO_2 就能超过 0.6，即使氧气流量为 1 L/min，FiO_2 也可达到 0.3。气体流量取决于患者的潮气量和呼吸频率，其差异很大，但是只要气流是间歇性，大多数蒸发器（OMV、DDV、EMO）（图 2.13）都将保持非常精确的状态。但是，当系统转换为持续气流模式，蒸发器常会失去其精确性。

尽管气流抽吸式麻醉系统为低阻力，但是在某些情况下，如婴儿麻醉时，明智的做法是采用持续气流模式，以克服无复吸入活瓣水平的无效腔。这可通过使用牛津充气风箱或自动充气皮球手动控制气流。将风箱拉到最大容量后，缓慢松开。每分钟 6 次产生持续气流通过蒸发器。通过连接该风箱出口的 Ayre T 型管可提供富含氧气的空气气流。此时仍然是低压系统，需要使用两个活瓣来确保气体单向流动（图 2.14）。如果使用自动充气皮球，则必须每分钟挤压和释放 12 次。这种手动系统模拟了气流更具间歇性的成人气流抽吸式麻醉系统。与使用 Farman 夹带吸入药或将氧气源直接连接到蒸发器入口的完全性持续气流相比，此时蒸发器仍能提供精确的读数。无论您使用什么设备，遵循以下大致准则可能更简单：

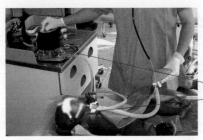

连接于牛津充气风箱和患者的Ayre T型管

图2.14 乌干达儿科患者使用牛津充气风箱和 Ayre T 型管的气流抽吸式麻醉（Copyright © 2018 Sarah Hodges.）

如果体重＜5 kg，无论手术时间长短，采用辅助通气模式；

如果体重为5～10 kg，手术时间短采用自主呼吸模式，手术时间较长采用辅助通气模式；

如果体重＞10 kg，大部分手术采用自主呼吸模式，除非需要肌松或手术时间较长。

有少量一体式麻醉机，其原理与便携式气流抽吸式麻醉系统相同（图2.15）。但它们不是压力式麻醉机，其通过钢瓶或集成制氧机供给氧气。与许多其他麻醉机相比，这些麻醉机价格明显便宜，维护较容易，在没有电源和额外或加压氧气的情况下也能工作，最适用于一些资源受限的环境。集成的不间断电源（uninterruptable power supplies，UPS）可在断电时为某些功能（如监护仪）供电，某些型号包括集成的呼吸机。制造 Universal 麻醉机（Gradian Health）和 Glostavent 麻醉装置［Diamedica（UK）Ltd］的公司都投入了大量资源，以确保当地在操作、培训和服务支持方面的专业技术。这些对资源有限环境中成功使用

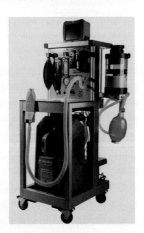

图2.15 一体化气流抽吸式麻醉机。左图是由 Gradian Health 生产的通用麻醉机（包括呼吸机模块），右图是由 Diamedica（UK）Ltd 生产的 Glostavent Helix 麻醉机（Copyright © 2018 Gradian Health and Diamedica［UK］Ltd.）

设备至关重要。无论采用哪种麻醉装置，必不可少的是有电源或氧气故障的计划，可能因环境而有所不同。

制氧机：在许多国家/地区，加压氧气主要通过氧气瓶提供，但其供应可能不可靠或成本过高而受限，因此必需提供备用氧气。在资源受限环境中工作的从业人员应至少熟悉各种氧气输送解决方案，包括制氧机的功能和维护的基本要素。制氧机使用变压吸附和沸石晶体技术从空气中提取氮气，产生纯度为90%～96%的氧气，但是随着气流的提高，氧气纯度会下降到约85%。原则上，大多数制氧机都是较相似的，非工程人员通常能诊断和解决常见问题（如过滤器脏污、电压低、压缩或阀门系统故障、流量过大或环境温度过高）[226]（请参阅附录1的链接和有用的资源，包括 WHO 制氧机维护指南）。实际上，并非所有制氧机都能在各种气候下工作，且许多并不符合 WHO 指南[226-227]。对 8 种制氧机性能的研究显示，在 35℃和相对湿度 50%下，只有两种型号能提供超过82%的吸入氧浓度[228]。制氧机能为手术室（通过气流抽吸型系统）、PACU 或病房中提供额外氧气。将单个氧源临时分给病房中的多位患者供氧是常见的做法，但是这易导致吸入氧气浓度不足。一种小型便携式氧气分析仪可用于检测制氧机和氧气瓶的输出氧浓度，因为一些机构缺乏保证必要质量控制的基础设施。将并联的氧气输送回路的末端浸入水中，可以比较气体流速。

监护仪：尽管 WHO 和 WFSA 制定了国际标准，但世界上许多手术室只有最低监测选项[3]。这种情况下，对临床技能的依赖有所增加（如脉搏变化、胸廓扩张程度、瞳孔大小以及风箱、自动充气皮球或 Ayre T 管路的顺应性变化）。由于电力可能不稳定，理想情况下，监护仪应带有功能正常的内置电池。脉搏血氧饱和度监测具有重要的意义，但并不是普遍拥有。一些便宜的脉搏血氧仪符合国际质量标准，但是，几乎没有一个适用于恶劣环境，许多极不准确[229]。救生箱（Lifebox）倡议是帮助设计和分发符合中低收入国

家需求的脉搏血氧仪（即价格合理、准确、耐用、有声音警报以及经过特殊设计的可重复使用的探头且适用于新生儿和成人）的首批倡议之一[230]。胸前听诊器特别实用，是将普通听诊器延长而成（如用吸管或氧气管）。心前区听诊器能出色地监测心率，还可通过连续听诊确认呼吸频率、气道通畅性和气管插管位置。低血容量可以通过心音减弱来检测，这种减弱在其他监护仪发出警报前就很明显。

气道设备：在资源有限的环境中，困难气道患者建立安全气道之前，通常绝对必要的是维持自主呼吸和氧合。使用 Guedel 口咽通气道或鼻咽通气道下面罩通气、区域麻醉或氯胺酮为主麻醉可能比尝试复杂的气道管理更安全。清醒状态下行直接喉镜观察通常可帮助制订气道管理计划。安全才是关键，选择局部麻醉下行气管切开术可能更为可取，因为手术技巧可能优于有限的麻醉设备和能力下的可行操作。由于可能缺少先进的气道设备和经验丰富的助手，直接喉镜的精湛使用技术和定位是成功的关键。许多开展手术的医院只有 Macintosh 3 号喉镜片，罕见其他额外工具，如 bougie。逆行气管插管和经鼻盲插管是需要掌握的有用技能。可通过多种方法来完成气道表面麻醉，包括经气管注射利多卡因或漱口或喷洒水溶性润滑凝胶、利多卡因和肾上腺素。对于经鼻盲插管，听着呼吸的声音在吸气时沿鼻底向前推送气管插管（类似于 Patil 引导技术）。如果气管导管进入食管，则应伸展颈部；如果气管导管碰及喉前部，则应使颈部弯曲。抬起下颌可防止气管导管顶到会厌。稍微旋转气管导管或使气囊充气也可能有助于气管导管进入气管内。如果没有二氧化碳监测，气管导管内冷凝气、呼吸球囊随呼吸而运动、双肺听诊以及罕见情况下的食管气泡声能有助于确认导管的正确位置。在中低收入国家可能没有喉罩、面罩、Guedel 或鼻咽通气道以及气管导管经常需要清洗和重复使用。有许多产品能方便地用于气管导管、喉罩和其他气道设备的清洁，然而，获取极不可靠。在处理和重复使用这类设备时，气囊的损坏和塑料硬度的增加是重大挑战。

气管插管探条很少见。通过小心地将一根金属丝插入适当大小的吸痰管中可临时制作出气管插管导芯，但要当心金属尖端突出来。最基本的是要学会安全、合理的可重复使用的技术，而不是应用昂贵的专业设备。在没有传统的电动吸引器的场所，球囊吸引器（用于新生儿）和脚踏式吸引装置非常重要。

区域麻醉设备：广泛传授并在许多场所应用脊椎麻醉，其应用范围可能比在高收入国家更为广泛（例如阑尾切除术）。针头质量各不相同，使用 21 G 皮下注射针头作为导引针能克服穿刺针尖端的圆钝。最常用的局麻药是重比重的 0.5% 布比卡因。所有麻醉从业人员均学会了如何行脊椎麻醉，但不是所有人都学会了如何预防脊椎麻醉期间的仰卧位低血压。学会如何为孕妇制作一个用于子宫倾斜的简单楔形物，或学会如何将患者重新放置于不同程度的反 Trendelenbderg 体位，可能预防不幸事件的发生，特别是在手术床可能不能调节的场所。尽管脊椎麻醉看起来是一种较简单、较安全的选择，但是选择合适的患者至关重要，尤其是在首选血管加压药和液体可能缺乏的场所。此时，可将 0.5 mg 肾上腺素加入到 500 ml 的 5% 葡萄糖瓶中稀释，并谨慎地使用治疗低血压。硬膜外技术在资源贫乏环境中罕见使用，原因有以下几种：操作者可能对该技术不熟练；穿刺针并不常见；用于术后输注的不含防腐剂的局麻药并不易获得；更重要的是，术后管理中人员配备比例可能不足，且所掌握的知识可能不足以管理术后硬膜外输注局麻药。在一些有电子药物输注泵的环境中，可使用低成本的弹性球形泵以固定的流速给药。应用 22 G 套管针进行骶管阻滞常用于小儿术后疼痛管理，但是唯一安全的局麻药制剂可能是脊椎麻醉用的布比卡因。

很少有超声或神经刺激器，但是使用体表标记或盲探法能实施许多神经阻滞（如脚踝、手指、腋窝、阴茎、手腕、髂筋膜、股部和腹直肌鞘阻滞）。局部区域阻滞可用于各种各样的手术，包括通常在门诊条件下局部麻醉完成的疝气手术。有超声的地方也可能缺少其他用品，如超声凝胶、探头套、回声针和合适的局麻药。针对这些共同的常见挑战，已经详细介绍了几种变通方法。尽管没有超声或神经刺激器下能较容易较安全地实施许多阻滞，但是仍可能发生严重并发症。在一些低收入国家，仍然有包皮环切术实施阴茎阻滞时发生局麻药中毒死亡的报道，且原因完全可以预防（剂量或技术错误）[231]。一般来说，远端阻滞采用低容量、作用时间较短的局麻药可能是较安全的选择，特别是安全设施可能受到限制的场所（例如缺乏脂肪乳剂）。

建立静脉通路设备：静脉套管针几乎可以普遍获得，但质量差异可能限制其使用。针头可能不锋利或超出套管尖端数毫米。头皮静脉是重症婴儿的常用留置部位。经过适当培训，快速将套管置入右颈内静脉或腹膜腔内，可以在寻找到一个更加持久的解决方案前，挽救濒临死亡的低血容量性休克（如霍乱）儿童的生命。骨内针不易找到，但是 18 G 或 16 G 针能用于婴儿胫骨。如果有蝴蝶针，因其长度有限特别实用。旋转对于刺入骨皮质至关重要，直到进入髓腔出现突然的落空感。建立了这种通道，可以实施整个手术的麻醉（图 2.16）。

中低收入国家通常没有输液泵，即使有，也常受限于兼容性一次性用品（即大小合适的注射器或专用管道）的供应。重要的是，不仅要熟练地根据滴度因子（每毫升滴数）计算输液速度，还要意识到输液装置大小和质量各不相同，这常常使精确校准具有挑战性。

药物 吸入性麻醉药：乙醚已从 WHO 基本药品清单中删除，自 2013 年以来，其使用已显著减少。异氟烷和氟烷均已列入 WHO 基本药品清单，由于价格差异（例如在乌干达，250 ml 氟烷的价格约为 21 美元，250 ml 异氟烷约为 39 美元，250 ml 七氟烷约为 250 美元），氟烷是低收入国家许多乡村或非教学医院最常用的药物。氟烷的效能强（MAC 0.8%），有甜味，但是血气分配系数为 2.4，使其麻醉起效和恢复慢于一些药物。该药可单独用于困难气道和困难插管的处理。氟烷具有心肌抑制作用和诱发心律失常作用，尤其在呼气末二氧化碳含量升高的情况下。氟烷可用于吸入诱导，但重要的是在建立静脉通道后，要迅速降低吸入浓度。在某些地区（主要在城市）可获得氧化亚氮，但其价格可能极其昂贵。由于医用级空气（FiO_2 0.21）的价格是氧气的 4 ~ 5 倍，通常无法获得，可能只能吸入 100% 的氧气。

诱导药物：丙泊酚使用广泛，但是氯胺酮（除吸入性麻醉药外）仍然是许多中低收入国家最普遍使用的诱导药物。在高收入国家以外也常遇到硫喷妥钠。氯胺酮类似于乙醚的静脉注射制剂（拟交感神经、不

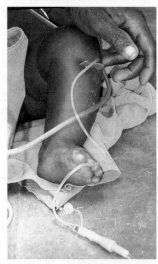

图 2.16   乌干达儿科患者使用的简易骨内穿刺导管（Copyright © 2018 Sarah Hodges. ）

会抑制气道反射、可致唾液分泌过多以及镇痛作用突出）。S- 氯胺酮可用作辅助区域麻醉。术后输注（静脉或皮下注射）氯胺酮可用于疼痛管理，尤其是阿片类药物供应不足时。氯胺酮还可用于多种手术（如开腹手术）的全凭静脉麻醉，但清醒时间明显延长，由于经常不使用苯二氮䓬类药物（从业人员在资源有限的情况下更容易获得地西泮，而不是咪达唑仑），患者可能出现令人不安的幻觉。氯胺酮是低血容量或脓毒性休克患者的"首选"诱导药物，但在交感兴奋最强烈的患者，氯胺酮能导致心搏骤停。由于氯胺酮具有潜在的催产作用，不建议作为单一麻醉药物用于孕妇非产科手术的麻醉。尽管新生儿对手术反应可出现体动，但是氯胺酮也能引起新生儿呼吸暂停。这些患者人群应用氯胺酮必须特别注意和谨慎。由于氯胺酮总体安全，该药物已被用作为期 5 天课程的基础，培训中级非麻醉从业人员在没有麻醉从业人员的情况下如何在撒哈拉以南非洲乡村地区实施紧急的麻醉。该项目已引起重大争议，突显了中低收入国家提供麻醉所面临的许多挑战[233-234]。

镇痛药：对许多中低收入国家而言，尽管获取吗啡常具有挑战性，但吗啡通常是最容易获得的阿片类药物。在一些姑息医学比较发达的国家（例如乌干达），口服制剂常用于术后镇痛。哌替啶在中低收入国家中常见，常规用于围术期镇痛。值得注意的是，哌替啶并不包括在 WHO 基本药品清单中，由于其疗效和副作用不稳定，不建议用于常规的急性术后镇痛。尽管如此，哌替啶仍可能是一些中低收入国家镇痛的唯一选择，基本熟悉其药理学可能在特定情况下非常有用（参阅第 24 章）。如本章前面所讨论，鸦片恐惧症和获取限制明显阻碍了阿片类药物的使用。结果，在许多资源受限的情况下，即使有药，术后阿片类药物的处方也罕见超过 48 h。许多镇痛药（如氯胺酮、吗啡和哌替啶）经常通过肌内注射给药，这可能在可行性和安全性方面有好处，尽管支持的数据有限[232]。通常没有患者自控镇痛，但在某些情况下，可使用一个皮下小套管替代，通常放置在三角肌上方，仅用于肠外给予阿片类镇痛药。这避免反复肌内注射，尤其是儿童，该套管可留置 48 ~ 72 h。曲马多容易获得且价格便宜，常用于资源有限情况下的围术期疼痛管理。使用曲马多需要了解其局限性，包括副作用、滥用可能性以及在许多情况下不如阿片类药物镇痛。

扑热息痛（对乙酰氨基酚）与非甾体抗炎药一样，以片剂、栓剂、糖浆和静脉内制剂的形式广泛使用。肠外制剂因国家而异，其药效也因生产国而不同。双氯芬酸常见，通过肌内注射给药。开具镇痛药

的主要挑战之一是宣传多模式镇痛的概念。尽管可能缺少全方位的镇痛模式，但在资源贫乏地区，多种镇痛方法（包括区域麻醉）通常还是可行的。

肌松药：琥珀胆碱是一种普遍使用的肌松药，没有机械通气或拮抗药物时，它可能是最安全的肌松药。尽管该药能引起咬肌痉挛，特别是在患有神经系统或肌肉疾病的儿童中，但很少引起恶性高热。暴露在高温情况下，阿曲库铵和琥珀胆碱都会失去药效，而在许多情况下保持冷藏是一个重大挑战。当外科医师喜欢在肌肉松弛情况下关腹时（如剖腹手术），在手术结束时给予小剂量琥珀胆碱有助于关闭腹膜和腹直肌，同时为患者提供手控通气，更快排出吸入性麻醉药。非去极化神经肌肉阻滞剂的供应差异很大，麻醉从业人员要做好准备使用高收入国家可能不常应用的药物。

无法获得输血服务（如"麻醉与'全球卫生'"部分所述）是另一个经常遇到的问题，可能需要根据情况临时处理。资源受限环境下的麻醉从业人员可能承担 ABO 血型检测（如 EldonCard）和交叉配型，应熟悉这些技术。尽管存在一些明显的局限性（包括冷藏导致的血小板和凝血因子活性潜在损失），但是全血输注可能比成分输血更常见。缺乏绝对的输血指征，这会造成巨大困惑。例如，如果没有可用的血液制品，在 9 g/dl、8 g/dl、7 g/dl 或更低的血红蛋白下进行疝气手术是否安全？患者或亲戚的直接捐赠以及强制性交换（即必须有人捐赠才能从血库取血）在中低收入国家有不同的做法。其他方法已有报道，如术前等容性血液稀释和术中临时性血液回收（如使用杯子、纱布过滤、抗凝剂和 60 ml 注射器），但迄今为止，许多情况下尚无安全、有效替代输血服务的方法[235-236]。

患者　资源受限地区的麻醉从业人员必须能处理不同可能的手术患者，尤其是创伤、产科（如产后出血）和儿科患者。在很多中低收入国家，超过 50% 的人口未满 18 岁，与高收入国家相比，多数患者合并症和多重用药较少。另一方面，患者通常就诊较晚且病情严重。这可能是影响医疗服务获得的各种因素所致，包括自己不能到医疗单位就诊（因雨季道路无法通行，或道路不安全），或者一直就诊于当地医治者或接骨师但没有任何改善，或者他们极度穷困，以及所有医疗卫生都出现了财政和社会资源耗竭。

住院期间大部分服务常由亲属承担（如做饭、洗床上用品和衣服），住院非常耗时，没有家人希望患者住院时间超过必要时间。患者流动较快，但可能对术后指导的依从性较差。虽然患者慢性心脏和呼吸系

统合并症的发生率可能较低，但是许多患者可能合并贫血、营养不良，或隐匿性低级疟疾或蠕虫感染。如果考虑大手术，可能需要先治疗现有疾病，并可能延长住院时间。多次术前检查可能无法承受，也不可行，许多决定只能依靠临床判断做出。

中低收入国家的麻醉从业人员必须熟悉常见疾病的围术期优化方案。常见疾病的治疗，如高血压或糖尿病，可能需要具体的方法和深刻的见解（如在何处以及如何提供温度稳定的非假冒药品）。

资源受限环境下的麻醉实践受到许多问题的束缚，试图按照许多专业人士提倡的方式提供高水平的麻醉服务可能具有挑战性。麻醉安全是麻醉服务至关重要的组成部分。是否有全球一成不变的麻醉服务标准？如果足月孕妇因严重产前出血入院需要紧急剖宫产以救治母婴，选择哪种麻醉方式？单纯局麻药浸润，或静脉间断分次给予氯胺酮和经鼻导管吸氧，还是使用氯胺酮、琥珀胆碱和氟烷完成快速序贯诱导？再加上现实的情况：麻醉从业人员可能只是经过 1 年麻醉培训的护士，医院只有 250 ml 的配型血液，且没有儿科医师复苏婴儿。什么是最安全的麻醉技术？这个问题很难回答，但是，对于计划在一个中低收入国家工作的任何一位麻醉从业人员而言，不可或缺的是了解当地资源、倾听当地麻醉从业人员意见，谦卑承认自己并不知道所有答案，但是最重要的是关注患者的医疗和安全。

全球卫生胜任力

尽管近年来全球卫生提供医学培训的机会急剧增加，但大多数是短期的选择性轮训，提供全球卫生胜任力方面，有组织的培训项目较少[237]。

尽管许多麻醉提供人员可能不会直接参与正式的以缺医少药人群为重点的全球卫生倡议或职业，但是应该具备与所有麻醉从业人员相关的全球卫生基本胜任力（无论在高、中或低收入国家）。对关键概念的广泛理解是普遍相关的，应纳入所有从业人员的麻醉培训中。这包括医疗服务可及性和可负担性、当地和全球的疾病负担、健康的结构和社会决定因素、医学伦理、健康公平和社会正义。全球卫生大学联盟（Consortium of Universities for Global Health，CUGH）确定了 11 项胜任力领域，每个领域设有四个胜任力水平（范围从与全球卫生相关的所有医疗服务从业人员 I 级服务，到计划终身参与全球卫生的医疗服务从业人员 IV 级服务）（框 2.5）[238]。

对于计划将职业生涯中部分时间致力于全球卫生

框2.5　CUGH全球卫生胜任力领域
领域1——全球疾病负担
领域2——卫生与卫生服务全球化
领域3——卫生的经济和环境决定因素
领域4——能力强化
领域5——合作、共事和交流
领域6——伦理
领域7——专业实践
领域8——健康平等和社会公平
领域9——项目管理
领域10——社会文化和政治意识
领域11——策略分析

CUGH，全球卫生大学联盟。

CUGH Competencies reproduced under Creative Commons 4 Licensing from Jogerst K, Callender B, Adams V, et al. Identifying interprofessional global health competencies for 21st-century health professionals. Ann Glob Health. 2015；81；239-247. https://doi.org/10.1016/j.aogh.2015.03.006.

的麻醉从业人员而言，需要考虑以下额外的培训：流行病学、统计学、定性研究、卫生政策、卫生系统、健康经济学、医学人类学、人口统计学、伦理学、实施和管理科学及其他。

资源丰富地区的麻醉从业人员去资源受限的地区工作前，可做好准备，即使只是短期访问，也会受益[239]。在资源受限地区，经常遇到与临床无关的挑战和陷阱，包括无法提供因地制宜的干预措施（参阅"基础设施挑战"部分中有关设备捐赠的讨论）、没有后续计划、没有充分调动当地利益相关者、过分强调短期解决方案并消耗当地资源[240-241]。还会经常遇到某些伦理上的挑战，常与适当的执业范围、当地和外部资源的公平分配以及对当地社会和文化规范了解不充分有关。

乌干达大学有众多来访的国际访问合作者，在一项对外科和麻醉受训者的调查中，大多数受训者（75%）认为，访问团队提高了培训水平。但是40%的受训者表示，国际访问团队对患者服务具有中性或负面影响。仅有15%的受训者认为国际组织进行的研究项目是当地的优先领域，约1/3受训者（31%）不满访问教师所做临床决策的道德规范[242]。

提供全球卫生机会的机构有义务提供正式培训。现有众多资源可以帮助受训者、从业人员和机构掌握必要的知识，以应对这些挑战并最大程度地发挥全球卫生工作的积极影响（参阅附录中链接和有用资源）[243-246]。

在某些国家（如英国），麻醉受训者可从事6个月到1年的全球卫生工作，包括正规课程和较长时间的临床、研究和教育内容。受训者需要完成标准化评估，包括RcoA大纲下的临床评估和基于病例的讨论[247]。在美国和其他国家有数量少但仍在增加的麻醉项目，正在向感兴趣的住院医师以及正式全球卫生麻醉专科

医师提供正式的全球卫生培训信息和职位[248]。学术机构和全球麻醉界整体上必须继续扩大培训和职业发展机会，以增加有兴趣并有能力促进全球范围内公平获得安全麻醉的麻醉科医师人数。

结论

尽管过去一个世纪世界各地的麻醉发生了重大变化，但在麻醉的安全性、可及性和可负担性方面的改善并不普遍。目前，世界大多数地区无法获得安全的麻醉、外科或镇痛服务，而且相对较少的资源被用于解决这一日益严重的危机。大规模且不断增长的手术和疼痛危机不同程度地影响着中低收入国家，而这些国家劳动力和基础设施严重短缺以及不切实际的国际法规限制了医疗服务的可及性。尽管存在许多常见的误解，但是麻醉、镇痛和外科服务在资源受限环境下仍然是可行的，并且与许多其他公共卫生干预措施（如接种疫苗）一样具有成本效益。

全球卫生界对疼痛和外科疾病的忽视，导致当今世界面临最不公平的全球公共卫生危机之一。只是最近几年，外科、麻醉和全球卫生界加快了研究、教育和宣传倡议方面的投资，旨在提高世界上的穷人获得安全麻醉和外科服务的机会。这些努力还处于起步阶段，全球麻醉界必须扩大和支持这些努力。无论收入水平如何，所有国家影响医疗服务可及性、安全性和成本的因素都是相关的。所有麻醉从业人员都应该认识到全球麻醉界面临的基本挑战，希望越来越多的人致力于解决全球卫生公平问题。麻醉从业人员有许多不同的方式在患者或系统水平参与全球卫生事业，包括研究、宣传、教育和临床服务。

许多人容易忽视麻醉在全球卫生中的作用，但是全球麻醉界必须迅速加大力度积极领导全球卫生倡议，旨在改善基础设施、扩大劳动力、促进数据向政策和实践的转化、改善外科患者财务风险保护机制、扩大转诊和院前系统、提供基本药品，并最终促进全球获得安全且能承担的麻醉、外科和疼痛服务。

致谢

作者和出版商要感谢以下合作者对本章节做出的贡献：Maria Carmona，Deepak Tempe，Naoyuki Hirata，Michiaki Yamakage，Anis Baraka（已故），Fouad Salim Haddad（已故），Yury Polushin，Olga Afonin，Guillermo Lema，Florian Nuevo，Lars Eriksson，和D. G. Bogod。

本章节从 Michael Cooper、Maytinee Lilaonitkul、Fred Bulamba、Cephas Mijumbi 和 Doruk Ozgediz 的贡献和编辑中受益匪浅。

参考文献

1. Gelb AW, et al. *World J Surg.* 2015.
2. McQueen K, et al. *World J Surg.* 2015;39(9):2153–2160.
3. Gelb A, et al. *Can J Anaesth.* In Press. 2018.
4. Merry AF, et al. *Can J Anaesth.* 2010;57(11):1027–1034.
5. Meara JG, et al. *Lancet.* 2015.
6. Koplan JP, et al. *Lancet.* 2009;373(9679):1993–1995.
7. Fried LP, et al. *The Lancet.* 2010;375(9714):535–537.
8. Adams LV, et al. *BMC Med Educ.* 2016;16:296.
9. Merson MH. *N Engl J Med.* 2014;370(18):1676–1678.
10. Merson M, Chapman K. *The Dramatic Expansion of University Engagement in Global Health | Center for Strategic and International Studies.* Washington, D.C: Center for Strategic and International Studies; 2009. https://www.csis.org/analysis/dramatic-expansion-university-engagement-global-health. Accessed August 21, 2016.
11. Address by Dr. H. Mahler Director General of the WHO to the World Congress of the International College of Surgeons. 1980. http://www.who.int/surgery/strategies/Mahler1980speech.pdf?ua=1. Accessed March 8, 2018.
12. MacGowan WA. *Bull Am Coll Surg.* 1987;72(6):5–7, 9.
13. Wasunna AE. *Bull Am Coll Surg.* 1987;72(6):18–19.
14. Vaz F, et al. *Bull World Health Organ.* 1999;77(8):688–691.
15. Ouro-Bang'na Maman AF, et al. *Trop Doct.* 2005;35(4):220–222.
16. McCord C, Chowdhury Q. *Int J Gynaecol Obstet Off Organ Int Fed Gynaecol Obstet.* 2003;81(1):83–92.
17. Javitt JC. *Arch Ophthalmol Chic Ill 1960.* 1993;111(12):1615.
18. Luboga S, et al. *PLoS Med.* 2009;6(12):e1000200.
19. Jamison DT, et al., ed. *Disease Control Priorities in Developing Countries.* 2nd ed. Washington (DC): World Bank; 2006. http://www.ncbi.nlm.nih.gov/books/NBK11728/. Accessed January 18, 2016.
20. World Health Organization. *Patient Safety. WHO Guidelines for Safe Surgery 2009: Safe Surgery Saves Lives;* 2009. http://www.ncbi.nlm.nih.gov/books/NBK143243/. Accessed December 14, 2016.
21. Haynes AB, et al. *N Engl J Med.* 2009;360(5):491–499.
22. Farmer PE, Kim JY. *World J Surg.* 2008;32(4):533–536.
23. Ozgediz D, Riviello R. *PLoS Med.* 2008;5(6).
24. 68th World Health Assembly. WHO. http://www.who.int/surgery/wha-eb/en/. Published May 2015. Accessed March 8, 2018.
25. Botman M, et al. *World J Surg.* 2015;39(6):1335–1340.
26. Debas H, et al., ed. *Disease Control Priorities 3. Vol Essential Surgery.* 3rd ed. World Bank Group; 2015. http://dcp-3.org/surgery
27. Jim Yong Kim - Inaugural Lancet Commission on Global Surgery 2014. YouTube; 2014. https://www.youtube.com/watch?v=61iM4Qjk-q4. Accessed March 8, 2018.
28. Jamison DT, et al. *The Lancet.* 2013;382(9908):1898–1955.
29. United Nations Sustainable Development Goals. U N Sustain Dev. http://www.un.org/sustainabledevelopment/health/. Accessed August 25, 2016.
30. Knaul FM, et al. *The Lancet.* 2017;0(0).
31. Dare AJ, et al. *The Lancet.* 2014;384(9961):2245–2247.
32. GBD 2016 DALYs and HALE Collaborators. *Lancet Lond Engl.* 2017;390(10100):1260–1344.
33. Gallup JL, Sachs JD. *The Economic Burden of Malaria.* American Society of Tropical Medicine and Hygiene; 2001. https://www.ncbi.nlm.nih.gov/books/NBK2624/. Accessed April 24, 2018.
34. Murray CJ. *Bull World Health Organ.* 1994;72(3):429–445.
35. Murray CJ, et al. *Bull World Health Organ.* 1994;72(3):495–509.
36. Gosselin R, et al. *World J Surg.* 2013;37(11):2507–2511.
37. Vos T, et al. *The Lancet.* 2017;390(10100):1211–1259.
38. Goldberg DS, McGee SJ. *BMC Public Health.* 2011;11:770.
39. Parker R, et al. *J Int AIDS Soc.* 2014;17(1).
40. Alkema L, et al. *The Lancet.* 2016;387(10017):462–474.
41. WHO cancer fact sheet. World Health Organization. http://www.who.int/news-room/fact-sheets/detail/cancer. Accessed June 24, 2018.
42. Funk LM, et al. *Lancet Lond Engl.* 2010;376(9746):1055–1061.
42a. https://www.who.int/bulletin/online_first/18-216028.pdf. Accessed March 11, 2019.
43. Weiser TG, et al. *The Lancet.* 2008;372(9633):139–144.
44. Alkire BC, et al. *Lancet Glob Health.* 2015;3(6):e316–e323.
45. Khubchandani JA, et al. *Surgery.* 2018;163(2):243–250.
46. Cintron A, Morrison RS. *J Palliat Med.* 2006;9(6):1454–1473.
47. "Please, do not make us suffer any more..." | Access to Pain Treatment as a Human Right. Human Rights Watch. https://www.hrw.org/report/2009/03/03/please-do-not-make-us-suffer-any-more/access-pain-treatment-human-right. Published March 3, 2009. Accessed March 15, 2018.
48. Brennan F, et al. *Anesth Analg.* 2007;105(1):205–221.
49. Lohman D, et al. *BMC Med.* 2010;8:8.
50. Seya M-J, et al. *J Pain Palliat Care Pharmacother.* 2011;25(1):6–18.
51. PPSG Opioid Consumption Map. https://ppsg.medicine.wisc.edu/. Accessed March 5, 2018.
52. International Narcotics Control Board, United Nations. *Availability of Internationally Controlled Drugs: Ensuring Adequate Access for Medical and Scientific Purposes : Indispensable, Adequately Available and Not Unduly Restricted;* 2016.
53. Berterame S, et al. *The Lancet.* 2016;387(10028):1644–1656.
54. Rasu RS, Knell ME. *Pain Med Malden Mass.* 2018;19(3):524–532.
55. Pletcher MJ, et al. *JAMA.* 2008;299(1):70–78.
56. Singhal A, et al. *PLoS One.* 2016;11(8):e0159224.
57. Bainbridge D, et al. *Lancet Lond Engl.* 2012;380(9847):1075–1081.
58. Beecher HK, Todd DP. *Ann Surg.* 1954;140(1):2–35.
59. Lagasse RS. *Anesthesiology.* 2002;97(6):1609–1617.
60. Rickard JL, et al. *World J Surg.* 2016;40(4):784–790.
61. Heywood AJ, et al. *Ann R Coll Surg Engl.* 1989;71(6):354–358.
62. Watters DA, et al. *World J Surg.* 2015;39(4):856–864.
63. Ng-Kamstra JS, et al. *The Lancet.* 2015;385:S29.
64. Ng-Kamstra J, et al. *J Am Coll Surg.* 2017;225(4):S107.
65. Biccard BM, et al. *Lancet Lond Engl.* 2018.
66. Walker IA, Wilson IH. *The Lancet.* 2008;371(9617):968–969.
67. Maman AO-B, et al. *Trop Doct.* 2005;35(4):220–222.
68. Hansen D, et al. *Trop Doct.* 2000;30(3):146–149.
69. Glenshaw M, Madzimbamuto FD. *Cent Afr J Med.* 2005;51(3-4):39–44.
70. Sama HD, et al. *Ann Fr Anesth Réanimation.* 2013;32(11):818–819.
71. Saving Mothers 2014-2016: Seventh triennial report on confidential enquiries into maternal deaths in South Africa: short report. 2018. http://www.midwivessociety.co.za/downloads/Short_report_Saving_Mothers_2014-2016_7th_triennial_report.pdf. Accessed May 1, 2018.
72. Sobhy S, et al. *Lancet Glob Health.* 2016;4(5):e320–e327.
73. Shrime MG, et al. *Lancet Glob Health.* 2015;3(suppl 2):S38–44.
74. De Lima L, et al. *J Pain Palliat Care Pharmacother.* 2011;25(1):59–70.
75. Jenny HE, et al. *BMJ Glob Health.* 2017;2(2): bmjgh-2016-000167.
76. Worldbank country data. https://data.worldbank.org/country/india. Published 2018. Accessed April 24, 2018.
77. Albutt K, et al. *PLoS One.* 2018;13(4):e0195986.
78. Chu KM, et al. *Arch Surg Chic Ill 1960.* 2010;145(8):721–725.
79. Bhandari A, et al. *Health Aff (Millwood).* 2008;27(4):964–976.
80. Narayana Hrudayalaya: a model for accessible, affordable health care? knowledge@wharton. http://knowledge.wharton.upenn.edu/article/narayana-hrudayalaya-a-model-for-accessible-affordable-health-care/. Accessed June 22, 2018.
81. Samad L, et al. *World J Surg.* 2015;39(1):21–28.
82. Bertram MY, et al. *Bull World Health Organ.* 2016;94(12):925–930.
83. Hutubessy R, et al. *Cost Eff Resour Alloc CE.* 2003;1:8.
84. Chao TE, et al. *Lancet Glob Health.* 2014;2(6):e334–e345.
85. Yap A, et al. *Surgery.* 2018.
86. Copenhagen Consensus Expert Panel Findings. 2012. http://www.copenhagenconsensus.com/sites/default/files/outcome_document_updated_1105.pdf. Accessed March 6, 2018.
87. Dieleman JL, et al. *Lancet Glob Health.* 2015;3(suppl 2):S2–4.
88. Shawar YR, et al. *Lancet Glob Health.* 2015;3(8):e487–e495.
89. Shiffman J, et al. *Int J Health Policy Manag.* 2017;6(4):183–189.
90. Dare AJ, et al. *PLOS Med.* 2016;13(5):e1002023.
91. Lipnick MS, et al. *Anesth Analg.* 2017;125(3):1049–1052.
92. Mbonye AK, et al. *Int J Gynecol Obstet.* 2007;98(3):285–290.
93. Epiu I, et al. *BMC Pregnancy Childbirth.* 2017;17(1):387.
94. Epiu I, et al. *BMC Anesthesiol.* 2016;16(1):60.
95. Baird M, et al. *The Anesthesiologist Workforce in 2013: A Final Briefing to the American Society of Anesthesiologists;* 2014. https://www.rand.org/content/dam/rand/pubs/research_reports/RR600/RR650/RAND_RR650.pdf. Accessed June 22, 2018.
96. Baird M, et al. *Anesthesiology.* 2015;123(5):997–1012.

97. Abenstein J, et al. *Anesthesiology*. 2002;96(supp 2):A1131.
98. Crandall M, et al. *Am J Public Health*. 2013;103(6):1103–1109.
99. Holmer H, et al. *Lancet Lond Engl*. 2015;385(suppl 2):S40.
100. Kempthorne P, et al. *Anesth Analg*. 2017;125(3):981–990.
101. Holmer H, et al. *Lancet Glob Health*. 2015;3(suppl 2):S9–11.
102. Cherian M, et al. *Bull World Health Organ*. 2010;88(8):637–639.
103. Galukande M, et al. *East Cent Afr J Surg*. 2006;11:11–24.
104. Lipnick M, et al. *World J Surg*. 2012;37(3):488–497.
105. Hewitt-Smith A, et al. *Anaesthesia*. 2018;73(3):284–294.
106. Nurse Anesthetist Training Programs – AIC Kijabe Hospital. http://kijabehospital.org/postgraduate-training/nurse-anesthetist-training-programs. Accessed April 27, 2018.
107. Binagwaho A, et al. *N Engl J Med*. 2013;369(21):2054–2059.
108. Zoumenou E, et al. *Anesth Analg*. 2018;126(4):1321–1328.
109. Thind A, et al. In: Debas HT, Donkor P, Gawande A, Jamison DT, Kruk ME, Mock CN, eds. *Essential Surgery: Disease Control Priorities*. 3rd ed. Vol. 1. Washington (DC): The International Bank for Reconstruction and Development / The World Bank; 2015. http://www.ncbi.nlm.nih.gov/books/NBK333513/. Accessed April 21, 2018.
110. Chao TE, et al. *World J Surg*. 2012;36(11):2545–2553.
111. World Health Organization. Tool for Situational Analysis to Assess Emergency and Essential Surgical Care. http://www.who.int/surgery/publications/QuickSitAnalysisEESCsurvey.pdf. Accessed April 4, 2017.
112. WHO, Harvard PGSSC. WHO-PGSSC surgical assessment tool (SAT) hospital walkthrough tool. http://docs.wixstatic.com/ugd/34607 6_b9d8e8796eb945fe9bac7e7e35c512b1.pdf. Accessed June 7, 2017.
113. SOS PIPES Surgical Capacity Assessment Tool. Surgeons Overseas. https://www.surgeonsoverseas.org/resources/. Accessed April 4, 2017.
114. Hodges SC, et al. *Anaesthesia*. 2007;62(1):4–11.
115. Evans FM, et al. Availability of essential anesthetic medicines in resource-poor countries in Africa and Central America. Scientific Abstract. American Society of Anesthesiologists.
116. World Federation of Societies of Anaesthesiologists - anesthesia facility assessment tool (AFAT). https://www.wfsahq.org/afat. Published June 1, 2018. Accessed June 1, 2018.
117. Global Initiative for Children's Surgery (GICS). *Optimal resources for children's surgical care: guidelines for different levels of care*. Version 2.0. April 2018.
118. Fast O, et al. *BMJ Glob Health*. 2017;2(suppl 4).
119. *Decontamination and Reprocessing of Medical Devices for Health-care Facilities*; 2016. http://apps.who.int/iris/bitstream/handle/10665 /250232/9789241549851-eng.pdf;jsessionid=BD6887F06B82 91CDBB52A6E5B49357E1?sequence=1. Accessed April 1, 2018.
120. WHO. Zambia - Service Availability and Readiness Assessment 2010, Summary report. http://apps.who.int/healthinfo/systems/datacatalog/index.php/catalog/36/reports. Accessed March 19, 2018.
121. Henry JA, et al. *World J Surg*. 2012;36(12):2811–2818.
122. *Indice de disponibilite et de capacite operationnelle des services (SARA): Republique democratique du Congo*; 2014. http://apps.who.int/healthinfo/systems/datacatalog/index.php/ddibrowser/54/download/165. Accessed April 1, 2018.
123. *Uganda Hospital and Health Centre IV Census Survey*. ; 2014. http://www.who.int/healthinfo/systems/SARA_H_UGA_Results_2014.pdf?ua=1. Accessed April 1, 2018.
124. Bradley BD, et al. *Int J Tuberc Lung Dis Off J Int Union Tuberc Lung Dis*. 2016;20(8):1130–1134.
125. WHO medical device technical series: medical device donations - considerations for solicitation and provision. 2011. http://apps.who.int/iris/bitstream/10665/44568/1/9789241501408_eng.pdf. Accessed March 19, 2018.
126. WHO model list of essential medicines - 20th list. 2017. http://www.who.int/medicines/publications/essentialmedicines/20th_EML2017.pdf?ua=1. Accessed April 1, 2018.
127. Buckley GJ, Gostin LO, eds. Committee on Understanding the Global Public Health Implications of Substandard, Falsified, and Counterfeit Medical Products, Board on Global Health, Institute of Medicine. *Countering the problem of falsified and substandard drugs*. Washington (DC): National Academies Press (US); 2013. http://www.ncbi.nlm.nih.gov/books/NBK202530/. Accessed June 24, 2018.
128. WHO global surveillance and monitoring system for substandard and falsified medical products. 2017. http://www.who.int/medicines/regulation/ssffc/publications/gsms-report-sf/en/. Accessed June 24, 2018.
129. A study on the public health and socioeconomic impact of substandard and falsified medical products. http://www.who.int/medicines/regulation/ssffc/publications/se-study-sf/en/. Accessed June 24, 2018.
130. Roberts DJ, et al. *Hematol Oncol Clin North Am*. 2016;30(2):477–495.
131. Kralievits KE, et al. *The Lancet*. 2015;385:S28.
132. WHO | Blood safety and availability. WHO. http://www.who.int/mediacentre/factsheets/fs279/en/. Accessed April 21, 2018. https://www.who.int/en/news-room/fact-sheets/detail/blood-safety-and-availability. Accessed 3-7-19 TG.
133. Custer B, et al. *Transfusion (Paris)*; 2018.
134. De Lima L. *J Palliat Med*. 2004;7(1):97–103.
135. Frye JE. *International Drug Price Indicator Guide*. 393.
136. Forbes K. *J Pain Palliat Care Pharmacother*. 2006;20(3):33–35.
137. Liliana De Lima MHA, et al. *Health Policy*. 2001;56(2):99–110.
138. Nickerson JW, et al. *Can J Anaesth J Can Anesth*. 2017;64(3):296–307.
139. Scheck J. Tramadol: the opioid crisis for the rest of the world. *Wall Street Journal*. http://www.wsj.com/articles/tramadol-the-opioid-crisis-for-the-rest-of-the-world-1476887401. Published October 20, 2016. Accessed April 24, 2018.
140. Kusari S, et al. *Angew Chem Int Ed*. 55(1):240-243.
141. United Nations. *Single Convention on Narcotics Drugs*; 1961. https://www.unodc.org/pdf/convention_1961_en.pdf.
142. Estimated World Requirements of Narcotic Drugs in Grams for 2017. https://www.incb.org/documents/Narcotic-Drugs/Status-of-Estimates/2017/EstAdv17_Dec._21.pdf. Accessed May 1, 2018. Active 3/7/19.
143. Nickerson JW, Attaran A. *PLoS Med*. 2012;9(1).
144. WHO Regional Office for South-East Asia (SEARO) | Pain & Policy Studies Group. http://www.painpolicy.wisc.edu/who-regional-office-south-east-asia-searo. Accessed May 4, 2018.
145. Shariff U-K. An Epidemic of Pain in India; 2013. *New Yorker* https://www.newyorker.com/tech/elements/an-epidemic-of-pain-in-india. Accessed June 22, 2018.
146. Stjernswärd J, et al. *J Pain Symptom Manage*. 2007;33(5):628–633.
147. Taylor AL. *J Law Med Ethics J Am Soc Law Med Ethics*. 2007;35(4):556–570, 511.
148. Krakauer EL, et al. *J Pain Symptom Manage*. 2015;49(5):916–922.
149. Vallath N, et al. *J Pain Symptom Manage*. 2017;53(3):518–532.
150. Joranson DE, et al. *J Pain Symptom Manage*. 2002;24(2):152–159.
151. Rajagopal M, et al. *The Lancet*. 2001;358(9276):139–143.
152. Jr DGM. 'Opiophobia' Has Left Africa in Agony. *The New York Times*. https://www.nytimes.com/2017/12/04/health/opioids-africa-pain.html. Published December 4, 2017. Accessed April 15, 2018.
153. The World Bank Group. *Taking on Inequality, Poverty and Shared Prosperity 2016*; 2016. https://openknowledge.worldbank.org/bitstream/handle/10986/25078/9781464809583.pdf. Accessed May 1, 2018.
154. The World Monetary Fund. World Economic Outlook (April 2018) - Real GDP growth. http://www.imf.org/external/datamapper/NGDP_RPCH@WEO. Accessed June 24, 2018.
155. *Universal health coverage in Africa: a framework for action*. ; 2016. http://www.who.int/health_financing/documents/uhc-africa-action-framework/en/. Accessed June 24, 2018.
156. The World Factbook — Central Intelligence Agency. https://www.cia.gov/library/publications/the-world-factbook/geos/ug.html. Accessed June 2, 2018.
157. Dunn P. *Arch Dis Child Fetal Neonatal Ed*. 1999;80(3):F250–F251.
158. Billington WR. *Br Med J*. 1970;4(5737):738–740.
159. Statistics South Africa. http://www.statssa.gov.za/. Accessed June 24, 2018.
160. Sulla V, Zikhali P. *Overcoming Poverty and Inequality in South Africa : An Assessment of Drivers, Constraints and Opportunities*. The World Bank; 2018:1–148. http://documents.worldbank.org/curated/en-/530481521735906534/Overcoming-Poverty-and-Inequality-in-South-Africa-An-Assessment-of-Drivers-Constraints-and-Opportunities. Accessed June 24, 2018.
160a. South Africa. Dept of Health. 2018. *National Health Insurance Bill, No. 635:* For broader public comment. Government Gazette No. 41725:636 26 June.
161. SASA - South African Society of Anaesthesiologists Practice Guidelines; 2018. http://sasaweb.com/. Accessed June 24, 2018.
162. Rosseel P, et al. *World J Surg*. 2010;34(3):453–458.
163. Eger II EI, et al., ed. *The Wondrous Story of Anesthesia*. New York: Springer-Verlag; 2014. ://www.springer.com/us/book/97814614 84400. Accessed June 24, 2018.
164. Chronology of Canadian Anesthesiologists' society events. https://www.cas.ca/English/CAS-Chronology. Accessed June 24, 2018.
165. Fraser AB, et al. *Can J Anaesth J Can Anesth*. 2016;63(12):1364–

1373.

166. The Royal College of Physicians and Surgeons of Canada. Specialty education design. http://www.royalcollege.ca/rcsite/cbd/cbd-specialty-education-design-sed-e. Accessed June 24, 2018.

167. *Standard of Practice: Use of Sedation and General Anesthesia in Dental Practice*; 2015. http://www.rcdso.org/Assets/DOCUMENTS/Professional_Practice/Standard_of_Practice/RCDSO_Standard_of_Practice__Use_of_Sedation_and_General_Anesthesia.pdf. Accessed June 1, 2018.

168. Dobson G, et al. *Can J Anaesth J Can Anesth*. 2018;65(1):76–104.

169. CMA Anesthesiology Profile; 2018. https://www.cma.ca/Assets/assets-library/document/en/advocacy/profiles/anesthesiology-e.pdf. Accessed June 1, 2018.

170. *National Health Expenditure Trends, 1975 to 2017*; 2017.

171. Gaspar XC. *Rev Biomed*. 1998;9(1):38–43.

172. Carillo-Esper R, et al. *Rev Mex Anestesiol*. 2017;40:S347–S349.

173. Sanchez-Meneses S. *Gac Med Mex*. 2007;143(6):525–529.

174. *ACGME Program Requirements for Graduate Medical Education in Anesthesiology*; 2017.

175. Accreditation Standards, Policies and Procedures, and Guidelines. Council on Accreditation of Nurse Anesthesia Education Programs. http://home.coa.us.com/accreditation/Pages/Accreditation-Policies-Procedures-and-Standards.aspx. Accessed June 24, 2018.

176. National Board of Certification & Recertification for Nurse Anesthetists. https://www.nbcrna.com/initial-certification. Accessed June 24, 2018.

177. 2016 Anesthesia almanac - analytics and research services - American Society of Anesthesiologists (ASA). https://www.asahq.org/resources/analytics-and-research-services. Accessed June 24, 2018.

178. AANA. Certified Registered Nurse Anesthetists Fact Sheet; 2017. https://www.aana.com/docs/default-source/pr-aana-com-web-documents-(all)/crna-fact-sheet.pdf?sfvrsn=c5f641b1_4.

179. Lewis SR, et al. *Cochrane Database Syst Rev*. 2014;7:CD010357.

180. Daugherty L, et al. An analysis of the labor markets for anesthesiology. https://www.rand.org/pubs/technical_reports/TR688.html. Published 2010. Accessed June 24, 2018.

181. Muffly MK, et al. *Anesth Analg*. 2016;123(1):179–185.

182. Creanga AA, et al. *Obstet Gynecol*. 2017;130(2):366–373.

183. Recognition of professional qualifications in practice - growth - European commission. /growth/single-market/services/free-movement-professionals/qualifications-recognition_en. Accessed June 24, 2018.

184. Egger Halbeis CB, et al. *Eur J Anaesthesiol*. 2007;24(12):991–1007.

185. Van Gessel E, et al. *Eur J Anaesthesiol*. 2012;29(4):165–168.

186. Mellin-Olsen J, et al. *Eur J Anaesthesiol*. 2010;27(7):592–597.

187. Strømskag KE. *Tidsskr Den Nor Laegeforening Tidsskr Prakt Med Ny Raekke*. 2002;122(8):804–805.

188. Gisvold SE, et al. *Acta Anaesthesiol Scand*. 2002;46(8):942–946.

189. Ringvold E-M, et al. *Acta Anaesthesiol Scand*. 2018;62(3):411–417.

190. Aasland OG, et al. *Tidsskr Den Nor Laegeforening Tidsskr Prakt Med Ny Raekke*. 2008;128(16):1833–1837.

190a. Litarczek G, Tecău M. Tabelcronologic cu date din istoriaanesteziei. In: *Bazeleteoretice Ale Anesteziologiei. Bucureşti: Editura Academiei de Ştiinţe Medicale*; 201:15–22.

191. Brill S, et al. *Eur J Anaesthesiol*. 2003;20(9):682–689.

192. Jonnesco T. *Br Med J*. 1909;2(2550):1396–1401.

193. Pearse RM, et al. *Lancet Lond Engl*. 2012;380(9847):1059–1065.

194. International Surgical Outcomes Study Group. *Br J Anaesth*. 2016;117(5):601–609.

195. Mitre C, et al. *Eur J Anaesthesiol*. 2016;33(3):157–159.

196. Divekar VM, Naik LD. *J Postgrad Med*. 2001;47(2):149–152.

197. Mavalankar D, et al. *Int J Gynaecol Obstet Off Organ Int Fed Gynaecol Obstet*. 2009;107(3):283–288.

198. Ashtekar SV, et al. *Indian J Community Med Off Publ Indian Assoc Prev Soc Med*. 2012;37(3):180–184.

199. Ray M. *Indian J Anaesth*. 2010;54(1):6–7.

200. Agarwal A. *Indian J Anaesth*. 2012;56(6):524.

201. Haddad FS. *Middle East J Anaesthesiol*. 1982;6(5):241–280.

202. Khan M, Khan FA. *Middle East J Anaesthesiol*. 2007;19(1):159–172.

203. Abayadeera A. *Anaesth Pain Intensive Care*. 2017;21:125–127.

204. Juan X, et al. *Anesth Analg*. 2012;114(6):1249–1253.

205. Yu X, et al. *BMJ Open*. 2017;7(6):e015147.

206. Zhu B, et al. *Am J Med Qual Off J Am Coll Med Qual*. 2018;33(1):93–99.

207. Li H, et al. *Anesth Analg*. 2018;126(3):1004–1012.

208. Miller RD, et al. *Ann Surg*. 1971;174(5):794–801.

209. Miller RD, et al. *JAMA*. 1971;216(11):1762–1765.

210. Bangkok Anesthesia Regional Training Center | BARTC. http://www.wfsa-bartc.org/. Accessed June 25, 2018.

210a. World Bank. GDP ranking. 2019. https://datacatalog.worldbank.org/dataset/gdp-ranking. Accessed June 10, 2019.

211. JCI-Accredited Organizations. Joint Commission International. https://www.jointcommissioninternational.org/about-jci/jci-accredited-organizations/. Accessed June 25, 2018.

212. The world factbook — Central Intelligence Agency - Gini coefficient. https://www.cia.gov/library/publications/the-world-factbook/rankorder/2172rank.html. Accessed June 25, 2018.

213. Venturini A. *Historia de la anestesia en sudamerica*; 2010. http://files.sld.cu/anestesiologia/files/2012/03/anestesia-sudamerica.pdf. Accessed June 1, 2018.

214. Historia de la Anestesia en Paraguay. http://www.clasa-anestesia.org/search/apendice/comision_historia/paraguay.htm. Accessed June 25, 2018.

215. Ponton JH. *Sociedad Colombiana de Anestesiologia y Reanimacion*. 1999.

216. Ocampo B, Peña JE. *Br J Anaesth*. 2014;112(3):406–409.

217. Bacon DR, Ament R. *J Clin Anesth*. 1995;7(6):534–543.

218. Cooper M. *Anaesth Intensive Care J*. 1997;25(3):221.

219. Newson AJ. *Anaesth Intensive Care*. 2006;34(suppl 1):39–45.

220. Wilson G. *Anaesth Intensive Care*. 1988;16(4):448–456.

221. Department of Health. *Australia's Future Health Workforce - Anaesthesia*; 2016. http://www.health.gov.au/internet/main/publishing.nsf/Content/australias-future-health-workforce-anaesthesia-report. Accessed June 1, 2018.

222. McNicol L. *A review of anaesthesia-related mortality reporting in Australia and New Zealand*; 2017:2012–2014. http://www.anzca.edu.au/documents/soa-mortality-report_p4.pdf. Accessed June 1, 2018.

223. Perioperative Mortality Review Committee. *Perioperative Mortality in New Zealand: Sixth report of the Perioperative Mortality Review Committee*; 2017. https://www.hqsc.govt.nz/assets/POMRC/Publications/POMRC_6th_Report_2017.pdf. Accessed June 1, 2018.

224. Cooper MG, et al. *Anaesth Intensive Care*. 2016;44(3):420–424.

225. Maitland K, et al. *N Engl J Med*. 2011;364(26):2483–2495.

226. Duke T, et al. *Ann Trop Paediatr*. 2010;30(2):87–101.

227. Technical Specifications for Oxygen Concentrators. (WHO medical device technical series). http://apps.who.int/medicinedocs/en/d/Js22194en/. Accessed April 26, 2018.

228. Peel D, et al. *Anaesthesia*. 2013;68(7):706–712.

229. Lipnick M, et al. *Anesth Analg*. 2016.

230. Dubowitz G, et al. *Anaesthesia*. 2013;68(12):1220–1223.

231. Gray A. *Atlas of Ultrasound-Guided Regional Anesthesia*. 3rd ed. 2018. https://www.elsevier.com/books/atlas-of-ultrasound-guided-regional-anesthesia/gray/978-1-4557-2819-0. Accessed May 4, 2018.

232. Sacevich C, et al. *Can J Anaesth J Can Anesth*. 2018;65(2):170–177.

233. Burke TF, et al. *World J Surg*. 2017;41(12):2990–2997.

234. Cheng D, et al. *World J Surg. February*. 2018.

235. Shukla P, et al. *J Obstet Gynaecol India*. 2014;64(5):358–361.

236. Nkwabong E, et al. *Med Sante Trop*. 2011;26(1):75–77.

237. Kerry VB, et al. *J Glob Health*. 2013;3(2):020406.

238. Jogerst K, et al. *Ann Glob Health*. 2015;81(2):239–247.

239. Butler M, et al. *J Pediatr Surg*. 2018;53(4):828–836.

240. Welling DR, et al. *World J Surg*. 2010;34(3):466–470.

241. Holm JD, Malete L. Nine problems that hinder partnerships in Africa. *The Chronicle of Higher Education*. http://chronicle.com/article/Nine-Problems-That-Hinder/65892/. Published June 13, 2010. Accessed February 17, 2011.

242. Elobu AE, et al. *Surgery*. 2014;155(4):585–592.

243. DeCamp M, et al. *Ann Intern Med. March*. 2018.

244. Crump JA, Sugarman J. *JAMA*. 2008;300(12):1456–1458.

245. Crump JA, Sugarman J. *Am J Trop Med Hyg*. 2010;83(6):1178–1182.

246. Le Phuoc. Teaching global health ethics using simulation. Poster Presentation. Presented at the: https://interprofessional.ucsf.edu/sites/interprofessional.ucsf.edu/files/wysiwyg/GH_ethics_poster_1-23-14_final_draft.pdf.

247. The Royal College of Anaesthetists. Unit of training for working in a developing country. http://www.rcoa.ac.uk/careers-training/oope-and-oopt/working-training-developing-countries/unit-of-training-working-developing-country. Accessed August 23, 2016.

248. Tabaie S, et al. *Curr Anesthesiol Rep*. 2017;7(1):30–36.

附录 1　链接和有用的资源

- WHO Essential Surgery: http://www.who.int/surgery/en/
- Surgical Care at the District Hospital: http://www.who.int/surgery/en/
- World Federation of Societies of Anaesthesiologists (WFSA): www.wfsahq.org
- WFSA Workforce Map: www.wfsahq.org/workforce-map
- WFSA Anesthesia Facility Assessment Tool: www.wfsahq.org/afat
- Open Anesthesia Global Health: http://www.openanesthesia.org/subspecialty/global-health/
- American Society of Anesthesiologists Global Humanitarian Outreach: https://www.asahq.org/gho
- Consortium of Universities for Global Health: www.cugh.org
- Royal College of Anaesthetists e-Learning Anaesthesia: www.rcoa.ac.uk/e-la
- Royal College of Anaesthetists Anaesthesia for Austere Environments modules: https://www.rcoa.ac.uk/e-la/anaesthesia-humanitarian-austere-environments
- Institute for Health Metrics and Evaluation: http://ghdx.healthdata.org/
- Global Health Ethics Course (Johns Hopkins): http://ethicsandglobalhealth.org/
- Essential Pain Management Course: www.essentialpainmanagement.org/
- "Anaesthesia at the district hospital" by Mike Dobson: http://apps.who.int/iris/handle/10665/42193
- Developing Anaesthesia Handbook: http://www.developinganaesthesia.org/
- *Primary Anesthesia*, Book by Maurice King
- International Association for the Study of Pain (IASP) Guide to pain management in low-resource settings: http://ebooks.iasp-pain.org/guide_to_pain_management_in_low_resource_settings
- *Developing Global Health Programming: A Guidebook for Medical and Professional Schools.* By Jessica Evert et al: www.cfhi.org/sites/files/files/pages/developingglobalhealthprogramming_0.pdf
- *The Right Stuff*, Michael Dobson, MD Publications, 2017

3 围术期医学

NEAL H. COHEN，MICHAEL A. GROPPER，AMAN MAHAJAN

张瑞林　王祯　译　郭政　王国林　邓小明　审校

要　点	■ 随着为患者在手术室内接受新型手术（其中许多为较复杂手术），以及在其他非手术室环境下接受微创或介入操作提供健康医疗服务，麻醉实践日新月异。随着非手术室麻醉的快速增长，传统的手术室内麻醉服务不再是麻醉实践的主要内容。

■ 随着为患者在手术室内接受新型手术（其中许多为较复杂手术），以及在其他非手术室环境下接受微创或介入操作提供健康医疗服务，麻醉实践日新月异。随着非手术室麻醉的快速增长，传统的手术室内麻醉服务不再是麻醉实践的主要内容。

■ 麻醉亚专业的数量也有所增加，包括儿科麻醉、心胸外科麻醉、产科麻醉、神经外科麻醉、危重症医学、急性和慢性疼痛管理、姑息医疗和睡眠医学。麻醉科医师在亚专业领域的技能和专业知识与相关外科专业的发展齐头并进。

■ 麻醉学技能与临床能力的多样性给麻醉科医师创造了机会，使麻醉科医师利用持续发展的医疗环境，在医院与非医院环境下的围术期医疗中承担更广泛的作用，给患者围术期或围操作期提供连续的医疗服务，并扩展至家庭医疗服务和其他项目。

■ 随着医疗服务的变革，麻醉科医师不仅必须要重新评估目前的实践，还必须确定适应新型医疗服务模式的方向。新型医疗服务方案令麻醉学专业感到振奋，但实施正在面临挑战。扩大麻醉实践范围的同时，麻醉科医师还必须继续履行传统手术室中的作用，并保持安全且高质量的术中麻醉医疗服务。

■ 为了成功地过渡至这些新型实践模式，麻醉科医师必须更全面地了解医疗卫生经济学以及他们的围术期医疗管理在决定患者医疗成本、预后、质量和安全方面的作用。

■ 电子健康记录和大数据的获取可作为宝贵的资源，用于推进医疗服务和提高医疗质量。有效地利用电子记录需要麻醉科医师掌握医学生物信息学和数据科学方面的技能，以推进围术期医疗服务。

■ 公共和私营保险公司正在实施新型支付模式，以取代传统的临床医疗服务收费模式。它们正在从服务收费过渡到"基于价值"的支付方法，以更好地调整医疗质量、医疗成本和医疗目标。同时，政府（如联邦医疗保险）和私人支付机构（如保险公司）正在实施新型的替代支付模式，包括捆绑（固定）式支付方法，旨在将财务风险从患者和支付机构转移到医疗服务方，包括医师与医疗系统。随着麻醉服务和围术期医学的不断发展，麻醉科医师必须了解这些新型支付模式，以及它们将如何影响麻醉服务的临床管理和补偿机制。

■ 当前医疗环境下要提供最佳的围术期医疗管理需要实施新型的、有创意的、基于价值的医疗模式，以涵盖患者的整个临床过程，并需要与整个医疗系统中的其他医疗服务提供者建立新的伙伴关系和合作关系。麻醉科医师可在围术期管理中发挥更重要的作用，因为麻醉科医师在手术期间以及手术后对患者的外科与内科需求有更深刻的理解。同时，包括医院医师在内的其他医师也正在与外科医师合作，以优化围术期住院患者的医疗管理。与医院医师、医学专家和其他人员的合作对于改善围术期医疗管理以及明确麻醉科医师在提供基于价值的围术期医疗管理中的作用至关重要。对于某些患者群体，可执行共同管理方案，以协调围术期医疗管理，并优化整个医疗持续服务的过渡。

■ 美国和其他国家正在成功地采用各种围术期医学模式。围术期外科之家（perioperative surgical home，PSH）和加速康复外科（enhanced recovery after surgery，ERAS）方案是多学科合作医疗的新型模式的典范。业已证实这些模式对许多患者群体有显著的益处，并使患者、医疗服务提供方、医院和医疗费用支付方的目标一致。

引言

传统上麻醉医疗服务主要针对院内或日间环境中手术患者的术中管理。近几十年里，麻醉科医师对显著改善围术期患者安全和质量的贡献已得到公认[1]。由于麻醉医疗水平以及外科和诊断能力的进步，麻醉服务范畴已经扩展至手术室以外的院内与日间各种医疗服务中。虽然麻醉服务已扩展至多样化，但是麻醉医疗的基本要素相对不变，即术前评估、术中管理和术后管理，以确保患者安全度过围术期。随着麻醉亚专业培训机会的增加以及医疗服务和支付方式的改变，麻醉科医师在围术期医疗和手术室内外患者管理中理应发挥更广泛的作用。与此同时，日益增长的医疗能力和高昂的医疗费用正承受着巨大的压力，需要提高质量和安全性，同时按照患者的意愿提供基于价值的医疗服务，特别是在美国[2-3]。这些变化为麻醉实践的发展以及麻醉科医师的作用扩展到目前临床实践以外创造了机会。

本章回顾医疗服务和医疗费用方面发生的变化，这些变化为麻醉科医师拓展其临床实践以融入围术期医学的理念创造了挑战和机遇。

麻醉科医师和围术期医学

围术期医学是一个不断发展的领域，它致力于优化手术患者的健康和医疗服务，为这些手术后患者提供医疗服务。麻醉科医师非常适合推动自身作为围术期医学专家的作用，并为手术患者提供更好的医疗服务。新的麻醉技术、监测能力和基于证据的围术期管理策略使得麻醉更加安全，并提高了围术期医疗的质量和安全性[1]。外科手术的进步和微创技术的发展对麻醉医疗的提供方式产生了重大影响，并扩大了需要麻醉服务的场所。同时，部分由于这些改变，接受麻醉的患者群体已发生了变化。以往因合并明显内科疾病而被认为不能接受手术的患者，现在能够成功地接受复杂的手术。这些变化对医疗系统产生了重大影响，显著增加了医疗难度与费用，同时也对包括医院床位容量在内的医疗资源施加了压力[4-5]。

对于麻醉科医师来说，医疗水平的提高、需要麻醉服务的患者多样性以及高额的医疗费用是新的机遇，也是新的挑战。对于麻醉实践来说，最重要的是在承担传统的手术室作用之外，扩大了围术期患者医疗管理的临床职责范围，需要提高围术期/围操作期医疗管理的工作效率，并降低成本。这些挑战也为熟悉手术室管理的麻醉科医师提供了机会，使他们能够承担起医疗系统的领导作用，并改善手术患者的医疗服务。

麻醉实践范围的变化与许多不同的因素有关。将麻醉医疗服务扩展到其他住院和门诊环境是基于优化手术室医疗的管理策略和经验教训。将麻醉服务范畴扩展到介入放射学、内镜检查和心脏学诊疗中改善了患者的临床管理，并在某些情况下可提高住院患者周转率。

麻醉科医师已改进临床实践，以优化临床医疗并提升效率。例如，研究表明术前评估不仅改善了临床结局，还减少了与实验室检查和其他无意义术前检验相关的费用[6-7]。同时，麻醉科医师在优化术前患者方面也发挥了更大的作用。对患有糖尿病、心肺疾病、肾功能不全等潜在内科疾病的患者进行术前管理，改善了围术期过程，最大程度地降低了术后并发症发生可能性。在某些情况下需要咨询其他医学专家，但是对于大多数患者来说，麻醉科医师的作用对优化患者术前条件至关重要，因为他们最了解围术期不同因素的相互影响，包括患者因素、麻醉和手术技术。作为优化围术期管理的一个重要环节，麻醉科医师能依据患者的术前个体风险评估和术中过程，为患者提供术后管理，包括许多患者的重症监护治疗和疼痛管理。从许多方面看，这些变化已经重新定义了麻醉，使之涵盖于围术期医学中[8]。

多个亚专业麻醉培训的扩展以及危重症医学与急慢性疼痛的管理，也为麻醉科医师提供先进和多样的技能，使麻醉科医师与外科专家配合默契，以确保围术期的协调管理。因此，许多麻醉亚专科医师成功地扩大了他们在围术期医疗中的作用。例如，器官移植麻醉科医师（参见第60章）经常参与有关病例选择、术前优化以及从手术室到术后管理过渡的讨论。在麻醉科医师、移植外科医师和内科专家合作的基础上，麻醉科医师参与病例选择讨论，针对器官移植带来的围术期改变提出自己的观点。对于许多移植手术服务来说，与麻醉科医师合作可使医疗方案更加完善。许多以往需要在重症监护治疗病房（ICU）进行术后医疗管理的患者现在能避免ICU过渡，并缩短了住院时间[9]。研究证实，对于有麻醉科医师参与心脏外科（参见第54章）、小儿外科（参见第77～79章）、神经外科（参见第57章）或其他亚专业围术期管理的患者，患者恢复结局类似。在这些例子中，外科医师、麻醉科医师和整个医疗服务团队在手术室环境内外的合作对于改善患者预后和降低医疗成本至关重要。

接受过疼痛医学和重症监护治疗高级培训的麻醉科医师能够促进并优化围术期医疗管理。疼痛管理策略对急性与慢性疼痛患者医疗管理具有显著的积极影响（参见第 51、80 和 82 章）。围术期疼痛管理中采用多模式管理策略，特别是长期慢性疼痛患者，围术期疼痛医学团队对围术期结局具有积极的影响，包括减少阿片类镇痛药物的需求量，对某些患者还能缩短住院时间，提高患者满意度[10-12]。同样，危重症麻醉科医师在改善需要 ICU 医疗的患者的围术期管理方面发挥了重大的作用。他们对减少机械通气相关并发症、提供脓毒症早期诊断与治疗、改善肾功能障碍患者管理策略等 ICU 管理方面的价值都有证可循（参见第 80、84 和 85 章）[13-15]。

一个同样重要的因素促使麻醉科医师在围术期管理中承担更大的责任，这与其对围术期整体环境、其复杂性和相关高成本的认识有关。麻醉管理的进步促进了新型手术技术的实施应用，并使以往认为的手术高风险患者可成功接受复杂手术，并取得良好的结局。这些医疗的进步导致了医疗费用不断上涨，特别是在美国[2]。高额的费用不仅与手术有关，往往还与治疗相关并发症、出院后护理服务和再入院等大量额外费用有关[16-17]。麻醉管理对围术期医疗费用、住院时间、术后需要延长 ICU 住院时间和其他临床结果等都具有影响。例如，术中管理能导致术后并发症，如压疮、中心静脉导管感染、肾衰竭、误吸和呼吸机相关性肺炎、认知功能障碍以及其他并发症。当这些并发症发生时，患者住院时间延长，同时患者康复（所需的专业护理、物理治疗与康复治疗服务）需求明显增加。

设法解决与治疗并发症有关的费用变得愈发重要。近几年来，美国政府和私人支付机构已关注到并发症治疗的相关费用，其中一些费用与麻醉管理有关[18-19]。这些支付机构正在减少支付并发症相关费用，并拒绝支付再次入院的相关费用。作为围术期医学的一部分，麻醉科医师必须识别这些围术期风险，并在临床允许的情况下，确定改进管理策略，以改善患者结局并降低成本。

另一个促使以更协调的方式重视围术期医疗管理的因素是政府和私人支付机构为控制医疗费用而正在实施的支付方式变化所带来的影响。在美国，向医师支付费用的主要方法仍然是收费。虽然人们对按服务收费（fee-for-service，FFS）的支付方法对医疗质量和医疗资源利用的影响进行了广泛的辩论，但是 FFS 支付模式与一些服务过度使用、费用较高和医疗协调不力有关[20]。针对这些问题，实施了一些替代性支付模式（alternative payment models，APM），包括捆绑式支付方式和与降低医疗成本相关的奖励性支付方式，以及在成本居高不下时的惩罚措施。根据 2015 年的《联邦医疗保险准入与儿童健康保险项目授权法案》（Medicare Access and CHIP Reauthorization Act），联邦医疗保险已经实施了大量 APM 和质量支付计划，其中包括基于业绩的奖励支付系统（Merit-Based Incentive Payment System，MIPS），每项计划都旨在补偿医师在降低医疗成本下改善患者结局[21]。联邦医疗保险还鼓励成立责任医疗组织（Accountable Care Organizations，ACO），在这些组织中，医疗系统承担管理患者群体、提高医疗质量和降低总体成本的临床和财务责任。

这些医疗管理和支付方式的变化对所有医师和医疗系统产生了深刻影响。这些变化将责任和风险转移给了医疗服务提供方，正在迫使医师和医疗系统实施基于价值的医疗服务。麻醉科医师对围术期患者管理的复杂性非常了解，并且有能力管理且优化许多方面的医疗服务和体系。因此，麻醉科医师能帮助定义新的医疗服务模式，并在一些患者群体的围术期管理中扩大其自身的作用，并承担更大的责任。例如，如果麻醉科医师能够在手术患者医疗服务过程中帮助降低成本，那么他们就可以通过捆绑式支付方法、共享储蓄计划以及参与 ACO 时获得经济上的收益。尽管与支付方法有关的问题在不同国家之间有很大差异（超出了本章的范围），但是所有麻醉科医师都应该了解这些新的支付方法的目标和意义，因为它们对麻醉实践和麻醉科医师在围术期医学中的作用有重大影响。

虽然麻醉科医师特别适合于优化围术期医疗管理，但是麻醉科需要调整其工作重点和优先事项，以便更好地参与到围术期医学中。如果以一种协调的方式提供服务，围术期医疗则具有成本效益，并可改善患者结局[22]。同时，麻醉实践的扩展、作用与职责的多样化以及麻醉服务的亚专业化在某种程度上损害了麻醉科医师作为围术期医疗服务提供者的能力。围术期医疗管理的细分和亚专业化有可能导致医疗管理的分散，并削弱围术期管理协调方式的发展。在许多医院，术前医疗服务目前在专门的术前评估门诊进行，从根本上与手术室或其他临床场所分开。术前评估在手术前一段时间进行，关于患者状态和临床计划的交流通常以电子方式进行，缺乏与手术期间提供医疗服务的麻醉科医师的面对面对话或交流。术中患者管理由麻醉科医师亲自或作为麻醉医疗团队模式的一部分提供。而术后管理，包括 PACU 管理、疼痛管理和 ICU 管理通常由不同的医疗服务提供者来提供。围术期医学需要所有麻醉服务提供者之间的协作，结合每位服务参与者的知识和技能，包括提供术前管理、术中管理、重症监护治疗、疼痛管理等。每一位医疗服务者对患者医疗管理都是至关重要的，麻醉科医师作为一个群体，其医疗服务的协调也是优化医疗服务、掌握并实现患者的医疗目标以及提高效率的关键因素。

围术期管理

本文讨论麻醉科医师在围术期医疗管理各方面中的作用。每一个环节对患者医疗质量、安全和成本都至关重要。麻醉科医师应当关注整体的医疗服务方案，包括从计划手术麻醉直到患者从麻醉和手术中恢复并正常活动。正如麻醉作为一种专业在术中安全性和质量方面的进步得到公认一样，它应该将其重点和责任扩展到整个围术期，与外科医师、医院医师、其他医师和护士协调评估、管理和责任。通过分别优化他们每个人，协调整个围术期医疗管理，这将实现围术期医学带来的益处，即改善临床预后、提高医疗安全、降低医疗成本。

术前评估与管理

第 31 章重点讨论患者需求的变化和麻醉科医师在术前评估和管理方面的作用。本章进行了较为全面的讨论。总结目前的实践，对于大多数健康患者，通常不需要进行正式的术前评估[6-7]。实际上，对于许多患者，麻醉科医师已经能够通过实施基于证据的协议，使术前管理标准化，从而减少术前检查和其他费用[7]。现在大多数患者不需要术前访视、实验室检验和影像学检查，取而代之的是常由执业护士进行的电话咨询，以评估术前状态和围术期需求，并解决患者的问题或担忧。对于其他患者，尤其是有潜在内科疾病或复杂合并症的患者，可能需要进行更全面的评估和术前管理，并优化潜在疾病[23]。对于这部分复杂的患者，术前评估和管理是整个围术期医学的一个组成部分，麻醉科医师在其中起着重要的作用。对某些患者，额外的诊断性检查，如超声心动图或肺功能检测可能有助于确定患者围术期最佳管理策略。这种情况下，与术前为患者提供治疗服务以及术后将为患者提供医疗服务的顾问或医师协同解读这些检测结果将有利于患者。麻醉科医师在术前可能需要与其他专家，如心脏专科医师、肾专科医师或肺医学医师进行正式会诊，尽管只有少数患者需要这些会诊。对于存

在影响围术期，特别是影响术后恢复的明显基础疾病的患者，转诊进行额外的术前管理（预康复）有助于在进行重大手术前优化其临床状态[24-26]。对于大多数患者来说，优化患者所需要的特殊管理策略通常最好由麻醉科医师来确定，因为麻醉科医师最了解慢性疾病对围术期管理需求的影响以及麻醉对潜在生理学的影响。

术中管理

世界各地的医院已经实施了一系列举措，以改善术中管理，最大程度减少并发症，并降低成本。研究证实，实施核查清单可改善手术室的患者安全（参见第 5 章）[27-29]。同样，开始手术前进行常规的简要检查（如暂停手术）可以减少错位手术的发生率，促进医护人员之间的沟通，确保患者得到最佳的医疗服务[30]。有的医院和手术服务机构还在每次手术结束时进行任务完成简要汇报，以明确已经完成什么手术，明确患者术后注意事项，并确保所有手术用品和材料已从手术区域妥善收回[31]。这些举措减少了术中并发症发生，在某些情况下还降低了医疗成本。例如，英国国家卫生服务局建立了"高效手术室"，以提高外科手术期间的效率和患者结局[32-33]。该项目包括术前任务简报和术后任务完成简报，以确定手术过程中和手术后的关键问题。这个过程减少了失误，有利于手术结束后手术患者从手术室的过渡。结果手术室的利用率提高，周转时间缩短，浪费减少。这种方法还节省了大量的资金。英国国家卫生服务局在其他医院部门实施了类似的措施，如"高效病房"是在手术室环境下获得成功的基础上建立的[34]。麻醉科医师需要参与到这些举措中来，以确保在手术期间有一个综合的管理方法，从而对患者预后产生显著且持久的影响。

术后管理

将手术患者转移出手术室的过渡期是麻醉科医师进一步提升手术室内医疗质量和安全以及改善围术期患者预后的又一重要机会。得益于更好麻醉药物的出现、新型麻醉技术的应用以及监测手段的进步，麻醉安全性的提升得到了美国国家科学院医学科学院（原医学研究所）[1]和其他团体的认可。虽然术中并发症的发生率已经大大降低，但术后的并发症发生率仍然居高不下。麻醉实践中的差异对术后远期预后的影响日益受到重视，无论是对于仍在住院的患者，还是经

历麻醉和手术意外以及未被重视的后遗症的出院后患者。例如，在需要气管插管的外科手术后，相当多的患者可能出现持续数天的拔管后喘鸣或吞咽困难。这可损害气道保护能力，在睡眠期间尤为明显[35]。吞咽困难是否可引起术后肺炎？这种肺炎可能在出院后才会有明显的临床表现。同样，最常见的医源性感染是肺炎和手术部位感染，这一点支持术中管理是术后结局的重要决定因素的理念[36]。许多其他的术中管理策略也影响到患者术后远期预后，不只是术后早期。有三个例子支持这个结论：首先是术中液体管理和血管活性药应用对患者术后代谢状态和肾功能的影响[37-38]；其次，术中血糖控制对伤口愈合有重大影响[39]；最后，近期研究表明，麻醉管理能影响成人和儿童的术后认知功能障碍[40-41]。基于这些发现，麻醉科医师有责任和机会了解上述以及其他并发症的起因。我们需要了解麻醉管理是如何导致不良预后的，以及我们如何改进术中和术后管理策略以减少不良预后。

协调性围术期管理策略

虽然围术期医疗的每一个组成部分都有其特定的要求和方法，以达到最佳管理，改善预后并可能降低成本，但是围术期管理策略必须进行综合评估，这通常采用基于证据的临床路径，以确保达到围术期医学的目标[42-43]。麻醉科医师有机会满足这些需求。为了实现这些目标，麻醉科医师必须重新评估当前的医疗模式，并改进一些实践方案。有效地协调医疗服务的一个关键挑战是围术期过程和管理的复杂性。在大多数临床情况下，仅仅一名麻醉从业人员不再可能也不适合参与到手术患者围术期过程中的所有方面。术前、术中和术后管理往往由不同的麻醉科医师提供，包括在某些病例中由麻醉科医师提供疼痛医学和重症监护治疗管理。为了优化这种模式下的围术期管理，需要改进麻醉从业人员之间以及参与患者医疗服务的其他医护人员的沟通和合作。对于一些患者群体，如老年患者或有复杂合并症的患者，可执行与其他专科医师形成的共同管理意见，以优化整个围术期管理，同时明确各自的作用和责任[44]。电子健康记录是一个宝贵的临床信息来源，但不能替代医护人员之间更直接的沟通，特别是在管理复杂临床问题时（参见第6章）。

对于接受简单手术的健康患者来说，合作式医疗管理方法可能似乎并不必要。然而，对几乎所有患者来说，麻醉科医师在围术期管理中发挥更大作用的价值和机会都是显而易见的，并且这种协同管理方法受

到了患者的赞赏，因为患者往往对谁来管理其疾病医疗感到困惑[45]。例如，接受"简单"手术的患者往往有一些未被充分认识的术后临床问题，需要进行评估和管理。麻醉科医师、外科医师和护士往往需要在患者不能理解或处理信息的时候，提供指导和信息以帮助他们度过术后过程。因此，即使在这些情况下，麻醉科医师也有助于解决术后麻醉相关问题，并有助于协调将患者医疗服务移交给家庭医师。外科医师可通过向家庭医师提交手术记录来提供有关手术过程的信息，但是它很少涉及与麻醉管理有关的问题，对气道或潜在气道梗阻的担忧，或与麻醉剂、麻醉镇痛药、肌肉松弛药或区域麻醉阻滞有关的后遗症。在许多情况下，电话咨询或电话会议足以解决临床需求。在其他情况下，可能需要进行正式的术后门诊，一些麻醉科临床实践提供这种医疗服务。扩大术后评估和管理的范围对患者、外科医师和其他医护人员都有很大的帮助，可以为患者提供通常情况下无法获得的支持。信息技术资源的应用和医疗信息学的不断发展（参见第4章）加强了患者与医师在整个围术期的沟通。

除了希望对每一例患者的整个围术期采取更加协调的管理方法外，对于合并内科疾病的患者、接受复杂手术的患者以及需要长期住院的患者，必须要具有一个更加正式、更加有力的围术期管理策略。此外，对于出院后需要专业护理或康复服务的患者以及需要家庭医疗服务的患者来说，医疗管理转变的挑战是确保维持术后管理策略、评估疗效反应以及调整疗法。就其本质而言，这些患者的围术期管理需要协作性，需要许多不同学科的专科医师加入其中，包括但不限于麻醉亚专业的专科医师、外科医师和医学亚专科医师。不同的观点和临床专家意见是必要的，特别是在有多种合并症的患者接受较复杂的手术时。同时，医疗的协调工作必须由一个能够将不同的观点整合成符合每例患者需求和目标的综合医疗方案的人员来承担。最初这种协调是由患者的家庭医师提供的，其在整个围术期都发挥着一定的作用。随着围术期管理的日益复杂，人口结构的变化，以及提供更有效更协调的医疗以降低总体成本的需要，麻醉科医师有机会在管理其中一些患者中起到更重要的作用。要做到这一点，就需要麻醉实践致力于这种新的医疗模式，并且在许多情况下，需要掌握新的临床和管理技能，以提供高效且符合患者期望的优化医疗服务。

麻醉科要想在围术期管理中发挥更大的作用，最突出的障碍之一就是其自身的成员。当务之急是麻醉科内所有成员达成共识，即认为协调性管理策略是重要的，并且符合他们的期望。为了获得科室的支持，

必须明确围术期管理是一种综合性医疗管理方法，涉及不同的医疗服务提供者群体。该群体每位成员都必须参与围术期医疗管理的整个过程。医疗管理将由许多不同的麻醉科医师提供，每位麻醉科医师都有其不同的临床专长。这种协调性围术期医疗管理方法的一个例子是对一例具有慢性剧烈疼痛史的患者接受复杂手术的管理。该患者将在术前评估项目中接受广泛的评估和优化管理。术中管理将由另一位麻醉科医师提供，这位麻醉科医师与患者进行过沟通，了解术前病史并能解决所有临床问题。当患者转入 ICU 进行术后治疗时，包括呼吸机支持、重症呼吸管理、血流动力学监测和液体管理，从提供术中管理的麻醉科医师到重症麻醉科医师的过渡是无缝衔接的。疼痛管理由疼痛服务部门与重症麻醉科医师合作提供（参见第 51 章和第 82 章）。患者医疗过程中的其余管理将由麻醉科的成员负责管理，以促进医疗服务过渡到另一个医疗机构或家庭，并确保与家庭医师或其他医护人员的有效沟通。虽然这种模式对许多临床实践来说是陌生的，但是它代表了优化围术期管理的许多医疗模式之一，并充分利用了麻醉科医师在对其麻醉的患者进行整体医疗管理方面的专业知识。

最后，围术期管理的新方法还要求每种实践获得必要的运行、临床和财务数据，并且具备解释这些数据的分析能力。较大的区域性和全国性机构拥有广泛的专业知识，可以对麻醉实践进行分析，并确定在哪些方面改进流程，从而使患者受益并提高实践的效率。对于较小的医疗机构来说，拥有这种广泛的专业知识和获取信息的机会是一个挑战，尽管有些较小的机构已经非常成功地采用了这些管理策略。因此，美国大型地区性和全国性组织已经对麻醉实践进行了大范围的整合[46]。这种整合使得较大的、通常是多机构的集团能够提供所需的资源，以帮助麻醉实践优化围术期管理，并从临床和财务角度证实了麻醉服务的价值。一些集团已经过渡形成了多专科集团，或者招募医院医师或其他医疗服务提供者参与麻醉实践，以增强麻醉科医师的临床技能，从而使麻醉科拥有优化围术期医疗管理所需的多样化临床和管理专业知识。这种多学科的围术期医疗管理方法使该集团能够扩大其实践范畴，并开发出临床和管理数据库，从而证实其对患者和机构服务的价值。从行政管理的角度来看，这种管理策略更有利于与医院或医疗系统的代表谈判临床实践，特别是在倡导捆绑式支付的份额时。由于管理和分析能力对于优化围术期医疗管理至关重要，所以无论规模大小，每种实践都需要明确最有效的方法来发展这种专门技术，并获得必要的数据，以

成功应对麻醉实践所面临的诸多挑战。

围术期医疗管理模式

大多数医疗系统和医护人员在保持或提高医疗（特别是围术期医疗）质量的同时确定更有效且降低成本的管理方法方面都面临着挑战。实现这些不同目标困难重重，而且没有任何一种医疗模式适用于所有患者群体或医疗环境。因此，已经实施的许多围术期医疗管理方法中，有些成功，而有些则结果不明。虽然围术期管理的模式包括麻醉科医师，但是其他医护人员也参与了复杂患者群体的术前和术后管理，每个人都有不同程度的贡献。基于这些经验，围术期医疗管理模式的关键方面包括：①了解模式中所包含的具体患者群体（如具体手术）；②具有足够的临床和财务信息，以便对管理策略及其影响进行评价；③参与该模式的所有服务提供者之间的协调与合作[47]。随着围术期管理模式的发展，它们已充分利用了住院患者医疗管理的医院医师模式以及慢性疾病管理的居家式医疗模式的管理经验。

以患者为中心的医疗之家

医疗之家模式也被称为"以患者为中心的医疗之家"（patient-centered medical home，PCMH），指的是由内科医师提供全面医疗服务，以改善患者群体健康预后的医疗模式[48]。PCMH 的关键要素是协调管理，以减少急诊室就诊和住院。在管理患者群体中，实施了许多策略来降低成本和改善预后。这些模式通常利用额外的服务提供者，包括专科护士、呼吸治疗师、物理治疗师和患者权益维护者来管理慢性疾病，如哮喘、慢性阻塞性肺疾病、心力衰竭和糖尿病。PCMH 的付款包括 FFS 的暂时性医疗付款以及协调医疗的付款。这种模式成功地改善了医疗管理，特别是对特定的慢性病患者，尽管并不肯定财政上的成功[49-51]。在某些情况下，PCMH 实际上可导致患者住院的增加[52]。尽管 PCMH 取得了不同程度的成功，但是一些经验教训可应用于围术期管理。首先，术前评估必须足够全面，以确定潜在的临床问题，并在术前和术后对其进行有效管理（参见第 31 章）。对于管理围术期的麻醉科医师来说，必须解决慢性疾病问题，这些问题的管理不能推给其他服务提供者。在手术治疗过程中管理慢性疾病时，必须考虑到围术期需求的影响。其次，必须将基础内科疾病作为计划手术的一部分，并

考虑其对术后管理的影响。这种更广泛的观点需要与外科医师沟通，对于某些患者来说，还需要与医院医师、其他专家和家庭医师协调。例如，与糖尿病相关的周围神经病变患者可能无法参与传统的康复方法，必须根据每例患者的具体需求来调整医疗方案，并咨询其他专家，后者能根据需要修改医疗方案，以优化实现预期预后的可能性。最后，虽然麻醉科医师的参与是必不可少的，但是围术期医疗管理的许多方面可由其他医护人员来管理，包括其他医师和高级实践护士。然而，围术期管理成功的关键是需要有一名医师负责协调医护团队的医疗管理，确保患者医疗需求得到一致和持续的沟通，并提供能用于分析临床和业务实践、医疗成本和预后评价的数据。围术期的责任医师可能是麻醉科医师、外科医师或医院医师。随着患者的康复，只要有良好的沟通和适当的"交接"，其责任医师可以过渡到家庭医师。

外科的医院医师

美国和世界其他地区的许多医院已实施的另一种模式是外科的医院医师（surgical hospitalist）模式，它建立在医院医师管理内科住院患者模式的基础上。许多研究已经证明了实施健全的医院医师项目相关的临床价值和某些优势[53-54]。大多数项目是针对急性（也许伴有潜在慢性）内科疾病患者的医疗管理，而不是针对接受外科手术的患者。对于手术患者，外科医师的作用正在发生变化，诸多原因包括：外科住院患者的比例正在增加；住院患者的临床需求正变得更加复杂；在没有额外支持的情况下，外科医师难以管理。因此，许多医院正在招募医院医师为外科患者提供围术期医疗服务[53-54]。在某些情况下，医院医师与特定的外科服务机构（或一位外科医师）合作，以管理患者自入院至出院的整体医疗以及医疗过渡期。外科的医院医师项目模式各不相同，有些情况下，医院医师接受了内科或儿科的初级培训，有些情况下，由对围术期管理感兴趣的外科医师承担医院医师的作用。在每一种模式中，尽管管理复杂合并症患者的知识和技能可能大为不同，但是临床管理的问题相似。

在这些外科的医院医师模式中，有许多成功地优化了原有内科疾病以及与外科手术相关的围术期需求的医疗服务。尽管其对住院时间和再入院率影响的证据有限，但是这些模式有效地提高了治疗的及时性以及患者与医护人员的满意度[54]。为使该模式行之有效，需要外科的医院医师掌握与特定外科手术相关的围术期管理特殊性。当原有内科疾病的医疗与患者其他围术期需求均得到细致协调管理时，其有效性最为明显。例如，神经外科的医院医师必须了解脑血流自身调节等概念以及临床干预对接受神经血管手术的患者脑血流动力学的影响。与其他外科服务合作的医院医师也必须考虑到类似的问题。

外科的医院医师模式极为有效地使得外科医师将精力集中于手术室工作。但是，外科的医院医师（无论是承担这种非手术责任的外科医师还是医院医师）和麻醉科医师在围术期早期的最佳关系还未规范化。在某些情况下，麻醉科医师在术后早期将患者围术期医疗管理移交给外科的医院医师；在其他情况下，麻醉科医师可能将患者管理移交给重症监护医师（重症监护麻醉科医师或其他重症监护医师），而外科的医院医师仍然负责管理一些基本临床治疗。在后一种情况下，需要明确界定麻醉科医师、重症监护医护人员和外科的医院医师的作用和责任，以确保适当的协调和过渡。当职责协调划分清楚时，无论哪种模式都能奏效。患者围术期管理中的另一个重要环节是从住院到门诊的过渡。在可能的情况下，应与门诊医师进行良好的沟通和协调，将有关医疗工作移交给门诊医师，并提供门诊医师关于术中过程及其影响的充分信息，包括麻醉管理中出现的可能影响术后管理的任何问题。

加速康复外科

加速康复外科（enhanced recovery after surgery，ERAS）模式是对接受重大手术的患者进行围术期管理的另一种创新性医疗模式范例[55-56]。ERAS方案是基于证据的临床路径，旨在改善围术期的患者医疗服务与预后以及效率。ERAS方案要求重点突出整个围术期过程中的多学科协作的围术期医疗管理方法。最成功的ERAS项目应该由患者群体围术期医疗管理过程中发挥作用的所有医疗与服务提供者共同参与[57-58]。大多数ERAS方案包括术前教育、围术期抗生素管理、疼痛管理策略和早期康复。在某些情况下，已经启动了特定的医疗方案来应对围术期中的每一个阶段，一个是解决围术期早期管理策略，另一个是集中针对术后早期以后患者医疗的需求[59]。已实施了许多成功的ERAS方案，用于优化各种手术患者的医疗管理，包括腹腔镜下和其他结直肠手术、乳房手术和泌尿外科手术[60-61]。最近，实施了一项优化活体肝捐献者围术期管理的ERAS方案[62]，另一项旨在改善择期开颅手术患者的围术期管理[63]。每一项ERAS方案均改善了患者预后。一些患者的住院时间和术后并发症分别减少30%和50%[64-65]，对其他患者来说，尽管使用了较少的阿片类药物，但术后疼痛管理得到了改善[60-62, 66]。

如前所述，与其他旨在改善围术期管理的路径一样，ERAS 项目最重要的特点之一是 ERAS 方案由包括医师、护士、呼吸治疗师等在内的多学科医护人员组成的小组所形成，以确保患者术前、术中和术后（出院后）整个过程的无缝衔接协调[67]。麻醉科医师提供的基本信息中包括麻醉管理的关键部分，而这些麻醉管理关键部分的完善可改善患者预后。

实施 ERAS 方案的相关结果一般均有利于患者、医护人员和医疗系统。此外，所有参与患者医疗管理的医护人员都参与 ERAS 方案的实施，能全面审查临床过程和预后、医疗成本以及资源需求。应鼓励参与者定期回顾临床、财务和其他数据，并在适当情况下修改方案以优化医疗服务。最近实施的一项旨在改善结直肠手术患者医疗管理的 ERAS 方案发现，急性肾损伤的发生率增加[68]。急性肾损伤高危患者手术时间较长，且与憩室炎诊断有关。该研究结果强调有必要重新评估管理策略，并在术中和术后实施目标导向液体管理方法。需要进行后续工作，以确定方案的这些改变是否有效。这些研究结果强调，不仅需要在制订方案的过程中多学科合作，而且要在实施后回顾性分析所取得的经验，并在出现不良结果时改进方案。

根据迄今为止启动的许多 ERAS 方案的经验，这种完善和改进医疗管理的方法已经成功地改善了患者预后并降低了医疗成本。从医疗经济学的角度来看，ERAS 方案代表了一种基于价值的优化医疗管理的方法[55]。ERAS 方案的制订使麻醉科医师有机会与外科医师和其他参与患者医疗管理的服务提供者讨论如何优化围术期管理，以及如何改进麻醉实践和疼痛管理策略，以促进康复并尽可能减少并发症。同时，虽然报道的预后改善令人印象深刻，但是麻醉科医师和其他医护人员应确保将对患者最重要的预后评价纳入未来的 ERAS 方案中，以提高其价值[58, 69]。

围术期外科之家

麻醉科医师的职责不断扩大，为他们作为围术期医师发挥更广泛的作用提供了基础和框架[70-72]。美国麻醉科医师协会（American Society of Anesthesiologists, ASA）与其他医学专科合作开展了围术期外科之家（perioperative surgical home, PSH），作为协调整个围术期医疗管理的模式[73-75]。纳入 PSH 模式中的许多理念都建立在纳入 PCMH 模式的理念的相同基础上。PCMH 模式旨在更好地管理门诊环境下有复杂内科疾

病和合并症的患者[49-51]，而 PSH 强调从计划手术开始到整个围术期的患者临床管理。PSH 旨在特别优化患者手术期间和手术后的预后，并促进患者医疗管理过渡到其家庭医师。与 PCMH 一样，PSH 模式的理念是提供以患者为中心的医疗管理，符合患者的目标和期望。PSH 模式的目标是建立循证的临床路径，旨在改善临床预后，并降低整个过程的总体医疗成本，包括与家庭医疗管理和专业护理设施相关的成本。尽管实施 PSH 的目标明确，但是在实施 PSH 模式时，并没有可以遵循的单一模式或具体操作指南。有一些 PSH 模式，麻醉科医师承担主要责任，而在其他情况下，外科医师是主要执行者。对于一些 PSH 模式来说，与其他医疗服务提供者达成的共同管理协议有助于医疗管理的协调性，并使手术取消次数减少，并发症减少，住院时间缩短，再入院次数减少。结合许多 PSH 经验来说，即使麻醉科医师在规划和执行的整体医疗中承担主要作用，也会根据患者的临床需求获得其他医护人员（包括医院医师或内科亚专科医师）的意见。在 PSH 模式下建立的合作关系可以延伸到其他患者的医疗管理中，并为其他医疗服务提供者提供机会，让他们更好地了解麻醉科医师的技能、作用和责任。这些关系对于体现麻醉科医师在捆绑式支付模式下的价值也至关重要。

虽然 PSH 和 ERAS 方案的目标有一些相似之处，但是 PSH 的组成部分和总体目标比 ERAS 方案的预期结果更广泛一些。根据 ASA 的建议，PSH 有以下主要目标：

- 确定患者和制订医疗计划。
- 根据需要促进外科医师、麻醉科医师及其他医疗提供者之间的沟通，以协调医疗管理。
- 提供全面的术前评估并制订医疗方案，包括相关疾病的管理策略。
- 制订并实施整个围术期临床医疗管理的循证方案。
- 管理整个过程的临床医疗。
- 评估并公开报告预后和绩效。

PSH 模式的基本组成部分显然是理想的目标，并建立在围术期医学的许多基本理念之上。一般来说，PSH 更全面，需要深思熟虑的领导以及制度性承诺，超出了 ERAS 方案通常所要求的范围，且 ERAS 旨在调整针对手术的医疗管理[76-77]。

在一定的患者群体中已成功实施了一些 PSH 模式范例，并取得了令人印象深刻的结果[78-79]。有些是相对直接的循证策略，以优化围术期管理，而另一些则更为全面。制订 PSH 的过程繁琐，需要在住院和门诊

环境中进行大量协调，在某些情况下，需要不同医疗系统的参与。该模式需要一个指定的专业医师领导，负责监督围术期医疗的整个连续过程。要成功地实施PSH，要求主要负责的医师在流程改进策略方面接受过专门培训并有一定经验[80]。该模式还需要其他医疗服务提供者的支持，特别是外科医师和医院管理者[81]。虽然在不同的医疗环境中已实施了 PSH，但是在"封闭式"医疗系统中能成功地实施最全面的 PSH 模式，如退伍军人管理局、Kaiser 和其他充分整合的服务模式[79, 82-84]。当 PSH 需要来自多个不同环境的服务提供者和设施参与时，PSH 实施起来就更具挑战性，因为需要康复、专业护理或家庭医疗的患者可能必须这样做。

尽管存在这些限制，但是 PSH 已实施成功，它改善了临床医疗管理，降低了医疗成本，缩短了住院时间，减少了患者再入院的次数，提高了医护人员和患者的满意度。PSH 的基本组成部分显然是理想的目标，并建立在许多围术期医学的基本理念之上。该模式有希望解决合并内科疾病的患者接受复杂外科手术所带来的医疗管理方面的挑战。如何有效地将这种模式扩展到解决这类更广泛的患者群体，并使更多的医疗服务者和卫生系统参与进来，仍有待确定[77, 85]。

结论

围术期医疗管理不断发展，很大程度上得益于手术室和非手术室环境下接受复杂手术患者外科和麻醉管理的进步。现在，接受外科手术的患者通常伴有潜在内科疾病，这些疾病对麻醉和外科管理具有影响。同时，部分由于患者群体的变化，医疗费用继续上升。支付方关注到医疗成本的不断增加，在某些情况下，他们指出一些昂贵的临床实践缺乏证据支持。联邦医疗保险和一些私人支付机构正在向 MIPS 过渡，对提供以价值为基础的医疗服务给予相关的奖励，对绩效差的则给予惩罚[86]。同时，由于某些诊断提供捆绑式支付，这要求医疗服务方承担更大的风险。为了应对支付方面的这些巨大变化和对外科管理总体成本的担忧，已经制订并实施了新型围术期医疗管理模式和循证临床路径。这些新型的医疗管理模式需要所有医疗服务提供者之间更好的合作和协调。围术期医学的理念提供了一个框架，在此基础上重新设计医疗管理策略以应对这些挑战。虽然没有任何一种管理策略适合于所有的临床环境和患者需求，但是围术期医学的一个重要组成部分是需要实施一种医疗管理模式，该模式确保从术前评估和管理到术后康复整个连

续过程中的协调、合作和平稳过渡。其为麻醉科医师和麻醉科提供了机会，在提高术中质量和安全的成功经验基础上，扩大了其实践范围。优化围术期医疗管理的许多替代方法可能适用，而且很可能需要多种策略来解决每一类患者群体、手术过程和机构能力的特殊性问题。PSH 是一个新型创新性模式的范例，它可能对特定患者群体具有显著的益处；使患者、医疗服务提供者、医院和支付方的目标一致；通过建立在其他方法，包括 ERAS、外科的医院医师模式和 PSH 的经验和成功的基础上，显著改善围术期医疗管理。为了圆满地承担起这种扩大的作用，麻醉科医师必须依靠其临床专业知识，并且必须获取和分析患者预后和成本的数据，以证实这种新型的围术期医疗管理模式正在满足所有医疗服务提供者、医疗系统、支付方，以及患者（最重要）的需求。

参考文献

1. Committee on Quality of Care in America. *Institute of Medicine: To Err is Human: Building a Safer Health System*. Washington: National Academy Press; 2000.
2. Papanicolas I, et al. *JAMA*. 2018;319(10):1024–1039.
3. Patel AS, et al. *Appl Health Econ Health Policy*. 2013;11:577.
4. McCrum ML, et al. *Med Care*. 2014;52(3):235–242.
5. Song PH, et al. *J Healthc Manag*. 2017;62(3):186–194.
6. Bader AM, et al. *Cleve Clin J Med*. 2009;76(suppl 4):S104.
7. Correll DJ, et al. *Anesthesiology*. 2006;105:1254.
8. Rock P. *Anesthesiology Clin NA*. 2000;18:495–513.
9. Taner CB, et al. *Liver Transpl*. 2012;18:361–369.
10. Garimella V, Cellini C. *Clin Colon Rectal Surg*. 2013;26:191–196.
11. Ilfeld BM, et al. *Pain*. 2010;150:477–485.
12. Rivard C, et al. *Gynecol Oncol*. 2014.
13. Hashemian SM, et al. *N Engl J Med*. 2014;370:979–980.
14. Shiramizo SC, et al. *PLoS One*. 2011;6:e26790.
15. Ferrer R, Artigas A. *Minerva Anestesiol*. 2011;77:360–365.
16. Deepa C, Muralidhar K. *J Anaesthesiol Clin Pharmacol*. 2012;28:386–396.
17. Bozic KJ. *Clin Orthop Relat Res*. 2014;472:188–193.
18. Mattie AS, Webster BL. *Health Care Manag*. 2008;27:338–349.
19. Teufack SG, et al. *J Neurosurg*. 2010;112:249–256.
20. Vats S, et al. *Med Care*. 2013;51:964–969.
21. Medicare QPP Resource Library. https://qpp.cms.gov/about/resource-library. Accessed December 31, 2018
22. Vetter TR, et al. *Anesth Analg*. 2017;124:1450–1458.
23. Ferschl MB, et al. *Anesthesiology*. 2005;103:855.
24. Carli F, Scheede-Bergdahl C. *Anesthesiol Clin*. 2015;33(1):17–33.
25. Vlisides PE, et al. *J Neurosurg Anesthesiol*. 2018.
26. West MA, et al. *Curr Anesthesiol Rep*. 2017;7(4):340–349.
27. Cullati S, et al. *BMJ Qual Saf*. 2013;22:639–646.
28. Millat B. *J Visc Surg*. 2012;149:369.
29. Rateau F, et al. *Ann Fr Anesth Reanim*. 2011;30:479.
30. Khoshbin A, et al. *Can J Surg*. 2009;52:309.
31. Ahmed M, et al. *Ann Surg*. 2013;258:958.
32. Ahmed K, et al. *Urol Int*. 2013;90:417.
33. Gilmour D. *J Perioper Pract*. 2009;19:196.
34. Bloodworth K. *J Perioper Pract*. 2011;21:97.
35. Skoretz SA, et al. *Chest*. 2010;137:665.
36. Magill SS, et al. *N Engl J Med*. 2014;370:1196.
37. Adanir T, et al. *Int J Surg*. 2010;8:221–224.
38. Canet E, Bellomo R. *Curr Opin Crit Care*. 2018;24(6):568–574.
39. Endara ML, et al. *Plast Reconstr Surg*. 2013;132:996.
40. Monk TG, Price CC. *Curr Opin Crit Care*. 2011;17:376.
41. Millar L, et al. *Paediatr Anaesth*. 2014;24:201.
42. Rieth EF, et al. *Curr Anesthesiol Rep*. 2018;8(4):368–374.
43. Soffin EM, et al. *Anesth Analg*. 2018.
44. Adogwa O, et al. *J Neurosurg Spine*. 2017;27(6):670–675.
45. Wang MC, et al. *J Ambul Care Manage*. 2015;38(1):69–76.

46. https://www.abeo.com/anesthesia-mergers-understand-and-thrive/. Accessed December 31, 2018
47. Martin J, Cheng D. *Can J Anaesth.* 2013;60:918.
48. Robeznieks A. *Mod Healthc.* 2013;43(6):18–19.
49. Graham J, et al. *Patient Saf Surg.* 2014;8(7).
50. Schwenk TL. *JAMA.* 2014;311:802.
51. Kociol RD, et al. *JACC Heart Fail.* 2013;1:445.
52. Kuo YFL, Goodwin JS. *J Am Geriatr Soc.* 2010;58:1649.
53. Auerbach AD, et al. *Arch Intern Med.* 2004;170:2010.
54. Rohatgi N, et al. *Ann Surg.* 2016;264(2):275–282.
55. Ljungqvist O. *JPEN J Parenter Enteral Nutr.* 2014.
56. Oda Y, Kakinohana M. *J Anesth.* 2014;28:141.
57. Ljungqvist O, et al. *JAMA Surg.* 2017;152:292–298.
58. Abola RE, et al. *Anesth Analg.* 2018;126(6):1874–1882.
59. Merchea A, Larson DW. *Surg Clin North Am.* 2018;98(6):1287–1292.
60. Lemini R, et al. *Int J Colorectal Dis.* 2018;33(11):1543–1550.
61. Rojas KE, et al. *Breast Cancer Res Treat.* 2018;171(3):621–626.
62. Khalil A, et al. *Clin Transplant.* 2018;32(8):e13342.
63. Wang Y, et al. *J Neurosurg.* 2018:1–12.
64. Fierens J, et al. *Acta Chir Belg.* 2012;112:355.
65. Lee L, et al. *Ann Surg.* 2014;259:670.
66. Brandal D, et al. *Anesth Analg.* 2017;125(5):1784–1792.
67. Persice M, et al. *J Perianesthe Nurs.* 2018.
68. Marcotte JH, et al. *Int J Colorectal Dis.* 2018;33(9):1259–1267.
69. Fleisher LA, Ko CY. *Anesth Analg.* 2018;126(6):1801–1802.
70. Longnecker DE. *Anesthesiology.* 1997;86:736.
71. Miller RD. *Anesthesiology.* 2009;110:714.
72. Kain ZN, et al. *Anesth Analg.* 2015;120(5):1155–1157.
73. Perioperative surgical home. http://www.periopsurghome.info/index.php. Accessed March 28, 2014.
74. Paloski D: Forum Focus—Perioperative Surgical Home Model AHA Physician Forum 7/3/13. http://www.ahaphysicianforum.org/news/enews/2013/070313.html. Retrieved March 30, 2014.
75. Vetter TR. *Anesthesiol Clin.* 2018;36(4):677–687.
76. Vetter TR, et al. *Anesth Analg.* 2014;118(5):1131–1136.
77. Vetter TR, et al. *Anesth Analg.* 2015;120(5):968–973.
78. Qiu C, et al. *Anesth Analg.* 2016;123:597–606.
79. Walters TL, et al. *Semin Cardiothorac Vasc Anesth.* 2016;20:133–140.
80. Mariano ER, et al. *Anesth Analg.* 2017;125(5):1443–1445.
81. Butterworth JF, Green JA. *Anesth Analg.* 2014;118:896–897.
82. Alvis BD, et al. *Anesth Analg.* 2017;125(5):1526–1531.
83. Mariano ER, et al. *Anesth Analg.* 2015;120:1163–1166.
84. Mahajan A, et al. *Anesth Analg.* 2017;125(1):333–341.
85. Vetter TR, et al. *BMC Anesthesiol.* 2013;13:6.
86. Centers for Medicare & Medicaid Services (CMS). HHS. Medicare Program; Merit-Based Incentive Payment System (MIPS) and Alternative Payment Model (APM) incentive under the physician fee schedule, and criteria for physician-focused payment models. Final rule with comment period. *Fed Regist.* 2016;81(214):77008–77831.

4 围术期医学中的信息学

DOUGLAS A. COLQUHOUN，NIRAV J. SHAH，SACHIN K. KHETERPAL

张君宝 路志红 译 董海龙 熊利泽 审校

要　点
- 个人计算机通过网络相连，使得众多用户间可分享信息。
- 信息安全是指确保只有正确的用户在正确的时间，才能得到正确的信息。
- 医疗信息存储和交换应遵守规则，以保护患者的隐私。
- 与其他医疗专业相比，麻醉诊疗相关信息的系统性和结构化很强。
- 麻醉诊疗记录系统的复杂性越来越强，目前在美国患者的围术期医疗中已经广泛应用。
- 麻醉诊疗电子记录的益处在于可以与监护、排班、收费和单位的电子病历系统相整合。
- 主动和被动决策支持工具显示了如何唤醒或激活临床医生的注意力模式。
- 电子病历数据的二次使用对于了解临床决策对患者预后的影响，以及评估医疗质量很有价值。
- 电子设备在手术室医疗环境中可能造成注意力分散。

引言

在现代生活中计算机可以说无处不在。它们已经渗透到每个医疗领域，围术期医疗实践也不能例外。计算机促成了信息学学科的建立，对信息生成、存储、处理、操作和呈现都能进行研究。在医疗领域这些被称为医学信息学、生物医学信息学或临床信息学。

计算机系统

最基本的计算机系统是复杂的电子回路，可对获得的信息进行数学操作（加减乘除、比较）。即便是最复杂的计算机系统也是由这些操作组成的，通过每秒重复数百万次来完成用户指定的行为。计算机内每项操作都开始于从内存提取信息，接着处理器进行数学操作，然后再将该项操作的输出结果存储回内存。这一提取、处理和存储的循环过程每秒重复数百万次。

软件的作用是执行指令，计算机通过这些指令来处理信息。操作系统是控制计算机不同部件间通信的基础软件。操作系统控制着处理器内完成任务的顺序，分配内存给不同应用，安排长程内存中组织文件的结构，控制对文件的访问，确定哪项应用可以运行，并管理着用户和计算机的交互。现代操作系统提供的是图像交互界面，这些界面反映了信息的组织状况和用户特定的计算机活动的方法。

应用程序是向计算机发出的完成一组特定任务的一组指令。电子病历（electronic health record，EHR）软件是应用程序的一个例子。通过输入设备和显示设备，软件（通过操作系统）与外部硬件设备、长程内存中的数据和用户进行交互活动。

随着移动设备的增多，传统的笔记本或台式机系统已经在很多情况下被平板电脑或智能手机所取代。这些设备结构上与传统计算机设备相同，但操作系统和软件针对用户交互进行了重新设计，以支持触摸屏或声控操作。这些设备需要权衡计算机性能、便携性（大小和重量）以及使用时间（电池能量）。

计算机网络

网络是计算机之间信息交换的方式，使得资源可以共享。这些网络可通过无线（如微波无线电频谱）或者有线连接的方式建立（图 4.1）。硬件（装置）控制着通过这些连接来发送和获取信息，通过特定的设备来确保信息发送至网络中正确的计算机。软件用来

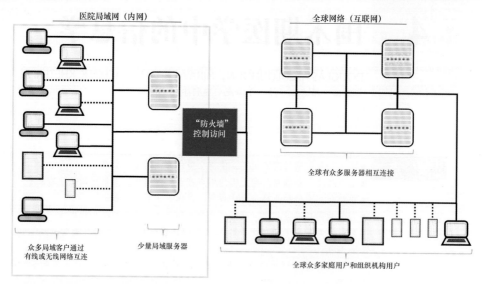

图 4.1 局域网（单位内部）和广域网之间的联系。单位通过销售商来向外部用户提供某些服务，这称为"云"计算或"云"服务。重要的一点是要防止未经授权的外部团体访问，同时让用户能够访问互联网和更多资源。"防火墙"设备可协助将单位内网和互联网隔离开来，并控制访问

确保通信按照设定的标准来进行。为了让计算机在网络中可及，每台计算机都会被分配一个网络上的独特地址，这样才能识别信息的目的地是哪一台计算机。获得和维持网络地址的过程是由本地操作系统和网络硬件完成的。这使得软件程序能确定要发送的信息，并且操作系统和网络硬件能管理计算机之间的信息交换。

有线网络需要计算机系统和接收硬件与电缆或光缆物理连接。这使得连接点的灵活性受限，只能在提前设定好的区域，如有调整需要重新布线。如没有与网络电缆或连接点的物理连接，网络传输的信息就无法拦截或获取。

无线网络的优点是方便，在工作环境中可移动，无需在计算机系统间建立物理连接，但这通常以信息交换的速度为代价。无线连接的信息交换比最快的有线连接慢一个数量级。无线系统需要计算机和网络设备之间有强的无线电连接，因此容易出现接收不良（可能由于物理障碍）和干扰，表现为网络信号差或没有信号。很难确定无线网络可及的精确范围（比如说只在一栋建筑内，一出建筑就没有），因此需要对授权用户进行无线网络访问限制，并对通过无线网络传输的数据进行加密。

在实际工作中，医疗机构会使用无线和有线网络混合的方式，以确保能综合二者的优点来支持用户的使用。

在大多数机构，网络是以"客户–服务器"模式组织的。分享资源的主计算机被称为"服务器"，获

取资源的计算机则为"客户"。服务器负责确保客户是授权分享资源的用户（访问控制），并确保资源对多个用户都可及，防止一名客户垄断资源。

客户–服务器的概念与点对点（P2P）架构相反，后者资源分布在整个系统内，每个网络上的计算机都贡献其资源（如文件或某硬件）。所有计算机都同时为客户和服务器。很难事先计划性和合作性地控制访问。

客户–服务器基础结构使得大量的计算机任务可由中央服务器承担。当客户计算机的计算机资源极其有限时，称其为"瘦客户端"。计算机重量级任务可由服务器实施，客户端则接收运算的结果。基本上，对于瘦客户端是通过在服务器上运行的某一应用程序来访问并与之互动的。客户端相当于将用户的输入发送至服务器的一种途径，也是程序运行结果的一种动态显示。为了让这些顺利运行，服务器上必须有一小组可预见的应用程序可供客户端访问，并且有可靠的网络连接。没有网络连接，瘦客户端就没有功能性。这一模式可能更容易维护，因为所有的变动都是在中央服务器进行的，只需变动一次，所有接入的客户端就都能使用此变动了。

另一个可替代的模式叫"胖客户端"，该客户端可执行较多的计算活动，在未连接至网络时仍保持完全的功能状态，只在需要通过网络获取信息时才访问，并独立进行处理。但这些客户端需要单独维护。

一个混合的解决方案是"应用程序虚拟化"，单

个的软件应用程序的储存和计算资源使用都是中央化的，客户端系统不管配置如何都可访问这些应用程序。这兼顾了瘦客户端的优势——能控制应用程序的可用性，易于维护，确保了兼容性（除了与服务器连接外，不需要其他计算资源）——和拥有功能完备的计算机或设备、可以自行完成任务的用户的需求。此外，这一混合模式使服务器上存储的信息和客户端运行的应用程序分割开来，这样确保了机构网络内服务器的信息的安全性。

互联网

互联网是全球性的网络互联系统。使用互联网的两种最知名方式是网站和电子邮件，互联网简单来说是在世界范围内传递电子信息的一种方式。互联网服务供应商（Internet service providers，ISP）向全世界传送信息的光缆和电缆提供访问入路。这些光缆都是相互连接的，因此任一时间数据都可以通过多条途径传送。路由器控制互联网交通的流动，确保在多条可用路径中选择最快最直接的路径。尽管用户在访问信息时的延迟波动范围很大，且与多种因素相关，但信息流经全球只需大约数百毫秒或更少。

互联网的应用促成了一系列技术的发展，可通过互联网连接的方式来分布客户端，并完成客户端之间的互动，从而将计算资源提供给多个客户端（图4.1）。这些"云"平台允许计算资源的按需和可扩展的使用。可根据计算资源被使用的时间或信息储存量对其进行买卖，还可零活地额外增加空间。有了互联网连接，这些资源可从任何地方访问。此外，云平台让组织机构能够将管理提供这些服务的计算机硬件的工作转给其他组织。

随着手机数据网络的整合和越来越强大的手持设备（智能手机和平板电脑）的增加，客户端的数量进一步增加。对医疗机构而言，远程或通过移动设备访问医疗信息系统的用户压力很大。

互联网最普遍的应用是提供"网页"。信息存储于"网络服务器"，应远程客户端计算机（网页浏览器）上运行的应用程序的申请，信息和显示格式指令（如尺寸、形状、文本位置或图形）被发送至客户端。网页浏览器将这些指令进行解读，根据这些特定指令显示信息。这一过程高度依赖于客户端和服务器之间定义完善、被广泛接受的信息交换标准，并由客户端提交。

这些网页日益智能化，整合了文本、视频、音频、复杂的动画、样式表和超链接。现在的技术已经

进步到可以通过过交互处理来将信息特定地分配给仅一名用户（例如用户银行交易的记录），并且这种处理方式对很多不同的用户都通用（因此所有的顾客都可以通过这种方式获取自己的银行交易记录）。当这些指令是为了特定业务流程时，它们的功能是基于网络的软件应用程序，被称为"网络应用程序"或"网络app"。与网页的互动会引起物理世界中复杂的业务流程。例如，在网上买书的行为开始于显示信息的网页，结束于某人将其递送至购买者门前，二者之间有着许多物理步骤。医疗机构将这些技术应用于支持患者医疗实践的实施和管理，包括预约系统、化验结果报告、患者沟通和设备管理系统，所有这些都以这种模式来进行。

值得注意的是，若无额外的举措，则网络上传递的信息并不能保持私密。打个比方，就像装在信封里传递的信息和写在明信片上传递的信息的差别。

信息保护措施

尽管计算机技术对医疗实施的影响很大，但它也带来了一些亟待解决的挑战。其中主要的一个就是信息的安全保护。这些顾虑的核心是确保正确的信息能够被正确的用户在正确的时间获得。

对信息安全保护（简称"安保"）的威胁可能来自于机构内或机构外。在机构内，雇员可能会未经授权访问数据，或是以未经安保的方式传递或存储数据。他们还可能使用应用软件来传输机构以外的信息，或者用私人设备对已有网络做调整，这些也会造成安保威胁。外部威胁会通过从合法用户处获得密码或身份（"钓鱼式"攻击），或者通过引入降低计算机功能以勒索支付的应用软件（"勒索软件"攻击），来对信息进行不当的访问（"黑客"）。

控制对计算机资源访问的模式是用户和账户。每个使用计算机的人都被视为一个用户。用户能被识别和匹配至真实世界中的人。用户可能属于拥有共同属性的一个群体。提前应设计好哪些资源能被哪些用户或用户群体获取。用户群体（例如麻醉医务人员）将能访问特殊的一些资源（例如麻醉政策的文件），但每名用户可能还能根据他们的个体参数访问其他的资源（例如，麻醉医生个人对其私人文件拥有完全的访问权）。用户群体具备同样的功能角色，对某一类资源拥有优先权，这被称为"基于角色的安全性"。优先权一旦变更，会影响到群体中的每个用户。

用户应当能让他们自己被识别，通常需要结合用户名和密码，密码应当只有用户和计算机系统知道。

但现在其他一些认证的方法，例如生物识别信息（指纹、虹膜扫描、面部扫描）或物理访问令牌（如身份胸卡）也很常用。密码政策要求其复杂性必须达到某一程度（最短长度、混合字母与数字，或特殊字符），设定失效时限，并且避免密码的重复使用，这些政策使得密码更难被陌生用户猜出来，也降低了从外部获得或使用这一密码的风险。但是，增强复杂性或增加变更密码的频率也会给用户带来额外的负担，以致他们不愿意接受，也就不能降低风险。

机构还可以选用"双重认证"方法，这一方法可以总结为需要"你知道的和你拥有的"两种东西才能访问计算机系统。密码组成了这一概念的第一部分，因为只有用户知道密码。物理令牌代码发生装置（产生可预计的响应，这一响应信息需伴随密码一同输入）或交互系统（通过智能手机应用或电话来认证）等设备组成了这一概念的第二部分。因此，假若某人要假扮某位用户，他们需要同时有密码（可能在用户不知情的情况下获取）和物理设备（用户更有可能察觉这些设备的丢失）。这使得远程访问的可能性更小，因为世界另一头的外部用户可能获取或猜出密码，但不太可能拿到访问所需的令牌或智能手机。

物理安保是信息安保不可或缺的部分。确保未授权的人员对计算机硬件没有物理访问途径，或者对连接至计算机硬件的方式无法进行访问，这一点非常重要。要实现这一点，可以通过物理措施（如锁房间、关门、谨防计算机硬件被移动的设备等），或者安排好放置存有需控制访问的信息的计算机的场所（避免未获授权的人员在公共区域计算机上进行访问）。

但是，如前文所指，这些限制都要与计算机用户对计算机设备可用性和便携性的更高的需求，以及在临床互动交流时医务人员能够获得信息这一需求相平衡。

因此，确保无线连接和互联网传递的数据的安全访问很有必要。一种方法是确保信息在传输时不可见。这是由一组称为加密的处理流程来实现的。加密是将信息从原来的可访问的状态转换为不可访问，如果不使用另一条信息（密钥）就无法读取其含义。

如果有密钥，加密文本的互相转换相对较简单，但如果不知道密钥的话就不可行。加密过程基于包含了极大数字相乘的数学过程，这一过程可产生许多不同因素的可能组合，这些组合的最终结果一致。因此，以现在的技术，想要通过尝试所有可能方案来解密基本是不可能的。

对机构的外部威胁包括外部组织尝试访问只能内部使用的服务或应用软件。因为医疗机构必须与互联网连接才能实现众多信息交换功能，所以他们的数据

可能被世界上每一台连接互联网的设备获取。"防火墙"用于确保只有与外部世界的合法交易和互动才能进入内部医院网络。这些硬件和软件工具（统称为防火墙）阻止了机构外向内部计算机系统的非授权连接。防火墙还能限制内部网络系统向外的网络传输的类型。例如，它可以限制通常用以分享文件的网络传输。

为了允许合法的外部访问，机构会允许建立虚拟专用网络（virtual private networks，VPN）。在合适的授权和认证后，VPN为外部互联网连接计算机向机构内网的信息传递建立了加密的途径。这允许外部计算机能像物理连接到内网一样运行，并能访问特定软件或分享文件等资源。这额外增加了连接的访问安保层次，确保信息沟通得到保护。医疗机构可能需要使用VPN来访问机构网络以外的电子病历。

医疗数据交换标准

尽管有时不明显，但电子病历通常是复杂性不一的多个计算机系统和设备的混合体。这些系统按照统一的标准、语言和程序交换数据。

常见的连接包括监护设备，这些设备将测量的参数自动传输至电子记录表格，还包括输注泵（记录程序化设置）、实验室设备（血气机、细胞计数仪、生化分析仪、床旁检测设备），或者管理患者入院、身份识别、床位占用［入院、出院、转运（ADT）系统］的系统。所有这些设备和系统都需要通过某种方式与电子病历相沟通（图4.2）。尽管在某些情况下，可能使用专有的标准来进行系统间的交流，但在整个单位进行管理很快就会变得很难。因此目前已建立了一系列常用标准，以便于医疗信息的交流。

健康等级-7（health level-7，HL7）标准最初发展于20世纪80年代后期，现在仍然在医疗信息交换中被广泛应用。HL7允许数据以标准的形式在设备和临床系统间进行传输。信息能够被鉴定为属于某一患者，并能被组织为不同的信息形式，显示为实验室结果、监护数据和账单信息。它还使得接收系统能进行某种行为，例如更新之前获得的数据。HL7标准和之后衍生的一系列标准使得临床文件的交换能以有序的可识别的方式进行，这些标准支持着信息在不同的临床系统间进行交流。但这一标准基于同一单位不同软件应用系统间的数据交换，没有考虑在众多医疗机构间分享资源的远程互联网连接设备的不断增长。

这一新的模式促成了快速医疗互操作性资源（Fast Health Interoperability Resources，FHIR）的发展。这一沟通标准与现代互联网应用程序经由向中央资源

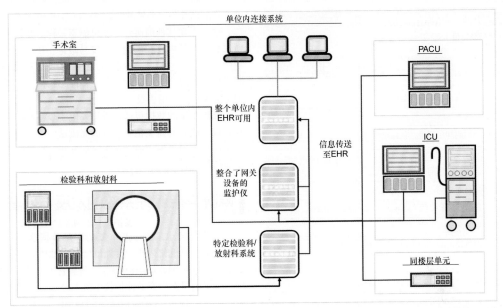

图 4.2　单位内各种连接设备提供的信息流入电子病历（EHR）。有些部门还配备 EHR 可交互的特殊软件来满足其特殊需求，例如，放射科会使用图像采集和沟通系统，而且报告可与原始 CT 扫描图像关联。通过使用网关接口设备，同样网络的监测数据做到了相互可用

发送简单标准化的请求来进行数据交换的方式类似。FHIR 让不同类型的软件更易于整合，也让由于移动设备不断增长而必要的安全特征得以整合。这一标准是为了促成数据的交换，不管它是一项单独的生命体征，还是从纸质表格里扫描的文件。

电子数据交换的规则

美国 1996 年通过了《健康保险便携性与可问责性法案》（Health Insurance Portability and Accountability Act, HIPAA），为健康信息及其存储和传输的过程建立了通用的管理架构，并建立了对不遵从这些规则的相关问题进行调查的职能。

有四项主要的规则：HIPAA 隐私规则、安保规则、执行规则和违约通知规则。每项更新都是复杂的规则文件，需要对其在特定情况下的应用和相关性做出专业建议。

HIPAA 隐私规则详细列出了个人可识别健康信息在哪些情况下可供使用和披露，这些信息被称为"受保护的健康信息"（protected health information, PHI）。表 4.1 列出了 PHI 的识别信息。隐私规则还定义了其所覆盖的医疗服务机构。通过制定业务相关协议，它对与医疗服务机构之外的业务伙伴合作时应当遵从的

程序也进行了定义。它进一步建立了有限数据集的概念，即一系列可识别医疗信息，这些信息完全没有直接的标识，可出于研究目的、医疗操作和公共卫生原因被有些实体分享。其应用由"数据使用协议"管控。

HIPAA 安保规则专门应用于电子 PHI（e-PHI）。该规则要求机构生成、接收、维护或传输的 e-PHI 都应注意私密性，并应确保信息完整性和可及性。此外，该规则要求对数据安保的威胁应进行监控，并采取措施减轻这些威胁。这包括对计算机系统进行审查，以确保没有未经授权的访问。其包括了物理的、技术的、程序性的以及管理性的措施，应采用这些措施来促进对安保规则的遵从。一般来说，规则并不会限定哪些计算机资源可被使用，而是限定对它们进行核查的标准。

HIPAA 执行规则建立了一套程序，当违反隐私规则时，对其进行调查并执行处罚。医疗与人类服务（Health and Human Services, HHS）部公民权利办公室（Office of Civil Rights, OCR）负责接收和调查此类投诉。若发生了犯罪性质的违约，则该投诉将被转至司法部。若不遵从相关法规，惩罚措施包括巨额的罚款，有犯罪行为者将入狱。

HIPAA 违约通知规则定义了什么是 PHI 数据安保违约，并规定所列出的机构有义务向 OCR 报告所发

表 4.1　使患者能被识别的数据元素

HIPAA 标识符

姓名
所有州以下的地理分区，包括街道地址、市、县、区、邮编
与个人直接相关的所有日期信息（除了年）。年龄大于 89 岁者所有日期信息（包括年）
电话号码
车辆识别码和序列号，包括车牌号
传真号
设备识别码和序列号
电子邮箱
网络通用资源定位器（Universal Resource Locators，URL）
社会保险号码
互联网协议（Internet Protocol，IP）地址
病历号
生物信息识别码，包括指纹和虹膜印纹
健康计划受益人号码
全面部照片和类似影像
账户号码
任何其他独特的识别码、特征或代码
证书/执照号码

HIPAA，《健康保险便携性与可问责性法案》。
Adapted from https://www.hhs.gov/hipaa/for-professionals/privacy/
specialtopics/de-identification/index.html. Accessed March 3, 2019.

现的 PHI 违约情况。报告的时限依违约所涉及的人数是在 500 人以上还是以下而不同。还须通知受影响的个人，根据所波及人数可能还须通报媒体。

麻醉中所涉及医疗信息的性质

在麻醉诊疗的实施中，收集的很多信息都是常发生的成体系的数据。也就是说，遇到的很多信息都能被归入一些组。这些信息在麻醉中常常出现。信息本身常常能被限制在一小群选项中，例如气道评估中的信息。

这一特性适用于术前诊疗阶段（如气道评估的 Mallampati 分级）和术中采集到的信息（如心率和收缩压）。此外，术中诊疗阶段的信息特点是按预定的间隔自动测量所获得的重复信息（例如每 3 min 测量无创血压）。

麻醉管理中收集的大部分数据都是成体系的，数量有限，且按计划重复获得。但是，监护仪、麻醉机和医疗泵上连续生成和采集的数据其数量也是巨大

的。麻醉医疗中一分钟的参数就可以多达 50 多个。

这一点和其他的医疗专业可能不一样，其他专业所采集的信息内容和结构不太容易限定。初级医疗访视的记录可能遵循某一标准格式，但采集的参数数量则难以事先设定或是限制在某一标准结构内，可能要记录的事项的范围也很宽泛。

麻醉产生的数据很适合采集入电子表格系统。现在有很多成熟的商业化系统可以完成这一任务。这些系统通常并不是独立的，在下一部分我们将讨论它们是如何整合的。

麻醉信息管理系统的发展与部署

从适合自动采集不断重复的海量数据这一点来说，使用计算机化采集和存储麻醉记录的概念已经不新了。1934 年 McKesson 介绍了一种整合了生命体征数据记录仪的早期形态的监护仪（图 4.3）[1]。早期的先驱系统包括 Duke 自动监护设备（DAME）系统，还有其更为成功的衍生品，microDAME，后者将内部监护平台与网络结构整合，用以中央数据记录[2]。整合语音识别的麻醉记录保存系统（Anesthesia Record Keeper Integrating Voice Recognition，ARKIVE）在 1982 年由 Diatek 商业化，它包含了语音和触屏交互界面[3-4]。随着时间变化，开始出现其他一些系统，从"麻醉记录保存"（anesthesia record keeping，ARK）系统到"麻

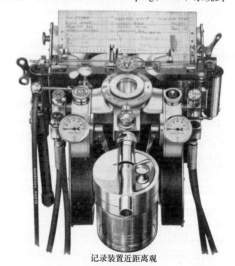

记录装置近距离观

图 4.3　McKesson 生理指标和气体混合自动记录装置，1934 年（From McKesson EI. The technique of recording the effects of gas-oxygen mixtures, pressures, rebreathing and carbon-dioxide, with a summary of the effects. Anesth-Analg. 1934；13 [1]：1-7 ["Apparatus" Page 2]）

醉信息管理系统"（anesthesia information management systems，AIMS），其所覆盖的参数范围和与其他系统的整合也在不断发展。

尽管有很多商用系统陆续出现，但 AIMS 在 21 世纪初使用并不多。调查表明，到 2007 年，在大学医学中心其应用只有大概 10%，到 2014 年末就已经升到了近 75%。到 2020 年估计其占有率将达到所有医学中心的 84%[5-7]。在美国，联邦政府财政计划，包括《2009 美国复苏与再投资法案》都支持实施电子病历系统，该法案向每家医院支持近 1100 万美元来推动其应用健康信息技术[8]。

健康信息技术使得麻醉记录进一步与其他临床系统整合在一起。美国麻醉科医师协会发布了对麻醉诊疗记录的声明[9]。这些系统可以满足临床文件记录的需求，但这些系统更有价值的潜力在于能与更广阔的医院环境整合，而且能促进数据的二次利用。

麻醉信息管理系统的结构

成熟的 AIMS 必须能够：①记录麻醉的各个方面［术前、术中、麻醉恢复室（postanesthesia care unit，PACU）］；②必须自动采集监护平台和麻醉机生成的高保真生理数据；③必须能让麻醉人员记录实施麻醉中观察到的情况。这三项要求让我们能清晰地定义 AIMS 的架构。

第一项要求是在一个病例的多个阶段都能获得同一患者的记录，这需要使用基于计算机网络的系统，计算机记录保存在中央服务器上，由多个用户进行访问。这一性能要求在每个患者医疗的区域具备计算机工作站，以便记录。计算机在临床互动期间必须能被访问，但访问不会干扰这一互动，这同时涉及人体工程学和行为学的议题。在手术室，在临床诊疗时应当能直接访问计算机系统，以便麻醉医生无需从患者身边或诊疗区域离开就可以同时完成记录。许多部署方案通过在麻醉工作站和监护设备一起安装一台计算机来达到这一目的。因为计算机硬件放置于临床环境中，它们可能被病原体污染，因此能按照感控政策对其进行清洁很重要[10-11]。

第二项要求是自动采集手术室监护仪和麻醉设备的数据，这是通过计算机硬件和血流动力学监护仪、麻醉机，以及其他连接患者的设备（输注泵或呼吸机）间的交互设备完成的，见表 4.2。在大多数 AIMS 的部署中，这一交互是在中心进行的，生理监护仪和中央计算机通过网关设备来主导 AIMS 的数据沟通。一般来说，交互要使用标准化的数据格式，例如之前

表 4.2　麻醉记录中自动采集自不同来源的常用参数示例
采集自主要生理参数监护仪
动脉血压（收缩压、舒张压、平均动脉压）
心指数
心输出量
中心静脉压
呼气末 CO_2（ETCO$_2$）
心率（心电图监测和 SpO_2）
颅内压（ICP）
无创血压（收缩压、舒张压、平均压）
肺动脉压（收缩压、舒张压、平均压）
脉压变异度（PPV）和收缩压变异度（SPV）
外周血氧饱和度（SpO_2）
ST 段分析
外周血管阻力
体温（全身）
采集自独立的设备（有些主要生理参数监护仪可能也有）
加速度监测仪的值
脑氧饱和度计（NIRS）
连续心输出量监护仪
意识水平监测仪
混合静脉血氧饱和度（SvO_2）
采集自麻醉工作站
吸入氧分数（FiO_2）
新鲜气流：氧气、空气、氧化亚氮
挥发性麻醉剂（吸入和呼出气浓度）
每分通气量
氧化亚氮（吸入和呼出气浓度）
氧气（吸入和呼出气浓度）
吸气峰压（PIP）
呼气末正压（PEEP）
呼吸频率（呼吸机和 ETCO$_2$）
潮气量
通气模式

所述的不同厂商和研发者的设备和软件方法的转换沟通。用计算机网络来进行这些设备的交互需要特定的硬件和额外的花费。但是，这一交互实现了监护仪和麻醉机数据的自动采集，将临床医务人员从记录数据的工作中解放了出来。考虑到费用和实施可能遇到的问题，有的资源较少单位的 AIMS（例如诊室麻醉区

域）可能会选择不设置数据接口装置。

　　理论上，所有电子生成的数据都可以被记录在 AIMS 中。因此，麻醉科医师必须确定系统中应该包含多少数据。尽管有些监测数据是以一定的规定频率获得，比如每 3 min 进行一次无创血压测量，但是大多数参数是从连续的数据源中采样而来。在手术室中，脉搏血氧仪不是从分散的时间段中所检查到的单一参数，而是连续的数据源。连续的数据源［如心电图（ECG）、脉搏血氧仪、有创血压或呼气末二氧化碳（$ETCO_2$）］被转化为能以较低数据强度记录的措施，这一过程被称为采样。通过对心电图描记进行采样和解读，可报告心率和 ST 段分析结果。虽然从技术上来说可以用电子形式记录连续的数据源用以将来审查，但生成的数据流很难呈现、存档和检查，所以这并不实际。因此，对于连续的数据源，通常需要按设定的频率来采样以便完成报告。

　　第三项要求是 AIMS 允许用户对自动收集的数据进行注释（例如用药、对所做手术的描述、对重要临床事件的注释、对是否合规的证明）。由于不同的麻醉状况彼此相似，可以预定义一些图表元素来简化这些记录任务，并减少非结构化和"随意文本"条目的使用。由于病例之间可能存在相似性，许多系统使用结构化的模板（有时称为"脚本""模板"或"宏"），使麻醉科医师能更容易地访问特定病例类型所需的表单组件（图 4.4）。例如，心脏麻醉模板上会突出显示与体外循环有关的表单元素，并让其易于选择。每个安装站点中这些表单元素和模板往往是个性化定制的，因此便于记录该站点特有的医疗实践或手术信息。

　　虽然根据上述三项 AIMS 要求我们知道了如何去构建 AIMS 系统，但是这些仅是最低要求。只提供这些需求的 AIMS 其价值不高。AIMS 的主要优势源于它们与其他临床系统和医疗过程的整合，这将在接下来的部分中讨论。

麻醉信息管理系统的优点

　　向 AIMS 转变是临床记录质量的关键改进。取消生理参数的手动记录不会降低麻醉科医师对临床情况的警惕性，而且可能使麻醉科医师腾出时间去执行其他任务[12-15]。AIMS 还建立了独立的、无偏倚的监测和机器数据的记录。最后，手写记录单常常存在易读性问题，这可以通过使用电子记录来解决。

　　早期的研究对比了手写记录单的血压值和自动采集记录的血压值。在手术室研究中，与自动采集的值相比，手写记录单上的血压记录最高收缩压较低，而最低

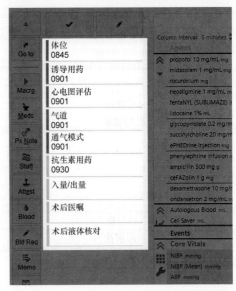

图 4.4　为病例预先设好的记录表单内容。这是内置在 EPIC 电子病历麻醉记录（EPIC Systems, Verona, WI）中的被动决策支持的一个例子。通过宏（高亮显示）提示用户完成下一个文档要素。"抗生素用药"就像一个备忘录，提醒麻醉科医师：这可能是治疗进程的下一步（Image：© 2018 Epic System Corporation. Used with Permission.）

舒张压较高[16-18]。这种差异被称为手写记录单的"抹平效应"，并且可能导致临床有意义的数据的丢失[16, 19]。随后的一项研究表明，在高工作强度期间（如诱导、苏醒和重要的临床事件），手写记录单中的错误会集中出现[20-21]。

　　虽然与手写记录单相比，AMIS 记录单记录的生理参数文件更加完整，但其他的数据元素可能仍不完整[22-23]。随着 AMIS 部署的成熟，不同医师的记录质量也明显不同，并且重要的临床部分常常记录不完整，尤其是需要自己输入文字来完成记录的时候[24]。与在高工作强度期间记录容易不准确这一点相似，AIMS 中用药的记录也容易不完整或是被忽略[25]。AIMS 支持一定程度的定制，包括指定某些数据元素在完成病例前必须强制执行，但是在做出决定添加更多的强制元素的时候，必须权衡医师是否会随意输入数据（"点击通过"）或令医师产生挫败感，这两者都有违改进数据质量的目标[26]。很明显，对默认值或所需数据元素进行系统设计和决策，显著影响着所创建的记录质量。

　　有一种方法可以解决记录要求过于繁重的问题，那就是根据不同的临床情况记录其所需的元素——例如，在涉及气管内导管的情况下，需要记录双侧呼

吸音，但喉罩通气者不需要[26]。

此外，为了提高对记录个别高优先级的数据元素的依从性，还可以采用其他策略。采用文本式提醒信息或步骤信息来实时通知医务人员，已被证实可以增加记录的完整性[27-28]。通过仪表盘、电子邮件反馈或者信息性活动的非实时反馈可以促进 AIMS 数据的记录，从而改进数据元素的完成[29]。这些效应可能持续到干预期之后[27, 29]。

与收费程序的整合使得系统能自动获取麻醉收费所需的必要病例元素，例如，诊疗开始和结束的时间、提供麻醉诊疗的外科手术的细节、麻醉诊疗的性质、任何单独收费的操作以及相关的医师。这些信息可以通过报告功能提取并与患者身份整合。与需要人工审阅的纸质记录副本的解决方案相比，基于 AIMS 的工作流程整体效率收益更高，尽管有些设计不幸地将管理任务重新分配给了一线医护人员。通过使用 AIMS，可能改进收费所需的数据元素的获取，改进记录以支持麻醉操作的收费，并且在临床诊疗的同时进行收费，从而使流程更快[27-28, 30-31]。

AIMS 系统的优点之一是可以在整个组织内实时检查麻醉科医师的"共行性"。在美国，当提供麻醉诊疗时，"手术间内"的麻醉科医师必须全程亲自在场。这通常由"登录"和"退出"文档来记录。手术间内的麻醉科医师由上级医生指导，该上级医生可同时指导的最大手术间数量是根据机构或付费方政策规定的。AIMS 系统可以在登录时核查手术间内麻醉医生有没有在一个以上的手术间进行记录，或者上级医生指导的手术间数量有没有超过规定。在登录时核查可以确保不会因记录错误而违反这些标准，并防止收费被拖延。在某些收费情况下，违反共行性规则可能导致在收费时的诉求被拒。

提供可被多个用户同时访问的麻醉记录有助于负责指导的麻醉科医师远程监督手术间内麻醉科医师的诊疗。每个诊疗点提供的患者诊疗的可见性增加，使指导者能更好地了解每个病例的治疗过程，并且为指导者提供了更多关于管理决策的指导。手术室管理者也可以从类似的角度受益，并且可以根据记录的诊疗来决定资源利用。

麻醉诊疗信息和手术室信息系统的整合

因为要持续获得关于诊疗地点、病例、患者、人员配置和病例进展的信息，很自然地会将麻醉信息系统和手术室管理系统整合起来。这些系统被用以手术室病例安排和人员、用品的调配。

手术室是有限的资源，有一定数量的可用的房间，这些房间有一定数量的可用的人员，这些人员有特定经验和专业知识。由于这些因素，在任何手术开始之前，手术室都已经产生了高昂的费用。有效地分配和利用这些资源与医院的经济效益密切相关。

开展每台手术都需要对手术空间、人员和设备进行分配，特定的病例有特定的分配。因此，以集中的方式来协调很有意义。手术室管理系统是为完成管理资源分配任务而设计的。这些系统使得资源分配既常态［例如，12 号手术室在周一专门用于胸部手术病例（区块计划）］又特定（例如，在 8 月 20 日上午 11 点到下午 1 点，John Smith 正在接受 Jones 医生开展的右肺上叶切除术），并进一步分配人员和设备到这台手术（手术排班）。通过利用过去的手术时长来预估未来的时间需求（取决于术者和要做的手术），可以改进手术排班。

在安排某位术者将实施的手术时，可以根据预期的需求和术者偏好生成所需设备 / 仪器的特定列表。供应团队可以使用"外科医生偏好卡"的"病例选择表"来备好必要的设备，并能预计术中还可能需要哪些设备。

手术室管理系统和 AIMS 的整合为病例和手术提供了表单功能。此外，这些系统之间的沟通还创建出了共同的表单项，例如手术阶段（麻醉、手术开始、手术完成等），这有助于了解日常管理中手术室环境的使用并明确长期的趋势。鉴于手术室高昂的固定费用，通过分析从这些系统获得的关于手术时间变化、顺序安排的手术之间的"周转时间"，以及麻醉相关时间变化的影响的信息，已经有大量文献发表[32-37]。

最近的一个趋势是将 AIMS、手术室管理系统同更大范围的医院或者单位的电子病历相整合。这是通过开发专门的模块来实现的，这些模块解释了在手术室环境和住院楼层 / 病房单元之间工作流程的差异。这些系统一方面补充了常见的患者信息，例如患者身份、人口统计、注册和位置，另一方面增加了前述的特定信息。此外，这使得围术期医师在一个计算机系统中就可以获得医疗文件、检验和其他诊断结果。

与其他的院内区域相比，手术室工作流程一个更大的不同是用药记录过程。当使用住院电子病历时，医师从计算机输入医嘱来完成常规给药。当药房确认医嘱后，药品由床边护士送到合适的病房给患者服用。在手术室环境中，给药决策、从预先储存有药品的推车中选择药品以及使用药品都由麻醉科医师处理。这缩短了从医师决策到患者用药之间的时间。因此，记录需要反映的是现在所提供的诊疗，而不是以后将要提供的诊疗（如计划给药）。考虑到用药很多，从推车取药和用药之间间隔时间短，理想的记录系统不应该繁琐，并允许快速输入。

由于手术室用药和记录的这些特点，住院电子病历的很多功能都不可用：用药前会通过特定顺序识别患者身份和药物信息（通常在用药时扫描药瓶和患者的条码），这一功能不再使用，因为用药往往是回溯性记录的，对患者的身份确认往往只在麻醉开始前进行一次。此外，由于采取回溯性记录，自动的用药界面、药品剂量和过敏原核查在围术期给药情况下可能不起作用。因为麻醉诊疗的记录与大多数医疗界面的记录大不相同，在开发交互模式和创建文档时，必须考虑到工作流程的差异。

虽然在手术室中大多数药物作用时间较短，但是在一些重要的病例中，手术室中的给药的影响会超出手术时长。例如神经肌肉阻滞剂、长效阿片类药物、长效局部麻醉药和抗生素用药可能会引起重要的药物相互作用，远远超过手术时长或者需要调整术后诊疗。因此，必须向负责术后诊疗的医务人员提供相关的给药信息。使用独立的 AIMS 可能导致这些重要用药信息的沟通失败。独立系统和单位的电子病历之间的接口允许交流这些信息，但是这会增加开发、维护和部署的负担。类似地，手术室对困难气道管理的记录其影响也超出了手术室范围，因为在重症监护室或者后续的诊疗中患者可能需要紧急气道处置；在围术期收集的信息可能对许多其他的医务人员有着持久的价值。

决策支持工具的开发

AIMS 和单位的电子病历最激动人心的价值之一是它们有能力通过改进医务人员的决策来改进患者诊疗[38]。虽然医疗决策必须由负责的医务人员提供，但是可以通过提供支持特定实践模式的默认选项、根据诊疗类型来建议可能合适的选项（见图 4.4）、提供关于重要更新趋势或结果的额外通知，以及提供根据多条信息整合而来的警报来帮助决策。前两条是被动决策支持的例子，后两条是主动决策支持的例子。这些工具统称为决策支持，并且是围术期信息系统的一个重要组成部分[39]。

被动决策支持系统

考虑被动决策支持工具的时候应该从最简单的

到最复杂的。在最简单的围术期信息系统配置中，呈现给用户的对选择的决策（默认剂量、单位和范围的核查）可以作为用户选择时的提示，即所谓的锚定效应。这是一个被动决策支持的例子。随后应继续关注选择决策和使用者的实际实践是否一致，以确保提供的默认选项的确是该医疗单位的常用用法[40]。

麻醉诊疗记录系统的典型方法是根据手术、应用的麻醉技术和诊疗地点等将临床诊疗的各方面记录整合起来。例如，脊椎麻醉的病例模板不要求记录气管内插管技术，因为这两者不总是相关。这些构成了给医务人员所提供的决策提示的基础。例如，在心脏手术中，在记录完全体外循环后，立即会有与停止机械通气有关的表单内容出现。这可以提示医务人员去实施此任务。这些提示的复杂程度取决于系统在安装和配置时花费的构建时间。

改进记录的一个特征是应用一些在完成病例记录前必须完成的强制性记录元素。应该规定哪些记录元素是强制性的。即使是最通用的文档元素也可能有例外，强制完成或输入这些项目可能会破坏临床文档完整性的可靠性。

主动决策支持系统

在术中领域，已开发出一些更复杂的决策支持方法（彩图 4.5）。这些决策支持工具持续评估医疗记录的输入信息，并向用户提供反馈。这些工具可能与电子病历分离，但可以访问由电子病历软件记录的信息。这些工具能提醒医务人员注意可能被忽略或者需要解决的诊疗方面。这可以指导用户重新评估患者状态（如果发现血压监测有差异），或者考虑额外的干预措施（提示治疗超高血糖），或转变管理策略（例如，加大潮气量）[41-46]。

为了发挥作用，这些更复杂的决策支持形式围绕一个通用的体系结构而设计。它们与电子病历的临床记录功能并行运行。它们可内置在电子病历中（图 4.6），或者作为一个独立的软件与电子病历一起运行。无论软件运行的细节如何，最好将这些系统的构建视为组件[39]。除了获取传入设备数据和允许医务人员手工记录的模块外，还添加了三个附加模块。

第一个模块是一个组件，它允许用户定义一系列规则来评估传入信息。这些规则应定义其适用的人群（即在医院主手术室接受手术的 18 岁以上患者）、规则的细节（即确定血糖值是否大于 300 mg/dl）和建议的行动（即通过文本信息通知医务人员此发现，或者在电子病历软件中显示弹窗）。第二个组件是监视

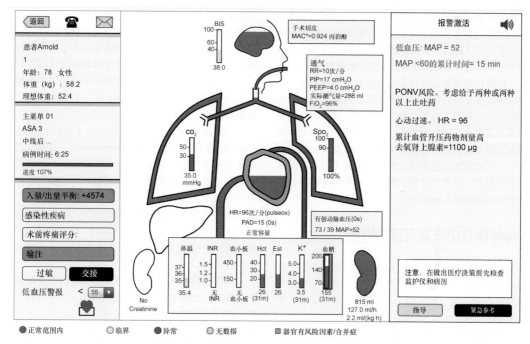

彩图 4.5　Alterwatch OR（Alterwatch，Ann Arbor，MI）多参数决策支持系统，显示了麻醉下患者的生理状态。它整合了生理监护仪和电子病历元素。根据预先指定的规则，它会提示医务人员考虑某特定操作或者给出指示患者状态的额外标记。* 表示计算所得的吸入药物、丙泊酚和右美托咪定注射液的累积 MAC 值

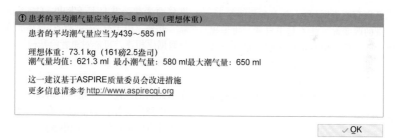

图 4.6　一个主动决策支持的范例。屏幕上给予医务人员提示，建议其考虑潮气量，根据给出的信息，医务人员可以对其临床实践进行调整。平均测量值超过预定义阈值将触发警报（Image：© 2018 Epic System Corporation. Used with Permission）

程序，利用最新的检验结果、表单元素、监护仪或设备数据，根据规则重复评估患者状态。此程序决定了何时触发规则。最后一个组件是通知模块，是与用户交互的方法。这可能内置在电子病历中（所关注患者病历前的弹出信息），独立于电子病历（在麻醉工作站运行的专用软件中显示关于患者状态的通知），或者可以使用一种完全独立的通信方式，例如短信传呼、短信，甚至打电话。

根据临床情境校准警报非常重要，而且应考虑到数据采集和通知所需的前导时间。若电子病历每分钟更新监护仪信息，则该规则要求有重复的数值（以确保非人为），并且输出系统有 1 min 的延迟时间，这限制了最适合通过该系统处理的临床事件的种类。每秒的变化（如氧饱和度变化）很难在有指令时间延迟的系统间进行转换[47]。因此，在设计决策支持系统时，应当锚定正确的事件，并认识到极端或快速发生的事件可能最好通过其他通知系统处理，或嵌入床旁监护仪。

另一个关键考虑是谁是临床决策支持警报的预期受者。在美国的医疗环境中，有的医务人员可能既负责麻醉区域内又负责区域外的麻醉诊疗。对于手术间中的医务人员的警报可能重点在于支持临床决策和选择，而那些针对监督者的警报最好重点在于确保监督

者始终掌握所监督的手术间病例的当前状态。手术室中的麻醉监督者或者主管可能还要额外关注麻醉资源的分配，以支持所提供的麻醉诊疗；他们还要负责通知手术安排的重大变动或与己方有关的紧急事件。

目前已有多种工具具备这些特性。如前所述，许多被动决策支持的特征性功能本来就内置在电子病历软件中。虽然更主动的决策支持系统可能被整合到电子病历软件中，但也可能作为独立软件的一部分，向医务人员发送警报。更智能化的工具可能还会尝试提供从电子病历派生的数据元素中提取的关于患者总体状态的信息。这可能对想了解诊疗过程概况的监督者或者手术室管理人员有用。

麻醉诊疗中决策支持的影响

对麻醉诊疗中临床决策支持的评估通常专注于诊疗的具体方面，一般是过程中的某些措施，例如通气参数的变化、围术期使用 β 受体阻滞剂、抗生素用药、血压管理、术后恶心呕吐的预防和减少麻醉药的使用（通过减少新鲜气流量）[44, 48-58]。临床决策支持和相关患者预后之间还没有建立关系。在糖尿病患者的围术期血糖管理领域，围术期决策支持工具已经能够说明在单中心研究中，随着围术期血糖控制的改善，手术部位感染也有所不同[59]。在大多数情况下，患者预后的可测量的改变很可能不是来自某一决策规则的使用。因此，患者预后更有可能影响的是整个系统，包含了决策支持的多个因素，而这种多参数决策支持尚未得到广泛应用或研究。有一项单中心的研究表明，采用多参数围术期决策支持系统有助于降低住院费用，从而节约资源[45]。

与单位的电子病历的整合

AIMS 和单位电子病历可提供大量信息供利用，因此在许多机构，这些系统会被整合成一个单一的系统。值得注意的是，这增加了电子病历的复杂性。若手术室或麻醉信息系统是由麻醉科或者外科来支持和维护的，如果要整合入单位的电子病历，需要将支持和维护权转给医院或机构。这可能降低这些系统的可定制性，想要变更或调整的话，需要由职责范围更广、要先处理优先事项的小组来处理。

电子病历的一个新特性是跨机构不同电子病历平台数据的传输，这是电子病历最初预计的用处之一。通常每个机构都会维护一个该机构特有的电子病历。随着较小的医疗机构合并成更大的卫生系统，医务人员也置身于同一个电子病历系统之下。这使得在同一位置可进行更多医疗交互，在物理上独立位置的卫星诊所可以使用卫生系统范围内通用的电子病历进行记录，使在本部照看手术患者的麻醉科医师可以看到诊所那边的信息。然而，当患者就诊于非附属的机构或医院时，无法获得其他机构的记录，只能获取打印的纸质版或由患者手动传递。

为了解决这个问题，人们开发了医疗信息交换（healthcare information exchanges，HIE）。这些交换促进了多个不同医疗系统的电子病历之间的卫生信息的传输。交换可以是直接的：用户在一个设备上选择发送图像数据到另一个设备，并使用电子病历的 HIE 用户界面来发现可通过 HIE 获得的记录。这些交换有多种形式，但通常基于一个地理性的（即在州或地区一级）或一个共享的电子病历平台（即 EPIC 系统随处诊疗功能）。

为了发挥作用，HIE 必须能够在不同的医院或诊所匹配同一名患者。这一过程的失败（匹配错误或匹配失败）可能在临床治疗中造成灾难性后果。匹配必须考虑到每个医院使用的标识不同，病案号或注册号往往是每家机构特有的，所以不适合用以匹配。此外，由于其他原因分配的专有标识（如社保号）也可能不适合这项任务，因为它们的使用可能会随着时间推移而变化，并且其准确性可能不足以满足医疗所需。此外，由于社保号与包括财务记录在内的多个其他数据库相连，可能对患者隐私构成风险。

通常会使用标识的组合来确认患者身份。这一方法符合逻辑，在一定程度上平衡了不确定性，解决了先前提到的匹配失败和匹配错误的风险。然而，这仍然会导致患者标识的信息交换。可用加密方法来避免患者身份标识在信息交流中泄露。

在一些情况下，即使单纯告知有某个病历存在，也会造成信息泄露，给患者隐私带来风险，例如在专治某一疾病的诊所存有一份病历记录，就代表着可推断出某一特定诊断。将此问题最小化的一种方法是限制将患者从资源医疗系统连接到他们在另一系统中的记录。这种方法只允许用户访问另一家机构中"匹配的"患者的记录，而非让一个机构的用户自由搜索另一个机构的患者。通过限制主动的医患接触，可以对远程系统的访问进行进一步的控制。以上方法都在尽量平衡最大化的信息交流和患者隐私保护。

收费系统接口

医院服务的收费需要准确地获取在医疗中所使用

资源的信息，例如，在围术期单元、手术室和 PACU 停留的时间，或者用了某些手术用品和设备。这些是通过手术室管理系统记录的，并与管理手术供应、资源利用和手术排表等更广泛的程序有着关联。通过这种方式，收费、供应和使用系统中可以反复使用手术室临床治疗记录中的信息。多个用户都可访问中央电子病历系统，这使得临床、操作和管理方面可同步使用信息。这些用途的基础是所记录参数的自动导出。

在美国，麻醉诊疗的专业收费是根据所提供诊疗的时间和诊疗步骤而定的。特殊监测、特殊血管通路或者术后镇痛的疼痛管理可能需要额外的收费。收费所需的数据可以从电子病历中提取出来，例如，基本的病例信息，如麻醉时间、ASA 分级、麻醉科医师以及所做手术。报告可以在麻醉结束或者快要结束时进行，并允许病例迅速移交给收费人员做进一步处理。这可以加快收费过程，使其无需依赖纸质收费表或其他方式。通过短信传呼和电子邮件来提醒自动收费，有助于预防收费错误，减少等待完成记录才能收费的时间，并节约改错所费的时间，还能确保放置动脉管道者能及时收费和报销[28, 30, 60]。

麻醉信息系统实施存在的挑战

就像手术室必须在任何紧急情况下都可用一样，完成这些任务的围术期信息系统也必须很可靠。尽管在架构上电子病历存在大量冗余，但是在硬件和软件故障导致系统无法使用的情况下，或在计划的维护期间，备用程序必须是可用的。通常在这些计划或非计划的异常情况期间会转为基于纸质记录的系统。但必须有程序来确定之后如何处理"当机"期间所获取的记录。

由于这些系统的复杂性，可能某些部件的故障不会导致整个系统不可用。例如，如果监测平台和 AIMS 系统之间的连接失效，麻醉科医师可能不得不手动输入监测数据。重要的是必须意识到这一连接的失效。很不幸，手动数据输入不太可能达到自动收集信息的完整程度。这种情况可能导致的法律责任已经引起了关注[61]。

对于所有创建电子记录的情况都需要制订一个计划，以确保未来能够进行访问。美国各州对医疗记录的保留要求各不相同。这些记录通常在最近一次就诊后保存一段时间，成人患者甚至可长达 10 年。对于儿童患者，可保存至其成年，甚至可至其 30 岁。这些记录的保存时长可能会超过创建记录的软件的预期寿命。电子病历的操作者（包括围术期的操作者）需要制订计划，以确保记录能按照法律要求进行存档、保留和保持可访问性。

即使有了最全面的电子病历，某些医疗的组成部分仍可能需要物理性的健康记录，例如知情同意书可能要纸质的，患者可能要写信给他们的医务人员，而且院外转入的患者会携带打印的或纸质的记录。如何保留和存档这些物理记录需要决定好。可能需要制作电子副本来存入电子记录内。

在某些情况下，围术期使用的系统和机构的其他系统是分开的，这时可能会打印纸质记录并将其放进患者的病案中。当一项纸质记录和一项电子记录同时存在于某机构时，需要决定以哪项为主。如果医务人员在麻醉诊疗结束时创建了一项纸质记录，但随后又更新了一项电子记录元素，那就需要有程序来确保这些更新能在纸质病案中也能同步实现，以保证以纸质记录为主。

此外，如果在围术期使用了不同的系统，可能会导致整个医疗团队间重要信息沟通的失败。如前所述的长效药物使用和气道管理挑战的例子中，独立系统中信息的不同类型（可能所需访问权限也不同）使得围术期与其他临床情况完全不同。这可能导致围术期出现事件的沟通失败，可能造成患者受伤害。

想要让信息系统覆盖所有做麻醉的地点可能是一项挑战。有很多地方麻醉诊疗是间断提供的。这些可能是"非手术室场所"。在这种情况下，给这些地方投资加入电子记录系统其经济考量可能被低估。在没有信息系统的地点就诊的病例可能需要传统的纸质表格。这会造成巨大的开销，因为需要维持业务流程来支持对这些地点的活动的记录，并确保其纸质记录能作为诊疗记录存档，而且可用于收费流程和质保审查。

采集数据的其他用途

电子病历数据的二次使用已变得很普遍，也是这些系统价值体现的重要部分。除了临床记录、操作和支持任务等主要目的外，电子病历中包含的信息还可用于质量的评估和研究目的。

用于医学研究

AIMS 的迅速出现引发了对麻醉诊疗实践和预后的研究的激增。这种激增的出现是由于研究数据的获取变得更加容易。与同一患者群体的纸质记录相比，对电子病历数据库的查询实施更快，可查范围更广。

总体来说，这使得麻醉学领域的回顾性数据库研究迅速发展。不仅实现了罕见事件（如困难面罩通气合并困难插管，或椎管内麻醉后硬膜外血肿），也实现了更常见的围术期事件（如急性肾损伤）的风险因素的量化和识别[62-67]。

使用电子病历作为研究计划的数据来源在数据样本量规模上具有优势，同时也可以将更多的风险因素纳入考虑范围。现在使用电子病历数据来进行数千例患者记录的观察性研究已经成为常规。鉴于现代麻醉实践中灾难性并发症或主要不良预后的发生率相对较低，极大的样本量对风险因素和患者预后发生率的量化是必要的。

尽管术中的并发症很少，但长期的手术并发症仍很常见。利用从整个医院记录中获得的信息来确定患者预后对围术期预后研究者非常重要，因为围术期并发症可能对患者预后有实质性的影响。

很明显，即使是最大的单中心研究结果也无法很好地推广到各家医院。临床实践在机构间和地理区域间存在明显不同。这推动了多中心研究的发展，而电子数据的交互也进一步促进了多中心研究。多中心围术期预后团队（Multicenter Perioperative Outcomes Group，MPOG）*就是这样一项工作的例子，它汇集了来自美国和欧洲超过 50 家机构的调查人员，这些研究人员已经收集、标准化和定义了超过 1000 万份围术期记录；用于研究和质量改进[†]。通过总结来自许多站点的数据，并尽量纳入不同的临床实践地点，这些工作都在向着建立更通用的知识体系而努力。

这项工作的挑战之一是概括的水平，通过概括可以将患者的临床状况总结为少数几个变量，以便将其纳入各种分析。例如，在研究术中低血压和术后预后的关系时，需要考虑如何建立一种低血压的评估方法，通过这种方法可以将多个小时的高密度血压信息总结为少数变量，以将其纳入研究。一台 3 h 的手术可能记录到 60 次或以上的无创血压值。为了将其纳入各种分析中，这些记录需要以一种在生物学上合理的方式加以总结。有许多方法可选，例如取所有收集到的血压平均值，或高于（或低于）绝对值［平均动脉压（MAP）< 65 mmHg］或相对阈值（与基础 MAP 相比下降 < 20%）的时间或患者比例。每种方法的输出值都不同，可能会改变结果和对结果的解读。对于所有自动收集的信息，应当在没有临床医生干预的情况下从监测平台传送到自动记录系统。考虑

到研究中可能包含的大量数据，关键是要在决策前预先制订一个明确的假设和方法（而不是决策后），以便评估具有统计学显著性或临床显著性的预后。

虽然目前为止大多数研究都是在回顾性观察研究的背景下进行的，但电子病历衍生的研究中出现了一个新的主题，就是在近实时（几日内）使用这些数据进行前瞻性干预试验。作为电子病历中创建的临床记录的副产品，这些研究会收集试验所需的很多信息。通过传统的研究管理软件，可以添加关于患者病程的额外信息。更新颖的方法还有嵌入式实用的临床试验，这种情况下医院或诊所可以通过合作模式来将他们对所有患者的管理标准化（例如，将某一类抗高血压药物作为没有慢性肾病的成年患者的常用首选用药），这些需要依靠患者随访的电子病历数据采集，甚至需要通过决策支持工具来给出"常用选择"（见第 89 章）[68]。

诊疗质量评估

关于诊疗质量和患者预后的信息可通过审查电子病历获取。传统的质量管理模式往往是由经过培训的摘录者应用标准化的质量指标审查医疗记录。尽管这些系统运行良好，但由于详细审查的耗时性和由此产生的人力成本，它们不能很好地拓展到大规模的临床工作中。人们对使用电子病历数据自动导出的诊疗质量信息产生了兴趣。经过精心设计，可使用来自电子病历的数据对诊疗流程（如适当的预防性抗生素用药）和预后评估（如手术部位感染）进行追踪。决策支持工具可用于维护质量评估和其所对应的临床实践的一致性。需要注意的是，要确保所推广的诊疗模式能带来良好的临床实践。

使用自动导出的评估，有可能在临床诊疗时向医务人员提供反馈。已建立了完善的自动数据提取和处理，医务人员群体通过使用电子邮件、医务人员和机构专用"仪表盘"报告工具以及实时短信警报（图4.7）获得反馈[38, 49, 51]。很多人都在努力研发有效的工具，通过从个人站点向中央数据库提交数据，来使质量评估能够得到广泛部署[69]。通过此方法各站点可以不再需要建设、部署此类工具所需的技术架构（这对许多组织来说是个重大障碍）。然而，这可能不利于各站点所提供的评估的灵活性，并会造成处理过程中一定程度的延迟。

---

* 多中心围术期预后团队：http://www.mpog.org
† 个人交流，2018 年 10 月

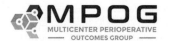

Claim MOCA® Credit

您好！

以下为您的最新的MPOG质量成绩报告。如要查询每项评估的结果，请点击相应图标，即可连接至我们的报告网站（需登录）。

如有问题，请参考我们的FAQ，或将问题发送至anes-aspire@med.umich.edu。感谢您参与MPOG质量管理。

MPOG小组

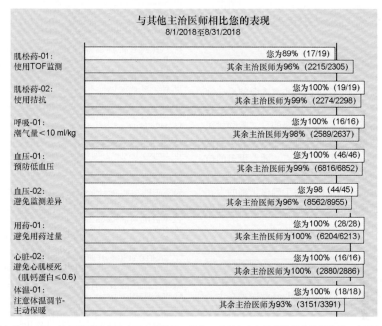

图 4.7　反馈电子邮件的示例，该邮件利用电子病历中的数据，总结了对预先定义的措施的依从性情况。本图在原图基础上稍加改编，去除了收件人的身份信息

电子设备与麻醉诊疗提供的交互

安全的麻醉诊疗需要同时对多种信息来源保持高度警觉。麻醉诊疗要求的工作量很大[70]。工作量包括了众多与任务的性质、执行任务所处的状况和实施者相关的因素[71]。与手术室诊疗阶段相关，工作量明显是不均匀分布的，尤其集中在麻醉诱导和苏醒阶段[70]。医务人员是否有能力从事除患者诊疗以外的任务是有争议的。

对当前患者诊疗分心的原因包括和手术室中其他团队成员进行与患者诊疗不相关的交流、为后续患者的准备、临床相关资料的查阅、教育活动和对个人问题的关注。有研究者尝试量化了医务人员对临床状况的注意力或分心事件的影响，注意到分心是麻醉诊疗的一个常见特征[70, 72-75]。考虑到麻醉诊疗过程中普遍发生和各种可能引起分心的事件来源，减轻分心的影响以保持对患者诊疗的关注可能是麻醉科医师的一项必备技能[74]。

特别是手术室中越来越多的电子设备，包括医务人员个人拥有的设备（例如智能手机和平板电脑设备）和麻醉工作站的某些部分（经常联网以访问电子病历和记录的计算机），这些都可能是手术室中注意力分散的新来源[76]。一项来自某机构 8 个麻醉工作站的研究发现，连接到麻醉工作站的计算机 16% 的工作时间用于非麻醉记录目的。但应注意，这项研究并没有区分花在这类项目的时间是否与患者诊疗相关（例如访问独立实验室或电子病历系统）[77]。另一项研究已发现 54% 的麻醉病例中出现了自发分心。与个人事务相关的分心出现在 **49%** 的病例中，与教育活动相关的出现在 **24%** 的病例中[78]。

专业协会已经发布了包括电子设备在内的手术室中注意力分散因素的指南。部分指南建议出台政策以约束电子设备的使用[79-81]。这些政策可能区分临床的、教学的和个人的电子设备和资源的使用，以及在患者诊疗过程中使用它们的适宜性。需要注意的是，围术期信息技术的使用（包括个人设备的使用）的许多方面都会有登陆或记录。这可能允许在将来提供麻醉诊疗的同时，对电子设备上的活动进行医学司法学审查。

结论

信息技术是围术期诊疗过程中非常重要的组成部分。它对临床诊疗、组织绩效、医务人员满意度、科研和诊疗质量评估有显著影响。重要的是，麻醉科医师要了解使用这些技术的使用原则，并敏锐意识到这些工具的应用可能带来的好处和缺点。随着更多的信息能被利用，未来的围术期环境可能连接更加紧密。围术期信息学的挑战和希望仍然在于确保正确的人在正确的时间获取正确的信息，使他们能够为自己提供的诊疗做出正确的决策。

致谢

作者和出版商感谢 C. William Hanson 医师在上一版中就此题目撰写的章节。

参考文献

1. McKesson El. *Curr Res Anesth Analg.* 1934;13:1.
2. Block Jr FE, et al. *J Clin Monit.* 1985;1:30.
3. Block Jr FE. *Baillière's Clinical Anaesthesiology.* 1990;4:159.
4. Stonemetz J. *Anesthesiol Clin.* 2011;29:367.
5. Egger Halbeis CB. *Anesth Analg.* 2008;107:1323.
6. Trentman TL, et al. *J Clin Monit Comput.* 2011;25:129.
7. Stol IS. *Anesth Analg.* 2014;118:644.
8. Steinbrook R. *N Engl J Med.* 2009;360:1057.
9. Committee on Quality Management and Departmental Administration. *Statement on Documentation of Anesthesia Care.* Schaumburg, IL: American Society of Anesthesiologists; 2018.
10. Rutala WA, et al. *Infect Control Hosp Epidemiol.* 2006;27:372.
11. Bures S, et al. *Am J Infect Control.* 2000;28:465.
12. Loeb RG. *J Clin Monit.* 1995;11:9.
13. Allard J, et al. *Br J Anaesth.* 1995;74:619.
14. Weinger MB, et al. *Anesthesiology.* 1997;87:144; discussion 29A.
15. Davis TC, et al. *J Clin Monit Comput.* 2012;26:163.
16. Reich DL, et al. *Anesth Analg.* 2000;91:612.
17. Thrush DN. *J Clin Anesth.* 1992;4:386.
18. Cook RI, et al. *Anesthesiology.* 1989;71:385.
19. van Schalkwyk JM, et al. *Br J Anaesth.* 2011;107:546.
20. Lerou JG, et al. *J Clin Monit.* 1988;4:37.
21. Devitt JH, et al. *Can J Anaesth.* 1999;46:122.
22. Edwards KE, et al. *Can J Anaesth.* 2013;60:990.
23. Jang J, et al. *Int J Med Inform.* 2013;82:702.
24. Driscoll WD, et al. *Anesth Analg.* 2007;104:1454; table of contents.
25. Avidan A, et al. *Can J Anaesth.* 2014;61:979.
26. Avidan A, Weissman C. *Int J Med Inform.* 2012;81:173.
27. Sandberg WS, et al. *Anesth Analg.* 2008;106:192; table of contents.
28. Kheterpal S, et al. *Anesth Analg.* 2007;104:592.
29. McCarty LK, et al. *Anesthesiology.* 2014;121:1166.
30. Spring SF, et al. *Anesthesiology.* 2007;106:157.
31. Reich DL, et al. *Anesthesiology.* 2006;105:179; quiz 231.
32. Luedi MM, et al. *Anesth Analg.* 2016;122:1169.
33. Wang J, et al. *Anesth Analg.* 2013;116:1333.
34. Dexter F, et al. *Anesth Analg.* 2009;108:929.
35. Dexter F, et al. *Anesth Analg.* 2003;97:1119; table of contents.
36. Dexter F, et al. *Anesth Analg.* 2013;116:1103.
37. Deal LG, et al. *J Clin Anesth.* 2014;26:264.
38. Epstein RH, et al. *Anesth Analg.* 2015;121:678.
39. Nair BG, et al. *Anesth Analg.* 2017;124:603.
40. Rodriquez LI, et al. *Anesth Analg.* 2017;125:255.
41. Ehrenfeld JM, et al. *Anesth Analg.* 2011;113:356.
42. Nair BG, et al. *J Clin Monit Comput.* 2013;27:265.
43. Sathishkumar S, et al. *Anesthesiology.* 2015;123:29.
44. Blum JM, et al. *Anesthesiology.* 2013;119:295.
45. Kheterpal S, et al. *Anesthesiology.* 2018;128:272.
46. Simpao AF, et al. *J Clin Monit Comput.* 2017;31:885.
47. Epstein RH, Dexter F. *Anesth Analg.* 2012;115:929.
48. Nair BG, et al. *Jt Comm J Qual Patient Saf.* 2012;38:283.
49. O'Reilly M, et al. *Anesth Analg.* 2006;103:908.
50. Nair BG, et al. *Surg Infect (Larchmt).* 2011;12:57.
51. Nair BG, et al. *Anesth Analg.* 2010;111:1293.
52. St Jacques P, et al. *Surg Infect (Larchmt).* 2005;6:215.
53. Wax DB, et al. *Anesth Analg.* 2007;104:1462; table of contents.
54. Nair BG, et al. *Anesth Analg.* 2014;118:206.
55. Kooij FO, et al. *Anesth Analg.* 2008;106:893; table of contents.
56. Kooij FO, et al. *Br J Anaesth.* 2012;108:961.
57. Kooij FO, et al. *Appl Clin Inform.* 2017;8:313.
58. Nair BG, et al. *Anesthesiology.* 2013;118:874.
59. Ehrenfeld JM, et al. *Anesthesiology.* 2017;126:431.
60. Freundlich RE, et al. *J Clin Anesth.* 2013;25:110.
61. Vigoda MM, Lubarsky DA. *Anesth Analg.* 2006;102:1798.
62. Kheterpal S, et al. *Anesthesiology.* 2006;105:885.
63. Kheterpal S, et al. *Anesthesiology.* 2013;119:1360.
64. Lee LO, et al. *Anesthesiology.* 2017;126:1053.
65. Ehrenfeld JM, et al. *Reg Anesth Pain Med.* 2013;38:409.
66. Kheterpal S, et al. *Anesthesiology.* 2007;107:892.
67. Sun LY, et al. *Anesthesiology.* 2015;123:515.
68. Weinfurt KP, et al. *BMC Med Res Methodol.* 2017;17:144.
69. Valentine EA, Falk SA. *Anesthesiol Clin.* 2018;36:31.
70. Weinger MB, et al. *Anesth Analg.* 2004;98:1419; table of contents.
71. Leedal JM, Smith AF. *Br J Anaesth.* 2005;94:702.
72. Slagle JM, Weinger MB. *Anesthesiology.* 2009;110:275.
73. Jothiraj H, et al. *Br J Anaesth.* 2013;111:477.
74. Campbell G, et al. *Br J Anaesth.* 2012;109:707.
75. Savoldelli GL, et al. *Eur J Anaesthesiol.* 2010;27:683.
76. Jorm CM, O'Sullivan G, et al. *Anaesth Intensive Care.* 2012;40:71.
77. Wax DB, et al. *Anesthesiology.* 2012;117:1184.
78. Slagle JM, et al. *Anesthesiology.* 2018;128:44.
79. Committee on Quality Management and Departmental Administration. *Statement on Distractions.* Schaumburg, IL: American Society of Anesthesiologists; 2015.
80. Committee on Perioperative Care. *Statement on Distractions in the Operating Room.* Chicago, IL: American College of Surgeons (ACS); 2016.
81. Position Statement. *Mobile Information Technology.* Park Ridge, IL: American Association of Nurse Anesthetists; 2015.

5 麻醉实践与患者安全中的质量改进

ANNA MARY VARUGHESE, DAVID WINTHROP BUCK, MEGHAN BROOKS LANE-FALL, EUGENIE S. HEITMILLER

马爽 申乐 译 易杰 黄宇光 邓小明 审校

要　点

- 质量必须是医疗服务体系的整体特征。医疗质量的改进常常需要我们重新调整工作的方法。麻醉团队面临的挑战是将围术期医疗（尤其是手术室）的效率与患者安全和最佳质量尽可能相结合。
- 患者、临床医师、保险公司、监管机构、认证机构以及医疗服务购买者对提高医疗卫生质量和安全的需求日益增长，这要求麻醉科医师和麻醉团队成员持续评估其所提供的医疗服务质量。
- 医疗质量的改进需要进行绩效评估。临床医师获得有关其日常工作绩效的反馈能力增强，部分得益于信息系统越来越多的使用。然而，在如何评估医疗质量方面尚未达成共识。
- 评估的目的在于学习和改进。评估系统必须与改进系统相适应；临床医师必须有合作的意愿来改进，并且他们必须对当前医疗体系的变革有想法或假设。此外，临床团队必须拥有模型以检验变革效果并将实现改进的变革加以实施。
- 包括住院死亡率在内的结局指标已成为评估绩效和质量的基础。但是，单纯住院死亡率无法提供完整的质量信息，既不包括质量的所有方面，也不能评估针对一种特定疾病的全医疗周期的总体成功率。需要一套平衡的结构（如何组织医疗）、过程（我们做什么）和结局指标（根据患者长期健康状况的医疗结果）来评估总体医疗质量。
- 改进医疗质量需要建立有效、可靠和实用的质量指标。确定能真正实现卓越的临床医疗将不仅有助于麻醉管理的提升，还有助于医疗卫生行业整体的提升。
- 建立一项质量指标需要几个步骤：确定临床领域的优先级进行评估，选择指标的类型，编写定义和设计规范，开发数据收集工具，试点测试数据收集工具并评估指标的有效性、可靠性和可行性，制定评分和分析规范，以及收集基线数据。
- 改善医疗质量和患者预后的最佳机会很可能不仅来自于发现新疗法，还来自发现如何更好地实施已知有效的疗法。
- 安全是质量不可或缺的一部分，其重点在于防止差错和患者伤害。航空业常被誉为安全典范，因为它已经接受了重要的安全原则，包括日常任务标准化，减少不必要的复杂性以及创建备用力量。麻醉医疗团队也采用了这些原则，尽管仍有许多机会进一步提高患者安全性。
- 医护人员能围绕三个关键领域组织其质量改进和患者安全工作：①将证据转化为实践；②识别和减轻危害；③改善文化和沟通。尽管这些领域各自需要不同的工具，但它们都有助于医疗卫生机构评估患者安全和质量方面的进展。

在科学文献和非公开出版物中已经反复强调了提高质量和降低医疗费用的需求。改善医疗、最大程度减小差异并降低费用已日益成为许多国家的当务之急。致力于解决这些问题的质量改进（quality improvement，QI）项目不仅可以改进医疗的实施，而且可以对从业人员的职业满意度以及机构认同感产生积极影响[1]。

本章的目的是为在麻醉学和危重症医学中建立和实施 QI 项目提供一个实用的框架，这些项目在科学上合理可行。为了实现此目标，我们将回顾 QI 的科学和方法，提出有助于评估 QI 项目是否带来了改进的指标，并描述多个 QI 的成功例子。

什么是质量？

质量的定义

学者、教授、作家、演讲家和商业领袖、公司以及政府的顾问 W. Edwards Deming 将质量定义为"适合于客户的质量标准，并具有可预测的一致性和可靠性"[1]。在 QI 领域，这种质量的早期定义源于其在工业生产中的应用。但是，与生产消费品时的关注点截然相反，当术语"质量"用于医疗卫生行业时，对待人类的微妙之处和影响至关重要。在医疗卫生行业中使用"质量"一词有时会引起防御态度、经济考量，甚至是伦理争议。

在医疗卫生领域，质量对不同的人可能具有不同的含义。例如，一位女儿可能通过护士对待她年迈母亲的尊严与尊重程度来评估质量。一位心脏外科医师可能将质量视为其刚刚完成手术患者的心脏功能改善的百分比。一个企业可能根据对其员工提供的服务及时性和性价比以及其对底线的影响来判断质量。最后，社会可能根据提供医疗服务给予所需要的人的能力——无论其文化或社会经济背景——来评估质量。

尽管在商业和医学中对质量有许多定义，但是在医疗卫生行业中应该有关于 QI 的质量统一定义。质量的定义对其评估和改进都有影响。为了使医疗卫生行业"质量"定义标准化，美国医学研究所（Institute of Medicine，IOM）在 1990 年的一份题为《联邦医疗保险：一项旨在质量保证的策略》的报告中发布了自己的定义。IOM，后来被更名为美国国家医学科学院（National Academy of Medicine，NAM），其质量定义为"为个人和人群提供的医疗服务使期望的健康结局的可能性增加的程度，并与当前的专业知识相一致"[2]。

该定义包含了评价方法、目标取向、过程和结局、个人和社会偏好以及专业知识动态的要素。医疗卫生行业质量的这一定义已得到广泛接受。美国政府卫生与公共服务部提供了类似的定义，该定义将公共卫生的质量定义为"针对人口的政策、项目、服务和研究在多大程度上增加人们所期望的健康结局和人们能保持健康的条件"。

医疗卫生质量的目标

在 2001 年《跨越质量鸿沟》的报告中，列出了医疗卫生质量的六大目标[3]。安全性、有效性、以患者为中心、及时性、高效性以及公平性的目标包含并超出了曾在其早期报告《人非圣贤，孰能无过》中描述的患者安全问题[4]。许多组织已经采纳了这些目标，包括美国医疗服务改进研究所（Institute for Healthcare Improvement，IHI），这是一家致力于推进医疗卫生行业 QI 和患者安全的美国非政府机构。这六大目标是评价和改进质量的基础，其描述如下：

1. 安全性　任何时候，任何患者或医务人员都不应受到医疗卫生系统的伤害，包括在医疗交接班期间和"非工作时间"，如晚上或周末。差错可以分为两种，一种是行动没有按照计划发生，如给患者开具了错误的药物，另一种是整个计划都是错误的，如误诊以及随后误治患者[4]。应尽可能提前告知患者医疗行为的风险与获益。如果确实发生并发症，医务人员应充分告知，向患者和家属提供帮助，并尽最大努力防止错误再次发生。

2. 有效性　当有证据存在时，有效的医学需要就患者个体的治疗进行循证决策。在制订治疗计划时，现有的最佳证据应与临床专业知识和患者的价值观相结合。在有效医疗中，医师向所有受益的人提供治疗时应避免治疗不足，并避免向不太可能受益的人提供治疗，以避免治疗过度。

3. 以患者为中心　以患者为中心的医疗尊重患者的个人偏好、需求和价值观，并使用这些因素来指导临床决策[4]。更具体地说，根据 Gerteis 等[6]，以患者为中心的医疗包括尊重患者的价值观，医疗的协调与一体化，知情、沟通和宣教，身体舒适，情感支持以缓解恐惧和焦虑，家人和朋友的参与。在互联网上获得健康信息的机会急剧增加，导致更多的患者在医疗中获得充分信息并主动参与他们的治疗。以患者为中心的医疗顺应了这一趋势，并将更多的权力和控制转移到患者及其家人。以患者为中心医疗的示例包括共享决策，患者和家人参与查房，患者对医疗记录的所有权，医疗安排将患者不便最小化，以及不受限制的探视时间[7]。

4.及时性　减少等待时间对患者和医疗从业者都非常重要。漫长的等待表明缺乏对患者时间的尊重。此外，延误不仅可能影响患者满意度，而且可能影响及时的诊断和治疗。对于医护人员而言，设备或信息的可用性延误可能会降低职业满意度和充分执行其工作的能力。

5.高效性　费用上升使医疗卫生行业的浪费审查更加严格，包括劳动力、资金、设备、供应品、创意和能源的浪费[8]。提高效率可减少浪费，并在给定成本的情况下增加产出。效率指标的示例包括平均住院时间、再入院率和诊断的平均治疗费用。消除浪费能以相同或更低的成本为患者提供更好的医疗质量。

6.公平性　公平医疗在质量上不会因人而异。NAM 在两个层次上定义了公平医疗。在群体水平，公平医疗意味着减少或消除亚群体之间的差距。在个体层面，这意味着没有基于年龄、性别、种族、民族、国籍、宗教、教育程度、性取向、残疾或地域等因素的歧视[3]。

质量的另一个框架是 Bodenheimer 和 Sinsky[5] 提出并被 IHI 采用的"四重目标"。这四个目标包括更好的医疗、更佳的结局、更低的成本以及医务人员更好的职业生涯。在 IHI 先前的"三重目标"中增加了最后一个目标，是因为认识到越来越多的临床医师职业耗竭对高质量医疗构成威胁[5]。

Deming 的渊博知识体系

在学习改进的框架和工具之前，了解质量改进工作背后的理论不无裨益。W. Edwards Deming 的笔下将知识分为两类：主题知识和渊博知识。主题知识就是专业知识，例如麻醉学知识。渊博知识就是改进的知识。当这两种类型的知识重叠时，就会出现最显著的改进。Deming 将渊博知识分为四个不同的类别：对系统的欣赏、知识理论、对变化的理解和心理学。

渊博知识的第一个领域是对系统的欣赏。一个系统是相互依存的组件组成的网络，这些组件为共同的目标而协同工作[6]。人们常说"每个系统都经过精心设计，以获取所要获得的结果"。如果一个系统表现不佳，那是因为无意地将该系统设计为表现不佳。在这种情况下，我们的责任是管理系统以确保获取我们所需的结果。

Deming 渊博知识的第二部分是知识需要理论的观点。信息本身不是知识。例如，词典包含信息，但不是知识。如果要准备开始学习，我们必须在改进工作的背后有一个理论，而不仅仅是数据[6]。

为了学习，我们必须另外了解变化以及如何对变化做出反应。Deming 说，"生命就是变化"[6]。常见原因变化（common cause variation）是过程固有的变化。特殊原因变化（special cause variation）是指过程中非固有原因引起的变化，这些原因是特定情况引起的。仅具有常见原因变化的过程在统计"控制"中。另一方面，同时具有常见原因变化和特殊原因变化的过程是一个不稳定的过程[7]。改进工作中的两个常见错误：一是将常见原因变化视为特殊原因变化，二是将特殊原因变化视为常见原因变化。

渊博知识的最后一个领域是心理学。这通常是改进工作中最具挑战性的部分。Deming 相信内在动力，需要培养人们的工作乐趣和学习的内在动力[6]。最近，John P. Kotter 在他的《变革的心》一书中描述了八个变革步骤，分别是增加紧迫性、建立指导团队、建立正确的愿景、沟通以实现认同、授权行动、创造短期胜利、不松懈和做出改变[8]。

质量评估方法

质量保证与持续质量改进

尽管术语"持续质量改进（continuous quality improvement，CQI）"和"质量保证（quality assurance，QA）"过去可以互换使用，但是两者之间存在实质性差异。大多数医疗 CQI 系统建立在传统的 QA 系统的基础上，QA 系统使用"标准"来定义质量[9]。标准可定义为"可接受"的性能水平。例如，心脏手术后总死亡率的标准低于 3%，但是，接受心脏手术后 3%（相对于 4% 或 2%）的死亡率是否可以接受？同样，头部损伤评估的标准是入院后 4 h 之内的脑部 CT 扫描，但是在特定情况下，头部损伤的患者可能需要更早进行 CT 扫描。

大多数标准在本质上主观随意，且常在医学专业人士之间缺乏共识[9]。此外，QA 系统通常仅在不符合标准时才做出响应。传统的基于标准的质量保证体系的例子是同行评审系统以及发病率和死亡率评审。这些系统的存在通常是为了标记某些案例或从业人员，以进行严格审查。从业人员可能会认为这种严格的审查是一种惩罚，因为只有"失败"或"害群之马"才被识别出来，并且过程失败并非在每个案例都和结局相关。因此，QA 体系本质上是评判性的，且如果不谨慎应用，可能会因一些不能掌控的随机因素来裁定从业者承担责任。在另一方面，CQI 系统认识到差错会发生且需要不同的应对。通常无法通过 QA 体系的分析来确定卓越的医疗。卓越有时是由没有失败来定义的。良好（可以接受的）和卓越的医疗卫生之间有区别吗？

医疗卫生系统是一系列相互关联的过程，每个过程都会产生一个或多个输出。与 QA 系统相反，CQI 系统包括一种明确的过程处理方法以及使用规范来改进过程或结局的方法。规范是关于过程的重要属性或过程产生的结局的明确、可衡量的描述[9]。规范能识别需要评估的变量，但通常不设定可接受的限值或标准。一旦 CQI 系统中的规范已确定，就将根据这些规范评估所有输出或案例，而不仅仅是失败案例。然后，系统尝试通过修复过程而不是人员来纠正错误。因此，CQI 旨在通过在过程中进行改进来变革过程并在质量故障发生前预防它们。引用 Philip Crosby 的话："造就质量的系统是预防，而不是评估"[10]。

改进框架

改进模型

通过系统的方法，能使改进的过程更加有效和高效。由培训和管理咨询公司——过程改进联合公司（Associates in Process Improvement）（http://www.apiweb.org）开发的改进模型，是不同学科的组织所采用的一种方法，也是目前 IHI 使用的方法。它是一种结构化的动态模型，将科学方法应用于变革的测试和实施[7]。1939 年，物理学家、工程师和统计学家 Walter A. Shewhart 介绍了现代 QI 的科学[11]。他介绍了由规范、生产和检查三个步骤组成的科学过程，指出"这三个步骤必须成圆而不是直线运行"[12]。20 世纪 40 年代，他的门生 W. Edwards Deming 将这些概念应用于政府和工业界，发展出计划、实施、研究、行动（Plan, Do, Study, Act, PDSA）周期（表 5.1）[13]。通过添加三个基本问题（如下段所述）对 PDSA 进行了修正，从而形成了改进模型（图 5.1）[12]。

从三个改进的基本问题开始改进项目，可以为项目设定明确的方向，定义成功的模样，并假设成功的干预措施。改进的三个基本问题是：

1. 目的 "我们要实现什么？"改进的目的（或目标）应该是具体的（specific）、可测量的（measurable）、可操作的（actionable）、相关的（relevant），并且有明确时间性的（time-specific）（也称为 SMART 目标）。改进的想法可以来自受访的涉及该过程或受其影响的

表 5.1 计划、实施、研究、行动（PDSA）周期的步骤	
步骤	**描述**
计划	为测试改变做出计划。包括结果的预测以及如何收集数据
实施	在小范围内测试改变。记录数据、观测值以及出现的问题
研究	应用由上述步骤得到的数据建立新的知识并做出预测。通过成功和失败的改变获取知识
行动	采用改变，或应用获取的知识用于计划或改良行动的下一个行动测试

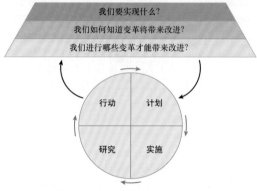

图 5.1 **改进模型图**（From Langley GJ，Moen RD，Nolan KM，et al. The Improvement Guide：A Practical Approach to Enhancing Organizational Performance. San Francisco：Jossey-Bass；2009. With permission from John Wiley & Sons.）

人员，例如员工或患者。想法也可以来自检查运营、临床或财务过程先前的数据。

2. 指标 "我们如何知道变革将带来改进？"理想情况下，指标应直接与项目的目的或目标联系起来，并应确保代表过程利益相关者的利益[7]。在可能的情况下，应使用定量指标来评估随时间的变化。这些指标提供了反馈，使人们能够知道变革是否改进。但是，并非所有项目都有容易量化的结局，结局可能更偏向于定性。尽可能花时间和精力去发现将目标转化为可量化结局的机会。这些可以更容易地用于交流成功的经验。

3. 变革 "我们进行哪些变革才能带来改进？"带来改进的变革想法通常始于观察、模仿他人的成功模式以及集思广益。对过程及其关键驱动因素的了解越深入，产生成功变革的可能性就越大。

这三个基本问题之后是 PDSA 周期，PDSA 周期是测试和实施先前生成的变革想法的框架。改进可能需要多个周期，最好是随时间变化的小测试。通过在实施之前对变革进行小规模测试，可以降低风险。对

变革进行小型测试也可能有助于克服个人对变革的抵制。通过重复的周期，可以获得更多的知识，并且不断地修正或更改行动。模型的第一部分中定义的指标有助于确定变革是否成功。这些指标通常随时间绘制在运行图或控制图上（图 5.2 和 5.3）。成功和失败的测试都能获取知识。最后，PDSA 周期既可以测试变革，又可以在更大范围或在不同的临床领域中实施成功的变革。

精益方法和六西格玛

除了改进模型，CQI 举措的提倡者还有许多其他的框架。这里简要讨论其中两个框架，即精益生产和六西格玛（6Σ）。这些框架有时会合并在一起，例如"精益六西格玛"。无论采用哪种框架，都可以通过保留结构化和一致性的方法来实现 CQI 而获得收益。

精益方法起源于日本制造业，尤其是丰田生产系统[14]。最近，精益方法已在医疗卫生行业取得了成功。弗吉尼亚梅森医疗中心（Virginia Mason Medical Center）和 ThedaCare 公司是两个应用它的著名例子，

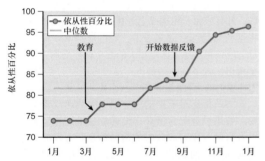

图 5.2　**运行图示例。**该图显示了随时间变化的绩效指标曲线。横轴（x）表示月份时间，纵轴（y）表示绩效指标——术前抗生素按时应用的依从性百分比。

它们都通过应用精益原理改组了他们的组织结构。实际上，2004 年的 ThedaCare 报告，他们通过减少应收帐款、重新部署人员、缩短电话诊时间、减少文书工作时间以及降低药物分发时间节省了 330 万美元[14]。

精益方法着眼于以更少的资源为客户（即患者）创造更多价值。评估流程中的每个步骤，以区分那些增加价值的步骤和那些没有增加价值的步骤。最终目标是消除所有浪费，从而使每个步骤都是增值过程。精益化的其他关键组成部分包括减少工作流程的不均匀性［例如，我们在转入重症监护治疗病房（intensive care unit，ICU）或急诊病例中可能会发现的情况］，以及消除人员和设备的过负荷工作。精益改进的五个原则如下[7]：

1. 定义客户正在寻找的价值　弗吉尼亚梅森医疗中心的所有流程都以"患者至上"为重点[14]。

2. 确认并绘制价值流　如果要评价术前评估，则应从手术日程排定到手术当天（病史和查体、术前咨询、实验室检查、影像检查、会诊等）绘制患者的实际流程图。在此过程中，所有步骤均应纳入考虑，包括患者到前台、实验室等的来回流动。在过程的每个步骤中所花费的时间都应该记录下来。

3. 使增值步骤之间的转换更加顺畅　消除那些不会给整个过程增加价值的步骤，以及可能会导致医护人员或患者浪费时间或精力的步骤。此过程的一个示例可能是取消消费者术前评估中不必要的检验、检查或会诊，以减少由可纠正的低效率导致的等待时间过长。

4. 在步骤之间创建牵引力　客户需求应触发下游流程的开始。示例包括根据手术需求开放手术室或增加人员，而不是为每位外科医师或每个手术科室分配固定的时间。

5. 继续进行此过程，直至达到最大价值而没有浪

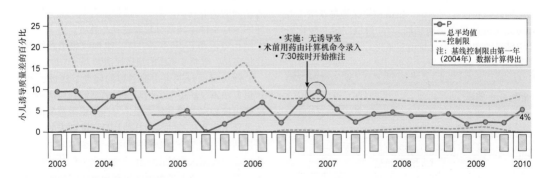

图 5.3　通过诱导依从性检查表来监测麻醉诱导过程质量的管理图示例。蓝实线表示均值，虚线表示控制上限（upper control limit，UCL）和控制下限（lower control limit，LCL），其为均值 ±3 个标准差。圆点表示诱导质量中单个特殊原因变化（From Varughese AM. Quality in pediatric anesthesia. Paediatr Anaesth. 2010；20；684-696.）

费，以追求完美。

摩托罗拉在 20 世纪 80 年代从一家陷入困境的公司转变为一家高品质、高利润的组织，促进了六西格玛方法的产生。六西格玛的两个关键基本目标是几乎没有错误的过程，以及对于减少偏差的大量关注[15]。实际上，六西格玛过程或者说偏离平均值 6 个标准差的过程仅相当于每百万 3.4 个错误。

医疗卫生行业常常远远达不到这一标准。Chassin[16]在 1998 年的一份报告中说，因疏忽而受伤的住院患者为四西格玛水平（10 000/ 百万），未得到充分治疗的抑郁症患者为二西格玛水平（580 000/ 百万），未接受 β 肾上腺素受体阻滞剂的符合条件的心脏病幸存者为一西格玛水平（790 000/ 百万）。相比之下，Chassin 发现麻醉学是接近六西格玛水平的医疗专业，麻醉引起的死亡低至 5.4/ 百万[16]。与医疗卫生行业相比，空难死亡人数是二西格玛水平（230/ 百万）。而传统公司约在四西格玛水平运行，约等于每百万发生 6200 次差错[16]。考虑到差错常常直接与成本紧密相关，差错率会显著地影响财务状况。

六个西格玛与改进模型相似，因为它使用一个简单的框架来指导改进，在这种情况下，使用定义、测定、分析、改进、控制（Define, Measure, Analyze, Improve, Control, DMAIC）[15]。表 5.2 中描述了 DMAIC 步骤。如前所述，许多组织通过在其 CQI 工作中结合不同方法的要素而发现了最大的收益。一个流行的例子是精益六西格玛，它结合了流程和价值的改进以减少错误和变异。此外，可以酌情应用这些策略中的单个工具，例如 PDSA 循环或 DMAIC 流程。

医疗卫生的价值框架

医疗卫生的质量侧重于患者的预后，因此提升质量的另一种方法是价值框架。费用相关的质量决定价值。因此，在医疗卫生中，价值被定义为每花费 1 美元可以实现的患者健康结局[17]。价值应定义医疗卫生中绩效改善的框架。价值包括医疗卫生已经包含的

目标，例如质量、安全、以患者为中心和成本控制，价值框架提供了一种整合这些目标的方法。

因为价值始终是围绕客户定义的，所以在医疗卫生行业中，价值就是对患者而言最重要的，它凝聚了医疗卫生系统中所有利益相关者的利益。因此，当价值提高时，不仅患者受益，付款方、提供者和供应商都会从中受益，而且医疗卫生系统的经济可持续性也会得到改善。因此，价值应该是医疗卫生服务的首要目标。Porter 认为，未能将价值作为医疗卫生的中心目标和无法评估价值是医疗界最严重的失败[18]。

目前的价值评估有限且很不完善。价值应通过产出而非投入来评估。因此，价值取决于患者的健康状况，而不取决于所提供服务的数量。准确评估价值的唯一方法是在全医疗周期中纵向跟踪个体患者的治疗结局和费用，其中住院治疗的时间从 30 天到 90 天不等，而慢性病治疗的时间为 1 年。

价值不是通过患者使用的医疗过程来评估的。尽管过程评估是改进的重要组成部分，但不能代替患者结局的评估。结局和费用应分开评估。结局，即价值方程式的分子，是指就患者健康而言的实际医疗结局，并且应由一组构成患者利益的多维结局组成，并将这些结局综合起来考虑。费用是价值方程式的分母，应该包括患者医疗相关的整个医疗周期中涉及的总费用。大多数医师都不知道患者医疗的全部费用，因此他们缺乏真正提高效率所需的信息。

结局指标对于推动医疗卫生的快速改善至关重要。如果没有包含所获得结局的反馈回路，服务提供者将缺少学习和改进所需的信息。有效的结局指标受到几个问题的困扰。首先，对于结局的构成缺乏共识。其次，电子病历（electronic medical record, EMR）系统通常不便于在适当范围内捕获纵向结局指标，这些系统可能过于狭窄或过于泛泛，只能提供患者结局的部分视图。第三，诸如感染率之类的结局可能因医疗条件不同而有较大差异。最后，由于部分组织结构零散和 EMR 互通性差，纵向收集患者结果的代价高昂，限制了真正的结局评估。

费用是医疗卫生中最紧迫的问题。当前的费用计量方法不仅妨碍了我们对费用的理解，也影响了包括费用控制在内的其他方法。专注于费用控制而非价值提高可能是危险的，而且往往是自欺欺人的。与费用评估相关的两个主要问题包括：①成本汇总，其中我们经常根据医疗的组织和计费方式来评估和累积成本，即科室、离散的服务区域和单项（例如供应品或药品）来计费；②成本分摊，其中医疗卫生交付的成本是包括共享资源在内的共享成本，因此通常按科室

表 5.2	精细过程或六西格玛过程中的步骤
步骤	**描述**
定义	确定改进项目的目标。获得必要的支持与资源，将其融入一个项目组中
测定	建立合适的指标。测定现行系统的基线绩效
分析	检测系统中可能改进的区域
改进	通过实施想法改进系统。统计验证改进
控制	新系统制度化并监控其时间稳定性

所有患者的平均成本计算。例如手术室按小时收费。但是，为了真正理解成本，必须围绕患者计算，而不是依据单项服务计算，同时必须根据每个患者对共享资源的实际使用情况，将费用分摊给各个患者。最后，用于计算成本的视角很重要，包括失业在内的患者成本可能未包括在分析中。

正确测量预后和成本是改善医疗卫生服务最有力的手段，尽管目前的评估方法还很不完善，但评估过程已经开始。正如 Michael Porter 在《新英格兰医学杂志》[18] 上发表的述评，概括了其关于价值的支撑，如果医疗卫生领域的所有利益相关者都将价值作为核心目标并对其进行评估，那么所带来的改善将是巨大的。

质量改进的指标和工具

使用指标来推动改进的概念起源于医学和工业。使用数据来改善患者的健康状况始于 19 世纪中期，两位开拓者是 Florence Nightingale 和 John Snow。Nightingale 使用英国士兵死亡率的数据来推动战地医院卫生条件的改善。同样，Snow 使用霍乱的发病率和地理位置的数据将疾病的发病率与从宽阔街道（Broad Street）水泵获得的水联系起来。20 世纪初，美国麻省总医院的外科医师 Ernest Codman 率先倡导追踪患者的病情，以便识别不良事件并改善对未来患者的医疗[19]。20 世纪 60 年代，Avedis Donabedian 强调指标的重要性，并描述了一种基于结构、过程和预后评估医疗卫生质量的模型——结构是提供医疗卫生的环境，过程是提供医疗卫生的方法，预后是卫生保健的结果[20]。后来在 1991 年，Paul Baltaden 和 Don Berwick 建立了 IHI，该研究所已成为将改进科学应用于医疗卫生的主要组织之一[21]。

在 QI 中，指标能用于许多目的。它能用于：识别问题和建立基线绩效，为 QI 项目提供信息和指导，选择和测试旨在改进的变革以及评估进度并使之与组织目标保持一致。选择和制定有用的指标颇具挑战性。理想的指标必须是全面的、经过仔细定义的、针对目标群体量身定制的，并且相关评估负担最小。目标群体通常包括临床工作人员，因此指标应针对与这些工作人员一起工作的特定患者人群，并使其与临床目标保持一致。指标应在临床医师提供医疗的情况下通过表面有效性测试。若可行，国家或机构的指标也应当使用，但可能与本地目标受众并不总是相关或可信。在机构内部，目标受众应包括系统领导，因此指标还应与组织重点工作和战略目标保持一致。

过程和结局指标

指标应包括以下内容：

1. 关注医疗卫生提供过程的过程指标（如围术期患者 β 肾上腺素受体阻滞剂的使用，为预防手术部位感染而使用抗生素）。

2. 关注医疗卫生服务提供后患者结局的结局指标，如临床和功能预后或对健康的满意度（如发病率、死亡率、住院时间、生活质量）。

3. 关注过程变革可能带来的后果的平衡指标（如当对过程进行改进以提高效率时，其他结局不应受到不利影响，如患者满意度）。

这些指标各有优点和局限性[22]。一套全面的指标应至少包括一个过程、结果和平衡指标。此外，在适当的时候，需要纳入 ICU 医护比等重要的结构指标[23-24]。

医务工作者很容易接受过程指标，因为他们显示了医务人员可以在多大程度上影响过程以改善患者预后。从业人员通常感觉对医疗过程比其结局负有更多责任，因为结局可能受到许多其他变量的影响[22]。使用过程作为质量指标标准的一个障碍是可持续性问题：随着医学科学的发展，需要经常更新。

评估医疗是如何进行的过程指标可能比结局指标更易于评估和实施，并且能够提供对医疗的重要见解[25]。过程指标可以提供有关绩效的即时反馈，从而可以快速改善医疗。如果某种结局很少发生，提供者将无法及时获得有意义的结局反馈。例如，导管相关血流感染（catheter-related bloodstream infections，CRBSI；一项结局指标）改善的证据可能需要 12 ~ 24 个月的数据（因为很少有患者发生感染），而对减少感染循证实践的依从性得到了改善（过程指标）可能会在 1 周内被观察到（因为可以评估所有患者以确定他们是否接受了干预）。

过程指标还有另外两个重要优点。首先，其通常对医疗人员具有表面效度，这意味着医疗人员相信他们可以使用这些数据来改善医疗；其次，由于风险调整不太重要，因此可以进行广泛实施。此外，医务人员、专业学（协）会和政府部门或支付机构之间的共同努力也使过程指标更加可行[25]。

为了实现有效性，过程指标应与重要结局具有因果关系；过程的变革应产生期待中的预后变化。改善患者预后的最佳机会之一可能来自发现如何提供已知能有效产生所需预后的疗法（过程）[26]。例如，手卫生和在中心静脉导管（central venous catheter，CVC）穿刺前使用氯己定对皮肤部位进行消毒是已知的降低

CRBSI 的五个过程中的两个重要的过程指标[27]。诸如此类的过程指标可提示患者是否可靠地接受已知的预防并发症的循证干预措施。

尽管过程指标是有用的并且应该继续进行，但是没有替代结局指标的方法，其主要目的不是比较医务人员，而是实现医疗创新。过程指标在很大程度上应该是内部努力，而不应该是外部评估以及质量和价值报告的手段。如上所述，价值评估需要评估一段时间内的实际结局。

结局指标是指患者健康状况随着时间推移的实际医疗结果。对于每种医疗状况，都有一组多维结局共同构成患者的利益。其包括生存、功能状态和恢复可持续性。结局指标直接关系到患者的健康状况。患者对医疗的满意程度是一个过程指标，而不是结局指标。患者对健康的满意度是结局指标。但是，当前的结局指标通常侧重于特定操作或干预措施的即时结果，而不是某个医学状况的整个医疗周期的总体成功。

对结局和过程指标的相对关注将取决于数据收集在科学上合理和可行之间的平衡。通常，一套平衡的过程和结局指标有助于为改进工作提供信息，并提供这些工作已改变患者生活的证据。

为了使指标有效，以下原则很重要。首先，指标应重点放在改进团队有权更改的事情上，并且最初应该是简单的、小规模的指标，着重于过程本身而不是人员。其次，指标应切实可行，寻求实用性而非完美，并适合工作环境和成本控制要求。第三，指标数据应易于获得。在工作完成时找到捕获数据的方法，可以将指标构建到日常工作中。第四，定性数据（如患者用自己的话语表示不满意的原因，将量化数据进行情境化的观察）具有很高的信息量，应该补充量化数据（如患者对医疗满意度的百分比）。最后，在使用指标时，平衡是关键，一组平衡的指标可以帮助回答以下问题："我们是否要以牺牲其他方面为代价来改善系统的某些部分？"

指标不应压倒变革过程。改进团队应尽可能减少评估负担。指标可能对资源使用、医务人员行为和患者产生直接和间接影响[28]。评估绩效和医疗结果的费用可能很高，尤其是如果数据收集过程是人工的并且使用表格分析的话。使用 EMR 系统和计算机化的命令输入可以减轻评估的负担，尽管这些信息技术系统的实施和维护成本很高。此外，这些资源可能在整个系统或机构中无法平等提供，从而导致所提供医疗的差异。

评价固化是使用过程指标时可能对医护人员行为造成的意想不到的后果。例如，当使用诸如"收到执行计划的糖尿病患者的百分比"之类的过程指标而不是诸如"提高患者对糖尿病管理的了解"之类的结果指标时，临床医师认为该指标定义了什么是重要的。因此，对过程的评估成为重中之重，而不是预期的结局[28]。或者，临床医师可能会变得如此专注于所评估的内容，以至于医疗的各个方面都没有得到同等的重视。此外，突出过程而非结局指标可能通过脚本化过程而扼杀创新，从而抑制了过程水平的创新。医疗实践是动态的，因此实践的变化确实具有一定的用处，并且通过尝试新的医疗方法，创新得以发生。最后，QI 指标的表现可能与患者的临床医疗偏好不匹配。不考虑患者偏好的绩效指标可能导致患者对他们的医务人员和系统的满意度、信任度和信心下降[28]。因此，选择一组具有上述属性的适当指标，仔细权衡评估后平衡使用是可行的做法。

消费者、付款人和雇主越来越多地要求采取结局指标，以提升医疗水平并降低费用。甚至国家政府机构也在影响医疗卫生的指标和质量报告。在美国，联邦医疗保险和医疗救助服务中心（the Centers for Medicare and Medicaid Services，CMS）是单一最大的医疗卫生购买方，它要求医院和医师参加质量支付计划（Quality Payment Program，QPP）。该计划要求提供者通过参加高级替代支付模式（类似于高质量的协作组织或捆绑式支付模型的参与者）或通过基于绩效的激励性支付系统累积积分来证明质量[29]。英国的质量和预后框架[30]是一个类似的系统。这些质量要求从根本上改变了临床医师、医院和卫生系统参与和报告 QI 活动的方式。

分析和展示质量改进数据

数据的解读和对过程变化的理解是 QI 工作的基础。首先要改善核心数据元素，即收集这些数据作为行动的基础。其次，在过程的运行范围内进行数据解读。最后，分析技术应滤除过程中的噪声。汇总数据或汇总统计信息通常不会过滤掉系统中的噪声，并且不会提供足够广泛的信息来指导从业人员采取正确的行动或过程改进。

Shewhart 假定数据既包含信号又包含噪声。为了研究，必须将信号与噪声分开[31]。CQI 科学定义了过程中的两种类型的变化：随机变化和特异性变化。随机变化（也称为常见原因变化）是由过程接收的输入或过程本身的固有因素差异引起的。随机变化是系统内的随机背景噪声，并且始终在过程中发生。特异性变化（也称为特殊原因变化或归因变化）并非始终作为背景噪声出现，而是由不属于系统的一个或多个特定原因引起。当存在特异性变化时，过程被认为是不稳定的，应努力了解产生这些变化的特殊原因。当特异性变化不再发生时，稳定过程将持续存在，仅留下随机或常见的变化[9]。CQI 旨在消除每个过程的特异性变化，从而仅保留随机变化。基于标准的质量保证（QA）系统无法区分随机变化和特异性变化，并试图纠正所有变化。尝试纠正随机变化必然会失败，CQI 将其定义为"篡改"过程。当一个过程仅表现出随机变化时，应评估该过程，以确定它是否在可接受的水平上运行。如果不是，则将需要变革该过程，以使平均值朝所需方向移动。流程标准化通常是减少随机变化和改进过程的关键。

运行图和控制图

运行图和控制图是数据的图形显示，以能观察到趋势和模式随时间的变化。它们是确定改进策略是否有效的最佳工具。运行图（见图 5.2）也称为时间序列图，在纵轴上绘制要研究的变量或指标，在横轴上绘制时间。平均线或中心线是中位数。建立基线至少需要 12 个数据点，而检测趋势和模式至少需要 20 ~ 25 个数据点。运行图应带有变革测试的注解，以提供可以解释数据的内容。可将以下四个规则与运行图一起使用，以确定是否存在非随机模式或检测变革是否带来了改进：

1. 当 6 个或更多连续点高于或低于中位数时提示出现了偏移。

2. 当 5 个或更多的点上升或下降时提示存在某种趋势。

3. 运行被定义为中位线同一侧的一系列连续点。

4. 出现的某个极大数据可能是不正常的，表现为其值显著差异（异常值）[7]。

变化本质上是暂时的，因此随时间推移呈现数据的运行图是过程运行中解读数据的强大工具。

控制图（见图 5.3）[32]也称为 Shewhart 图[7, 11]，它是运行图的扩展，用于区分特异性变化和随机变化。与运行图一样，变量在纵轴上绘制，时间在横轴上绘制。但是，对于控制图，中心线或平均线是平均数而不是中位数，并且会计算出控制上限（upper control limit，UCL）和控制下限（lower control limit，LCL）。UCL 和 LCL 对应于平均值的 $\pm 3\Sigma$。当数据点在这些控制限内时，该过程被视为"处于控制状态"或稳定[11]。随机变化或因过程的常规节律而产生的变化会产生稳定的过程。而在一个包含特异性变化的不稳定过程中，数据点超过了 UCL 或 LCL[33]。

故障类型和影响分析

故障类型和影响分析（failure modes and effects analysis，FMEA）是一种工具，可帮助您在事件过程中，于问题发生并造成危害之前作出识别[7]。FMEA 可以帮助您确定改进工作的目标。此外，在实施新流程之前，前瞻性方法使其特别有用。

FMEA 会检查流程中的步骤、潜在的故障模式（可能出什么问题）、故障原因（为什么会发生故障）以及故障影响（后果是什么）（IHI, QI 必选工具包）。列出了流程中的步骤后，会根据发生的可能性、检测的可能性和严重性来计算风险档案编号。然后，改进工作重点针对那些具有最高风险状况的步骤。

简化的 FMEA 是 FMEA 的快捷版本，可以帮助指导改进工作。简化的 FMEA 包括列出流程中的步骤，列出每个步骤可能出错的潜在故障以及针对每个可能的故障进行集思广益的干预措施。下面是一个简化的 FMEA 示例，用于对输液泵进行编程，该改进的 FMEA 用于改进项目中以减少用药错误。

放在一起：质量改进项目示例

以下是如何将先前讨论的 QI 方法用于解决实际问题的示例。描述了减少麻醉科用药错误的假设示例。

某麻醉小组对他们科室发生的大量用药错误表示关注。他们组成了一个多学科小组，包括麻醉科医师、护理麻醉师、麻醉住院医师和药剂师。他们通过制定 SMART 目标解决了改进模型中的第一个问题——"我们要实现什么"。他们的 SMART 目标是在 12 个月内将麻醉科的用药错误从每月三个减少到每月一个。

改进模型中的下一个问题是"我们如何知道变革将带来改进"。为了监测进度，他们每月在其部门中构建一个用药错误的运行图。他们通过以前存在的自我报告系统捕获了数据。

改进模型的最后一个问题是"我们进行哪些变革才能带来改进"。为了更好地了解发生的错误，该小组将用药错误分类，并构建了帕累托图（Pareto Chart）。帕累托图是条形图，其中类别按降序列出。该小组了解到，三类错误约占错误总数的 80%。这些类别是输液泵错误、对乙酰氨基酚错误和抗生素错误。他们决定将最初的工作重点放在这三个类别上。他们为这三个类别创建了流程图，以更好地了解当前流程并制订可能的干预措施。最后，为了帮助组织他们的改进理论，他们创建了关键驱动程序图，列出了他们认为会影响其目标的驱动程序以及针对驱动程序的可能干预措施。

现在他们有了改善的理论，开始测试他们的干预措施。他们使用 PDSA 周期测试了他们的想法。他们采用了成功的测试，采用了混合结果的测试，并放弃了失败的测试。他们的一些测试包括要求药房贴上标签以及要求对输液泵进行两人双重检查。随着测试和实施的不断进行，他们看到运行图的中心线或中位数从三个减少到了两个。运行图规则表明这是一个重大变化。该小组对他们减少了部门的用药错误数量感到兴奋，但是他们尚未达到每月不超过一个用药错误的目标。他们决定继续测试新想法，直到中位数减少到每月少于一个错误为止。

仪表盘和记分卡

指标仪表盘的功能就像是飞机或汽车的仪表面板，对正在发生的事情提供实时反馈。平衡记分卡或"全系统指标"类似于仪表盘，用于提供质量的完整图像。平衡记分卡由 Kaplan 和 Norton 开发，被定义为"通过将目标、行动和指标与机构的战略相关联，在企业的各级水平描述、实施和管理战略的多维度框架"[34]。一组指标应当反映一个机构的文化与使命。整体来看，该组指标提供了对当前表现的评定并能够指导机构未来改进的方向。指标的平衡性可确保一个领域的改进不会影响其他领域的结局而产生不良影响。

其他 QI 评估和沟通工具

在大多数情况下，改进模型或精细西格玛等 QI 框架足以帮助指导改进的开发、测试、实现和推广。但是，为了更好地理解系统或过程中的问题，QI 专家已经开发或配备了多种方法或工具。其中的一些方法与工具帮助查看系统和过程，且可组织和沟通信息。这些将在以下部分描述。

了解一个过程或系统如何工作是对其改进的基础。流程图是获得了解的一种方法。流程表或流程图是在流程绘图中应用的一种重要改进工具。其可提供被研究过程的直观图形，定义过程的一系列活动以图表形式呈现出来。流程图确定和阐明过程中的所有步骤。它们还可帮助团队理解过程的复杂性并识别改进的机遇。

故障类型和影响分析是识别和解决过程相关问题的一项系统的、主动的方法。它应用了标准化的分析方法，包括识别过程中的不同步骤并解决其故障类型、影响及可能的干预措施。

关键驱动因素示意图（key driver diagram，KDD）（图 5.4）是将一个团队已开发的改进理论和想法组织起来的另一种方法[35]。KDD 同时结合改进背后的理论（关键驱动）以及用于测试改变的想法，来呈现项目的目标或结局[7]。最初，驱动因素图帮助规划隐藏于改进的结局背后的描述性理论。当这些理论被测试后，驱动因素图则被升级和增强，以开发预测性理论。KDD 极为有用，因为其在努力改进期间提供了一

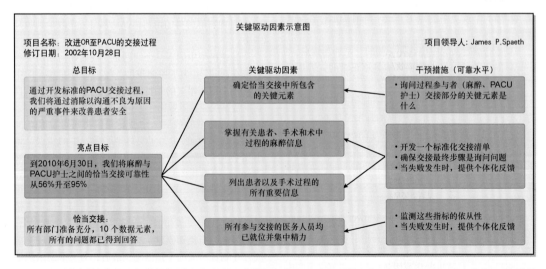

图 5.4   为改进由手术室（OR）到麻醉后恢复室（PACU）的交接过程而开发的关键驱动因素示意图示例。该表整合了项目的总目标与亮点目标、过程中固有的关键驱动因素以及针对各关键驱动因素的特殊干预（From Boat AC，Spaeth JP. Handoff checklists improve the reliability of patient handoffs in the operating room and postanesthesia care unit. Paediatr Anaesth. 2013；23（7）；647-654.[93]）

个团队心智共享模型。

用于改进的干预工具

在促进 QI 和患者安全的不断努力中，出现了许多重新组织医疗实施的工具。QI 干预工具被用于改进人员沟通和团队合作。这些工具的范例包括每日目标表、简报/汇报以及核查清单。

每日目标表

在将近 20 年的时间里，无论是成人还是儿童重症监护治疗病房（ICU），都采用书面记录或白板记录每日目标来改善多学科查房之间的沟通[36-37]。作为一页的纸质核查清单，该工具每天早晨即可完成，内容包括为每例患者制订当日护理计划、设定目标并检查潜在的安全风险（图 5.5）。

在成人 ICU 中实施每日目标表之前，一项初步

调查显示，ICU 团队成员在完成每例患者的巡诊查房后无法回答两个简单的问题："您了解患者当天的目标吗？"和"您了解今天需要对该患者完成哪些工作吗？"知道当天治疗计划的住院医师和护士不到 10%，这并不奇怪，因为传统的巡诊查房往往侧重于向下级医师教授疾病进程，而不是专注于患者治疗方案应做的工作。实施每日目标表大约 4 周后，95% 的住院医师和护士熟悉了每例患者的治疗目标。此外，实施了每日目标表后，外科 ICU 的住院时间从平均 2.2 天减少到仅 1.1 天[38]。这些结果已在 ICU 的护士、医师和药剂师中得以再现。访谈结果表明，通过提供一种结构化、全面的、个性化的患者治疗方案，可以加强医患沟通、患者诊疗和教育。每日目标清单有助于确定新的患者诊疗问题，激发治疗方案大讨论，尤其是在镇静、脱机和药物治疗等方面[36]。此外，在巴西 118 个 ICU 中使用每日目标清单进行的 QI 干预改善了低潮气量的使用，避免了过度镇静、CVC 使用和导尿管

	房间号 _____	交接班：□ 上午 / □ 下午
安全	要将患者自 ICU 转出需要做什么？	
	患者最大的安全风险是什么？如何能减轻风险？	
	应当报告什么事件或变化？有无 ICUSRS 问题？	
患者治疗	疼痛和镇静管理	疼痛目标 _____ /10
	心脏 回顾心电图	心率目标 _____ □ 达标 □↑ □↓ β受体阻滞剂
	容量状态 午夜容量净目标	平 □ 正 □ 负 ___ 净 _____ (ml) □ 患者确定
	肺：呼吸机，呼吸机集束化治疗，床头抬高，脱机	□ OOB/ 肺灌洗/ 活动
	SIRS/ 感染/ 脓毒症评估 体温>39℃或<36℃，心率>90次/分 呼吸>20次/分或 PaCO₂<32 WBC>12×10⁹/L、<4×10⁹/L 或未成熟粒细胞>10%	□ 无现存 SIRS/ 脓毒症问题 □ 已知或怀疑有感染 □ 血培养两份/尿/痰 □ 更换抗生素 □ 停止脓毒症集束化治疗
	导管/ 引流管能拔除吗？	是/否
	胃肠道/ 营养/ 肠道营养配方： 需要放置 TPN 导管、鼻-十二指肠管 PEG 吗？	□ TPN □ NPO/高级饮食
	患者是否正在接受 DVT/PUD 预防措施？	是/否
	能停药、改为口服或调整用药吗？	
诊疗计划	今日所需化验检查/治疗	
	已安排好的实验室检查	
	是否需要早晨实验室检查/胸片？	
	会诊	
描述	主要服务是否已更新？	
	是否已告知家属最新情况？ 是否已解决社会议题？ 长期/姑息医疗	

图 5.5 ICU 每日目标清单示例。DVT，深静脉血栓；ICUSRS，ICU 自行报告系统；NPO，禁食水；OOB，离床活动；PEG，经皮内镜胃造瘘；PUD，消化道溃疡疾病；SIRS，严重感染性呼吸综合征；TPN，完全肠外营养；WBC，白细胞计数

使用，并提升团队合作意识以及患者安全意识，但并没有降低院内死亡率[37]。

小儿心脏重症监护治疗病房使用白板显示每日目标，从而实现了进一步的改善[39]。使用白板将患者医疗团队对患者目标达成的共识百分比从 62% 提高到 87% 以上[37]。目标根据需要进行更新，并作为患者治疗团队所有员工及患者家属的信息源。这样的每日目标展示可以修订用于其他护理单元或手术室出室记录或急诊室查房。

核查清单

医疗和其他行业都已经在使用核查清单来确保不会遗漏工作中的重要步骤。美国食品药品监督管理局（Food and Drug Administration，FDA）推荐在交接患者和使用麻醉机前用核查清单来确保设备和监护仪运行正常[40-41]。核查清单通过规范操作流程，降低复杂程度，进而可以有效降低中心静脉导管相关血行性感染（central line associated blood stream infections，CLABSI），但这也会引入冗余安全检查。通常需要有一位护士或其他医师来监督核查清单，如果操作者未遵照核查清单或是无菌操作不合格，监督者将有权终止操作。一项前期的研究发现这一措施使 CLABSI 的总体发生率降低了 66%。之前的平均发生率为 2.7/1000，采用核查清单后 3 个月及 18 个月的平均发生率均为 0[42]。总之，机构、安全组织和监管机构已采用中心静脉导管置入核查清单，确保 CVC 放置过程符合规范，并预防 CLABSI 的发生。核查清单和中心静脉导管置入流程可在网上下载，如 IHI（http://www.ihi.org）就提供此类资源。

除了标准化技术任务之外，清单还用于标准化沟通。Haynes 等[43]使用了清单来指导围术期三方安全核查过程，结果表明，实施世界卫生组织手术安全核查清单（图 5.6）可以降低死亡率和住院并发症[43]。手术安全核查清单的使用现在已很普遍，并且是世界

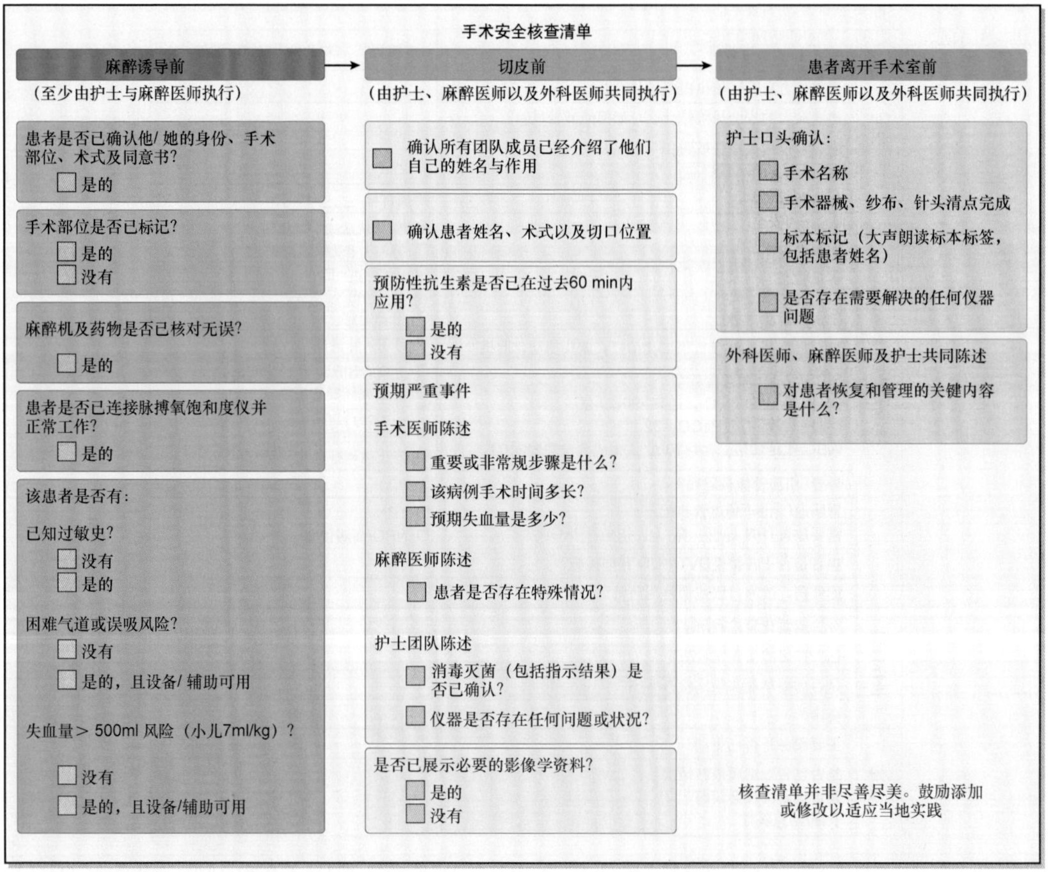

图 5.6　WHO 手术安全核查清单（Reproduced with permission from World Health Organization. WHO Surgical Safety Checklist.）

上大多数手术室标准要求。与手术安全核查清单有关的许多研究，无论是将其作为工具还是过程，都已证明其有效性，而一些研究则报告了其局限性。对2009—2016 年间关于手术安全核查清单的 25 篇高引用研究论文的回顾显示，核查清单执行的规范性、执行力和持续性存在很大的复杂性[44]。复杂性包括环境差异、人员组成、正确的核查时机、实施清单的人员之间的关系以及医疗机构的文化氛围等[44]。这些复杂性可能会影响清单的有效性，应在实施清单之前加以考虑。

简报和小结

　　手术核查清单被纳入《通用方案》，旨在防止错误的人员、错误的操作以及错误的手术部位。为了解决许多其他重要的安全问题，例如抗生素的需求、深静脉血栓形成的预防、火灾的防范、特殊设备的需求和血液制品的供应，许多机构都实施了手术室简报或汇总，以及手术结束后的小结。研究显示，术前简报可改善团队沟通，提高最佳实践的依从性，并增强全体人员对手术室安全氛围的共识[45]。

　　简报和小结这两项工具旨在促进有效的跨学科交流和团队合作。两者均以广泛用于手术室中、ICU 护理人员向重症医师交接班期间，以及手术室护理人员与麻醉协调员之间[40, 46-47]。简报是团队成员开始执行手术程序之前对所有病例进行的结构性回顾。手术后进行小结，团队将回顾哪些方法行之有效，哪些环节失败了，以及将来有哪些环节可以做得更好（图5.7）。

　　标准的手术室简报的内容包括按名称介绍（每个人的姓名和任务），确认患者正确，确认手术部位 / 左右侧和具体步骤（暂停），以及所有团队成员口头表示赞同，并都了解手术过程，以及确保手术成功的必要条件。检查所有必需的设备、药物（如适当的抗生素）和血源的充足性。提出问题："如果出了什么问题，那会是什么？"并讨论减轻或应对潜在危害的计划。

　　美国医疗卫生研究与质量管理局（Agency for Healthcare Research and Quality，AHRQ）和国防部的合作采用了机组人员资源管理策略来进行手术室简报，并产生了一个基于证据的资源，称为"提高绩效和患者安全的团队策略和工具"（Team Strategies

术前简报：每次手术前
团队介绍：姓名，包括任务，将姓名写在字板上
确认：患者ID带，知情同意书（大声读出），手术部位标记，手术室标识，患者对手术的描述（如为清醒患者），H&P 或临床记录
有无任何安全、设备、仪器、植入物等方面问题？
如有指征，已给予抗生素？
抗生素再次给予的预计时间是何时？
是否需控制血糖或给予β受体阻滞剂？
患者体位是否能使伤害减至最小？
消毒液是否正确使用，无蓄积并自然晾干？
是否已讨论手术的目的和关键步骤？
是否有所需数量的血可供使用？
DVT预防的指征？如有，加以叙述
保温装置是否用在患者身上？
分配给该手术的时间是否准确？
主治医师是否回顾了最近的实验室检查和放射学检查结果？
术后小结：每次手术后
有没有做哪方面工作以使该患者更安全或更有效？
是否完成手术部位感染数据采集表？
患者的姓名、病史号、手术标本名称和重要情况是否记载下来？（必须由手术医师单独确认）
仪器是否有故障？有无报告？
是否讨论过转送至术后恢复室的计划？ ❏ 液体管理？ ❏ 病历表中输血情况记录？ ❏ 抗生素剂量和应在术后恢复室再次给予的时间间隔？ ❏ 疼痛管理/PCA计划？ ❏ 术后需要立即给予新药物？ ❏ 是否需β受体阻滞剂？ ❏ 血糖控制？ ❏ DVT预防？

图 5.7　**手术室术前简报与术后小结工具示例**。DVT，深静脉血栓；H&P，病史与查体；ID，身份证明

and Tools to Enhance Performance and Patient Safety，TeamSTEPPS）（www.ahrq.gov）。手术室中的这种团队方法鼓励医疗团队所有成员之间的情境意识和沟通[48-51]。

质量改进信息的来源

QI 项目的开发首先需要确定一个问题，然后收集基线数据并建立改进干预措施。在干预之后重新收集数据。若发现干预有效，将设定持续的监测或审计，以确保这些改进措施得以坚持。作为审计的一部分，必须向医疗服务机构进行反馈。传统意义上，医务工作者获取其日常工作反馈的能力有限，部分是因为缺乏信息系统以及缺乏针对如何测定医疗质量的一致意见[52]。

QI 项目的想法可以通过多种来源确定，但是他们通常始于当地医务人员的调查和投入，以及对报告发病率的回顾。额外的信息可来自文献、国家指南的回顾、质量指标以及外部或内部评审的信息。

QI 数据的来源横跨临床和管理领域，包括循证医学（evidence-based medicine，EBM）和循证临床实践指南、来自认证机构以及非盈利安全组织的警告、医学专业协会提出的标准与指南、终审诉讼数据库以及政府机构管理的数据库。美国政府机构［包括 AHRQ、CMS 以及美国国家质量管理论坛（National Quality Forum，NQF）］促进医疗卫生质量管理指标的更新与报告[53]。

事件报告

自愿报告有潜在危害的事件已经成功用于改进患者医疗和促进 QI 项目[54]。随着自愿报告不良事件在医疗卫生行业的作用被逐步得到认可，这种报告的惩罚性目的越来越低，同时更多关注系统而非个人。当自愿报告不良事件被恰当应用时，可帮助早期识别患者的危险，并能将其变成 QI 努力的焦点，以降低危险程度[55]。与其他方法侧重评估已经受到伤害的患者有所不同，自愿报告不良事件侧重于从未遂事件（事件未导致伤害但有潜在风险）中学习的潜力。QI 项目的一项丰富资源是这些安全隐患以及潜在的风险，故而应强调不良事件的预防。

所有的麻醉科都应备有一个用于采集不良事件和安全隐患的程序。尽管绝大多数科室有报告的程序，但出于各种原因许多事件未被报告。科室应当鼓励无责自愿上报。电子捕获不良事件、未遂事故以及投诉

可以提供数据，通过分析以确定趋势并评估风险对患者的伤害程度。

频繁发生的低伤害事件应当与偶发的高伤害事件同样重要。在科室层面，重点关注发生较为频繁的不良事件（如围术期皮肤擦伤、实验室标本标注错误）或可以被频繁监测的医疗过程（如手消毒、合理应用抗生素）是更为有效的方法。对于偶发的伤害性事件，QI 举措需要基于更为广泛的全国多中心不良事件数据库分析。

使用多机构事件报告系统，可以收集更多在单个机构中的罕见事件。这样的系统可以分析常见原因，从而增加我们的预防计划知识。较大的多机构数据收集系统包括 Vizient 协作系统（前身为大学医疗系统联盟），该系统支持事件报告和数据库，可用于开发 QI 程序、基准测试和循证实践[56]。专为调查研究罕见麻醉相关事件而开发的报告系统包括由麻醉质量研究所（Anesthesia Quality Institute，AQI）建立的麻醉事件报告系统（Anesthesia Incident Reporting System，AIRS）[57]和儿科麻醉学会 QI 项目——苏醒安全（Wake Up Safe）[58]。AIRS 每月在 ASA 通讯（ASA Newsletter）上刊登一个学习案例，其中会总结该案例的学习要点。

其他一些更为广泛的匿名自愿事件报告系统，也已有文献对其进行了分析，并证实可以提供重要的信息。例如，英国的严重事件报告和学习框架[59]和澳大利亚事件监测研究[60]。这些事件登记系统要求事件不应该被认为是人为失误或可预防事件而报告，而是 QI 项目的创意来源。

尽管自愿报告系统已被证明是富有成效的，但是仍有许多不良事件和未遂事故被漏报。获取这些事件的一种方法是调查当地医务人员，了解他们如何看待最近一例被伤害患者受到伤害的具体原因或下一个可能被伤害患者的潜在风险。员工安全评估调查的过程将在本章后两部分进行介绍（见"合作项目"以及"综合型单元安全计划"）。员工安全评估调查对于为 QI 项目鉴别问题尤其有帮助。另外，若员工发现了问题，他们将更有兴趣通过 QI 进行改进。

发表的文献

文献回顾为特殊领域的 QI 主题提供了思路和指导干预的信息。例如，若 QI 项目的计划是为了减少心脏麻醉的风险，文献回顾就可以针对不同心脏麻醉风险的报道进行回顾分析。一旦某一临床领域的主题被选

定，应再次进行文献搜索，以确定类似的 QI 项目是否已经执行以及是否获得成功。类似的信息将有助于设计未来的举措。文献也提供了已发表报道的确定指南和（或）循证实践，其可作为未来项目的基础[61-62]。

国家举措和质量指标

美国 AHRQ 为美国国家质量测定清算所和美国指南清算所提供数据。专业性组织，如美国麻醉科医师学会（American Society of Anesthesiologists，ASA）以及世界麻醉科医师学会联盟（World Federation of Societies of Anesthesiologists，WFSA）提供关于该特定领域的指南。ASA 一直支持许多重要指南的回顾和发展，这些能为 QI 举措提供充足的资源。这些指南覆盖了一系列的实践活动，包括中心静脉通路的放置[63]、阻塞性睡眠呼吸暂停患者的管理[64]以及术前禁食管理[65]。对于也参与危重症医学的从业人员，指南和协议确实改进了特殊医疗过程中的绩效，如 ICU 中的镇静与呼吸机脱机协议。此类协议缩短了机械通气时间和 ICU 滞留时间[66-67]。

对国家质量指标的回顾是另一个改进 QI 举措的方法。来自 CMS 的国家举措，如 QPP［以前称为"质量改进措施与工具"（Quality Improvement Measures and Tools）］以及外科医疗改进项目（Surgical Care Improvement Project，SCIP）提供了质量指标，并且与绩效支付相关。主要衡量医疗过程的大多数 SCIP 措施均已具备（在所有医院几乎为 100%），因此已经从主动监控指标中退出。联合委员会（Joint Commission，TJC）网站（www.jointcommission.org）列出了美国国家患者安全目标和国家质量核心指标，评审时现场检查这些目标与指标。在 2004 年，TJC 与 CMS 在一项名为医院质量评估的举措中对指标进行了统一。这些指标也被私人非营利性会员机构 NQF 认可，其创立目的在于发展和实施医疗卫生质量测定和报告的国家战略（www.qualityforum.org）。NQF 的功能之一是认可质量和安全指标（共识的标准），然后再整合到国家其他质量举措中。NQF 认可标准的目标是这些标准成为用于衡量美国医疗卫生质量的主要标准。麻醉项目日益侧重于关注专业相关的标准，因为要根据法规的执行情况来评估医疗机构，并且要求医疗机构根据这些指南向主管部门报告其绩效。

越来越多的区域性和全国性组织正在出台一些举措，以激励报告特定的循证实践和结局。这些举措亦决定了当地的 QI（表 5.3）。如前所述，绩效薪酬制度鼓励向 CMS 报告这些措施。全国性专业组织，如 ASA 正在制订该领域特殊的指标。

表 5.3　麻醉相关的非营利性与政府质量改进组织		
质量改进组织	**网站**	**描述**
医疗卫生研究与质量管理局（Agency for Healthcare Research and Quality，AHRQ）	www.ahrq.gov	首席联邦领导机构，负责改进医疗质量、安全、效率和效力
美国医疗质量学会（American Health Quality Association，AHQA）	www.ahqa.org	代表致力于改进医疗质量的质量改进组织和专业人员
麻醉患者安全基金会（Anesthesia Patient Safety Foundation，APSF）	www.apsf.org	推动了解麻醉伤害的研究和计划
疾病控制与预防中心（Centers for Disease Control and Prevention，CDC）	www.cdc.gov	美国健康与人类服务部最主要的职能部门之一
急诊医疗研究所（Emergency Care Research Institute，ECRI）	www.ecri.org	通过应用科学研究去挖掘何种医疗技术、设备、药品和过程为最佳
医疗服务改进研究所（Institute for Healthcare Improvement，IHI）	www.ihi.org	以马萨诸塞州剑桥为基地的医疗卫生改进机构
安全用药实践研究所（Institute for Safe Medication Practices，ISMP）	www.ismp.org	美国唯一一所完全致力于用药错误预防和安全用药的 501（c）（3）组织
医疗质量改进委员会（Medicare Quality Improvement Community，MedQIC）	www.medquic.org	医疗和质量改进专家的全国性知识论坛
国家质量管理论坛（National Quality Forum）	www.qualityforum.org	目的为建立和实施全国性医疗质量和报告的策略
国家患者安全基金会（National Patient Safety Foundation，NPSF）	www.npsf.org	一个独立的 501（c）（3）组织，其使命为改进患者安全

结局研究

比较不同过程决策相关的结果或医疗服务的差异是结局研究的基础。结局研究可能确定医疗中的这些差异，并确定这些差异是否改善麻醉患者的结局。结局研究中的一个关键问题是风险调整，这项颇具挑战性的目标需要一个强有力的数据库。应用管理数据来识别患者的危险因素具有诸多限制[68]。专为研究、基线测试以及 QI 设计的注册中心是以此为目的的良好资源。

美国胸外科医师学会（Society of Thoracic Surgeons，STS）以及国家外科质量改进项目（National Surgical Quality Improvement Programs，NSQIP）均是登记结局研究的范例。STS 数据库成立于 20 世纪 90 年代初，目前几乎纳入了美国所有心脏外科中心，并且已经开发出稳定的风险分层模型。根据该数据库的研究结果而采取的措施已使死亡率明显下降，例如围术期应用 β 肾上腺素受体阻断剂和阿司匹林，以及胸廓内动脉冠状动脉旁路移植术的应用。NSQIP 是一个更新的注册中心，由美国退伍军人事务部（U. S. Department of Veterans Affairs，VA）开发。来自风险调整结局数据库的研究结果已用于识别医疗的差异性。基于这些发现所做出的改变已使全 VA 网络的外科结局得到改善。美国外科医师学院（American College of Surgeons，ACS）已经采用 NSQIP 来比较医院的质量。目前有350 余家普通外科中心参与其中[69]。参与的医院提交一系列普通外科常见术式的手术患者样本的详细数据。之后他们将收到比较他们的结局与整个队列结局的图形显示。手术中心接下来将应用这些数据来确定在哪些领域他们能够做出改进并且启动以其为关注点的 QI 项目。例如，Kaiser Permanente 集团应用该信息开发了降低围术期插管时间延长的患者比例的 QI 项目[69]。

ASA 创建了麻醉质量研究所（Anesthesia Quality Institute，AQI）以及国家麻醉临床结局注册系统（National Anesthesia Clinical Outcomes Registry，NACOR），目的是从电子麻醉数据系统中直接抓取病例特异性的数据，以改善麻醉结局[70-71]。这些资源仍在继续发展并推进，从而改进麻醉结局。麻醉所做出的另一重要努力是多中心围术期结局协作组（Multicenter Perioperative Outcomes Group，MPOG），其由密歇根大学的研究人员领导。MPOG 已经建立了一个全国性的麻醉实践团队网络，该团队为统一的数据库提供数据。MPOG 的目标是开发一个多机构协作与数据共享的结构；开发信息技术的基础架构，以收集各种围术期数据用于以患者为中心的研究；开发统计基础架构，以分析数据；提供一个学术场所，使多个研究机构工作人员在结局研究方面能够合作（http://mpog.med.umich.edu）[72]。

内部或外部机构审查

医疗服务过程的内部或外部机构审查能为 QI 措施提供重要的见解与思路。除了外部监管审核，机构有望执行质量内部审查并明确亟需改进的方面。这些审查常被用于机构水平的 QI 项目。

质量改进项目举例

已经讨论过 QI 框架工作和工具的范例。本部分将介绍质量和安全改进的重要举措，这些举措应用了本章前面提到的一些方法与工具。

合作项目

应用合作是改进医疗广泛领域的一种方法。QI 合作需要由为了同一个目标工作的两个或更多医疗卫生团队的共同参与。在医疗卫生领域，应有多学科代表（来自与关注领域相关的所有临床与管理领域）参与协作。合作能在单个机构内和（或）多个医疗卫生机构间进行。合作项目通常由一个担负以下职责的团队来领导：

1. 决定所应用的循证干预措施，并将这些呈现给参与单位（若循证干预不可用，团队将制订基于当地和广泛专家共识的干预措施）。

2. 建立数据收集方法（确定指标、收集方法和反馈机制）。

成功合作的一个关键因素是建立成员培训的过程以及干预与障碍分享的过程。通过团队讨论［会议和（或）电话会议］，团队能了解其他团队解决问题的最佳实践和创新方法。另外，合作带来了分享的动力与热情，能增加可持续性[24, 73-74]。

医疗服务改进研究所：突破系列协作项目

QI 合作提供了一个向其他团队学习、协作工作以及更广泛地传播变革的机会。10 多年来，医疗服务改进研究所（IHI）一直应用协作模型进行改进，称为突破系列模型。跨多个组织的协作由 12 ～ 160 个团队组成。成功的 IHI 合作包括将等待时间减少 50%，将 ICU 成本降低 25%，并将心力衰竭患者的住院减少 50%[75]。

在突破系列模型中，选择了一个主题，登记参与的团队（图 5.8）。招募了来自全国乃至国际的专家团队参加一次专家会议，以形成一种称为"变革方案"的变革框架。变革方案根据现有证据描述了用于改进的干预措施。接下来，来自所有小组的团队成员参加协作学习会议，他们在其中学习改进模型，并分享实施变革方案的进度。协作结束时，利用总结性会议和出版物与他人共享成果。

综合型单元计划

Sawyer 等报告了"将证据向床旁转化，并营造患者为中心的文化的机制"的成功合作[76]。合作包括重点将证据转化为实践（translating evidence into practice，TRIP）以及综合型单元安全计划（Comprehensive Unit-Based Safety Program，CUSP）。在几项大型合作项目中已复制并验证了这种方法（图 5.9）[76-78]。

TRIP 模型融入了以下关键步骤并强调数据的测量及反馈至团队的重要性。

1. 通过同行评议发表文章的回顾，确定与改进结局相关的循证干预措施。

2. 选择最大程度影响结局的目标导向干预措施，并将它们转化为行为。在选择行为时，应关注治疗效果最强（需要治疗的数量最小）且应用障碍最小的干预措施。

3. 制订并实施评估干预（过程）或结局的措施。

4. 测定基线绩效并建立数据库，以便精确管理数据并及时向团队反馈。

5. 确保患者通过四个步骤接受循证干预：参与、教育、执行和评估（表 5.4）。

合作的形式还包括参与团队的年度碰头会和定期的电话会议，这些会议侧重于实际执行过程、支持这些过程的证据基础以及经验分享方面的教育。首先，每周电话交流可提供整个项目的最初概貌，描述每一个人的作用与职责并介绍将要应用的工具。一旦合作开始，每月的内容沟通电话须贯穿整个计划期间，并且将所采取的干预措施的证据或其他即将实施的计划以幻灯片形式展示。每月的培训电话可使团队成员分享他们的干预执行情况以及克服障碍的思路。

合作中纳入的 CUSP 项目提供了一种结构化方法，以改进安全文化并识别和减轻伤害（即从错误中学习）[38, 47]。CUSP 为一种五步骤项目，已经在 ICU 测试并成功用以改进质量和安全（表 5.5）[79-80]。CUSP 项目已用于许多不同的环境，包括住院部、初级医疗实践[81]和围术期[82]，以增强安全文化并改善患者体验[83]。

CUSP 实施前和实施 1 年后分别评估安全文化，以评价项目的影响。有多种评估安全文化的工具可供使用[64-65]。AHRQ 提供免费在线调查（www.ahrq.gov）。最初的测定提供了员工在其临床领域对安全文化的认知以及他们对机构的患者安全举措的认知的基线评估。

教育是 CUSP 的一个重要方面，通过教育可以让医护人员从新的角度识别危险并提出改进医疗的建议系统变革。这些教育方面的举措目的在于保证医护人员：①知晓安全是一个系统属性；②学习可靠医疗卫生设计的概念；③知晓变革管理的基础。在安全科学的教育讲座后，要求项目成员辨别他们所处临床领域的患者安全隐患，并提出改进干预的建议。在这个过程中，项目成员回顾来自其单位的事件报告、责任诉

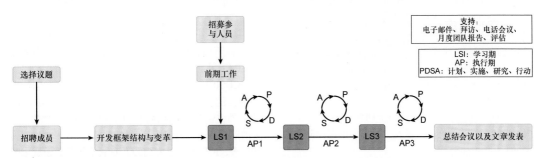

图 5.8　**突破系列合作模型**（Reproduced with permission from Institute for Healthcare Improvement：The Breakthrough Series：IHI's Collaborative Model for Achieving Breakthrough Improvement. IHI Innovation Series white paper，Boston，2003. PDSA，Plan，Do，Study，Act. http：//www.ihi.org/knowledge/Pages/IHIWhitePapers/TheBreakthroughSeriesIHIsCollaborativeModelforAchievingBreakthroughImprovement.aspx. ）

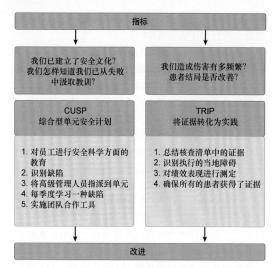

图 5.9　综合型单元安全计划（CUSP）与将证据转化为实践（TRIP）：确保患者接受循证医疗的基本步骤（Reproduced with permission from Sawyer M. Using evidence, rigorous measurement, and collaboration to eliminate central catheter-associated bloodstream infections. Crit Care Med. 2010；38：S292-S298.）

表 5.4　以导管相关血流感染为例通过合作确保患者接受循证干预措施的四个步骤		
步骤	行动	示例
参与	揭示问题	将当地 CRBSI 发生率与全国发生率进行比较
教育	为医护团队所有成员制订教育计划	在大查房与多学科团队会议中提出循证实践，提出改进医疗和评定预后的计划
执行	建立安全文化，降低过程的复杂性，在过程中引入后备力量，定期召开小组会议	建立对 CRBSI 零容忍的文化，确保无菌 CVC 置入所需的所有设备和耗材都到位且可方便获取，使用关键步骤核查清单来完成 CRBSI，每周集中精力完成 1～2 项任务并确定对该项任务负责的团队成员
评估	评定与提供反馈	建立数据采集计划和用以追踪进程的数据库，给予人员实时反馈，将过程公布于醒目处，识别引起缺陷的原因

CRBSI，导管相关血流感染；CVC，中心静脉导管

表 5.5　综合型单元安全计划的五个步骤		
	步骤	描述
1	提供培训材料	通过讲座和其他培训资料对工作人员进行安全科学的教育
2	完成识别患者安全问题的表格	询问如下问题： ■ 下一例患者会如何受伤害？ ■ 能如何预防该伤害？ ■ 建立自愿事件报告
3	安排一名高级管理人员负责特定区域	高级管理人员与该临床区域的所有成员会面，做到： ■ 协助区分出安全措施的优先次序 ■ 排除系统变革中的障碍 ■ 提供资源 ■ 做出医院方面对患者安全的承诺 ■ 培养高级领导者和工作人员间的关系
4	从缺陷中学习	集中 2～3 个安全问题实施计划，保持目标简明： ■ 降低过程中的复杂性 ■ 建立独立的备用力量，以确保完成关键步骤
5	执行团队合作工具	执行计划，例如核查清单、培训以及每日目标等，目的在于改进团队工作以及交流

讼以及前哨事件。另外，有两个问题："你觉得下一例患者将怎样受到伤害"以及"我们如何能预防它的发生"。

　　在完成调查和教育部分后，机构的高级领导（如院长、副院长、主任）参与一个部门或一个临床领域。这位领导每月参与该单位的查房，以帮助项目成员将安全放在首位，确保他们有资源实施改进，并使他们负责评估安全的改进与否。要求项目成员每月学习一个缺陷，每个季度实施一项改善医疗服务的工具[38, 47]。

　　CUSP 首先在 ICU 进行了预试验，之后在整个 Johns Hopkins 医院以及 Michigan Keystone 项目中实施[77]。在预试验中，一个由临床领域医务人员组成的患者安全团队负责项目监督。为了实现最佳效果，该团队包括了作为 ICU 医师安全之首的 ICU 主任、护士长、另一名 ICU 医师及护士、一名风险经理或患者安全官员，以及机构的一名高级执行人员。当医师及护士至少奉献他们时间的 20% 用于改进质量与患者安全进而领导项目时，项目运转最佳。第一个单元是测试点，接下来来自其他临床领域的团队将从其成功与失败中进行学习。终极目标是让医院内的所有领域均通过 CUSP 组织与管理安全。

　　CUSP 与安全文化的显著改进密切相关。阳性安全报告的比例从 CUSP 前的 35% 上升至 CUSP 后的 60%[80, 84]。另外，团队通过 CUSP 识别并消除数个特定的隐患。通过询问项目成员下一个患者可能如何受到伤害，ICU 创立了专门的 ICU 转运团队，设置床旁药剂师，执行每日目标表，清楚地标记硬膜外导管以防止意外连接静脉，以及实施经静脉起搏包的装备标准化[85]。另外，应用 CUSP 减少了住院时间和护士

换班。

总之，CUSP 为改进安全文化提供了若干益处，同时是实施所有安全或 QI 干预或项目时医务人员依从性的基础。它提供了足够的结构来将改进患者安全的模糊目标转变为集中策略；而它又足够灵活，允许各单位关注其最重要的工作。CUSP 提供了一个引入严格研究方法的场所，并作为一个学习实验室进行识别和减少危害，还具有改善患者结局的潜力。

质量改进项目的挑战和障碍

多中心和（或）单所医院的项目可因以下因素而失败：资源匮乏、缺乏领导支持、团队成员期望和目标模糊、缺乏沟通、研究计划复杂、数据收集管理不力、将精力浪费于"重蹈覆辙"而非采用实践证明有效的手段等。成功的合作需要一种准备迎接改变的团队氛围（团队的价值观、态度和信仰等）以及具有相同安全观且了解患者质量与安全科学（即如何组织与提供医疗的技术组成部分）的参与者。

相关概念：改进科学和实施科学

本章的重点是 QI 行动，或在给定环境中与指标和及时改进质量有关的工作。QI 行动与改善科学和实施科学有关，这两者的目的都是创造可推广的知识，从而有可能在各种环境中改善医疗质量和患者结局。这三个领域经常混淆，因为它们共享工具，并且都对改善患者的结局感兴趣，但是可能会使用不同的术语来指相似的概念。为了清楚地说明这些领域之间的异同，Koczwara 等将概念图谱化了，其中一方面是 QI 行动，另一方面是实施科学，中间是改进科学[86]。了解这些领域的作用可能对那些对麻醉 QI 有兴趣的人有用。

QI 行动　如本章的详细介绍，QI 是改善医疗卫生提供过程中影响医疗质量和结局问题的系统方法。这是一项及时的、与情境相关的团队工作，有可能在短期、中期和长期改善当地医疗。

改进科学　对 QI 的普遍批评是，它是"不科学的"，其更多地关注行动，而不是关注理解改进发生的机制（或改进工作失败的原因）。改进科学源于 QI 原则，旨在"创造能及时改变患者医疗的实践学习"[87]。但是，改进科学还与可推广知识的创造有关。因此，在改进研究的设计中，应同时注意内部和外部有效性。精心设计的改进科学项目可能会牺牲 QI 项目的

某些及时性，但可在这个不利因素与在本地环境以外的研究结果潜在效力更大之间取得平衡。

实施科学　实施科学（在加拿大称为知识转化）旨在缩小当被证明有效的干预措施无法转化为改进的医疗和结局时，证据与实践之间明显的差距[88]。尽管该领域是新领域，但它来自心理学、教育、管理和相关科学。有两个特点清楚地区分实施科学与 QI 和改进科学：对循证实践的依赖以及明确框架、理论和模型的使用。实施科学是美国和加拿大研究资助机构的主要重点，因为它被视为将分配给医疗科学发现的拨款的回报最大化的一种方法。与 QI 和改进科学一样，"现实世界"环境的充分表征至关重要。与改进科学相比，实施科学中倾向于更加强调普遍性。

这三个领域之间的主要区别在于它们与证据的关系。实施科学依赖于循证干预措施。但是，在质量明显欠佳的情况下，并不总是有证据来指导我们的实践。在这些情况下，QI 方法可能有用，因为周期快速的小规模变革测试可以在解决质量问题的同时将危害最小化并降低风险。

展望：研究、教育与伦理

很多 QI 仍有待于完成。改进患者医疗的机会巨大，同时改进围术期医疗质量的压力持续增加。医疗质量改进需要具备测定和改进绩效的能力。需要研究来开发临床医师认为有效的质量指标，并且学习如何确保所有的患者可靠地接受被推荐的干预。需要创新来开发能被多学科应用的信息系统。麻醉科医师和专业学会可能需要与质量评估专家合作，以开发和实施质量指标。未来的努力应该平衡质量指标的可行性和有效性，并开发综合方法以改进质量，包括开发集束化治疗、减少复杂程度以及创建独立的后备力量等策略。

临床医师现在需要改进质量的必要技能。只有当所有人都认为质量与安全是他们的主要工作而非额外活动，同时医疗机构提供条件来监督和改进绩效时，医疗卫生才会最终跨越质量的鸿沟。一线医务工作者必须了解质量和安全科学，并且认识到安全风险出于系统隐患而非个人能力。这是我们实习生培训的组成部分。麻醉住院医师培训计划的 CQI 已获高度评价 25 年有余[89]。近年来，美国在培训的住院医师应掌握六大核心胜任力，这由医学研究生教育认证委员会（Accreditation Council of Graduate Medical Education）强制要求[90]，同时这些核心竞争项目与 NAM 的改进

六大目标相关联（表 5.6）[3]。为努力关联这两组目标并将其应用于临床培训，Bingham 及其同事开发了一个被称为"医疗矩阵"的框架，该框架在改进方面能用作教育工具，也能用作研究工具[91]。

随着越来越多的智能重点与医疗卫生资源指向 QI 项目，QI 的伦理问题开始浮出水面。QI 项目一般都免除人体研究项目的严格审查。但是，一份关于应用 QI 方法改进医疗质量与安全的伦理学的 Hastings 中心报告指出，一些 QI 项目可能包含对患者的风险，应当接受正式的审查[92]。该报告列举了可能需要审查的 QI 举措，例如随机设计、使用新颖的治疗方法、涉及研究人员、监测反馈延迟或者由外部资源支持的项目。应当鼓励 QI 活动的报告，例如，应当需要一个内部审查委员会的批准并用标准的格式报告结果。上述所有实践支持这样一个前提，即提供高质量医疗既是一门科学，又是一门艺术。

总结

医疗卫生机构需要一个系统化方法来应对患者安全的三个方面：①将证据转化为实践；②识别并降低风险；③改进文化与交流。本章中讨论所有方法的基本原则是，医疗质量的改进要求从业人员必须能够评估其绩效。医疗卫生从业人员通常在获取其日常工作绩效的反馈方面能力有限，部分是由于缺乏信息系统以及在如何测定医疗质量上缺乏共识[44]。因此，许多医疗卫生从业人员都无法获取绩效数据，从而并不知道他们所获得的结果（或不能获得结果）。由于消费者、支付方、监管机构以及受益人越来越需要关于医疗质量的证据，故对质量指标的需求将会增长。为了满足这些需求，麻醉科医师必须准备应用有效的指标，来评估其所提供的医疗质量，并在患者的围术期医疗中应用最佳的循证实践。

表 5.6　医学研究生教育认证委员会（ACGME）的六项核心胜任力和 IOM 的六项改进目标

	ACGME 核心胜任力	IOM 改进目标
1	患者医疗	安全
2	医学知识	及时
3	人际交流技巧	有效
4	专业化	高效
5	基于系统的实践	公正
6	基于实践的学习和改进	以患者为中心

致谢

作者和出版商要感谢 Elizabeth Martinez 博士（1966—2013 年）对本章以前版本的贡献。她的工作是本章的基础。

本章极大地受益于 Claire Levine 的精心编辑。

参考文献

1. Chandrupatla TR. *Quality and Reliability in Engineering: Excerpt*. New York: Cambridge University Press; 2009.
2. Lohr KN, Schroeder SA. *N Engl J Med*. 1990;322(10):707.
3. Institute of Medicine. *Crossing the Quality Chasm: A New Health System for the 21st Century*. Washington, DC: The National Academies Press; 2001.
4. Institute of Medicine. *To Err Is Human: Building a Safer Health System*. Washington, DC: The National Academies Press; 2000.
5. Bodenheimer T, Sinsky C. *Ann Fam Med*. 2014;12(6):573.
5a. Kohn L, et al. *To err is Human: Building a Safer Health System*. Washington, DC: The National Academies Press; 2000.
6. Gerteis M. *Picker/Commonwealth Program for Patient-Centered Care: Through the Patient's Eyes: Understanding and Promoting Patient-Centered Care*. 4th ed. San Francisco: Jossey-Bass; 1993.
7. Langley GJ, et al. *The Improvement Guide: A Practical Approach to Enhancing Organizational Performance*. Wiley; 2009.
8. Kotter JP, Cohen DS. *The Heart of Change: Real-life Stories of how People Change Their Organizations*. Harvard Business School Press; 2002.
9. James B. *Quality Management for Health Care Delivery*. Chicago: The Health Research and Educational Trust of the American Hospital Association; 1989.
10. Crosby PB. *Quality is Free: The Art of Making Quality Certain*. McGraw-Hill; 1979.
11. Shewhart WA, Deming WE. *Statistical Method from the Viewpoint of Quality Control*. New York: Dover; 1986.
12. Moen R, Clifford C. *Circling back: Clearing up Myths About the Deming Cycle and Seeing how it Keeps Evolving*. Quality Progress; 2010.
13. Deming WE. *Out of the Crisis*. 1st MIT Press ed. Cambridge, Mass: MIT Press; 2000.
14. Institute for Healthcare Improvement. *Going Lean in Health care*. Boston: IHI Innovation Series white paper; 2005. www.IHI.org
15. Pyzdek T, Keller PA. *The six Sigma Handbook : A Complete Guide for Green Belts, Black Belts, and Managers at all Levels*. 3rd ed. New York: McGraw-Hill; 2010.
16. Chassin MR. *Milbank Q*. 1998;76:565.
17. Porter ME, Teisberg EO. *Redefining Health Care: Creating Value-Based Competition on Results*. Boston, MA: Harvard Business School Press; 2006.
18. Porter ME. *N Engl J Med*. 2010;363(26):2477.
19. Howell J, Ayanian J. *J Health Serv Res Policy*. 2016;21(4):279.
20. Donabedian A. *The Milbank Memorial Fund quarterly*. 1966;44(3): suppl:166.
21. Randolph G, et al. *Pediatr Clin North Am*. 2009;56:779.
22. Rubin HR, et al. *Int J Qual Health Care*. 2001;13:469.
23. Nelson EC, et al. *Jt Comm J Qual Saf*. 2003;29:5.
24. Nelson EC, et al. *Front Health Serv Manage*. 1998;15:3.
25. Pronovost PJ, et al. *Curr Opin Crit Care*. 2001;7:297.
26. Lenfant C. *N Engl J Med*. 2003;349:868.
27. Mermel LA, et al. *Clin Inf Dis*. 2009;49(1):1.
28. Bardach NS, Cabana MD. *Curr Opin Pediatr*. 2009;21:777.
29. Centers for Medicare & Medicaid Services. *Fed Regist*. 2016;81(214): 77008.
30. Roland M, Guthrie B. *BMJ*. 2016;354.
31. Shewhart WA. *Economic Control of Quality of Manufactured Product*. American Society for Quality Control; 1931.
32. Varughese AM, et al. *Paediatr Anaesth*. 2010;20:684.
33. Carey RG, Lloyd RC. *Measuring Quality Improvement in Healthcare: a Guide to Statistical Process Control Applications*. New York: Quality Resources; 1995.
34. Kaplan RS, Norton DP. *The Balanced Scorecard: Translating Strategy into Action*. Boston, Mass: Harvard Business School Press; 1996.
35. Christie CA, Inkelas M, Lemire S. *Improvement Science in Evaluation: Methods and Uses: New Directions for Evaluation*. Wiley; 2017. Number 153.

36. Centofanti JE, et al. *Crit Care Med.* 2014;42(8):1797.
37. Cavalcanti AB, et al. *JAMA.* 2016;315(14):1480.
38. Pronovost P, et al. *J Crit Care.* 2003;18:71.
39. Justice LB, et al. *Pediatr Crit Care Med.* 2016;17(7):677.
40. Makary MA, et al. *Jt Comm J Qual Patient Saf.* 2006;32:357.
41. March MG, Crowley JJ. *Anesthesiology.* 1991;75:724.
42. Berenholtz SM, et al. *Crit Care Med.* 2004;32:2014.
43. Haynes AB, et al. *N Engl J Med.* 2009;360:491.
44. Mitchell B, et al. *BMJ Qual Saf.* 2017;26(10):837.
45. Hicks CW, et al. *JAMA Surg.* 2014;149(8):863.
46. Makary MA, et al. *Jt Comm J Qual Patient Saf.* 2006;32(7):407.
47. Thompson D, et al. *Jt Comm J Qual Patient Saf.* 2005;31(8):476.
48. Baker DP, et al. *Medical Teamwork and Patient Safety: The Evidence-Based Relation.* Rockville, MD 2003.
49. Alonso A, et al. *Hum Res Manage Rev.* 2006;16(3):396.
50. Clancy CM. *Aorn J.* 2007;86(1):18.
51. Weld LR, et al. *Am J Med Qual.* 2016;31(5):408.
52. McGlynn EA, Asch SM. *Am J Prev Med.* 1998;14:14.
53. Miller T, Leatherman S. *Health Affairs (Project Hope).* 1999;18:233.
54. Leape LL. *N Engl J Med.* 2002;347:1633.
55. Vincent C. *N Engl J Med.* 2003;348:1051.
56. White C. *Am J Med Qual.* 2017;32(1_suppl):3S.
57. Dutton RP. *ASA Monitor.* 2011;75(10). 30.
58. Tjia I, et al. *Anesth Analg.* 2014;119(1):122.
59. Cassidy CJ, et al. *Anaesthesia.* 2011;66:879.
60. Webb RK, et al. *Anaesth Intensive Care.* 1993;21:520.
61. Sackett DL, et al. *BMJ.* 1996;312:71.
62. Shojania KG, et al. *Evid Rep Technol Assess (Summ) i.* 2001;1.
63. Rupp SM, et al. *Anesthesiology.* 2012;116:539.
64. Gross JB, et al. *Anesthesiology.* 2006;104:1081; quiz, p 117.
65. Apfelbaum JL, et al. *Anesthesiology.* 2011;114(3):495.
66. Brook AD, et al. *Crit Care Med.* 1999;27:2609.
67. Marelich GP, et al. *Chest.* 2000;118:459.
68. Freundlich RE, Kheterpal S. *Best Pract Res Clin Anaesthesiol.* 2011; 25:489.
69. Fuchshuber PR, et al. *Perm J.* 2012;16:39.
70. Dutton RP. *Anesth Analg.* 2015;120(3):507.
71. Dutton RP, Dukatz A. *Anesthesiol Clin.* 2011;29(3):439.
72. Kheterpal S. *Anesthesiol Clin.* 2011;29(3):377.
73. Ovretveit J, et al. *Qual Saf Health Care.* 2002;11:345.
74. Mittman BS. *Ann Intern Med.* 2004;140:897.
75. Institute for Healthcare Improvement. Boston: IHI Innovation Series white paper; 2003.
76. Sawyer M, et al. *Crit Care Med.* 2010;38:S292.
77. Pronovost P, et al. *N Engl J Med.* 2006;355:2725.
78. Pronovost PJ, et al. *Health Serv Res.* 2006;41:1599.
79. Pronovost P, Goeschel C. *Healthc Exec.* 2005;20:14.
80. Pronovost PJ, et al. *Jt Comm J Qual Patient Saf.* 2006;32:119.
81. Pitts SI, et al. *Jt Comm J Qual Patient Saf.* 2017;43(11):591.
82. Moloo H, et al. *Can J Surg.* 2016;59(6):422.
83. Pottenger BC, et al. *Qual Manag Health Care.* 2016;25(4):197.
84. Pronovost P, et al. *J Pat Safety.* 2005;1:33.
85. Pronovost PJ, et al. *Jt Comm J Qual Patient Saf.* 2006;32:102.
86. Koczwara B, et al. *J Oncol Pract.* 2018;14(6):335.
87. Marshall M, et al. *Lancet.* 2013;381(9864):419.
88. Lane-Fall MB, et al. *Anesthesiol Clin.* 2018;36(1):1.
89. Dubin SA, et al. *Int Anesthesiol Clin.* 1992;30:29.
90. Accreditation Council for Graduate Medical Education. ACGME Common Program Requirements. 7/29/2013 2016.
91. Bingham JW, et al. *Jt Comm J Qual Patient Saf.* 2005;31:98.
92. Baily MA, et al. *Hastings Cent Rep.* 2006;36:S1.
93. Boat AC, Spaeth JP. *Paediatr Anaesth.* 2013;23(7):647.

6 避免患者伤害：人员绩效与患者安全

STEPHANIE MARIA OBERFRANK, MARCUS RALL, PETER DIECKMANN, MICHAELA KOLBE, DAVID M. GABA

杨冬　徐瑾　孙艳霞　译　范晓华　邓晓明　李天佐　审校

要　点

■ 临床医师所面临的是多重挑战而非仅是医学难题，卓越的临床表现单靠运用丰富的医学知识是无法达到的。人们越来越认识到，在卫生保健体系中，个人层面和团体层面的人为因素和组织因素在优质医疗中发挥着重要作用。因此，对于麻醉专业人员来说，①人员绩效的研究是基础；②成功应用有效的安全策略与其认知高度相关；③对于相关组织事务的理解非常重要。

■ 整个卫生保健体系，特别是单个的临床机构及工作单位必须有合理的组织结构，从而利于实施患者安全的医疗活动，其中包括：促进安全文化建设，高效的事故报告与分析系统，专业人员的继续教育，以及优化的组织结构及流程。

■ 具有此特性的组织被称为高可靠性组织（high-reliability organizations，HRO），HRO 理论描述了一个能够执行复杂、高风险任务而保持极低失败率的系统的主要特征。HRO 的主旨并非避免所有的错误，而是明确人为错误的机制，使系统不受错误及其衍生事件的影响（具有弹性）。

■ 人员绩效研究已证明了一些优劣绩效的机制。任务分析是人员绩效研究中的一项特殊技术，对于认识与了解麻醉专业人员的工作是很有帮助的。通过观察他们在日常操作或处理（模拟）不良事件时的表现提高我们对于人员绩效的认知。这些绩效机制包括危机及持续的情形意识和决策（也就是核心认知流程模型）、有效的团队协作、领导力及沟通能力、任务管理及应用认知辅助工具（如核查单和突发事件手册）。

■ 机构及个人应充分认识到，和所有人一样，麻醉专业人员的个人绩效会受到绩效影响因素的负面影响，如噪声、疾病、衰老、厌倦、干扰、睡眠剥夺、疲劳，及团体内部或团体间社会动态等。

■ 充分认识那些已知的人员绩效缺陷非常重要，例如固有错误、无效的团体沟通、误解、医疗失误、不明确的任务分配和错误的假设等。尽管麻醉专业人员的专业知识及技能是保证患者安全医疗活动所需的主要力量，但局限性问题的解决有助于其积极避免或降低发生不良反应的风险。

■ 危机资源管理（critical resource management，CRM）是理解与干预麻醉中人员绩效问题的一种方法，它尤其关注有挑战的情况下的绩效问题。CRM［又作驾驶舱（cockpit）（后改为全体人员）资源管理］起源于航空业，随后用于医疗行业，于 20 世纪 90 年代初开始在麻醉中应用。CRM 的组成多样，但其主要强调形势判断、动态决策、任务管理、沟通和团队合作。CRM 最初在麻醉中引入并扩展到许多其他学科及医疗领域，是与麻醉专业人员单学科或多学科模拟培训分不开的。这也有助于聚焦在系统问题上，也是 CRM 为主导的培训中突显的关键部分。

■ "首先，不要伤害患者"：对于患者来说，任何一个可以避免的伤害或死亡都足够成为一个惨剧，麻醉专业人员应该尽最大努力避免所有会对患者造成伤害的已知或未知的潜在因素。麻醉中人员绩效和患者安全的未来发展需要跨学科的研究及培训，促进大局思维和系统安全，组织内学习，及医疗保健各个层面的参与。

本章的内容：概述

本章概述了麻醉中的人员绩效及患者安全相关的主要问题，并论证了其与麻醉专业人员临床表现的相关性。将本章的知识用于医疗活动之中，可以避免对患者造成不必要的伤害，同时，也可以防止对麻醉专业人员的心理伤害（即"第二受害者"）。因此，本章探讨的不仅是患者的安全，还会探讨作为医务工作者的麻醉专业人员的安全及健康。作者提供一系列务实的安全理念及策略，引导读者提高或更新病例管理的技能，并提高读者对麻醉中患者安全相关的核心问题的认识与能力。

由于人员绩效的大部分研究集中在手术室的麻醉，本章主要探讨此环境下的人员绩效和患者安全问题。然而，大部分的理念和问题与其他围术期学科和重症监护医学具有共通性，与疼痛医学也有一定程度的相关。这也可以广泛应用于急诊医学和其他具有相似认知特性的卫生保健领域。如果读者对重症监护医学更感兴趣，可以参考本章的参考文献作为入门基础[1-8]。

本章纳入的参考文献时间跨度大，从数十年前到最近的文献都有纳入。作者试图在保留经典参考文献（其中的知识内容多年来变化不大）与引入最新文献之间取得平衡，本章纳入了最新发表的文献，其主要反映的是某些思维或证据的变化，或更新的知识与经验的汇总。

在本章我们采用"麻醉专业人员"一词代表所有麻醉医务人员，包括麻醉科医师、注册麻醉护师（certified registered nurse anesthetist，CRNA）及麻醉助理医师（或在其他国家中的类似职位的人员）。

读者会获悉的内容

■ ……动态复杂的工作环境中安全相关的问题及其所致临床后果。其中几个章节重点探讨了麻醉本身工作环境的高度复杂及多变性，以及对人员绩效及患者安全带来的难题。
■ ……麻醉专业人员执行不同任务的特点及相应的风险，以及降低潜在风险的措施。

■ ……人员绩效的问题，人员的局限性，以及针对个人与团体相关的各种安全策略。
■ ……涉及系统安全方面问题的高可靠性组织（HRO）。

本章不涉及的内容

关于人员绩效和患者安全的相关文献数量是巨大的，有标准的参考文献著作[9-14]，也有互联网资源（附录 6.1）。本章只选取了与麻醉专业人员工作相关的文献资源。并未详细讨论人机交换环境与物理设计工作环境的相关内容，但麻醉人为因素中的这部分内容或人体工程学问题也是很重要的。本章提供了一些发表的相关文献以供参考[15-20]。此外，本章也并未探讨同属于围术期管理范畴的感染控制及药物安全的问题，同样，本章也提供了相应的文献以供参考[21-36]。

麻醉中人员绩效与患者安全的重要性

尽管在过去的几十年中随着科技水平的进步，麻醉被认为是一个"安全"的学科，但是麻醉专业本身蕴含风险。在很多方面，麻醉药物和麻醉操作都可影响患者的生命功能，并可能致命，而他们本身不具有治疗作用。麻醉的进步并非只是让人类暂时无痛、意识消失、遗忘及在多数病例中的肌肉松弛。外科手术同样可能激发或导致多种生理机能的紊乱，此外，有些需要麻醉的患者病情本身很重。因此，在麻醉中稳定的状态可能在几秒钟、几分钟或几小时内突变成危及生命的情况，而在其他的医疗环境中，这种改变会需要几天、几个月，甚至几年。

优质医疗仅靠医疗和技术技能是不够的。在过去，接受过充分培训的麻醉专业人员的操作通常被认为是恰当的。不理想的结果常被解读为麻醉技艺本身的瑕疵，这一解读导致人们过度关注麻醉知识与技艺相关方面的培训和医疗活动。不良反应也多被归因于药物的不良反应、患者潜在的疾病、麻醉专业人员的疏忽或者能力不足。

有意思的是，研究发现一般大多数不良反应的病因与器械、药物或疾病的自身问题并不相关，而是发现 80% 可避免的不良反应是由所谓的人为因素造成的，这和来自航空业的统计数据相似。例如，Cooper 等回顾分析了麻醉中的一些关键事件，结果发现，在 359 起事件报告中，有 82% 的事件发生原因归结于人为因素[37]。这些事件小到简单的设备故障，大到患者死亡，均提示了问题的严重性和重要性。这一结论得到早期研究的支持，一项研究对 2000 例麻醉事件进行评估，结果发现 83% 的事件是人为错误所致[38]。人为因素（human factor，HF）指的是与特定环境、工作、组织结构、机器、产品、个人挑战相关的人的生理和心理行为。

人类的表现在某些方面是难以想象的灵活、强劲和生机勃勃，在某些方面却是局限的或存在缺陷。时至今日，我们对麻醉专业人员的人员绩效较之多年前理解得更加充分。例如，我们知道麻醉的成功取决于必备的麻醉技能与知识，但是我们也清醒认识到，专业知识有效的实时实现很大程度上取决于绩效中的非医疗与非技术因素。人为因素中疲倦、厌倦及注意力不集中等问题被称为人员绩效影响因素。

无论对个人还是团体而言，人为因素相关的安全策略必不可少。 失误、错误及差错给患者带来潜在的伤害（"第一受害人"），同样也会对医务人员本身造成伤害（"第二受害人"）。作为第二受害人的医务人员，其伤害主要来自于对患者实质性损伤而产生的内疚心理。与其他行业（航空业、化学制造业）不同，它们不是产品的直接物理损伤，并且这类事件不会被公众所知，但是医疗机构的财务及名誉也会受到损害。而保护机构及医务人员的最佳手段就是预防不良事件的发生，降低对患者的损害。

组织的安全态度对保证个人优质绩效至关重要。 针对麻醉专业人员绩效问题的培训需得到更多关注，他们才能在日常工作中发挥并提升人员绩效的核心能力。此外，部门及机构的领导应认识到他们的态度及行为会对人员绩效塑造、安全氛围、患者转归，以及最终的（很大可能）患者安全水平产生很大影响。

麻醉专业依然任重道远。 麻醉专业是历史上第一个致力于提高患者安全的专业学科。因此，麻醉专业在患者安全方面的先驱地位已得到广泛承认。与其他医学专业相比，麻醉专业在患者安全方面所取得的成绩，使其成为卫生保健领域中实至名归的楷模[40]。然而，安全科学教育我们，患者安全及医疗质量的改善是无止境的，自满骄傲是危险的。此外，资源短缺而临床需求增加，麻醉的"效益压力"不断增加，会

威胁到我们已取得的成绩。任何麻醉中患者的伤害，一个就够多了。这个理念与美国麻醉患者安全基金会的"零容忍"声明一致："麻醉中没有人应该受到伤害"。正是基于此，Cooper 和 Gaba 写到，麻醉专业人员"……应该对所面临的困境保持清醒，在为站在致力于患者安全领域的前沿而感到骄傲的同时，仍需充满热情地不断追求麻醉患者伤害的'零容忍'"（第 1336 页）[40]。

挽救患者的心脏、大脑及生命。 最近发表的几项研究显示了多种患者安全策略实施的获益性[5, 41-44]。作者分享了自己亲历的专注于安全和人员绩效的策略所带来的益处，其同道也在此领域或其他领域致力于建立更安全的医疗体系。尽管本章提出的问题和实施的策略对改善患者转归的影响尚需确实证据，但是有充分的理由和正在进行的研究支持我们坚信，应用此部分内容可以确实挽救患者的心、脑功能和生命。通过作者与读者分享其在人员绩效和患者安全方面的所知所得，这种坚信就是最佳的回报。

麻醉工作的特点：复杂动态的工作环境

麻醉工作的特点就是复杂动态的工作环境，表现在麻醉专业人员时刻面临着人员绩效和患者安全受到损害的挑战。

为了更好地理解患者安全与人员绩效之间的关系，作者首次描述了麻醉工作的主要特性，表述如下：①麻醉的主要特性即是复杂动态的工作环境；②安全和生产之间内在的不匹配及效益压力的影响所致的安全挑战问题；③安全挑战问题与麻醉领域紧密耦合，错综复杂。

麻醉本身蕴含危机

麻醉及其类似学科（以重症医学、急诊医学、产科学、新生儿学及外科学等为例）与其他学科有哪些不同呢？主要就是复杂的和动态的工作环境，并与学科内在的风险相结合，使得危机情况频发，处理问题极具挑战性。这种时候就必须要求麻醉专业人员精通危机管理。

复杂和动态环境的定义标准

基于 Orasanu 等的工作成果[45]，以下描述了一些

麻醉学特性，正是这些特性导致了麻醉环境的复杂性与动态性。

1. 结构不良问题。 与结构良好问题相比，结构不良问题的性质和目的不明确，许多问题的原理未知或模糊不清。在麻醉学中，患者的生理表现只不是一个随机的单独变量，而是与之前的决策和治疗密切相关。这不是能独自解决的单一问题，而是多方结合的多样问题，需要麻醉专业人员、外科医师及围术期医护人员共同制订并实施解决方案。

2. 系统不确定性。 正如领航员关注飞机一样，患者是麻醉专业人员的关注中心所在。患者本身具有内在的复杂性，许多方面及潜在的功能尚未可知。尽管一些基本的原理已得到阐述，但是医学界对于某些特定生理现象的潜在原因所知甚少。与航空和制造业不同，患者并不是被设计、制造或检测的，也不是按照说明书执行操作的产品。我们不是总能直接监测患者的真实状况，必须通过主观的临床观察和电子监测设备的数据来推断。然而这些数据并不完美，因为不像在工业系统中，传感器的设计和安装都在最关键的部位，便于测量最重要的数据，在患者身上，设备一般都连接在容易监测的地方，尤其是使用无创的方法进行测量。大多数生理功能是通过体表测得的微弱信号间接观察的，因此易于受到各种电子和机械的干扰。无创测量方法还易受仪器制造和解读误差的影响。而且，即使麻醉科医师知道患者的确切状态，患者对干预的反应也是不可预知的。即便是正常患者，对于一定剂量的药物或者常规操作（如喉镜暴露），也会在反应敏感性、药代动力学及药效动力学方面出现先天的和后天的不同，反应千差万别。对于有合并症或创伤的患者，或者存在急性功能不全的患者，这类反应的不同会变得异常明显，患者出现反应过度或反应不足。因此，与工程设计体系不同，就一个系统而言，患者具有极高的不稳定性。

3. 动态性的环境。 动态性根源于常规事件与反常变化或事件的发生频率、事件的发展速度以及患者生理机能和患者对干预措施反应的非预测性。术中麻醉的患者处于不断变化的状态中，许多事件都超出了麻醉科医师的掌控。如外科医师无意离断一个大血管或者非过敏体质患者发生的严重过敏反应。尽管预防措施可降低一些事件发生的可能性，但仍有一些事件无法避免，因为它们是医疗操作中不可避免的不良反应（如术中失血）。一些不可预测和不断变化的事件与预先计划好的方案相冲突，进而影响麻醉科医师的行为。

4. 时间压力。 由于手术室资源紧张，存在持续不断的整体时间压力来高效使用手术室（见"效益压力"部分）。外科医师和手术室的管理者希望尽早开始手术，这会给麻醉专业人员带来压力，影响他们的决策和行动，有可能会违反安全条例。从长远来看，会造成系统的"偏差正常化"[47-50]（见"偏差正常化与边缘摆动"部分），这就意味着一些新的不严格的行为在过去会被认为是不对的，而今却认为是正常的。更加紧迫的时间压力还体现在病情变化迅速而须争分夺秒之时。

5. 变化的、难以界定的或相互冲突的目标。 病例管理的多重目标本身就存在矛盾性（如血流动力学稳定 vs. 良好的手术条件 vs. 术后快速苏醒）。手术室管理者的目标（产出高、成本低）与麻醉专业人员的目标时有矛盾。并且目标会随着患者病情或工作时间、手术例数的变化而变化。例如，Engelmann 等就发现手术计划的决定很大程度上受微观政治学及权力的影响与操纵[51]。Nurok 等在他们的调查中描述到，"手术医师和麻醉科医师是在互相说谎还是在欺骗系统？"[52]

6. 短效的行动反馈回路。 行动及其效果的时间常数很短暂，要以秒或分来计。决策制订和行动是环环相扣的，而不是在相互独立的环路里执行。大多数决策及行动的执行和评估都是增量性的，通过评估前一个行动/反馈环路的效应来决定下一步行动，逐步制订最佳方案。麻醉的专业人员常常不会草率下结论或者全部实施一整套行动，他们通常会尝试着给予一种或两种方法，观察其效果，不断地评估而非提前得出结论。

7. 高风险。 麻醉专业人员的任何决定或行动都会影响患者的预后。高风险表现在即使健康的患者行择期手术也可能会发生恶性事件。许多最初看起来无害的触发事件最终会引起死亡、脑死亡或其他的永久伤害。每种干预手段即使是恰当的，也会伴有不良反应的发生，有些甚至是严重的并发症。有些风险是无法预测和避免的。与商业航空不同，如果发现问题或者恶劣天气会取消或延迟航行，这些在医疗行业很少发生。对于有生命危险的患者，往往需要立即手术（与麻醉）来挽救生命。权衡手术与麻醉带来的风险与患者病情本身的风险是十分困难的。

8. 多角色参与。 围术期医学需要来自不同医学背景的专业人员共同参与。每个专业都有其自身的特点，一方面，外科医师、麻醉专业人员及手术室护士都希望患者安全并且转归良好，另一方面，每个专业和领域都会有本专业内在的其他目标。例如，外科医师更加希望手术进行，乐于冒险并且对于患者的转归持乐观态度，而麻醉科医师更希望规避风险。同样，由于多种原因，外科医师更愿意将效益压力转嫁到麻醉专业人员和护士身上，而非反之。有时，手术室工作人员之间的个性碰撞也会支配着整个工作环境。手术室提供了一个独特的行动团队结构，成员的变动性大（见"团队合作"部分），此外每个成员也会有一定的个体差异，在规定的任意时间内，即使是"优秀"的人也可能不在状态。

9. 组织目标和规范。 总体来说，麻醉科医师的工作要全面遵循手术室、麻醉科、医院及本专业已明确或未成形的规范。有时决策只是为了符合这些规范，即便这些规范不完全是经过麻醉科医师认可的。麻醉专业人员有时会感到无形压力，因为他们认为遵循工作规范所作的决定可能对患者不是最好的。因此，无论个人及团队层面还是在部门和机构更大的层面，直面人员绩效和患者安全的缺陷非常重要（参见后面的"组织层面的患者安全：问题与策略"部分）。

尽管上述的一些特征适用于其他医学领域，然而在麻醉中这些特征都很明显，使麻醉学成为一门独特学科。麻醉学与门诊或住院医学明显不同之处在于波动大、时间压力、不确定性、危机四伏及称为"行动团队"的独特团队结构（参见"团队层面的人为因素"部分）。

影响麻醉复杂性的其他因素：设备多样，紧密耦合。 麻醉的复杂性还在于同时使用不同的彼此联系的各种设备。挑战在于，独立设备的扩增伴着多重、非标准化的交互联系。设备常常是工程师单独设计的，而各种仪器及设备之间、设备与患者之间、设备与操作者之间的相互关系并未在设计阶段给予充分的考虑。

此外，麻醉的复杂性还在于复杂交联设备之间的相互依赖（紧密耦合）。耦合指的是系统各部分之间或松或紧的联系[46]。由于身体的各个系统相互影响，患者是一个紧密耦合的整体。麻醉状态可能会抵消各系统间的缓冲和保护作用，从而加强了各系统间的联系及患者对外部机器支持的依赖（如呼吸机、血管活性药物）。

效益压力导致安全与生产的不均衡

目前围术期医学中持续增加的效益压力使严峻的工作环境更加紧张[53]。社会和组织环境可能是麻醉专业人员效益压力的来源。

安全态度与经济思维相冲突。 效益压力所包含的社会和经济的压力施加在工作人员身上，使他们将效益而不是安全作为首要任务[54]。于麻醉而言，就是手术开台早、周转快、接台快且少停手术。根本

上说，安全和效率是息息相关的。高可靠性的很多方面，如标准的手术流程、术前病例报告和消除级别差，会使手术更顺畅，更安全。然而工作负荷的压力及讨好外科医师和手术室管理者的压力，或者跳过关键步骤赶时间的做法都会破坏安全，导致偏差正常化（最新标准请见"偏差正常化与边缘摆动"部分）[55]。例如当麻醉专业人员屈服于效益压力时，他们可能会跳过恰当的术前评估和术前计划，或可能不进行术前充分的设备检查。即使确实进行了术前评估，发现患者存在着严重或未得到控制的疾病，但是来自于手术医师（或其他人）的压力还会迫使麻醉专业人员不能暂停择期手术。

效益压力是操作标准及流程标准化发生偏移的触发因素。 效益压力会使麻醉专业人员选择他们认为不可取的技术。Gaba 等报告了一项针对加利福尼亚麻醉科医师对效益压力感受的大样本随机调查[56]。少数受访者（20% ~ 40%）报告他们承受着相当大的压力，如果服从这种压力，他们的决定会违背自己对最佳安全的判断，反之，就要冒着承担经济后果的风险。一般说来，经过先前不愉快的经历，压力早就内化而成，而非来自于明显的外部刺激。尽管有非正式报道说目前的效益压力上升了，以及某些制度是导致其上升的因素（如择期手术深夜开台，或者择期手术持续到后半夜而麻醉专业人员没有被接班），但是近期尚缺乏此类研究报告。评估这些方面的工作环境十分困难，因为这其中包含经济利益的驱动、复杂的组织结构及不同医学背景工作人员之间复杂的人际网。环境的更迭同样带来挑战，需要管理层面的行动（见"个人和团队层面的患者安全策略：危机资源管理及其他培训课程"）[57]。

效率与彻底性权衡（efficiency-thoroughness trade-off, ETTO）。 由于医疗资源的有限性，医务工作者要优先考虑，不断权衡。效率与彻底性权衡（efficiency-thoroughness trade-off, ETTO）最初在 Eric Hollngeal 的《ETTO 原则：可以办好的事情有时为什么办错了》一书中进行了详细的描述[58]。这种权衡的一个例证就是麻醉专业人员为了更快地完成更多的术前评估，就会减少术前患者的信息采集量。既然效率和彻底性无法同时获得，权衡就会出现未觉察的失衡，威胁到患者安全与人员绩效。

生产信号和安全信号固有的不平衡。 获得最佳安全所面临的挑战之一就是安全信号和生产信号的不对称[59]：①对于生产的投入可以很容易地设计和测量，生产的反馈（税金、收入和花费）也很容易获得和解释（成功还是未成功）。成功是以肯定的形式呈

现（产出和收入的增加），并被明显强化。投入（人力、物力和财力）和生产的关系相对明确。②另一方面，安全的评估较难施行，性价指标无法直接测量，缺乏持续性，使得其解读困难或者发生错误。安全方面的反馈本身很弱并且模糊不清。因为如果结局是负性指标（意外事件发生少），那么成果就不会反馈性增强——如何测量那些会发生但实际没有发生的意外事件呢？投入（人力、物力和财力）与安全的关系同样是不确定的。多数情况下，只有伤害事件发生后才会意识到安全出现漏洞。事实表明，有些人认识到这种漏洞，但是常常被体系忽视或者压制。

麻醉工作的特点：工作多样和工作负荷管理

如前所述，麻醉的工作特点包括复杂和动态的工作环境，处理各种突发难题，相互矛盾的目标，时间压力及独特结构中的多重参与者。所有这些都会影响人员绩效和患者安全。实施麻醉包含多种特定的工作，无论是操作（如导管置入、插管等）、行为（领导的行为和沟通方式），还是在认知方面（注意力、预估力和动态决策制订）都会面临挑战。要获得优质绩效和患者安全，医疗和非医疗技能缺一不可[11, 60]。

人为失误和设备故障会带来灾难性的后果。认知的错误或认知的偏倚在麻醉中常常发生，也会威胁到患者的安全[61-62]。以下部分作者会探讨麻醉中多种工作的特点及其各自不同的弱点。这对个人和团队绩效的提升很重要，对临床教育与培训、组织架构和设备设计的改善也很重要。以下内容的关注点是体力工作和认知工作。接着会讨论非医疗的行为（见"个人和团队层面的患者安全"部分）。

本部分重点突出麻醉不同阶段的工作，汇总工作分析和工作绩效相关研究的结果，佐证标准的设备检测是安全必不可少的工作，并将非观察性的认知工作，特别是动态决策制订的理念融入麻醉实施中。此外，本部分还为工作负荷管理提供了方法，展示了相关研究中的成果，总结了麻醉专业人员绩效评估的优缺点，突出了工作分析研究的结果。

麻醉的各项工作和相应不足

为了获得良好的麻醉效果，多任务分析研究探讨是麻醉科医师所必备的行为和思维过程。自 20 世纪 70 年代起，采用直接观察病例[63-67]或观看录像带中的病例的方法[64, 68-74]，开展了针对此的多项研究。此外，模拟仿真环境下的研究也日益增多[8, 64, 75-79]。值得注意的是，许多被引用的研究具有开创性并且影响至今。

早期关于麻醉科医师工作的研究引起人们对围术期医学的关注，他们强调了围术期多种工作多轨并行（见"任务管理"部分），发现麻醉中无论不同的工作或工作的子步骤还是同一工作的不同阶段都有犯错的可能。接下来的研究关注于麻醉科医师的绩效及工作负荷，随后推及基于团队协作[80-82]、交流[83]、和领导力[82, 84-85]的绩效评估方法。近期的研究多采用人体工程学设计的问卷进行。某些复杂的人机交互问题及错综复杂的医疗环境中科技的影响力不是本章讨论的范畴。但是一些发表的研究探讨了这些问题[16, 86-87]。

麻醉一般包括以下几个阶段：①术前计划；②诱导期；③维持期；④麻醉苏醒期[63]。每项工作有其各自的体力工作和认知工作，每项工作有各自的步骤，表现出不同的工作强度和人为错误的隐患。读者可以进一步参考 Phipps 等的研究[63]，他们进行了全面的综述，提供了更详细的信息。

术前计划

在整个麻醉过程中，麻醉专业人员需要做好积极干预的准备。准备工作包括获得必要的设备和用品，药品的准备，以及生命支持设备和麻醉机诱导前的检测（见"设备／麻醉机使用前的检测"部分）。

Phipps 等的工作分析研究中确定了 44 项工作步骤，其中设备检测是一个漫长而琐碎的环节，并且容易被有意或无意地忽略或跳过。

诱导期

工作分析研究显示，在诱导期、苏醒期和急症手术中，麻醉科医师的工作负荷会增加[63, 67, 88-94]。Phipps 等明确了从药品准备到麻醉患者转运到手术间（麻醉诱导）需要 73 项工作步骤，其中包含了认知与交流工作、术前设备的检测、大量动手操作步骤，如导管置入、气管插管等。Pape 和 Dingman 分析了诱导过程中不相关的干扰因素（如其他人员提出的不相关问题、手术间门的开关、噪声、接电话及无关的交流等），平均每 9 分钟出现 7.5 次[95]。他们认为这种干扰使得注意力不集中，导致错误的发生，需要进一步的研究来证实诱导期保持安静是一种安全措施。另一研究结果发现，平均 4 分 23 秒就会出现一次注意力不集中，诱导期大约会出现 3.4 次走神，而从诱导室转运到手术室期间会出现超过 3.0 次的走神[96]。在这个研究中发现，多数干扰不会对患者造成负面影响，

22%的干扰会有负性结果（处理欠佳）。而有3%不是真正的干扰，因它们有利于患者的安全。在另一研究中，诱导期20%的视觉注意力集中在患者监测上，而在模拟的危机事件诱导时此部分上升到30%[97]。另一研究直接观察实际病例，发现在常规病例中，药品与液体管理工作在诱导期占20%±6%，维持期15%±8%，苏醒期则占12%±7%。

维持期

Betza等的观察性研究发现，维持期71%的时间，麻醉人员在进行患者监测和患者管理工作[98]。工作大约每隔9秒钟会转换一次。不管工作如何，最常见的转换就是从观测监测设备再到观察患者。与诱导期相比，维持期的工作步骤（16项）减少[63]。但是维持期严重意外事件的发生率较高（维持期为59%而诱导期为26%）[37]。患者的情况会出现明显或潜在的变化，因此麻醉专业人员需要对关键指标密切监测。这种注意力会被分散或者有所侧重，对所有的监测指标的关注不能总保持在同一水平。有时其他工作会分散麻醉专业人员的注意力，如电话、听诊、置入动脉导管、经食管超声检查（transesophageal echocardiography，TEE），或"解决问题"时。注意力集中时间有限并且易受干扰，因此学会在复杂多变的环境中（如麻醉）合理分配注意力时间十分重要（见"情形意识"部分）。

加利福尼亚大学圣迭戈分校、斯坦福大学及圣迭戈与斯坦福老兵医学中心进行了一系列十分详尽的工作分析研究[66-67]。工作负荷研究发现，诱导期或者程度轻一些的苏醒期工作强度最大。然而，有争议指出这些都是常规工作，工作强度会降低。维持期恰恰相反，动手操作的工作少，但是脑力工作"活动密集"，不断收集处理大量信息[99]。

苏醒期

苏醒期的工作，时间短任务重，自麻醉结束到转运患者至恢复室共需40项工作步骤[63]。Broom等研究发现，苏醒期较之诱导期和维持期是最容易分神的阶段，噪声平均为58分贝（诱导期为46分贝，维持期52分贝），超过70分贝的强噪声在苏醒期更常出现[100]。与诱导期（0）和维持期（6）相比，苏醒期中人员出入频繁（10）。苏醒期93%的谈话与手术无关。苏醒期是最容易分神的阶段，平均每2分钟一次[96]。这些发现也得到主观研究访谈的肯定，引文如下：

"我认为人们并没有意识到苏醒期和诱导期

同样重要，很多时候他们只是很高兴手术结束了。他们吵吵闹闹，走来走去，缺乏清醒的认识"……一旦他们认为工作结束了，就会发牢骚，大声说话，讨论下一个病例。而我确实发现这让人分心，因为我想：这个病例还没有结束呢"（见711页）[96]。

设备/麻醉机使用前的检测

使用前检测以确保麻醉设备的正常运行对患者安全至关重要。使用前没有进行仪器设备的检测，可能会造成患者的伤害或出现"有惊无险"的情况[101-102]。Marcus等对668例意外事件回顾性分析，发现接近18%的手术室内儿科麻醉事故是因为没有进行设备检测[102]。最新的麻醉机内置计算机系统可以进行自检并向麻醉专业人员发出问题警报。然而当模拟情境中嵌入机器问题或外部设备故障时（氧化亚氮和氧气接口插反），作者发现麻醉专业人员对此问题缺乏足够的认识。

2008年美国麻醉科医师协会（American Society of Anesthesiologists，ASA）发布了最新的设备检测清单[103]。由于对现代麻醉交互系统的检测缺乏专门的专家共识，设备使用前检测的最新专家共识是根据一系列的设计指南提出的，并提供了相应的操作范例（可以在以下链接获得：www.asahq.org/resources/clinical-information/2008-asarecommendations-for-pre-anesthesia-checkout）。这份2008年麻醉设备使用前检测共识（anesthesia apparatus checkout recommendation，AACR）包含了15个独立部分，需要每天开始时进行（术前检测）或者移动机器后、机器保养后或者更换挥发罐后进行检测。其中的8个部分需要在每个手术开始前检测（诱导前检测）。有些部分机器可以自检完成，有些则需要人工手动检测。Feldman等写到：

"遵循这个检测清单，一天最初的检测需要不到5分钟，而手术中间的检测只需不到2分钟，却可以确保麻醉专业人员术前对麻醉机的生命支持功能做到心中有数。"（第6页）[104]

2012 年英国和爱尔兰麻醉科医师协会（The Association of Anesthetists of Great British and Ireland, AAGBI）发布了最新的麻醉设备检测的安全指南，该指南包含但不限于使用前麻醉设备的检测（以下链接可获得：https://www.aagbi.org/sites/default/files/checking_anaesthetic_equipment_2012.pdf）[105]。最新修订的麻醉设备使用前检测指南包括 2014 年澳大利亚和新西兰麻醉科医师学院（Australian and New Zealand College of Anesthetists，ANZCA）发布的指南[106]和加拿大麻醉科医师协会（Canadian Anesthesiologists' Society，CAS）2016 年发布的指南[107]。

患者安全行动框

目前有许多可用的检测清单。严重的患者安全事故就是由于未遵守标准原则。麻醉仪器设备的检测就是系统确保麻醉专业人员进行彻底的仪器设备检测的一种方法。所有的专业人员应将其作为标准化操作以确保最佳和最安全的医疗活动。检测清单的应用是组织流程，需要系统实施，最好对使用者进行培训。

麻醉管理的认知工作和相应不足

麻醉专业人员的工作不只那些能看见的工作。麻醉专业人员看起来轻闲，但是大部分时间脑力活动仍在继续。一些研究者已将麻醉的认知要素书写成文[91, 108-111]。在麻醉所犯错误中，认知错误和认知偏倚是常见的，并且威胁到患者的安全[61-62, 102]。

以下内容包括：①动态决策制订与情形意识的认知工作已纳入麻醉专业人员的核心认知流程模型。②探讨这一核心流程的管理和协调。③介绍一些认知工作负荷的计算方法。

麻醉专业人员核心认知流程模型的介绍

麻醉专业人员需要不断检查是否达到预期的麻醉效果，不断核查出现的数据流，还要处理大量意外事件，有些事件根据患者的病史和手术类型可以预估，而有些却不能。这样的话，麻醉计划需要根据情况随时调整。

麻醉专业人员的核心认知流程模型涵盖了动态决策制订与情形意识等方面。这个模型由 David Gaba 开发，汲取了大量其他人员关于动态复杂环境下人员绩效研究的工作成果[91, 112-114]。具体来说，这是一个理解传统数据的框架，为麻醉专业人员表现成功或失败的成因探讨提供了词汇量表。

图 6.1 是整个核心流程模型，描述了一个核心流程实施过程中麻醉专业人员工作所涉及的 5 个相互影响的认知层面（资源管理层面、程序流程层面、交流层面、抽象推理层面及监管层面）。核心流程包括观察、验证、问题识别、未来态势的预测、决策制订、执行和重新评估等要素（框 6.1）。核心流程须与其他团队人员的行为整合，也受工作环境的限制。麻醉中的专业表现就是在不同步骤重复循环着这些特征。这一流程中的每个步骤都可能出错。

基于 Rasmussen 和 Reason 等的研究成果[113, 115]，将脑力劳动划分为不同层次。工作分析研究揭示了多重脑力支持，工作并行理念（同时完成不止一项工作，需不同程度的脑力劳动）和多重任务或多路复用理念（只进行一项工作，但是工作之间的转换非常迅速）[64, 67, 89]。表 6.1 是不同层次的脑力劳动的概述和简介。

在感知运动水平，感知与行动在最小限度的意识控制下进行，他们是流畅并熟练的，是高度整合的行为模式。在程序流程层面，麻醉专业人员是在熟悉的环境下进行常规的工作。这些常规是由培训与先前的经验总结而成。在制订术前计划时或术中出现不熟悉情况而又缺乏熟练的专业知识或常规经验时，会使用一定程度的抽象推理。Rasmussen 的模型[113]已被扩展，加入了两个层次的脑力劳动：监督管理和资源管理层面，使麻醉专业人员的思维过程具有动态适应性。监管层面考虑的是在常规或非常规的活动之间、多重问题之间，以及五个认知层面之间分配有限的注意力。注意力是非常稀缺的资源，因此在动态决策的各个方面注意力的分配变得尤为重要。资源管理就是指挥控制可利用的资源，其中包括团队协作和交流。麻醉中的专业绩效就是在一个反复循环中重复这些特性。核心流程及其要素详见表 6.1。这些要素详细介绍如下：①观察；②验证；③问题识别；④未来态势预测；⑤预案响应；⑥实施行动；⑦重新评估。

观察。通过观察，麻醉专业人员判断患者的病情是否正常，或者是否出现了问题，这是决策循环的第一步。观察数据，解读信息，更深层次地了解其意义。数据流通常来自于对患者的直接观察（看、听、和触摸）、手术区域的观察、常规仪器监测、特殊监测系统（有时是有创）、纱布和吸引瓶的内容物、实验室检查结果，以及与其他人员的交流。Loeb 发现麻醉专业人员通常每隔 10 ~ 20 s 观察监测仪 1 ~ 2 s。一般要经历几个观察循环才能在监测仪上发现细微的线索[88]。管理快速变化的情况，麻醉专业人员需要评

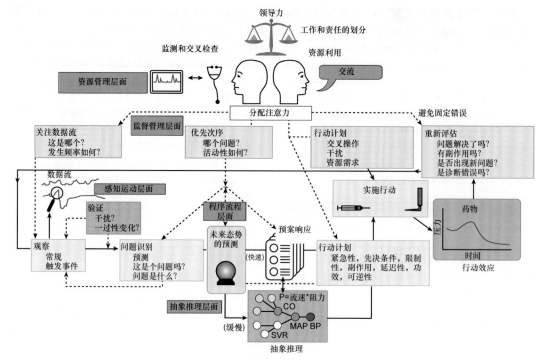

图 6.1 麻醉科医师复杂的实时解决问题行为的核心认知流程模型（详见文字描述）。五个认知层面并行。核心流程包括一个主要循环（实线箭头），由观察、决定、行动及重新评估组成。该核心流程被两个元认知层面所管理，涉及第二个更高层面的循环（高于核心流程）：监督管理（注意力分配）和资源管理。模型的每个部分都需要不同的认知技能并且都容易受到一系列不同失准表现的影响。BP，血压；CO，心输出量；MAP，平均动脉压；SVR，系统血管阻力（From Gaba DM，Fish KJ，Howard SK. Crisis Management in Anesthesiology. New York：Churchill Livingstone；1994.）

框 6.1　麻醉科医师核心认知流程的要素
1. 观察
2. 验证
3. 问题识别
4. 未来态势的预测
5. 决策制订
a. 预案响应启动（识别启动决策）
b. 启发试探法和概率法制订决策
c. 涉及抽象推理的决策制订
6. 实施行动
7. 重新评估（避免固有错误）
8. 重复第一步（开始循环）

估各种各样的信息来源。因为人的大脑一次只能密切关注一到两个项目，麻醉专业人员的监督管理水平必须决定关注什么信息及观察信息的频率（如后面 CRM 要素 14 "明智地分配注意力"中所示）。在麻醉过程中需不断地观察和解释不同的信息系统。即使在最常规的病例中，数据流同时涌现也是一个挑战。警惕，即保持注意力的能力，在观察和发现问题中起着至关

重要的作用，是合理化医疗的必要前提。警惕性会因绩效影响因素（见"绩效影响因素"部分）而下降，面对大量及快速变化的信息而无所适从。

验证。在麻醉专业人员的工作环境中，现有的、能观察到的信息并不总是可靠的。大多数监测是无创的、非直接的，易受到伪差干扰（虚假数据）。即使是直接的临床观察，如望诊和听诊，也可能模糊不清。短暂的一过性变化（短时的真实数据）可以迅速自我纠正。为了防止它们偏离决策过程并引发可能产生重大副作用的轻率行为，临床医师对其采取行动之前必须对关键的观察结果进行验证。这需要使用所有可用的数据和信息，反复观察不同相关的数据流，而不是仅仅依赖缺乏合理解释的任何单一数据（如后面 CRM 要素 8 所示"利用所有可用的信息"和 CRM 要素 10 所示"交叉检查和双重检查——永远不要假设任何事"）。验证使用多种方法，如表 6.2 所示。

表 6.1　大脑活动水平

级别的控制	说明	注解
资源管理层面	指导并管理包含团队协作和交流在内的所有资源	意外事件分析发现，缺乏资源管理和交流技能是导致意外发生的主要因素，这些因素的重要性已经在 ACRM 的原则和模拟培训中体现出来（见第 7 章）
监督管理层面	元认知：思考中的思考	思维流程、决策制订（避免固有错误）、日程安排及记忆行为（如前瞻性记忆任务）等方面的动态适应性
抽象推理层面	运用基本的医学知识，寻找高层次的类比、演绎及推理	常常和其他层面并行，在紧急情况下往往过于缓慢，而在高负荷的情况下也会更敏感易分神
程序流程层面	根据流程、启发性观点和"下意识反应"而制订的预案响应	以认知为导向的决策制订——专家常处于此水平特殊错误的原因是没有检查"程序"的适当性；经验不足的人可能会滥用此层面，出现考虑不周，和不恰当的"食谱医学"（纸上谈兵）
感觉运动层面	利用所有的感官和手动操作，"感受到的、做到的、听到的"，有时潜意识控制行为	专家动作流畅，动作的管理来自于感官直接反馈（如放置静脉导管或进行气管插管的一系列操作，会出现滑脱或操作失误等技能错误）

ACRM，麻醉危机资源管理

表 6.2　主要观察结果的验证方法

方法	解释及例证
重复	重复观察或测量以排除临时的错误值（如无创血压测量中的运动伪差）
检查趋势信息	短时观察实际变量的趋势以判断其可信性。生理参数的变化趋势是曲线而非阶梯式轨迹
观察一个冗余通路	检查现有的冗余通路（例如有创动脉压和袖带血压，从心电图和脉搏氧饱和度仪获得心率）
关联	多个相关（但非重复的）变量相互关联，以明确所讨论的参数的意义（例如，心电图显示一条平坦的线，提示"心搏停止"，而动脉血压曲线有波形）
启动一个新的监测设备	安装了一个新的监测方式（如放置肺动脉导管），这也为"关联"添加了另一参数
重新校准仪器或其他功能	对测量的质量和可靠性进行检查，并对其功能进行测试（例如，CO_2 的监测无显示值，麻醉科医师可以对它呼气以判断它是否正常工作），观察冗余通路也有助于指标的验证（见上）
更换仪器	如果对设备的功能存有疑问，可以使用新的设备或备用仪器
寻求帮助	如果对于指标仍存有疑问，需尽早寻求帮助，听取其他的有经验人员的意见

患者安全行动框

设法灵敏地感知变化，不要在没有复查或使用其他信息确定一切是否正常的情况下，像平常一样解释它们。假设有一个大问题，除非你能证明它不是，否则如果有疑问，应始终假设患者处于危险中，所讨论参数的指标是真实的（排除最坏的情况）。举证责任在你身上。不要轻易认定它只是一个技术问题。

问题识别。问题识别后，麻醉专家如何反应？经典的决策模式包括仔细比较证据和各种可以解释问题的因果假设，然后仔细分析所有可能的行动及解决方案。这种方法是强大的但是相对缓慢，并不适用于证据模棱两可或稀少时。麻醉专业人员面临的许多围术期的问题，都需要在不确定的情况下，迅速采取行动，防止快速级联导致灾难性的后果 [116-117]。而从基本原则出发，通过正式的演绎推理来解决这些问题，实在是太慢了。在复杂动态的环境中，问题识别过程是几个认知理论的中心特征 [110, 118-119]。问题识别涉及将环境线索与已知的具有代表性的特定问题进行匹配。由于麻醉具有高度不确定性，现有的信息源并不能总是揭示问题的存在，即使有，也不一定能说明问题的本质或来源，麻醉专业人员可使用类似策略来处理这些模糊的情况，这种方法心理学家称之为启发法（heuristics）[120]。Stiegler 和 Tung 详细回顾了启发法和影响问题识别的其他偏倚 [121]。一种启发法就是将正在发生的事件归于常见的几类问题之一，每类问题都有许多不同的潜在情况（相似性／模式匹配）。另一种就是开始选择一个最常见的事件押注于一个单一诊断（频率赌博 [115]）。在术前计划中，麻醉专业人员需要调整精神上的"怀疑指数"，才能识别特定的患者或发现术中可能出现的特定问题。麻醉专业人员还必须明确所有的数据是否可以用单个潜在的诊断来解释，还是它们是由多种因素所造成的。这一决定十分重要，因为过度细化诊断就注意力分配而言代价较大。与之相反的是，过早的诊断会导致不充分或错误的治疗。启发法是麻醉专家的典型做法，在处理问题时通常会节省大量时间。然而这是一把双刃剑。当这些诊断是错误的或在重新评估过程中没有得到纠正时，无论是押注于单一诊断还是不恰当地分配注意力只关注预估问题，都会严重破坏问题的解决。

下面的决策部分将更详细地探讨与问题识别及一般认知相关的许多问题，尤其在系统 I 思维模型、系统 II 思维模型以及识别启动决策模型中。

未来态势预测。问题的评估必须依据其对患者未来状态的意义[110, 118]。从看似不重要的小事件来预测未来状态已成为专家危机管理者预测行为的主要部分。问题已经很严重或者可以预测会发展成危机事件的问题会得到最高的优先处理级（如稍后在 CRM 要素 15"动态地设置优先事务"中所示）。未来态势预测通过设定所需行动的时间框架也可影响行动规划。Cook 等描述了一些"恶化"事件，在这些事件中，问题的早期表现很明显，但是患者的未来态势却没有充分得到估计[122]。心理学研究中已知的挑战之一就是事件以非线性的方式变化时，人类的大脑并不十分适合预测未来的状态。这种情况对人体来说很常见，变化超过预期，结果出乎意料。

预案响应。一旦关键事件被观察证实，麻醉专业人员需要做出响应。在复杂的动态领域，专家对大多数事件的最初响应来自于处理已识别事件而得的预定规则和响应计划[115]。这种方法被称之为识别启动决策[114, 124]，因为事件一旦识别，响应是众所周知的（见"决策制订"部分）。在麻醉领域，这些响应通常是通过个人经验获得的，但越来越多的人认识到，关键响应的方案须明确编写并系统教授。有经验的麻醉专业人员可以根据患者的情况、手术的方式及可预料的问题在心里重新安排、重新编译及反复排练这些响应方案[125]。对于常见问题的预定响应最好能很容易地检索并能快速执行。当问题的确切性质不明显的时候，可以采用一组适合总体情况的通用响应策略。例如，当发现有通气问题时，麻醉专业人员在明确原因前，会先切换到手动通气，加大吸入氧浓度（fraction of inspired oxygen，FiO_2）。然而，模拟试验发现，即使是有经验的麻醉专业人员应对危机情况的响应也会有很大差异[75, 125-127]。这一发现使研究者更关注危机事件系统响应机制的模拟培训[108, 128]。

即使响应实施得很理想，但是当没有找到可疑原因或者患者对常规处理没有反应时，这些响应也注定失败。麻醉不能单纯按照"食谱"操作。即使必须快速行动，根据医学基础知识对问题进行抽象推理仍然需与预案响应并行。这包括使用扎实的医学技术知识以及对所有可能的解决方案的彻底分析来寻求高层次的类比[115]或真正的演绎推理。在模拟危机管理中，麻醉专业人员已经将预案响应行动和抽象的医学理论联系起来[125]。

实施行动。麻醉科医师需要在不同的认知层面、不同的任务甚至不同的问题之间分配注意力。麻醉专业人员对注意力的强烈需求使有限的脑力资源不堪重负。因此，对每一个小的扰动迅速采取行动（这需要很多注意力）还是以一种更保守的"观望"态度对待，麻醉专业人员需要权衡。这种权衡需要根据情况的变化不断地在两个极端之间变化。然而，在模拟的危机情况下，一些临床人员即使发现了问题的严重，也不愿意从常规模式转换到紧急模式[75]。错误地观望太久是不正确的，有可能导致灾难性的后果。在动态变化事件中，做好积极干预的准备是麻醉科医师工作的关键所在。但是这种需求的频率如何？根据 Wacker 和 Staender 的综述，围术期不良反应的发生仍然频繁，住院期间的发生率为 30%，而其中 50% 是可以预防的[129]。

在麻醉过程中的任何时候，都可能会有多件事情要做，每一件事情本质上说都是恰当的，但它们不可能同时完成。模拟试验表明，麻醉专业人员要做出恰当的选择、计划和安排，有时是非常困难的[75]。

麻醉学的一个重要特点就是决策者不仅决定需要采取什么行动，而且经常直接参与行动的实施。麻醉专业人员执行这些行动需要大量注意力，可能会消耗其脑力和体力而无法进行其他的行动（如需要无菌的操作）。当其他的行动被打断或悬而未决时，这个问题尤其突出。前瞻性记忆[130-134]指一个人记住在未来实施某种行为的能力（例如完成一项任务），很容易被打断。麻醉专业人员动手操作时，无法同时进行其他的体力工作，也不能保持对输入信息的警醒。

重新评估。为了成功解决动态问题，应对麻醉过程中变化出现的快速、疑难诊断及治疗的不确定性，核心流程必须包含反复地重新评估情况。因此，重新评估步骤由监管层面最先启动，再由麻醉专业人员进行观察但要考虑到特别的评估（见 CRM 要素 12 "反复进行重新评估"）。麻醉专业人员只有经常反复评估情况，才能适应动态的过程。因为最初的诊断和情况评估可能是不准确的，即使是有助于问题解决的行动也不一定成功。

情形意识是指不断更新对情形的评估并检查所行举措有效性的过程[118-119]。在绩效分析和错误究因中是一个有趣而重要的部分，会在以下部分详细讨论[110, 135-136]。框 6.2 提供了重新评估问题的例子，以保持情形意识。

错误地重新评估、计划的适应性不强及缺乏情形意识都导致一种被称为固有错误的人为错误[137-138]。在专业人员对异常情况的反应中描述过固有错误[125-126, 137-139]。在 "15 个危机资源管理关键原则介绍" 部分中，将详细介绍在麻醉领域中如何避免和识别固有错误。

核心认知过程的管理与协调：监督管理和资源管理

动态决策制订和危机管理的关键之处就是麻醉专业人员能够通过监督管理层面和资源管理层面不断调整他们的思维（元认知——思维中的思维）。

监督管理。监督管理就是在处理多项任务中分配稀缺的注意力资源，并对核心过程进行监督调节。例如，确定观察不同数据流的频率，确定诊断和治疗方案的优先级，积极管理工作负荷，对行动进行优先排序和调度。监督管理将从以下几方面积极管理工作负荷：①通过预期和计划避免高工作负荷的情况；②根据时间分配工作负荷；③根据人员调配工作负荷；④改变任务性质以减少工作；⑤将干扰降到最低。关于积极管理工作负荷的细节会在之后的 CRM 要素 5 "分配工作量" 中涉及。

资源管理。元认知和管理的最高层次就是资源管理，资源管理是一种指挥和管理现有资源进行医疗及处理问题的能力。这就涉及在充分考虑到局限性的前提下，将工作必备知识转化成有效的团队行动，围术期领域的局限性是由环境复杂和结构不良所导致的。资源是指可立即获得的或者必要时可获得的人员、设备和供应物资，资源遍及组织的各个层面。资源管理明确要求团队的合作与协作，麻醉专业人员只知道自己要干什么，或者甚至能够独立完成每一项工作是不够的。在规定的时间内就要完成这么多工作，有些工作只能由其他的专业人员（如导管室工作人员）完成。麻醉专业人员的主要职责就是调动所需资源，并在现有资源中分配相关目标和任务。关于这个关键功能的详细信息在 "危机资源管理" 中阐述。

麻醉专业人员的工作负荷及其测量方法

大多数麻醉专业人员除了上述体力工作、认知工作和行为职责之外，还有其他重要的职责，例如管理、监督或教学。根据任务性质、任务密集度、个人的经验和技能、患者的状态和外界环境（效益压力、人员可用性、噪声、光线、空间、团队等）的变化，麻醉专业人员的工作负荷在麻醉期间会随时调整。当工作负荷很大时（如在诱导、急诊或紧急情况等任务密集的阶段），认知资源就会减少，从而导致表现失准[76, 127]、反应慢[93]、警惕性降低[90, 92]，以及增加错误风险。

工作负荷的概念很难定义。Hart 和 Staveland[140]这样描述它："工作负荷不是一种固有的属性，而是从任务的需求、执行任务的环境、操作者的技能、绩效和感知之间的相互作用中产生的"（第 140 页）。心理学文献表明，在要求严格的行动中，情绪会损害认知处理效率[141]。如前所述的任务分析研究和接下来介绍的任务（行动）密集度研究让我们对工作负荷的几个方面有了深入了解，尤其是明确待测的单个工作或子任务，从而有助于工作负荷的测量。然而，这类研究并不一定能在绩效影响方面深入了解工作负荷。

如下所述，测量工作负荷的方法包括观察任务表

框 6.2　重新评估的问题——保持对情形的认知
■ 这些措施有任何效果吗？（如这个药物可用于该患者吗？）
■ 问题好转还是恶化了？
■ 最初的措施对患者有副作用吗？
■ 有新发问题或是被最初忽略的问题吗？
■ 最初的情况评估 / 诊断正确吗？
■ 未来（最近）可预测的进一步的发展有哪些？

现、主观评估和生理测量等三个方面。如需更全面的综述，请参考 Leedal 和 Smith[142]，以及 Byrne[143] 等的文献。

主要任务绩效。主要任务绩效测评是评估受试者在标准工作任务上（例如，病例观察、打结等）的表现，随着任务数量、密度或复杂性的增加，任务完成会变得越来越困难。起初，受试者能够完成逐渐增加的任务负荷，但在某一点，一旦工作负荷超过了其任务管理能力，标准任务绩效也随之下降。

辅助任务探查。辅助任务探查是在完成主要工作任务的同时，添加干扰最小的辅助任务来测试受试者的工作负荷。辅助任务比较简单，可以客观地衡量其绩效。例如，应答时间、手指敲击、心算和振动触觉装置等常作为辅助任务用于测量。麻醉专业人员必须明白，管理患者作为主要任务要绝对优于辅助任务。因此，假设辅助任务占用与主要任务相同的脑力资源，麻醉科医师完成辅助任务的表现可以间接反映其完成主要任务的剩余资源：剩余资源越多，辅助任务表现越好，主要任务工作负荷就越小。根据辅助任务应答渠道（体力活动、语音、手势、多种方式）的不同，可能存在通道干扰。尽管这种探查方法可以同时测量"警惕性"和"工作负荷"两个方面的绩效，但到底是哪一方面，仍然存在争议。如果辅助任务探查的使用频率低、精细、有多个应答渠道，在低工作负荷时执行，更重于警惕性；如果探查使用频率高、易于观察、需要手动应答，并在高工作负荷期间执行，则更多提示的是剩余资源和工作负荷。

主观评估。在主观评估中，受试者常被要求事后回顾或直接评价实际工作环境中的工作负荷。NASA TLX 量表是评估主观工作负荷常用且经过验证的量表[140]。当客观评估发现剩余脑力资源明显下降时，麻醉专业人员有可能在主观上低估工作负荷，因此，主观评估只是作为客观评估的补充方法。

生理测量。生理测量是评估工作负荷的技术之一。视觉或听觉诱发电位已成功用于脑力负荷的评估，但该技术只能在静态的实验室环境中使用。心率（特别是心率变异性的某些方面）和血压也是已经在使用的生理测量指标，但解释的可靠性仍存在质疑。

麻醉专业人员的绩效评估

多年来，有许多研究采用调查手册（如技术方面的程序）、认知（如动态决策、情形意识、警惕性）和行为/非技术任务（如沟通能力、团队协作、领导力）等手段来评估麻醉科医师的绩效。本节将重点介绍麻醉专业人员在任务密度、工作经验、教学/委派/监督活动、重大事件/紧急情况处置等方面的绩效。大多数研究是在模拟医疗环境中进行的。

因为许多最新文献概括了开创性研究的发现，本章中使用了这些初步研究的结果。即使没有提供详尽的文献清单[6-8, 68, 73-74, 76, 144-149]，也为读者提供了最新的、精选的研究文献以供参考。2017 年，Weinger 等发表了一项关于麻醉科医师绩效的大规模调查研究，该研究调查了获得资格证的麻醉科医师在四个紧急情况下的表现[75]。下文详细介绍了这项研究。

关于与麻醉相关的一般人员绩效方面，会在接下来的"人员绩效、人为因素和非技术技能"和"系统思维"等部分中有更广泛的探讨。

任务密度方面的绩效

普遍认为，人类信息处理的能力是有限的，信息超载会导致绩效不良[150]。例如，许多人开车时，都无法同时兼顾导航、看路标和听乘客说话等事情。然而，麻醉工作领域似乎经常要求这种任务密度（图 6.2）。一个跨学科研究小组开展了多项任务分析研究，对多个并行和重叠的任务进行分析（行动/任务密度）[89]。图 6.3 和 6.4 展示了 24 例手术室的观察实例。观测数

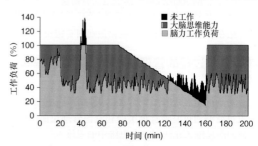

图 6.2　麻醉过程中个体和团队的脑力负荷变化图解。x 轴为时间，y 轴为总工作负荷。在麻醉诱导的前 20 min，工作负荷很大，大脑思维能力尚可处理。然后，在麻醉维持的最初几分钟内，工作负荷会下降。在 35 min 时，一场危机会导致工作负荷的突然增加，超过了大脑思维能力。如图所示，在此期间某些信息没有被处理。这种突然的超载是重大事件的典型特征，在航空领域被称为"最大限度"。此后，维持阶段的工作负荷再次下降。但与此同时，在这个病例大约 80 min 后，麻醉专业人员变得越来越累，思维能力下降。所以 120～160 min 工作负荷再次超过了大脑思维能力，使得部分信息没有被处理。最后，麻醉科医师在 160 min 后被唤醒，直到病例结束，工作负荷又恢复正常（Figure based on the publication of Byrne A. Measurement of mental workload in clinical medicine: a review study. Anesth Pain Med. 2011；1（2）：90-94.）

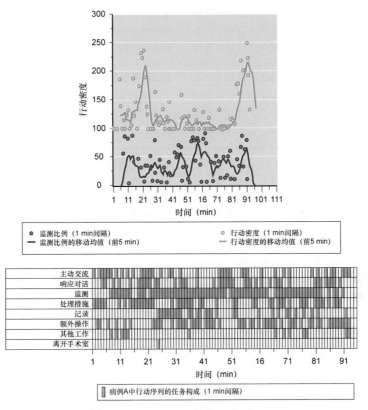

图 6.3　**行动密度图展示了一个真实麻醉病例从麻醉诱导到麻醉苏醒的"行动密度"。**图中浅蓝色线表示全部的行动密度，各点表示密度的移动均值。深蓝色线表示单个任务组（如"监测"）所占比例。下面的图表显示了同一病例所有 8 个任务组的构成数据

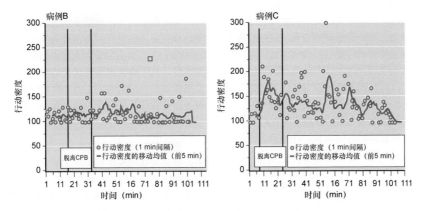

图 6.4　**体外循环（cardiopulmonary bypass，CPB）后没有或伴有并发症的行为密度。**左图是脱离 CPB 前后保持"平坦"曲线（在两条垂直线之间）的简单病例（病例 B）密度图。反之，右图的病例 C 在脱离 CPB 时情况复杂，脱离 CBP 后行为密度很高，随后密度进一步升高至峰值

据包含许多短期波动（点），每隔 5 min 行动密度的移动平均值也被绘制出来（直线）。图 6.3 显示了一个完整的麻醉过程，在麻醉诱导和苏醒时，任务密度增加。图 6.4 显示了两个心脏病例体外循环的最终阶段。任务分析技术还用于研究模拟案例中的行动序列，并将其与真实手术室案例进行比较，用于演示和评估模拟器的生态有效性（参见第 7 章）[64, 89]。研究结果表明，随着单位时间内的任务密度增加，每个任务的所占时间减少，反之亦然。这一发现对于麻醉专业人员如何分配他们的注意力有着重要的意义。

在绩效方面另一个有趣的地方就是，由于新手对所面临的困难缺乏认知，我们推测新手的脑力负荷可能比有经验的人员要低，这也被称为无意识的不能胜任[151]。

Xiao 等[70]通过模拟试验对任务复杂性维度进行研究，并探讨了其对创伤手术中的危机处理行动和团队协作流程的影响。他们确定了四个复杂性维度，以不同的方式影响团队协调。首先，多任务并行导致目标冲突、任务间相互干扰和争夺与患者接触的机会。其次，病情的不确定性导致了在解释信息时的意见分歧，以及很难去试图预测其他队员的行动。第三，应急方案的应用造成了切换任务时间不明以及随后如何重新分配任务的困难。最后，高工作负荷会导致过程被压缩，这种偏离正常工作的情况会进一步增加任务的复杂性。因此建议进行沟通方面的培训，以应对任务复杂性的挑战。

教学、委派和监督任务方面的绩效

教学。 在实际的外科手术过程中，有经验的麻醉专业人员与无经验的临床实习人员的密切互动是一种标准的培训方法。有经验的麻醉专业人员在管理麻醉和保证患者安全的同时还要进行教学工作，可以推测，他们的工作负荷是增加的。Weinger 等[92]发现，当一名麻醉主治医师在麻醉管理中对第四年的医学生或第一个月的麻醉住院医师进行一对一的教学时，对警示灯的反应明显慢于同年资的麻醉主治医师。在诱导期和苏醒期，反应滞后时间最长。这种警惕性测试也是一种程序上的（绩效）工作负荷评估手段，提示工作负荷增加和剩余资源减少。他们还发现，与非教学团队相比，教学团队的工作量密度显著增加。综上所述，术中教学增加了工作量，降低了警惕性，提示在患者管理过程中进行教学时需要格外谨慎。

委派和监督。 经验表明，委派对工作负荷的影响取决于任务的性质，以及被委派人员对所分配任务处置能力的自信度。委派必须以监督者的情形意识和患者病情信息的综合处理能力为指导。这些在 Leedal 和 Smith 的工作中进行了进一步的说明[142]。

经验方面的绩效

常规事件。 研究发现，在麻醉的某些阶段，新手执行的许多任务与经验丰富的麻醉专业人员是相同的，但与三年住院医师和经验丰富的麻醉护士相比，执行任务所需时间更长，反应滞后，任务负荷更大[90]。在插管前、插管中、插管后的一段时间内，两组的任务密度均达到最高，但经验丰富的受试人群的任务密度要高于新手，说明前者在短时间内完成多项任务的能力更强。这些发现与 Weinger[67]等的研究结果一致，Weinger 评估了在红灯闪烁时按蜂鸣器的平均响应时间（辅助任务）。在诱导期和诱导后（维持）阶段，有经验的受试者其响应时间都在 60 s 之内，而初学者在诱导期的响应时间明显延长。对此可能的解释是，某些任务会逐渐成为常规工作，一定程度减少工作负荷，从而节省脑力资源来完成其他任务。Leedal 和 Smith 在他们的综述中总结了这一问题："有经验的工作人员在常规工作中尚有'剩余能力'，我们建议，如果发生不良事件，他们可以注意到'安全余量'"（第 708 页）[142]。

相反，Byrne 等最近进行的一项研究发现，工作负荷和工作经验有关的证据是有限的[152]。

最近的另一项发现表明，更有经验的麻醉团队可能更倾向于没有进行过多公开交流的隐式协调，这使他们更依赖于团队协作和理解任务性质的准确性和共享性[153]。

与有经验的住院医师或注册麻醉护师相比，新住院医师花更多的时间与主治医师交谈（占插管前时间的 11%）[90]。而有经验的人员比初学者花更多时间观察术野。新手确实需要花很长的时间来完成患者准备和麻醉诱导，但同时工作的上级医师的高效率抵消了新手所花费的额外时间，因此新手的插管前准备时间只增加了 6 min。

重要事件 / 紧急情况。 Schulz 等提供的数据显示[97]，更有经验的麻醉科医师（＞ 2 年工作经验）在重要事件期间将用于操作的时间从 21% 增加到 25%，而经验较少的麻醉科医师从 20% 减少到 14%，他们在监测任务上花费了更多的时间。

Byrne 和 Jones[76]研究了 180 例模拟的麻醉紧急情况，观察有经验的麻醉专业人员和经验较少的麻醉专业人员的表现差异。结果显示，只在第一年和第二年麻醉专业人员之间存在显著的差异。正如在其他研究中看到的，在所有的经验水平上都出现了显著的错误[75-76, 125-126]，并且大多数麻醉专业人员的表现都偏离了既定的指南[75-76, 154]。

DeAnda 和 Gaba 进行了一项经典的模拟研究，调查了麻醉学员、有经验的麻醉教员和私人医师对六起预先设计的不同类型和不同严重程度的相关事件的反应[126, 155]。事件包括：①手术操作造成的支气管内插管（endobronchial intubation，EI）；②静脉管路（intravenous，IV）阻塞；③快室率心房颤动伴低血压；④气管插管与呼吸回路断开；⑤呼吸回路太短，不能按照外科医师的要求将手术台旋转180°；⑥室性心动过速或心室颤动。对于每个事件，在发现和处理时间、信息资源利用和实施行动中都发现了相当大的个体间差异。尽管事件各不相同，但麻醉专业人员的平均绩效往往随着经验的增加而提高。但有经验的麻醉教员的表现并不比第二年的住院医师（他们正在接受最后一年的培训）更好。许多（但不是所有）新住院医师的表现与更有经验的人员难以区分。经验组中总会有一些人解决问题耗时长，或者根本就解决不了问题。在每个经验组中，至少有一个人犯了可能对患者的临床转归产生重大负面影响的错误。例如，一名教师从未使用电除颤治疗心室颤动；一名私人医师把 EI 当作"支气管痉挛"，从未评估过双肺通气的对称性；一名住院医师从未发现呼吸回路断开。导致表现欠佳的因素既有技术因素，也有认知因素。技术问题包括在使用体外除颤电极时选择了适合于体内电极的除颤能量，安瓿掉换，以及未能给气管导管套囊充气导致漏气。认知问题包括未能将注意力分配到关键问题上和思维定势错误。

Schwid 和 O'Donnell[125] 进行了与 DeAnda 和 Gaba 近似的试验，并得到了类似的结果。在处理了几个没有严重事件发生的病例后，每个受试者被要求处理 3 或 4 个涉及 4 个严重事件（食管插管、心肌缺血、过敏反应和心搏骤停）的病例。受试者包括不同经验水平的麻醉科医师。每组在问题诊断与决定及实施治疗阶段均会出现显著的诊断或治疗错误。例如，尽管提供了心率、血压、喘息、吸气相峰压升高和皮疹等有效信息，60% 的受试者仍没有诊断出过敏反应。在处理心肌缺血时，发生了多次失败。30% 的受试者考虑诊断时没有对严重的异常进行补救。经常发生思维定势错误，即使错误明显，最初的诊断和计划也未得到修正。

Howard 等[127] 的研究发现，除却经验问题，在模拟的紧急事件中难题也是接连不断：同时管理多个问题、关注最重要的需求、担任团队领导、与人员沟通、充分利用所有可用手术室资源。通过对创伤和复苏病例的录像分析，我们发现了监控设备的可用性和设置存在不足，以及存在不沟通或沟通不良的情况[69]。Byrne 和 Jones[76] 评估了麻醉科医师在 9 种紧急情况下的表现，结果显示，在诊断和治疗方面都出现了严重错误，并且没有遵循公认的治疗指南。一些常见严重事件，例如过敏反应的诊断，很难被清晰描述[74, 125]。如前所述，一旦诊断，并没有执行规范化的计划或流程[73-74]。

这些经典的研究可以追溯到 25 年前或更早的时候，然而最近的研究结果[75, 156] 仍然与经典研究完全一致。在 2017 年 Weinger 等发表的文章中，共有 263 名获得资格证的麻醉科医师（board-certified anesthesiologists，BCA；即专业医师）参与了两个 20 min 的、标准化的、高仿真的意外紧急事件模拟场景。这些场景目前已存在于麻醉学科认证资格维护的模拟课程中。这些场景涉及以下内容：①局麻药全身毒性反应伴血流动力学衰竭；②腹腔镜术中隐性腹膜后出血引起的失血性休克；③麻醉恢复室出现恶性高热；④开腹术中心房颤动急性发作伴血流动力学不稳定，继发 ST 段抬高型心肌梗死。预先建立绩效评估体系：关键临床绩效要素记分表，四项非技术技能的绩效固定顺序量表，个人和团队整体技术绩效和非技术绩效的顺序量表，以及绩效是否达到或超过 BCA 预期的二进制评分。结果显示，大致在危机管理的四个广泛领域，关键的临床绩效要素通常被忽略，没有做到：①在一线治疗不起作用的情况下治疗升级（例如，当去氧肾上腺素、麻黄碱或液体没有有效纠正低血压时使用肾上腺素或加压素）；②利用现有资源（例如，在情况明显恶化时寻求帮助）；③大声说出来并让其他团队成员参与进来，特别是在需要他们采取行动的时候（例如必要的时候，要求外科医师改变手术方法）；④遵循循证指南（例如，给诊断明确的恶性高热患者使用丹曲洛林）。采用技术和非技术的 9 分有序量表测评，大约 25% 的受试者的表现评分处于较低水平。30% 的受试者表现被评为"低于 BCA 的预期值"。

患者安全行动框

有经验的麻醉科医师也难免会犯错误。研究表明，无论经验如何，都有可能犯重大错误。经验并不能代表水平卓越或专业能力，因此定期培训和保持忧患意识是很重要的，这与经验水平无关。

患者安全行动框

不要以为这不会发生在你身上……McIntosh 在《麻醉中的乌比冈湖效应……除了那些不属于平均水平的人，每个人都高于平均水平：模拟术中紧急事件管理的可变性》[157]一文中讨论了乌比冈湖效应在麻醉领域的适用性，即人们普遍倾向于高估自己的成就和能力。这种效应在司机、首席执行官、股票市场分析师、大学生、父母和州教育官员等身上都有体现[158]。事实上，就评估我们自己处理重大事件的能力而言，我们可能都生活在乌比冈湖。

绩效评估在麻醉中的实际意义

综上所述，绩效模拟研究显示，麻醉专业人员在处理紧急和突发事件时的绩效存在着明显差距。这些研究结果弥补了实际案例中参考数据的不足[159-163]。总体来说，频繁的表现平平令人惊讶，反映了麻醉领域对患者安全的担忧，也强调了麻醉专业人员和他们的组织需要：

- 了解日常工作的绩效缺陷和陷阱。
- 将绩效提升策略的知识和培训作为核心竞争力之一。
- 注重对循证实践指南的遵循与应用。
- 注重对环境（团队、资源、设备等）的有效管理。
- 在教育、培训和再认证中落实病例管理能力，这不仅仅是医学／技术知识和技能。

绩效评估的益处和挑战

麻醉任务与绩效研究所带来的益处

更好地理解麻醉专业人员的临床表现可以帮助他们在各种临床环境下开展更安全高效的医疗活动，提高患者和从业人员的满意度。人员绩效研究可能带来的益处包括但不限于以下几点：

1. 提高临床表现 行为观察有助于识别哪些过程和行为与高效和安全的绩效相关[63, 83, 164]。因此，它为我们提供了新的知识，让我们知道高效团队和无效团队相比有什么不同，以及他们是如何做的[165]。与自我报告相比，行为观察允许测量团队层面实际的现象和动态，这些现象和动态团队甚至可能没有被意识到，并且随着时间的推移而变化[166]。

2. 改进操作流程 个人进行麻醉的方式在一定程度上是基于他们对自己绩效极限的认知。麻醉技术或手术室工作应该扬长避短，利用麻醉专业人员的能力，并减少他们的不足。

3. 加强对麻醉专业人员的临床教育和培训 了解必备绩效的特点和人类内在局限性将有助于改进培训，最大限度地发挥麻醉专业人员的优势，弥补现有麻醉专业人员的薄弱环节。绩效差距的识别为改进绩效提供了机会[75]。通过引出下意识的专业行为来确定专业知识，可以创造教育收益[167]。把这些知识运用到实际工作中，可以使医疗活动更安全、压力更小且效率更高。

4. 更有效的工作环境 麻醉专业人员现在通过一系列的技术来完成他们的任务，其中许多技术的设计并没有最佳地支持麻醉专业人员的工作。通过了解相关的任务和绩效需求，改进工作空间和手段，为完成最困难的任务提供更好的支持。这也会提高安全性、工作效率和满意度。

5. 更有效的组织系统 麻醉学是有组织的大医疗体系中的一员，这个系统涉及许多人员、机构、组织和专业领域的互动。了解麻醉专业人员的工作如何与此系统相联系，可以开发更合理、更有效的信息流和组织管理。

6. 更理性地看待专业工作和法律责任 现代卫生保健体系，特别是在美国，受到法医学问题的强烈影响。诉讼制度有一个主要的选择偏差，那就是在诉讼之前的每一个案例都涉及对患者不利的结果。从业人员的职责就是在麻醉领域中作为明理而谨慎的专家开展医疗活动。什么是明理和谨慎？在复杂和动态的环境中，受过适当训练的人应该有什么样的表现？通过对人员绩效的理解，我们有可能对什么是治疗标准，什么不属于治疗标准有着更理性的判断。

麻醉中任务和绩效科学研究所面临的挑战

人员绩效的研究涉及的研究范式不同于麻醉科学研究中通常使用的范式。要获得有关人员绩效方面的有效数据存在许多障碍。人员绩效研究中无动物模型，也不可能有可供详细研究的如同 SD（Sprague-Dawley）大鼠的研究对象。招募有经验的人员作为研究对象是困难的，并且按照自愿性的原则就会存在选择偏倚的问题。特别是在现实的医疗活动中进行人员绩效的调查研究，它受到诉讼、认证和保密等因素的制约，因此研究设计实施很难达到最佳水平。此外，麻醉专业人员个体之间的差异是相当大的，麻醉专业人员对相同情况的反应及处理各不相同，并且每个人可能在不同的日子或同一天的不同时刻有不同的行为。这种个体内部与个体间的差异程度不分伯仲。另一个挑战是，当受试者通过付出努力的增多或减少来补偿工作负荷的增加或减少时，那么绩效评估方法对工作负荷测量的敏感性就会降低。

绩效本身是一个直观意义的概念，很难精确定义。麻醉专业人员的临床决策和行动缺乏统一标准，需具体情况具体分析。此外，无论成功与否，明确了解麻醉专业人员如何进行工作，都意味着需要深入研究他们的心理过程，这是无法轻易衡量的。设计研究使用的是仿真的实验任务，这些任务的表现可以被客观地测量，但是这些任务脱离麻醉的真实情况。相反，调查训练有素的从业者在现实世界中的实际表现，得到的主要是主观和间接的数据。理解麻醉专业人员的绩效必须被视为类似于解决拼图游戏，这种类推法是由 Gaba[128] 引入并由 McIntosh 推广而行的[157]。这个拼图的碎片可能有各种各样的来源，但没有一个任何单独的来源可以反映整个画面。

所有研究者面临的问题是缺乏一个公认的麻醉专业绩效客观或主观的评价标准和一个公认的分析和描述麻醉专业绩效的方法。由于人类绩效研究领域的分歧，随着应用行为观察法的分类数量、范围和种类不断增加，研究结果的比较和趋同整合变得困难。有几个研究团队正在研究绩效的技术和行为方面的评估方法[75, 89, 166, 168-170]。

Kolbe 等[166] 指出了在行为评价中的四个方法学难题。第一要在特异性和普遍性之间取得最佳平衡。研究人员必须决定是采用同时捕获所有团队行为的方法从全局角度来研究，还是要专注于一个单一的过程（例如，闭环沟通）来详细地研究它；第二是决定是评价团队合作行为的质量还是描述它的过程。可以用固定顺序评定量表（例如，从优到差）来衡量行为的质量，或者，使用"何时——由谁——对谁"等描述手段来评估特定行为的发生过程，但所得结果不尽相同；第三是既没有通用语言，也缺乏共同的行为准则时，如何将研究结果与团队培训的内容联系起来；第四是不同的研究中应用不同的评分系统，而不考虑实用性以及研究、培训和考试等需求的不同。

个人和团队层面的患者安全

前面的内容详细介绍了麻醉工作环境复杂性和动态性的特点，麻醉专业人员涉及操作、行为、认知等方面的多重任务以及相关的绩效考核研究。这两个部分内容都说明了工作人员经常面临的一些人员绩效和患者安全方面的挑战。对工作环境复杂以及任务多重、工作负荷和绩效陷阱的了解和管理，

决定着绩效干预措施是否成功。这些人为因素包含了感知、记忆、解决问题、生理节律等多方面相关的问题。本部分集中讨论所谓的非技术技能和绩效影响因素[37-38, 136, 171-174]，因为它们对麻醉专业人员的工作有最直接的实际影响。

非技术技能和绩效影响因素的重要性也与本章前面提到的麻醉科医师的绩效研究结果[69-70, 73-76, 125, 127]相一致。他们发现，无论经验如何，都需要提升绩效，特别是在突发和紧急情况下。最新观点也强调了非技术技能可发挥相关作用，以防止常规情况转变成紧急情况[175]。在动态、复杂和高负荷的环境中，团队成员面临压力时，专业知识和技能的应用会存在困难，非技术技能理论可解释这一现象。非技术技能与个人（例如，记住执行任务、监控自己的行为、担任团队领导）、团队（例如，分配任务、管理冲突、共享心理模型）和设备（例如，了解设备的应用、理解不同的使用模式、故障排除）协调与管理时所面临的挑战有关。

因此，接下来的内容将讨论以下主题：①在人员绩效的大背景下，介绍和讨论人为因素（human factors，HF）和非技术技能（nontechnical skills，NTS）的基本概念。随后，举例说明 HF/NTS 的作用，从患者安全的角度来看，HF 和 NTS 受重视程度应该与专业知识（病理生理学、诊断、治疗）和实践技能相同，后者一直是麻醉专业人员传统培训项目中的主要内容；②患者安全的两类主要因素：第一类与个人绩效有关（情形意识和决策），第二类与团队绩效有关（沟通、团队合作和任务管理）；③此外，还讨论了个人绩效影响因素，特别是疲劳、干扰、注意力分散和环境噪声。

人员绩效、人为因素和非技术技能

人员绩效、人为因素和非技术技能等相关术语在文献中以各种不同的方式被使用，有时甚至是同义词，这使得很难对它们进行分类。它们是相互关联的，尽管有一些范本和分类标准，但这些术语和概念之间仍然界限不明。在下一部分中，将阐述总的基本原则，简单概述它们之间的相互关系，更系统地理解主要概念。在本章中"人为错误"这个词偶尔使用，它本身是一个不同的术语，可以认为是人为因素的反义词。有人可能会说，人为因素（和其他方面）的挑战可能导致人为错误。有关人为错误的定义和分类，请参阅后面的"系统思维"部分。

人员绩效和人为因素

什么是人为因素? 人员绩效是由人为因素（HF）的不同层面所塑造，有积极的一面，也有消极的一面。好的人为因素会提升人员绩效，而不好的人为因素则会降低人员绩效。在某些文章中也会使用"人体工程学"一词。这两个术语都涉及各种各样的学科和许多不同的主题，因此有多种定义。人为因素和人类工程学学会对人为因素的定义如下："人为因素是指与人有关的所有因素，他们的能力、特点，他们所使用的设备的设计局限性，他们所处的环境以及所从事的工作[176]。"Catchpole 和 McCulloch 在医学教材[177]中将人为因素定义为："通过理解团队合作、任务、设备、工作空间、文化和组织对人员行为和能力的影响，以及在临床环境中应用这些知识，来提升临床绩效。"

人为因素的不同组成部分。 基于 SEIPS 模型[178-179]，经作者修改，将人为因素分成以下几个组成部分:

- 就任务而言的个人行为和他们的行为 / 知识（个人层面）
- 团队中人与人之间的关系（团队层面）
- 人与组织 / 社会文化情况的关系（组织层面）
- 人与环境 / 工作空间的关系（环境层面）
- 人与技术设备的关系（技术 / 工程 / 设计水平层面）

从人为因素的角度，这五个人为因素的组成部分缺一不可，足以描述和理解麻醉专业人员的整个工作体系。各部分之间的相互影响，导致不同层面之间千丝万缕的联系。有时各部分之间会相互补偿（如当专业人员更快地工作以补偿时间压力时，或者当人们互相协作来解决超出个人能力的问题时）；有时候，各部分彼此产生共鸣，并放大它们的效果——好的方面（如拥有完成手头任务的合适设备）或坏的方面（如缺乏解决问题的资源）。本章并未全面地论述人为因素，许多问题只是简单地触及一下。虽然环境和技术水平很重要——停电或关键临床设备故障时会挑战认知——但本章的重点是从不同层面探讨与麻醉专业人员直接相关的最重要的人为因素：个人层面、团队层面和组织层面。

人为因素和非技术技能

与人为因素相比，什么是非技术技能? 当具体讨论与个人和（或）团队的行动直接相关的人为因素时，通常提及非技术技能（NTS）的概念。NTS 被定义为"作为技术技能（包括医疗技术知识及其各种规程）补充的认知、社会和个人资源技能，其有助于任务绩效的安全与高效"[11]或者"不直接关系到医学专业知识、药物或设备的态度和行为"[171]。

虽然有些作者反对使用非技术技能这个词——用否定的词来描述某物——但也有人指出，不仅这个词已经广泛使用，而且在科学、数学和医学中也有很多涉及否定的词。一篇重要论文和一篇社论探讨了这个问题[180-181]。在医疗保健领域，这个词也可以是非医疗技能，而不是非技术技能。然而，由于非技术技能在其他行业和医疗文献中的广泛使用，本章使用了该术语。

非技术技能的不同分类方法。 一般来说，NTS 可以分为两大类：①个体层面的认知和心理技能，包括决策和情形意识；②团队层面的社交和人际交往能力，包括团队合作、沟通和领导力。商业航空在驾驶舱（后来改为"机组"）资源管理模式（CRM，20 世纪 80 年代与之后的持续演变）和 90 年代末的"NOTECHS"模式纳入了这种非技术技能。在麻醉学中，麻醉危机资源管理（anesthesia crisis resource management, ACRM）框架是由 Howard 等在 1990 年提出的[127]，是对航空公司 CRM 的一种改进。ACRM 方法根据沟通、情形意识、决策、团队合作（包括领导力）和任务管理这五个关键要素对 NTS 进行分类（图 6.5）。2003 年麻醉非技术技能（anesthesia nontechnical skills, ANTS）框架由 Fletcher 等首次介绍；Flin 等发表文章，对 ANTS 的历史、发展、应用、使用及走向成熟等方面进行了概述[182-183]。ANTS 方法一般包括四个方面：意识、决策、团队合作（明确地包括领导力）和任务管理。这两种框架，缺乏可用的范式，不能明确地捕捉到麻醉学中人为因素的每一个重要方面。例如，对绩效影响因素——压力和疲劳的管理也是 ANTS 框架

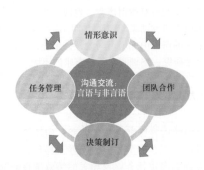

图 6.5　危机资源管理（crisis resource management, CRM）的五大要素。 主要要素包括：沟通交流、情形意识、决策制订、任务管理和团队合作。在这种方法中，有效的沟通就像胶水一样把所有其他的要素粘在一起。此外，所有的要素都是相互交织和相关的，由要素之间的箭头表示

的一部分，但在 ACRM 中被隐去了。沟通本身并不是 ANTS 框架中的一个明确因素（它假定沟通渗透到每个因素中），而在 ACRM 中，它是一种需要明确提及和培训的特定技能[184]。值得注意的是，非技术技能框架始于麻醉学而后进一步应用于其他医学领域，如外科学和重症监护医学[8, 11, 168-169, 185-188]。

非技术技能评估。随着影响医疗绩效的人为因素和 NTS 被越来越多地承认，人们已经制定了一些衡量 NTS 的标准。在 1998 年，Gaba 等将 Helmreich 等的一组航空领域 CRM 固定顺序量表的参照标准直接用于 NTS 的评估并探讨它的适应性[169, 189]。在 2004 年，ANTS 框架补充了一个行为固定评分量表[182-183]。Weinger 等[75] 融合了之前的一些方法，在 2017 年提出一套全新的针对 NTS 四个方面的评估量表。

Kolbe 等描述了另一种评估 NTS 的新方法：协调行动（Co-ACT）框架[166]。该框架旨在观察协调行为，特别是在像麻醉这样的急症医疗团队中的协调行为，它由四个方面组成，每个方面分别有三个子要素更具体地描述 NTS：①指示、发言和计划等协调的显式行动；②监测、私人谈话（与行动有关）及辅助措施等协调的隐式行动；③与所求信息、信息评价、信息请求有关的明确协调信息；④与信息收集、私人交谈（信息相关）和非请求信息有关的隐式协调信息。

非技术技能评估所面临的挑战。ANTS 系统的开发人员已经对其测量 NTS 的心理测量质量进行了评估，并认为其达到了可接受的水平[182]，然而另一项研究[190] 对评估人员进行了一天 ANTS 的培训，再评估其可靠性，发现可靠性很差。丹麦的一项研究显示了 ANTS 良好的心理测量质量[185]。ANTS 最初是因为教育目的而开发，而后用于麻醉科医师培训后的 NTS 的探讨，旨在提升 NTS。Zwaan 等评估了 ANTS 的可用性和可靠性，发现 ANTS 系统的总分是可靠的，并且可以在研究环境下测量医师的 NTS[191]。然而，研究人员发现不同要素的可靠性存在差异，并建议预先排除那些特定情况中不适用或无法观察到的要素。但是，确定应该排除哪些要素并不容易。从整体上看，ANTS 系统似乎是一个有用工具来加强麻醉和其他医学领域 NTS 评估，它从一个已建立的航空领域非技术评估系统（NOTECHS）演变而来，甚至可以进行一些域间比较。然而，最近 Watkins 等直接将 ANTS 与 Weinger[75] 使用的评估量表进行了比较，结果表明 ANTS 更难以使用，除此之外，这两种方法的评估效果相当[192]。

非技术技能：坏的-好的-可变的。良好的 NTS（即警惕性、有效的沟通、团队协作等）可降低主动和被动错误以及不良事件发生风险，提高人员绩效，而次优的 NTS 则与之作用相反。这些影响是会变的，例如，一个人可能在一个场合非常有效地沟通，但在下一个具有挑战性的情况下沟通失败。

丹麦的一项研究分析了技术技能和非技术技能之间的关系[193]。通过视频记录，采用 ANTS 量表[185] 对 25 名第二年的麻醉科医师的模拟困难气道管理情景进行评分，并对操作的技术部分评分。此外，汇总 NTS 绩效的书面描述，并对内容进行分析。两个评分结果无明显相关，但分别对最好和最坏的三种情况下的 NTS 内容进行分析比较，明确了对良好的 NTS 贡献最大的因素。这些因素包括系统地收集信息、事先考虑、沟通和决策调整、委派任务以及警醒地应对不断变化的形势。不良的 NTS 与以下因素有关：缺乏结构化的方法、缺乏清晰的计划和决策、缺乏资源和任务管理、缺乏对治疗后果的考虑、对不断变化的情况反应不佳以及缺乏领导力。

非技术技能和人为因素对医学不良绩效的影响有哪些？ 在医学领域，拙劣的 NTS 对不良绩效的影响怎么高估都不过分。根据文献报道[37-38, 171-174]，在医学上出现的所有差错中，高达 80% 可归结于 NTS 和人为因素。

尽管有人认为现在技术进步了，1978 年 Cooper 等的先驱研究的结果（多达 80% 的事件与人为因素相关）已经很过时了，但另一方面，这些结果数据与其他动态或复杂工作环境领域的研究结果相当[171]，并且最新的研究，如 2015 年的研究仍证实了这些结果（参考文献见下文）。在接下来的一些分析性研究中提到了人为因素和安全挑战之间的关系。

1993 年，一项来自澳大利亚的研究报告对 2000 份事件报告进行了分析，调查了与人为因素和 NTS 有关的事件[38]。在 83% 的事件中，报告者对人为因素进行评分。尽管事件报告者的评分结果可能不如人为因素专家的系统评分结果准确，这种文字描述也对这类数据的收集作用有限，但它仍然反映了问题——同时也要铭记，自愿报告的事件只代表冰山一角，还有很多事件根本没有被报告。

Fletcher 等在 2002 年发表了一篇研究综述，描述了 NTS 在麻醉中的影响，结论很明显，"非技术技能在良好的麻醉实践中发挥着核心作用，很多行为也都很重要……包括监测、注意力分配、规划和准备、情形意识、优先排序、应用预定义的策略 / 协议、决策的灵活性、沟通和团队合作"第 426 页[171]。

随着越来越多的证据表明，沟通、领导力和团队互动等人为因素会影响心肺复苏（cardiopulmonary resuscitation，CPR）的表现，Hunziker 等在 2010 年发表了一项研究[6]，回顾了模拟的心肺复苏情景中人为因素的影响。与真实案例的研究结果相似，模拟的心搏骤停情景揭示了两个与结局相关的因素：多次不必要的 CPR 中断和除颤时间明显推迟。研究表明，人为因素在这些不足中起着主要作用，至少在非常规情况下，医疗绩效取决于领导力和团队结构的质量。

Jones 等[194] 最近系统地回顾了人为因素在预防气道管理不善所致的麻醉并发症中的作用的相关文献，并重点关注最新的国家报告结果和指南，其中包括第四个国家审计项目（the 4th National Audit Project，NAP4）。NAP4（2011）是第一个针对英国发生的所有主要气道事件的前瞻性研究，回顾了所有的气道管理相关并发症，包括死亡、脑损伤、紧急外科气道、非预料转入 ICU 或 ICU 住院时间延长[173]。共回顾了 184 份事件报告。对其深入分析发现，人为因素对每个事件都有相关的影响，每个事件平均涉及 4.5 个人为因素[195]。报告中的人为因素包括[173]：对风险麻痹大意或盲目自信，对低标准的容忍，团队结构不清晰，沟通不良或无效沟通（包括交接不完整或不充分），核查流程不充分，未能制定备案并与团队成员讨论，未能使用现有设备，在紧急情况下尝试使用不熟悉的设备，个人工作负荷过大，没有时间进行彻底评估，设备短缺，缺乏经验的工作人员在无监督下工作，引起或容忍不安全医疗的组织文化，核查缺乏正规渠道诉求，自相矛盾的目标，以及不愿意进行不良事件分析和从错误中吸取教训。

联合委员会前哨事件报告对 2014 年自愿报告的 764 起前哨事件［患者死亡、功能丧失、意外的额外护理和（或）心理影响］的根本原因进行分析[172]。人为因素相关的因素，包括沟通和领导力，是前哨事件的首要原因，占全部原因的 65%。尽管这些数据与麻醉实践的联系尚未明确，但很可能存在很强的相关性。

在前面的内容中详细解释过的（关于评估绩效的部分，"经验方面的绩效"）Weinger 等[75] 在 2017 年进行的一项基于模拟的最新研究也提示，在处理紧急情况时，麻醉科医师所面临的各种障碍与人为因素有关。

人为因素和非技术技能对人员绩效影响的意义

■ 在医学教育和培训期间权衡技术和非技术技能的所占比重。技术技能和医学知识一直是医学教育和培训的核心，尽管有越来越多的证据证实，但 NTS 的重要性直到最近才被认识到。

■ 承认个体层面和团队层面的人为因素的重要性。个体和团队要想最大限度地减少和减轻人的弱点，增强人的力量，从而减少医疗失误及其后果，首先要做的就是承认人为因素是人类行为的一部分，从而承认人的局限性。世界卫生组织（WHO）指出：

> "医疗工作中大多数不良事件的一个关键原因就是未能应用人为因素原则。因此，所有医疗工作者都需要对人为因素原则有一个基本的理解。不了解人为因素基础知识的医疗工作者就像感染控制专业人员不知道微生物学一样。"（第 111 页）[196]

个人层面的人为因素

本部分将更详细地介绍三个层次的人为因素：①理解个体行为（个体层面）；②个体之间的互动（团队层面）；④团队与组织之间的互动（组织层面）。个体层面的第一部分涉及五个相关因素：①任务管理；②情形意识；③决策；④一般的个人绩效影响因素（如疲劳、分心和噪声）；⑤个人的（安全）态度。

任务管理

根据 ANTS 框架，任务管理被定义为（第 8 页）"利用资源，采取行动达到目标的能力，包括个案计划目标或长期规划目标。它有四个技能要素：计划和准备，优先考虑，提供和维持标准，识别和利用资源"。[170]

麻醉专业人员通常在手术室里要完成大量工作：自己采血，开放静脉，做超声心动图；同时扮演多种角色：药剂师、技术员、清洁工、数据记录员、患者转运员，以及外科医师的代表（如手术台操作、接听电话等）等；与此同时还要保持情形意识、参与决策、任务管理以及管理麻醉。团队中的任务管理就是合理地分配任务，通过有效沟通与闭式循环，以验证请求是否被接收和理解，然后报告上级任务已经完成，或者存在问题。

任务密度可能变得非常高，以至于：①任务或子任务中的错误更有可能发生；②没有一个人能独自完成所有的任务[89]，所以需要团队成员的帮助（团队合作）；③任务可能会因为中断或互斥需求而延迟，这就需要前驱记忆来记住未来要做什么或正确地恢复中断的动作[130-134, 197]。

多任务处理和多路复用。有时候可以同时完成几项任务，这取决于当时的情形和任务的性质。专业人员需要清醒认识到一旦环境和任务发生改变，可能无法同时完成多项任务。当任务密度增大，任务绩效不再遵循简单的线性模式，而是需要更加复杂的多重任务并行。医院环境下，试图同时执行两个及以上的任务是很常见的[198]，但是如果涉及相同的认知资源，任务就几乎不可能完成。完成两个及以上相对简单的工作通常是可行的，如在观察术野的同时，询问术者一个简单问题。即便这样，也会有任务被忽视或重视不够的风险。然而，调整输液速度与计算婴儿抗生素的输注剂量很难同时进行。

通常情况下，"多任务处理"一词专指媒体的多任务处理，即每天工作的同时，听音乐、查收邮件和短信及上网。在多任务处理的心理学实验室的调查研究中[199-200]发现，与那些不常在媒体上进行多任务处理的人相比，经常在媒体上进行多任务处理的人其表现反而更差。许多人认为，真正的多任务处理是不可能的，而且当尝试多任务处理时，几乎总是会降低某些或所有任务的绩效时。

在多媒体或实验室检查这种充斥着大量数据及工作的专业环境中，操作者完成多任务处理与所执行任务种类的相关程度尚不明确。在麻醉中，个人能够安全完成的事情是有限的。

虽然围术期简单的多任务处理可能可行，但是当任务复杂时，完成多任务处理是不现实的。人们通常并非同时执行两个（及以上）行动，而是按照顺序执行，但会在项目之间或多个并行线程之间快速来回切换。如果任务使用不同的认知资源，则被称为多路复用[201]。多路复用给人们带来挑战：①必须在每次切换时重新集中注意力；②更容易分心和出错。在手头的任务需要实时强化管理而非自动认知的时候，尤其明显[201]。证据表明，医务工作者并不了解在多任务处理时会存在绩效损害的风险[202]。

Douglas 等近期回顾了医疗保健环境中多任务处理的最新相关文献[198]。他们认为，多任务处理通常会导致任务完成时间延长，压力增加，并存在记忆丧失的风险，进而导致错误和事故的发生。如果环境迫使一个人进行多任务处理，或者不同的任务竞争相同的局部认知资源，这种绩效局限性通常就会凸显出来。在他们的综述中，只纳入了两项多任务处理与医疗环境中的错误之间相关性的研究。尽管缺乏最终结论，但研究发现，同时执行两项任务时，存在准确性和效率降低的风险[203]，并且对外部刺激的反应延迟[204]。

交接时的多任务处理。一项研究观察了 6 家医院的患者从手术室转到麻醉恢复室的交接模式[205]。研究人员比较了两种交接模式：①仪器和患者信息同时交接（即护士连接监测仪，同时接收口头信息）；②顺序交接（先是连接好各项监测，然后口头交接信息）。对 101 例交接模式进行观察，研究发现，65% 的受访者采用第一种交接模式。有趣的是，同时交接并不比顺序交接快多少（1.8 min *vs.* 2.0 min）。Segall 等在关于术后交接的综述中建议：①交接流程标准化或系统化（如使用核查清单和交接记录单）；②紧急的临床处理要先于信息交接；③口头交接时，禁止与患者无关的交谈；④要求所有相关团队成员在场；⑤提供团队技能和沟通方面的培训。关于如何交接将在下面的"沟通"部分进一步详细讨论。

情形意识

在麻醉过程中需要对多种信息进行查看，以便了解总体情况。这些包括（但不仅限于）：患者（临床症状和病史）、各种监测设备、病历、同事和（或）手术室团队成员的显性和隐性信息以及工作时间的特点（例如，人员构成、人员短缺、合适的设备 / 时间等）。1995 年，Gaba、Howard 和 Small 在麻醉领域引入了情形意识（situation awareness，SA）的概念[110]。Schulz 在 2013 年写了一篇关于麻醉中 SA 的评论[135]。

SA 是"在短时间形势瞬息变化的复杂环境中，个体保持充分的内在表现的能力"（第 729 页）[135]。

SA 的概念是从军用航空领域中引入，反映复杂实时环境中各个层面的认知。虽然 SA 本身很重要，但它会受到先前的决策、沟通模式和团队动力的影响，SA 也将反过来影响团队的沟通与合作。SA 包括患者的情况（例如，"是否所有必要的专业知识都有代表性？"）、治疗团队的状况（例如，"团队成员的工作是否超负荷？""团队成员相互信任吗？"）以及环境状况，包括设施的其他部分（例如，"我遇到的问题是否也发生在手术室内其他地方？"）。SA 的主要专家之一 Mica Endsley 提出了个体 SA 的三个组成部分：①在一定的时间和空间范围内感知形势 / 环境要素（=收集信息、探测线索）；②理解要素和其代表的意义（=信息 / 线索的解释、诊断）；③预测下一步的状态变化（=预期、预测）。Dekker 和 Hollnagel 质疑这一模式[210-211]。

SA 的成功或失败可发生在每个环节：感知、理解和预测。某些信息可能会被遗漏，或错误感知；而另一方面，经验会使人们对几乎不可感知的线索非常敏感。他们也常常（但并非总是）理解每个人所感知到事物的意义，即使其他人忽略了它的意义[212]。专家通常不仅能够评估现状，而且能够预测事物变化发展趋势，当然，他们的预测可能是不准确的，也可能被忽视（包括"一切正常的固有错误"）。

Schulz 等回顾 200 起在医院内发生的麻醉和重症监护事故，以确定单个患者的 SA 错误发生的频率[136]。不可否认，此调查可能在一定程度存在事后偏见，但是 81.5% 的事故发生了 SA 错误，主要为感知错误（38.0%）和理解错误（31.5%）。

情形意识共建。SA 既可用于个体（个体 SA，见上文）又可用于团队（共建 SA 中）。团队 SA 定义为"每个团队成员拥有其职责所需的 SA 程度"（第 39 页）[207]。在职业背景不同及房间内物理位置不同情况下，由于既往经验、参与、关注点、兴趣、知识结构或信息差异，同一案例的 SA 和解释在团队内可能会有很大的不同。当然，并不是每一条信息都适合与整个团队共建，这会使每个人都不知所措。然而，在所有成员中创建和维持团队心理模型共建对于患者医疗的最优行动计划至关重要。手术室中一些团队沟通看似没有明显目的，实际上可能是在确定心理模型共建，从而共建 SA[213-214]。例如，麻醉科医师通过感知外科医师谈话，可定期评估手术进展和分析可能发生的并发症[213]。

心理模型共建预示良好的团队绩效[215]。例如，已在外科团队证明心理模型共建与积极绩效相关，团队领导和成员可根据信息进行交流、有效分工[216]。Schmutz 和 Eppich 引入心理学和管理学文献，介绍了团队反思在医疗中的基本概念[217]。他们提出共建 SA 出自于团队反思的组成部分，即：①执行前简报；②执行中商议；③执行后汇报。Fioratou 和 Collegues[218] 质疑个体和团队 SA 的通用模型，而将分布式情形意识（distributed situation awareness，DSA）模型引入麻醉领域，并认为认知实际上涉及（物理）环境要素，例如监护仪的数值。

丹麦一项多中心研究探讨了 64 例电视胸腔镜下肺叶切除术中手术团队心理模型共建，以了解手术参与人员彼此之间的熟悉程度，对手术期间在场的其他工作人员的技术和非技术技能进行相互评估；评估患者从手术和麻醉中感知的风险；并提出目前协同合作中存在的问题。团队成员之间的风险评分并不一致，该研究显示，外科团队成员之间共建患者和相关风险的心理模型程度有限。一项随访研究证明了相关的临床指标和心理模型共建之间的联系。

SA 的其他方面已经在前面"核心认知流程模型"介绍。框 6.2 给出了重新评估问题的例子，以确保 SA。

决策

决策是在不断变化的环境中明确合适的信息搜索和反应的认知和情感过程的总称。它包含"在正常情况和时间紧迫的危机情况下，根据情况选择执行方案或做出诊断的技能。具体包括：识别选项，平衡风险并选择选项和重新评估"（第 13 页）[170]。有关麻醉科医师决策的详细内容在前面"核心认知流程模型"中已讨论，如需了解更多内容，可回顾此部分。

麻醉决策涉及围术期多种决策，本章将特别关注问题或危机处理过程中的非常规决策。这是一个非常复杂的过程。尽管有时信息的使用是纯理性的，但在决策时会受到许多非理性因素的强烈影响，如群体压力、根深蒂固的习惯、认知偏差和错觉[219-220]。在确定备选方案及分析其各种利弊时，可选择的备选方案或其认知价值也会有所不同。

医学决策（不是麻醉学）的传统概念主要是指相对静止、构思良好的决策。例如，血压升高的患者 A 是应该用药物 X 治疗高血压，还是暂不治疗？在内科学和放射学中，其他研究者都只把"诊断"作为单独的任务（特别是"诊断性解释"）。这些决策没有抓住麻醉学中动态、有时间压力和不确定性等方面。自 20

世纪 80 年代以来，有关复杂真实情境中决策与反应的范例已经出现。

一些模型很大程度上是基于心理学实验室的研究，这些研究调查了受控条件下决策的局限性和隐患，并详细描述了认知偏差。Daniel Kahneman 和 Amos Tversky 在此方面的研究获得了 2002 年诺贝尔经济学奖。Tversky 于 1999 年去世后，Kahneman 继续从事有关决策的工作，他最近在畅销书《思考的快与慢》中对这个主题进行了总结[212]，描述了两个认知系统。系统 I 是直观（启发型）认知系统，速度很快，不太关注信息处理和决策的精度（只要它大致正确），更关注于减轻认知负荷。启发型决策的研究表明，减少所考虑的信息量仍然可以得到同样好或更优的决策[221]。系统 II 是分析型认知系统，速度慢，但能够详细考虑信息和决定的要点。在时间紧迫的情况下，人们倾向于尽可能长时间地在系统 I 上运行，而有时运行时间太长——在实际需要精确的时候选择了不精确的结果。另一种研究和描述决策的方法是基于对在现实环境（或模拟环境）中从事复杂决策工作的专业人员的观察研究，称为自然决策（naturalistic decision making，NDM）。Gary Klein、Judith Orasanu 等是这一理论的先驱[45, 114, 118]。NDM 为导向的工作模型还引用了并行决策系统的概念，一个是启发式、快速系统，另一个是系统性、精确缓慢以及反复考虑有效反应的其他方面的系统。

包含动态决策在内的核心认知流程模型（见前面"麻醉专业人员核心认知流程模型"部分）主要基于 NDM 模型，但与 Kahneman 对系统 I 和系统 II 的描述一致。事实上，Klein 和 Kahnemann 共同撰写了一篇论文，概述了两种方法的相似之处及不同[222]。Kahneman 和 Tversky 的工作强调了决策中的隐患和错误，而 NDM 强调了尽管存在这些风险，其又是如何成功的[121]。

Stiegler 和 Tung 代表了受 Kahneman-Tversky 研究影响的观点，确定了麻醉背景下的人类决策行为的当前理论：①预期效用，贝叶斯概率，正式化模式匹配，启发法，双过程推理和理智；②确定非理性认知过程对决策的共同影响；③建议改善麻醉决策的策略[121]。

在另一篇文章里，Stiegler 等总结了临床麻醉中发现的最常见的认知 / 非理性错误。主要的 10 项错误为锚定效应、可行性偏差、结论过早、反馈偏差、框架效应、确认偏差、忽略偏差、委任偏差、过度自信和沉没成本[61]。在模拟紧急情况中，其中有 7 项错误的发生频率超过 50%，结论过早（过早接受诊断，未

能考虑合理的可能性差异）和确认偏差（只寻找或承认能确认的预期的或怀疑的诊断信息）是最常见的认知错误，错误的频率可达 80%。2016 年，联合委员会还发表了一篇关于认知错误的安全问题和可能导致或增加认知偏差因素的文章[62]。

Gigerenzer 对人类决策特征的看法不同[223-224]。在其他框架中所谓的偏差应视为人类认知和决策的相关特征，允许在复杂的世界中进行功能感知和反应。也许和 NDM 一样，这一观点表明决策理论并不能真正描述现实世界中的决策。例如，在大多数情况下，不可能收集所有相关的决策备选方案，对其进行全面评估，并选择最佳方案。可能没有关于备选方案的足够数据和（或）评估可能需要太长时间。"采取最佳"（take-the-best）（也称为"满意"）的启发法建议决策者们考虑他们所认同的决策的关键特征，并以此为标准比较其他备选方案。只有当首要标准无法确定时，才考虑次选标准。

个体绩效形成因素

前面有关麻醉专业人员绩效的讨论，大多假设他们处于正常情况、身体健康、放松、在正常工作环境中。然而，个体绩效也会受到绩效形成因素的影响，如干扰、分心、疲劳和压力等，使个体易于出错。关于实验室和其他领域的人员绩效研究表明，内在与外部的绩效影响因素都会对人员（即便很熟练）的能力产生显著影响。而绩效影响因素对患者预后到底产生何种影响却不得而知。在极端情况下，如过度疲劳，无疑会严重降低麻醉科医师的绩效水平，甚至使其无法工作。但这种极端的情况还是比较少见，此外，典型工作环境中出现的绩效水平下降是否会造成重大影响也不得而知。

一些人员绩效因素可能非常重要，值得关注。这些包括环境噪声、音乐、个人电子设备的干扰、其他人员的干扰、疲劳和睡眠不足、衰老、疾病、药物滥用和相对固定的危险态度。本节将讨论这些问题。本章不讨论其他人员绩效的影响因素，如照明水平和环境温度。

目前，工作中确保自身健康的责任完全由临床医师个人承担。在高可靠性组织（HRO）（见下文）中，维护组织安全是关键要素，机构会实施一些措施来减轻绩效影响因素的负面影响。随着医疗卫生系统更加认真地落实人员绩效和患者的安全问题，这些情况都将随之解决。

手术室内的分心和干扰

最近发表的一些文章涉及手术室内的分心和干扰，有关此方面详细信息，读者可以参考文献，本节只简要概述该主题[68, 95, 96, 225-234]。

手术室的环境噪声与音乐。麻醉科医师的工作场所主要在手术室——一个非常复杂的工作环境。除非采取特殊措施降低噪声，否则负压吸引、手术设备（电钻、气钻或电动工具）和监护仪的噪声水平要远高于办公室或控制室。有些噪声可控制，如对话与音乐。手术室内噪声对人际交流与情形意识的潜在影响让想在这种复杂工作环境中达到最好的团队合作水平的团体感到担忧[68, 236]。

在手术室中播放音乐比较普遍。许多专家认为音乐可以使工作时间更活跃，当所有组员都享受音乐时可提高团队的合作水平。而另一些人发现，在某些情况下，音乐的音量过大则难以听到脉搏血氧饱和度仪的声音、报警器的节奏和音调，以及团队成员之间有关工作内容的对话。Stevenson 等进行了一项实验室研究，确定视觉注意力负荷和听觉干扰可降低麻醉科住院医师监测脉搏血氧饱和度变化的能力[235]。

两位社会心理学者 Allen 和 Blascovich 的一项具有争议性的研究显示，较之于实验者选择的音乐或不播放音乐，外科医师自己选择的音乐可增强其序列递减任务中的表现并降低其自主神经反应性（即使其"放松"）[237]。但有人对此研究的方法提出质疑[238]。针对 Allen 和 Blascovich 关于外科医师对音乐种类和音量的选择可以凌驾于小组其他成员选择之上的说法，一些麻醉科医师产生了质疑[238]。

Murthy 等[239]研究了噪声（80～85 dB）以及音乐对腹腔镜技术模拟器中受试者打结能力的影响，在测验中没有发现打结时间或质量的差异，认为外科医师可以有效屏蔽噪声与音乐的影响。与论文一同发表的特邀评论提出一些很重要的问题：噪声对手术小组内其他成员有何影响，噪声又是如何影响组员之间的沟通，噪声是否影响判断力，以及其他一些无法回答的问题。关于音乐在手术室中的角色没有简单的答案。很明显最佳的患者医疗是我们的首要目标，有些外科医师和麻醉科医师明确地抵制手术室中任何类型的音乐。更多手术团队所采用的方法是，如果任何成员认为音乐影响到他们的工作，他们可以停止播放音乐或降低音量。

阅读和使用移动电子设备。可以看到有的麻醉科医师在患者管理过程中偶尔读书或杂志，这一发现引发了对这一活动是否恰当的积极辩论[240]。尽管毋庸置疑阅读可分散管理患者的注意力，但 2009 年，Slagle 与 Weinger 的研究表明，只在低工作量时的阅读不会对麻醉科医师的警觉性造成影响（详见后述）[65]。许多有关这一议题的论点并非关于阅读引发了实际的警觉性降低，而是这一行为的负面影响——手术医师和患者如果知道的话。

如今无处不在的智能手机和社交媒体极大地放大了这一问题。几乎所有的临床人员（除了那些消毒后进入手术的人员）都有一个智能手机。阅读电子邮件、网站或社交媒体网站以及推送活动、新短信通知、邮件或社交媒体帖子等，具有巨大的诱惑。各种各样的信息渠道使人们更可能花时间与手机互动，而不是与报纸、期刊或书籍互动。可关注的内容永无止境。在他们的调查中，Soto 等列举了在手术室使用个人电子设备的使用模式、风险和益处等最新情况[241]。

工作导致的分心。注意力分散的一个重要来源实际上是工作本身。从事一项任务时会分散人们对其他重要任务的注意力。在手术床上（或旋转手术床）调整患者的体位可能需要花费巨大的时间、体力和脑力。在某些情况下，调节患者体位过程中难以注意所有常规的监测，或查看、听或注意监测数据。另一项容易分散注意力的操作是超声心动图的使用，它需要集中注意力在图像、操作探头和设备接口。虽然超声心动图可能提供重要的临床信息，但也可分散麻醉科医师对监视仪或手术野的注意力。

干扰。除了分散对重要数据的注意力之外，各种刺激也会对执行任务的顺序造成"干扰"[95]。Campbell 等研究发现，超过 20% 的分神行为，特别是干扰因素会造成可见的负面影响[96]。如果打断或干扰了关于下一步操作的前瞻性记忆，易产生后续问题[132]。尤其是并行任务的打断或干扰，例如，在麻醉中如果麻醉科医师暂时中止机械通气（比如进行放射学检查时），能否重新启动呼吸机取决于前瞻性记忆，而该任务很容易被遗忘。多种方法可以保留前瞻性记忆，比如可使用视觉或听觉提醒（监护仪警报监测通常用于此目的），尽管这种方法的有效性不一。

患者安全行动框

当麻醉科医师出于某些原因暂停呼吸机，将手指放在呼吸机开关上这一特殊动作可表示一个重要的意图正在等待执行。另一个策略是可在呼吸机上放一个小标志，提醒你它已经关闭了。还有一种方法，如果忘记重新开启呼吸机，正确设置的警报会提醒您呼吸暂停。根据操作要求，其他策略是使自己习惯于在开始下一个任务之前有意识地完成之前的任务（另见"任务管理"部分）。如果在一项任务执行中被团队成员打断，可以让他们知道你正忙，比如"请稍等一下，我稍后关注"。然而，让人帮你记住（"你能提醒我吗"）显然是一种不太有效的策略，分散了真正该记住此事的责任。

产生影响。对于分心和干扰，需要平衡监管的利弊。在我们看来——类似于 Slagle 和 Weinger[65] 的观点——除了患者监护需要之外，阅读非相关书籍和使用移动电话一律禁止的政策都注定要失败，而且有可能是有害的。首先，这些措施难以执行，尽管建议者出于安全意图，然而任何旨在消除在工作中使用此类设备的建议都可能产生紧张的工作气氛。其次，在某些情况下，阅读或使用电话可以消除无聊，从而提高工作效率。第三，这些分散注意力的活动不一定与其他可接受的与患者监护无关的活动存在不同，例如工作人员之间的谈话。当然，这类活动是有合理的限度。

研究者指出如下最低标准（引用 Slagle 与 Weinger 的话）："①患者首位；②在不稳定或危急的情况下进行无关紧要的或分神的工作是不恰当的"（第 282 页）[65]。最后，应记住，存在与分心相关的潜在隐患，麻醉科医师应承担对所有可控性分散注意力事件的调节，并在工作中平衡认知负荷和个人、临床或团队建设的效用。允许日常工作中播放音乐（若都同意的话）和少量阅读或使用智能手机，但当音乐过于分散注意力、工作量增加或情况变得复杂或紧急时需要减少或关闭音乐。排除任何潜在的干扰，最大程度关注患者应是最低标准。

针对在手术室和其他患者监护区域，与患者无关的情况下使用个人电子设备导致分心和干扰引发患者安全问题，一些专业协会和组织制定了声明和指南，以明确这些设备在手术室中的合理使用[242-245]。一些医疗机构在患者医疗的重要阶段实施"无干扰区"[242, 246]，采用"机场静默"的理念[100]，该理念源自航空条例，该条例禁止机组人员从事除外飞行关键阶段安全操作飞机所需的职责的任何其他活动。

压力。压力是影响人员绩效的一个因素。有关压力的详述不在本章的范围。更多详情请参考其他参考文献[11, 247]。

睡眠剥夺与疲劳

疲劳在麻醉从业人员中非常常见。这往往与工作时间、工作中随叫随到的状态，或者生活中与孩子相处或其他情况变换无常有关。睡眠与饥饿或口渴相似，是一种生理驱动，对保持警惕、人员绩效和整体健康十分必要。个体所需睡眠是由遗传决定的，使得个体在日间保持觉醒和警觉。年轻人的平均睡眠时间是每 24 h 7～8 h，伴有 15% 上下波动。睡眠要求不随年龄增长改变，并且人们发现没有哪种训练能使生理功能在睡眠不足的情况下发挥到最佳。

睡眠和睡眠剥夺的生理和心理学已经非常完善，本节简单总结已知的内容。

睡眠债。睡眠缺失不断累积导致"睡眠债"。相较于存在睡眠债的个体，获得最佳量睡眠的个体能更好地应对长时间持续工作。受慢性睡眠缺失的累加影响，即使轻微的晚间睡眠受限也可累积成显著的睡眠债。偿还睡眠债的唯一方法就是睡觉。睡眠债在我们的文化中司空见惯。美国国家睡眠基金会的年度调查显示，美国人长期睡眠缺失 30～90 min[248]。工作变更、长期不规则的工作时间以及家庭娱乐需求导致不规则的睡眠模式。对于经常轮班工作的医护人员来说尤其如此，值班时间长，频繁看患者的时间久。在某种程度上，睡眠剥夺导致的危险情况远超人们想象。

昼夜节律。我们负责人类昼夜节律的生物钟，通过被称为"环境钟"的外部刺激，与一天 24 h 同步，其中最具影响力的是昼夜的明/暗循环。昼夜节律系统是双相的，在一天 24 h 内的两个时间段——凌晨 2 点至 6 点和下午 2 点至 6 点，昼夜节律系统促使睡眠趋势上升，工作能力下降。在这两个时间段内，由于生物钟"关闭"，工作人员更容易发生意外事件和事故。生物钟对变化有很强的抵抗力，它不能迅速适应时差或轮班工作所产生的变化。破坏正常的昼夜节律或不完全的昼夜节律适应会导致急性和慢性睡眠剥夺、警觉下降、主体疲劳增加以及绩效下降[249]。

困倦和警醒。困倦和警醒处于一个连续统一体的两端。日间困倦是未获得充足睡眠的最明显反应。美国交通部数据显示，单辆车事故多发生在早晨，此时人们的警觉正处于节律暂息期。驾驶员极度困倦引起的注意力下降易导致这些事故[250]。

行为困倦和主观困倦均可被刺激性环境所掩盖。当环境刺激减弱时，生理性困倦表现为入睡倾向强烈。生理性警觉的人不会因为环境刺激减少而感到困倦。例如，如果无生理性困倦，一个人可能会在演讲中感到无聊，但不会睡着。

微睡眠。警觉受损的最显著原因是实际睡眠发作（微睡眠）侵占了觉醒时间。微睡眠事件一般持续数秒至数分钟。它们的发作是间歇性的，个体很难预测何时发生。极度困倦时，多数个体会低估自己的困倦程度，使得这一问题更加严重。这在工作场所和长时间工作后驾车回家时均有显著的负面影响。

微睡眠是极度困倦的迹象，是较长睡眠出现的先兆。通常，它们发生在低工作量或低刺激期间，以及个体极为困倦时。在微睡眠发作期间个体绩效也会受到影响。频繁且较长的微睡眠会增加疏忽性错误的次数。

麻醉科住院医师生理性困倦的评估。Howard 等采用多项睡眠潜伏期测定（Multiple Sleep Latency Test，MSLT）评估三种不同情况下的麻醉住院医师日间生理性（客观性）困倦：①基线（白班，前 48 h 内未值班）；②值班后（24 h 值班后即刻）；③延时睡眠[251-252]。在延时睡眠的情况下，住院医师被告知尽量多睡觉，并获准其在测试前连续 4 天上午 10 点来上班（比正常晚 3～4 h）。这段时间他们不必待命。纳入延时睡眠是为了提供充分的休息和警觉最强的真实对照状态。在这项研究中，麻醉科住院医师在 MSLT 基线检查的得分和值班后的得分都接近嗜睡患者或睡眠呼吸暂停患者日间困倦的病理水平。基线组平均每晚睡眠时间为 7.1±1.5 h，而值班后组在值班夜里的平均睡眠时间为 6.3±1.9 h。尽管值班夜间通常很忙，但只有少数受试者在晚上大部分时间无法睡觉。在延时睡眠下，受试者平均每晚睡眠时间延长至 9 h 以上，MSLT 评分在正常范围内。结果表明，与疲惫不堪的住院医师相比，未被呼叫的医务人员也不能被认为"精力充沛"。结果还表明，在正常工作条件下，接受研究的住院医师的生理性困倦接近病理状态。这一发现揭示了这一人群存在未知的不同程度的慢性睡眠剥夺。值得注意

的是，这些数据大大质疑了先前医疗人员绩效的研究，这些研究的前提是假设在正常情况下工作的个体得到了良好休息。

麻醉科住院医师主观性困倦的评估。前面提到的研究也调查了主观性困倦和生理性困倦的联系。在上文所讨论的研究中，Howard 等还调查了住院医师的主观性困倦（他们感觉有多困倦）和生理性困倦（他们有多易入睡）间的差异。总体而言，受试者在每次睡眠前自我报告的困倦程度与他们实际测得的困倦评分并不相关。作者还发现，受试者很少能判定他们是否确实入睡。例如，51% 的脑电图和眼电图测量结果显示受试者已入睡，而受试者认为他们在整个试验过程中是清醒的。这些结果证明医护人员对警觉下降生理上敏感但却无法感知。因此，麻醉科医师实际上可能在病例管理过程中已睡着，但醒来完全未觉察到警觉下降。

情绪。研究发现，长时间工作、疲劳和睡眠剥夺可带来情绪和情感的巨大改变。抑郁、焦虑、不安、愤怒和人格解体在对长期疲劳的住院医师的测试中均有所增加。这些情绪是麻醉科医师及其合作者、患者、家人之间关系紧张的明显原因。情绪、绩效和患者安全之间的关系目前尚无定论。

睡眠惯性。睡眠惯性是指醒来后立即达到最佳状态的能力下降的阶段。这一现象通常发生在个体从慢波睡眠中醒来，表现为睡醒后持续 15～30 min 的昏昏沉沉和绩效受损。睡眠惯性还可出现在正常睡眠中被叫醒后，最常出现于清晨的昼夜节律低谷期间（凌晨 2 点至 6 点）。根据先前存在的困倦程度，打盹超过 40 min 的个体发生睡眠惯性的风险高。

患者安全行动框

睡眠惯性对于从深度睡眠中被唤醒为患者提供紧急医疗（如紧急剖宫产或紧急插管）的医护人员非常重要。如果紧急情况可预计，个体应有足够的时间从睡眠中被唤醒（至少 15 min），以尽量减少睡眠相关的昏沉和绩效下降。另一个选择是，在需要提供紧急医疗前，睡眠时间不要超过打盹的时间。如果睡眠惯性不可避免，那么受影响的个体应寻求帮助，直到从昏昏沉沉中清醒。

疲劳对麻醉科医师工作绩效以及患者的结局的影响。既定的心理生理变化是否、如何或在何种情况下会与临床工作相互作用，从而影响麻醉患者的安全，

无法确定。评估个体睡眠水平的方法多种多样，包括行为指标、主观测量和生理（客观）测量。

Gaba 等的调查显示，超过 50% 的住院医师认为他们在临床管理中犯过与疲劳有关的错误[56]。在另一项对麻醉科医师和注册麻醉护师的调查中，61% 的住院医师回忆，他们在麻醉过程中犯过错误，并将其归咎于疲劳。在 2011 年，美国的一项大型、全国范围、随机抽样的注册麻醉护师匿名调查，以量化方式评价睡眠活动[253]。对约 1300 名调查对象的调查发现，近 16% 的人在手术过程中发生过睡眠相关的行为，近 50% 的人目击过同事在手术过程中睡着。2015 年，一项与注册麻醉护师类似的调查发现，325 名调查对象中有近 30% 的人报告他们因疲劳而在监护患者时犯了错误[254]。

2011 年，医疗机构认证的联合委员会在"医护人员疲劳和患者安全"的"前哨事件警报"中提出了医务人员睡眠剥夺和疲劳的问题[255]。"前哨事件警报"是公开的，可从联合委员会网页检索。Sinha 等提出："麻醉科医师疲劳：对患者安全造成威胁？"[256]。Gregory 和 Edsell 在 2014 年他们的教育出版物中也提到了这个话题[257]。

对疲劳效应的大量研究已经瞄准在交通行业，尤其是需要持续警觉和心理运动技能的驾驶。除非道路相当直或车辆有自动转向 / 自动变速功能，否则一旦驾驶员出现持续数秒的小睡，很可能会发生交通事故。即使在医疗卫生领域，研究也主要在医院病房内进行，病房内的夜间值班医护人员可能负责多名患者[258]。麻醉科的环境有所不同。每一名麻醉患者将至少有一名麻醉科医师时刻监护，这名医师在同一工作时间不再负责其他患者。虽然 ASA 强调麻醉科医师工作中要时刻警觉，但很少情况需要持续不断的关注。对高度警觉和负责的需求通常不是随机出现的，通常仅出现在麻醉诱导期、苏醒期和手术过程中的一些关键时刻。严重不良事件并不常见，即便不良事件已发生，临床团队也可能有多种方法在出现实质性的负面影响之前已发现并纠正。因此，麻醉科医师可能很容易疲劳，并常常抱怨困倦和疲劳，但在麻醉过程中，由于困倦直接导致患者转归不良的可能性很小。在医疗体系中，没有正式的机制来评估不良事件的因果关系，更不用说评估睡眠-觉醒问题和疲劳的影响，因此，上述因素在不良事件结局中的作用尚不知晓。至于人类行为的许多方面，可精确可靠测量的变量并不能反映临床工作的复杂性或典型适应性。相反，解决这些因素的措施和方法，本质而言是非定量和有创的。

Howard 等通过收集 4 h 逼真模拟情景中的多重测量结果——情绪调查问卷、PVT 精神运动试验、对次级任务探查的反应时间和对临床事件的应答，对睡眠剥夺（模拟随叫随到前保持 25 h 清醒）的麻醉住院医师进行了一项研究[78]。精神运动试验显示，与休息良好者相比，睡眠剥夺者的警觉、情绪和绩效在待命阶段和试验当日有渐进性损害。次级任务探查反应在睡眠剥夺后变慢，尽管在 3 项探查反应测试中仅 1 项具有统计学意义，但事实上，两种情况下受试者都犯有显著错误。睡眠剥夺的受试者（常快速地）反复出现困倦现象，受损最严重的个体有超过 25% 的试验时间（60 min）表现出这种行为。

在这项研究中关于疲劳的一个关键问题是，模拟试验中高度疲劳的麻醉人员并不是一直保持清醒或一直睡着[78]。相反，在整个模拟情景中，他们频繁地在清醒、困倦和小睡的状态中循环。通常情况下，当麻醉人员清醒时，他们的行为表现为轻微下降，但是当他们表现出极度的困倦或者睡着时，他们的行为表现基本为零。受试者被观察到在某一时刻完全睡着，但在探测刺激或临床事件发生时醒来，并做出令人满意的回应。大多数受试者由于小睡时间很短，高度受损状态所占时间的比例很低。部分原因是即使在一个安静的常规临床环境中也存在各种刺激，包括其他的工作人员及相关工作。手术室团队中固有人员过多、监控警报的潜在益处以及临床系统和患者的适应能力可能解释了为什么麻醉期间的灾难事件非常罕见，即使许多手术是由患有严重慢性和急性疲劳的麻醉科医师监管。

疲劳的对策。麻醉科医师不能仅靠意志力避免睡着，因为睡眠是基本的生理驱动行为。机构或执业医师通过以下策略将困倦和疲劳对绩效的负面影响减至最小：教育和推广安全文化、改善睡眠习惯、工作中的休息间歇、策略性小睡、用药以及光疗法。国家机构、专业协会和组织的对策是按要求设定合理的工作时间。

工作时间要求。限制临床医师的工作时间是减少睡眠剥夺的直接调控对策。在很大程度上，这只适用于那些处于培训中的工作人员（他们往往在白天和晚上都工作很长时间——随叫随到）。调整实施的结果和结局性研究各不相同，没有证据表明这些调整能够提高患者的安全[259]。改变工作时间表并不能消除慢性疲劳，内科医师是在夜间需要了解大量不熟悉的患者病情信息，交接过程中的信息丢失和混乱可能超过医师警觉提高带来的好处。然而，这些发现可能不适用于麻醉科医师工作的手术室环境。之前的研究关注于睡眠剥夺和疲劳对内科医师绩效和健康的影响。

早在 2003 年，美国医学教育学位委员会的授权委员会（Accreditation Council for Gradute Medical Education，ACGME）就对所有授权的住院医师培训项目设置了一般的工作时间要求。2009 年医学研究所（Institute of Medicine，IOM）进行了《住院医师的值班时间：增强睡眠、加强监督、保证安全》的报告[260]，2011 年对其进行了修订。Blum 等发表的一份白皮书就最新的信息和创新做法进行了辩论，并讨论了如何更好执行 2009 年 IOM 的提议[261]。欧盟、澳大利亚或新西兰对实习生的工作时间规定比美国严格得多。有关工作时间规定的更多详细信息，请参阅更多文献[259, 262-263]。

教育和安全文化。处理医疗人员困倦和疲劳的第一步是对执业医师和医疗机构的管理者就睡眠对工作绩效、情绪工作满意度和健康的影响进行教育。涉及睡眠剥夺、昼夜节律破坏、疲劳和对策的教育方案已越来越多应用于航空业。但无论在个人或整个机构层面，教育都可能无法完全解决该问题。其他一些竞争因素，例如对生产与安全的控制，对于执业者来说非常强大并且难以管理。

组织结构起着重要作用。只有当疲劳被视为降低安全的组织问题，并且将安全作为组织优先考虑的问题时，疲劳导致的安全问题才会减少。对一个组织这意味着：疲劳的员工不能被默许在任何情况下都能工作，为疲劳的员工创造休息和恢复的机会（即定期休息时间、策略性小睡等）并培养一种组织安全文化，允许麻醉科医师在知道自己能力下降时（由于疲劳或其他原因）寻求同事的帮助（团队合作、说出来，见下一节），无任何负面结果（怯懦等）。有关其他措施，请参见前面介绍的联合委员会前哨事件警report[255]。

改善睡眠习惯。充足的睡眠非常重要。大多数成年人至少需要 8 h 睡眠时间，无论做什么，你需要的时间都不会改变。良好的睡眠习惯包括：上床和起床时间规律；连续和充足的睡眠时间；上床前不摄入酒精、咖啡因和尼古丁；利用锻炼、营养和环境因素来促进睡眠而非干扰睡眠；此外，移动设备应该在睡前半小时放置在一边，这不仅是因为它们的蓝色光向身体发出"唤醒时间"的信号，还因为你在其中读到的很多东西可能会使你的心率上升而非下降。

规律的睡眠是最佳睡眠健康的一个重要部分，但对医疗人员来说往往不可能，因为他们要 24 h 满足临床需求。医疗人员应尽可能保持持续的睡眠时间，并尽量增加睡眠减少期之前或之后的睡眠机会。社会上药物的使用对睡眠产生了深刻影响（见下文）。理想

状态下，睡眠环境应是一个黑暗安静的房间，没有干扰源，如宠物、电话、寻呼机和孩子。心理压力增加基础生理觉醒度，可损害睡眠的数量和质量。入睡前应努力有一小段放松时间不考虑当天工作。

众所周知，咖啡因和其他强效兴奋剂若在睡眠前服用，可减少整体夜间睡眠时间，从而降低睡眠时间和睡眠质量。苯丙胺类等强效兴奋剂确实能提高警觉性和绩效，也有显著的副作用，不应作为医疗人员的选择［例如，在其作用消失后，个体必须进行大量的修复性睡眠（"崩溃"）］。

工作中的休息间歇、策略性小睡、使用咖啡因。工作中的休息间歇。尽管其他行业已公开承认疲劳和困倦可导致警惕性下降，但医疗卫生体系却尚未认可。飞行交通管理员休息间歇和轮班强制执行，这也是海军军舰指挥程序的一部分，试图防止潜在警惕性下降。现已证实，手术中的短时休息可提高工作效率和工作满意度，还可能有助于减轻厌倦[264]。麻醉科的组织障碍：通常需要额外的麻醉专业人员来定期提供这些机会。

休息的最佳时间和时长尚未明了，但应尽可能在工作时定期放松。Cooper 等研究了术中更换麻醉人员的影响[265-266]。尽管有些情况手术室人员交接班引发了问题，但更多情况是发现了之前已存在的问题。人员换班的积极作用取决于麻醉科医师的移交简报质量。若麻醉科医师在长时工作中无法得到休息，还可采取其他措施保持警觉。他们可以与手术室其他人员交谈（尽管这也会分散注意力），增加环境刺激水平。四处走动和站立也是减少主观性（而非生理性）困倦的方法。

策略性小睡。如夜间未获得充足睡眠，小睡可减少困倦和提高绩效。对大多数人来说，小睡的最佳时间是 45 min，这一段睡眠能明显增加警觉性，提高绩效，并减少清醒时进入睡眠的可能。10 min 的小睡也能增进警觉性。90 ～ 120 min 的小睡便可获得一个完整的睡眠循环，较短时间小睡相比，能够提高个体警觉性和绩效。

医务人员在个人或传统上倾向于忽略或最小化疲劳与睡眠剥夺的负面作用，医学文化将工作间歇与小睡视为虚弱的象征。军队对"10 min 供能小睡"的概念也采取了同样态度，应适宜地以正面形式展现小睡的理念，小睡象征的是智慧与力量，而非懦弱和虚弱。再次强调，卓越的组织安全文化是判断疲劳等安全和质量问题以及如何克服这些障碍的关键要素之一（见上文和后文关于"组织层面患者安全"部分）。

Smith-Coggins 等研究了一所繁忙的城区大学急诊部门医务工作者在值夜班时小睡的作用[267]。他们发现这个时间小睡能够提高某些测试（不是所有）的绩效。该研究最终的结果可能是这样一个事实，获得休息的人员能够：①在真实工作环境中成功运用这一策略；②提高警觉性与绩效。在退伍军人行政系统下属的几个单位，已成功地进行了试验并在 ICU 实行策略性小睡[268]。本研究的构成要素包括一个正式的教育项目、对个体执业者和医疗机构的项目指南以及其他实行指南。实施该计划不需要额外的工作人员，因为该计划允许个人在计划的休息期间小睡。有一些情况会影响到医务专业人员适当利用小睡。小睡的地点便是一个主要（而且是持续的）障碍。

使用咖啡因。医师经常使用咖啡因来保持清醒，并在待命期间临时提高警觉，但通常其使用方法可能更需策略性。咖啡因应策略性使用以在需要时发挥其最大效应。咖啡因的策略性使用包括：①了解其作用开始时间（15～30 min）和作用时程（3～4 h）；②在需要警觉而不太可能睡觉时使用。除了提高警觉作用外，如果临睡前摄入，咖啡因还可减少觉醒次数以及夜间睡眠总时间。长期使用咖啡因在我们的文化中很常见，易对药物的警觉作用产生耐受性，因此，在策略性地使用咖啡因时应以避免。尼古丁是一种兴奋剂，可产生类似咖啡因的效果。

虽然麻醉科医师可能会在困倦中工作而不影响患者的总体预后，但这并不意味着睡眠不足和疲劳应该被忽视。在照顾患者的同时入睡（长时间的小睡或完全睡着）是不可接受的，这肯定不是任何患者或他们的家属所期许的。因此，麻醉科医师个人以及其工作的科室和机构需要系统地解决疲劳问题。很明显，仅仅对住院医师（许多国家的当前情况）或获得认证的医师的工作时间加以限制是不可以的。只有一个旨在改善个人睡眠健康以及重组临床工作结构和流程的综合方法，才有可能确保麻醉科医师保持适当的警觉，警惕地保护他们的患者。

麻醉科医师衰老

随着年龄的增长，人的能力不可能永久保持不变。总体而言，独立的感觉-运动和认知技能试验的测评水平可随年龄增长而下降[269]。然而，个体间存在巨大差异。而且除了极端的损害（如视觉或听觉的严重损害），心理或认知单独改变的作用尚难以关联到实际工作中去。工作环境中常有很多涉及多重感觉形式的暗示与技术性补偿（如借助助听器或眼镜）。对于涉及单一解决方案或基于流畅性来定义有效性的任务，年龄增长与绩效下降相关[270]。年龄增长可能引起生理改变，但是应对各种情况的经验也会增加。当有效性的定义是基于策略使用的多样性，以及基于社会高度和解决方案的选择对个体情感影响时，绩效则会随着年龄增长愈加稳定，甚至会有所提高[270]。

对许多个体而言，从经历中所学到的东西足以弥补他们随衰老而面临的适度生理损害。与"衰老"相关的问题可能与远离初始或反复系统训练的时间较长有关。最初所受培训良好，保持及时了解新的监护标准和经常练习急诊技能的执业医师，与培训结束后知识和技能立即冻结，在低复杂性环境下从事医疗实践的边缘执业医师相比，受年龄增加影响的可能较小。对于参加强制性认证证书项目的麻醉科医师来说，这个问题可能不那么严重。

医疗是一种社会组织构建的行为。老年麻醉科医师可以改变他们的工作类型，减少复杂麻醉的管理，或者不安排值班任务。其他围术期团队成员也可以在任何一天支援那些仍然有工作能力但可能不在最好状态的老年麻醉科医师。

其他行业是如何对待此问题的呢？从 1959 年到 2007 年，美国和航空管理部门强制飞行员 60 岁退休，无论他们的健康状况或能力如何。新规定允许飞行员飞到 65 岁。此外，规章要求航空公司飞行员每 6～12 个月通过一次"Ⅰ级"体检，主要是为了识别患有可能突然丧失能力的慢性疾病的个体。模拟器测试显示，飞行员在飞行的高负荷阶段（如进近和着陆）丧失能力可导致明显的飞机坠毁率，即使有第二飞行员可接手控制飞机也是如此。这些体检会排除掉有严重认知或感觉运动障碍（尤其是视力）的飞行员，但它们并未涉及年龄引起的绩效改变的细微方面。在整个职业生涯中，航空公司飞行员的飞行绩效也通过实际飞行和模拟飞行进行正式评估。

相比之下，对于麻醉科医师来说，虽然个别机构或执业组织可以选择强制实施测试要求或年龄递增性削减白天或值班要求，但对体检或正式绩效检查没有法定要求。因此在未来时间内，年龄相关因素对麻醉科医师绩效的影响还会被反复提出。

疾病和药物滥用

每个麻醉科医师都会受到短期疾病的影响，某些情况下可能会降低其绩效能力。所有人员都易受慢性疾病的影响，这会直接或间接影响他们的健康和绩效能力。医疗职业文化常使个体带病继续工作，而其他职业工作者患病往往会选择家中休息或就诊。服用处方药或非处方药可进一步扩大疾病对绩效的影响。疾病和药物影响麻醉绩效的程度尚不可知。

患者安全行动框

飞行员用一个记忆检查清单来筛查是否存在潜在的影响绩效水平的因素，如因任何原因受到伤害，就会被认为不适于飞行。医疗领域的一个类似的安全策略是 "I'M SAFE"[271]，该方法来源于患者安全干预策略 "Team STEPPS"，后面将详细介绍。"I'M SAFE" 是一个简单的个人检查表，用于确定一个人是否具有安全工作的能力，关注因素如下：疾病（Illness）、药物治疗（Medication）、压力（Stress）、酒精/药物（Alcohol/Drugs）、疲劳（Fatigue）、饮食和排泄（Eating and Elimination）。麻醉科的困难在于，现实的组织情况及许多临床实践的奖励措施并没有相应的机制给他们休息的机会，而且几乎不存在这种组织结构和部门能理解并促使可选择性休息（缺乏 "安全文化"）。

麻醉行业的一个严重的问题是药物滥用[272-275]。几乎 15% 的医师会成为药物依赖者，而麻醉科医师的发病率几乎比其他医师高 3 倍。研究表明，包括酒精在内，有多达 3.5% 的麻醉科医师成瘾；如果排除酒精，药物成瘾发生率在 2.5% 左右[276-277]。小剂量酒精或宿醉对复杂实际工作环境中绩效的影响程度仍不确定。麻醉科医师严重滥用酒精、可卡因、镇静剂或麻醉药必然会发展为认知表现在某种程度上的严重损害。但成瘾专家报告工作绩效是生活中最后受损害的区域之一[273, 275, 278]。成瘾的麻醉科医师工作绩效明显受损的时间在药物滥用的整个时间段中，只占相对很小的一部分。尽管这不能为在药物影响下实施麻醉提供借口，但它可能说明麻醉科医师成瘾很常见，然而成瘾麻醉科医师导致患者风险或伤害的报告却罕有。对患者安全的一系列威胁，包括工作压力、疲劳、疾病、过度劳累和分心会影响更多的麻醉科医师，发生更频繁，从而给患者带来更大的安全风险，但它们不会像吸毒一样给麻醉科医师的生活带来同样的风险，也不会带来同样的社会耻辱感。另一方面，将药物从需要药物的患者转移给上瘾的临床医师使用或出售是一个越来越大的风险。

专业人员的态度是人员绩效与患者安全的重要组成部分

态度是能力的重要组成部分，对绩效的影响不亚于生理和认知方面的绩效影响因素。研究飞行员判断能力的心理学家确定了五种特别危险的态度类型，并针对各种危险态度制订了矫正思路，飞行员一旦发现自己正以危险的方式思考，便反复念叨这些矫正思路[279]。作者已将其应用于麻醉学，见表 6.3。

对麻醉科医师而言，"不会出事" 和 "大男子气概" 的态度非常危险。较少取消手术导致的短时间内处理更多的手术病例，以及缺乏充分术前评估所产生的压力叠加在他们身上。"灾难不会发生在我身上" 以及 "完美表现可以避免灾难发生" 的想法可导致行为散漫和计划不周，出现发生问题的异常数据时，判断阈值发生了改变，导致出现 "一切正常" 的固有错误。

专业人员的绩效是麻醉科医师保护患者安全最强有力的工具。但有计划地避免灾难发生应该比应对灾难更加有效。经济和社会的现实可能会导致麻醉科医师将这些压力内化，形成他们本来可能抵制的危险态度。

在这种情况下，必须对择期病例的常规管理方案进行调整，以便为患者寻求最佳治疗方案。归根结底，必须确保患者的利益是方案的首要标准，并建立安全规划、设备使用前检查和患者术前准备完善的底线。也许外科医师、护士、同事或管理人员会迫使你做不安全的事，但如果患者遭受痛苦，他们并不会来感谢你，如果出现诉讼，他们也不会来为你辩护。

为了简化这些方案，许多机构已经制定了指导患者术前准备多学科书面共识指南，针对不同外科急症类别、不同医疗条件的患者进行适当的检查。

患者安全行动框

有时，在问题得以解决或并发症得到控制后，专家可能会成为英雄，但必须认识到麻醉科医师不能依靠英雄主义来达到最佳安全状况。其次，如果一开始就采取良好的安全措施，很可能根本无需英雄。

表 6.3　危险态度及其矫正方法示例[279]

危险态度	矫正方法
反权威："别告诉我该如何做。政策是为别人制定的"	"遵循规则，通常是对的"
冲动行为："快点做——任何事儿！"	"不急，三思而后行"
侥幸心理："不会发生在我身上，这只是个常规病例"	"可能发生在我身上，常规病例亦会发生严重问题"
大男子气概："我会让你看到我能做。我能够完成任何气管插管"	"冒险是愚蠢的，要先为失败做好计划"
放弃："有什么用？与我无关，是外科医师的事"	"我并非帮不上忙，我能够做点什么。总有事情可以帮忙"

Tucker 和 Edmondson[280] 在他们的综述《为什么医院不从失败中吸取教训：组织和心理变化抑制系统变化》中描述了医师态度的另一个方面，这些态度可能会对安全产生影响：人是有创造力的，医师想为他们的患者多做些事情。因此，他们几乎每天都在尽最大努力解决问题和清除障碍。然而，如果医师在这些解决方案中过多施展计策，可能会掩盖潜在的系统问题，使更多患者面临风险，延误了解决这些问题的时间。

团队层面的人为因素

本节着重于团队层面的人为因素，探讨关键要素①有效沟通，包括移交和任务分配；②安全增强策略"大声说出来"；③团队中的身份和等级效应；④团队合作；⑤领导力。

有效沟通和任务分配

有效沟通有益于麻醉和手术室中患者的治疗[281-284]。然而，有效沟通这个术语不精确，留下了很大的解释空间。事实上，沟通从来不是一条"单行线"，有效性包括所有团队成员的参与[285]。研究显示，团队间沟通往往是无效的，有效的沟通指的是内容和形式[286]。团队应定期使用和更新多方面的可用资源的信息，在团队成员之间共享关键要素，并尽可能清楚地沟通[286-287]。

闭环沟通。例如，按姓名称呼团队成员并进行闭环沟通（图 6.6）有助于避免误解[288-290]。闭环沟通包括：①发送者发出信息时，接收者通过重复信息内容来确认已接收到信息；②当任务完成时，接收者反馈给发送者，发送者确认反馈。例如，不要说"请找人帮忙好吗"。闭环沟通呈现如下："Jeff，请你打电话求助。"——"好的，Megan，我马上打电话求助。"——"Megan，我已经打电话求助了，他们正在路上。"——"好的，Jeff，谢谢你。"El-Shafy 等在美国一级创伤中心评估闭环沟通的有效性，分析创伤小组组长发布的所有口头命令，包括命令可听性、直接责任、检查和任务完成时间[291]。共审查了 89 个创伤视频，确定了 387 个口头命令。其中，126 个（32.6%）是定向的，372 个（96.1%）是可听的，101 个（26.1%）是闭环的。平均每个任务需要 3.85 min 完成。当使用闭环沟通时，任务完成时间显著缩短。与开环任务相比，闭环任务的完成速度快 3.6 倍。作者强调，闭环沟通不仅可以防止错误，而且有可能提高在创伤环境下完成任务的速度和效率。

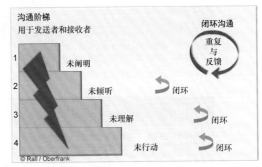

图 6.6　沟通阶梯与闭环沟通：正确沟通的重要性。①日常工作中，尤其是在时间压力下处理复杂情况时，人们往往会"意味深长"或"思考"很多，但"说"的很少。让其他团队成员知道你的想法很重要，共建心理模型。②并不是发言者说的每一句话都一定会被那些应该听到的人听到。发言者需要确保接收者收到消息，并且接收者需要确认消息（＝闭环沟通）。③听觉和心理理解不一样。"密切监视这个患者"可能会被清楚地听到，但它的含义涵盖范围很大。误解会产生，但可以消除。④有些任务可能是忘记了，需要重新检查。一些工作需要花时间完成并且有可能失败。不管怎样，让团队知道（＝闭环沟通）

ISBAR 法则。另一个有效沟通方法尤其对共享信息非常有用，即 ISBAR（图 6.7）。ISBAR 全称是介绍（Introduction）、情况（Situation）、背景（Background）、评估（Assessment）和建议（Recommendation），通常被简化为 SBAR。ISBAR 起源于美国核潜艇，也用于航空领域。ISBAR 可由手术室团队的不同成员使用[292]。该法则的使用可提高沟通准确性，增加安全氛围[293]，减少沟通错误[293] 以及意外死亡[293-294]。

在医疗背景下，ISBAR 是一种普遍适用的沟通方法，可用于多种情景中，例如手术室和麻醉后监护室中面对面或电话移交患者。它也可在紧急情况下向新的团队成员进行简报，以及向前来支援的上级医师进行简报。在文献中，可以找到"思（Think）—言（Talk）—写（Write）—ISBAR"的标语，它代表了这一思想应用领域广泛。Shahid 和 Thomas 对当前关于 ISBAR、医务人员之间沟通的改变以及该工具正确使用的文献进行了最新的评论，并将其与现有的其他沟通工具进行比较，以评估其优缺点[295]。详细信息请参阅该篇评论。

ISBAR 可在短时间内传递重要信息，已被世界上多家医疗机构采用。医疗协会和主要的医疗保健组织，如德国麻醉学和重症医学学会（Deutsche Gesellschaft für Anästhesiologie und Intensivmedizin，DGAI）、澳大利亚医疗安全和质量委员会（Safety and Quality in Health Care，ACSQHC）、美国医疗卫生质量改进委员会（Institute of Healthcare Improvement，

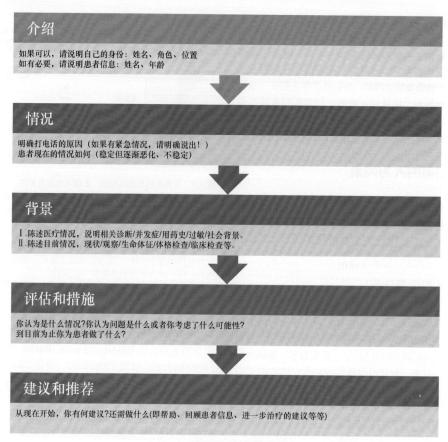

介绍

如果可以，请说明自己的身份：姓名、角色、位置
如有必要，请说明患者信息：姓名、年龄

情况

明确打电话的原因（如果有紧急情况，请明确说出！）
患者现在的情况如何（稳定但逐渐恶化、不稳定）

背景

Ⅰ.陈述医疗情况，说明相关诊断/并发症/用药史/过敏/社会背景。
Ⅱ.陈述目前情况，现状/观察/生命体征/体格检查/临床检查等。

评估和措施

你认为是什么情况?你认为问题是什么或者你考虑了什么可能性?
到目前为止你为患者做了什么?

建议和推荐

从现在开始，你有何建议?还需做什么(即帮助、回顾患者信息、进一步治疗的建议等等)

图 6.7 使用 ISBAR 沟通的示例

IHI）和世界卫生组织均认可 ISBAR 法则，视情况将其作为医务工作者的标准交流工具。在美国，SBAR 已被护士采用（原则如此，但不普遍），但内科医师并不经常使用。

患者安全行动框

为什么要使用 ISBAR（或 SBAR）？因为该法则可通过强化信息传递、职责和责任改善患者医疗情况，通过完善信息交流内容提高患者的安全。ISBAR 易于记忆，可帮助信息提供者：①有意识地为沟通做准备，对需要陈述的内容进行排序；②对将要沟通的内容设立预期（心理模型共建）。ISBAR 可以减少不同级别的工作人员、专业人员和学科之间有效沟通的障碍。ISBAR 可日常工作中使用，也可在压力事件中使用。

移交方案*。安全有效沟通的另一个方面涉及术后患者移交和术中治疗责任的改变，这是已知患者关键信息易发生遗漏的风险情况[296]。术中麻醉科医师的变更与患者术后不良结局相关，更换护理人员、住院医师和麻醉护士造成的影响也类似[297]。有时，新的更换人员可能会重新审视情况，发现错误，找机会改善治疗。移交方案旨在通过创建指定的时间和框架将患者风险最小化，以确保在治疗过渡期间不会遗漏患者关键信息。由于工作时间限制，在某些情况下，患者移交的次数显著增加，因此人们越来越关注正式的移交方案。方案可分为概念模型（例如，IQ——提醒医护人员应将患者和病例的详细情况告知接管方，并允许他们在离开前提问）和脚本模型（例如，I-PASS[298]，代表疾病严重程度、患者摘要、措施表、情形意识和应对措施、接替人员汇总；或者 I PASS

* 致谢：关于移交的这一部分由 Lisa Sinz（医学博士，宾夕法尼亚州立大学医学院）提供

the BATON[271]，即介绍、患者、评估、情况、安全问题背景、措施、时间、责任人、下一位）。

口头移交和书面移交还可相互对照，也可以口头移交为主，书面信息补充为辅。当患者的监护转移到不同的医疗团队时，例如，当患者在重症监护室和手术室之间转运时，团队间的移交是有益的，因为关于患者的报告和问题在两个团队间是统一的（例如，登记离开的时间）[299]。每次交接都应使用完善的移交流程，包括术中休息移交[300]、送患者至 PACU[206]、手术中从一名麻醉科医师更换至另一名麻醉科医师。使用检查清单或结构表有助于防止遗漏，但无论使用何种工具，都应清晰完整地沟通，保护患者免于遭受医疗错误。

有效的任务委派。任务委派无效会导致委派者和执行者双方挫败。任务委派的常见错误是委派不完整、受制于假设、留下了太多的解释空间。

委派指示的力度可能取决于所涉及的人员。对于平级的麻醉科医师，委派任务是可行的，例如，"Sara，你能负责气道管理吗"。相信被委托者可自己做出决定。在其他情况中，尤其是经验不丰富的人员，仅仅说 "Michael，管理好血压" 是不够的，因为委派者和执行者可能对这句话的实际含义有不同的理解。这样的任务分配会让双方失望。该情况需要更详细的委派指令，比如：

> "Michael，我们的患者既往有高血压病史，存在卒中的风险，尽量保持舒张压大于 80 mmHg。必要时给予 500 ml 晶体液，再者，小剂量麻黄碱。如仍无效，请告诉我。有什么问题吗？"

患者安全行动框

有效的任务委派包括心理模型共建，并分享一方期望对方执行的具体命令或建议，以使另一方满意地完成任务。委派者不使用具体委托任务的一个原因是他们认为这会花费太多的时间，或者因为他们认为其他人知道或者应该知道该怎么做。从长远来看，这几秒钟的时间让任务更具体，从而带来回报。

提出开放式问题。使用开放式问题询问团队成员的观点和计划是有效而简单的沟通方式，尤其是在跨专业和跨学科的情况中[281, 301]。

地位和等级："说出来"

"说出来" 指 "自由地就工作相关问题表达想法、建议、关心或意见，目的是改善组织或单位的运行"（第 375 页）[302]。通常 "说出来" 意味着在等级中从下到上的表达。没有发言，问题就无法被发现，想法就无法共享，潜在的伤害就无法预防。这在多学科、复杂、动态而又有限的情况中尤为重要[303]。在这种情况下，一个团队成员对其他团队成员存在的潜在风险或不恰当行为表示担忧，通常可能是出现不良事件的最后障碍[10, 304-307]。不幸的是，在团队中，尤其是在手术室工作人员中，"说出来" 是罕见的[308-310]。在一项对 137 名内科和外科主任的调查中，70% 的人反映的问题没有得到解决，"elephants in the room"（显而易见但又没人愿意讨论的问题）是很常见的现象[311]。麻醉领域的研究表明，在需要大声说话的情况下，只有 40% ～ 70% 的参与者这样做[312-313]。例如，一项研究显示，全院麻醉科医师在如下情况才会 "说出来"：① 73% 的情况中，提醒外科医师已表现出严重的困倦；② 14% 的情况中，提醒正在使用扬声器给病理科医师通话的护士：患者醒着并能听到；③ 只有 24% 的情况里，提示麻醉科同事使用了错误治疗方案[303]。对于那些团队结构不断变化的成员而言，创造条件鼓励他们直言不讳地说出来非常有用，因为这些成员没有机会发展为团队[314]。这种不稳定妨碍了成员说出问题以及心理安全的正常发展。某人说出问题，他的地位不应受到威胁[315]。

森严的等级制度普遍存在于许多医院，构成了说出问题的障碍[303, 316-318]。即使是旨在促进说出问题的正式制度，实际上也可能会阻碍员工畅所欲言[319]。领导力是促进问题解决的有力工具：领导者可以提供指导和指示来支持发言[320]，通过使用包容性的语言[321]，通过执行情况汇报反思 "说出来" 的重要性，并通过建立和维持一种规范，使这种行为成为社会所需[322]。研究表明，敢于直言的人比那些不敢直言的人更有自信、更有能力，也更有社会地位[323]。

有两种明确的安全策略可用于说出问题，例如，CUS 法（框 6.3）和两次提醒法（框 6.4）[271]，但是，要使这两种方法正确地工作并有益地工作，就必

框 6.3　提出安全问题——CUS 法

使用 CUS 法[271]可以清楚地沟通和逐步升级对问题的关注，并将团队的注意力集中在提出关注的特定关键短语上。当团队成员使用 "我很担心……" 这个短句时，是为了引起团队的注意，并确保团队成员听到。为了使问题升级，团队成员会使用短句 "我感到不安，因为……"。最后用短句 "这是一个安全问题……" 升级问题。那么当前操作必须停止（停止！）并在下一步治疗前进行重新评估。这三个不断升级的关键短句组成的公共框架，可以为团队提供一个标准化的、易于使用的、能够引起注意的沟通工具。与此同时，由于问题不断升级，团队成员对关注点的重要程度有一个清晰的概念

须有组织地整合和接受这些方法（参见患者安全和安全文化的组织方面相关部分）。

患者安全行动框

说出问题并不容易。如果等级和经验上存在差异，或者组织安全文化非常浓厚，就会变得更加困难。但是，如果患者的安全受到威胁，大声"说出来"是很重要的。"说出来"的关键往往是如何处理问题，何时干预。直言不讳可能会被误解为总是告诉同事自己会做哪些策略。但是，只有在患者（或同事或相关设备）存在潜在危险的情况下，才应该说出来。采用标准化的短语有助于说出问题，例如，"对不起，我发现这名患者存在安全问题……"其他系统性方法是采用 CUS 法和两次提醒法表达关注。这有助于表达一个人的想法和关注或反对的理由。比如，不要说"琥珀胆碱？你真的想用琥珀胆碱诱导吗"。而应说："对不起，在我看来，使用琥珀胆碱麻醉诱导存在安全隐患。患者血钾水平为 5.3 mmol/L，所以我认为罗库溴铵更适合诱导，因为患者可能会出现严重的高钾血症和心搏骤停……"

团队合作

团队合作的定义为"个体在团队中进行工作，以确保有效完成联合任务和团队成员满意，团队合作包括团队成员间协作，信息交换，权威的实施和威信的展示，能力评估，支持他人"[170]。

与航空、军队、警察和消防团队不同，手术室团队的指挥结构模糊。医师（外科医师和麻醉科医师）名义上比护理和技术人员级别更高，但在围术期即刻，每位医师对患者负有同等责任。

传统上外科医师被认为是"船长"，甚至有合法的守则让他们担负手术室内所有成员行动的责任。尽管这个合法的守则形式上已经被遗弃，但仍有部分遗留在手术室环境的组织结构与文化中。但是，当外科医师与麻醉科医师同时看护一名患者时，他们同样负有责任，这使得指挥权、等级与操控权变得十分复杂。Cooper 最近发表了一篇论文，研究了外科医师和麻醉科医师之间的关系对患者安全的关键作用[324]。尽管有关这种关系的研究很少，但 Cooper 认为，外科医师和麻醉科医师之间的关系可能是整个团队绩效的最关键因素。他的文章探讨了工作关系的功能和功能失调，点明了每个行业对其他行业都持有成见，并就如何改善工作关系提出了一些建议。

除了对患者负责的挑战外，手术室团队的组成还存在一些其他挑战。Salas 等对团队的定义是"2 名或 2 名以上成员，他们通过动态地、互相依赖和相互适应地互动，去完成有价值的共同目标、目的或使命，他们各自行使特定的角色或功能，而他们的成员资格有一定时限性"（第 4 页）[325]。一个团队区别于小组的显著特征在于小组是一群缺乏特定任务和特定角色的个体集合。在手术室中，所有团队成员有着共同的目标，就是患者良好的预后。然而，对如何实现这一目标，患者管理中哪个因素优先，仍存在诸多分歧，这些分歧是由于手术室团队本身由多学科团队组成（即外科学、麻醉学、护理学，有时还包括来自多个领域的技术人员），它们各自有自己的指挥等级、整体特性（专业位置、文化、传统和历史）、患者管理的目标和目的。每个队伍由多个有效合作的成员组成，而各队伍一起工作组成团队。这一过程成功的关键部分是建立和维持对工作环境的心理模型共建。心理模型共建越多，团队成员就越能有效预测、协调和适应[13]。完成心理模型共建，不同的个体就能向着一个共同的目标贡献他们的力量。

团队合作的质量影响麻醉的临床绩效[326]。严格地说，手术室团队和麻醉恢复室团队并不是传统意义上的团队，不是为了一个共同的目标，有固定的团队成员且长期存在。相反，他们被认为是行动团队：成员可能被临时分配在一起，时间短，而且团队成员可能会频繁变动[81]。

这对团队合作和训练有影响：这样的组合作为一个团队来发展和学习的时间是有限的[314]。相反，他们必须即时组建团队，这种能力被称为团队合作[285]。团队合作包括四个支柱："说出来"（见前一部分）、协作（即采用协作思维和协作行为）、试验（即迭代化工作，并将不确定性视为合作中固有的）、定期和不断反思团队合作。简报和汇报已被证明为麻醉和手术室等行动小组的反思提供了基础[314, 327-328]，建立和更新共享知识具有挑战性。根据 Cooke 和 Salas 的观点，团队知识不仅仅是各个团队成员知识的总和[329]。在团队知识中他们区别出"团队心理模型"（team mental model）和"团队处境模式"（team situation model）。为明确团队知识，还需要更广泛的"团队认知"（team cognition）信息，包括团队知识本身、团队决策制订、团队环境认知以及对团队的理解。建立团队认知和适应变化的需求需要团队成员之间有针对性的沟通[215, 288, 290, 330-332]。可以明确地表达，以避免误解和相互猜测，也可以含蓄地表达，例如在房间里交谈[153, 290, 301, 333]。

领导力

在航空业中，机长和第一副驾驶员的角色均经仔细定义，各自任务不同但相互关联。在麻醉学中，麻醉专业人员——无论是有经验的还是正在培训的——在患者治疗中的角色常不太明确。例如，住院医师需完成所有任务，偶尔会得到指导教师的协助。在麻醉领域，领导力在危急、非常规和高度复杂的情况下至关重要[82, 334-335]。危机中不同任务的确切责任并未预先规定。它包括多种功能，如组织团队、规定任务、设定期望和目标、构建和规划、培训和发展、感知构建、提供反馈、监控和管理团队、执行团队任务、提升团队、解决问题、提供资源、鼓励团队自我管理、支持社会氛围[336]。部分领导职位可以由团队成员担当[335]。外科团队的上级领导可能会间或地将某些领导角色委派或返回至下级领导[337]。虽然共享领导力是有效的，但这需要了解团队并讨论如何在这种方式下良好地工作[338]（参阅后面 CRM 部分，CRM 要素 4）。这一点特别重要，尤其是在快速变化、时间紧迫的情况下，如复苏时，领导力对绩效至关重要，必须适应不断变化的任务和协调要求[339-340]。有关急救医学中领导力的行为观察研究表明，在危重和无标准化的情况下，领导行为与绩效成正相关，而在日常和高度标准化情况下，领导行为与绩效成负相关[85]。此外，领导者应该是文明和相互尊重的榜样，因为这对高效和安全的绩效很重要[341-342]。

患者安全行动框

在很多情况下，不清楚谁是医疗组长。例如，对于护士甚至是医师来说，在紧急情况下，如果有两名同一专业的医师在场，可能不清楚谁是小组组长。随着不同资历或专业知识的人员进入或离开现场，领导者身份可能会发生变化。必要时澄清角色是有帮助的。"谢谢你的交接。现在由我来接手"，或"谢谢你，你继续负责，我协助你"。如果有疑问，"再确认一下：我还在负责吗？还是你想让我协助你？"或者从护士的角度："我很抱歉，但为了更好地协调工作：现在谁负责？"

等级的一个主要问题被称作"暗示教学"和"暗示学习"，人们在活动中常常不知地给予"暗示"，并被他人习得[343]，下属对于上级所给出的那些暗示非常敏感。这些暗示可以阻止下属的行动甚至是质疑。这样的暗示可能被理解为："不要打扰我""不要质疑我""我知道我在做什么，你不知道"，或者"我刚查过，没问题"等，从而阻碍下属发言。一项瑞典关于非技术技能的定性、描述性研究显示，麻醉护士认为优秀的麻醉科医师应是在危急情况下冷静、清晰处理问题，并成为有担当能力的领导者[344]。关于麻醉中的领导作用的更多内容详见后面 CRM 要素 4 的相关内容。

个人和团队层面的患者安全策略：危机资源管理和其他培训课程

以下是关于如何将麻醉科医师的身体、心理和组织工作环境中的负面人为因素减到最小，以及如何加强个人和团队绩效的积极方面。前面提到的 CRM 是解决这些问题的一个有用的组织原则。作者在此：①对这一策略及其历史做一概括性介绍；②介绍了 15 个 CRM 的关键要素；③讨论了 CRM 在危机情况以及在常规医疗情况下的应用；④举例表明 CRM 在医疗中是有益的；⑤简要讨论了其他知名的团队培训课程，如团队 STEPPS 和医疗团队培训（Medical team training，MTT）。

危机 / 机组资源管理

医学中的危机资源管理（crisis resource management，CRM），有时也称为机组（crew）资源管理，是一种有效的安全战略概念和工具，来自航空领域，并根据医疗的需要进行修改。Gaba 对 CRM 的传统定义是："CRM 是在复杂且结构不良的真实医疗中，将需要做的事情转化为有效的团队反应能力。"

总体来说，CRM 是指协调、使用并应用所有可用的资源来尽最大可能保护和帮助患者。而资源包括了所有相关人员，及其技术、能力和态度——尽管也包含了他们的局限性。器械、设备、信息资源，包括认知协助，也是重要的资源。此外，CRM 提供了有效的策略，覆盖之前介绍的与人为因素相关的五个主要元素所导致的典型安全隐患。CRM 基本的科学论点成为 15 个 CRM 实践的关键要素，医护人员可以在工作中实施应用（框 6.5）。

CRM 最初是在 20 世纪 80 年代中期，一些哨兵

框 6.5　危机资源管理——医疗中的要素

- 了解环境
- 预测与计划
- 尽早寻求帮助
- 做有决断力的领导与下属
- 分配工作量（10 s 为 10 min 原则）
- 动员可用资源
- 有效沟通——说出来
- 利用所有可用的信息
- 预防与控制固有错误
- 交叉检查和双重检查——永远不要假设任何事
- 使用认知辅助工具
- 反复进行重新评估（引用 "10 s 为 10 min" 原则）
- 优秀团队合作的执行原则——协助并支持他人
- 明智地分配注意力
- 动态安排优先事务

以上要素最早由 Rall 和 Gaba 在第 6 版 *Miller's Anesthesia* 第 559 页提出，此处的版本已进行了更新

飞机坠毁后作为驾驶舱资源管理由航空公司与 NASA 合作引入航空领域的。后来改名为机组资源管理，以承认机组的重要性，不仅仅局限在驾驶舱内。从那时起，CRM 被认为是成功的航空安全策略，也是其他工业和军工业的安全策略。有趣的是，尽管这些行业将 CRM 要素和 CRM 培训作为行业安全的关键部分，但没有所谓的循证医学 "1 级证据" 来证实[11, 345]。事实上，这样的证据是不可能收集到的。

麻醉学中一个类似的项目最早是由退役军人事务（Veteran Affairs，VA）Palo Alto 医疗系统以及斯坦福大学医学院的 Gaba、Howard 等开展，最初是作为麻醉危机资源管理（anesthesia care resource management，ACRM）[109, 127]。ACRM 对基于航空的 CRM 原则进行改进，以更好地适应医疗需求。与 ACRM 类似的课程已被全世界的培训中心广泛接受，用于各种医疗领域[346]。ACRM 课程的详细描述已有提供[347]。关于麻醉中 CRM 的详细信息可见相关安全文献[11, 59, 123, 127, 348] 以及 Gaba、Fish、Howard 编写的第一版（1994）和第二版[14] 以及 Burden 编写的新版《麻醉危机管理》。请注意，危机一词并不意味着这些要素只适用于危险的情况。相反，它们适用于患者医疗的全部流程中，但在具有挑战性的情况下最明显。此外，ACRM 的创立者希望保留 CRM 的首字母缩写，而不使用诸如 "驾驶舱" 或 "机组" 之类在医疗领域不熟悉的术语。

危机资源管理的 15 项关键要素

　　CRM 应用于麻醉中的要素基于前文所述的研究进行不断更新和扩展。Rall 和 Gaba 的 15 项 CRM 关键要素（框 6.5）涵盖了与人相关的五个主要要素，

如前面介绍过：沟通、团队合作、任务管理、决策和情形意识（图 6.5）。CRM 原则将已知重要领域的理论转化为简易且适于医护人员的行动策略。在许多情况下，不同的指导原则在内容和目标上是重叠的。团队内的不同成员和专业人员可以在患者治疗期间的不同时间点应用不同的 CRM 原则，从而最大限度地降低错误或伤害发生的风险。临床医师不需要记住这些原则，相反，作者希望将它们引入定期培训和实践中（参见后面 "如何学习、培训和保持危机资源管理相关技能" 部分）。

　　有些原则看起来明显或不言而喻，但从我们模拟训练的经验看来，无论在日常工作中或是危急情况下，实际应用这些原则并非微不足道。以下部分详细介绍了 CRM 的 15 个关键要素。

　　了解环境（CRM 要素 1）。 充分了解工作环境至关重要。环境是指设备、供给品、程序和人力，以及它们在不同情况下或在不同地点、一天中各个时间或一周中每天的变化。了解环境在紧急情况下有助于减轻压力，并提供更多的人力和处理突发情况的能力。知道可以向谁求助，每天不同时间点可以找到谁，怎样快速找到这些人以及他们多久能到达，非常重要。和飞行员一样，麻醉科医师也应该知道如何使用所有的麻醉设备和用品，包括麻醉机、除颤器、输液和输血治疗系统，以及如何排除故障或切换到备用设备。作者作为临床医师和教师在真实和模拟麻醉案例中的经验表明，许多麻醉专业人员缺乏足够的设备操作知识或技能。这些系统并非总是从人为因素的角度进行优化设计，只会增加临床医师深入了解和熟悉其所有功能和隐患的时间。

患者安全行动框

了解你的环境

- 知道在发生心搏骤停或其他重大紧急情况时如何呼叫帮助和使用呼叫代码
- 知道处理不同类型的问题或紧急情况应向谁寻求帮助；了解紧急情况拨打的电话号码（或者他们可能出现在可用的认知辅助工具上），如果不确定一定要询问
- 利用工作的空余时间钻研细节，练习较少使用的设备或功能。一些设备（例如，纤维支气管镜）可以在常规情况下适当使用，以保持其使用技能
- 参与识别和根据环境条件而进行实践变化的组织过程，以提高质量和安全

预测与计划（CRM 要素 2）。预测是目标定向行为的关键要素，有助于避免不愉快的意外发生。麻醉专业人员通常会预先考虑病例的要求，并为关键的事件提前计划。他们必须想象可能发生什么问题，并提前准备对抗可能的困难。聪明的麻醉科医师会想到出乎意料的事件，而当事情发生时，他们就会开始预测接下来会发生什么并为最坏的情况做好准备。人们总是说"要领先"或"不落后"。资源可以随时调动和利用，但最好是早已预期和规划好。

在任何情况下，合理的麻醉方案都应使麻醉技术与患者的病情、手术实施要求（如患者的体位）、可用的麻醉设备和麻醉专业技能相适应。它还包括在原计划失败或需要更改时使用特定备用程序和监控计划。通常情况下，由于术前评估不足，潜在的疾病状态被忽略，导致计划实施不完善。请注意，错误的麻醉计划将使患者面临风险，即使麻醉计划执行得很好。

为使预测和计划有效实施，患者医疗团队的所有成员之间应协作。常规情况下可使用简报[217, 328]。在过去 10 年里，已有重要举措使简报正式运行（例如，世界卫生组织手术安全核查表术前强制性简报，患者安全小组）。

提前预测和计划

- 完善准备，明确可能发生的情况
- 提前预测每个案例可能发生的困难情况或并发症，并在思想上为备选方案或措施做好准备。如有疑问，宁可多做额外准备
- 团队内进行预测和计划：鼓励同事说出问题；对于有挑战性的病例，应进一步审查主要计划（计划 A）以及备选计划 B、C、D 等

尽早寻求帮助以改变现状（CRM 要素 3）。寻求帮助与良好的个人和团队绩效相关[75]。明白自己的处境和早求助是理性、有担当和以患者为中心的表现。试图独自处理每一件事或在危急的情况下孤身坚持到底是危险的，对患者也不公平。决定何时求助很复杂，但关键是要尽早求助，这样援助才可起作用。寻求援助太晚，患者已无法救治，则一切徒劳。应提前知道谁可提供帮助，并计划好如何安排会有助于提高他们的作用。

适用于各年资麻醉科医师的求助触发事件包括：①任务过多时；②情况已经陷入危机时（例如心搏骤停、气道建立困难）；③当严重情况变得更糟或对常用方法没有反应时（或两者兼有）；④不清楚发生了什么情况时。提前知晓可以找谁、如何求助以及当援助到达时计划如何更好地利用援助非常重要。

低年资麻醉科医师更早寻求帮助很常见，因为他们不希望在没有监督或帮助的情况下处理麻醉的任何关键方面（如麻醉诱导）。对于有经验的人员则不会如此频繁，因为他们完全有能力独自处理更多的事情，但寻求帮助仍然至关重要。许多失控的情况原本可以在适当和及时的帮助下得到解决。

尽管此前有关支持行为的研究表明，寻求帮助对团队有益，但它并不是完美的。Barnes 等在文章《有害的帮助》中发表了一篇关于支持行为的评论，其中提到了在接受大量支持后，后续的工作量会减少[349]。另一个相关的概念是"社交逃避"，指的是一项通常由两个人分别完成的任务，为获得冗余，他们中的一方或双方都逃避，认为另一个人在负责这项任务[350]。

尽早寻求帮助以改变现状。"帮助"具有不同的概念范畴。我们可以把它们称为行为帮助（做事情）和大脑帮助（帮助思考）。即使是在呼叫过程中提供少量的关键信息，也可以帮助后来的人员思考或计划可能的需求。请求帮助只有在组织文化认可和支持的地点才会获得成功（参见后面关于"安全文化"的部分）。如果一个人在适当的时候提前寻求帮助，但却受到了同事或高层领导的批评甚至欺凌，那么这种有利于安全的行为可能就会消失。

做有决断力的领导和下属（CRM 要素 4）。领导力包括组织团队、计划、决策和分配任务。领导并不意味着一定比所有人知道的多、什么事都自己做或者贬低他人。服从也是一项重要的技能。团队领导和成员共同负责患者的生命健康（见前面部分"说出来"）。由于直言不讳需要跨越各种人际障碍（例如，担心不良后果或产生不利影响）[307]，团队成员有时可能需要得到团队领导的明确认可与肯定，这也称为领导包容性[351-352]。

Wacker 和 Kolbe[82]详述了麻醉中的领导力、追随力和团队合作：

> "在麻醉和围术期医疗中，领导力和团队合作对于团队绩效、患者安全、患者预后至关重要。研究显示，日常工作中通常不需要明确的领导力存在，但在未预料的、新发的或有压力的情况下，积极的甚至是指导性领导力很重要"。（第 200 页）

他们概述了如何根据麻醉科的临床工作阶段和特

殊情况（日常工作中的低负荷或高负荷，未预料的小事件或重大事件，起始和维持阶段）优化领导力的实践（内隐和外显团队协调）。Rosenman 等对医疗行动小组的领导力和领导力培训进行了系统评估[353-354]。

尽早寻求帮助以改变现状。人们一起工作，冲突不可避免。团队中的任何人都应尽力化解冲突，使团队专注于患者的医疗。一种方法明确要求团队应专注于（对患者而言）什么是正确的，而不是谁是正确的。冲突应在临床事件解决后化解。团队领导应倾听成员所关切的事情，并积极鼓励他们表达自己的意见（例如，"你还有其他建议吗？"或者"患者病情恶化——我认为我们需要给他插管，你们怎么想？"）。团队成员应明确提倡关切和鼓励。观点迥异可能会改变领导的方式，也可能不会，但是如果他们没有表达出来，改变的机会就更渺茫。

分散工作量，"10 s 为 10 min 原则"（CRM 要素 5）。 战略性控制注意力的主要方面是对工作量的主动管理。麻醉科医师不应被动处理工作量的增减，而应主动地处理。Schneider 和 Detweiler[240] 及 Stone 等[130] 描述了各种工作量管理策略的理论基础。这些策略是由几位研究人员专门针对麻醉科制定的[108, 111]。麻醉科医师可通过以下五种方法主动管理工作量：

1. 避免工作量过大的情况（例如，预测和规划，CRM 要素 2；尽早寻求帮助，CRM 要素 3）。专家可能会选择减少工作量的方法和计划（特别是当个体和团队资源有限的时候），即使这些计划从技术的角度看不可取。例如，一个单独工作的麻醉科医师不会选择使用高科技、高工作量的监护设备（例如 TEE），因为使用它的工作量超过其获取信息的价值。

2. 按时间分配工作（即动态设置优先事物，CRM 要素 15）。麻醉科医师可以在工作负荷量低的情况下（预处理）为下一步工作进行准备，在工作负荷高（减负）时可暂缓或放弃优先等级较低的任务。需要大量工作时间来准备的资源，如血管加压素，通常在麻醉开始前就准备好。许多任务是由多个子任务组成，每一项子任务时间有限。并非每项子任务均需密切关注，在总览全局时可间或关注（多重任务 / 多路复用，见前面部分）。

3. 分散员工工作量（例如，通过实际应用，CRM 要素 5；通过团队协调，CRM 要素 13）。当工作量不能按时间分配，或者需要额外的人员时，可以考虑按以下方法分配任务：①部分任务可以由单个麻醉科医

师来处理，而另一些则需要额外的人员协助；②部分任务无法兼顾，例如，任何需要穿衣服和戴手套的操作都会限制个人执行其他任务；③在时间非常紧张的情况下，可能需要合理安排人员进行任务分配，而在常规情况，单个麻醉科医师足以完成一系列任务。

4. 改变任务的性质。任务的性质通常并不固定，任务可以不同的形式执行；执行标准放宽，所需的工作量也会随之减少。例如，在大量失血期间，麻醉科医师主要集中于管理输血和补液以及监测血压，可以降低血压的可接受限度，以减少频繁干预。

5. 减少干扰和减轻日常的负担。麻醉科医师核心工作需要集中注意力，然而临床环境中充满干扰因素。专业麻醉科医师在工作负荷大时主动排除干扰，在工作负荷小的时候允许干扰存在（以提高士气和团队建设）。某些常规任务（例如，在麻醉记录中输入非关键信息）或礼节性行为（例如，帮忙系上外科医师或护士的外衣）在工作量较低时，由麻醉科医师执行，但在工作负荷量增加时绝不可执行。

分散工作量。团队领导应该脱离操作，进行监管、收集信息、协调、分配和委派任务。人的能力是有限的，执行任务过多往往导致未识别错误发生。在手术室内，这可能难以完成，直到有几名经验丰富的人员前来帮忙。即便如此，仍有一些任务是领导者以团队中心的身份完成的，例如，他们可能选择执行静脉注射药物，直接进行处理与操作，跳过团队沟通。单一的人员或任务难以完美安排解决所有情况。

适度决断很重要。在模拟和真实案例中经常可见这样的现象：麻醉专业人员可能太平静或太随意，甚至在紧急和需要决断的情况下也如此。但过分决断，特别是在非危急情况下，易激怒或惹恼同事，导致负面结果。

做有决断力的下属（见 CRM 要素 4，做有决断力的领导和下属），队员也应主动承担需要完成的工作。团队领导不必考虑和安排每一项任务或行动。工作协调需要适度沟通（见 CRM 要素 7，有效沟通）。

领导者应该明智地将任务按顺序分配给个人，或者一次分配一个任务给每个人，例如，"Mary，寻求帮助。Peter，去推急救车。Michael，100 μg/ml 肾上腺素"。如果团队某成员一次被分配了太多的工作，或者工作重点不明确，那么他们应该大声说出来（例如，"我一次只能做其中的一件事，我应该先做哪件事？"）。

我们总是能有 10 s！ 患者医疗中，时间很重要，有时需争分夺秒，CPR 就是一个例子。患者病情很可能会在几分钟到几小时内恶化。尽管紧张并有内在压力要立即采取行动（"快处理，现在就处理！"），但通常总会有一些时间来思考行动计划。太过慌乱可能会导致原本可以避免的错误产生。

为了解决这个问题，Rall 等建立了"10 s 为 10 min"的原则，他们象征性地停下来 10 s，为了接下来的 10 min 实现更好的团队协作。紧急情况下停顿几秒钟会让人产生违和感，如能习惯，这是提高绩效和患者安全的有效的方法。"10 s 为 10 min"原则已经扩展到许多医疗领域（麻醉、ICU、院前等）中。

这个概念可扩展理解为在某件事情中投资时间，即使是几分钟，也可以在未来以各种方式产生巨大的收益（包括节省的时间）。策略性时间投资在关键情况下显得尤为重要，如：①诊断和治疗的开始；②复杂干预措施的规划；③团队因最初的诊断不正确而感到陷入困境，或者已知问题的常规处理方法不起作用时（图 6.8）。

研究表明，通过构建团队讨论，可加强信息共享（参见 CRM 要素 8，利用所有可用的信息）[355]。"10 s 为 10 min"原则鼓励和促进了团队讨论。

患者安全行动框

当应用"10 s 为 10 min"原则时，使用一个关键词或一个关键句子让团队暂停片刻，以便开始"10 s 为 10 min"（例如，"停止，大家暂停行动，总结一下我们目前的情况……"）。为了让"10 s 为 10 min"发挥作用，每个人都必须停止任何非关键性的行动，领导者必须明确通知全部团队成员参与（例如，"我希望你们都停止正在做的事情，我想很快总结一下我们的情况。我认为这像过敏反应。各位怎么想？是否有其他诊断？"）。"10 s 为 10 min"原则通常可以由任何团队成员提出，但是否执行或何时执行仍由团队领导决定。

动员所有可利用的资源（CRM 要素 6）。 如果发生紧急情况，应动员所有有助于解决问题的人和物，包括人员、设备和部门（放射科、其他科室等）。要知道哪些资源是现成可用的，哪些调动会延时到达（CRM 要素 1，了解环境；要素 2，预测与计划）。在人员方面，麻醉科医师的知识和技能（会受到人员知识不足的影响而大打折扣）是最重要的资源，此外还有有能力的其他辅助人员。

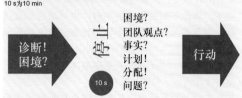

图 6.8　**"10 s 为 10 min"原则——"10-for-10"**[563]。当进行诊断或陷入困境时，采取 10 s 团队暂停并核查"现在最大的问题是什么？"（困境）。与所有在职的团队成员一起阐明此问题（观点），收集所有可用信息（事实）。设计治疗方案，包括其所需要的治疗顺序，分配工作量，包括任务与责任。与团队成员核查进一步的问题与建议，然后有组织地行动（Figure provided by M. Rall.）

患者安全行动框

动员所有可利用的资源。 紧急情况发生时应考虑到所有的团队成员，而不仅是麻醉专业人员或技术人员。每人都应该愿意施以援手，但往往不知如何提供帮助。其他专业的技能，有些是独一无二的。即使是未经医学训练的人员（例如，家政人员或护理人员）也可以在某些任务中提供帮助。

有效沟通——说出来（CRM 要素 7）。 良好的团队合作取决于团队的一致努力与协调。沟通是实现良好团队合作的重要手段，就像胶水把不同的成员粘在一起。尽管麻醉专业人员整天都在互相交谈，但有效的沟通实际上是一项挑战，尤其紧张情况下。研究显示，团队沟通往往不畅[356-358]，有效的沟通涉及沟通的内容和形式[286]。许多方面使沟通变得困难：例如未明确的假设、缺乏心理模型共建、层次结构、声音传送、心理压力高以及时间压力大（见前文）。

在时间紧迫的情况下处理复杂的情况时，人们往往"意味深长"，但"说话"很少。图 6.6 显示了闭环沟通——一个有效沟通的系统模型，确保团队其他成员明白发言者的意思、阐明、理解、行动，以便心理模型共建。

患者安全行动框

有效沟通——说出来。 下面方法有助于有效果断地沟通：

- 通常无需大声讲话，但如果有必要，可提高声音以引起他人注意。
- 尽可能清楚、准确地陈述命令或要求。这在危机情况下非常困难，需要练习。

- 尽可能称呼对方的名字或者讲话前眼神交流。尽管麻醉科医师讨厌被直接叫"麻醉师"。但通常情况下，当你不知道他人名字时，也可能会如此选择。避免委派任务含糊不清，比如"有人能监测血氧饱和度吗""有人能呼叫帮助吗""我需要更多的丙泊酚""我们需要补更多液体"。
- 使用闭环沟通（参阅前面部分）：
  - 复述——如果你收到任务，请重复听到的内容（例如，任务："Peter，我需要肾上腺素 10 μg/ml"，回答："好的，Mary，我马上配置肾上腺素 10 μg/ml"）。
  - 反馈——当你完成一项任务时，应给予反馈，并反馈你所做的事情，即使无效或效果不佳（例如，"Mary，我拿到了除颤器，就在你身后，我要启动吗？"）。
  - 重复——如果某人没有回复或回应你，他们可能没有听到或很忙。进一步询问，等待回复，重复问题，直到获得他们的关注。
  - 回问——如果你没有听到别人说什么，或者你没有理解分配的任务，应该把事情弄清楚。
- 指示给药时，要使用正确的剂量（比如，应说"丙泊酚 20 mg"而不是"丙泊酚 20"或者"准备肾上腺素 100 mg/ml"而不是"准备肾上腺素"）。
- 提出问题，尤其是如果你不知道如何继续。"各位团队成员，现在我不知道该怎么做，我们下一步该怎么办？"
- 解释你的想法或反对意见，这有助于团队更好地理解。例如，不要只说"去拿除颤仪"（你心里想的是"去拿除颤仪，在我们需要时就能准备好"）。说出你的想法：去拿除颤仪，我们暂时还不需要，准备好以防万一。

利用所有可用的信息（CRM 要素 8）。由于需要整合多个不同渠道的信息，麻醉学十分复杂。在紧急情况下，麻醉科医师仅仅能获得患者的间接信息且时间有限，信息来源包括以下几方面：能够立即获取的信息（如患者、监护仪、麻醉记录）、二手资料（如病例等），以及外部资料［如认知辅助工具（见 CRM 要素 11）］或互联网。而提供给前来参与急诊的护士和医师的信息可能不可靠[355-356]。Bogenstätter 等的模拟研究表明，提供给前来参与抢救的医护人员的信息中有 18% 不准确[356]。

由于信息来源不可靠（人工记录、时间短暂和误解），需要进行各个信息验证以及数据整合，为问题识别、鉴定、诊断以及管理提供最佳依据（如麻醉科医师认知流程模型所示，见前文）。

患者安全行动框

利用所有可用的信息。在分析患者信息时要考虑时间因素。麻醉中患者状况变化很大。3 min 前令人满意的生命体征可能会迅速改变。对于周期性的无创监测，比如自动血压袖带，我们需不断地权衡测量的重复时间和频繁测量的潜在并发症。如果患者情况不稳定，则典型的 5 min 测量间隔埋下隐患，下次测量时可能设备获得患者信息更困难，需花费更长时间。这就是为什么我们会选择投入时间、精力和较小风险来放置动脉导管进行连续血压监测。

预防与控制固有错误（CRM 要素 9）。人类的决定和行动是基于当前环境下即时心理模式（见前面"麻醉专业人员的核心认知流程模型"部分）。如果模式错误，那么决策和行动很可能错误。重新评估错误、采用不充分的计划和情形意识丧失都会导致人为的固有错误[138]。固有错误描述了一种心理模式，即尽管有足够的证据可以纠正，但错误却一直持续。因此，固有错误会导致对诊断或计划的持续修改失败，即使现成的证据表明有必要进行修改。

框 6.6 描述了三种主要的固有错误[137-139]。每项

框 6.6 固有错误

认识和理解三种主要类型的固有错误[137-139]：

- 固有错误 1：一类固有错误被称为"只能是它"或"认知井视"。在这种错误中，人们的注意力只集中于一种可能，而其他（可能或实际上正确的）方法却未纳入考虑（例如，发生严重的低血压和心动过速，患者一定是血容量低，必定有出血，而不考虑过敏反应、心源性休克、血管扩张药使用过量等）。仅根据现有证据下初步诊断，或者注意力集中在主要问题的次要方面。
- 固有错误 2："除此之外的一切"。在这种类型的错误中，注意力始终集中在寻找进一步的（相关的）信息或诊断上，而忽视了造成严重结果的一个极有可能的原因（例如，患者心动过速，可能是麻醉减浅，可能是低血容量，可能是高碳酸血症，可能与二氧化碳吸收剂有关，可能是发热，可能患者发生了脓毒症……既未明确排除其他诊断又未进行下一步治疗——"事实上，所有迹象都表明发生了恶性高热，所以要进行相关治疗"）。
- 固有错误 3："没有问题"。这种观念坚持认为没有任何问题发生，尽管已有充分的证据存在。在这种类型的错误中，所有的异常都可以归因于人为原因或暂时现象。可能出现灾难性后果的征兆却被忽略了（例如，"血压只是这么低，可能血压袖带测量不对，没问题"）。这种固有错误的另一种形式是，当情况需要时，未能从"常规模式"转变为"危机模式"。如果危机时刻没有宣布情况紧急或接受援助，可能因为否认实际发生了严重情况

错误与另一项错误极端相反，在两个极端之间进行选择通常有利。例如，"只能是它"与"除此之外的一切"相比，人们通常希望深入了解问题发生的最可能原因，以便正确解决，同时对其他可能性保持开放的心态。有时应进行极端选择，比如患者没有脉搏，必须毫不犹豫地进行 CPR（"只能是它"），不用考虑根本原因。相反，有时必须推迟处理一个可能原因，以抓住真正的原因。如果我们未能正常处理每件事，则任何常规工作都会变得混乱。不可思维固定，以便根据需要进行最佳选择——驶向或远离中间地带。

即使独自工作，麻醉科医师也可以主动改变视角（生理或心理的），寻找形势之外的信息，就像刚进手术室一样。前面所述的"10 s 为 10 min"原则（CRM 要素 5）有助于团队成员积极参与，促进其他想法、诊断和异议的提出。向另一位未知先前假设的麻醉科医师求助有助于打破固有错误；在接收简报中，尽量不要过分偏向汇报者对形势的看法。记住，你承担鉴别诊断的责任。对于每一种异常情况，你都必须假设患者目前不正常，直到查明原因。同样，你必须为所有异常情况假设最坏的诊断，直到正确诊断明确。

交叉检查和双重检查——永远不要假设任何事（CRM 要素 10）。 交叉检查和重复检查是减少错误发生的有效策略。交叉检查是指将不同来源的信息联系起来。比如，患者的心率一般有三个独立的来源（心电图、脉搏氧饱和度仪和血压监测仪），心律则有两个（心电图和脉搏氧饱和度仪）。交叉检查对于依赖人的感知获取的信息（例如，听诊）和确定已实施或正在实施的操作是有用的。人们对于所实施操作的记忆很容易受影响，尤其当干扰出现时。

双重检查是指在信息和（或）设备非常关键或有疑问时对其进行核实。简而言之，永远不要假设任何事情。信息越重要或越关键时，任何继续证实都是恰当的。当选择的治疗方法不起作用时，一项重要的双重检查是重新审视预期过程是否正常。例如，反复检查一个重要的输液泵性能是否正常，是指检查其设置、运行、电源以及从输液泵到患者的管路和螺旋阀是否一切正常。

使用双重检查的另一个安全策略是"阻滞前暂停"活动（有关更多信息、免费壁报和实施工具包，详见 www.rcoa.ac.uk/standards-of-clinical-practice/wrong-site-block）。"阻滞暂停"活动由英国诺丁汉大学医院于 2010 年发起，目前已在世界各地推广（壁报见图 6.9）。与此同时，已经发布了这一策略的多个扩展项目[359-360]。

患者安全行动框

交叉检查和双重检查——永远不要假设任何事。 一项安全相关的策略是"停止注射，核对！"（图 6.10）。这一策略对防止用药错误非常适用。当准备注射的时候，不要注射（停止注射），在不可逆转的关键时刻针对注射考虑几秒钟（核对），纠正所有问题，然后继续行安全注射。药物进入体内就无法退回。这一战略同样适用于其他无法逆转的干预措施。

运用认知辅助工具（CRM 要素 11）。 有关人为因素的文献证明，认知功能，如记忆、计算等，极易出现错误甚至完全失败，特别是在压力或时间紧张的情况下。认知辅助工具——诸如壁报、计算公式、清单、手册、计算器、个人应用程序和咨询热线等认知辅助工具——虽形式不同，但有相同的功能。认知辅助工具确保不会错过关键步骤。它们还协助确保当前使用最好的措施，因为在危急中，人们常常会回想起最早他们所学到的最好处理办法，而不是最新的推荐。认知辅助工具使知识在特定情况下变得明确和适用，而不仅仅是隐藏在某人的大脑里。

在麻醉学和急救医学中，应急手册/紧急清单、智能手机应用程序、电子健康记录系统、壁报和计算公式是最常用的认知辅助手段。互联网已经成为一种越来越有效的认知辅助手段，在医院的电脑终端、平板电脑和智能手机上都可使用。

认知辅助工具的使用相对简单，它们有助于防止可能致命的关键步骤的丢失。

在 2003 年，美国退伍军人事务部国家患者安全中心和弗吉尼亚州帕罗奥图市的斯坦福研究组联合推出了一套紧急情况清单，包括了 16 起严重的围术期紧急情况，将这套紧急情况清单塑封后置于 105 家医院的每个手术间。研究表明，认知辅助工具的使用对弗吉尼亚州麻醉科医师的帮助很大[144]。其他研究也证明，在危机模拟中，使用认知辅助工具可以提高医疗水平和技术操作[145, 361-362]，并且如果有一位"读者"在场，通过阅读向团队提供相关的援助措施，并跟踪他们能否完成相关的任务，将有助于麻醉科医师领导整个团队处理危机事件[363-364]。

例如，Arriaga 等在一项高保真模拟研究中表明，使用紧急清单与手术室危机管理改善显著相关，这表明手术室内危机期间使用清单具有改善患者医疗结局的潜力[145]。研究中，来自三个机构（一个学院型医疗中心，两个社区医院）的 17 个病房小组参与了 106

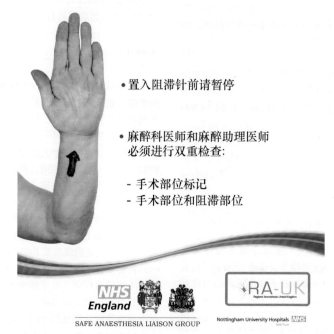

NHS

阻滞前暂停

- 置入阻滞针前请暂停

- 麻醉科医师和麻醉助理医师
  必须进行双重检查:

  - 手术部位标记
  - 手术部位和阻滞部位

NHS England

SAFE ANAESTHESIA LIAISON GROUP

RA-UK

Nottingham University Hospitals **NHS**

图 6.9　"阻滞前暂停"可避免阻滞部位错误（Reproduced here with permission from the Safe Anaesthesia Liaison Group（SALG）and Regional Anaesthesia UK，but SALG has not reviewed this as a whole.）

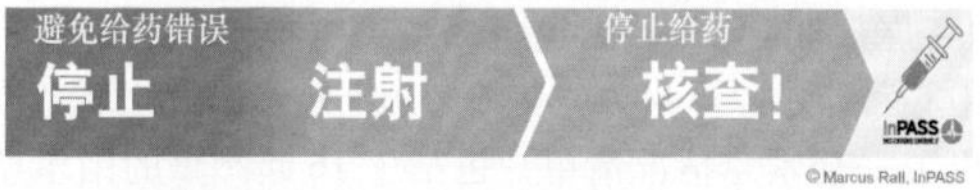

避免给药错误
停止　注射　核查!　停止给药
© Marcus Rall, InPASS

图 6.10　"停止操作"是利于患者安全的行为工具，用于不可逆、不可返回的时刻，例如"停止注射，核对!"为避免不必要的用药错误，所有准备注射药物的人员应该在注药前暂停 2 s（停止注射），确认（核查）注射安全（患者正确、药物正确、剂量正确、注射途径正确等），简短确认后再执行药物注射。图中所示为印在标签上的标语，可放在医疗设备车上，作为医务人员日常患者安全的提示标签

项外科危机模拟场景。随机分配每个小组，一半使用紧急清单管理模拟场景，另一半根据记忆管理场景。当使用紧急清单时，每个小组的表现均优于不使用的小组。使用清单时，未遵守急救程序的情况较少（使用清单时 6% 的步骤遗漏，不使用清单时 23% 的步骤遗漏）。97% 的参与者报告，如果其中一次危机发生在手术期间，他们会使用清单。有关此问题的进一步

研究已经展开[300, 365-368]。

Hepner 等介绍了认知辅助工具在手术室的发展历史、目前作用和未来的发展方向[369]。Marshall 综述了麻醉中的各种认知辅助工具，并总结了未来在设计、测试和实施认知辅助工具等方面的建议[370]。

已知认知辅助工具的应用。在日常和危机情况中，越来越多的人开始在手术室使用认知辅助工具，如清单和应急手册。最近在医疗领域出现了一些大规模的清单执行行动:

例如，其中一项行动是欧洲关于麻醉患者安全的《赫尔辛基麻醉学患者安全宣言》，该宣言是欧洲对于提高麻醉患者安全的共同观点，是目前有价值且可实现的方法[371]。该宣言要求:"为患者提供围术期麻醉的所有机构都应制订方案……管理……困难 / 失败的插管、过敏反应、局麻药中毒、大出血……"

也许，目前使用最广泛的清单是 WHO 外科手术

安全核查单，该核查单由 WHO 患者安全国际联盟在 2009 年发起，称为"安全手术挽救生命"运动。一项全球研究[372]表明，在引入 WHO 核查单之前，死亡率为 1.5%，之后降至 0.8%。引入前，11.0% 的住院患者发生并发症，在引入 WHO 清单后，7.0% 的住院患者发生并发症。然而，WHO 外科安全核查单在应用和遵守方面仍存在挑战，其中一项研究评估了德国麻醉科医师对 WHO 核查单的应用态度和依从性[373]。大约 60% 的参与者知道理论框架。签字、患者 ID 和手术部位的核查超过 95%，过敏情况近 90%，可预料气道困难核对可达 65%，输血核对达 70%。85% 的参与者主张暂停手术，将手术室所有人员都包括在内，主张暂停手术为 57%。有 41% 的情况是仅在麻醉科医师和外科医师之间进行手术暂停的沟通，17% 的情况是有患者同时参与手术暂停和（或）手术取消的沟通。

Levy 等还提供了一份有关 ICU 中显著降低导管/中心静脉导管相关血流感染的清单[374]。此外，还有关于患者移交和患者监护转移的（另见前面的"有效沟通和任务分配"）清单[295, 298, 300]。一项对美国一家大型学院型机构麻醉科医师的调查显示，打印或电子清单在患者监护转移和移交过程中均有价值（分别为 61% 和 58%）[368]。在麻醉准备和麻醉执行过程，40% 的麻醉科医师声称对使用清单感兴趣，然而，这种兴趣根据临床经验存在显著差异：经验缺乏的麻醉科医师和经验丰富的麻醉科医师均重视常规麻醉认知辅助

工具（54% 和 50%），只有 29% 的有 2～10 年麻醉经验的医师声称对使用它们感兴趣。使用常规清单发生患者监护干扰和效率下降的问题（分别为 27% 和 31%）已受到关注。

其他用于麻醉的清单是麻醉机检查表（参见前文"设备使用前检测"）和紧急清单或应急手册。

紧急清单或应急手册。 认知辅助工具的一个已知例子是使用紧急清单或应急手册，亦被称为"紧急应答预案""危机事件处理流程"等类似术语。斯坦福麻醉认知辅助组（The Stanford Anesthesia Cognitive Aid Group，SACAG）为了实现认知辅助的术中实时应用，开展了多年的模拟研究，并用图形设计显示出逐渐改善的优化效果[362-363]。SACAG 已经推出《应急手册：围术期紧急事件认知辅助》（《斯坦福应急手册》）（在 3.1 版中，见图 6.11）。应急手册的早期版本作为附录发布在教科书《临床麻醉学手册》[375]。在 2013 年，这些认知辅助工具已被置于斯坦福大学全部教学医院的所有麻醉相关场所。

《斯坦福应急手册》现有免费的电子版，全世界均可以下载便携式文档，并具有知识共享属性、非商业性、无衍生品许可证，允许在未经授权的情况下，免费非商业性地使用文件，以及作者的署名（emergencymanual.stanford.edu）。使用者可以选择打印部分应急手册，并说明使用的打印纸张（例如，不易燃烧、能够消毒擦拭）、装订以及在围术期患者管理环境中的放置。

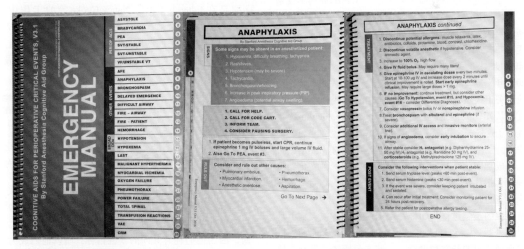

图 6.11　斯坦福麻醉认知援助组应急手册。（A）应急手册封面。首页列出了紧急事件，这样便于迅速翻到正确的页数。本手册通过牢固的金属环可以悬挂起来。经验表明，临床医师必须提前熟悉手册才能够最佳使用。（B 和 C）应急手册关于"过敏反应"的两页处理清单：为了能够在实际的手术室紧急事件中简便使用，通过图表式设计和简练的文字而使内容和布局达到最佳效果（Photographs by David Gaba）

布里格姆妇女医院附属的阿里阿德涅实验室推出了一份同样著名的紧急清单，该清单也免费提供并广泛传播。美国小儿麻醉学会推出的基于网络和 iPhone 应用程序的应急手册，在该亚专业领域广泛使用。在欧洲和澳大利亚麻醉学学会的支持下，David Borshoff 于 2011 年出版了一本商业化的麻醉危机手册（详见 www.theacm.com.au 网站）。教科书《麻醉学危机管理》虽然没有针对实时使用进行优化，但也可以实时使用，其中包含相当多（99 个）的围术期事件。

最近的一项研究比较了纸质和电子认知辅助工具在模拟研究中的影响，表明信息的模式不会影响表现[376]。传播和使用此类认知辅助工具的运动正在逐渐发展。应急手册执行协作小组（Emergency Manual Implement Collaborative，EMIC）已经启动，汇集了该领域的几个领先中心，以促进这些资源的开发、测试、传播、采用及使用。该机构的最新出版物强调了执行机构的重要性。不仅要在可获得的地方提供认知辅助工具，如应急手册，还要纳入培训体制，以提高临床医师的认知、熟悉度、文化接受度和有计划的临床使用[377]。由此机构提供的执行工具包可免费获得（网址：www.implementingemergencychecklists.org/）。EMIC 网站可提供许多可用的应急手册链接，绝大多数属于非商业性质，可免费下载。

据悉，截至 2018 年底，有关麻醉学应急认知辅助工具的总下载或传播量约为 40 万次。

文献中关于认知辅助有效性的相互矛盾的数据并不一定毫无益处，反而表明了这些工具的成功不仅是在围术期提供认知辅助，还需要复杂的文化和组织改革的努力。在无统计学差异的研究中，发现认知辅助工具事先未进行学习便引入（专家将此方法称为"打印、投放"），或者在本身的研究设计上有缺陷[370]。2013 年一期《麻醉与镇痛》杂志上，多篇文章和评论讨论了关于认知辅助工具及其实施的重要问题[370, 378-381]。在"认知辅助：是时候改变了"一文中，Jenkins[382] 提出了这样一个事实：除了在手术室使用已准备好的清单外，应在团队训练中使用清单应对常见的紧急情况。

成功实施认知辅助的关键因素：①一种文化，这种文化把认知辅助工具看作医疗提高的工具而不是临床无能的表现（参见后面"安全文化"部分）；②一个有组织的实施过程，如推荐使用的紧急清单实施工具包（网址：www.implementingemergencychecklists.org）；③合理清单的开发和设计。一些文献概述了发展、执行清单和认知辅助工具的挑战。

反复进行重新评估——应用"10 s 为 10 min"原则（CRM 要素 12）。麻醉在危急情况下是动态变化的，现在认为正确的下一分钟就可能被推翻。有些因素会随时间逐渐改变，微小的改变是很难察觉的。因此，对患者进行反复评估至关重要。重新评估描述了评估情况和个人信息更新的连续过程，以及某些阶段团队对形势的心理建设。

不断重新评估以更新对形势的认知和监测操作的有效性是情形意识的主要部分。任何危机管理者都不能保证在事件的任何阶段都能成功。提前思考至关重要（预测与计划，CRM 要素 2）。不要假设任何情况都是确定的，反复核查所有重要事项（CRM 要素 10）。趋势监测有助于发现缓慢但潜在的变化。

为了保持对形势的认知，并明确是否仍在最有效地处理最严重情况，我们应该反复提出如下问题：

- 对情况的初步评估或诊断正确吗？
- 这些措施有任何效果吗？
- 问题好转还是恶化了？
- 最初的措施对患者有任何副作用吗？
- 有新发问题或是最初被忽略的问题吗？
- 未来（最近）可预测的进一步发展有哪些？

重新评估这种情况的方法是在危机处理的特定阶段定期运用"10 s 为 10 min"原则（见图 6.8）。

运用团队合作——协助并支持他人（CRM 要素 13）。团队合作是一个非常复杂的话题。但研究表明，团队合作的质量会影响麻醉的临床绩效。前面已经介绍了团队合作的一些原则（见"团队合作"一节）。特别是在 Eduardo Salas、Nancy Cooke 等的工作中，已经描述了在动态情况下团队合作的关键原则。优秀团队合作取决于不同的态度和特征，其中一些原则已经在 CRM 要素 4（做有决断力的领导和下属）以及 CRM 要素 7（有效沟通——说出来）中讨论过。

患者安全行动框

优秀团队合作的实施原则——协助并支持他人。理想团队是创建出来的，而不是与生俱来的。理想团队一贯相互支持，每个人都以专业的方式彼此关照，患者的安全与健康高于一切。与普通观点不同的是，良好的团队合作并不取决于团队成员是否互相喜欢（尽管这可能会有所帮助）。运动冠军团队成员都会喜欢彼此吗？或者一直喜欢吗？可能并非如此。然而，因为他们拥有共同的获胜目标，所以他们成为一个高效能团队。患者在围术期依靠的是理性、专业化团队中的成员，他们会应用优秀团队的原则，而无需考虑其亲密关系如何。

理想情况下，团队内部协作始于团队组建时。如果所有成员都知道要完成的任务及其在这些任务中的角色（简报，参见 CRM 原则 7），那么合作就会很容易。在诸如航空业这样复杂的、动态变化的领域中，任务开始时的简短汇报以及任务结束后的简短总结十分常见，如今这些流程在医疗领域也越来越常见。医疗研究表明，这些时间似乎是值得花费的[217, 328]。在危机的紧要关头，我们值得花费少量时间来协调团队活动（例如，"10 s 为 10 min"原则，CRM 要素 5）。团队中的信息共享对于团队绩效、凝聚力、决策满意度和知识整合非常重要[355]。

患者安全行动框

外科医师是团队中的关键成员。当问题出现时，有时麻醉科医师要求外科医师的表现只有两种选择，要么保持沉默，要么要求立即停止手术。实际上，外科医师有协助和关注等众多选择（参见"有效沟通"）。麻醉科医师应该把正在发生的问题告知外科医师和护士，简明扼要地向他们传达问题的性质，希望他们做什么（或不做什么），以及接下来的计划。反之，当外科医师或护士遇到问题时，只要你还能够维持患者安全评估、控制麻醉过程，你就应该准备以恰当的方式帮助他们。

合理分配注意力（CRM 要素 14）。如前所述，一些与绩效相关的因素（参见"绩效影响因素"部分）和危险态度（参见"专业人员的态度是人员绩效和患者安全的关键要素"，以及表 6.3）可能会降低你的警觉性。而在被干扰和中断的情况下（参见"干扰和中断"部分），存在一些其他因素会明显降低你的警觉性。降低警觉性的另一个因素是超负荷工作（参见"与工作量相关的绩效"部分）。

再次谈及前文介绍过的麻醉科医师核心认知流程模型（见前文），经验研究已清晰表明，在认知水平、任务与任务之间以及问题与问题之间都需要分散注意力。对麻醉科医师注意力的高要求使得本就精神高度紧张的他们很容易不堪重负。人类的注意力是非常有限的，在一个充满压力的环境下，同时处理多项事务可能会变得非常困难且无法成功。

我们必须动态地将注意力分配到需要的地方，这一动态过程要求你不断地对需要注意力的任务进行优先排序。一方面，麻醉科医师应该迅速处理危急事务，在患者状态稳定时再去处理那些不那么危急的问题。另一方面，在工作负荷较低时，即使是小问题也应该处理，因为小问题可能会发展成更加危急的问题。麻醉科医师也可以利用工作负荷较少的一段时间为即将到来的高负荷工作做准备，例如，患者从麻醉中苏醒过来或终止心肺分流术。

另一种分配注意力的方法是培养节奏感和速记模式。例如，在术前评估时总是按照同样顺序提问就不太可能忘记相关事项。基于这一原则的另一个例子是 ABC 记忆法，其指的是气道（airway）、呼吸（breathing）和循环（circulation）（根据美国心脏协会指南，现已更改为 CAB 记忆法）。分配注意力的其他策略还包括在关注细节和关注大局之间的转换；将某些责任、任务或信息流移交给其他胜任的团队成员（CRM 原则 5）；不断更新情况，定期上报给团队领导（CRM 原则 13）。

动态安排优先事务（CRM 要素 15）。基于最新信息以及不断再评估，动态的境况需要动态变化的决策和行动（CRM 要素 12）。在某一时刻不正确的举措可能在另一时刻变成正确举措。此外，对于一个显而易见的问题，一种解决方案并不能确保其就是最佳方案，或者该方案只能解决这一问题。一些目标总是具有最高优先级——确保重要器官的充分氧合和灌注至关重要——永远不能忽视。为了让团队成员理解团队领导者不断变化的优先事务，重要的是有效沟通动态优先级（CRM 要素 7），并尽可能以团队的最佳方式相互支持（CRM 要素 4 和 13）。有时，人们会执着于他们最初的决策和行动（CRM 要素 9）。

危机资源管理和其他与人为因素相关的团队培训课程的有益证据

危机资源管理实施后的改进。最近的几项研究表明，CRM 培训提高了患者安全和患者预后。在医疗组织中，涉及 CRM/NTS 理念的项目实施与实施后的许多改进相关：

- 增强提供者满意度
- 改善安全文化并增强团队合作文化[43]
- 提高临床团队绩效[396]
- 减少病房周转时间[397]
- 增加第一个病例准时开始的比例[42, 397]
- 减少术前延误、交接问题和设备问题[42]
- 提高患者推荐的意愿[397]
- 减少用药和输血错误[398]
- 增加抗生素预防的依从性[42]
- 增加多学科创伤团队临床流程的有效性[399]
- 降低死亡率和发病率[42, 400]

Neily 等[42]在一项回顾性研究中抽样调查了近

182 500 例手术，用以在国家层面确定 CRM 团队培训计划与外科手术结果之间是否存在相关性。研究人员发现，与非培训机构年死亡率降低 7% 相比，经过培训的机构年死亡率降低了 18%。

Haerkens 等[5] 将 CRM 成功引入 ICU，数据表明，实施 CRM 与减少危重患者严重并发症及死亡率相关。在一间拥有 32 张床位的 ICU 进行了一项为期 3 年的前瞻性队列研究，该 ICU 每年接收 2500 ～ 3000 例患者。在第一年末，所有 ICU 人员接受了为期 2 天的小型团队 CRM 培训，然后进行为期一年的实施阶段，将第三年确定为临床效果年。在研究期间，入住 ICU 的 7271 例患者全部包括在内。ICU 并发症的发生率从 67.1/1000 例下降至 50.9/1000 例。心搏骤停的发生率从 9.2/1000 例下降至 3.5/1000 例，心肺复苏术（CPR）的成功率从 19% 上升至 67%。在实施后的一年内，标准化死亡率从 0.72 下降至 0.60。

危机资源管理项目的成本效益分析。Moffatt-Bruce 等[41] 发表了一项创新性研究，该研究不仅报告了在一家学术型医疗中心实施 CRM 项目将预期事件减少了 26%，还评估了项目成本和投资回报。成本包括培训、项目固定成本、离开工作时间和领导时间。可节约的成本是基于可避免的不良事件的减少和文献中的成本估计来计算的。在 3 年内，大约有来自 12 个地区的 3000 名医疗人员接受了培训，共花费 360 万美元。节省的数额从保守估计的 1260 万美元到 2800 万美元不等。因此，该研究提出 CRM 培训的总投资回报为 910 万美元至 2440 万美元，结论是 CRM 为医疗组织整体质量改进提供了一种比较经济的方式。这项研究表明，CRM 培训不仅改善了患者治疗结果（见上文），而且非常节省成本。

其他团队培训课程：TeamSTEPPS 和临床团队培训

到目前为止，许多不同类型的培训策略都归属于医学团队培训的范畴，包括大范围学习、发展策略、方法以及团队合作能力。尽管每个培训策略在某些方面有其独特性，但其中所倡导的许多原则和所讲授的方法相类似，追根溯源均来自于相同的基础文献和经验库[401-408]。在 20 世纪 90 年代初，首次详细描述了将航空业的 CRM 用于医疗系统[348]。另一项团队培训课程名为 TeamSTEPPS，于 2006 年推出，2015 年修订。TeamSTEPPS 起源于美国军队的课程，后由美国医疗研究和质量机构用于医疗系统。美国退伍军人事务部在 2007 年推出了 MTT 课程，后更名为临床团队培训（Clinical Team Training，CTT）。

Weaver 等的综述[409] 显示，在 26 项研究中，其中 9 项研究采用了某种形式的 CRM 干预，7 项研究报告使用了 TeamSTEPPS 课程内容，3 项研究使用了 VA MTT，7 项研究报告使用了其他团队培训课程。Marlow 等近期发表了另一篇综述[410]。

TeamSTEPPS。TeamSTEPPS 课程（提高绩效和患者安全的团队策略和工具）[411-412] 是一个循证体系，包含以下五个关键要素：团队结构、领导力、形势监测 / 相互绩效监测、相互支持 / 支持行为，以及沟通。在实施方面，其包括三个连续的组织阶段：① 评估；② 规划、培训、实施；③ 维护。该项目由多个具体的团队策略组成，这些策略针对上述各个关键要素，为随时可用的教学内容、每月的网络研讨会和培训课程提供了资源（详情参见 www.ahrq.gov/teamstepps/index.html）。该项目旨在作为整体组织安全的干预措施，可在组织结构中完全或部分实施，干预措施是由几种具体的安全策略组成。TeamSTEPPS 课程是为广大临床领域的医疗专业人员设计的。然而，对于诸如在麻醉、危重症医学、急诊医学等具有内在高风险性动态领域工作的医疗专业人员而言，其面临着与许多其他医学领域不同的认知和团队合作情境。

临床 / 医疗小组培训。退伍军人事务部国家患者安全中心的临床团队培训项目（CTT）[曾用名 VA M（medical）TT[413]] 最初是一个基于课堂的 CRM 培训项目。然而，随着项目发展，以模拟为基础的培训逐渐成为课程的重要组成部分，该课程包括多学科的现场培训以及由经验丰富的教师指导的综合模拟[414]。在 CTT 项目中，将航空机组资源管理（CRM）的原则引入临床情境，用以在医疗环境中模仿真体应用。准备阶段需要两个月，高层领导的参与是此理念的关键部分。在开始阶段，教学课程的实施会超过 2 天。将为期 1 天的教学课程提供两次，以提高那些无法因培训而停止工作的临床部门出席率。在教学课程结束后实施运用超过 6 个月，并在 12 个月后对各部门绩效结果进行指导和监测。

在我们的资深作者（DG）看来，TeamSTEPPS 和（A）CRM 方法（见前文）之间的关键区别是，TeamSTEPPS 高度关注那些非常具体的相关行为（如 SBAR、CUS 单词、双挑战规则），而（A）CRM 则解决了更为广泛的问题，其中一些包含了 TeamSTEPPS 的特定行为。然而，TeamSTEPPS 既没有直接提出个人作出动态决策的组成部分，也没有关注到团队管理和团队协作的一些普遍问题（例如，分配工作量、调配和使用资源）。实际运用 TeamSTEPPS 时可能会"见木不见林"。关注具体行为的好处是可给各类人员提供具体的、可操作的行动指南，以便于其在日常工作中实施。但缺点是，几乎无法解决临床工作和团队合作中出现的各种复杂问题。

事实上，显然所有的这些课程以及其他课程都是解决类似问题的互补方法，均借鉴于相同的基本原则和实践。没有哪一种课程明显优于另一种课程，可以联合应用两种或两种以上的课程。TeamSTEPPS 之所以受欢迎，部分原因是其在临床领域或层级关系中倾向于普遍适用，因此具有广泛适用性，可以在组织范围内实现上述功能。TeamSTEPPS 是由美国政府医疗研究和质量机构基于国际公认的专家在团队合作方面的研究（尽管主要来自非医学领域）制定并推广的，医疗研究与质量局（the Agency for Healthcare Research and Quality，AHRQ）为实施 TeamSTEPPS 提供了一个免费的扩展工具包。相比较而言，（A）CRM 不具有广泛适用性，不普遍适用于临床情境，或者需要临床组织进行大量分析或实施，在高内在风险的动态领域很受欢迎，如麻醉学领域。尽管（A）CRM 已成功应用于这些领域的跨专业团体，但其目标通常是将医师作为团队领导者。（A）CRM 的推广是通过其自身长期存在（1990 年开始，1992 年在文献中首次描述）、非麻醉领域的出版物以及一本颇具影响力的教科书（《麻醉学危机管理》，自 1994 年已印刷两个版本）促进实现的。

更多的医疗团队培训项目。 除了这三个特别熟悉的团队培训项目以外，还有许多其他团队培训项目，包括团队绩效加强型（Team Performance Plus，TPP）、面向团队的医疗模拟（Team Oriented Medical Simulation，TOMS）、生命之翼 / 动态结果管理（LifeWings/Dynamic Outcomes Management，DOM）、最佳患者安全三元组（Triad for Optimal Patient Safety，TOPS）、医疗团队和医疗团队管理（MedTeams and Medical Team Management，MTM）。为了内容完整性在此提及，如果想了解更多细节，读者可参考加拿大患者安全基金会[415]的总结报告以及其他文献。

组织层面的患者安全

接下来，作者将探讨在麻醉护理和患者安全方面人员绩效的组织和系统因素。只有组织才能够持续、系统地寻找和实施用于一线患者护理的跨领域、实用的解决方案。Charles Vincent 在其所著的患者安全[9]第二版中对患者安全的组织方面进行了全面论述。

组织应该努力使临床医师更易于遵循与安全性相关的操作流程，本质上是将个人利益转化为工作中的患者利益。正如由 Reason[123]、Cook、Woods 和 McDonald[122] 所指出的，在临床一线操作领域（所谓的尖端）中发生的事情广泛地受到组织和管理环境的影响，其被嵌入其中（所谓的钝端）。诚然，每一层级水平都有其自身可交付成果的尖端和更高影响的钝端。例如，医院 CEO 制定政策和方向，这对于其他所有人来说是钝端，但反过来又受到监管机构、资助者或患者群体等影响，这又构成了 CEO 的钝端。

理想情况下，高层管理者不仅要在思想上，而且要在行动上将患者安全作为首要目标落实。鼓励个人和团队充分参与整个系统的患者安全策略，并促使他们做出自身改变。管理和管理者可以通过以下措施做到这一点。首先，改变他们自身和团队的行为；其次，教导并说服他人做出关键改变；第三，寻找和识别系统问题，并敦促他们找到解决方案。

接下来的内容将讨论：①系统方法（系统思考）的基本理念，此方法可在组织层面确保患者安全和人员绩效；②从高可靠性组织理论（High Reliability Organization Theory，HROT）衍生出的医疗组织患者安全四要素；③组织层面实施这些理念和原则的重要策略。

系统思考

我们需要一个宽泛的系统视角来充分了解患者安全的众多问题。个人和团队的行动和失败通常起着核心作用，但工作环境和更广泛的组织流程会强烈影响和制约着他们的想法和行为。下一节将讲述系统思考的基础知识，研究：①人为失败和人为错误的定义；②与错误相关的事故和不良事件的演变；③后见偏差和结果偏差的概念是理解事件的陷阱；④三个杰出的系统组织安全模型：正常事故理论（Normal Accident Theory，NAT）、HROT 和安全 - Ⅰ / 安全 - Ⅱ（Safety- Ⅰ / Safety- Ⅱ）；⑤弹性、不确定性管理、偏差正常化等相关概念。还有更多文献进一步深入研究了关于人员绩效和患者安全的组织方法，例如，René Alamberti、Sidney Dekker、Nancy Leveson、Richard Cook、David D. Woods、Erik Hollnagel、Jens Rasmussen、James Reason、Scott Sagan、Karl Weick，以及 Kathleen Sutcliffe 的著作。

人为失败：人为错误和违规

长期以来，人们一直将"人为错误"概念化，并进行研究。最初，通过对错误进行分类，并试图确定是否大量错误可以追溯到一小部分因果机制[132, 416]。近年来，工作环境对于理解错误路径和预防方面的作用变得更加突出，而认知神经科学的研究有助于解释个体的弱点[417]。

人为失败的分类。对人为失败和人为错误存在不同的分类方法。人为失败通常分为两种主要类型[418]：①人为错误，是一种非故意的行为或决策；②违规，是一种故意的失败，蓄意做错事。根据 Arnstein[419]、Norman[112] 和 Rasmussen[420] 的人为错误模型推导和改编，可将人为失败分为以下几类（图 6.12）：①主动错误，包括基于知识的错误、基于技能的错误和基于规则的错误（违规）；②潜在错误，包括设备或人体工程学故障、不正确的政策/协议、不充分的培训/监督/援助、社会/文化因素等。

主动错误

基于技能的错误。这些错误包括疏忽（行为与预期不符）和记忆错误（忘记做某事），并与潜意识（自动）认知错误有关。术语称其为"执行错误"，Norman 描述了五种基于技能的错误[112]：

- 捕获错误：取代预期行为的一种常见行为（例如，习惯使然）。
- 描述错误：面对错误目标，执行正确操作（例如，翻转错误开关）。
- 记忆错误：在一序列中忘记某一项目。

主动错误	基于知识的错误 （知识或经验不足）
	基于规则的错误，故意的错误/违规 （常规的、情形上的、程序化的）
	基于技能的错误 （即操作或注意力上的疏忽，记忆力衰退）
	技术上的错误
潜在错误	人体工程学/设备的不足或故障
	培训不足或错败
	政策或方案不恰当
	援助或监督不充分
	社会和文化因素（即语言等）
	患者的生理状况
	侥幸

（竖排文字：未遂事件/失健事件/事故）

图 6.12　**主动和潜在的人为错误**。源自并改编于 Arnstein 出版的人为错误目录[419] 和 Rasmussen 的绩效水平[420]。基于技能的错误，即不当的疏忽或过失均与有意识或潜意识的（自动）认知错误有关，均归结于术语"执行错误"下。基于规则和知识的错误则被称为"计划错误"或"错误"。更多信息详见正文

- 顺序错误：没有按顺序执行其他操作。
- 模式错误：适用于一种操作模式的行动，但不适用于另一种操作模式。

模式错误可能是单纯的设备故障，随着计算机设备使用的增加，模式错误越来越常见[86]。在麻醉学中，机械模式错误的一个例子是麻醉呼吸回路中的气囊/呼吸机选择阀，其在两种通气模式之间进行选择，在呼吸机模式下无法启动呼吸机可能成为灾难性事件，在选择呼吸机模式后，新机器可能会自动激活呼吸机。如果同一显示器或开关基于所选操作模式的不同而控制着监测设备或给药设备的不同功能，则模式错误也可能发生。

使用工程安全装置可以解决特别危险的执行错误，这种装置可以在机械设计层面防止错误的发生[59]。例如，新型麻醉机配备有联锁，可以从根本上防止同时使用一种以上的挥发性麻醉药。其他的联锁可切实地阻止选择含氧少于 21% 的混合气体。然而，这一切都是有代价的，不仅在金钱方面，还包括在复杂性和新的失败机制引入方面。

基于规则和知识的错误。这些错误（做出错误的决策）被总结为"计划错误"或"错误"。此外，还有三种形式的错误被描述为固有错误[参见"预防和管理固有错误"（CRM 要素 9）部分][109]，这些可能被视为"认知视野狭窄"。

潜在错误。James Reason 撰写了一本关于人为错误的书籍，引入了潜在错误的概念，为此他也使用了"常驻病原体"这一隐喻："……不良后果可能潜伏在系统内很长一段时间，只有当它们与其他因素联合起来破坏系统防御时才会凸显出来。它们最有可能是由那些在时间和空间上的活动与直接控制层面无关的人所造成的，如设计师、高层决策者、建筑工人、管理人员和维护人员"（第 173 页）[59]。

潜在错误源于潜在威胁，如组织文化、专业文化、时间规划、管理策略和决策、组织过程等。

航空心理学家 Robert Helmreich 提出了这个威胁和错误模型，他区分了：①潜在威胁（国家和组织文化、专业文化、时间规划和政策、管理决策和组织过程）；②个人威胁（团队因素、患者因素、组织因素、环境因素和员工个人因素）；③管理威胁（错误的管理策略和对策）[421]。

在麻醉环境中可能存在各种潜在的故障/威胁/错误[14]。这些问题可能包括：手术病例如何预约，病例如何分配给特定的麻醉科医师，为门诊患者提供怎样的术前评估，为了快速周转病例或避免取消病例，

而不是避免风险，应相对优先考虑什么[422]。潜在错误也会源于麻醉设备及其用户界面的设计，在某些情况下，其可导致临床医师犯下错误或难以原谅的错误。机械制造缺陷、日常维护故障以及培训、监督等也属于某种潜在错误。

事故的演变和调查：一个错误不是事故的原因

传统上，人们谈论的是在决策和行动中出现的错误，这些错误可能是导致对患者造成伤害的灾难或事故。然而，错误一词越来越被认为并不恰当，因为常常会妄下结论、草率地归因和责备。目前的组织事故模型表明，错误通常是由若干潜在的因素和条件（即根本原因和促成因素）联合作用产生的结果（图6.13）[59]。Vincent 等发表了一个名为"安全的七个层次"的相关因素框架[423]。在他们的文章中，产生错误的条件和组织因素分为患者因素、任务因素、员工和团队因素、工作环境因素、组织 / 管理因素和制度背景因素。伦敦草案（London Protocol）使用了这种分类方法，并将其作为事故处理报告的调查和分析工具[424]。

人为错误——系统的一个窗口。人为错误可被看

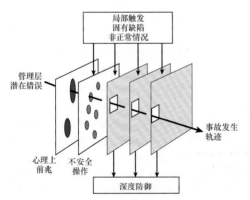

图 6.13 James Reason 的因果事故关系模型。这个模型展示了一个组织拥有不同的"防御盾牌"，这些盾牌在不同水平防止了事故发生。但每一块盾牌都有薄弱点，想象一下在不同盾牌上均有一些孔洞。鉴于医疗领域的工作和工作环境是动态变化的，应将图表想象成三维图像，并且也是动态变化的，即盾牌移动，孔洞打开和关闭。举例说明，如果现在，管理层的潜在错误联合心理上的前兆和操作层面的触发事件就可以启动事故发生。只要没有直接穿透盾牌，事故就会被系统内一个或多个盾牌阻挡住。但是，如果直接穿透盾牌，则表明无法预料的组织或绩效失败联合潜在错误和触发事件的发生会突破系统防御，最终导致事故发生。这个模型也被称为 Reason 的"瑞士奶酪模型"。Charles Vincent 改编了 Reason 模型，并发表了一个扩展模型，命名为"组织事故模型"[9]（Figure redrawn from Reason JT. Human Error. Cambridge：Cambridge University Press；1990.）

作工作系统中动态隐藏的一个窗口[9, 425-426]。飞行员兼人为错误专家 Sidney Dekker 写到：

> "你可以把人为错误看作灾难的原因。在这种情况下，'人为错误'无论被贴上什么标签——意识缺失、程序违规、监管缺陷、管理缺陷——都是你努力理解错误的推论。或者你可以将人为错误视为更深层次问题的征兆。假若如此，人为错误是你努力的起点，找到'错误'仅仅是开始。你将探究人为错误如何与人类工具、任务、操作 / 组织环境的特性系统地联系起来（第 11 页）[427]。"

然而，首次描述的人为错误属于旧观点（个人路径），后来描述的人为错误是新观点（系统路径），诚然，这种新观点已有几十年的历史[428]。新观点的重点不是找出人们做错了什么，而是考虑到他们所处的环境，理解是什么导致了他们当时的评估、行动和决策。错误和违规应该在系统层面上解决，而不是只涉及个人。

调查研究。对不良事件的调查（参见后文"关键事件报告"）应该同时指出潜在错误和主动错误，以及组织 / 管理环境和操作领域。把关注重心放在主动错误上可能会忽略这样一个事实，即一线人员往往是系统的受害者，处于进退两难的局面，常常即被鼓励要效益最大化，又被告诫要保证安全。单纯指责一线人员的行为，而不考虑他们工作的潜在压力和条件，将使他们具有防御性并且不愿合作。Cook 和 Woods 指出，如果观察事故发展的事件链，总能找到操作人员的错误[429]。如果分析止步于此，可能会错误地部分或全部归咎于操作者，而我们却可能无法发现真正的系统根源；这些系统根源会在未来继续导致其他不良事件链（参见后文"关键事件报告"）。

患者安全行动框
告诫工作人员"更加努力！"/"更加小心！"/"下次你必须更加注意！"是众所周知的解决安全问题的一种徒劳方式。这种情况需要在工作方式上进行明确的切实改变，从而在执行和组织层面更便于遵守。

错误和事故的评估：事后偏见——"我一直都知道"和结果偏见——"无害不罚"

事后偏见。事后偏见这种心理现象在事故和不良事件的原因归因中扮演着重要角色。这种偏见有时被称为"星期一早上四分卫"（美国俚语，"马后炮"的

意思）或 "'我一直都知道'效应"。在事件发生后，似乎很容易得出结论哪里出了问题，相关人员做了什么或没有做什么，哪些信息是关键的，并精确地认识到本应该预见或预防的伤害："从后见之明的误导角度来看，几乎没有任何人类行为或决策不存在缺陷、不缺乏明智，评论人员自身应该不断意识到这一事实"（第 147 页）[430]。同样，Leveson 也曾指出"在事件（事故）发生前，这种洞察很困难，甚至或许是不可能的"（第 38 页）[12]。事后偏见往往低估了复杂性，无法全面分析导致错误或事故的因素是什么，以及他们是如何相互作用的，这种偏差与早期提及的人为错误的旧观点有关。事后偏见仍然是一种隐蔽的、很难克服的偏见，具有一定危险性，其可损害组织学习，助长个人过分自信，甚至可将合理行为误判为医疗事故。[431-432]

结果偏见。 结果偏见是另一种相关的偏见。有时，结果好时，就用体育中"无害不罚"的比喻[431]。当对一种情况的判断取决于结果（只有事后才知道）而不是决策过程本身时，就会出现结果偏见。当结果不好时，人们往往会做出更加严苛的判断，判断的严苛程度取决于结果好坏[433]。

患者安全行动框

在试图理解事件时，重要的是问"为什么或如何发生"，以全面了解问题及相关人员当时的思考过程。过早地妄下结论可能导致不当或无效的解决方案，因为其并未指出问题的实际根源。

系统错误模型：正常事故理论和高可靠性组织理论

关于在高度危险活动中的组织安全性，存在几种不同的思想流派。两个互补的理论，即正常事故理论（NAT）和高可靠性组织理论（HROT），主导了系统安全在许多领域的讨论，并自 20 世纪 80 年代以来，越来越多地应用于医疗行业[59, 123, 434]。NAT 最初是由社会学家 Charles Perrow 在三哩岛（宾夕法尼亚州）核事故后发布的[54]。Charles Perrow 和他人已经将其应用于商业航空、海上运输和核武器处理等不同领域。另一不同的理论——HROT 最初由 Todd LaPorte、Gene Rochlin、Karlene Roberts[435-437] 以及后来的 Karl Weick 和 Kathleen Sutcliffe[438-441] 提出，并将其应用到不同领域，包括航空母舰飞行甲板、海上石油平台、空中交通管制、核能生产和金融交易行业。NAT 和 HROT 均认为交互复杂性和紧密耦合可能导致系统事

故。然而，对于这些系统事故是不可避免的还是可控的，两种理论持有不同观点。

简而言之，NAT 相当悲观的观点认为，灾难是无人想要、不可避免的（正常的），其是复杂的社会-技术系统的结果；HROT 相当乐观的观点认为，灾难是可以通过组织的某些关键设计特征或响应系统来预防和管理的。

一些文献比较了这两种理论，概述了其各自的优点和局限性，并提出了超越这两种理论的方法[442-446]。Hollnagel 等推出了另一有影响力的错误模型，叫作弹性工程[447-451]，Haavik 等将其与 HROT 进行了比较[452]。有人可能认为其他理论都不能取代 NAT 或 HROT，但是现在几乎所有专家都认为这些理论是并行存在的，每一个理论都为同一套问题提供了补充观点。

正常事故理论（NAT）。 NAT 主要关注系统的三个特性：①系统中相互作用的复杂性；②系统各组成部分之间存在紧密耦合；③系统的潜在灾难性。Perrow[54] 认为，社会-技术系统中交互复杂性和紧密耦合的共存导致了交互的不可预测性，因此系统事故是不可避免的或是正常的。NAT 认为，当复杂性和紧密耦合并存时，异常的一系列事件可以被隐藏，并具有复杂的或不可预测的后果。系统中的主动错误只有在被系统多层核查和防御困住时才可能导致事故发生（图 6.14 和 6.13）。

NAT 还指出，专业人士自欺欺人地认为，他们可以完美地控制危险活动，并能够随时防范灾难。实际上，人们在管理和设计方面所做的许多努力往往只会增加系统的不透明性和复杂性（在盾牌上钻更多的孔，如图 6.13 所示），从而增加了事故的可能性。这些因素联合正常的日常故障、错误和意外事件，为事故发生提供了肥沃的土壤。

NAT 将安全性视为众多相互竞争的组织目标之一，但往往并没有得到充分地优先重视。为了预防不良事件的发生，Perrow 建议应注意加强修复路径，通过这种路径，小事件可以在演变成严重事故之前得到妥善处理。事实上，Perrow 在正常事故一书中提出的建议，加上商业航空领域显而易见的成功，直接启发了 Gaba 等开发了以模拟为基础的危机管理培训，并编写和推广应急手册（认知辅助）。

高可靠性组织理论（HROT）。 与 NAT 对组织安全挑战相当悲观的看法不同之处是，HROT 认为，适当地组织人员、技术和流程能够在可接受的绩效水平处理复杂的、危险的活动[373, 453]。事实上，尽管存在高内在风险性和高工作量，但 HRO 管理的许多努力

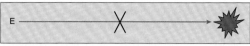

不成熟观点：错误会导致事故

A

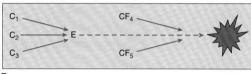

现代观点：更深层次因素使得错误导致事故发生

B

图 6.14　错误和不良事件之间的关系。 A. 错误是事故的原因。相当不成熟的观点认为，事故的原因直接和单独与错误有关（E），因为错误往往直接导致事故，但是错误并不是事故的唯一原因。B. 错误不是事故的原因。在更现代的观点中，当事故发生时，错误是多因素环境的一部分。多个根本原因（C_1、C_2、C_3）导致错误（E）。在大多数情况下，在事故序列中，其他的促发因素（CF_4、CF_5）必不可少，其使得错误最终演变成事故，这就解释了深入分析事故或意外事件的必要性，以防类似后果再次出现（Modified from Rall M, Manster T, Guggenberger H, et al. Patient safety and errors in medicine: development, prevention and analyses of incidents [in German]. Anesthesiol Intensivmed Notfallmed Schmerzther. 2001; 36: 321-330 with permission.）

几乎获得了零失败的结果。

　　框 6.7 展示了 HRO 的共同特征[454]。值得注意的是，许多组织都显示了其中的一些特征，但是真正的 HRO 同时具有所有特征。框 6.8 显示了在 HRO 中指导人们思维的组织安全策略。尽管这些要素指

框 6.7　高可靠性组织的共同特征……[454]
■ 超复杂的环境——各种组件、系统和层级
■ 紧密耦合 / 相互依赖的团队——跨众多部门和层级的相互依赖
■ 极度的层级分化——有多个层次，每一层级都有其自身的精密控制和调节机制
■ 在复杂的通信网络中有多个决策者——特征表现为控制和信息系统中的冗余
■ 在大多数组织中没有问责制——不合格的表现或偏离标准程序会导致严重的不良后果
■ 对于决策可进行高频率的即时反馈
■ 压缩时间限制——主要活动周期以秒计算
■ 多个关键结果必须同时发生——同时意味着操作的复杂性，以及无法撤回或修改操作决策

框 6.8　在高可靠组织中指导人们思维的组织策略[438]：
■ 专注于失败
■ 不愿简化解释
■ 对（一线）操作敏感
■ 承诺可恢复
■ 尊重专家意见

向正确，但就我们的情况而言，如果没有转化到医疗领域，并嵌入到组织运营结构中，那么其仍然停留在理论层面。一种以参考表格的形式基于 HRO 的安全策略工具可从医疗改进研究机构（Healthcare Improvement, IHI）免费获得[455]。图 6.15 显示了 HRO 的四个策略性关键要素，在框 6.9 和 6.10 以及下一节中有更为详细的讲解。

　　在传统上，麻醉学具有很强的 HRO 某些要素，尤其是在复杂的技术安全策略方面。麻醉学领域正在兴起一项运动，目的是更加全面地实施 HRO 的理念和技术[456]。事实上，麻醉科医师不仅是患者安全运

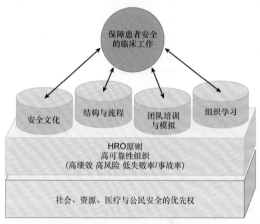

图 6.15　高可靠性组织的基础和原则

框 6.9　安全文化要素[437, 441, 454, 560]
价值
■ 安全是最重要的目标，高于绩效或效率
■ 专注于可能的"失败"，而不是过去的"成功"
■ 提供必要的资源 / 激励措施 / 奖励，不仅是为了实现最佳绩效，还为了最佳安全性
信念
■ 必须积极负责安全
■ 护理流程和常规与个人敬业、技能或努力对安全同样（或更加）重要
■ 对安全和错误持开放态度至关重要，应从正常和不良事件中充分学习
标准
■ 低级别人员可提出安全问题，并挑战不确定性，无需考虑层级或级别
■ 鼓励寻求帮助，并经常寻求帮助，甚至对于有经验的人员也是如此
■ 常常进行明确的沟通
■ 层级制度扁平——领导听从下属；下属大声说出来；不管级别高低，寻求帮助是常规
■ 即使某人可信的担忧最终被证明是错误的，其在安全方面的理性错误也应得到奖励

Modified from Weick KE. Organizational culture as a source of high reliability. Calif Manage Rev. 1987; 29: 112-127.

框 6.10　在医学中高可靠性组织的关键要素 [437, 441, 454, 560]

安全文化建设（见框 6.9 要素）

优化结构与流程

- 无论层级与专业，决策制订要依赖那些对特定问题具有丰富知识或经验的人员
- 整合不同部门的人员（如心脏外科、心脏麻醉、手术室护士、转机灌注人员、ICU）组建临床团队，需强调团队合作和弹性工作
- 正规流程是在病例开始前适时地将信息传达给所有团队成员（病例汇报或暂停程序）
- 日程安排应保证工作与值班时间在合理范围，避免过度疲劳。对于在高度紧张状态下工作的人员应给予支持，必要时换班
- 尽可能采用标准化流程、技术和设备，以便无论何人参与，类似的工作或手术都采用相似的操作方法。相反，在必要的时候（急症或不良事件），团队保持弹性，应对当时的情形不拘泥于标准化常规
- 积极鼓励使用预先设计的流程、清单和认知辅助工具
- 随时随地均易获取最新系统信息

在常规流程和模拟中进行培训和实践

- 病例结束后进行总结汇报
- 定期进行非惩罚性评估，给予即时反馈，并确定需要特定培训的要素
- 存在人员资源管理时，启动并反复进行单学科或多学科模拟培训（见第 7 章）
- 临床人员和团队定期在 OR、PACU 和 ICU 进行应对危急状况的演练或模拟训练
- 住院医师培训使用指导课程，培训目标及住院医师所承担的责任应与其目前在复杂任务中的熟练程度相匹配

组织学习

- 健全的机制通常对于组织学习是有用的，包括前瞻性学习（预先考虑如何优化方案与流程，如失败模型和效果分析）与回顾性学习（对不良事件、幸免事件，或问题进行分析报告，如根源分析）
- 分析问题的主要目的是确定哪些方面可以改进，而不是责备谁。评估改良的流程并将其恰当应用，流程改变反映出分析恰当

ICU，重症监护治疗病房；OR，手术室；PACU，麻醉后监测治疗室（麻醉恢复室）

动的发起者，而且还是将 HROT 理论应用于医疗行业的领军人。在 2003 年，APSF 开始初步实施高可靠性围术期医疗（见 APSF *Newsletter* 特别篇，2003 年夏，www.apsf.org）。最近，HRO 被概念化为三种安全方法之一：超适应性（包括风险，如创伤中心）、高可靠性（管理风险，如计划手术）和超安全性（避免风险，如放射治疗）[10]。为 ASA Ⅰ 级患者提供麻醉被认为是一种高可靠性、超安全的方法 [10]。

安全 - Ⅰ 和安全 - Ⅱ：确保事情尽可能少的出错或尽可能多的正确？

如上所述，对安全的看法正在改变。近年来，一些科学家对"安全"的定义提出了质疑，逐步形成

一种安全新观点，其将安全定义为，以正确方式最大程度地改进工作，并主要关注为什么尽管有各种各样的挑战，但人员绩效经常能取得不错成绩。Erik Hollnagel 将这种新方法称为"安全 - Ⅱ"，与此相对应的是"安全 - Ⅰ"，"安全 - Ⅰ"表示调查错误、事件和事故的传统方法 [457]。"因此，'安全管理应该从确保尽可能少的事情出错'（安全 - Ⅰ）转向确保'尽可能多的事情正确（安全 - Ⅱ）'"（第 4 页）[458]。

安全 - Ⅱ 方法旨在了解如何实际产生良好的绩效：人们如何适应工作量、使用设备和组织任务，并且即使在充满挑战的环境中也能获得良好的工作绩效，在这方面，其与 HROT 很相似。安全 - Ⅱ 也将成功的绩效视为一个学习空间：

> 这个"……方法假设每天的绩效变化反映了响应不同条件所需的适应性，因而这是事情可以顺利进展的原因。因此，将人员视为系统灵活性和弹性所必需的资源。在安全 - Ⅱ 中，调查的目的转变为理解事情通常是怎样正确进行的，因为这是解释事情偶尔出错的基础。"（第 4 页）[458]

也许安全 - Ⅰ 和安全 - Ⅱ 最重要的新观点是模型的分析特点。关注积极性绩效为我们提供了一个不同的视角，而不是强调个人成功，其指出的是这种成功如何发生以及为什么会发生。Hollnagel [459] 描述了功能共振分析，这种方法识别系统的不同部分，并详细研究他们之间是如何动态相互影响的。许多现象产生于系统各部分的相互作用，但这种现象的产生可能不易或者说不可能用因果原理加以解释。有关 Hollnagel、Wears 和 Braithwaite 对安全 - Ⅰ 和安全 - Ⅱ 方法的详细描述可以在网上获得 PDF 版本（"From safety- Ⅰ to safety- Ⅱ：A White paper. The Resilient Health Care Net"）[458]。

弹性和不确定性管理：安全是动态的，并非所有风险都可以消除

系统安全不是医院和各部门的静态属性，相反，其常常在短时间内是动态变化的。即使采取了强有力的患者安全策略并实施了相应的管理制度，也并非所有风险都可以在系统中消除，并且安全，即便确立了安全，也不是无所不在或无限持久的。在任何情况下，风险是否可以令人信服地降至零，这一点存在广泛争论。要承认在努力寻找更合适的方法处理不利事件的发生时无法规避风险，例如，不管理论方法如何，通过提高系统弹性 [447-448] 或者管理不确定性的能力 [460-465] 似乎都是适当的。一些系统安全方法论

甚至将领域内的专业人员视为不可靠的组成部分，而HRO、安全 - I 和安全 - II 的理论则将人视为创建可靠系统的核心要素。

弹性。就患者安全方面，"弹性"这个术语来源于弹性工程，是 HRO 的一个重要特征。Hollnagel 等提出将其引入医疗领域。弹性描述的是个人、团队和系统的内在能力，以应对和调整新的或变化的需求，并且即使在发生重大事故后或存在持续压力下，仍能够有效且安全地来响应未预见的、未预测的和未预料到的问题或需求。一个有弹性的系统有能力在可能易于导致失败的情况下取得成功。

不确定性管理。Grote 认为"为了改善风险管理，有意增加安全的不确定性可能是有益的"（第 71 页）[460]。Grote 进一步区分了两种不确定性模式[461]：①高度标准化、中央计划、工作 / 过程的自动化和高度专业化，以及员工的自由度较小（稳定性），可以将不确定性降到最低；②相比之下，较新的组织理论强调了在高度不确定的网络化过程中灵活适应的必要性，通过为组织中的每个人提供行动选择而不是固定的计划和标准，使他们能够应对不确定性。因此，组织必须找到一种方法来平衡稳定性和灵活性，因为两者可以相互支持[466]。有时可以容忍某种程度的不确定性——依靠功能完善的系统灵活地适应智能的、训练有素的人员并保持稳定——而不是试图通过标准化消除所有可能的不确定性。从 HROT 的角度来看，我们可以说在保持灵活性和弹性的同时尽可能（或明智地）标准化。诚然，尽管如何实现这一平衡仍存在争议，但在这两个极端之间存在一个最佳平衡点[467]。

偏差正常化与边缘摆动

偏差正常化。偏差正常化是美国社会学家 Diane Vaughan 首创的一个术语，她对"挑战者号"航天飞机空难进行了详细的组织分析[468]。当组织内的人员对于没有引起问题的反常操作或事件如此麻木不仁时，这种现象就会发生，这些操作本身看起来没有错误，本质上创造了一种"新常态"。这种偏差正常化不知不觉地出现了，有时经历了数年。一旦这种情况大规模发生，组织中就没有人能够看到行为中的不妥之处。他们开始抗拒那些认为他们实际上是异常的、偏离的建议，对"皇帝没穿衣服"的说法不予理会。由于灾难的发生的确离不开一些关键要素的存在，因此，在灾难发生之前，持续良好的结果会增加这种偏差正常化的行为。许多人将这些概念应用到包括麻醉学在内的医疗领域[48-50, 445]。Banja[47]概述了全部医

疗的话题，并识别出组织中出现偏差正常化的一些原因，包括：

- 认为现有的规则是愚蠢和低效的。
- 知识是不完善和不均衡的。
- 工作本身，以及新技术可能破坏工作行为和规则依从性。
- "为了我的患者好，我违反了规则"。
- "这些规则不适用于我" / "你要信任我"。
- 工作人员不敢畅所欲言。
- 领导没有意识到或者低估了有关系统问题的报告或发现。

边缘摆动。Cook 和 Rasmussen 发表了两个相关的偏差正常化模型，可以将其理解为边缘摆动[469]。他们所谓的动态安全模型描述了一个组织在运行中系统的三种不同状态（稳定系统、不稳定系统、稳定但高风险系统）。该模型指出，系统状态能够动态变化，这取决于一套组织边界（即经济、工作量、可接受绩效）和系统内压力（即管理、安全运动 / 文化、员工）。通常，最高的经济收益位于边界附近，可能会将系统推向甚至超过边界，此边界是保护系统免于错误、事故和不良事件的。边界模型的基本摆动引起了人们对风险的关注，即边界外的反复移动可能会导致对最初边界的判断过于保守，从而导致边界的移动（偏差正常化）。当这种情况发生时，系统的常规操作就会在一个已经很危险的边缘区域进行，这意味着一种错误的安全感，并增加了事故发生的可能性。

实现高可靠性及系统思维：系统安全方法的基本要素

临床部门和医疗机构如何转变成一个高可靠性组织？在个人和团队层面解决安全问题已经在医疗领域取得了一些有益进展。然而，更加全面的改进需要改变整个组织。只改变特定的护理程序是不够的，需要转变的是工作文化。AHRQ 在 2008 年发布了一份报告《成为 HRO：对医院领导的操作建议》，深入总结了这一论点[470]。

如图 6.15 所示，HRO 本质特征包括四个关键支柱：①创造和维持安全文化；②全体、深度地组织学习，包括事件报告系统（incident reporting systems，IRS）；③持续的个人、团队和工作部门培训，包括定期使用模拟培训；④持续优化安全相关的结构和流程。这四个支柱旨在为系统的组织改进提供支点，更为详细的讲解见后文。

安全文化

创建一种安全文化是提高患者安全的重要要素[471-473]。安全文化是一个组织整体文化的一部分。与此相对应的是，广泛流传的问责文化（也称为消极安全文化），安全文化也称为无问责文化，或者通过表达积极安全文化来加强其意义。

文化的一个突出定义是："一个群体在解决其外部适应和内部整合问题时所获悉的共同的基本假设模式"（第12页）[474]。更简单地说，文化就是"我们在这里做事的方式"，或者"你在无人关注时做的事情"。联合委员会将安全文化定义为："安全文化是一个组织在追求安全的过程中所做的一切总和……个体和群体的信念、价值观、态度、认知、能力和行为模式决定了组织对质量和患者安全的承诺"（第2页）[475]。

Edgar Schein描述了观察到的三种文化要素：①组织中使用的构件（例如，图表、衣服/制服、会议、仪式）；②倡导的信念和价值观（有些通过调查来衡量，有些通过访谈或者通过关注和倾听日常工作来衡量）；③几乎不再引起注意的根深蒂固的基本假设（例如，患者 vs. 客户或合作伙伴，疾病 vs. 健康，或者安全性 vs. 质量或结果）。框6.9显示了基于共同价值观（什么是重要的）、信念（应当如何工作）和常规（工作方式）安全文化的主要要素。

联合委员会发布了安全文化下的行为，并提出了相应对策[476]。目前已有两篇关于安全文化的文献综述[477-478]。

医疗领域对安全的HRO承诺需要从高层开始，首先要获得首席执行官、董事会或董事的全力支持，并且延伸到所有中层管理人员，甚至充分扩展到一线人员（专业人员和其他人员）。此承诺包含框6.11中显示的关键特征（基于AHRQ公式）。

当组织不倡导安全文化时，工作人员通常不愿意报告不良事件和不安全状况，因为他们担心报复行为，或者根据以往经验认为报告很少会带来改变（见后文"组织学习"和"事件报告"）[471]。

目前已经研发了多种技术来帮助组织创建和维持安全文化。其中一些通过诸如患者安全领导力巡回赛[479]或利用一线专业知识（Leveraging Frontline

---

框 6.11 基于 AHRQ 定义的高可靠性组织的关键特征[561]

- 确认组织活动的高风险本质，并决心实现始终如一的安全操作
- 一个无问责的环境，使个人能够报告错误或未遂事件，而不必担心受到谴责或惩罚
- 鼓励跨层级和跨学科合作，以寻求患者安全问题的解决方法
- 组织对解决安全问题的资源投入

Expertise，LFLE）之类的活动，使高层管理者和高管更直接地与工作尖端发生的状况保持联系[479-480]。IHI建议采取的其他干预措施包括：指定患者安全员，让患者参与安全项目，任命每个部门的安全负责人，制作安全简报，以及模拟可能的不良事件（见后文"定期团队培训和模拟团队培训"和第7章）[481]。美国医疗高管学院、IHI/NPSF Lucian Leape机构[482]和联合委员会[483]提供了其他可广泛适用的指南用于创建组织安全文化。很难证明这些策略和技术中哪一种最为有效，并且可能在很大程度上取决于每个组织的各种局部因素[484]。

将安全文化视作无问责文化，有时会有一些问题。安全文化实际上是一个更为广泛的概念，"无问责"或"不受责备"的观念已被一种公平文化的概念所取代。尽管对于许多无意识的错误没有给予适当的问责，但其他一些行为似乎理应问责，并要求个人对此负责。公平文化侧重于识别和解决系统问题，这些问题会导致个人做出一些不安全行为，同时通过对鲁莽行为建立零容忍来保持个人责任感。可以将其分为人为错误（例如，疏忽）、高风险行为（例如，走捷径）和鲁莽行为（例如，忽略所需的安全步骤）。绝不容忍重大过失、违规行为和破坏性行为。

尽管如此，个人问责的不公平文化仍然占主导地位[476]。Khatri等报告，医疗组织中问责文化出现的可能性增加的原因是：①主要依赖于层级、以服从为基调的管理体系；②不重视员工参与决策；③忽视人力资源管理能够辅助培育安全文化[485]。

患者安全行动框

注意你的语言！确保对话、访谈、讨论和报告避免使用评判性或责备性语言（例如，"你应该/本应该……""你为什么不……""你认为那是一个好主意？""专业人士不能……"）。取而代之的是，使用那些鼓励系统思考的语言[486]。

在试图将主要的问责文化转变为安全文化方面，麻醉学发挥了专业主导作用——将安全放在首位，并试图了解错误、意外事故和不良事件如何演变[11, 40, 456, 487-490]。

衡量安全文化。 衡量安全文化比较困难。严格地说，只有通过人类学方法研究文化，才能使人种学者进入工作场所深入了解工作方式，并通过组织访谈作为补充，这种方法很难实施且花费较大。较为常用的是通过对医护人员进行书面调查来衡量安全文化。从本质上讲，这些方法衡量了安全文化氛围，即调查结果代表了人员态度，而将这些结果延伸到实际建立的

安全文化中是非常困难的。尽管如此，调查问卷相对简单且成本较低，特别是出现了在线管理设备。

有几种有效的调查工具可用来衡量医院安全和团队安全环境，例如，医疗机构的患者安全文化（the Patient Safety Culture in Healthcare Organizations，PSCHO）[491-493]、AHRQ 患者安全文化调查，以及安全态度调查问卷（the Safety Attitudes Questionnaire，SAQ）。每种工具的侧重点不同，并且这类调查的管理方法非常重要。

影响此类调查结果的问题包括：①要求谁完成调查？是在全院范围内还是仅在一个或几个工作部门？有时，工作部门是分析的适宜部门，但常常可能需要目标更广泛[494]。②管理者和高层领导者的抽样比例是否与其他员工相同？如果不同，这将意味着他们的观点不具有代表性，因为他们只占劳动力总体中的一小部分。对于发挥重要作用但占比较少的人员，通过采样可以弥补这一点。③调查是真正保密的还是匿名的？④如何解释数据？仅看大多数受访者的观点可能还不够。如果有部分比例的人群（一些专家的经验认为大约为 10% 或以上）对安全文化做出对立的反应，这可能表示严重缺乏一致性，并显示出问题。例如，HRO 承认，在不同的军事飞行员调查中也曾询问过 PSCHO 调查的内容，负面的安全观点几乎从未接近 10%，但在医疗人群中比例较高、较为常见[495]。安全文化的团队合作和沟通维度与不良临床事件显著相关[491, 496-498]。

尽管过去十年一直致力于改善患者安全，但大多数医疗组织仍在努力实现 HRO 地位[445, 499]——持续提供高质量的医疗服务，在承载工作量的同时最大程度地减少不良事件。

在对 2009 年警示事件警报的更新中，2017 年联合委员会再次呼吁高层医疗领导者在其组织内建立安全文化，采用公平文化原则建立透明的、公平的政策来解决临床人员的错误，并保持分析和应对不良事件的稳健结构。其他的具体建议包括使医院董事会和患者参与安全工作，使安全绩效体现在领导者评估中。将是否遵守警示事件警报建议作为联合委员会调查评估的一部分[475]。

患者安全行动框

注意你的态度！追求安全文化通常来说是一个人对于安全问题的态度和反应。例如，如果患者病情正在恶化，当你认为事情还在自己掌控之中时，而其他人呼叫了快速反应小组（the rapid response team，RRT），请不要说，"你为什么要叫 RRT？你认为我是个白痴吗？"反而，最好说"感谢呼叫 RRT，我想我知道发生了什么并且仍在我掌控之中，但呼叫他们也并不会有任何问题。"反之，当团队到达时，如果发现没有危机存在，不应抱怨（或翻白眼），而是应该感谢临床医师的呼叫，即使他们眼下的事情似乎很顺利，也表示愿意提供任何方式的帮助。在医疗领域，人们有时会因一次正确应对而给予他人口头奖励，并注意到这对患者护理是很重要的事情。然而，当人们发现事实并非问题时，很少有人因提出可信的担忧而被给予奖励。无论结果如何，提供这样的奖励都会加强安全文化并鼓励人们大声说出来。

组织学习

组织学习是提高患者安全的重要策略，也是 HRO 的核心内容。组织学习"被定义为创建和应用有效的知识以使组织得以改善的过程"[500]。此类学习应既是前瞻性的，即使用故障模式和效果分析（Failure Mode and Effect Analysis，FMEA），又是回顾性的，即使用（关键）事件报告系统[（critical）incident reporting systems，（C）IRS]。在航空分析中，Donaldson 将医疗领域的组织学习称为"通过橙线测试"：

> "想象一下，一架波音 757 飞机发动机有一条橙色线，这对其安全功能至关重要。再想象一下，一名航空工程师在飞行前检查时发现，橙色线在某种程度上被磨损了，这提示出现了系统故障，而非正常的磨耗与撕裂。那么接下来会发生什么呢？可能将对世界上大多数 757 的发动机进行橙线检查（可能在几天之内），如果发现故障，则更换发动机。"[501]

那么，医疗领域和橙线测试如何呢？在过去二十年中，IRS 通过组织学习在增强医疗系统安全性方面产生了很多动力。接下来将讨论：①有关前瞻性（FMEA）和回顾性（IRS）组织学习的基本信息；②有关 IRS 的目的、面临的挑战及其有效性的更为详细的信息；③ IRS 的阻碍因素和促进因素；④成功 IRS 的特征；⑤ IRS 的法律问题；⑥基于英国最近的先锋安全运动，讨论独立医疗事故调查委员会的相关构想。

故障模式与效果分析（FMEA）。 FMEA 已从工程系统分析领域适应了医疗领域，有时其被用作回顾分析不良事件的工具。FMEA 方法是全面布局可能导致事件和结果发生的故障模式及其影响，这有助于明确预防或阻止事故演变链的方式。一种前瞻性的安全方法可以使用 FMEA 技术预先识别安全差距并实施纠正措施，尤其适用于评估系统提出的改进计划。例如，引进新设备或一套新的手术程序（例如，首次开始实施肝移植项目）。预先考虑可能发生故障的方式将有助于确定收益是否超过了组织风险，如何最佳地组织改进，以及如何在问题不可避免时最佳地预防或减轻问题。

（关键）事件报告系统[†]。回顾性组织学习方法意味着从了解已发生事件或未遂事件中获得最大程度的学习。尽管文献中的术语有所不同，但根据《世界卫生组织不良事件报告和学习系统指导原则草案》[502]，意外事件是对正常医疗的偏离，会对患者造成伤害或存在伤害风险，包括：①不良事件，会对患者造成伤害，有时也称为警示事件（sentinel events，SE）或关键事件；②差错，差错可能会转变成关键事件，但可以某种方式预先阻止其发生。另一种事件称为从来不会发生的事件，该事件会对患者造成严重伤害或者死亡，被归类于疾病或治疗副作用的非自然结果。

除了某些强制性法律报告和披露要求外，（关键）事件报告系统［有时也称为患者安全报告系统（patient safety reporting systems，PSRS）］通常是自愿填写的。最初的事件报告系统（IRS）是纸质版的，但技术进步使大多数电子版本或网络系统得以开发。尽管 IRS 采用各种格式，但大多数都具有相同的核心操作模式：一线员工（通常是直接参与事件或导致事件发生的人员）以匿名或秘密方式提供有关已发生事件的详细信息。下一步，由专家分析此报告（通常报告者免责），以确定哪些因素造成系统和人为错误，以及如果适用的话，制订预防此类事件的策略。图 6.16 给出了 IRS 核心过程的简化概览。IRS 的目的是提供从局部到整体层面的系统性组织学习，认识到一个部门发生的事件也可能是另一部门的问题。

大多数 HRO 都为各种严重的未遂事件创建 IRS 付出了特殊努力。尽管存在一些局限性，但是如果成功使用 IRS，借用 Charles Vincent[487] 的话，其可作为强有力的"系统窗口"，用以了解系统问题和安全漏洞。为了正常发挥功能，IRS 需要易于使用、易于组织整合及协调，需要得到安全文化的支撑（见前文），免于制裁，并且与报告问题的处理反馈相连接。

组织学习的其他方法。FMEA 和 IRS 都无法最佳

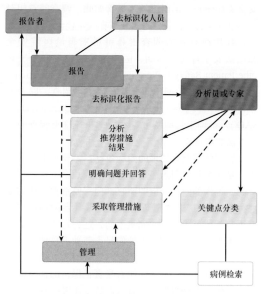

图 6.16　**去标识化现代事件报告系统的数据处理**。首先，报告要由专业的去标识人员进行完全的去标识化。重要的是由多学科人员组成的团队对报告进行分析，并及时反馈给汇报单位的组织管理部门。对于所有利益相关人员，分析和反馈过程是透明的

地增强患者安全性，其只是从一线员工那里征求意见的两种策略，旨在患者护理领域创建安全问题的快速解决之道。为了获得全面情况，需要通过对错误和伤害进行系统评估，以整合许多来源的信息。美国医疗保健研究与质量管理局为组织学习详细讨论了识别错误和潜在安全问题的方法[503]。高层领导者和主管人员的走访活动还提供了一种从一线员工那里收集安全隐患数据的方法[479]。

医疗系统的 IRS 主要是从民航和核工业中汲取了灵感。不幸的是，"报告"这个词具有多种（大部分是负面的）含义。在组织学习的背景下，应将其视为积极的意思，其意味着传达与安全相关的信息。麻醉科医师在日常工作中体验到工作环境的缺点和优点，这是已经存在的潜在安全隐患的宝贵信息。通过报告，IRS 可以帮助医疗机构和处于钝端的员工（风险管理人员、执行人员等）直接从一线员工那里提取安全关键信息进行分析，并作为组织学习内容。因此，将更加积极方式的 IRS 称为学习系统，例如，英国国家卫生部（National Health Service，NHS）国家患者安全局的全国报告和学习系统。

[†] 在阅读本节时，美国读者需要打破自身的固有习惯，不要将"IRS"认为是美国联邦政府的税收征管机构（美国国税局）

事件报告系统的不同操作模式。在设计和操作流程方面，世界各地的 IRS 差异很大（见附录 6.1）[346, 502, 504-509]。IRS 可在医疗系统内的不同层面上运行：某些 IRS 主要在地方层面上运行（即作为当地医院质量和风险管理的工具），可能会扩大规模，也可能不会；其他 IRS 可在更大区域或全国范围内运作（即 ASA 的 AIRS）。AIRS 能够识别无法辨别（罕见）的事件模式，以及更加广泛地推广获得的经验教训和创建的解决方案。无论是在地方还是国家层面，IRS 可与单一专业相关，或者包括更广泛的专业领域。某些 IRS 接受各种事件和偏差（即未遂事件、不良事件、警示事件，从来不会发生的事件等）报告。其他 IRS 限定只报告符合特定严苛标准的事件。

事件报告系统的目标。目前关于报告系统适用目标的讨论在于数据使用方式，特别是对于以下各项的不同组合：①帮助医疗组织学习和改进；②对组织进行基准测试和比较；③要求组织对安全绩效负责；④帮助监管者和出资者做出判断[502, 510-513]。某些 IRS 目标虽然在理论上是兼容的，但在实践中可能是互相排斥的。对每个目标的强调都会影响系统的设计特点，例如，报告是强制性的还是自愿性的，报告是机密的还是公开的，以及允许报告何种事件。

IRS 有效吗？ 在美国，所有医院都必须维护机密事件报告系统。在德国，自 2013 年也是如此。大约 20 年前，Lucian Leape 写道："如果报告是安全的，并且从专家分析中提供有用的信息，则可以显著提高安全性[504]。"尽管目前普遍都有 IRS，但这些系统对于其既定目标的实际贡献尚不确定，其有效性仍然存在问题[514-515]。

关于事件报告系统的挑战和误解。在近期《事件报告问题》一文中，Macrae 围绕 IRS 总结了各种问题[512]。这些问题包括许多方面：

1. 漏报是事件报告的主要限制因素。在医院环境发生的错误和不良事件中，报告系统捕获的比例不足 10%[516]。在报告障碍部分对报告不足的原因进行了详细回顾。虽然增加报告的绝对数量是有用的，但其质量至关重要。Charles Vincent 强调，对少量事件进行全面分析可能比对大量事件进行粗略概述更有价值[487]。

2. 对 IRS 另一种普遍误解是，认为报告的目的是提供对患者伤害的数字表述。相反，仅对事件进行计数根本不能提供信息，还可能浪费时间[517]。有时将其描述为核查框练习。许多报告描述的事件相似，在最初几个事件后，每个事件的相对学习内容明显减少。然而，如果某些事件没有被报告过，那么系统可能对其不甚了解。所有报告系统（无论是否自愿）都存在严重的选择——偏见问题——很多事件从未被报告过，因为这样做很费力，而且这样做似乎会使个人和工作环境面临声誉损失或其他负面后果。

3. 即使在最好的情况下，IRS 也仅提供了组织中的部分观点。鉴于各种原因，护士要提交 50% ~ 80% 的报告，医师仅填写 1% ~ 3% 的事件报告[518-519]。一项意义重大的研究指出，多达 94% 的事件都涉及医师和护理人员[520]。可能需要员工充分了解事件报告系统，同时也需要训练有素的观察者（人种学家）参与其中。此外，即使详细了解了所有事件，但如何分析和理解事件，并找到暴露问题实用而有效的解决方案要比仅仅收集信息困难得多。

成功的事件报告系统特征

报告环境。成功的 IRS 详细信息可见于许多出版刊物[1, 502, 505-507, 521-527]，框 6.12 给予了概述。安全文化是有效 IRS 的先决条件[502, 506]。如果人们担心报告带来负面后果或者认为一切都不会改变，则不会提交报告。

此外，成功的 IRS 需要高层管理人员传播 IRS 免责且无惩罚目的的信息，以确保组织的实际活动遵守

框 6.12　有效事件报告系统的重要特征[11, 502, 523, 527]

- 事件报告系统整合于组织体系中，并得到管理方面的全力支持
- 对于报告者和涉及人员不惩罚不制裁
- 可选择保密或者匿名报告，并积极采取去标识化（需要该领域专家）
- 法律保护和最先进的数据保密措施
- 独立的组织层级：报告发给组织层级外或组织外部的可靠部门（外部信托中心，如 ASRS 报至 NASA）
- 系统使与患者安全相关的所有人员（包括医师、护士和技术人员）易于提交报告
- 上报容易并且快捷
- 培训相关人员如何提交有价值的报告（例如，重点关注人为因素，并重视医疗技术方面）
- 及时反馈，包括收到报告、分析以及建议采取的措施
- 每份报告均由专家分析（多学科专家团队不但有医学领域的背景，而且还要了解人员绩效和分析方法）
- 采用根源分析或者失败模型和以改善未来系统安全为目标的效果分析，对挑选出来的病例进行深度分析
- 及时执行改进措施，以保证系统的"反应性"，并使其有所不同
- 评估改进措施和特别护理，以防"更不利的改进"（权宜之计，无助于解决潜在危险）
- 从组织层面支持病例报告和分析，以及执行改进措施
- 支持积极主动持续改进的部门安全文化（系统角度）

ASRS，航空安全报告系统；NASA，美国国家航空航天局

约定。并且，医疗组织应负责调查他们自己的报告[513]。

报告的阻碍和促进因素 IRS 依赖于工作人员的举报意愿。医护人员报告的常见阻碍包括[508]：害怕问责，法律处罚，认为事故报告并不能改善患者安全，缺乏组织支持，反馈不足，没有事件跟踪，缺乏有关 IRS 的知识，以及对构成错误的原因缺乏了解。Firth-Cozens 等[528]发现的其他阻碍是，报告错误的定义过于狭窄，难以做出报告。在另一项医师和护士的研究中，缺乏反馈似乎也是最重要的阻碍[529]。

常见的促进因素包括：不评判的环境，认为事故报告可以提高安全性，阐明要报告的内容和方法以及系统如何使用报告，榜样（例如管理者），立法保护报告者，能够匿名举报[508]。Firth-Cozens 等发现的其他促进因素是[528]：提高对安全和错误的领导力，学习小组和超时学习，为了明确可接受的行为而进行文化变革，管理层采取行动以带来改进并支持员工，中层人员加入政策委员会，彼此支持并从管理中获得支持。

事件报告系统应报告什么？由谁报告？ 航空业（IRS 摇篮）针对事件（没有负面结果的偏差）与事故（有负面结果）有各自的报告系统。航空事故由一个独立的国家机构进行调查（见后文"事故调查委员会"）。在航空事故中，事故发生常常是完全公开的，并且具有负面结果的事件绝不应该再次发生。与航空业相反，在医疗环境中，人人都会生病、死亡，因此，大多数负面结果是疾病的必然进程。通常很难确定哪些结果是偏差的结果，哪些是由疾病本身或内在的副作用导致的结果。

从作者的角度来看，应广泛鼓励工作人员进行报告，并且对报告标准没有什么限制。这样，对于临床医师和工作人员来说，报告就更加简单，并且可以使用广泛的网络来识别尽可能多的安全相关事件和系统漏洞。为此，许多专家认为，对于医疗事件报告系统，所有不良事件无论是否有负面结果都应向该系统报告。除了所有医疗组织工作人员应该报告以外[506]，另一种有意思的方法是，让患者和家属也有机会报告[502]。

最近，Macrae[512]和其他专家认为，"全部报告，全部捕获"方法错过了一个重要机会，即采用特定报告标准来关注某些事件，并为关键风险设定优先级。随着在组织中建立 IRS 并接收大量报告，这一点变得越来越重要。Stavropoulou 等在他们的文献综述中发现了这样一个证据——如果有明确的事件纳入标准，则 IRS 似乎更为有效[515]。

事故报告的一种新方法称为"从卓越中学习"[530]，该方法符合安全 - Ⅱ 的思想（见前文）。从卓越中学习意味着，对于临床状况虽具有挑战性，但对结果很好的积极事件和出色表现进行报告分析与分析失败同样有用。

有一种风险是，某种 IRS 可能因受控于自身利益索赔和投诉而中止[9]。如果工作人员没有充分了解目标、报告内容的操作原则以及原因，就可能发生这种情况。IRS 还可被一个或几个人用作试图对其他个人或群体施加权力的手段。

报告表格应该是什么样的？ 通常，对事件表格进行部分标准化，以便于收集基本临床细节，同时亦可以自由文本的形式描述事件。所谓的叙事报告提供了捕获丰富内容和故事情节的机会，从而可以探究和理解导致错误的条件。为报告者提供一系列多选框，用以选择事件相关原因的 IRS 尚未证明有用[502, 506]。

传统的事件报告系统是纸质的，但技术进步使网络系统得以发展。在报告表中，应鼓励员工也为事件提出解决方案[513]。理想情况下，人员填写表格的时间不应太长[529]。将来，IRS 报告可能会使用智能手机等数字资源，让员工能够使用他们习惯的设备即时报告[507]。

机密性和匿名性 通常，报告是由直接参与事件的工作人员提交的，这些专业人员可能会有一些合理的顾虑，担心报告会对其声誉或职业绩效记录产生潜在影响。一些 IRS 完全是匿名的——无法识别患者或报告的专业人员。尽管临床事件的独特方面使其可以进行自我辨识，但匿名可以提供高水平的保护。对于组织学习而言，匿名报告的主要缺点是：分析人员无法追踪和询问更多信息以阐明报告（通常信息不完整）。

相反，其他 IRS 是机密的，但不是匿名的，这意味着报告者的身份对于系统是已知的，但应尽可能保密。理想情况下，应该提供强有力的法律保护，以防止泄露报告人的身份（有时不排除有目的的专业不当行为或犯罪行为）。通常，一旦分析团队获得了全部事件内容，就应尽可能将其标识为机密报告[9]。专家建议，机密系统也应允许匿名报告，因为能够获取报告比一无所获更为重要[502, 506]。

去标识化的报告可能很棘手。在去标识化的过程中，保留了解情况所需的关键信息和删除所有可能的标识数据二者之间的平衡并不总是那么容易。即使表面上所有客观标识符号都被删去了，但关于事件的事实组合也可能是特有的，或者说可能是固有的[531]。那些参与去标识化过程的人员也需要接受专门的培训和监督，以确保实现恰当的平衡。

患者安全行动框

为了从错误或事件中学习并系统性地改善系统和患者安全，事件报告的主要问题不应指出"谁错了"，而应指出"什么地方错了以及如何／为什么"。下一步，事件报告需要关注"谁可以做些什么防止此类事情再次发生"。

关于机密性和匿名性另一个普遍关注的问题是，如果举报事件是披露内部主管或经理，则担心会受到影响。这种担心可能会影响所报告的内容，从而产生阻碍重要信息向上层传递的"反作用过滤器"[512]。参照航空业的经典模式，IRS 由独立的安全团队操作和管理，对人员决策和绩效记录没有影响。

事件分类。IRS 的下一步是对事件进行分类，以使其更易于查找或通过内部链接找到，并可使用标准格式更轻松地比较护理提供者之间的数据[502, 506, 513]。最常用的分类框架是 WHO 重大事件框架（www.who.int/patientsafety/implementation/taxonomy/ICPS-report/en/）。

分析。应该建立一个有组织的、清晰的机制恰当地分析报告[521]。Taylor-Adams 和 Vincent 制定的"伦敦草案"是一种广泛用于分析报告事件的框架[424]。报告应由了解工作并了解事件的人员进行阐释[517]。为使医疗事故报告价值最大化，应由临床医师进行审查，或许还应与能够识别人为因素和组织系统问题的人员进行合作[532]。专家强调了由多学科和多专业组成的调查委员会对分析事件的价值[522, 533]。分析的常见结果应包括描述问题、得出结论并制订行动计划[506]。

行动。医疗事故报告的主要问题之一是"我们收集的太多而做的太少"[512]。制订改进行动计划以及改变组织方法都可能会有所帮助[521]。本地和国家报告系统有时会被大量的报告所淹没，结果是，他们常常无法为优且可持续的解决方案提出建议。在最坏的情况下，会产生所谓的快速修复，而这些修复本身会引发新的风险。即使一些非常好的促进学习活动，如组织安全警报、政策更新或临床新建议，也无法促进他们学习[512]。学习是一个复杂的社交和参与过程，需要人们积极反思并重新整理分享的知识、技能和实践。

除了最佳组织嵌入外，IRS 如果能与其他安全措施整合并交互使用，则其可能会尤为有效。例如，模拟团队培训项目联合 IRS 要考虑到他们的相互影响。麻醉将报告事件作为模拟场景的素材，从而使麻醉科医师的培训经验和所获得的信息与日常临床工作紧密相关。反之，模拟能够加深人们对于事情如何发生以及为什么会发生的理解，并且模拟经验能够激发参与

模拟的临床医师将来向 IRS 报告的更大兴趣。

反馈。应给予报告人及时反馈，确认报告已收到并正在处理中，以使他们不会觉得自己的报告被抛在一边[497, 504]。在报告受理过程中，应单独告知报告人下一步的措施和行动。如果报告人在报告事件后未收到反馈，并且认为事件报告既不会带来改进也不会改善患者安全，这会使其感到沮丧。已报告事件的摘要（已标识）应及时分发给工作人员[521]。现已建立了多种互补的反馈模式[507, 534]。研究人员描述了一种安全行动反馈循环。不幸的是，在许多组织中，这种反馈循环没有引起足够的重视[512, 522]，导致人们将 IRS 视为黑洞（报告不断涌现，但似乎没有有用的东西出来）。临床管理者应设法利用行动反馈信息来激励其员工[535]。

在过去 15 年中，有关 IRS 的研究主要集中在为技术支撑、报告收集表格，以及分类和分析工具搭建平台。尽管这些基础很重要，但"在接下来的 15 年中，我们必须重新集中精力，开发更加复杂的基础架构，用以调查、学习和共享……"（第 74 页）[512]。Leistikow 等认为，"过程重于结果"，意思是更多地关注医院如何从事件中学习，而较少地关注医院学到什么[511]。

报告系统的法律问题。某些法律问题会影响报告系统，尤其常见于医疗责任诉讼的司法管辖中。在某些情况下，一些类别的事件需要依法报告给当局。在美国，某种药物不良反应事件和医疗设备故障是需要依法报告的。此外，还有一些州对某些"从来不会发生的事件"启动了强制报告程序。通常，自愿性质的 IRS 运作与这些政府类型的报告系统完全不同。

在美国，各州和联邦级别的法律能够为某些组织报告调查（诉讼中）提供各方面法律保护（庇护）。美国国会通过了《2005 年患者安全和质量改进法案》（公共法 109-41），该法案于 2009 年实施，创建了卫生与人类服务部，其授权患者安全组织（patient safety organizations，PSO）采集事件相关的机密报告并分析信息。与调查诉讼过程一样，该法案为强制性信息的发布提供了强有力的法律保护（特权）。在一些州，被授予的调查特权可为医院内部报告系统提供质量改进措施，但各州法律在此问题上差别很大。此外，质量改进保护措施在诉讼中常被质疑，是否赋予特权取决于各个案例中法官的裁决。其他国家的报告系统还采用了一些其他策略。比如在德国，国家 IRS 建立了自己的"新闻办公室"（以刊物的形式在麻醉界公布），在"新闻自由法案和权利"的保护下，诉讼中几乎不能采用报告系统的任何资料。

美国的麻醉事件报告系统。在 2011 年，美国麻醉科医师协会（ASA）下属的麻醉质量协会启动了麻醉事件报告系统（AIRS），旨在收集麻醉中重要事件报告。事件以匿名或保密的形式通过安全的网络数据收集系统进行上报。保密性报告允许 AIRS 分析人员与报告者联系，用以阐明和随访事件。美国联邦法律给予该系统法律保护，法律也就如何执行保密性制定了严格的指导方针。AIRS 定期在其主页以及 ASA Newsletter 专栏中以去标识化形式每月发表一个引人关注的病例和 AIRS 分析报告（网址：https://www.aqihq.org/casereportsandcommittee.aspx）。截至 2018 年 10 月，AIRS 自 2011 年 10 月以来每月发布一次病例分析。AIRS 建立了 4 个专业模块，用以收集某种特殊事件的数据：①涉及呼吸抑制事件的病例；②缺少必需药物（药物短缺）的病例；③在妇产科医师手术过程中或在医院产科病房发生的案例；④ 18 岁以下患者（儿科）的病例。

医疗领域应该有一个独立的事故调查组织吗？
如前所述，航空业和其他行业发生的严重事件和交通事故均由完全独立的跨学科政府安全调查员进行调查，例如，美国国家运输安全委员会（National Transportation Safety Board，NTSB；www.ntsb.gov）。大多数国家都存在类似的机构，这些机构通常在 24 h 内迅速将事故调查专家部署到配备有实验室、大量分析设施和专业总部的事故现场。几十年来，不断有建议提出建立类似 NTSB 的机构来调查医疗事故，尤其在近几年，有新的倡议提出要建立一个这样的机构[536]。直到 2017 年，该机构的复杂性与无法预知的困难（事实上，医疗领域中的不良后果远远较商业航空业更为常见）阻碍了其创建进程。在 2017 年 4 月，英国开始运营首家独立调查机构，即医疗安全调查局（Healthcare Safety Investigation Branch，HSIB；www.hsib.org.uk），尽管由卫生部资助并由 NHS 改进项目主持，但其是由经验丰富的安全调查员组成的多学科团队独立运作，该机构未来的发展将从其运作中展现所带来的成效和用途。

在不同的司法系统中，有关这种高级调查组织的可行性和可取性的辩论可能会持续很长时间。我们相信，通过快速部署和专家分析，对安全关键事件和危害的专业调查，将会带来新的洞察，并实施切实可行的、强有力的、有效的解决方案。

包括模拟在内的持续培训

一小组人员在整个围术期护理中一起工作。麻醉科医师、外科医师、护士和其他医疗专业人员必须彼此配合，以确保安全、高效地护理患者。传统意义上的团队需要长时间合作，而在手术室或 ICU 环境中团队配置是动态、频繁变化的，包含了所谓行动团队的特殊挑战（见前文"团队合作"）。行动团队成员极少一起受训，迄今为止，几乎没有人专门受训过如何为管理挑战性危急提供安全护理，例如，应用 CRM 理念（见前文"危机资源管理"）。并且，他们来自截然不同的学科和不同的教育背景，在某种程度上常将他们描述成处于竖井或部落中。工作的多样性和工作人员之间的合作使团队培训成为提高患者安全和减少医疗失误的理想工具。

后文将详细说明如何最好地学习、培训和应用 CRM 理念。针对医疗领域专业人员现代模拟团队培训的管理和模式，更多详细信息见第 7 章。

如何学习、培训和保持与危机资源管理相关的技能？ 尽管有越来越多的证据，但改善患者和系统安全的系统干预措施仅部分渗透到了医学思维和教学中。重视 CRM 的培训和行为应该成为解决麻醉安全中人为因素问题的综合方法的一部分，但却很少有机构采用这种整合的方法。Weaver 等在 2014 年发表了关于多种 MTT 的最新综述[409]，其指出各个项目讨论的目标团队合作能力相似，但课程差异很大，包括在内容、持续时间、临床医师和员工的参与频次、传授策略（授课、研讨会、模拟／总结汇报）、维护策略和评估工作方面。模拟的一个主要问题是似乎在一定程度上简化了课堂活动。

团队培训的两种不同方法：模拟教学还是课堂教学？ 最古老的医学 CRM 课程，即 ACRM 课程，在很大程度上依赖于高仿真模拟培训，其先向参与者介绍 CRM 原理，继而在随后情景总结中强调医疗领域的 CRM 部分。列有 15 个 CRM 关键点的口袋卡片如图 6.17 所示。

研讨会要比模拟培训简单得多，其纯粹以讨论的形式开展有关人为因素、CRM 原理、团队合作和团队沟通方面的培训。有一些团队培训项目（包括 MedTeams、MTM 和 DOM）仅仅依靠课堂教学、培训讲座，小组练习、角色扮演、讨论以及视频分析等方法。

鉴于这些培训项目的不同理念，以及高仿真模拟的高成本、高人力付出以及每个模拟课程参与者数量较少，引发了一个问题：与课堂教学相比，是否需要模拟 CRM 培训？并且，他们是否同样有效？只有少数研究调查了课堂团队培训与模拟项目的有效性[537]

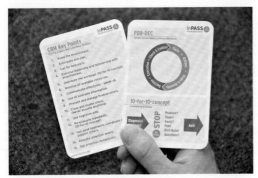

图 6.17 危机资源管理（CRM）口袋卡。卡片的一面显示了 Rall 和 Gaba 提出的 15 条 CRM 要素，卡的另一面显示两个图形。其中一个图形显示一种称为 "FOR DEC" 的工具，用以规范决策和避免固有错误，该工具源自航空业。另一个图形显示 "10 s 到 10 min" 原则的理念，提醒您在适当的时候花必要的时间组织团队。卡片既方便又袖珍，可在工作中随身携带，以备提醒，也可在部门内分发，以作提醒、获益或倍增工具。在作者的 CRM 课程或模拟培训课程中，向每个参与者分发 CRM 口袋卡（Photograph by M. Rall.）

Weaver 的综述摘要报告，两者在学习者反应、知识或技能、临床实践以及患者预后方面有着相似的积极影响[409]。Riley 等比较了三家不同医院的围产期工作区域：一个参加了教学团队培训计划，一个参加了现场模拟项目，另一个作为对照组[538]。结果表明，与教学组（降低 1%）和对照组（增加 43%）相比，在参与现场模拟项目的一组，患者损伤降低幅度显著增大（降低了 37%）。从前文介绍的退伍军人事务部（VA）MTT 计划的实施中获得的经验教训还表明，模拟是 CRM 团队培训干预措施的重要组成部分[414]。

与航空业的 CRM 培训课程相似，课堂教学方法相当于联邦航空局（Federal Aviation Agency，FAA）所说的第一阶段（认知），而模拟培训方法相当于第二阶段（实践技能和反馈），然后是第三阶段的保持（反复培训）。这与 Salas 等的团队合作培训的综合方法相一致。

这种教学方法提出了成人教育所需的三个要素：①传达关于团队合作的知识；②培养团队合作技能；③提高团队合作的积极态度[539-540]。Gaba 在关于问题点对点的讨论中写道，"模拟为团队合作培训增加了什么"[541]，下文指出了基于模拟的 CRM 培训的优点：

> "培训讲座可以讲授知识并影响态度，但是要充分提高技能并改变态度，体验式培训（如基于模拟的培训）可能是最有效的。因此，鉴于主题的复杂性，可能有必要采用多种方法来将学习最优化，并转移到实际的患者护理中。"

Pratt 和 Sachs 质疑这种观点，认为在实际的患者护理期间和之后，课堂教学和临床医师的密集指导已取代了相当复杂且成本高昂的模拟方法[542]。一种新型教学方法运用 CRM 教学理念，在屏幕上交互式虚拟仿真经典的临床情境[543-544]。尽管虚拟仿真实现了灵活性、经济高效和非同步学习，但没有实际的团队干预，这种虚拟教学的作用和有效性需要进一步评估。

Gaba 继续上述讨论：

> "此外，很可能没有单一的课程或练习能够永久改变这种复杂的行为，只有长期的反复培训和实践，再加上在实际工作环境中扎实地强化原则和技能的结合，才有可能开发新的、最佳团队合作模式，并将这些模式深入植根于工作文化中。"[541]

联合课堂培训和模拟培训各自的好方法用以获得最佳 CRM 团队培训经验似乎是合理的。遵循航空 CRM 课程经典的第一阶段（认知）和第二阶段（实践技能和反馈），越来越多与 CRM 相关的组织或部门干预措施正在实施，即 ACRM 课程、TeamSTEPPS、VA CTT 和若干 CRM 实施研究。首先，员工参加研讨会形式的 CRM 干预措施，以了解理念并建立认知。然后在课堂介绍之后或课堂介绍期间使用模拟培训，用于在实际医疗案例情境中应用理论知识，并获得反馈或更新知识，以便随着时间的推移获得可持续性成长。第 7 章提供了模拟培训方法的更多详细信息。在《麻醉学危机管理》第 2 版中，详细介绍了有关 ACRM 的不同教学方式（基于模拟和基于课堂）[14]。

我们认为，要在常规和紧急情况下践行 CRM 技能，除其他事项外，还需要在现实的模拟情境中接受具有挑战性的临床状况，继而由胜任的指导老师带领进行详细的小组总结汇报，以分析所发生的情况。如第 7 章所述，此类以 CRM 为导向的模拟培训可在专用的模拟中心进行，也可在实际工作环境中进行就地模拟培训。许多模拟中心提供"移动模拟培训"，即模拟培训团队将模拟人和模拟设备带到另一个机构，用以培训机构里没有模拟人和相关指导老师的员工。另一种方法是，将一些临床医师分派到其中一项 CRM 模拟团队培训的讲师课程中，以培养一些自己的临床医师开展 CRM 模拟团队培训。尽管有许多这样的课程，但在美国，三家最著名的讲师培训地点分别是波士顿的"医学模拟中心"、斯坦福医学院的"沉浸式和基于模拟的学习中心"，以及匹兹堡大学的"WISER"。在欧洲，还有 InPASS InFacT 讲师课程（由 Rall 负责）、DIMS 开设的讲师课程（由 Dieckmann 负责），以及 EuSiM 讲师课程。

选择培训课程时，重要的是要了解模拟是一项技能，而不是技术。其采用多种模式：从非技术模式（例如，口头模拟、角色扮演）到简单的技能训练模式，再到完全由计算机控制的人体模型；从训练学生到训练专业团队，从相当简单的人体模型培训场景到复杂的紧急场景设计。每种培训模式都需要不同数量的人力、物力和成本，但无论在何种情况下，至关重要的是模拟指导老师在课程中、场景准备、场景执行以及总结汇报中的专长（见第 7 章）。为了成功使用模拟，需要对模拟指导老师进行专门的 CRM 岗前培训（见第 x 章），需要设置模拟培训的学习目标（见第 x 章），并满足各个阶段学习人群的需求（见第 x 章）。此外，为了使模拟有效，需要将其整合到组织的战略理念中，以促进人员将学到的思维和技能转化到临床实践中。

团队培训效果的增强和可持续性。随着时间的推移，团队培训效果的可持续性是科学家和从业人员能力提升中的普遍问题。许多团队培训的早期评估均将随访评估限制在培训后的 6 个月或更短时间内[409]。我们发现，基于模拟的 CRM 干预后的积极反应可以持续到培训后的 6 个月[347]。Patterson 在培训后 8～10 个月的随访中发现，团队合作知识获得保留[242]。在检查 VA 团队培训项目实施情况的研究中，结果表明，在实施后 11 个月内对团队合作氛围的认知有了显著改善[545]，在培训后 1 年统计学上显著降低了手术死亡率[42]。这些数字与 Armour 等的发现相仿，他们表示训练后 1 年收益将会下降[397]。

现已投入大量工作来测试临床技能（例如复苏或插管技能）的最佳复训间隔，而了解团队合作能力的最佳复训间隔所做的工作相对较少。Moffatt 等在初次培训后的 2 年提供了一次复训[41]。VA CTT 项目在初次培训课程结束后的 1 年内要进行强制性复训，这正是考虑到复训"在项目中对于加强 CRM 关键理念至关重要"[546]。但此项目未提及 1 年后的进一步培训频次。根据文献研究结果，并且参照航空业 CRM 课程（第三阶段：反复复训），CRM 团队培训的复训间隔时间为 1 年似乎是合理的，但是我们不知道有哪个机构可以经常性地为有经验的临床医师提供全天候的课程。

重要的是，不要认为模拟培训只需一次或偶尔一次，而是要将其视为伴随整个职业生涯的一系列培训活动。模拟培训有时可在专用的模拟中心或在医院模拟区域进行，有时可能直接在患者接受治疗和护理的地方进行[547]。如果联合应用这些模拟活动，显然会

不断改进个人和团队的技能、知识、态度和行为，以及系统探测和系统改进。

团队培训的实施和可持续性的组织方面。与几乎所有患者安全原则一样，将 CRM 要素应用于患者护理必须得到高层领导的支持，并在实际工作环境中强化（图 6.18）。如果研究的这些原则（甚至在模拟中实践的原则）只是让人感受到真实手术室的压力和文化，而不可能实施，那么这样的研究毫无用处。事实证明，将 CRM 要素的基本理念充分整合到临床实践的结构和流程中是一项重大挑战。联合委员会质量与患者安全杂志在 2009 年概述了成功开展团队培训的几个关键因素[539]，简要叙述如下：

- 使团队培训目标与安全目标和组织目标保持一致。
- 为团队培训计划提供组织支持。
- 让一线护理负责人加入。
- 为团队培训提供培训地点和受训人员。
- 确定所需的资源和时间投入并确保其可用性。
- 在工作中广泛运用培训过的团队合作技能。
- 评估团队培训项目的有效性。

框 6.13 显示的特征是已被证明的成功的团队培训干预。

持续优化与安全相关的结构和流程

HRO 试图不断改变他们的工作方式以提高安全

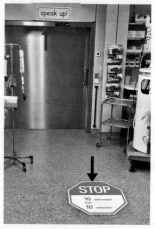

图 6.18 **"说出来"和"停止！ 10 s 为 10 min"的组织整合示例**。该照片显示了瑞士苏黎世大学医院创伤室门上方带有"说出来"字样的薄板标识（蓝色箭头）和在地板上（黑色箭头）带有"停止！ 10 s 为 10 min"的薄板标识。放置这些标识是为了提醒临床团队使用安全工具，同时表明对于患者安全问题，组织所付出的努力和支持（Photos published with permission of University Hospital Zurich［USZ］, Center for Simulation［Chair：M. Kolbe］）

研究[5, 41-42, 414, 546, 562]评估了 CRM 团队培训项目实施的积极影响并取得了成功，以下展示或部分展示了实施和培训过程的特征：

准备和实施
- 评估合作和标准化的措施（2 个月），然后基于个人组织制订实施计划（1 个月）
- 任命由医院医疗和护理领导层组成的"领导委员会"
- 创建领导层支撑，并吸引部门团队参与计划和准备

开始
- 行政培训：对领导小组的强化培训，例如，首席执行官、财务总监、院长、首席医疗官、首席质量官、部门主管、部门负责人（2 天）
- 行政培训：高管和高层领导、董事会成员以及围术期部门领导参加所有围术期医师和员工参与的同一 CRM 培训
- 员工培训：为所有参与干预的医师和护士提供强制性 CRM 培训课程。一些项目最初是从自愿开始的（"试点"）
- 互动式培训和跨专业团队的培训
- 小组培训（每组 15 名参与者）并有足够的时间进行讲座和互动式培训（2 天，每天 9 小时[5]；1 天[42]；4 h[41]）
- 引入 CRM 进行整体培训（所有部门人员都在短时间内，即 2～3 个月内参加培训）
- 由 CRM 胜任的、经验丰富的指导老师提供团队培训，点对点的交流是有帮助的
- 对于互动式培训，培训老师和参与者的适配比例是 2：15
- 培训联合应用讲座和互动式培训（即研讨会、讨论等）
- 尽可能减少干扰（即没有值班呼叫、没有寻呼机等）。甚至必须关闭手术室进行培训课程
- 根据组织 / 部门需求量身订制培训

保持
- 创建由一线临床医师组成的 CRM 工作组，不时向 CRM 提供建议（发帖子、公告、在晨会和员工会议期间常常接受 CRM 等），将 CRM 转化为组织需求（专业所有），并组织若干 CRM 活动（即"CRM 周"、复习讲座、CRM"奖励"等）
- CRM 作为年度个人评估的一部分
- 提名部门"冠军"奖
- 指导和监管部门的绩效结果（即超过 12 个月）或提供"后续支持"
- 对所有新员工进行强制性团队培训
- 强制性"实践培训"（即基于 CRM 的模拟团队培训）
- 强制性"再次培训"（在首次培训的 1 年后，在首次培训的 2 年后没有强制）
- 领导委员会持续每月召开一次会议，用以监管培训进展情况
- 启动"培训指导老师项目"，以培养医院自身的 CRM 推动者，并将 CRM 培训和实施内部化

性，包括组织结构、工作部门（有时称为微系统）、团队以及常规的护理流程和方案。有时（但并非总是如此）这些改进同样可以提高效率。鉴于权宜之策只能一次性救治一位患者，因此，对于做出持续性改进至关重要的是解决日常的工作流程，以及为异常或危机状况做好准备。

为了在患者安全方面不断优化结构和流程，重要的是要保持安全文化（见前文），只有这样，一线员工才能够有意愿并能够积极做出贡献。此外，在谈论优化与安全相关的结构和流程时，重要的是确定并形成结构化的方法传递重要的安全信息和主题，例如从 IRS（见前文）和团队培训活动（见前文）到负责结构改进的人员。

诚然，有许多不同的方法优化结构和流程。例如，出发点，既可以是前面提及的增加巡视次数[479]，也可以将常规和非常规事件后的总结汇报作为形成性评估来弥补绩效漏洞[548]。

在许多地方，优化结构和流程取决于医疗质量和风险管理人员。然而，我们已经观察到钝端工作人员所优化的内容与尖端工作人员所认可并执行的内容之间存在差异[549]。为了应对这一挑战，基于其他专家观点，作者认为重要的是：

- 重视安全文化的四个主要要素，以最为平衡的方式组织学习（IRS）、团队培训和优化结构和流程。
- 与临床团队共同增进、优化结构和流程，并密切合作（参与开发以用户为中心的迭代设计）。
- 系统性引进并实施新的结构和流程，利用一切可以利用的时间高效运作，而不要盲目开展。为了先确定新流程将如何以及在何处参与并影响其他活动，可能需要改进管理，而这些信息最好来自与临床人员及其管理者的讨论。
- 调整流程和结构，在人为因素管理中发现问题。有时，需要改进工作环境或设备，并使其适应人员绩效的实际情况，不要本末倒置。

鉴于几乎不可能同时践行或加强 HRO 的四个主要要素，重要的是要逐步进行并平衡各个要素之间的侧重点。建立安全文化是最重要的目标之一，因为该要素与其他要素的成功紧密地交织在一起。然而，在组织内部，对人员绩效和患者安全的关注重点在于优化结构和流程以及 IRS。同时，组织应继续对其医务人员进行有关人员绩效和患者安全方面的培训，但要面临以下三个挑战：

- **在所有结构和流程被优化之前，一线人员做什么？** 发展强大而安全的结构和流程不可能一蹴而就，许多过程和结构都需要优化。在此过程中，临床团队继续日复一日地治疗患者，即使在过时的结构和流程下，他们也需要磨练自己的技能。
- **即使进行了改进，也没有完善的系统和流程。** 即使优化过的流程和结构也存在隐患，临床团队将始终需要弥补这些隐患和安全漏洞。只有个人和团队共同学习和培训如何操作，他们才能安全进行——本质上"人为创造安全"（第 267 页）[9]。

■ **在任何结构或流程的最后，总是站着一个人。** 无论结构和流程是否优化，在可预见的将来，专业人员都将处于患者护理的"尖端"，执行这些流程和程序，并有意或无意地更改或绕过这些流程和程序。因此，专业人员需要了解并能够使用所有相关的安全策略。鉴于这些专业人员的确是防止灾难发生的最后屏障，每个专业人员都应成为 HRO 的理想典范，同时，提高工作弹性和灵活性（见前文）。

一线员工自身的行为、承诺和参与是将组织意图转化为实践的关键。我们的经验是，将侧重于人员绩效要素和患者安全的 CRM 模拟团队培训（临床行为和临床相关性）作为一个较好的切入点，从而让临床人员了解并接受组织改进。

更大的蓝图：美国国家和国际层面的患者安全努力

患者安全里程碑和活动

麻醉学领域引以为傲的观点是，患者安全是临床医师做好工作的"副产品"。然而，患者安全本身就值得研究、寻求并为之不懈努力。这在很大程度上要归功于 Jeffrey B. Cooper（麻省总医院）和 Ellison C.（Jeep）Pierce, Jr.（曾任 ASA 主席），他们创建了患者安全委员会。Jeff、Jeep 和其他一些志同道合的创新者创建了麻醉患者安全基金会。这些发展被认为是患者安全事业的奠基性里程碑，并为世界各地医疗领域各方面类似组织的进一步发展提供了灵感。

部分通过此类患者安全组织的努力，医学界越来越开放，更加认真地审视医疗人员绩效、错误和负面结果。自 20 世纪 90 年代以来，许多具有里程碑意义的出版物和活动都涉及患者安全和减少错误的组织方面[9, 11, 174, 434, 550-552]。

尽管麻醉学内外的许多学者多年来一直致力于解决患者安全问题，但 1999 年 IOM 的报告《是人都会犯错》（*To Err Is Human*）[174] 的发表在美国唤起了人们对患者安全问题的广泛关注。该报告汇总了主要文献，指出"每年都有成千上万的人死于护理失误，成千上万的人遭受或无法逃脱非致命伤害，而真正的高质量护理体系能够在很大程度上预防其发生"。2001 年 IOM 医疗质量委员会的后续报告题为《跨越质量鸿沟：21 世纪的新医疗体系》[434]，采用了系统化方法改善整个医疗系统。该报告指出，"我们现有的医疗与我们应该达到的医疗之间隔着的不是一条缝隙，而是一道鸿沟。"因为现有医疗系统伤害不断，常常无法体现其潜在的益处。报告总结道："现有的医疗体系无法做到让患者安全这项工作，更加努力尝试也不会有结果，但改变医疗体系将能够做到。"

有关患者安全的其他各种努力包括 IHI 发起的"100 000 条生命运动"（2004 年）；世界卫生组织患者安全项目（2004 年）；加强患者安全的 TeamSTEPPS 项目（2005 年发起，2013 年修订）；《患者安全和质量改进法案》建立了自愿性质 IRS，并为报告中的患者安全信息提供特权和机密性保护；引进世界卫生组织手术安全核查表（2008 年）；世界卫生组织患者安全课程（2011 年）。

在 IOM 报告《是人都会犯错》发表 15 年后，美国国家患者安全基金会（National Patient Safety Foundation, NPSF）在 2015 年召集了一个专家小组来评估患者安全领域的状况，并为接下来 15 年的工作奠定基础。其建议[471] 包括：建立整体的系统方法和安全文化，呼吁政府、监管机构、医疗人员等采取行动，将患者安全学以及实施放在更加优先的位置。欧洲麻醉学委员会和欧洲麻醉学学会在 2010 年发布的《赫尔辛基麻醉学患者安全宣言》[553] 强调了麻醉学在促进欧洲围术期安全护理中的作用[371]。

从事患者安全的机构

在过去 20 年中，已经建立了一些政府和非政府的患者安全机构，包括美国国家患者安全基金会（NPSF）、医疗研究与质量局（AHRQ）和美国的 IHI，英格兰国家患者安全局（the National Patient Safety Agency, NPSA），加拿大患者安全研究所（the Canadian Patient Safety Institute, CPSI），还有很多。

提高患者安全意识

在 2003 年，NPSF 启动了每年开展一次的患者安全意识周，强调了患者安全的不同主题。2 年后，也就是 2005 年，WHO 发起了每年一次的患者安全日活动，以提高人们对患者安全的认知。

医疗专业人员的患者安全认证教育

NPSF 设立了患者安全专业认证（the Certified Professional in Patient Safety, CPPS）证书，用以建立该领域的核心标准和基准测试，并为想获得患者安全专业认证的人员设定了应达到的熟练程度。截至 2018 年，已有 2000 多名专业人员获得了 CPPS 证书。他们包括医师、护士、药剂师、患者安全专业人员、质量和风险管理专业人员、医疗保健主管、非临床医疗保健专业人员以及在美国和其他 9 个国家 / 地区具有必需背景的其他人员。认证的内容涵盖以下五个关键要素：安全文化、领导力、患者安全风险和解决方案、衡量和改善绩效以及系统思考和设计 / 人为因素。VA 国家患者安全中心与 VA 大学附属学院办公室合作，给予为期一年的患者安全研究基金，用以提供患者安全实践和领导力方面的深入教育。

患者安全项目收益的美国国内和国际评估

在过去几年中，患者安全举措越来越关注经济和效率问题。两项主要报告显示了患者安全项目的成本收益：① AHRQ 在 2016 年提供的报告显示了 2010 年至 2015 年国家为提高医疗安全所付出努力的中期数据[44, 554]，报告显示医院获得性疾病自 2010 年以来持续下降，死亡人数大幅减少，节省大量资金。②国际经济合作与发展组织于 2017 年发布了患者安全经济学报告[472]，该报告估计患者伤害是全球疾病负担的第 14 位主要原因，其结果造成患者、医疗系统和社会的巨大成本。这些重要信息强调了领导力和建立积极的安全文化所发挥的重要作用。类似经济上的成功，但组织层面的成功直到 2017 年才被 Moffatt-Bruce 等在学院医疗中心研究中证明[41]。

为了患者安全的患者

此外，支持患者参与作为安全护理的重要组成部分得到了越来越多的关注。世界卫生组织启动了"为了患者安全的患者"安全项目，并为患者提供了几种工具包。例如，在加拿大、澳大利亚和美国已经启动了一些项目，其遵循的理念是患者应将额外的精力投入到安全流程中[555-557]。如果患者得到医务人员的授权和支持，他们更有可能参与其中并大声说出来。因此，成功制订患者授权策略需要医务人员了解其获益，继而给予全力支持。

结论与展望

对于每位麻醉科医师而言，避免错误以及避免对患者的伤害至关重要。这既是为了患者安全，也是为了专业人员的心理健康（专业人员常常作为患者伤害的第二受害者）。在护理过程中，临床知识和技能并不足以伤害任何患者。本章概述了麻醉专业人员绩效问题的重要性。从本章可以了解到，个人、团队和系统绩效面临众多挑战，这些挑战可能会减弱实现安全和优质护理的能力。了解和讲授这些是解决这类问题的第一步。需要将模拟作为重要组成部分进行反复培训和实践，无论模拟是成功还是失败，之后都需进行组织学习，并需要持续培养和改进安全文化。正如 Liam Donaldson 于 2004 年在华盛顿举行的患者安全联盟会议上所说："是人都会犯错，但掩盖不可原谅，不从中学习也不可原谅。"

麻醉科医师可以并且应该与手术、护理及其他方面的合作伙伴进行合作但麻醉科医师终将需要承担责任，以确保我们作为个人、我们所工作的团队以及我们的工作场所，随时提供最佳治疗。

在过去 30 年中，患者安全已得到极大的推动。尽管取得了许多成就，但仍有许多问题需要合理地解决，部分原因在于其根源是医疗领域组织方式的基础层面。即使是患者安全领域的先驱国家，也仍然在努力。但在发展中国家和资源匮乏的环境下，患者安全的基本方面都亟待解决。无论资源如何，患者安全都是一场永无止境的战斗，正如 Charles Vincent 所说："医疗安全是一个不断变化的目标[558]。"

包括我们（作者）在内的医学界众多患者安全先驱者均认为，本章中所提及的许多问题将是未来 10 年的主题。如今，随着我们当中的许多人进入了患者安全旅程的第四个 10 年，我们知道这条路永无止境……

我们都将继续前进。

致谢

作者、出版商和 Marcus Rall 博士、David M. Gaba 以及 Peter Dieckmann 感谢 Steven K. Howard 博士在上一版中对本章的贡献，其是本章的基础。

参考文献

1. Valentin A, et al. *BMJ.* 2009;338:b814.
2. Pronovost P, et al. *N Engl J Med.* 2006;355(26):2725–2732.
3. Lipshutz AKM, et al. *BMC Anesthesiology.* 2015;15:93.
4. Steyrer J, et al. *Health Care Manage Rev.* 2013;38(4):306–316.
5. Haerkens MH, et al. *Acta anaesthesiol Scand.* 2015;59(10):1319–1329.
6. Hunziker S, et al. *J Emerg Trauma Shock.* 2010;3(4):389–394.
7. Niles D, et al. *Resuscitation.* 2009;80(8):909–912.
8. Reader TW, et al. *Crit Care Med.* 2009;37(5):1787–1793.
9. Vincent C. *Patient Safety.* 2nd ed. Edinburgh: Wiley-Blackwell & BMJ Books; 2010.
10. Vincent C, Amalberti R. *Safer Healthcare. Strategies for the Real World.* Heidelberg, Germany: Springer; 2016.
11. Flin R, et al. *Safety at the Sharp End: A Guide to Nontechnical Skills.* Farnham, UK: Ashgate; 2008.
12. Leveson NG, et al. *Engineering a Safer World: Systems Thinking Applied to Safety.* Cambridge, Massachusetts & London, England: The MIT Press; 2016 (Reprint).

13. St Pierre M, et al. *Crisis Management in Acute Care Settings: Human Factors and Team Psychology in a High Stakes Environment.* New York: Springer; 2008.
14. Gaba DM, et al. *Crisis Management in Anesthesiology.* 2nd ed. Elsevier; 2014.
15. Carayon P, et al. *BMJ Qual Saf.* 2014;23(3):196–205.
16. Weinger MB, Englund CE. *Anesthesiology.* 1990;73(5):995–1021.
17. Raghavendra Rao RS. *Ind j anaesth.* 2016;60(5):306–311.
18. Decker Bauer. *Min Inv Ther Allied Tech.* 2003;12(6):268–277.
19. Loeb RG, et al. In: Erenwerth J, Eisenkraft JB, Berry J, eds. *Anesthesia Equipment: Principles and Applicaitons.* 2nd ed. Philadelphia, PA: Saunders; 2013:485–509.
20. Davis M, et al. *J Peri Prac.* 2016;26(12):274–280.
21. Cooper L, Nossaman B. *Intl Anesth Clin.* 2013;51(1):1–12.
22. Merry AF, et al. *Best Prac ResClinAnaesth.* 2011;25(2):145–159.
23. Merry AF, Anderson BJ. *Paediatr Anaesth.* 2011;21(7):743–753.
24. Jensen LS, et al. *Anaesthesia.* 2004;59(5):493-504.
25. Orser BA, et al. *Can J Anaesth.* 2013;60(2):127–135.
26. Glavin RJ. *Br J Anaesth.* 2010;105(1):76–82.
27. Prabhakar A, et al. *J Med Prac Mgmt.* 2015;30(6 Spec No):41–43.
28. World Health Organization (WHO). 2007:Volume 1. http://www.who.int/patientsafety/solutions/patientsafety/PS-Solution1.pdf. Accessed August 13, 2018.
29. World Health Organization (WHO). 2007:Volume 1. http://www.who.int/patientsafety/solutions/patientsafety/PS-Solution7.pdf. Accessed August 21, 2018.
30. Dolan SA, et al. *Am J Inf Cont.* 2013;41(11):1077–1082.
31. Gariel C, et al. *Br J Anaesth.* 2018;120(3):563–570.
32. Mauger B, et al. *Am J Inf Cont.* 2014;42(suppl 10):S274–283.
33. Nanji KC, et al. *Anesthesiology.* 2016;124(1):25–34.
34. Rothschild JM, et al. *Crit Care Med.* 2005;33(8):1694–1700.
35. Wahr JA, et al. *Br J Anaesth.* 2017;118(1):32–43.
36. Zimlichman E, et al. *JAMAInt Med.* 2013;173(22):2039–2046.
37. Cooper JB, et al. *Qual Saf Hlth Care.* 2002;11(3):277–282.
38. Williamson JA, et al. *Anaesth Intensive Care.* 1993;21(5):678–683.
39. Wu AW. *BMJ.* 2000;320(7237):726–727.
40. Cooper JB, Gaba D. *Anesthesiology.* 2002;97(6):1335–1337.
41. Moffatt-Bruce SD, et al. *Am J Med Qual.* 2017;32(1):5–11.
42. Neily J, et al. *JAMA.* 2010;304(15):1693–1700.
43. Schwartz ME, et al. *J Hlth Risk Mgmt.* 2018;38(1):17–37.
44. *Efforts To Improve Patient Safety Result in 1.3 Million Fewer Patient Harms.* ; 2014. http://www.ahrq.gov/professionals/quality-patient-safety/pfp/interimhacrate2013.html
45. Orasanu J, Connolly T. In: Klein GA, Calderwood R, eds. *Decision Making in Action: Models and Methods.* Norwood, NJ: Ablex Publishing Gorp.; 1993.
46. Gaba DM, et al. *Anesthesiology.* 1987;66(5):670–676.
47. Banja J. *Bus Horiz.* 2010;53(2):139.
48. Odom-Forren J. *J Peri Anesth Nrsg.* 2011;26(3):216–219.
49. Prielipp RC, et al. *Anesth Analg.* 2010;110(5):1499–1502.
50. Price MR, Williams TC. *J Pat Saf.* 2018;14(1):1–2.
51. Engelmann C, et al. *Langenbeck's Arch Surg.* 2017;402(1):187–190.
52. Nurok M, et al. *Pat Saf Surg.* 2015;9(1):34.
53. Eichhorn JH. *Can J Anaesth.* 2013;60(2):111–118.
54. Perrow C. *Normal Accidents: Living with High-Risk Technologies.* New York, US: Princton University Press; 1984.
55. Kirsner K, Biddle C. *Int J Law Hlth Eth.* 2012;8(1).
56. Gaba DM, et al. *Anesthesiology.* 2002;1(2):488–500.
57. *Production Pressures.* Agency for Healthcare Research and Quality (AHRQ); 2007. https://psnet.ahrq.gov/webmm/case/150.
58. Hollnagel E. *The ETTO Principle : Efficiency-Thoroughness Trade-Off. Why Things that go Right Sometimes go Wrong.* Burlington, VT: Ashgate Publishing Company; 2009.
59. Reason JT. *Human Error.* Cambridge: Cambridge University Press; 1990.
60. Riem N, et al. *Br J Anaesth.* 2012;109(5):723–728.
61. Stiegler MP, et al. *Br J Anaesth.* 2012;108(2):229–235.
62. Cognitive biases in health care. *The Joint Commission.* 2016. https://www.jointcommission.org/assets/1/23/Quick_Safety_Issue_28_2016.pdf
63. Phipps D, et al. *Br J Anaesth.* 2008;100(3):333–343.
64. Manser T, et al. *Ergonomics.* 2007;50(2):246–260.
65. Slagle JM, Weinger MB. *Anesthesiology.* 2009;110(2):275–283.
66. Weinger MB, et al. *J Clin Anesth.* 2000;12(4):283–287.
67. Weinger MB, et al. *Anesthesiology.* 1997;87(1):144–155.
68. Slagle JM, et al. *Anesthesiology.* 2018;128(1):44–54.
69. Mackenzie CF, et al. *J Clin Monitor.* 1995;11(5):335–341.
70. Xiao Y, et al. *Hum Factors.* 1996;38(4):636–645.
71. Friedman Z, et al. *Reg Anesth Pain Med.* 2006;31(4):304–310.
72. Weinger MB, et al. *Qual Saf Health Care.* 2004;13(2):136–144.
73. Lindekaer AL, et al. *Acta Anaesth Scan.* 1997;41(10):1280–1284.
74. Jacobsen J, et al. *Acta Anaesth Scan.* 2001;45(3):315–319.
75. Weinger MB, et al. *Anesthesiology.* 2017;127(3):475–489.
76. Byrne AJ, Jones JG. *Br J Anaesth.* 1997;78(5):553–556.
77. Manser T, et al. *Anesth Analg.* 2009;108(5):1606–1615.
78. Howard SK, et al. *Anesthesiology.* 2003;98(6):1345–1355.
79. Marshall SD, et al. *Anaesthesia.* 2016;71(4):389–404.
80. Burtscher MJ, et al. *Hum Factors.* 2010;52(2):282–294.
81. Manser T. *Acta Anaesth Scan.* 2009;53(2):143–151.
82. Wacker J, Kolbe M. *TrendsAnaesth Crit Care.* 2014;4(6):200–205.
83. Lingard L, et al. *Qual Saf Health Care.* 2004;13(5):330–334.
84. Künzle B, et al. *Hum Factors.* 2010;19(6):e46-e46.
85. Künzle B, et al. *Euro J Work Organiz Psych.* 2010;19(5):505–531.
86. Cook RI, Woods DD. *Human Factors.* 1996;38(4):593–613.
87. Cook RI, Woods DD. *J Clin Anaesth.* 1996;8(suppl 3):29s–37s.
88. Loeb RG. *Anesthesiology.* 1994;80(3):527–533.
89. Manser T, Wehner T. *Analysing Action Sequences: Variations in Action Density in the Administration of Anaesthesia.* vol. 4. ; 2002.
90. Weinger MB, et al. *Anesthesiology.* 1994;80(1):77–92.
91. Weinger M, Slagle J. *J Am Med Inform Assoc.* 2002;9(suppl 6):S58–S63.
92. Weinger MB, et al. *Anesth Analg.* 2004;98(5):1419–1425.
93. Byrne AJ, et al. *Br J Anaesth.* 2010;105(6):767–771.
94. Gaba DM, Lee T. *Anesth Analg.* 1990;71(4):354–361.
95. Pape TM, Dingman SK. *Plastic Surg Nrsg.* 2011;31(2):49–56.
96. Campbell G, et al. *Br J Anaesth.* 2012;109(5):707–715.
97. Schulz CM, Schneider E, et al. *Br J Anaesth.* 2011;106(6):807–813.
98. Betza SM, et al. *Proceedings of the Human Factors and Ergonomics Society Annual Meeting.* 2016;60(1):608–612.
99. Smith AF, et al. *Anaesthesia.* 2003;58(11):1070–1078.
100. Broom MA, et al. *Anaesthesia.* 2011;66(3):175–179.
101. Cooper JB, et al. *Anesthesiology.* 1984;60(1):34–42.
102. Marcus R. *Paediatr Anaesth.* 2006;16(3):242–250.
103. American Society of Anesthesiologists. Standards and Guidelines: 2008 ASA Recommendations for Pre Anesthesia Checkout. https://www.asahq.org/resources/clinical-information/2008-asa-recommendations-for-pre-anesthesia-checkout. Accessed November 16, 2018.
104. Feldman JM. *APSF Newsletter.* 2008;23(1):6–7.
105. Association of Anaesthetists of Great Britain and Ireland (AAGBI). *Anaesthesia.* 2012;67(6):660–668.
106. Australian and New Zealand College of Anaesthetists (ANZCA). *Guidelines on Checking Anaesthesia Delivery Systems;* 2014. http://www.anzca.edu.au/documents/ps31-2014-guidelines-on-checking-anaesthesia-deliv.pdf
107. Merchant R, et al. *Can J Anaesth.* 2016;63(1):86–112.
108. Gaba DM. *Dynamic Decision-Making in Anesthesiology: Cognitive Models and Training Approaches.* Berlin, Heidelberg: 1992.
109. Gaba DM. *Intl Anesth Cin.* 1989;27(3):137–147.
110. Gaba DM, et al. *Hum Factors.* 1995;37(1):20–31.
111. Xiao Y, et al. *Incident Evolution And Task Demands: An Analysis And A Field Study Of 'Going Sour' Incidents.* vol. 36. ; 1995.
112. Norman DA. *Psychol Rev.* 1981;88(1):1–15.
113. Rasmussen J. *IEEE Trans Syst, Man, and Cybernetics.* 1983;SMC-13(3):257–266.
114. Klein GA. *Adv Man Machine Sys Res.* 1989;5:47–92.
115. Reason J, et al. *Generic Error-Modeling System (GEMS): A Cognitive Framework for Locating Common Human Error Forms.* Chichester, UK: Wiley; 1987.
116. Klemola UM, Norros L. *Med Educ.* 1997;31(6):449–456.
117. Hall KH. *Med Educ.* 2002;36(3):216–224.
118. Sarter NB, Woods DD. *Intl J Aviation Psych.* 1991;1(1):45–57.
119. Hartman BO, Secrist GE. *Aviat Space Environ Med.* 1991;62(11):1084–1089.
120. Tversky A, Kahneman D. *J Science.* 1974;185(4157):1124–1131.
121. Stiegler MP, Tung A. *Anesthesiology.* 2014;120(1):204–217.
122. Cook RI, et al. *Human Performance in Anesthesia: A Corpus of Cases.* Columbus, Ohio: Cognitive Systems Engineering Laboratory Report, prepared for Anesthesia Patient Safety Foundation; 1991.
123. Reason JT, et al. *Qual Health Care.* 2001;10(suppl 2):ii21–25.
124. Klein GA. In: Orasanu J, Calderwood R, Zsambok CE, eds. *Decision Making in Action: Models and Methods.* Norwood: Ablex Publishing Corporation; 1993:138–147.
125. Schwid HA, O'Donnell D. *Anesthesiology.* 1992;76(4):495–501.
126. DeAnda A, Gaba DM. *Anesth Analg.* 1991;72(3):308–315.
127. Howard SK, et al. *Aviat Space Environ Med.* 1992;63(9):763–770.
128. Gaba DM. *Anesthesiology.* 1992;76(4):491–494.

129. Wacker J, Staender S. *Curr Opin Anaesth.* 2014;27(6):649–656.
130. Stone M, et al. *Memory (Hove, England).* 2001;9(3):165–176.
131. Dodhia RM, Dismukes RK. *Appl Cogn Psych.* 2009;23(1):73–89.
132. Dieckmann P, et al. *Ergonomics.* 2006;49(5-6):526–543.
133. Dismukes RK. *Curr Dir Psych Sci.* 2012;21(4):215–220.
134. Glavin RJ. *Best Prac Res Clin Anaesth.* 2011;25(2):193–206.
135. Schulz CM, et al. *Anesthesiology.* 2013;118(3):729–742.
136. Schulz CM, et al. *BMC Anesthesiology.* 2016;16:4.
137. De Keyser V, et al. *Fixation Errors in Dynamic and Complex Systems: Descriptive Forms, Psychological Mechanisms, Potential Countermeasures.* Brussles: Technical Report for NATO Division of Scientific Affairs. North Atlantic Treaty Organization (NATO); 1988.
138. De Keyser V, Woods DD. In: Colombo AG, Bustamante AS, eds. *Systems Reliability Assessment.* Dordrecht, Germany: Kluwer Academic; 1990:231–251.
139. Xiao Y, et al. *Decision Making in Dynamic Environments: Fixation Errors and Their Causes.* vol. 39. ; 1995.
140. Hart SG, Staveland LE. In: Hancock PA, Meshkati N, eds. *Human Mental Workload.* Amsterdam: Elsevier; 1988:139–183.
141. Edwards MS, et al. *Anx Stress Coping.* 2015;28(1):1–16.
142. Leedal JM, Smith AF. *Br J Anaesth.* 2005;94(6):702–709.
143. Byrne A. *Anesth Pain Med.* 2011;1(2):90–94.
144. Neily J, et al. *Jt Comm J Qual Patient Saf.* 2007;33(8):502–511.
145. Arriaga AF, et al. *N Engl J Med.* 2013;368(3):246–253.
146. Yang CW, et al. *Resuscitation.* 2012;83(9):1055–1060.
147. Knudson MM, et al. *J Trauma.* 2008;64(2):255–263. discussion 263-254.
148. Rall M, et al. In: Kyle R, Murra BW, eds. *Clinical Simulation: Operations, Engineering, and Management.* Burlington: Academic Press; 2008:565–581.
149. Kenmoku K. *J Artif Org.* 2009;12(2):67–72.
150. Wickens CD. *Hum Factors.* 2008;50(3):449–455.
151. Regehr G, Mylopoulos M. *J Cont Ed Hlth Prof.* 2008;28(S1):19–23.
152. Byrne AJ, et al. *Anaesthesia.* 2013;68(12):1266–1272.
153. Burtscher MJ, et al. *BMJ Sim Tech Enh Lrng.* 2018;4(4):165–170.
154. Schwid MD, et al. *Anesthesiology.* 2002;97(6):1434–1444.
155. DeAnda A, Gaba DM. *Anesth Analg.* 1990;71(1):77–82.
156. Henrichs B, et al. *Anesth Analg.* 2009;109:255–262.
157. McIntosh CA. *Anesth Analg.* 2009;108(1):6–9.
158. Lake Wobegon. In OxfordReference.com. Retrieved August 21, 2018, from http://www.oxfordreference.com/view/10.1093/oi/authority.20110810105237549.
159. Scherrer V, et al. *A & A Case Reports.* 2013;1(5):75–76.
160. Novick RJ, et al. *J Surg Ed.* 2015;72(2):302–309.
161. Mhyre JM, et al. *Anesthesiology.* 2010;113(4):782–793.
162. Langerman A, et al. *J Am Coll Surg.* 2014;219(6):1181–1186.
163. Dutton RP, et al. *Anesthesiology.* 2014;121(3):450–458.
164. Tschan F, et al. In: Boos M, Kolbe M, Kappeler P, Ellwart T, eds. *Coordination in Human and Primate Groups.* Heidelberg, Germany: Springer; 2011:93–115.
165. Weingart LR. *Res Org Behav.* 1997;19:189–239.
166. Kolbe M,B, et al. *BMJ Qual Saf.* 2013;22(7):596–605.
167. Embrey ED, et al. *Anesthesia eJournal.* 2013;1(2).
168. Lyk-Jensen HT, et al. *AANA J.* 2016;84(2):122–127.
169. Gaba DM, et al. *Anesthesiology.* 1998;89(1):8–18.
170. Fletcher G, et al. *Framework for Observing and Rating Anaesthetists' NonTechnical Skills. Anaesthetists' NonTechnical Skills (ANTS) System Handbook v1.0.* Aberdeen, Scottland: University of Aberdeen; 2012.
171. Fletcher GC, et al. *Br J Anaesth.* 2002;88(3):418–429.
172. The Joint Commission. *Sentinel Event Statistics Released for 2014;* 2015. https://www.jointcommission.org/assets/1/23/jconline_April_29_15.pdf
173. Cook TM, et al. *Br J Anaesth.* 2011;106(5):617–631.
174. Kohn LT, et al. *To Err Is Human: Building a Safer Health System;* 2000.
175. Dieckmann P, et al. *Adv Simul.* 2017;2(1):21.
176. Human Factors and Ergonomics Society (HFES). *Definitions of Human Factors and Ergonomics;* 2016. http://cms.hfes.org/Resources/Educational-and-Professional-Resources/Educational-Resources/Definitions-of-Human-Factors-and-Ergonomics.aspx
177. Catchpole K, McCulloch P. *Curr Opin Crit Care.* 2010;16(5):618–622.
178. Holden RJ, et al. *Ergonomics.* 2013;56(11):1669–1686.
179. Carayon P, et al. *Qual Saf Hlth Care.* 2006;15(suppl 1):i50–i58.
180. Nestel D, et al. *Simul Hlthcare.* 2011;6(1):2–3.
181. Gaba DM. *Simul Hlthcare.* 2011;6(1):8–10.
182. Fletcher G, et al. *Br J Anaesth.* 2003;90(5):580–588.
183. Flin R, et al. *Br J Anaesth.* 2010;105(1):38–44.
184. Salas E, et al. *Human Res Mgmt.* 2014:24. Available at: https://orpca.org/APCM/Salas_et_al-2014-Human_Resource_Management%201%203.pdf.
185. Jepsen RMHG, et al. *Int J Med Ed.* 2015;6:17–25.
186. Spanager L, et al. *Danish Med J.* 2012;59(11):A4526.
187. Shields A, Flin R. *EMJ.* 2013;30(5):350–354.
188. Flin R, et al. *The Surgeon.* 2007;5(2):86–89.
189. Helmreich R, et al. *Vol NASA/UT Technical Manual 90-2, Revision 1.* Austin, TX: NASA/University of Texas Aerospace Crew Performance Project; 1991.
190. Graham J, et al. *Br J Anaesth.* 2010;104(4):440–445.
191. Zwaan L, et al. *Adv Simul.* 2016;1(1):18.
192. Watkins SC, et al. *Simul Hlthcare.* 2017;12(2):69–75.
193. Gjeraa K, et al. *Acta Anaesth Scan.* 2016;60(1):36–47.
194. Jones CPL, et al. *Anaesthesia.* 2018;73(suppl 1):12–24.
195. Flin R, et al. *Anaesthesia.* 2013;68(8):817–825.
196. World Health Organization (WHO). Patient safety curriculum, Topic 2: "Why applying human factors is important for patient safety?". In: *WHO Multi-professional Patient Safety Curriculum Guide.* 2011: 111-107.
197. Brandimonte M, et al. *Prospective Memory: Theory and Applications.* Mahwah, NJ, US: Lawrence Erlbaum Associates Publishers; 1996.
198. Douglas HE, et al. *Appl Ergo.* 2017;59:45–55.
199. Ophir E, et al. *Proc Natl Acad Sci U S A.* 2009;106(37):15583–15587.
200. Uncapher MR, Wagner AD. *Proc Natl Acad Sci U S A.* 2018;115(40):9889–9896.
201. Feng SF, et al. *Cogn Affect Behav Neurosci.* 2014;14(1):129–146.
202. Weigl M, et al. *J Pat Saf.* 2013;9(1):18–23.
203. Rohrer D, Pashler HE. *Psych Bulletin Rev.* 2003;10(1):96–103.
204. Nijboer M, et al. *PLoS ONE.* 2013;8(11).
205. van Rensen ELJ, et al. *Anesth Analg.* 2012;115(5):1183–1187.
206. Segall N, et al. *Anesth Analg.* 2012;115(1):102–115.
207. Endsley MR. *Human Factors.* 1995;37(1):32–64.
208. Endsley MR. *J Cogn Eng Dec Mak.* 2015;9(1):4–32.
209. Endsley MR. *Cogn Tech Work.* 2015;17(2).
210. Dekker S. *Cogn Tech Work.* 2015;17(2):159–161.
211. Dekker S, Hollnagel E. *Cogn Tech Work.* 2003;6:79–86.
212. Kahneman D. *Thinking, Fast and Slow.* New York: Farrar, Straus and Giroux; 2012.
213. Bogdanovic J, et al. *BMC Hlth Serv Resch.* 2015;15:128.
214. Widmer LW, et al. *Wrld J Surg.* 2018;107(1):P13–P14.
215. Burtscher MJ, Manser T. *Safety Sci.* 2012;50:1344–1354.
216. Johnsen BH, et al. *Scand J Trauma Resuc Emg Med.* 2017;25(1):109.
217. Schmutz JB, Eppich WJ. *Acad Med.* 2017;92(11):1555–1563.
218. Fioratou E, et al. *Br J Anaesth.* 2010;105(1):83–90.
219. Gibbs NM. *Anaesth Intev Care.* 2017;45(3):289–290.
220. Fleisher LA. *Euro J Anesth.* 2012;29(8):357–359.
221. Marewski JN, Gigerenzer G. *Dial Clin Neurosci.* 2012;14(1):77–89.
222. Kahneman D, Klein G. *Am Psychol.* 2009;64:515–526.
223. Gigerenzer G, et al. *Simple Heuristics that Make us Smart.* New York: Oxford University Press; 1999.
224. Gigerenzer G, Gray JA. *Better Doctors, Better Patients, Better Decisions: Envisioning Health Care 2020.* Cambridge, MA: MIT Press; 2011.
225. Schlesinger JJ, et al. *Anesthesiol Clin.* 2018;36(1):99–116.
226. Nurok M, Cohen N. *Intnl Anesth Clin.* 2015;53(3):116–126.
227. Distracted Doctoring. *Returning to Patient-Centered Care in the Digital Age.* Springer; 2017.
228. Jorm CM, O'Sullivan G. *Anaesth Inten Care.* 2012;40(1):71–78.
229. Attri JP, et al. *Saudi J Anaesth.* 2016;10(1):87–94.
230. Ford DA. *AORN journal.* 2018;107(1):P13–P14.
231. Gill PS, et al. *Risk Mgmt Hlthcare Pol.* 2012;5:105–114.
232. van Pelt M, Weinger MB. *Anesth Analg.* 2017;125(1):347–350.
233. Pınar HU, et al. *BMC Anesthesiology.* 2016;16:88.
234. Domino KB, Sessler DI. *Anesthesiology.* 2012;117(6):1156–1158.
235. Stevenson RA, et al. *Anesthesiology.* 2013;118(2):376–381.
236. Weinger MB, van Pelt M. *Anesth Analg.* 2017;125(1):347–350.
237. Allen K, Blascovich J. *JAMA.* 1994;272(11):882–884.
238. Weinger MB. *JAMA.* 1995;273(14):1090–1091.
239. Murthy VS, et al. *Can J Anaesth.* 1995;42(7):608–611.
240. Schneider W, Detweiler M. *Human Factors.* 1988;30(5):539–566.
241. Soto RG, et al. *Euro J Anaesth.* 2017;34(4):246–247.
242. Patterson P. *OR manager.* 2013;29(2):20–22.
243. Statement on use of cell phones in the operating room. *Bulletin of the American College of Surgeons.* 2008;93(9):33–34.
244. (AORN) *Position Statement on Managing Distractions and Noise During Perioperative Patient Care;* 2014. http://www.aorn.org/Clinical_Practice/Position_Statements/Position_Statements.aspx

245. The Joint Commission. Minimizing noise and distractions in the OR and procedural units. *Quick Safety*. 2017;(Issue 35). https://www.jointcommission.org/assets/1/23/Quick_Safety_Issue_35_2017_Noise_in_OR_FINAL.pdf

246. Anthony K, et al. *Crit Care Nurse*. 2010;30(3):21–29.

247. Huber S, et al. 2016.

248. *International Bedroom Poll*. 2013. https://sleepfoundation.org/sleep-polls-data/other-polls/2013-international-bedroom-poll

249. Doran SM, et al. *Arch Italiennes de Biologie*. 2001;139(3):253–267.

250. Akerstedt T, Kecklund G. *J Sleep Research*. 2001;10(2):105–110.

251. Howard SK, et al. *Adad Med*. 2002;77(10):1019–1025.

252. Howard SK, et al. *Anesthesiology*. 2002;97(5):1281–1294.

253. Biddle C, Aker J. *AANA Journal*. 2011;79(4):324–331.

254. Domen R, et al. *AANA Journal*. 2015;83(2):123–131.

255. The Joint Commission. Health care worker fatigue and patient safety. *Sentinel Event Alert*. 2011;48(48):1–4. https://www.jointcommission.org/assets/1/18/SEA_48.pdf

256. Sinha A, et al. *J Anaesth, Clin Pharm*. 2013;29(2):151–159.

257. Gregory P, Edsell M. *Cont Ed Anaesth Crit Care Pain*. 2014;14(1):18–22.

258. Barger LK, et al. *PLoS Med*. 2006;3(12):e487.

259. Fletcher KE, et al. *Ann Intern Med*. 2004;141(11):851–857.

260. Accreditation Council for Graduate Medical Education (ACGME). *The ACGME 2011 Duty Hour Standard: Enhancing Quality of Care*. Supervision and Resident Professional Development; 2011. https://www.acgme.org/Portals/0/PDFs/jgme-monograph[1].pdf

261. Blum AB, et al. *Nat Sci Sleep*. 2011;3:47–85.

262. Philibert I, et al. *Ann Rev Med*. 2013;64:467–483.

263. Landrigan CP, et al. *JAMA*. 2006;296(9):1063–1070.

264. Engelmann C, et al. *Surg Endoscopy*. 2011;25(4):1245–1250.

265. Cooper JB, et al. *Anesthesiology*. 1982;56(6):456–461.

266. Cooper JB. *J Clin Anesth*. 1989;1(3):228–231.

267. Smith-Coggins R, et al. *I Ann Emerg Med*. 2006;48(5):596-604, 604.e591-593.

268. Howard SK. *VA's Strategic Nap Program. TOPICS IN PATIENT SAFETY*. VA Palo Alto Health Care System;MAY/JUNE 2008.

269. Rendell PG, Craik FIM. *Appl Cogn Psych*. 2000;14(7):S43–S62.

270. Mienaltowski A. *Ann New York Acad Sci*. 2011;1235:75–85.

271. Agency for Healthcare Research and Quality (AHRQ). *TeamSTEPPS® 2.0 Pocket Guide*; 2014. 2018 https://www.ahrq.gov/sites/default/files/wysiwyg/professionals/education/curriculum-tools/teamstepps/instructor/essentials/pocketguide.pdf

272. Silverstein JH, et al. *Anesthesiology*. 1993;79(2):354–375.

273. Bryson EO, Silverstein JH. *Anesthesiology*. 2008;109(5):905–917.

274. Jungerman FS, et al. *Braz J Anesth*. 2012;62(3):375–386.

275. Mayall RM. *BJA Educ*. 2016;16(7):236–241.

276. Booth JV, et al. *Anesth Analg*. 2002;95(4):1024–1030.

277. Skipper GE, et al. *Anesth Analg*. 2009;109(3):891–896.

278. Berge KH, et al. *Mayo Clin Proc*. 2009;84(7):625–631.

279. Rossier RN. Hazardous Attitudes. Which one do you have?. https://www.aopa.org/news-and-media/all-news/1999/september/flight-training-magazine/hazardous-attitudes;1999

280. Tucker AL, Edmondson AC. *Calif Mgmt Rev*. 2003;45(2):55–72.

281. Lingard L, et al. *Acad Med*. 2002;77(3):232–237.

282. Greenberg CC, et al. *J Am Coll Surg*. 2007;204(4):533–540.

283. Kolbe M, et al. *Anesth Analg*. 2012;115:1099–1108.

284. The Joint Commission. Sentinel Event Alert: Inadequate hand-off communication. Issue 58. September 2017; https://www.jointcommission.org/assets/1/18/SEA_58_Hand_off_Comms_9_6_17_FINAL_(1).pdf. Accessed November 16, 2018.

285. Edmondson AC. *Teaming: How Organizations Learn, Innovate, and Compete in the Knowledge Economy*. San Francisco, CA: Jossey-Bass; 2012.

286. Smith-Jentsch KA, et al. *Small Group Research*. 2008;39(3):303–327.

287. Rudolph JW, et al. *Academy Manage J*. 2009;34:733–756.

288. Schmutz J, et al. *Euro J Work Organiz Psych*. 2015;24(5):761–776.

289. Härgestam M, et al. *BMJ Open*. 2013;3(10).

290. Kolbe M. In: Salas E, Tannenbaum S, Cohen D, Latham G, eds. *Developing and Enhancing Teamwork in Organisations: Evidence-Based Best Practices and Guidelines*. San Francisco, CA: Jossey-Bass; 2013:609–643.

291. El-Shafy IA, et al. *J Surg Educ*. 2018;75(1):58–64.

292. Hunter H, et al. *Periop Care OR Mgmt*. 2017;6:7–10.

293. Randmaa M, et al. *BMJ Open*. 2017;7(8):e015038.

294. De Meester K, et al. *Resuscitation*. 2013;84(9):1192–1196.

295. Shahid S, Thomas S. *Safety in Health*. 2018;4(1):7.

296. Bagian JP, Paull DE. *JAMA*. 2018;319(2):125–127.

297. Saager L, et al. *Anesthesiology*. 2014;121(4):695–706.

298. Starmer AJ, et al. *N Engl J Med*. 2014;371(19):1803–1812.

299. Karamchandani K, et al. *Qual Mgmt Health Care*. 2018;27(4):215–222.

300. Jullia M, et al. *Euro J Anaesth*. 2017;34(7):471–476.

301. Kolbe M, et al. *Anesth Analg*. 2012;115(5):1099–1108.

302. Morrison EW. *Acad Mgmt Ann*. 2011;5(1):373–412.

303. Raemer DB, et al. *Acad Med*. 2016;91(4):530–539.

304. Schwappach DLB, Gehring K. *BMJ Open*. 2014;4(5).

305. Schwappach DL, Gehring K. *PLoS One*. 2014;9(8):e104720.

306. Schwappach DL, Gehring K. *BMC Hlth Serv Res*. 2014;14:303.

307. Okuyama A, et al. *BMC Hlth Serv Res*. 2014;14:61.

308. Detert J, Edmondson A. *Acad Mgmt J*. 2011;54(3):461–488.

309. Morrison EW. *Ann Rev Organiz Psychol*. 2014;1(1):173–197.

310. Kish-Gephart JJ, et al. *Res Organiz Behav*. 2009;29:163–193.

311. Souba W, et al. *Acad Med*. 2011;86(12):1492–1499.

312. St.Pierre M, et al. *Der Anaesthesist*. 2012;61(10):857–866.

313. Weiss M, et al. *Small Group Res*. 2014;45(3):290–313.

314. Vashdi DR, et al. *Acad Mgmt J*. 2013;56(4):945–971.

315. Edmondson AC. *Administrative Science Quarterly*. 1999;44(2):350–383.

316. Bould MD, et al. *Can J Anaesth*. 2015;62(6):576–586.

317. Liu W, et al. *J Appl Psych*. 2013;98(5):841–851.

318. Sydor DT, et al. *Br J Anaesth*. 2013;110(3):463–471.

319. Martin GP, et al. *BMJ Quality Amp; Saf*. 2018.

320. Farh CI, Chen G. *J Appl Psychol*. 2018;103(1):97–110.

321. Weiss M, et al. *We can do It! Inclusive Leader Language Promotes Voice Behavior in Multi-Professional Teams*; 2017.

322. Wei X, et al. *J Appl Psych*. 2015;100(5):1641–1652.

323. Weiss M, Morrison EW. *J Organiz Behav*. 2018;0(Special Issue):1–15.

324. Cooper JB. *Anesthesiology*. 2018.

325. Salas E, et al. *Toward an Understanding of Team Performance and Training. Teams: Their Training and Performance*. Westport, CT: Ablex Publishing; 1992:3–29.

326. Schmutz J, Manser T. *Br J Anaesth*. 2013;110(4):529–544.

327. Weiss M, et al. *Euro J Work Organiz Psych*. 2017;26(1):66–80.

328. St Pierre M, et al. *Der Anaesthesist*. 2016;65(9):681–689.

329. Team Cognition. *Understanding the Factors That Drive Process and Performance*. American Psychological Association; 2004.

330. Burtscher MJ, et al. *Br J Anaesth*. 2011;106(6):801–806.

331. Schmutz J, et al. In: Örtenblad A, Abrahamson C, Sheaff R, eds. *Management Innovations for Health Care Organizations. Adopt, Abandon or Adapt?*. New York: Routledge; 2016:359–377.

332. Burtscher MJ, et al. *J Exp Psych: Appl*. 2011;17:257–269.

333. Kolbe M, et al. *J Appl Psych*. 2014;99(6):1254–1267.

334. Künzle B, et al. *Eur J Work Organ Psych*. 2010;19:505–531.

335. Künzle B, et al. *Safety Science*. 2010;48(1):1–17.

336. Morgeson FP, et al. *J Mgmt*. 2010;36(1):5–39.

337. Klein KJ, et al. *AdminSci Quar*. 2006;51(4):590–621.

338. Seelandt J, et al. *GIO*. 2017;48(1):69–78.

339. Tschan F, et al. *Trends Anaesth Crit Care*. 2014;4:36.

340. Fernandez Castelao E, et al. *J Crit Care*. 2013;28(4):504–521.

341. Foulk T, et al. *J Appl Psych*. 2016;101(1):50–67.

342. Riskin A, et al. *Pediatrics*. 2015;136(3):487–495.

343. Sagan SD. *J Contig Crisis Mgmt*. 1994;2(4):228–240.

344. Larsson J, Holmström IK. *Br J Anaesth*. 2013;110(1):115–121.

345. Helmreich RL, et al. *Intl J Aviat Psych*. 1999;9(1):19–32.

346. Rall M, et al. *AINS*. 2001;36(6):321–330.

347. Gaba D, et al. *Simul Gaming*. 2001;32:175–193.

348. Gaba DM, et al. *Simul Gaming*. 2001;32(2):175–193.

349. Barnes CM, et al. *J Appl Psych*. 2008;93(3):529–539.

350. Sagan SD. *Risk Analysis*. 2004;24(4):935–946.

351. Nembhard IM, Edmondson AC. *J Organiz Behav*. 2006;27(7):941–966.

352. Hirak R, et al. *Leadership Quar*. 2012;23:107–117.

353. Rosenman ED, et al. *J Grad Med Educ*. 2016;8(3):332–340.

354. Rosenman ED, et al. *Acad Med*. 2014;89(9):1295–1306.

355. Mesmer-Magnus JR, Dechurch LA. *J Appl Psych*. 2009;94(2):535–546.

356. Bogenstätter Y, et al. *Human Factors*. 2009;51:115–125.

357. Christensen C, et al. *Med Dec Making*. 2000;20(1):45–50.

358. Larson JRJ, et al. *J Pers Soc Psychol*. 1998;75:93–108.

359. Chikkabbaiah V, et al. *Anaesthesia*. 2015;70(12):1453-1453.

360. Pandit JJ, et al. *Anaesthesia*. 2017;72(2):150–155.

361. Berkenstadt H, et al. *Anesth Analg*. 2006;102(2):530–532.

362. Harrison TK, et al. *Anesth Analg*. 2006;103(3):551–556.

363. Burden AR, et al. *Simul Hlthcare*. 2012;7(1):1–9.

364. Bereknyei Merrell S, et al. *Jt Comm J Qual Patient Saf*. 2018;44(8):477–

484.
365. Hilton G, et al. *Intl J Ob Anesth*. 2016;25:9–16.
366. Marshall SD, Mehra R. *Anaesthesia*. 2014;69(7):669–677.
367. Lingard L, et al. *Arch Surg (Chicago, Ill : 1960)*. 2008;143(1):12–17.
368. Krombach JW, et al. *Anesth Pain Med*. 2015;5(4):e26300.
369. Hepner DL, et al. *Anesthesiology*. 2017;127(2):384–392.
370. Marshall S. *Anesth Analg*. 2013;117(5):1162–1171.
371. Mellin-Olsen J, et al. *Euro J Anaesth*. 2010;27(7):592–597.
372. Haynes AB, et al. *New England Journal of Medicine*. 2009;360(5):491–499.
373. Neuhaus C, et al. *J Pat Saf*. 2017.
374. Levy MM, et al. *Crit Care Med*. 2004;32(suppl 11):S595–597.
375. Chu L, Fuller A. *Manual of Clinical Anesthesiology*. Philadelphia: Lippincott Williams & Wilkins; 2011.
376. Watkins SC, et al. *J Clin Monit Comp*. 2016;30(3):275–283.
377. Goldhaber-Fiebert SN, et al. *Jt Comm J Qual Patient Saf*. 2015;41(5):212–220.
378. Gaba DM. *Anesth Analg*. 2013;117(5):1033–1036.
379. Tobin JM, et al. *Anesth Analg*. 2013;117(5):1178–1184.
380. Augoustides JG, et al. *Anesth Analg*. 2013;117(5):1037–1038.
381. Goldhaber-Fiebert SN, Howard SK. *Anesth Analg*. 2013;117(5):1149–1161.
382. Jenkins B. *Anaesthesia*. 2014;69(7):660–664.
383. Walker IA, et al. *Br J Anaesth*. 2012;109(1):47–54.
384. Pugel AE, et al. *J Inf Publ Hlth*. 2015;8(3):219–225.
385. Close KL, et al. *BMJ Global Health*. 2017;2(suppl 4):e000430.
386. Treadwell JR, et al. *BMJ Qual Safety*. 2014;23(4):299–318.
387. Winters BD, et al. *Crit Care*. 2009;13(6):210-210.
388. Gillespie BM, Marshall A. *Implement Sci*. 2015;10:137.
389. Mahajan RP. *Best Prac Res Clin Anaesth*. 2011;25(2):161–168.
390. Clay-Williams R, Colligan L. *BMJ Qual Safety*. 2015;24(7):428–431.
391. Salas E, et al. *Theoret Iss Ergonom*. 2007;8(5):381–394.
392. Cooke NJ, et al. *J Exp Psychol Appl*. 2007;13(3):146–157.
393. Cooke NJ, et al. *Hum Factors*. 2000;42(1):151–173.
394. Cooke NJ. *CurrDir Psycho Sci*. 2015;24(6):415–419.
395. Salas E, et al. *Grp Organ Mgmt*. 2018;43(3):357–381.
396. Gjeraa K, et al. *Acta Anaesth Scand*. 2014;58(7):775–787.
397. Armour Forse R, et al. *Surgery*. 2011;150(4):771–778.
398. Deering S, et al. *Jt Comm J Qual Patient Saf*. 2011;37(8):350–356.
399. Capella J, et al. *J Surg Educ*. 2010;67(6):439–443.
400. Young-Xu Y, et al. *Arch Surg*. 2011;146(12):1368–1373.
401. Risser DT, et al. *Ann Emerg Med*. 1999;34(3):373–383.
402. Morey JC, et al. *Hlth Serv Res*. 2002;37(6):1553–1581.
403. Rosen MA, et al. *Acad Emerg Med*. 2008;15(11):1190–1198.
404. Birnbach DJ, Salas E. *Anesthesiol Clin*. 2008;26(1):159–168. viii.
405. Sundar E, et al. *Anesthesiol Clin*. 2007;25(2):283–300.
406. Nielsen PE, et al. *Ob Gyn*. 2007;109(1):48–55.
407. Marshall DA, Manos DA. *AORN journal*. 2007;86(6):994–1011.
408. Dunn EJ, et al. *Jt Comm J Qual Patient Saf*. 2007;33(6):317–325.
409. Weaver SJ, et al. *BMJ Quality & Safety*. 2014;23(5):359–372.
410. Marlow SL, et al. *Jt Comm J Qual Patient Saf*. 2017;43(4):197–204.
411. Agency for Healthcare Research and Quality. TeamSTEPPS: Curriculum, Toolkit, further information and implementation guidelines, Online Training, Pocket Guide and Pocket Guide App, Webinars, Training Videos, Classroom slides, Measurement Tools. https://www.ahrq.gov/teamstepps/index.html.
412. Agency for Healthcare Research and Quality (AHRQ). *TeamSTEPPS® 2.0*; 2012. https://www.ahrq.gov/teamstepps/index.html
413. Veterans Affairs National Center for Patient Safety. Clinical Team Training (CTT). https://www.patientsafety.va.gov/professionals/training/team.asp. Accessed May, 06 2018.
414. Neily J, et al. *Lessons from the VA's Team Training Program. Perspectives on Safety*; 2011. https://psnet.ahrq.gov/perspectives/perspective/112
415. Canadian Patient Safety Foundation. *Report on Summary of Team Training Programs*; 2010. http://www.patientsafetyinstitute.ca/en/toolsResources/teamworkCommunication/Documents/Teamwork%20and%20Communications%20Final%20Summary%20of%20training%20programs.pdf
416. Moray NP, Senders JW. *Human Error: Cause, Prediction and Reduction*. Lawrence Erlbaum Associates Inc; 2008.
417. Hogan AM, Sanders RD. *Br J Anaesth*. 2014;112(6):960–964.
418. Health and Safety Executive (HSE). Leadership and worker involvement toolkit. http://www.hse.gov.uk/construction/lwit/assets/downloads/human-failure.pdf; 2012
419. Arnstein F. *Br J Anaesth*. 1997;79(5):645–656.
420. Rasmussen J. *Information Processing and Human-Machine Interaction: An Approach to Cognitive Engineering*. New York, USA: Elsevier Science Ltd; 1986.
421. Helmreich RL. *BMJ*. 2000;320(7237):781–785.
422. Engelmann C, et al. *Langenbeck's Arch Surg*. 2017;402(1):187–190.
423. Vincent C, et al. *Br Med J*. 1998;316(7138):1154–1157.
424. Taylor-Adams S, Vincent C. *Clinical Risk*. 2004;10(6):211–220.
425. Nyssen AS, Blavier A. *Ergonomics*. 2006;49(5-6):517–525.
426. Mehl K, Wehner T. In: Bauer J, Harteis C, eds. *Human Fallibility: The Ambiguity of Errors for Work and Learning*. Dordrecht: Springer; 2012:91–106.
427. Dekker S. *The Field Guide to Understanding Human Error*. 2nd New edition. Aldershot (England) & Burlington, VT (USA): Ashgate Publishing Limited; 2006.
428. Reason J. *West J Med*. 2000;172(6):393–396.
429. Cook RI, Woods DD. *Human Error Med*. 1994:255–310.
430. Hidden A. *Clapham Junction Accident Investigation Report*. London: His/Her Majesty's Stationary Office; 1989.
431. Henriksen K, Kaplan H. *Qual Saf Hlth Care*. 2003;12(suppl 2):ii46–ii50.
432. Arkes HR. *Curr Dir Psych Sci*. 2013;22(5):356–360.
433. Hugh TB, Dekker S. Hindsight bias and outcome bias in the social construction of medical negligence. *A Review*. 2009; 16.
434. Institute of Medicine (IOM). *Crossing the Quality Chasm.: A New Health System for the 21st Century*. 2001.
435. Roberts KH. *Ind Crisis Quar*. 1989;3(2):111–125.
436. Laporte T, Consolini P. *Working in Practice But Not in Theory: Theoretical Challenges of "High-Reliability Organizations"*. 1991;1.
437. La Porte TR. *J Cont Crisis Mgmt*. 1996;4(2):60–71.
438. Weick K, Sutcliffe KM. *Managing the Unexpected: Resilient Performance in an Age of Uncertainty*. John Wiley & Sons; 2001.
439. Weick KE. *Calif Mgmt Rev*. 1987;29(2):112–127.
440. Weick KE. In: Staw BM, Cummings LL, eds. *Research in Organizational Behavior*. vol. 21. Greenwich, CT: JAI Press, Inc.; 1999:81–123.
441. Sutcliffe KM. *Best Prac Res Clin Anaesth*. 2011;25(2):133–144.
442. Leveson N, et al. *Organization Studies*. 2009;30(2-3):227–249.
443. Shrivastava S, et al. *Human Relations*. 2009;62(9):1357–1390.
444. Sagan SD. *The Limits of Safety. Organizations, Accidents, and Nuclear Weapons*. Vol 53. Princeton, New Jersey: Princeton University Press; 1993.
445. Gaba DM. Structural and organizational issues in patient safety: a comparison of health care to other high-hazard industries. *California Management Review*. 2000;43(1):83–102.
446. Snook SA. *Friendly Fire: The Accidental Shootdown of U.S. Blackhawks Over Northern Iraq*. Princeton: Princton University Press; 2000.
447. Hollnagel EW, et al. *Resilience Engineering - Concepts and Precepts*. Aldershot: Ashgate; 2006.
448. Fairbanks RJ, et al. *Jt Comm J Qual Patient Safety*. 2014;40(8):376–383.
449. Hollnagel E, et al. *Resilience Engineering in Practice: A Guidebook*. Ashgate: CRC Press; 2010.
450. Hollnagel E. In: Hollnagel E, Braithwaite J, Wears RL, eds. *Resilient Healthcare*. Farnham, UK: Ashgate; 2013:3–17.
451. Hollnagel E, Nemeth CP. In: Nemeth CP, Hollnagel E, Dekker SWA, eds. *Resilience Engineering Perspectives*. vol. 2. Farnham, UK: CRC Press; 2009:310.
452. Haavik TK, et al. *Safety Science*. 2016.
453. Gaba DM. *Anesth Patient Saf Found Newsl (Special Issue)*. 2003;18(13-14).
454. Roberts KH, et al. *J High Tech Mgmt Res*. 1994;5:141–161.
455. Institute for Healthcare Improvement (IHI). High reliability organization (HRO) principles. *Reference Sheet*. 2014. http://app.ihi.org/FacultyDocuments/Events/Event-2491/Presentation-10595/Document-8970/Tools_HRO_Principles.pdf
456. Rall M, Dieckmann P. *Best Pract Res Clin Anaesthesiol*. 2005;19(4):539–557.
457. Hollnagel E. *Safety-I and Safety-II. The Past and Future of Safety Management*. Farnham, UK: Ashgate; 2014.
458. From Safety-I to Safety-II: A White Paper. The Resilient Health Care Net. Published simultaneously by the University of Southern Denmark, Australia, University of Florida, USA, and Macquarie University; 2015. https://www.england.nhs.uk/signuptosafety/wp-content/uploads/sites/16/2015/10/safety-1-safety-2-whte-papr.pdf
459. Hollnagel E. *FRAM, The Functional Resonance Analysis Method : Modelling Complex Socio-Technical Systems*. Burlington, VT: Ashgate; 2012.
460. Grote G. *Safety Science*. 2015;71:71–79.
461. Grote G. *Safety Management in Different High-Risk Domains – All the Same?*. 2012;50.
462. Grote G. *Ann Rev Control*. 2004;28:267–274.

463. Gilbert C, et al. *J Risk Research*. 2007;10(7):959–975.
464. Power M. *The Risk Management of Everything: Rethinking the Politics of Uncertainty*. London: Demos; 2004.
465. Grote G. *Management of Uncertainty. Theory and Application in the Design of Systems and Organizations*. London: Springer; 2009.
466. Grote G, et al. *OrganizPsychRev*. 2018;8(2-3):125–148.
467. Pedersen KZ. *Soc Hlth Illness*. 2016;38(7):1180–1193.
468. Vaughan D. *The Challenger Launch Decision: Risky Technology, Culture, and Deviance at NASA*. University of Chicago Press; 1997.
469. Cook R, Rasmussen JJ. *Qual Saf Health Care*. 2005;14:130–134.
470. Hines S, et al. *Becoming a High Reliability Organization: Operational Advice for Hospital Leaders*. Rockville, MD: Agency for Healthcare Research and Quality (AHRQ). AHRQ Publication No. 08-0022; 2008.
471. *Free from Harm: Accelerating Patient Safety Improvement Fifteen Years after To Err Is Human*. National Patient Safety Foundation; 2015. http://www.ihi.org/resources/Pages/Publications/Free-from-Harm-Accelerating-Patient-Safety-Improvement.aspx
472. Slawomirski L, et al. *The Economics of Patient Safety*; 2017.
473. Frankel AS, et al. *Hlth Serv Res*. 2006;41(4 Pt 2):1690–1709.
474. Schein EH. *Organizational Culture and Leadership: A Dynamic View*. San Francisco: Jossey-Bass; 1985:1992.
475. The Joint Commission. *Sentinel Event Alert*. 2017;(57):1–8.
476. Sentinel Event Alert. Behaviors that undermine a culture of safety. *The Joint Commission*. 2008;(Issue 40). https://www.jointcommission.org/assets/1/18/SEA_40.PDF
477. Sammer CE, et al. *J Nrsg Scholar*. 2010;42(2):156–165.
478. Xuanyue M, et al. *J Evidence-Based Med*. 2013;6(1):43–49.
479. Singer SJ, Tucker AL. *BMJ Qual Saf*. 2014;23(10):789–800.
480. Singer SJ, et al. *Jt Comm J Qual Patient Saf*. 2013;39(8):349–360.
481. Institute for Healthcare Improvement (IHI). Develop a Culture of Safety. http://www.ihi.org/resources/Pages/Changes/DevelopaCultureofSafety.aspx. Accessed May 15, 2018.
482. *Leading a Culture of Safety: A Blueprint for Success. Work of an Expert Roundtable Convened by the American College of Healthcare Executives and the IHI/NPSF Lucian Leape Institute. American College of Healthcare Executives, Institute for Healthcare Improvement (IHI), National Patient Safety Foundation (NPSF)*. Lucian Leape Institute; 2017. https://www.npsf.org/page/cultureofsafety.
483. The Joint Commission. *Strategies for Creating, Sustaining, and Improving a Culture of Safety in Health Care. Real-World Solutions to Challenging Safety Culture Implementation Issues*. 2nd ed. ; 2017.
484. Weaver SJ, et al. *Ann Int Med*. 2013;158(5 0 2):369–374.
485. Khatri N, et al. *Health Care Manage Rev*. 2009;34(4):312–322.
486. Shorrock S, et al. *Systems Thinking for Safety: Ten Principles. A White Paper. Moving towards Safety-II*. European Organisation for the Safety of Air Navigation (EUROCONTROL); 2014.
487. Vincent CA. *Qual Saf Health Care*. 2004;13(4):242–243.
488. Pronovost PJ, et al. *J Crit Care*. 2006;21(4):305–315.
489. Vincent C. *N Engl J Med*. 2003;348(11):1051–1056.
490. Pronovost P, et al. *Int Care Med*. 2006;32(10):1467–1469.
491. Singer S, et al. *Health Serv Res*. 2009;44(2 Pt 1):399–421.
492. Singer S, et al. *Hlth Serv Res*. 2007;42(5):1999–2021.
493. Benzer JK, et al. *J Eval Clin Pract*. 2011;17(4):853–859.
494. Gaba DM, et al. *Crit Care Med*. 2007;35(1):314–316.
495. Gaba DM, et al. *Hum Factors*. 2003;45(2):173–185.
496. Flin R. *Safety Sci*. 2007;45:653–667.
497. Mardon RE, et al. *J Patient Saf*. 2010;6(4):226–232.
498. Hogden A, et al. *Safety Culture Assessment in Health Care: A Review of the Literature on Safety Culture Assessment Modes*. Sydney, Australia: Australian Commission on Quality and Safety in Health Care; 2017.
499. Carroll JS, Rudolph JW. *Qual Saf Health Care*. 2006;15(suppl 1):i4–9.
500. Lipshitz R, et al. *J Appl Behav Sci*. 2002;38(1):78–98.
501. Donaldson L. *Lancet*. 2004;364(9445):1567–1568.
502. World Health Organization. *World Alliance for Patient Safety : WHO Draft Guidelines for Adverse Event Reporting and Learning Systems : from Information to Action*. Geneva: World Health Organization; 2005.
503. Patient Safety Primer: Detection of Safety Hazards. Agency for Healthcare Research and Quality (AHRQ); Last updated August 2018. https://psnet.ahrq.gov/primers/primer/24. Accessed October 24, 2018.
504. Leape L. *N Engl J Med*. 2002;347(20):1633–1638.
505. Vincent C. *BMJ*. 2007;334(51).
506. *Key Findings and Recommendations on Reporting and Learning Systems for Patient Safety Incidents Across Europe. Report of the Reporting and Learning Subgroup of the European Commission (PSQCWG)*. European Commission; 2014. https://ec.europa.eu/health/home_en
507. *Patient Safety Reporting Systems: A Literature Review of International Practice*. Health Quality & Safety Commission New Zealand; 2016. https://www.hqsc.govt.nz/assets/Reportable-Events/Publications/Patient-safety-reporting-systems-literature-review-Nov-2016.pdf
508. Health Quality Ontario. *Ontario Health Technology Assessment Series*. 2017;17(3):1–23.
509. Manser T, et al. *Intl J Qual Hlth Care*. 2017;29(3):349–359.
510. Dodds A, Kodate N. *J Pub Policy*. 2012;32(2):117–139.
511. Leistikow I, et al. *BMJ Quality Safety*. 2017;26(3):252–256.
512. Macrae C. *BMJ Qual Saf*. 2016;25(2):71–75.
513. Howell AM, et al. *BMJ Qual Saf*. 2017;26(2):150–163.
514. Mitchell I, et al. *BMJ Qual Saf*. 2016;25(2):92–99.
515. Stavropoulou C, et al. How effective are incident-reporting systems for improving patient safety? *A Systematic Literature Review*. 2015;93.
516. Murff HJ, et al. *J Biomed Inform*. 2003;36(1-2):131–143.
517. Billings C. In: Cook RI, Woods DD, Miller CA, eds. *A Tale of Two Stories: Contrasting Views of Patient Safety*. North Adams, MA: US National Patient Safety Foundation; 1998:52–61.
518. Levtzion-Korach O, et al. *J Pat Safety*. 2009;5(1):9–15.
519. Nuckols TK, et al. *Qual Saf Health Care*. 2007;16(3):164–168.
520. Thomas EJ, et al. *Med Care*. 2000;38(3):261–271.
521. Reporting Patient Safety Events. Agency for Healthcare Research and Quality (AHRQ); Last Updated August 2018. Accessed October 24, 2018.
522. Agency for Healthcare Research and Quality (AHRQ). *Incident Reporting: More Attention to the Safety Action Feedback Loop. Please*; 2011. https://psnet.ahrq.gov/perspectives/perspective/108/Incident-Reporting-More-Attention-to-the-Safety-Action-Feedback-Loop-Please
523. Leape LL. *N Engl J Med*. 2002;347(20):1633–1638.
524. Merry AF. *Anaesthesia*. 2008;63(4):337–339.
525. Mahajan RP. *Br J Anaesth*. 2010;105(1):69–75.
526. Larizgoitia I, et al. *J Pub Hlth Res*. 2013;2(3):e29-e29.
527. Rall M, Dieckmann P. In: Bannister J, ed. *Euroanesthesia 2007*. Munich, Germany: European Society of Anaesthesiology; 2007: 179–186.
528. Firth-Cozens J, et al. *Clinical Risk*. 2004;10(5):184–190.
529. Evans SM, et al. *Qual Saf Health Care*. 2006;15(1):39–43.
530. Kelly N, et al. *Arch Dis Childhood*. 2016;101(9):788–791.
531. Rall M, et al. *[Article in German]*; 2014.
532. Dieckmann P, et al. *Work (Reading, Mass)*. 2009;33(2):135–143.
533. Anderson JE, Kodate N. *Safety Sci*. 2015;80.
534. Benn J, et al. *Qual Saf Health Care*. 2009;18(1):11–21.
535. Pham JC, et al. *J Public Health Res*. 2013;2(3):e27.
536. Macrae C, Vincent C. *J Royal Soc Med*. 2014;107(11):439–443.
537. Cook DA, et al. *Simul Hlthcare*. 2012;7(5):308–320.
538. Riley W, et al. *Jt Comm J Qual Patient Saf*. 2011;37(8):357–364.
539. Salas E, et al. *Jt Comm J Qual Patient Saf*. 2009;35(8):398–405.
540. Salas E, et al. In: Kraiger K, ed. *Creating, Implementing, and Managing Effective Training and Development: State-of-the-Art Lessons for Practice*. San Francisco, CA: Jossey-Bass; 2013:234–262.
541. Gaba DM. *Perspectives on Safety*. 2006.
542. Pratt SD, Sachs BP. *Team Training: Classroom Training vs. High-Fidelity Simulation*; 2006. https://psnet.ahrq.gov/perspectives/perspective/21/team-training-classroom-training-vs-high-fidelity-simulation
543. Umoren RA, et al. *Creative Nursing*. 2017;23(3):184–191.
544. Tschannen D. *J Cont Ed Nrsg*. 2017;48(11):525–532.
545. Carney BT, et al. *Am J Med Qual*. 2011;26(6):480–484.
546. VA National Center for Patient Safety. Clinical Team Training. https://www.patientsafety.va.gov/professionals/training/team.asp
547. van de Ven J, et al. *Euro J Ob Gyn Rep Biol*. 2017;216:130–137.
548. Rudolph JW, et al. *Acad Emerg Med*. 2008;15(11):1010–1016.
549. Buist M, Middleton S. *BMJ*. 2013;347:f5800.
550. Landrigan CP, et al. *N Engl J Med*. 2010;363(22):2124–2134.
551. Gaba DM. *BMJ*. 2000;320(7237):785–788.
552. Jha AK, et al. *Qual Saf Health Care*. 2010;19(1):42–47.
553. European Society of Anaesthesiology (ESA). *Helsinki Declaration of Patient Safety*; 2010. https://www.esahq.org/patient-safety/patient-safety/helsinki-declaration/signed-helsinki-declaration/
554. Agency for Healthcare Research and Quality (AHRQ). *National Scorecard on Rates of Hospital-Acquired Conditions 2010 to 2015: Interim Data From National Efforts To Make Health Care Safer*. Rockville, MD; 2016.
555. National Patient Safety Foundation's Lucian Leape Institute. *Safety Is Personal: Partnering with Patients and Families for the Safest Care*; 2014.
556. Canadian Patient Safety Institute (CPSI). Engaging Patients in

Patient Safety. A Canadian Guide. http://www.patientsafetyinstitute.ca/en/toolsResources/Patient-Engagement-in-Patient-Safety-Guide/Documents/Engaging%20patients%20as%20partners.pdf

557. Australian Commission on Safety and Quality in Health Care. *National Safety and Quali-ty Health Service Standard 2: Partnering with Consumers. Embedding partnerships in healthcare.* ; 2014. https://www.safetyandquality.gov.au/wp-content/uploads/2014/11/Partnering-with-Consumers-Embedding-partnerships-in-health-care.pdf

558. Vincent C, Amalberti R. *BMJ Quality. Safety.* 2015.

559. Rall M, Gaba DM. In: Miller RD, ed. *Miller's Anesthesia.* 6th ed. Philadelphia, PA: Elsevier Churchill Livingstone; 2005:3021–3072.

560. Roberts KH. *Organization Science.* 1990;1(2):160–176.

561. Agency for Healthcare Research and Quality (AHRQ). Culture of Safety. last updated June 2017 https://psnet.ahrq.gov/primers/primer/5/safety-culture

562. King H, et al. In: Henriksen K, Battles JB, Keyes M, et al., eds. *Advances in Patient Safety: New Directions and Alternative Approaches.* vol. 3. Rockville (MD): Agency for Healthcare Research and Quality (US); 2008. Performance and Tools.

563. Rall M, et al. *Bulletin Royal Coll Anaesth.* 2008;(51):2614–2616.

附录 6.1　在线链接和宝贵的公共资源

- 患者安全和危机资源管理资源的链接
  - 国家患者安全基金会：www.npsf.org/
  - 退伍军人事务部国家患者安全中心：
    - 患者安全：www.patientsafety.va.gov
    - VA 临床团队培训项目（CTT）：www.patientsafety.va.gov/professionals/training/team.asp
  - 医疗组织认证联合委员会：www.jointcommission.org/
  - 英国国家卫生部国家患者安全局：www.npsa.nhs.uk
  - 斯坦福医学院，沉浸式和模拟学习中心：https://cisl.stanford.edu/
  - 医疗研究与质量局（AHRQ）：
    - 患者安全：www.ahrq.gov/patient-safety/index.html
    - TeamSTEPPS™：www.ahrq.gov/teamstepps/index.html
    - 患者安全组织项目：https://pso.ahrq.gov/
  - 世界卫生组织（WHO）
    - 患者安全：www.who.int/patientsafety/en/
    - 多专业患者安全课程指南（2011 年）：www.who.int/patientsafety/education/mp_curriculum_guide/en/
    - 医学院患者安全课程指南（2009 年）：www.who.int/patientsafety/education/curriculum_guide_medical_schools/en/
    - 患者安全国际分类（ICPS）的概念框架：www.who.int/patientsafety/implementation/taxonomy/ICPS-report/en/
    - 手术安全核查表：www.who.int/patientsafety/topics/safe-surgery/checklist/en/
  - 患者安全教育项目（PSEPTM）：www.patientsafetyeducationproject.org/index.php
  - 澳大利亚医疗安全与质量委员：www.safetyandquality.gov.au/national-priorities/australian-safety-and-quality-framework-for-health-care/
- 不同事件报告系统和相关主题的链接
  - 美国麻醉科医师学会事件报告系统（AIRS）：www.aqihq.org/airs/airsIntro.aspx
  - 英国国家卫生部国家患者安全局报告系统：www.nrls.npsa.nhs.uk/report-a-patient-safety-incident/
  - Pronovost 重症监护室安全报告系统[85]
  - 世界卫生组织不良事件报告和学习系统指导原则草案——从信息到行动：www.who.int/iris/handle/10665/69797
  - 美国退伍军人事务部患者安全报告系统（PSRS）：https://psrs.arc.nasa.gov/
- 根本原因分析（RCA）工具
  - 英国国家卫生部：www.nrls.npsa.nhs.uk/resources/collections/root-cause-analysis/
  - 退伍军人事务部国家患者安全中心：www.patientsafety.va.gov/professionals/onthejob/rca.asp
- 失败模式和影响分析（FMEA）工具：https://www.patientsafety.va.gov/professionals/onthejob/HFMEA.asp

7 患者模拟

STEPHANIE MARIA OBERFRANK，MARCUS RALL，PETER DIECKMANN，
MICHAELA KOLBE，DAVID M. GABA
于洋 蒋毅 译 于泳浩 王国林 审校

要 点

- 在麻醉学科的引领下，模拟装置和模拟应用已整合成为多种医疗领域中多样应用的一部分，模拟可用于：培训初学者、进修医师和经验丰富的专业医师训练；进行模拟研究；系统探测和表现评估。患者模拟可作为一个机构实施患者安全策略的一部分，并支持其建立安全文化（详见第6章）。

- 目前已有多种模拟装置。技术开发和产品应用在快速进展。然而，技术本身并不会教学。模拟装置的使用必须与目标人群和学习目标保持一致。不同的模拟装置可能适用于不同的学习目标；对于某些场景和教学目标来说，标准化患者（演员）可能更有效。

- 在医疗中，使用最广泛的模拟装置是基于计算机视频的模拟装置（微机模拟装置），能够仿真人体部位的部分任务训练装置，或常用于心肺复苏培训和复杂团队训练的基于人体模型的模拟装置。使用基于人体模型的模拟装置来进行复杂的模拟团队训练，通常称为"高仿真"或"全尺度"模拟训练。

- 随着可移动和廉价模拟装置的开发，模拟培训进一步扩展到以往无力购买或无法实施的区域和场所（即现场模拟培训）。

- 模拟装置设备用于教育和培训时，其本身并不会教学。它仅仅作为一种工具，实现真实医疗情况下难以实现的学习目标。程序、课程、应用场景、任务报告的设计以及指导者创造学习机会的能力，是决定模拟装置能否有效实现相关目标的关键。

- 提供有效且有价值（高仿真）的模拟培训，最大的障碍是：①需要在一定时间内获得学习人员的情况；②提供训练有素、技术娴熟的指导者来准备、实施、总结和评估模拟课程。

- 高仿真患者模拟训练最重要的组成部分是，在临床场景模拟后进行自我反思性（一般采用视频辅助）任务报告。任务报告的质量很大程度上取决于指导者的培训、技巧和经验。因此，有必要对模拟指导者进行特殊培训，使他们具备超过普通指导者的资质。多数任务报告方法重视开放性问题，引发自我反省和深入分析，促进被培训者深度学习。

- 模拟场景需要清晰的学习目标，不管是针对临床还是非临床技能（人为因素，详见第6章）。场景需要兼顾目标人群、学习目标、切题和场景内指导。最大真实化并不是必需的。在高仿真模拟团队培训中，麻醉危机资源管理（anesthesia crisis resource management，ACRM，通常称为 CRM，由本书的一位作者 David Gaba 开发，详见第6章）课程在麻醉和医疗领域是一种基于人为因素的模拟培训中在世界上广为流行的方法。CRM 的15个要素能够帮助个人和团队了解与人为因素相关的误区，应用不同的安全策略，提高工作业绩和保障患者安全。

- 在研究方面，模拟已被证明对相关模拟研究领域非常有价值，例如任务报告方法、场景设计和实施以及程序的开发。同时发现其有助于麻醉期间行为模式的研究，包括人为因素和医疗失败分析。
- 关于系统探测方面，模拟可以成功地用于测试医疗机构的结构和流程，例如早期发现系统问题和重大事件的应急准备、新治疗理念的开发（如使用清单、远程医疗）以及支持生物工程系统的开发（如设备 beta 测试、培训操作工人）。
- 在用于工作评估方面，已经开发出多种评估工具和行为标志，为工作评估提供了新的窗口。当然，在实际使用模拟用于评估工作表现时，需要考虑模拟特有的局限性（永远不会与真实情况完全相同）。

概述：本章的主要内容

"各种形式的模拟培训将是建立更安全的医疗系统的重要组成部分。"（第 55 页）[1]
——SIR LIAM DONALDSON，CMO ANNUAL REPORT（2008）

模拟联合其他方式，通过向被培训者传授最佳技能、指导建立临床常规、提高被培训者行为能力，从而提升患者安全性。遗憾的是，与其他高风险/高可靠性行业中所使用的模拟量相比，模拟在医疗行业中仍没有得到广泛、系统的使用。作者认为，麻醉科医师、麻醉科和医疗机构应该努力将模拟用于本章所提到的多种目标。结合人为因素培训（CRM，详见第 6 章）与模拟培训相结合，可显著提高医疗质量和安全性。

麻醉学科是医疗模拟的开创者。20 世纪 90 年代初，麻醉科已经开始规范使用基于人体模型的新式模拟装置。过去的二十年，模拟技术大幅提升，并且在麻醉学科的教育培训、研究、系统和设备探测以及评估领域开发了多种模拟技术，并被广泛应用。有关模拟设备、场所、教学方法和评估规则已经获得大量的经验。一个曾经神秘且小众的活动现在已大大扩展。模拟就像是在演奏一种乐器：几乎每个人都可以弹出声音，但是想要更好地演奏和使用，必须经过大量的练习。

本章旨在为读者（无论是模拟被培训者、初学者还是经验丰富的指导者）提供对麻醉学和其他医疗模拟领域细致的阐释。

集成先进教学理念和人为因素培训（CRM）的现代模拟远远优于传统的基础和高级生命支持培训。现代团队模拟培训是要求学术的、令人兴奋的学科，涉及多学科和多种思维方式。模拟指导者是现代模拟培训的核心！

读者可学到

- …模拟在麻醉学和医疗中的各种用途，主要侧重点包括培训和教育、研究、系统与设备探测以及评估等主题。
- …区分不同类型的患者模拟装置（如部分任务训练装置、用于低仿真和高仿真模拟的模拟装置、患者参与/标准化患者、混合模拟），并了解其优缺点。
- …针对以下几个方面，基于模拟的不同培训方法的可能性和局限性：①模拟场所（如专用模拟中心、"原地"模拟、移动模拟）；②模拟时间（如预先安排的事件与待命事件）；③模拟被培训者（如单学科、多学科、跨专业）。
- …在患者模拟中促进或抑制学习的教育和心理因素，例如场景设计和实施、模拟培训的要素或阶段以及任务报告技巧。
- …模拟指导者需要承担许多不同的任务，他们需要获得特殊技能以指导更复杂和具有细微差别的单学科或跨学科需求。
- …模拟的生态有效性及其收益、成本和成本效益的相关信息。
- …使用模拟来评估临床医师的表现及其问题和局限性。

为了涵盖以上要点，作者试图在保留经典参考文献（文献中的内容在过去几年中仅略有变化）与反映新学术观念、学术证据、新知识和经验的新文献之间取得平衡。由于模拟已成为解决麻醉患者安全和人为因素的关键工具，因此本章与第 6 章之间在一定程度上互为补充。

作者在本章中使用"麻醉专业人员"指代所有照顾患者的麻醉临床工作人员，包括医师、注册护理麻醉师（certified registered nurse anesthetist，CRNA）和麻醉助手（或其他国家的类似职位）。

本章未涉及

本章主要介绍麻醉学中的模拟，展示从麻醉专业人员、重症医学医师或其他人员所看到的场景。围术期管理范围之外的模拟设备和活动（仅限于有创治疗或手术操作中的心理运动方面）和部分任务视频模拟系统（如 Gasman）仅简单涉猎。

本章概括描述了麻醉学中的模拟，并没有针对特定的亚专业分别介绍。现在，在儿科也有大量的国际模拟经验，可能某些读者会更感兴趣[2-9]。

在第 6 章，我们详细介绍了模拟培训的组织以及组织实施和模拟课程的可持续性这一主题，模拟课程涵盖了从组织的角度改进其他组织，到提高患者和系统的安全性。有关此主题的更多信息，请查阅第 6 章的后半部分（第 6 章的框 6.13 为概览）。

麻醉学中的模拟：为何如此重要?

看一个-做一个-教一个？看一个-做一个-教一个？几十年前，麻醉学的实习生可能都被长期束缚（缺乏有效监管），通常被告知要靠自己在有限的临床患者实践中获得临床经验。利用患者练习技术，仿佛患者就是一次性的人体"模拟装置"，这种行为是不道德的，并且实习生所得到的学习经历也极其不均衡。在过去的几十年中，这种不被接受的做法已经逐渐消失，但也出现了新的问题，即不同经验水平的临床医师，如何才能在不把患者置于过度风险的情况下，感受到管理患者的困难，包括非常困难情况的处理？医务工作者如何从一个初学者变成一个独当一面的麻醉专家？临床医师如何在最开始和反复的培训中学习和磨练动态决策技巧、情境意识、领导力、沟通力和团队合作能力变得越来越重要。

麻醉学是一门讲究"动手实践"的学科。医学生和住院医师不可能仅仅通过"看""时间积累"或"自行领悟"来学习。需要持续学习（稀有）技术技能、正确使用医学知识和算法以及可靠地利用非技术技能（详见第 6 章）——如团队合作、沟通和领导力，并反复训练。同时，经验不能代表处事不惊（详见第 6 章），对于非常规事件，例如紧急情况或罕见并发症，则更是如此。不仅实习人员，包括经验丰富的临床医师也都需要对其临床技能和非技术技能接受持续的教育和培训，保持其技术先进，避免不良习惯与异常行为常态化（详见第 6 章）。

麻醉学在医疗领域率先借鉴并改进多年来其他有类似问题的行业有关教育和获得经验的成功方法。这些方法均以"模拟"为重点。在军事、航空、太空飞行和核电行业，模拟是众所周知的技术。模拟是指为达到某一目的而复制出真实世界的一些组成元素，其目的包括技术和非技术技能的教育和培训、系统探测、设备和用品的测试、对学生和人员的评估。即便我们更侧重于将模拟作为一种培训和教育工具，本章也基本涵盖了这些不同的主题。

2000 年，美国国家医学科学院（当时称医学研究所）发表了一份点评《人非圣贤，孰能无过——建立更安全的卫生系统》，呼吁在医疗服务中使用模拟培训以减少可预防的错误[10]。美国重症医学学院也建议使用模拟来改善重症监护培训[11]。麻醉科医师是医疗模拟培训的开拓先锋，因此模拟在麻醉学中的应用也算历史悠久。在过去的几十年中，已有全面深入的开展，并经历了漫长而艰难的道路，虽然得到了很多收益，但仍需要进一步实施和持续评估。在美国，麻醉模拟在维持麻醉科医师证书资格（Maintenance of Certification in Anesthesiology, MOCA）实践改进组成中高度使用的临床现实，充分表明麻醉模拟已被大多数人认可[12]。在澳大利亚和新西兰，模拟也是麻醉培训的组成部分[13-14]。Lorello 等[15]、LeBlanc 等[16]、Higham 和 Baxendale[17] 先后发表综述，概述了基于模拟的麻醉培训。全世界包括发达国家在内的地区，模拟的使用都落后于美国或澳大利亚。

模拟未来愿景的一个基本部分是，临床工作人员、团队和医疗结构，在他们的整个职业生涯中，出于教育、培训、成绩评估、实践改进和系统探测等目的，使用不同模拟方式进行定期和系统的模拟培训。此目标某种程度上是受到各种高可靠性行业，特别是在商用航空和核电领域中已运行的系统启发（详见第 6 章）。毋庸置疑，将模拟作为医疗体系改革进程的一部分，比仅尝试从当前高端体系中复制模拟培训更为复杂。此外，除了培训，模拟还可以通过间接的方法来提高安全性，包括促进技术人才的招聘、留任、充当文化改革的杠杆以及改善质量和风险管理活动。

模拟在麻醉和医疗领域的应用

模拟技术几乎可以应用于所有医疗领域[18]。一些书籍甚至专门讨论了模拟及其在麻醉学内外的使用[19-24]。

在接下来的部分，将按以下顺序概述医疗和麻醉学中模拟的主要目标：①技术和非技术技能的教育和培训；②系统探测；③设备测试和供应；④评估 / 评价；

⑤研究；⑥进一步的目的。

使用患者模拟进行培训和教育

关于首要目标——教育和培训——尽管模拟已几乎遍布所有学科和领域，但在医疗体系中，麻醉学仍然是使用模拟的主要驱动力[25]。如本章所述，教育强调概念知识、基本技能以及非技术技能和工作实践。培训则强调使个人做好执行任务和工作的准备。

除了麻醉之外，很多学科也成功地将模拟应用于培训[15, 26]，如急诊医学和紧急现场救援[27-29]、创伤医疗[30-31]、新生儿[32-34]和小儿麻醉[2-3, 5, 35]、分娩镇痛[36-38]、外科手术[39-40]、放射肿瘤学[41]、重症监护[42-43]和传染病[44-45]。模拟为几乎所有的复苏训练提供了服务，这些训练也已经发展了多年[46]。图7.1展现了模拟训练的一些场景。

尽管培训范围、频率和目标内容不尽相同，但在美国，几乎每个麻醉住院医师规范化培训都会提供一些令人信服的模拟培训经验。Hayes 等研究显示，其他学科和国家在住院医师培训期间，可能无法提供足够范围的模拟培训[47]。

美国军方和美国国土安全部也一直是医疗模拟的拥护者。近来，模拟已开始应用于新的医疗领域医务人员的初期培训以及有经验的临床医师和临床团队的定期培训[48]。2013 年，北大西洋公约组织（NATO）特种作战部队（SOF）在北约总部布鲁塞尔开设了第一门教学课程，汇集了来自美国 SOF、北约 SOF 的医学专家以及一些平民专家学者（包括作者 Rall 和 Oberfrank）。

模拟对于早期职业或专业教育（学生）以及学徒培训（实习生和住院医师）非常有意义，目前越来越多地用于对经验丰富医务人员的定期知识更新。模拟也可以定期用于临床培训（个人、团队或机构，后者如用于灾难演习或准备照料埃博拉病毒感染患者[49]），而无需考虑他们的资历，以此提供经验积累，从而长期协作。模拟适用于具有丰富经验的医疗工作人员，包括专家[50]、初学者、高级住院医师[25]，医学、护理、其他医疗学生[51-57]，甚至儿童[58-61]。作为临床实践的一种辅助手段，模拟演练目前正在探索中，如外科医师或整个外科手术团队可以通过对特定患者的模拟来预先演练异常复杂的手术[62-63]。

许多模拟中心都为有经验的医务人员提供继续医学教育（continuing medical education，CME）培训，许多针对住院医师的模拟培训也可以为此扩展。一些研究表明，经验丰富的麻醉科医师在处理危重患者时，也存在不少缺陷，并且出现与麻醉住院医师类似的严重错误[64-71]。常规临床工作中很少发生危机事件，因此这些结果并不令人吃惊。此外，在本专业的工作年限、等级制度可能与医生本身的专业知识和水平并不相关。应用患者模拟进行危机事件管理的培训应在教育和培训的早期就开始，并在实践中反复应用。

对医护专业人员进行关于患者安全的教育时，患者模拟可演变为一种工具，有助于自下而上地改变医院文化，创建安全文化。首先，它可以根据高可靠性组织的原则，对初级和高级临床医师进行实践培训，从而制定出所需的安全文化（详见第 6 章）[72]。模拟可以成为文化变革和患者安全的集结点，它可以使来自不同学科和领域的具有丰富经验的临床医师（模拟在临床上具有挑战性，并且与患者治疗直接相关，因此会吸引他们的关注）、卫生管理人员、高管、经理[73-74]、风险管控人员[75]以及涉及人为因素、组织行为或机构变革方面的专家汇聚在一起。模拟可以传达给这些小组成员临床工作的复杂性，并且在多个级别上，来锻炼和探测临床机构的组织实践（详见"系统探测"部分）。模拟培训有多种课程和课程开设建议。

使用模拟进行系统探测和协议测试

关于第二个目标，在患者治疗场所进行模拟（称为现场模拟；in situ simulation, ISS），是用于测试（系统探测）和评估组织实践（方案测试）的强大工具[75]。

在一项将 ISS 与基于中心的模拟进行比较的研究中，ISS 更多是用于探测系统流程以及硬件设备缺陷的工具[82]。另一项研究将模拟作为失效模式与后果分析（Failure Modes and Effects Analysis, FMEA，详见第 6 章）的补充。为了增强系统安全性，FMEA 作为一种风险管理工具，可以通过专家描述和识别可能发生的错误及其后果，并促进组织的改进。在该分析过程中增加模拟不会出现更多的失败模式描述，这个过程可使实践中未展开的实际情况得以详细描述[83]。

探测系统问题的另一种方法是在患者治疗过程中进行 ISS，来发现问题和潜在风险。描述事件原因的著名的 Reason 误差轨迹模型（又称为瑞士奶酪模型，详见第 6 章）中，事件被视为主动（人为）风险和潜在（系统）风险的组合，相互作用而导致不良后果。一项对 800 多名被培训者进行的 46 次 ISS 紧急事件处理培训的研究，以此模型为基础，来识别和纠正主动性和潜在性问题，并给出了相关建议[84]。在 965 次错误中，将近 50% 被归为潜在风险，其余被归为主动风险。在另一项研究中，对小儿急诊患者进行现场

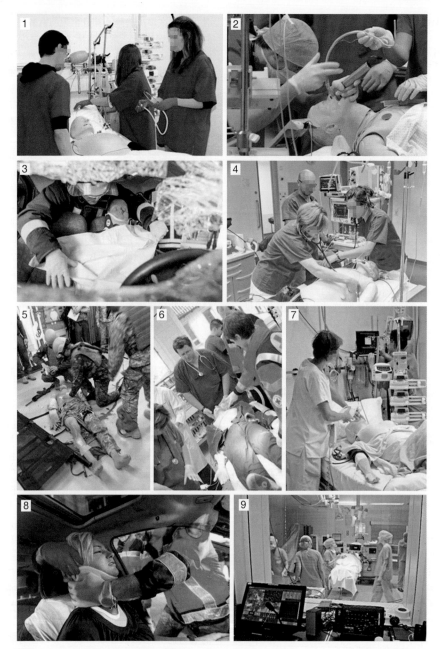

图 7.1　**在不同的医疗环境中，模拟培训课程的不同场景**。图片按照从左到右顺序：（1）病房内现场模拟培训。（2）麻醉环境下现场模拟团队培训。（3）德国法兰克福模拟年会 INSiM 上进行的模拟练习。照片为从车祸车辆中救出一名模拟患者。（4）急诊室进行现场模拟团队培训。（5）在火灾情况下战术伤亡人员医疗的军事模拟培训（InPASS, Photo with permission by M. Rall. ）。（6）在德国 Tübingen 的 TüPASS 模拟中心进行模拟培训。照片展示的是交接时刻，创伤患者从救护车交接给急创团队（Photo with permission by director M. Rall 2010. ）。（7）重症过渡病房进行模拟训练。（8）模拟从车祸车辆中救出一名标准化患者（Photo provided by M. Rall. ）。照片由 M. Rall 提供。（9）手术室现场模拟培训，照片展示了完整的产科急诊剖宫产的启动阶段，照片是从手术室外临时建立的模拟控制室、通过手术室窗口拍摄的（Photo provided by M. Rall. ）

模拟，用于发现潜在的安全威胁[85]。斯坦福大学的"大出血计划"评估并培训了威胁生命的大出血治疗方案，使用未预先通报的模拟进行了几次系统探测，并在探测后成功发现了需要改进的地方[75]。

2016 年，模拟曾用来探查机构埃博拉病毒应急响应系统中的漏洞[86]。如果发现有患者埃博拉病毒检测呈阳性，则启动模拟程序，模拟中心有 12 个小时的时间来评估医院的准备情况。并在接下来的几周中，使用更多的模拟来确定应急响应短板，并评估可能的解决方案。

此外，在开发针对各种危机的认知辅助工具或解决方案以及填补设计失败的漏洞时，基于迭代模拟的测试和重新设计是有帮助的。例如，McIntosh 等[87]使用这种方法开发和测试了一种新的认知辅助方法，用于处理严重的局麻药毒性反应。使用形成性可用性测试和基于模拟的以用户为中心的设计时，会带来一种在感官上截然不同的认知帮助，从而增强了设计辅助工具在实际使用环节中的重要性。

在设计新的医院和科室时，无论是环境布局还是工作流程，模拟都可以发挥作用。可以帮助评估设计理念，尤其是在医护人员和患者一起搬入新的医院或 ICU 时，能够尽快熟悉新的场所[88]。

模拟已经逐渐被视为一种风险管理工具。Driver、Lighthall 和 Gaba[75]认为，从风险管理的角度看，模拟有许多潜在的方法可以预防医疗索赔或减少损失。他们认为模拟是"临床表现的数据源"（第 356 页）。De Maria 等[25]认为，使用模拟可以确定机构麻醉科医师的整体差距，并制订有意义的改善计划。

使用患者模拟进行设备检测和供应

关于第三个目标——设备检测和供应——目前正在与生物医学行业合作使用模拟技术。例如一些模拟中心为设备制造商的主管、工程师和销售代表提供培训。他们可以在自己公司生产的设备用于患者治疗的情况下（包括压力异常），通过模拟系统来了解临床医师的任务需求。

在开发新的监护和治疗设备过程中，模拟用来研究人为因素的影响。模拟装置提供了独特的测试平台和演示模式，可在采购前评估来自不同制造商的医疗设备的可用性。模拟使两家附属医院［弗吉尼亚州 Palo Alto（DG）和德国 Tübingen（MR）］能够对尚未批准用于临床并且无法在采购前进行评估的临床监护设备的原型机进行评估。

其他工业用途还包括培训人们使用新型药物。在美国，通过使用模拟装置多角度培训启用阿片类药物瑞芬太尼，并指导临床医师安全地使用如地氟烷等药物。除了提供重要的教育效益外，工业活动也是模拟中心的重要收入来源，有助于支付培训学生和住院医师的费用。

使用患者模拟进行表现评估

第四个目标，模拟在评估和评价医学生、住院医师、执业医师和团队的行为和能力中成为核心角色——低风险或形成性测试（教育和培训）、目前较低程度的总结性测试（认证、再认证等）以及用于医疗决策形成或医疗过程的研究。模拟可以在各种医疗机构中用于评估临床和非临床技能[64, 69, 89-98]。

麻醉学在模拟评估的发展中起到了主导作用[99]。2012 年的一项综述中，Boulet 和 Murray[99]总结了特别是关于麻醉学的基于模拟的教育。2016 年新的综述中，Ryall 等[100]等认为模拟可以用作卫生专业教育中技术技能的评估工具。他们认为，模拟是一种有效的评估工具，但同时指出，作为独立评估工具，其有效性仍需进一步研究。

即使使用了模拟评估，对于研究和教育来说，还是有一些挑战。包括：①确定衡量成绩的各个方面；②创建可靠且有效的评分和衡量工具；③寻找针对临床和非临床成绩的评价手段。此外，如本章稍后所述，模拟本身具备一些独特的挑战和陷阱，需要综合考虑到这些因素。已经出现了几种评估措施和评分系统[99-102]。

从机构 / 组织的角度看，美国研究生医学教育认证委员会将使用模拟作为麻醉学住院医师培训计划的必要组成部分。模拟不仅对初学者和住院医师的教育有好处，同时对执业麻醉科医师进行知识更新也有好处，使用模拟培训来应对挑战、改善实践已经成为美国麻醉学委员会（ABA）MOCA 计划的重要组成部分。Weinger 等的研究阐述[64]，尽管模拟作为一种在学生和住院医师培训中形成性评估的工具，已广泛用于麻醉学，但对于执业麻醉科医师的形成性评估尚不够（总结性评估的应用也不多）[103]。

由于成绩评估与人的表现密切相关，在第 6 章中已经讨论过不少以此为重点的模拟研究结论，可以参考。

使用患者模拟进行研究

第五个目标，研究。基于模拟的研究可分为两类：①有关模拟的研究——测试或改进模拟工艺、技术和方法；②使用模拟作为工具来研究其他事物，例如人的行为和临床认知（详见第6章）[104]，或临床治疗过程[104]。框7.1提供了此类问题的示例。

关于模拟的研究，一些示例提供了设计任务报告的方法（如Debriefing with Good Judgement[105-107]、Debriefing-Diamant[108]、PEARLS[109]、TeamGAINS[110]及其他方法[111-114]）、设计模拟病例的方法（如PARTS[115]）、如何在任务报告中有效地使用视频[116-120]、营造并维持引人入胜的学习氛围[121]、特定培训措施的设计（如复苏[46, 122-123]、气道管理[124-125]、避免导管相关感染[126]）、特定的培训干预措施（如提高表达能力[50, 127-129]、任务报告[130]和反馈[131]）。

现在，患者模拟有时候被用来解决事故、大规模毁灭性武器或恐怖主义导致的化学、生物或核威胁的医学事件管理。德国的一个小组使用模拟方法测试了配备全面化学防护装置下治疗患者所受的限制，以此来优化德国内务部应对恐怖袭击或化学武器灾难策略（图7.2）。研究人员通过综合模拟方式（基于脚本、人

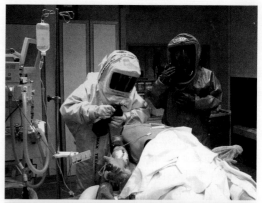
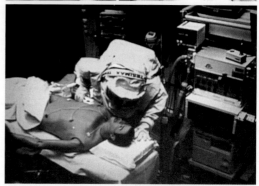

图7.2　模拟作为测试，用于研究医疗救援队在全面化学防护下的表现。工作小组成员穿着正常的制服或全套防护服在执行基本的复苏行动（如静脉置管、抽吸药品、插管）。穿着完整的防护装备，团队内部以及与患者（有意识）之间的沟通变得很困难（Photograph taken by M. Rall at the Center for Patient Safety and Simulation, Tübingen, Germany.）

体模型模拟装置和模拟患者）进行了多学科研究，以指导如何救治大规模毁灭性武器和恐怖主义袭击中的受害者[132-133]。在目前存在军事冲突或持续需要为战争或恐怖袭击做准备的国家中，对这种训练的需求是现实的。

模拟作为研究工具，提供了一些独特的功能，可以将其视为在临床中有关其他模式的补充窗口。例如，当研究诸如医疗团队流程之类的复杂现象时，可以使用模拟。如团队如何从常规诊疗适应到非常规情况，这种适应与行为[134-140]、信息处理（如信息传递）[141]、会议室内沟通[142]、公开谈话[50, 129, 143-146]、问题的解决与决策[142, 147-149]、复苏过程中的协调配合的关系[139-140, 150-154]。关于模拟的两种研究的重要里程碑是医疗模拟协会（SSH）在2007年创立专业期刊 *Simulation in Healthcare*。在随后的几年，其他专业期刊也陆续出版，如 *Advances in Simulation*、*BMJ Simulation & Technology Enhanced Learning*、

框7.1　通过模拟可以研究的问题示例

动态决策的认知科学（详见第6章）
- 预编译基础知识（Ⅰ类思维）与深度医学知识和摘要推理（Ⅱ型思维）间的相互作用是什么？
- 警惕性、数据过载和视觉扫描模式如何监控观察？
- 观察手术术野的内容和用途是什么？
- 如何实施最佳行动计划和补充计划？
- 如何重新评估为何失败并导致错误？

人机互动
- 虚假警报的分散惩罚是什么？
- 集成显示器相对于多个独立设备和显示器是否具有优势？
- 在标准和危机情况下，现有麻醉设备的控件和显示器的易用性如何？

在手术室指导麻醉（详见第6章）
- 在保持麻醉人员警觉的情况下，可以在手术室完成多少教学？
- 指导者如何对麻醉被培训者的表现进行评估和分类？
- 在手术室中，哪种教学风格能与患者管理最佳结合？

麻醉科医师的非技术技能/团队合作问题
- 应急场景下，麻醉科医师如何应对？
- 工作如何分配？
- 如何相互沟通？如何与手术室团队的其他成员进行沟通？

影响麻醉科医师行为的因素
- 睡眠不足、疲劳、衰老或非处方药、咖啡或酒精如何影响麻醉科医师的表现？
- 智能警报系统或人工智能能否在手术室或ICU提供正确且具有临床意义的决策？

新设备的开发和应用：关于模拟技术的研究
- 模拟如何很好地重建围术期的临床环境？是否可以有与实际临床工作相同的动作（模拟系统的生态有效性）？
- 任务报告对模拟学习有何帮助？针对于整体表现或特定情况，不同任务报告技术的有何适用性或实用性？
- 模拟场景的不同部分如何对感知产生影响？如何影响培训结果向现实转移？
- 模拟培训会导向更好的临床实践并改善临床结果吗？

Clinical Simulation in Nursing。此外，对于与特定临床领域相关的研究，传统医学专业期刊也更为欢迎模拟相关或将模拟用作实验技术的文章。

事实证明，模拟主管教师或指导者与心理学家、人为因素工程师或教育工作者之间的合作对研究和培训价值非常大。此类合作有助于描述基于模拟的体验式学习的理论基础，增强对任务报告的理解，研究医疗过程中的工作心理学和医疗人员行为[155-161]。许多机构在模拟中心的工作人员中整合了心理学家和（或）教育工作者。

患者模拟的其他应用

传统意义上，模拟培训将医疗专业人员视为被培训者。近年来，模拟又有了一些新的被培训者。培训内容可能不是麻醉，但是培训中心使用的思维方式来源于麻醉的模拟培训。一项研究表明，可以使用"标准化医师"来训练患者进行出院谈话[162]。患者与扮演临床医师角色的演员进行互动，练习该说什么、问什么，以及出院后如何服用药物。Kneebone 的研究小组让患者参与模拟的设计，并向他们开放模拟培训[163]。他们在演示模式下通过模拟让市民更好地了解医院内可能的状况或临床中护理是何感受[164-166]。目的是使模拟在医疗专业以外有多样的应用。

模拟还具有一些独特的应用。一些模拟中心使用模拟装置向对医疗感兴趣的高中生或大学生开展宣传。患者模拟已用于制作有关各种患者安全问题的教育视频。有时还会使用模拟来使立法者或监管者熟悉动态治疗患者的现实和复杂性。

模拟已被用作法医的辅助手段[167]。虽然目前患者模拟装置仍无法预测特定患者的生理行为，但模拟可用于再现典型的围术期情况以及不同监护和治疗的作用，提供诉讼过程中患者管理的相关信息。

将模拟培训用于医疗战略或运营协调及决策制订已有详细描述[168]。

模拟和模拟装置的历史、发展及种类

以下部分将简要概述医疗和麻醉领域主要模拟装置的历史和发展。如果希望对该主题有更深入的了解，可以参考其他文献，其中数篇综述文章对广泛使用的基于人体模型的模拟装置进行了详细介绍[169-171]，Rosen 在 2013 年出版的专著中专门对该主题进行了介绍[172]。Owen 出版了的另一本关于医疗模拟历史的专著[173]。

模拟可能与人类一样古老 史前时代以来，模拟就可能已经成为人类活动的一部分。人们模拟猎物或敌方战士的行为，为狩猎活动和战争进行演练。中世纪，士兵们使用假的士兵学习剑术。数百年前，医疗开始使用模型辅助讲授解剖学和生理学，并使用模型装置训练手术技巧，训练助产士和妇产科医师如何处理分娩并发症。18 世纪初期，意大利是应用模拟装置的主要地区；进入 19 世纪，临床模拟的主战场转移到了法国、英国、德国[174]。现代社会，战争对模拟技术的发展具有强大的推动作用，特别是在航空、海军和装甲车等领域。这些技术已被民用领域，在商用航空中得到了最广泛的使用。飞机模拟装置在 20 世纪 60 年代后期具备现代雏形，并且一直在不断完善。

基于人体模型的模拟装置（MBS） 1969 年，南加州大学一名教师和一名麻醉科医师联合一家航空航天公司合作生产了现代医疗中第一个电动的基于人体模型的模拟装置 Sim One[175]。它是一个当时在许多方面非常先进，由可插管的气道、躯干上部和手臂组成的人体模型，最初用来帮助医学生或住院医师学习气管插管和麻醉诱导，但该产品在 20 世纪 70 年代初就消失了。到 20 世纪 80 年代中后期，逐渐开发出其他几种基于人体模型的模拟系统。值得一提的是 1976 年研发出的一种心脏病模拟装置 Harvey，能够模拟正常和病理状态下动脉搏动、血压、颈静脉波形、心前区活动和心音[176]。1986 年，斯坦福大学由 Gaba 和 DeAnda 领导的一个小组[177]率先开发出被称为综合麻醉模拟环境（CASE）的全模拟装置。他们最初用它来研究麻醉专业人员在危机事件中的决策过程[68, 178-179]，但他们也对它在培训中的应用感兴趣。随后几年，随着逐渐认识到麻醉与危机资源管理（CRM）的相似之处，该团队开发了他们的旗舰模拟培训课程"麻醉危机资源管理"（ACRM，详见第 6 章）[180-181]。1995 年起，麻醉专业开始使用新一代商业人体模型模拟装置，并且获得了大量经验。目前，多数模拟中心都使用基于人体模型的全尺寸模拟设备（可以从制造商 Laerdal、Gaumard、CAE Healthcare 等处购买）。类似设备可以模拟快速变化的生理学活动，可以支持各种操作的干预（如气道管理、血管置管、给药、电击或起搏）。某些设备在没有操作人员输入的情况下，可以自动识别特定的药物或治疗，如心脏按压并作出的适当生理响应[182]。人体模型虽然经历了高速发展，但仍缺少很多重要功能。框 7.2 展示了未来 MBS 系统应具备的理想功能。

框 7.2　未来基于人体模型模拟系统的理想功能

- 能够模拟高级大脑监控并交互作用，如听觉诱发电位（AEP）、双频指数（BIS）、脑电图、患者状态指数（PSI）。
- 皮肤特异表现，如皮肤颜色发绀或苍白、汗腺分泌变化、皮肤温度变化（休克或发热），皮疹、荨麻疹或全身性水肿
- 反流、呕吐、气道出血或分泌物
- 生理性咳嗽（目前只有声音）
- 真实的抽搐
- 有目的的四肢运动
- 可能椎管内、硬膜外或其他区域麻醉操作并改良
- EEG 信号（如 BIS、AEP 和 PSI）改良
- 颅内压改良
- 支持真实的中心静脉和动脉穿刺
- 超声心动图和产妇胎心监测

请注意：此列表所列出的功能并不完整，某些功能可能正在开发中，并在本书出版后应用。另外，也存在一些第三方或自制的其他功能

患者模拟行动框

从患者安全和教学的角度看，过多关注近期设备可能具有的复杂而美观的功能是错误的。这些功能和附加组件不一定会改善模拟效果或使被培训者受益。高仿真模拟系统非常有用，但不一定需要复杂的功能。重要的是在教学与经济上使用与模拟活动目标人群和目标匹配的模拟设备。

（计算机）视频模拟装置（微机模拟装置） 20 世纪 80 年代中期开始，麻醉科医师开发了几种计算机视频模拟装置，也称为单独屏幕模拟装置（微机模拟装置）。包括：①基于屏幕的部分任务训练系统，用于模拟单独一方面的麻醉课程，如不同生理和理化状态下，麻醉药在体内的吸收和分布（著名的 Gasman 程序[183]）。②基于屏幕的总体任务训练系统，代表患者和临床环境的所有方面。早期通过绘画或动画来代表"患者"，后来越来越多的使用照片或视频来表示。虚拟显示器上的生命体征模仿真实的临床设备。该系统通常使用用户图形界面，被培训医师定期用鼠标单击菜单和按钮，使用滑块和数字输入框来完成很多干预措施的操作指令输入。

部分任务训练装置和虚拟程序模拟装置 21 世纪，工程和计算机科学的进步模拟了模拟装置技术的新时代，包括：

- 以解剖模拟设备形式出现的部分任务训练系统使用合成材料制成模拟人体的不同部位，如中心静脉导管置入、硬膜外导管置入、气管切开或胸腔引流的模型。经过几十年发展，以人体组织为基础的模拟（代表部分任务训练系统）已变得越来越普遍，由于成本和动物伦理问题，被培训者已经不再使用动物模型来学习操作技能。
- 用于外科手术和操作技能的虚拟模拟装置（即

通过硬件软件提供腹腔镜胆囊切除、支气管镜检查、结肠镜检查、超声心动检查和血管内类似真实手术的触觉反馈[182]。在这些系统中，合成（虚拟）环境仅存在于计算机中，通过由模拟装置重建的视频显示器来完成实际操作。如果模拟装置有特殊部件、装备手套或传感器，被培训者可通过眼睛（配备或不配备眼镜）、耳朵、手的操作与视频进行交互模拟操作。以麻醉为例，可以使用虚拟现实（VR）模拟系统训练纤维支气管镜插管操作[184-185]和区域神经阻滞[186-187]。以下两篇综述提供了更多关于模拟培训用于区域神经阻滞的内容[188-189]。

虚拟现实和增强现实（通过头戴式显示器） 身临其境的虚拟现实（virtual reality，VR）可以将人类用户完全融入计算机世界，增强现实（augmented reality，AR）将计算机生成的图像添加到真实世界视图之上或接近真实视图，VR 和 AR 通常使用头戴式显示器来代替和增强普通视觉。这两种方法在文献中都有描述，目前多是原型机或在研究过程中。本章只讨论 VR 技术，不讨论 AR 技术。本章作者（特别是 DG）一直在评估商用头戴式显示 VR 系统。用于医疗时大致分为两类：①对象或空间的可视化，多数用于解剖结构或建筑环境；②基于物理交互的临床环境，临床医师本身可以与空间一起移动，医师间以及和虚拟患者之间可以互动，其本质是 VR 中基于人体的模拟。可视化应用非常常见，可以直接使用消费级 VR 硬件和软件（如将人的心脏内部和外部的所有细节进行可视化，而不是像泰姬陵那样仅仅能看到外观）。全互动 VR 技术利用商用头戴显示器和其他设备，但更复杂的是创建了虚拟临床空间、患者和设备，能够为多个被培训者提供流畅的头部和身体运动以及互动。

这两种类型的医疗 VR 仍处于早期尝试阶段，如何将这些方法更好的用于医疗仍有待观察，但现在的趋势是这些技术正在从神秘的研究或"雾件"（看得到摸不着）转向迅速发展为实用设备和应用的阶段。Gaba 之前曾写道，VR 很快（2020—2025 年）将完全取代所有的物理模拟，但现在看来那个时间段几乎不可能实现。事实上，每种模拟模式相对于其他模式都有其独特的优缺点，VR 很可能会成为模拟模式的一部分。

虚拟环境 / 虚拟世界 虚拟模拟的一种形式是虚拟环境或虚拟世界。根据维基百科的说法，虚拟世界是一个基于计算机的模拟环境，用户可以通过化身（用户自身的图像化）来进行互动。这样的系统通常允许多个被培训者通过网络同时控制自己的化身（包括语音），并在一个普遍感知的虚拟环境中通过语言

和虚拟行为进行互动。这项技术将虚拟世界制作成在电脑屏幕上有声音的透视三维图像（或真实三维图像）。虚拟世界最常用于电脑游戏。在医学虚拟世界中，患者可以是由电脑自主控制的化身，也可以是由被培训者控制的化身。Kleinert 等在 2015 年发表了一篇相关综述，并得出结论，此类模拟系统的开发和验证有待进一步研究[190]。

标准化患者 标准化患者（standardized patient，SP；一些国家称为"模拟患者"）是经过培训以代表患者状况（如症状或社会情况）的演员/角色扮演者，通过接受培训，可以对被培训者的表现进行评分并提供信息反馈。在过去三十年中，医学生越来越多地使用标准化患者来进行既往史和体检技能学习[170]，可参阅关于标准化患者在麻醉学中使用和实施的综述[191-193]。基于标准化患者的模拟越来越多地被用于诸如不良医学消息的告知和其他难以启齿的话题以及止痛药之类的问题上[194]。

杂交模拟 杂交模拟是指在模拟场景中组合不同类型的模拟方式。可以采用不同方式，用于多种用途：①并行配对模拟设备。建立一个培训环境，让不同专业都可以发挥他们的临床作用。如在手术室，外科医师和麻醉科医师一起练习并发症的处理，明确两个专业在场景中的职责，将是很有帮助的。Kjellin 等进行了一次多学科手术室团队模拟培训，手术室配备了基于人体模型的模拟装置和腹腔镜模拟装置[195]。另一种方案是将栩栩如生的外科模特与人体模型集成在一起，用于多学科手术室团队培训[14]。②序列配对模拟设备，通过这种方式，在不同场景中使用最佳特性的模拟模式，使最终创建的场景模拟度超过各个部分的总和。如一个场景可以从一个标准化患者/角色扮演者代表的患者在病床或转运床上开始，在需要有创性操作（插管或心肺复苏）或分娩等关键点模拟可以转移到人体模型上。Cantrell 和 Deloney 给出了将标准化患者集成到高仿真模拟场景中的建议[192]。

模拟仿真度与模拟装置分类

虽然模拟在教学和培训中应用越来越普遍，但学者们对"模拟"这个词的定义仍然持有分歧。这就需要对模拟模式、仿真度、相关技术和特点以及教学方法进行了解。

模拟仿真度和模拟能力 在模拟相关文献中，仿真度这个术语通常用来指特定的设备或产品接近或替代真实的程度。但是作者强烈认为这是一个误解，仿真度这个概念的提出是针对模拟活动的特性，而不是主要指所用的设备或产品。也就是说，仿真度取决于模拟复制的几个方面（不仅是硬件方面）及每个方面与真实世界的相似性（见模拟的真实性相关部分）。模拟的仿真度取决于培训目标和被培训者人群，有些目标可以应用低仿真度的模拟培训完成，而有些目标必须依赖于高仿真度的模拟培训。

模拟装置的分类 出于某些目的，比较不同的模拟装置的技术能力等级或特点是非常有必要的。目前还没有公认的麻醉模拟装置的分类标准[169]。任何分类都涉及一些重叠和灰色区域[159]。Cumin 和 Merry 在人机对话、生理学基础和应用三个层次上总结了分类方法[196]。Gaba[171] 对模拟形式进行如下分类：口头模拟（如"如果-那么"讨论、讲故事、视频辅助、角色扮演）、标准化患者、部分任务训练系统（包括仿真的模拟设备以及局部组织模型）、计算机患者（即 VR 模拟和基于屏幕的计算机模拟系统）和电子患者。

在本章中，患者模拟装置（与部分任务训练系统相反）是一个系统，它展示的是整个患者（不仅是患者的一部分）以及与麻醉科医师直接相关的临床工作环境（如手术室、PACU、ICU 等）。一个患者模拟装置包含数个部分（图 7.3）[159]。表 7.1 给出了目前典型的基于人体模型的模拟装置。

接下来主要介绍模拟设备可以完成的主要教学和培训任务。该部分是参照临床胜任力的"米勒棱柱"（也包括"金字塔"或"三角形"）理论制定的。有关更详细的概述，请参阅更多文献[75]。

"米勒学习金字塔" 每一次模拟教学都存在不同的教学目标。大体上，它们可以与图 7.4 所示的"米勒金字塔"[197] 一致。在认知层面，模拟可以帮助被培训者获得新的知识，更好地理解概念和动态演变（"知道"和"知道怎么做"层面）。如生理学模拟可以让学生观察心血管和呼吸功能的变化，以及它们对干预手段的反应，将书本知识、复杂的图表和图片带到了现实中。"金字塔"的下一层次是独立完成知识相关的技能（"知道怎么做"，到更深层次的"演示怎么做"）。其中一些技能可以从知识概念中迅速获得（如心脏听诊），而另一些则涉及精细和复杂的精神运动性活动（如导管放置或插管）。这些独立的技术性操作和非技术性操作需要在临床工作中不断整合，从而达到"金字塔"中一个新的更高的层次（"演示怎么做"到"做"）。随着时间的推移，这些技能融入实践，成为日常工作（"做"）的一部分。专业的医疗专家除了学习新技能之外，基本在"做"这一层次。然而，无论个人还是团队还是工作小组，他们的能力水平与最佳水平之间可能存在差距，通常，临床医师处于"知道怎么做"到"演示怎么做"这个层次，但并

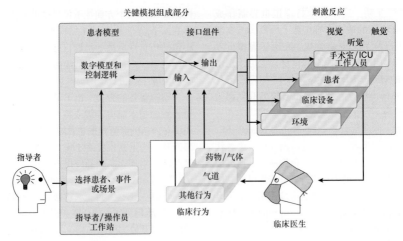

图 7.3　**患者模拟装置系统总体结构示意图**。模拟装置使用适当的接口硬件、显示技术或同时使用两者生成患者和工作环境。描述由麻醉专业人员感知，他们的动作通过物理动作或输入设备输入到模拟系统。模拟场景行为由指导者或操作员通过工作站进行操作，工作站允许选择不同的患者、异常事件和模拟患者的其他特征。该控制可以是手动的、基于脚本的或基于模型的，并通过手动调整来达到最佳的学习收益。ICU，重症监护治疗病房（Diagram by D.M. Gaba.）

不是能在所有的环境和处境下完成"做"，所以模拟可以成为弥合这种差距的一个非常有价值的工具。

患者模拟行动框

在目前的医疗体系中，对于大多数有创性手术来说，初学者第一次完成操作通常在教师指导下，在患者身上完成。同样也会通过对患者的练习来获得完整的学习曲线。模拟系统提供了一种可能性，既可以让新手在临床实习过程中练习，也可以同时通过模拟来进一步提高那些技能。这是非常有用的，因为模拟能让他们获得相关经验，甚至包括非同寻常的解剖或临床表现。

非技术模拟　口头模拟（"如果-那么"讨论）、讲故事、纸笔练习和标准化患者仅需要很少或根本不需要技术，但可以有效地模仿具有挑战性的临床场景，就如同即使是水果片或简单的玩偶也可以用来训练一些手工操作一样。一些团队合作的教学和培训可以通过角色扮演或相关事件的视频讨论来完成。

（计算机）视频模拟装置（微机模拟装置）　在屏幕上以绘图、照片或视频的形式呈现患者，同时允许学生选择临床干预手段，可用来培训基本概念和操作技术，如吸入麻醉剂的吸收和分布或静脉药物的药效学。这样的程序既廉价又实用。它们可以呈现并实践在正常和异常情况下的概念和操作，主要面向"米勒金字塔"中"知道"和"知道怎么做"的层次，通常服务于早期被培训者。

部分任务训练装置　人造模型（有时也包括动物或人体尸体），用于培训特定的操作技能，例如插管、静脉或骨髓穿刺、区域阻滞、胸腔引流和困难气道管理设备的应用等。这些技能的训练目标是"知道怎么做"和"演示怎么做"。这类训练系统最常用于缺乏经验的新手，或对经验丰富的人员在特定工具的应用中进行再培训。

基于人体模型的模拟装置　一般是患者的大部分或整体模型，可用来捕获真实任务领域整体复杂性，包括临床技能和指南的应用以及团队分工与协作。它们可以用来将"演示怎么做"扩展到"做"，至少在模拟中是这样的。因此，基于人体模型的模拟装置适合于培训对危机情况的诊断和管理，以及非技术技能和人为因素的行为（详见第 6 章）。它们适用多种教育方法，并可以用于所有层次的被培训者。对于早期被培训者来说，通常会使用教室里的老师作为指导者，并通过"暂停和反思"来控制模拟装置，允许场景在必要时停止、继续或重新启动，以最大限度地提高学习效果。

患者模拟行动框

与"米勒学习金字塔"相比：如果被培训者（还）不熟悉基于人体模型的训练所需的临床概念、程序或任务，他们通常应该在整体模拟之前接受其他方式的培训。无论使用哪种设备，模拟装置都是一种教学工具，必须配合有效的课程进行使用[198]。模拟越复杂（即 MBS），模拟装置越能代表整个患者——由一个或多个团队治疗——拥有受过专门训练的合格教师就越重要[198]。

表 7.1　当前典型的基于人体模型的模拟装置的功能 *

临床分区	特征和功能	备注
气道	正确的咽和声门解剖学 放置面罩、气管插管、声门上气道装置、导管 喉痉挛、舌头和气道肿胀、颈部不活动、下颌闭合、牙齿断裂 环状软骨切开术 气管喷射通气 支气管解剖（至叶支气管水平）	气道常为气管插管提供密封作用。声门上气道的密封是可变的，但它通常允许正压通风。 面罩密封是可变的（塑料对塑料） 适度真实的环状软骨切开术；组织不像真的皮肤，没有皮下组织脂肪层；没有出血；但是模拟允许通过物理步骤插入声门下手术气道
头部	眼睑运动、瞳孔扩张、对光线或药物有反应 患者的嗓音和声音，如咳嗽和呕吐（通过内置扬声器） 可触及的颈动脉搏动 以嘴边蓝光为代表的发绀 流泪、出汗	与预先录制的音频片段相比，现场语音是首选的，因为在场景中具有更高的灵活性 蓝光是患者发绀的表示，但不是生理性复制发绀的外观
胸部	生理和病理生理心和呼吸音 胸壁运动时的自主呼吸 支气管痉挛 可调肺顺应性 可调气道阻力 气胸 针刺开胸放置导管引流 除颤，经胸心电图 胸外按压	通过扩音器的呼吸和心音；声音包含人工制品和机械噪声。通常声级取决于听诊器相对于扬声器的位置 气管切开术的现实解剖结构不太切实，但人体模型可能允许执行这些程序
四肢	可触及的脉搏（取决于动脉压） 通过听诊、触诊或示波法测量骨折和创伤模式下的血压 静脉置管 周围神经刺激引起的拇指抽搐 手臂运动 强直阵挛发作的表现	目前大多数模拟装置甚至不提供有限的四肢运动 这些表现是因为缺乏解剖学线索
监测（波形或数字读数）	ECG（包括形态和节律异常） SpO_2 无创血压 CVP，PAP，PCWP 心输出量 温度 CO_2（可能是实际的 CO_2 呼出量） 麻醉气体（可能有药物的实际吸收和分布） 体外循环	大多数模拟装置提供了一个虚拟生命体征；有些模拟系统可以对接临床监护仪 一些模拟系统包括虚拟体外循环机
自动化和传感器	胸外按压 通气率和通气量 除颤和起搏（包括能量测量） 气体分析仪（吸入氧气、麻醉剂） 药物识别（药物识别和数量）	

CO_2，二氧化碳；CVP，中心静脉压；ECG，心电图；PAP，肺动脉压；PCWP，肺动脉楔压；SpO_2，外周血氧饱和度。
* 列出的功能都存在于一些现有的模拟系统中，但并非所有功能都存在于单个设备上。功能集取决于设备和型号

模拟场所

某些类型的模拟，例如非技术模拟和使用视频或计算机程序的模拟，被培训者可以使用他们自己的设备在家或者办公室中完成。部分任务训练员和基于人体模型的模拟通常用在专门的模拟中心，但是 MBS

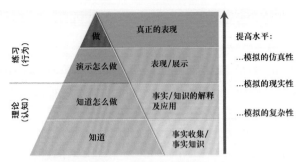

图 7.4　"米勒学习金字塔"，也称为米勒临床能力棱柱。[197] 基于"米勒学习金字塔"，麻醉科医师的临床能力分布在四个不同的能力水平上，这可以分为理论（一个人的认知："知道"－"知道怎么做"）和做（一个人的行为："演示怎么做"－"做"）。最相关的临床能力是实时表现（"做"）。在处理模拟的学习目标和评估目标时，需要考虑这四个层次。此图是根据 Alinier[368] 的出版作品修改的，表明模拟的仿真性、模拟的现实性和模拟的复杂性随着能力水平的不同而增加

也越来越多地在现场（真实的病房/病床中）或附近的地方进行（临床工作单位附近的其他地方）。对于大规模模拟（如灾难演习[49，86]），整个组织场地将成为培训的场所，或者在移动模拟（moving simulation）的情况下，组织机构的不同部分将成为培训的场所。如果模拟培训在组织机构外部进行，但使用组织的设备和人员，则称为流动模拟（mobile simulation）。

　　通常，在专用模拟中心工作的模拟人员也可以"现场""就近""流动"和"移动患者"进行模拟，或者可以指导其他人这样做。我们在各个部分分别讨论了不同模拟场所的优缺点，并在表 7.2 中进行了总结，Sørensen 等在 2017 年的最新出版物中概述了不同模拟场所的优缺点[199]。

专用模拟中心

　　许多机构选择建造一个或多个模拟中心来进行教学和培训，在一些地方甚至已经创建了完整的"模拟医院"（如迈阿密，网址为 https://simhospital.sonhs.miami.edu/）。我们在本章末尾列出了一些有用的模拟中心网站和相关资源信息（附录 7.1）。关于它的成本结构则是一个复杂的问题（见后文），但项目及其负责人在收支问题上已经投了赞成票。

　　在专用模拟中心中，可以在室内以通用的方式使用一个或多个模拟装置部分或完全复制各种临床环境（例如手术室、ICU、产房、急诊室等）。图 7.5 和图 7.6 分别展示了中型和大型模拟中心的平面图。后者展示的是斯坦福大学沉浸式学习中心的平面图，该中心是医疗模拟的模范中心。

　　通常，模拟中心提供单独的控制室，允许进行复杂的模拟，而没有指导员侵扰模拟案例。图 7.7 展示

了一个模拟控制室的样子。许多模拟中心都有音-视频系统，可以在患者模拟期间记录多个视图。一些中心还拥有基于计算机的系统，可以即时标注视频并快速搜索标注的部分，但一些中心也发现，这种配置对于任务报告不是必需的。专用中心通常会提供一个或多个具备视频回放功能的点评室。理想情况下，中心的位置应距离学员比较近。设计、装备和模拟中心的监管可能得益于专业的知识或之前的经验[200-201]。

　　大学和医院建设大型多学科和多模式模拟设施逐渐增多，麻醉科医师在这些中心中通常处于领导地位。通常，这类中心将所有类型的模拟和沉浸式学习集合在一个大单元中，包括扮演标准化患者的被培训者（通常在诊所中）、基于人体模型的模拟系统、部分任务及外科操作训练装置、干湿工作（例如石膏浇铸或加工食品流程），以及不同形式的 VR。通常有用于解剖尸体或麻醉动物的设施，但会在其他的场所。一些机构拥有许多模拟中心，它们与不同的学员、不同的地区或不同类型的模拟设备相关联。

　　专用模拟中心的优缺点　在专用模拟中心进行模拟有利于进行定期培训，并允许使用复杂的视听设备以及各种有大量存储空间的模拟和临床设备。在这里可以对设备进行预设和测试、准备模拟道具、即时点评等，还可以安全地使用廉价的、废弃的、有缺陷的或过时的临床设备或物料。当模拟中心将所有模拟方法整合到一体时会促进技术联用，例如扮演标准患者的被培训者与部分任务训练装置结合，或者外科手术模拟系统与基于人体模型的模拟系统结合。

　　专用模拟中心的主要缺点是其建造和装备的成本高昂。而且，无论设备多么完美，它都无法复制任何特定临床工作场所的设备、布局和临床进程。另外，学员从一开始就知道是模拟，而不是真实的场景。

表 7.2　模拟场所及其优缺点

模拟场所	优势	劣势
专用中心（固定设施不属于实际临床工作单位）	■ 永久安装设备，最小化设置时间，高级别的控制和基础架构配置 ■ 可以应用复杂视听系统 ■ 可以进行详细的模拟任务报告，包括视频审查 ■ 时间灵活 ■ 不会干扰实际的临床工作，保护人员免受实际临床工作的影响 ■ 多用途	■ 无法重建不同目标人群准确的工作内容、设备和耗材 ■ 临床医师脱产参加培训可能遇到困难 ■ 人员不能同时参加工作 ■ 远离临床工作场所 ■ 创建和维护专门的模拟中心非常昂贵 ■ 不探究实际临床情况
■ 临时现场模拟（实际工作单位，临时搭建和移除）	■ 真实的临床现场 ■ 使用实际设备 / 用品对实际工作单位中的人员进行检测 / 培训 ■ 临床医师有能力参加类似他们的工作 ■ 探查实际临床部门和系统问题 ■ 比运营专用的模拟中心便宜	■ 并非总是有空缺的临床场地 ■ 安排上的困难——可能需要现场进行临床使用 ■ 可能和实际的临床工作有冲突，人员随时准备返回临床工作 ■ 被培训者的分心不受控 ■ 视听系统不完善，较少的视听记录能力 ■ 搭建和移除的巨大努力
■ 住院现场模拟（实际工作单位，常设机构）	■ 与临时现场相同 ■ 最小化设置时间 ■ 提供复杂的视听系统 ■ 时间灵活	■ 在临床工作单位中创建永久性模拟床的成本很高 ■ 可能和实际的临床工作有冲突；人员随时准备返回临床工作 ■ 被培训者的分心不受控
■ 就近 / 异地模拟（在会议室等非临床环境中进行模拟）	■ 方便安排 ■ 无需临床空间或无需专门的模拟中心即可使用模拟 ■ 不完善的训练总比没有训练好 ■ 可以使用许多耗材和某些设备，就像它是真实的东西一样	■ 缺乏理想的床边或现场培训的真实感 ■ 最小的视听系统，较少的视听记录能力 ■ 搭建和移除的巨大努力 ■ 无系统探测
■ 转运模拟 / 移动模拟（模拟模拟系统在场所之间的传输）	■ 运输本身是具有挑战性的临床工作 ■ 复制患者的自然流动和团队之间的交接	■ 多个模拟场所的要求 ■ 便携式无线模拟系统的技术局限性 ■ 搭建和移除的巨大努力
■ 流动模拟（运输模拟系统和指导人员到客户或中立场所）	■ 模拟专业知识带给了那些无法或不愿自己投资的人 ■ 就地使用，其所有优点	■ 可能很高的运输成本（驾驶员、燃料、车辆） ■ 对于原地使用，其所有缺点以及搭建和移除的巨大努力

培训和探查临床医师的工作场所

有几种方法可以在临床工作的实际场所或附近进行模拟。就需要而言，没有设置专用模拟中心的机构必须使用这些方法，但这些方法在其他方面也很有用。

现场模拟

现场模拟选择临床工作场所（如手术室、ICU、创伤急救室、麻醉后恢复室或病房）的实际场所中进行。ISS 培训通常由经验丰富的单学科或跨专业人员进行，用来模拟复杂患者的治疗方案，通常用于创建高仿真度和（或）用于探查程序或系统问题（详见前文"模拟在麻醉和医疗领域的应用"部分）[4, 75, 83-87, 202]，特别是对于在模拟中心或其他地方难以重建足够真实感的特殊工作场所，如导管室、CT 室、救护车或空中

救援等（见后文"真实性与现实性"部分），ISS 可能是一个有用的培训选项（图 7.8 ～ 7.15）。

Rosen 等[203] 回顾了现场模拟在医学继续教育中的使用情况。他们认为，少数研究表明 ISS 对学习和组织实施有着积极影响，围绕 ISS 作用的研究仍在不断涌现，研究前景广阔。

大多数 ISS 是因为培训课程的变动临时实施。只有极少数培训机构的模拟系统会永久安装在临床工作场所中，如在临床真实的 ICU 中建设专门用于模拟的病房。

现场模拟的优缺点　ISS 似乎很理想，因为其可以探查实际工作中的人员和系统，容易发现医疗中的真正问题。适用于所有医疗场所，即使没有专用模拟中心，也可以进行短期课程和突击模拟培训。

由于可以在实际的工作单位中进行，减少了前往

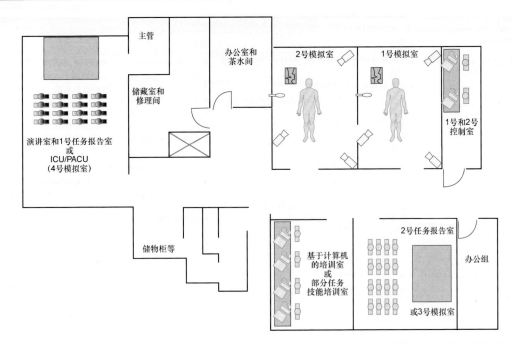

图 7.5　**模拟中心平面图**。一个中等规模的模拟中心，具有四个模拟室、一个基于计算机的培训室和几个多功能室，配备了音-视频接线板，可以根据不同培训活动的需要灵活地调整（如大型研讨室可以用作大型 ICU 或 PACU）（Figure by M. Rall & E. Stricker, Center for Patient Safety and Simulation［TuPASS］, Tübingen, Germany.）

专门模拟中心的时间，被培训者易于集中。但无法忽视的缺点在于：可能分散临床工作的注意力、缺乏隐私、安装和拆卸的后勤工作、视听和模拟设备的可用性降低以及成本（许多 ISS 培训会根据需要使用该单位的实际临床耗材）[204]。ISS 很难组织、预先安排和控制。计划进行模拟练习的临床区域可能会被占用或临时挪为他用。从事模拟的工作人员也可能被临时派往其他临床工作，培训课程可能随时会中断。Raemer[204] 总结了 ISS 的潜在风险，并强调了模拟的安全隐患，包括对模拟药物和设备的维持控制、占用宝贵的医疗资源、从模拟中学到错误的知识点以及使患者和家人感到不安。根据笔者的经验，患者和家属很少感到不安，他们反而很高兴看到进行这样的培训。

就近或异地模拟

原则上讲，如果认为模拟是有价值的，那么在任何地方进行模拟都会比不做更好。就近模拟（peri-situ simulation，PSS）意味着在临床工作场所进行模拟，例如在会议室甚至是病房的走廊，而不是在实际的病房 / 病床。比如原本计划进行 ISS，但没有实际的临床场所可用，就可以执行 PSS，当然，也可以有

目的地开展 PSS。PSS 相较于 ISS，在地点、系统和供应方面具有一些优势，但缺乏实际病床的现实性。当在临床机构之外（例如非临床区域的会议室）或在医院的公共区域进行模拟时，称为异地模拟（off-site simulation，OSS）。

转运模拟

转运模拟（sequential location simulation）有时也称为移动模拟（moving simulation）。指在某种场景下，模拟患者在不同场所之间移动，在每个转运点模拟在该位置可能发生的事情。如通过救护车将患者带到急诊室，进行评估和治疗，然后进行 CT 扫描、放射介入或转移至手术室，最后到 ICU。最好通过 ISS 或 PSS 来完成移动模拟，即便不能完美地模拟每个场景，但仍然有一定的价值。要完全准确地实现移动模拟，需要对模拟设备和人员进行深入的沟通协调和编排。移动模拟可以在每个转运点解决不同的问题，侧重于探测系统问题和改进。

移动模拟的优缺点　像所有类型的 ISS 一样，移动模拟是探测系统中潜在威胁的强大工具。除了着眼于某些工作场所的潜在风险外，还可以探测转运到这

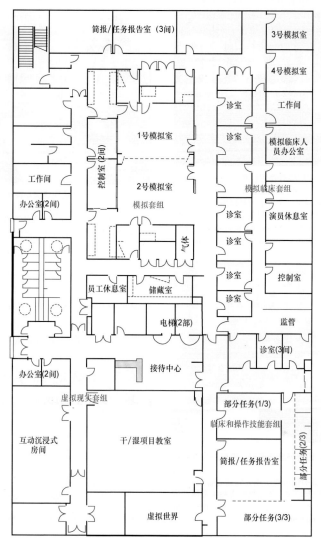

图 7.6　模拟中心平面图。 大型跨学科模拟中心的平面图，有多个领域组成（麻醉、手术、学员），并设有多个多功能模拟室和技能实验室（Figure by D. M. Gaba at the Immersive Learning Center at the Stanford School of Medicine，Stanford，California.）

些工作场所过程中的问题。如上所述，移动模拟需要付出巨大的努力，包括组织和技术准备、技术挑战、整个模拟设备的移动以及配备合适的临床工作人员。

流动模拟："使模拟得以旅行"

流动模拟是指将模拟系统和视听设备运送到培训机构之外进行模拟，对于缺乏专用模拟中心或缺乏在自己机构中进行 ISS/PSS 专业培训知识的临床机构，可以通过这种模式进行模拟。

流动模拟可以在临床环境或会议室，甚至在酒店会议室中进行，由模拟中心的工作人员提供流动模拟装置，这些模拟中心一般配有可以随身携带的流动模拟装置和视听设备。甚至在某些地方，将小型模拟中心配置在卡车或巴士中。

流动模拟的优缺点　对于使用流动模拟的客户而言，流动模拟是一种很好的方式，其可以了解模拟培训和探测系统问题，而无需花费额外的时间和员工旅行的费用。同时，流动模拟具有外部反馈的优势。外来的指导者可以发现机构内部人员所忽视的规范化错

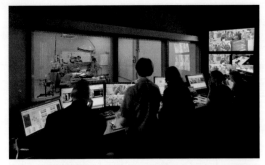

图 7.7　**模拟控制室**。通过窗户墙将模拟控制室与实际模拟室隔开。指导者可以通过窗口或不同视图的多个屏幕之一查看模拟状况。在他们的前面，放置了一个用于控制模拟系统系统的工作站，包括一个可控制语音的音频控制台、用于场景内指导的语音以及多个无线耳机通道（Photograph provided by D.M. Gab；control room of the Stanford Immersive Learning Center.）

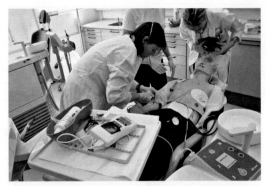

图 7.9　**在牙医诊室的现场流动模拟**。该模拟系统配备了人造牙龈和白齿进行练习，模拟牙医的操作程序。突发紧急情况时，需要团队做出回应。培训的重点是危机资源管理的要点和医疗技能，包括使用自动体外除颤器（Photograph by M. Rall.）

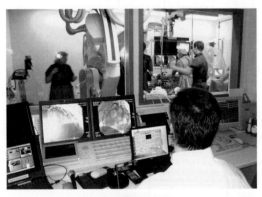

图 7.8　**在导管实验室进行的现场流动模拟**。模拟系统放置在被 X 射线设备包围的导管室桌子上，空间十分有限，使患者的治疗更加复杂。生命体征监护仪可提供相关数据给临床团队。模拟装置由导管室控制室控制。多个流动摄像机和生命体征传输器实时将视频传输到培训小组临时任务报告区域，进行危机资源管理任务报告（Photograph by M. Rall.）

误（详见第 6 章）和陷阱。提供流动模拟的机构可以提供更大的培训灵活性。其不仅在自己机构内部任何区域提供培训，还可以为其他组织提供模拟培训机会。不仅自己的模拟培训获得了资金，而且还提高了空置的设备使用率，提升了人员能力。

模拟团队培训学员：应该培训谁？如何组成？

　　每个医学训练都可以认为包含一个或多个人员。几个工作人员可以组成一个团队紧密合作。如手术室团队，由麻醉科医师、外科手术医师和护理（以及技术人员和支持人员）组成。团队成员之间相较其他团队可能更熟悉。这种不同专业间（和私人）的"彼此了解"，通过增强共同思维模式，能对他们的表现产生

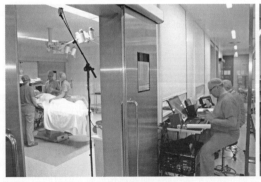
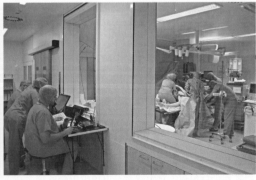

图 7.10　**在手术室进行现场流动模拟团队培训**。流动模拟控制室位于手术室之外，指导者可以通过实时视频（左图）或手术室窗口（右图）直接或间接观看模拟场景（Photograph provided by M. Rall，InPASS in situ training in the OR at Scuol Hospital，Switzerland，Chairman：J. Koppenberg.）

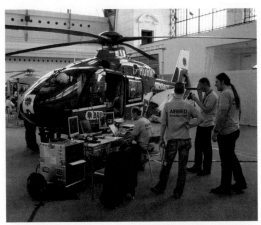

图 7.11　在空中救援直升机上进行现场流动模拟团队培训。带有几个摄像头和麦克风的流动模拟控制室设置在直升机外部，提供内部多视角视图，以监视场景并对现场培训过程进行反馈（Photograph taken by M. Rall at Airmed 2008 with the German Air Rescue（DRF）team.）

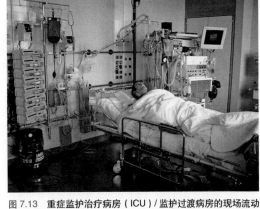

图 7.13　重症监护治疗病房（ICU）/监护过渡病房的现场流动模拟。临床领域的培训特别适用于ICU。危机资源管理的培训展示了面对高度复杂的问题，高品质协调的ICU团队所需的互动。培训兼顾了检查医疗设备的现场布置以及对某些紧急情况的反应的准备。某些ICU中已经有永久性的现场模拟设施（见正文）（Photograph by M. Rall.）

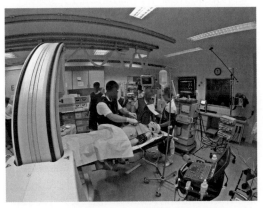

图 7.12　在大型创伤中心进行现场流动模拟创伤团队培训（Photo provided by M. Rall.）

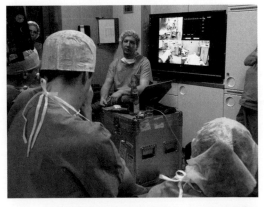

图 7.14　现场流动危机资源管理（CRM）——手术室内的模拟团队培训。该任务报告室临时设置在麻醉诱导室。在这种条件下，也可以使用视频进行任务报告（此处视频是位于水池上方的42英寸平板电视）。医院内部的培训通常是用相同的课程培训实际工作团队，如果可能的话，要对大部分相关人员进行培训。"Enbloc"培训课程中包括CRM行为在内的学习内容可能会产生长久而深远的影响（Photograph by team TuPASS［Center for Patient Safety and Simulation, University Hospital, Tübingen, Germany］, who performed a full team training of the anesthesia department at Steinenberg Medical Center, Reutlingen, Germany.）

重要影响[205]。

　　很多模拟应用是针对个人进行的，尤其用于教授知识、基本技能，或用于培训特定的心理任务。与其他高风险行业（包括麻醉学，详见第 6 章）一样，个人技能是基本要素，但研究发现，个人能力并不足以实现整体最佳成绩和最佳安全性[206]。成绩和安全性更多体现在人与人之间的相互作用以及与设备、组织结构和进程间的相互作用。这就是为什么高可靠性组织中，更重视提高组织水平、各种形式的团队合作沟通以及人际交往。这种能力一般在危机资源管理培训中使用红字标注（详见第 6 章和后面的部分）[24, 207-208]。

虽然团队培训在医疗和麻醉领域尚未广泛实施，但其重要性已被广泛接受[33, 209-216]。第 6 章详细讨论了有效团队合作的先决条件（如团队领导、相互绩效监督、支持和对话、适应性和团队定位、团队认知概念等）。团队组成成员的不断变化对医疗团队构成很多

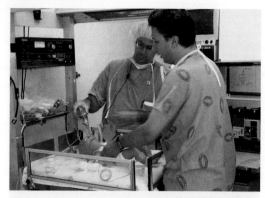

图 7.15　在新生儿抢救区域进行新生儿危机资源管理和复苏培训。 经验丰富的指导者（婴儿右侧）作为团队的一部分，也参与演示，而控制室的其他人则负责模拟（Photograph taken at Stanford Simulation Center, Stanford University, Palo Alto, California; provided by M. Rall.）

挑战，是医疗行业团队的特点之一。在一个科室内，例如在麻醉或复苏小组的成员随时可能会变动，这些团队或工作人员也称为"行动团队"（详见第 6 章）。

如果模拟目的涉及个人医学技术以外内容（如 CRM 培训），并且涉及非技术技能和团队合作，则可以划分为单学科和多学科培训。基于 CRM 的"团队培训"可以先针对小组（即单学科团队），然后针对团队（称为多学科团队）[217]。从广义上来讲，在本章中所使用术语"团队培训"，既指单学科培训，也指多学科培训。对于这两种培训，日常工作中培训和转变学习的最佳方法是安排专业内（医师、护士、专职医务人员等）和团队成员现实角色工作岗位上的学习（"边工作边培训"，详见下面的模拟行动框）。

患者模拟行动框

"边工作边培训。"除了"初学者"外，对经验丰富的人员进行模拟培训时，一起工作的其他成员应尽可能一起培训。尽管该观点是根据以往经验和团队成员培训的理念上建立起来的，但在模拟培训中进行协同工作，确实可以磨练对患者整体治疗任务、目标和策略上的合作技能。

团队培训可以基于科室（如特定 ICU）的实际工作单位组织，每个部分可以有自己的培训目标，基于整个单位的组织（如整个医院或网络）要成为一个整体。每个场景应具有特定的特征，如文化特征等，这将影响被培训者接受培训的方式以及在临床环境应用模拟所学到知识的难易程度。模拟也可以应用于医疗机构的

非临床人员或非临床工作场景（如经理、行政人员、非正式领导），多数人对此表现出浓厚的兴趣[73-74]。

多学科培训与单学科培训用于团队培训各具优缺点[155]，为了获得最好的效果，这些培训方法最好互补使用。

培训个人

基于模拟的个人技能培训可用于被培训者的教育（"米勒学习金字塔"中"知道""知道怎么做"，图 7.4）、增强心理技能（"知道怎么做""演示怎么做"）以及指导如何整合各项技能。最初被培训者需要从某个技能开始，而有经验的被培训者也需要尝试学习全新的技能或操作。基于屏幕的模拟装置可用于教育和获取基本知识体系，部分任务训练系统可用于心理技能，基于人体模型的模拟装置则用于将各种概念整合的培训。基于人体模型的模拟系统用于训练个人时（如同仍在组内训练），训练的重点在于：①训练个人的临床技能，如遵循诊疗流程；②培训非技术技能，如领导力、沟通力和任务管理能力等；③两者兼顾。

培训小组：跨专业的单学科团队培训

小组（如麻醉科医师）培训涉及场景模拟，其中所有被培训者都来自同一学科，并且这些场景与其工作内容（临床和非技术技能）高度相关。团队其他成员的角色（如外科医师等）由指导者或具有临床知识的演员扮演；相对不重要的团队角色可以由被培训者扮演，或者在不必要时根本不扮演。按照这种方法，指导者或演员扮演的其他组员或团队成员可以与被培训者进行特定行为的互动。为了便于使被培训者系统地面对各种挑战，一般需要提前设定这些角色。

这种模拟培训的方法可以针对性的根据该学科的技能、知识和场景设定，包括可能与其他团队成员无关且较广泛的临床问题和情况（如心脏、骨科、普外、分娩、重症监护）。单学科培训强调动态决策、资源管理、领导力和团队合作等通用技能，这些技能适用于与特定学科相关的任何具有挑战性的临床情况。

单学科培训对在不同环境中工作的专业人员以及非永久团队成员（如麻醉中的"行动团队"，详见第 6 章）可能具有特殊意义和价值。他们必须学会适用于所有同事的通用团队合作和沟通技巧。对于专门的模拟中心来讲，单学科场景更为简单，因为只需要培训一个学科，而不需要安排每个学科的被培训者。

培训团队：跨专业的多学科团队培训

在医疗领域，跨学科团队越来越多。每个学科的专家只需要进行专门的多学科团队培训（也称为联合团队培训或跨专业培训 IPE），而无需在同一时间组成一个专家团队[218]。培训中，一起工作的不同学科的被培训者一起接受培训，每个人都扮演自己的角色，并设计各种场景来挑战所有学科。多学科团队培训有更为自然的团队互动，同时加强了跨学科的知识理解。在涉及麻醉科医师的诸多领域中，已经报道了此类培训的成功案例，包括手术室[159, 219]、产科[220-222]（综合产科、麻醉、护理、新生儿和儿科）、重症监护（综合多学科医生及护理、呼吸治疗和药学）[223]、急诊科[224-225]、创伤管理[30-31, 90, 226-227]。

根据培训场所（详见前文），团队培训计划的制定存在一些挑战。如很难在专门的模拟中心安排多学科培训。理想情况下，应该由来自多个学科的指导者分别进行任务报告。多学科培训更容易组织为现场培训（详见相关内容），或作为预先公布或未公布的"模拟事件"（详见下一部分）来组织实际临床团队（如病房或单位团队、快速响应团队或急救小分队）培训。在未预先宣布的情况下，团队直到现场才知道这是在进行模拟培训。

交叉培训：角色变更

模拟培训的指导者可以选择是让所有被培训者扮演自己的常规角色，还是承担其他角色。两种选择各有优点，"在工作中学习和在学习中工作"原则通常希望每个人都扮演自己的角色[82]，但是交叉培训可以使人们理解和体验其他专业人员或学科的任务、决策、挑战和责任。研究表明，交叉培训有助于实现：①有效的团队合作、沟通和行为[228]；②增强团队互动和构建思维模型[229]；③在任务需求增加时有助于团队成员间保持沟通[230]。

患者模拟行动框

如果进行交叉培训，建议以合理的方式向被培训者展现其他职业角色，不要表现出或夸大某些特殊的个性化行为。任务报告应着重讨论可以从"穿别人的鞋子走路"中学到什么。如用外科医师的外科技能和行为标准来评价麻醉科医师是愚蠢的。演戏可能会很有意思，但是如果不尊重他人，则浪费了宝贵的模拟培训时间。

整体培训：避免培训效果的亚阈值

如果将模拟作为促进患者安全的干预措施，如对工作人员或团队进行危机资源管理培训（详见第6章），或补充新的清单、程序等，组织者／课程设计者可以安排在短时间内（几天或几周）对所有团队成员进行培训。这样使培训效果更集中和统一。但是从另一个角度，机构内由于逻辑或政策的原因，全体培训不太可能实现，可能不值得"政治资本"让其实现。由于没有数据可以证明整体效应，有必要评估在什么情况下值得这样做。

模拟时间：预先公布 *vs.* 未预先公布

无论在任何地方，都可以进行预先安排好的模拟程序，既可以针对正常上班的人员，也可以针对休假或参加培训的人员。一般情况下，如果所有潜在的被培训人员都意识到存在出现模拟情况的可能性后，某个部门可以实施未预先公布的模拟事件（宣布为真实事件）。计划内和计划外的 ISS 是互相补充的，每种方法各有利弊。这种模拟一个明显的问题是会干扰被培训者正常的医疗活动，因此需要建立基本规则，明确何时以及如何在必要时中止模拟。另一方面，当偶尔进行模拟情景，并采取适当的保障措施的情况下，临床系统应具备在紧急情况下指派预备人员对患者进行处理的能力。总之，如果能认真完成该项培训，对组织学习具有很大的帮助。

近期许多论文对未预先公布的模拟事件优缺点以及与此类培训实施的相关问题进行了讨论[199, 231-233]。

医疗模拟：模拟的 12 个维度

迄今为止，针对模拟培训提出多种变量和方向，这里以 12 个不同维度（最初为 11 个[171]）的排列组合来定义一项模拟培训。每个维度都可以有多种选择（选项列表）（图 7.16）。任何特定的模拟培训都可以通过对 12 个维度中的每个维度上的一个或多个特征定义进行分类。可以根据需要组合不同属性以实现不同的目标。有些组合显然是无用或不相关的，有些组合则比较相似，另一些则是多余的，但是从所有维度上进行排列组合数量仍然非常大，因此每项培训只能实现部分组合。其中模拟的目的和意义、目标人群、模拟的方式以及所使用的教学方法是比较重要的维度。

本章前面已经详细介绍了许多内容。为了完整

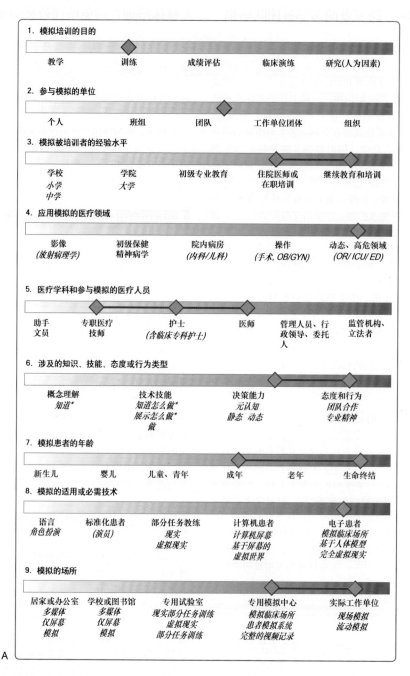

图7.16 **模拟应用程序的12个维度。**（A）维度1～9。*这些术语参照"米勒学习金字塔"。（B）维度10～12。任何特定的应用都可以表示为每个维度上的点或范围（以菱形表示）。该图说明了一种特定的应用：针对成人ICU人员的多学科危机资源管理（CRM）决策制订和团队合作培训。ED，急诊科；M&M，发病率和死亡率；OB/GYN，产科和妇科；OR，手术室

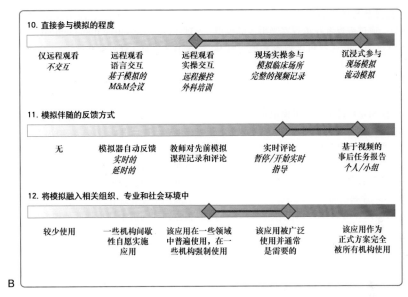

10. 直接参与模拟的程度

| 仅远程观看 *不交互* | 远程观看 *语言交互 基于模拟的 M&M会议* | 远程观看 *实操交互 远程操控 外科培训* | 现场实操参与 *模拟临床场所 完整的视频记录* | 沉浸式参与 *现场模拟 流动模拟* |

11. 模拟伴随的反馈方式

| 无 | 模拟器自动反馈 *实时的 延时的* | 教师对先前模拟 课程记录和评论 | 实时评论 *暂停/开始实时 指导* | 基于视频的 事后任务报告 *个人/小组* |

12. 将模拟融入相关组织、专业和社会环境中

| 较少使用 | 一些机构间歇 性自愿实施 应用 | 该应用在一些领域 中普遍使用，在一 些机构强制使用 | 该应用被广泛 使用并通常 是需要的 | 该应用作为 正式方案完全 被所有机构使用 |

B

图 7.16 （续）

性，这里仅对 12 个维度进行简短描述，读者可以参考其他章节以获取更多信息，或者通过其他参考文献寻求对不同维度的详细描述[75, 234]。

维度 1：模拟培训的目的和意义　在"模拟在麻醉和医疗领域的应用"部分中描述了模拟系统最普遍的应用。更多详细信息请参阅该部分。这里仅概括主要目的：①教育；②包括临床演练的培训；③能力评估；④模拟本身的研究；⑤通过模拟进行的研究，包括流程测试（5a）、设备测试（5b）和系统测试（5c）。

维度 2：参与模拟的单位　参与单位已在"模拟团队培训"部分进行了描述，更多详细信息请参阅该部分。

维度 3：模拟被培训者的经验水平　模拟可以应用于临床和公众教育的整个过程。更多信息见有关"使用模拟进行培训和教育"部分。如前所述，模拟培训适用于具有丰富经验的医疗人员，包括专家[2, 50]、高级住院医师和初学者[2, 90, 178, 235-236]、医疗／护理／其他医疗专业学生[51-52, 53-57]，甚至是儿童[58-61]。

维度 4：应用模拟的医疗领域　模拟技术几乎可以应用于所有医疗领域[18]，在此前"模拟在麻醉和医疗领域的应用"部分中，对不同领域应用进行了总结。

维度 5：参与模拟的医疗科室人员　模拟不仅适用于医师，同样适用于各种医疗领域的专业人员。在麻醉学中，模拟已应用于初学者和有经验的医师、有执照的麻醉科医师、CRNA 和麻醉技师。模拟不仅适用于临床人员，也可以针对管理人员、行政人员、医院委托人、监管者和立法者[73-74]。

维度 6：模拟中涉及的知识，技能，态度或行为类型　通过模拟可以训练不同的能力：知识、技能、态度、行为。基于"米勒金字塔"（详见相应部分），可以根据能力程度归类为"知道""知道怎么做""演示怎么做"和"做"。除了 Miller 描述的能力之外[197]，Gaba[234] 还增加了认知能力，通过模拟培训可以获得决策过程、态度和行为等能力。

维度 7：模拟患者的年龄　通过提供完全交互式的新生儿和小儿模拟系统，模拟训练几乎适用于所有类型和年龄的患者，模拟系统可以模拟每个年龄段的生命终止问题。

维度 8：模拟的适用或必需技术　为了实现以上1、3、4、5、6、7 维度中所列出的模拟目标，各种模拟技术（包括不使用技术）都与模拟相关。前面的子章节"模拟和模拟装置的历史、发展及种类"，"模拟仿真度与模拟装置分类"和"如此众多的模拟装置或模拟选择：使用哪一个"中分别进行了概述。

维度 9：模拟培训的场所　进行模拟系统的不同场所已在相应的子章节中进行了详细描述。高级模拟也可以采用视频会议和高级联网功能远程进行（详见维度 10）。

维度 10：直接参与模拟的程度　并非所有学习都需要直接参与。通过旁观者视角观察当事人的模拟培训就可以进行学习，旁观者可以很容易地身临其境[237]。进一步的方案是让远程观看者在模拟系统中进行互动，或者在有关事件的任务报告中进行口头交流。一些中心已经使用视频会议进行基于模拟系统的培训，包括并发症和死亡讨论。由于模拟系统可以暂停、重新启动或以其他方式控制，远程观众可以轻松地从现场被培训者处获取更多信息，讨论适当的操作步骤，并与模拟装置的被培训者讨论如何更好地进行下一步操作。通过被培训者的进一步操作使远程观众可以身临其境沉浸式体验现场模拟。

维度 11：模拟相伴的反馈方式　一个人可以从模拟本身中学到很多东西，而无需任何其他反馈[238]。许多模拟培训通过提供特定的反馈以最大化学习效果。基于屏幕的模拟装置、VR 系统以及模拟装置（部分任务训练系统或人体模型模拟）自身，可以提供被培训者操作或决策的反馈，尤其是对于容易清晰判定的手动任务。更常见的方法是通过指导者提供反馈。最简单的方法是让指导者查看被培训者单独完成的培训课程的录像。对于很多目标人群，指导者可以在模拟进行过程中通过启动、暂停和重启系统，向被培训者提供实时指导和反馈，或者指导者提供事后反馈。对于复杂的模拟培训，尤其是在培训有经验的人员时，指导者通常在模拟结束后的任务报告环节提供总结性反馈[105, 107, 112-113, 238]。关于任务报告的更多讨论将在后面的"任务报告"部分中进行。

维度 12：将模拟融入相关组织、专业和社会环境中　最后一个重要方面是模拟如何融入到整个社会活动中[159]。医疗机构的正式要求或政府监管机构的强制要求，可以使模拟得以普及。普及的另一个原因是，早期被培训者学习曲线的初始（陡峭）部分应该在模拟培训中完成，然后才允许在监督下对临床患者进行治疗。此外，应该将模拟完全融入临床工作中，使模拟培训成为日常工作的正常组成部分，而不是在业余时间参加的一项额外活动。

危机资源管理：现代模拟团队培训的一部分

上一部分强调了基于模拟培训的益处和生态有效性。接下来的部分将探讨：基于模拟培训的多种模拟课程，尤其是团队培训，不仅需要考虑医学和技术技能，还需要考虑麻醉危机资源管理（anesthesia crisis resource management，ACRM），又称为危机资源管理（crisis resource management，CRM）。有关 CRM 的具体信息，详见第 6 章。

麻醉危机资源管理培训的起源

1989 年，基于既往的研究，Cooper[239-240]、Howard[181]、弗吉尼亚-斯坦福大学的 Gaba[241-242]及其团队证实，在麻醉科医师培训过程中，决策制订和危机管理等关键方面存在漏洞，而这些漏洞是由于在标准的住院医师或研究生教育中缺乏系统的培训。这些漏洞主要表现在以下几方面学习和技能的不足：① 预先制订的围手术期事件的处理方案；② 元认知和注意力分配；③ 资源管理行为，包括领导力、交流能力、工作负荷管理、观察及反复核对所有可用信息。

从历史上看，麻醉科医师一直被认为仅仅通过经验和通过观察具有经验的学习对象，潜移默化地获得决策和非技术技能，而不是通过专门的教育和培训（详见第 6 章）。但是与航空业类似，医疗除非经过专门的教育，否则这些（非技术）能力是不会自然获得的。对于机组人员来说，CRM 培训最初是为了解决这些问题而创建的。特别是麻醉学，其他健康领域也一样，弗吉尼亚-斯坦福研究组模仿了航空业的CRM 培训，并将其命名为 ACRM[181]。因为在健康领域的广泛应用，ACRM 常常单指 CRM。ACRM 的方法影响广泛。全世界不同的模拟中心都有 ACRM 及类似的培训课程，不仅在麻醉专业，也包括许多其他的医疗领域，如 ICU、急救医学、分娩、创伤及野外应对[3, 93, 222, 243-247]。图 7.17 展示了典型的 ACRM 团队培训场景。

麻醉危机资源管理课程

最初的 ACRM 中心的一个工作小组（弗吉尼亚-斯坦福、波士顿 CMS、多伦多桑尼布鲁克）公布了一套 ACRM 或 ACRM 类似课程所需要达到的标准。框7.3 为这套标准的摘录。

其中，这些标准描述了：

1. 为了解决上述发现的培训中的差距，ACRM 大约 50% 的重点是对特定高风险围术期情况的医疗和技术管理，约 50% 是基于危机管理的一般原则，适用于几乎所有复杂患者的医疗处理。ACRM 的教学要点见框 7.4。ACRM 模拟课程中会强调这些要点，并在后面的任务报告会突出强调出现或遗漏的部分。

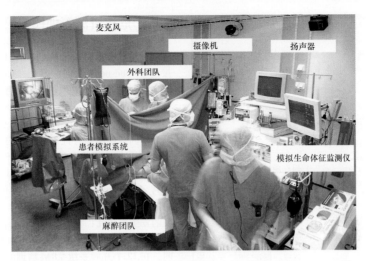

图 7.17　**麻醉危机资源管理团队培训场景**。外科团队正在执行屏幕上回放的复杂内镜手术。麻醉团队必须解决临床问题并与外科团队合作。摄像机、麦克风和扬声器可提供必要的连接及作为稍后的任务报告工具（Photograph taken by M. Rall at the Center for Patient Safety and Simulation, University Hospital, Tübingen, Germany.）

2. 需要对培训教师进行 ACRM 类似课程的特殊培训。作者的经验表明，ACRM 教学最困难的方面是任务报告，新教师需要一段相当长的经验，最好是在更高级教师的指导下，才能最终成为完全独立的教师。几个单独或合作工作的小组已经制定了复杂模拟培训方案的指导意见，包括任务报告和场景设计的实质性模块（见下文"模拟指导者的资格认证"部分）。

3. ACRM 类似课程采用多种教学模式来实现这些目标，包括以下内容：

- 麻醉危机管理综合教材：《麻醉学危机管理》（现为扩充后的第 2 版）[24]。该书包括关于 ACRM 原则的教学材料和麻醉中危机事件的综合目录，以统一的格式提供预防、识别和管理 99 个围术期情况的指南。文本的目录部分旨在提供学习材料，以增加麻醉科医师对常见和不常见情况做出反应的储备。这本教科书已被翻译成日语、德语（第 1 版）、西班牙语和葡萄牙语（第 2 版）。
- 简要介绍和讨论 CRM 和患者安全的原则。
- 使用视频触发来发起讨论，有时来自非医疗环境（如商业航空、拿破仑战争期间的英国战舰）。
- 分析患者医疗处理事件的小组练习，体现方式为：①真实的患者医疗处理事件的录像或其重建；②一份如同来自并发症和死亡讨论的报告录像；③事件的书面报告。

- ACRM 类似课程的核心是几个小时不同的、复杂的、多方面的、现实的模拟场景，被培训者轮流扮演不同的角色，如麻醉住院医师、第一反应人（称为无准备者，对情况一无所知）和手术技术员。在真正的围术期环境中，其他教师或演员扮演外科医师、护士和技术人员的角色。每一种情况之后都有一次详细的任务报告（见下文"任务报告"中的讨论）。

很多文章详细描述了不同水平被培训者对 ACRM 或与之相当的培训体验的反应[181, 248-250]。被培训者对 ACRM 课程学习都给予了高度认可，大多数人相信 ACRM 培训有利于他们麻醉的安全实施[180]。在以"实践改进"为特定目标的培训环境中，这类课程可以引发个人或体系的改变[248]。在斯坦福住院医师阶段，ACRM 已经被扩展到了一个多层次的课程（如 ACRM 1、2、3 级），分几年进行。随着课程水平的提高，场景变得更加复杂，并涉及麻醉的亚专业。此外，附加的教学模块涵盖了安全管理的其他重要方面，如并发症和死亡讨论会或同行评审会的背景、围术期严重不良事件的追踪以及在不良事件后如何与患者及其家属沟通。

ACRM 和 ACRM 类似课程已经面向全世界，并成为被培训者的必修课程（某些情况下也包括有经验的人员）。Salas 等发表了一篇关于有效 CRM 培训必备条件的精彩综述[251]。

框 7.3　麻醉危机资源管理类似模拟培训特点

目标

■ 学习解决复杂问题、制订决策，资源管理和团队行为的一般原则

■ 提高被培训者在认识和处理复杂医学情况时的医学技术、认知和交际能力

■ 增强反思、自我审查、团队协作能力，并建立个体化的态度、行为和技能工具包

目的

■ 预防、改善和解决危机事件

课程特点

■ 复制一个相关工作场所（或一个用作现场模拟的真实医疗场所）中仿真的模拟环境

■ 工作人员扮演典型工作环境中可能见到的人员，包括护士、外科医师和技师

■ 一系列真实模拟培训课程之后进行详细的分析报告

■ 初学者可求助于其他被培训者

■ 在不同场景中被培训者可轮流扮演角色，以获得不同的视角

■ 额外辅助培训模式：指定读物、讲座、视频分析、角色扮演或者小组讨论

■ 培训必须达到一定时间（> 4 h，通常 ≥ 8 h），分小组进行

内容特点

■ 要求被培训者参与适当的专业上的互动

■ 至少 50% 的课程重点放在危机资源管理行为（非操作技能）上，而不是医学或者技术项目上（非技术技能在第 6 章讨论）

■ 单纯观摩不能等同于实际参与一个或多个场景

教学人员特点

■ 高强度培训，需要大量教学人员且较低的被培训者 / 教学人员比例

■ 教学人员，特别是指导任务报告的教学人员经过专门的培训或有从事危机资源管理训练的经验

任务报告特点

■ 所有被培训者一起使用（适当的）模拟过程的音频 / 视频记录进行分析总结

■ 任务报告强调建设性批评的重要性，从而使被培训者最大程度地发言和批评，并互相学习（促进任务报告）

框 7.4　麻醉危机资源管理的要素

麻醉危机资源管理的要点在第 6 章中已经详细阐述。这些要点均摘取自 Rall 和 Gaba 主编出版的第 6 版《米勒麻醉学》[367]，在此以最新版本呈现。

1. 了解环境
2. 预测和计划
3. 早期求助
4. 建立具有适当自信的领导力和合作能力
5. 分派任务。使用 "10 s 为 10 min" 的概念
6. 动用所有可用资源
7. 有效沟通——大声说
8. 使用所有可用信息
9. 预防和处理固有错误
10. 交叉查对和双重查对。不臆断任何事情
11. 使用各种认知辅助工具
12. 反复多次评估。应用 "10 s 为 10 min" 的概念
13. 良好的团队精神。合作和支持他人
14. 合理分配注意力
15. 随时确认优先处理的事情

基于危机资源管理模拟培训的益处

目前已有很多关于从 CRM 模拟培训获益的文献报道。Knudson 等发现，接受过 CRM 类似模拟培训的住院医师，在模拟严重创伤患者医疗处理过程中，整体分数和团队合作分数都有显著提高[90]。在一项模拟研究中，经过 CRM 培训的无交流时间比例明显降低，同时伴随领导性语言表达的提升[153]。一项涉及麻醉专业医师的多学科产科案例研究显示，经过 CRM 培训后，专业团队间的合作显著改善，抗压能力提高。Haerkens 等在一项历时 3 年的前瞻性队列研究中发现，在 32 张床位的 ICU CRM 干预后，严重并发症的发生率和死亡率显著降低，心搏骤停的发生率降低，心肺复苏成功率提高。Moffatt-Bruce 等的研究表明，在 12 个开展系统 CRM 培训的不同医疗单位中，不良事件发生率明显降低并描述了投资回报[253]。

模拟团队的训练设置

无论何时进行模拟培训时，均需首要考虑其理论基础和可能涉及的相关因素[254-255]。因此，应将重点放在为医疗专业人员进行的基于人体模型的（以 CRM 为导向的）患者模拟培训上，接下来的内容将介绍：①概述模拟训练设置及其重要组成；②讨论模拟场景的设计及执行；③模拟场景后专业任务报告的方式。尽管侧重于为医疗专业人员进行的基于人体模型的模拟培训，但许多概念方法是相同的，或者只需稍加修改，就可以涵盖模拟 12 个维度中的其他选项。

模拟培训的目标和目的各不相同。大多数情况下，模拟场景会被整合到一个多维度的课程中，课程本身就必须与个人和团体的整体教育和培训途径相关联。因此，对于任何既定的模拟培训，概念和场景设置都会影响培训的执行、被培训者的感受、被培训者学到了什么以及哪些学习项目可用于临床工作领域[255]。

如图 7.18 所示，模拟课程 / 培训本身可以被划分为不同的、相互关联的阶段[255]。每次培训中并非所有阶段都会出现，相反，一些阶段（如 "场景" 和 "任务报告"）可能会在一个较长的阶段中反复进行。

最理想的情况是，应该协调模拟练习相互连接的各个阶段。如果对简介 / 熟悉不充分，被培训者可能无法完全投入到模拟场景中，造成最终任务报告可能受到影响。模拟指导教师的角色在模拟培训的不同阶段中都会发生变化，从课程开始时提供指导到任务报告中促进学习。在很大程度上，基于 Dieckmann[255] 的工

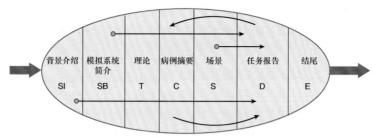

图 7.18　**模拟训练的设置**。一个模拟课程由不同的模块或阶段组成 [例如模拟介绍（SI），模拟装置和临床环境简介 / "熟悉"（SB），理论（T），病例摘要（C），场景（S），任务报告（D），结尾（E）]。该图显示了模拟课程的典型流程。如果在此过程中发生了多个场景，则对每个场景重复 C 到 D。不同的模块是相互关联的，并且一个模块中出现的问题可能会影响其他模块（细箭头）（Figure with courtesy of P. Dieckmann.）

作，下面将以模拟课程的时间框架和要素为例，具体讨论模拟练习的不同阶段（图 7.18）。

预简介（pre-briefing，PB）：预简介提前介绍和提醒被培训者有关课程信息、课程目标以及流程信息，以便在整体培训中适当安排活动，树立积极的态度并查看活动时间表。一个实用的建议（来自拉普兰大学 Ruokamo 和 Keskitalo 的建议）是询问被培训者并与他们讨论在今天的模拟课程中"你想学什么或探索什么"。同样，也要问老师"你对教学或探索感兴趣的是什么？"这种对话将吸引被培训者，并展示了指导教师想要解决被培训者的许多个性化问题的兴趣。

模拟介绍（simulation introduction，SI）：在课程开始时的一个重要方面，是提供有关该课程的概述以及关于此次培训的行为准则和规范[256]。就课程中发生的事件，为被培训者提供一个共享的理解也同样重要[111]。此外，创造一个积极的氛围来最大限度的学习也是很重要的，这通常被称为"心理安全"，或者是最近提出的"安全容器"概念[121]。Edmondson 将心理安全定义为"团队共享的理念是团队可以承担人际风险"[257]。通常，这与确保模拟环境的保密性有很大关系（即"这里发生的事情就留在这里了"），并且任务报告将"评论表演，而不是表演者"。心理安全"不是创造一个舒适的空间，而是让不舒适变得'OK'"[258]。

模拟装置和临床环境简介（simulator and clinical environment briefing，SB）（"熟悉"）：被培训者需要熟悉模拟装置和模拟环境，以便尽可能接近现实，在模拟场景中他们不应该被技术或程序的不确定性分散注意力。为了让被培训者更好地掌握场景并积极参与其中，被培训者应当了解：①模拟装置如何工作（"正常"呼吸声、"正常"脉搏、插管、静脉通路等）；②什么能做或什么不能做；③如何在模拟环境中工作（如何呼叫帮助，如何使用模拟设备等）；④被

培训者能够在模拟装置上执行什么操作以及他们需要假装做什么。熟悉是通过解释、示范和被培训者自己动手实践来实现。此阶段非常重要，以帮助被培训者在场景中最好地利用模拟体验。将塑料人体模型视为患者并接受治疗。被培训者对模拟装置和模拟设备的感觉越舒服，他们在场景中就越不害怕或紧张。在任务报告过程中可以进行更多关于医学和非技术技能的反思性学习，任务报告不应该变成讨论对模拟技术或环境的困惑和疑问。因此，对熟悉过程的时间充足对教师和被培训者都有好处。

理论介绍或讨论（presentation or discussion of theory，T）：人员工作表现或临床工作流程的理论可以是课程的一部分，也可以不是。大多数培训都有相关信息的教学或理论部分。这些理论部分既可以是（新的）医学或技术知识，也可以是某些流程图更新讲座，还可以是（麻醉）危机资源管理相关技能 [（anesthesia）crisis resource management-related skills（ACRM、CRM）] 和患者安全问题（见第 6 章）的介绍。有些情况下，可以通过阅读或在线练习提前获得这些教学材料。有些情况下，在培训的特定阶段，布置讲座或小组工作单元。

休息（break，B）：对于复杂而长期的课程，休息对于被培训者之间或被培训者与教师之间的交流也是非常重要的。休息为非正式的分享和故事讲述提供了空间，这是模拟场景之外的学习机会之一。

病例摘要（case briefing，C）：由于模拟装置本身并不是提供临床信息的真实患者，并且由于模拟环境仍会存在很多问题，因此需要采用多种方法确保被培训者在场景开始之前或开始时了解与病例和模拟现实有关的重要信息。有时候，模拟被培训者从另一个临床医师那里接手一个病例是正常的（事实上，在 ACRM 中，从头开始处理每个病例会浪费很多时间）。这种切换可以适当地编写成完整或粗略的脚本。在其

他情况下，场景信息可以由教师以口头或书面形式呈现。在场景中不容易获得的其他信息可能包括患者的外观或气味或医疗处理的具体位置（如主手术室与离站流动手术中心）。

模拟场景（simulation scenario，S）：在模拟过程中，场景及任务报告一起构成了学习体验的核心。模拟场景不仅仅是临床案例。它们是使参与者在一个安全的、模拟真实病例的学习环境中反思医学知识以及反思个人和团队表现的工具。大多数模拟练习都涉及模拟一种既定临床情况的场景，要求被培训者应对当前的情况。场景由教师根据培训的学习目标预先设计（见下文"场景设计"部分）。在场景的执行过程中，指导者（或模拟教师/模拟技术员）调节模拟装置的响应并调整场景流程[259-260]；向被培训的团队提供模拟装置或临床人员没有提供的相关患者、情况或临床信息[260-261]（见下文"场景内现场指导"部分）；管理练习，使被培训者能够像治疗真正的患者一样采取最佳地治疗[259]（见下文"场景设计"部分）。

任务报告（debriefing，D）：大多数的培训场景随后都会及时通过各种形式反馈和报告。Fanning 和 Gaba 在他们推荐的综述中概述了模拟学习的起源和背景、角色、模型、过程、要素以及其他几种任务报告方式[238]。学习目标、被培训群体和模拟模式决定了任务报告是否有用，以及任务报告需要有多深入。在某些课程中，很少有反馈和报告，而有些课程在每个场景之后都有一个专门的任务报告环节，所花的时间与场景本身一样长甚至更长（见下文"任务报告技巧"部分）。任务报告有不同的方法[24, 105, 109-110, 238]。有时可以通过策略性地回放一小段的场景来进行任务报告[117, 238]。

结尾（ending，E）：尤其是对于多场景的课程，可以设定最后一节课来结束整个课程。这一阶段提供了一个机会来总结所涵盖的问题，并思考如何最好地将这些经验应用到实际患者医疗处理中。

场景设计与执行：了解学习目标并将其变为现实

交互式模拟团队培训的场景设计可能很棘手，一般不同于为传统课程准备的培训练习。

"关键是软件而非硬件"[62]，这是来自早期飞行模拟培训的结论，同样也适用于患者模拟的场景设计和执行。以目标为导向应用模拟至少不仅仅在于技术的概念，也在于模拟设备的技术。对模拟概念和理论的理解决定技术的正确应用和设计重要的匹配以及模拟训练实施获得最佳结果。只有当模拟得到最有效的应用时，借用 U2 乐队的一句话：模拟可能"比真实更好"。

接下来将更加详细地描述针对患者模拟场景的设计和实施，考虑：①建立学习目标；②将认知负荷理论应用于场景设计；③指出并讨论场景设计的约束和限制；④讨论模拟场景中的真实性（reality）、现实性（realism）和相关性概念；⑤场景内信息和提示。

现有大量关于各种模拟应用指导设计的文献[23, 77, 115, 177, 262]。在世界各地培训中心教学培训课程中，这个主题都有广泛涉及。国际和区域性的模拟会议［如国际医疗模拟会议（International Meeting on Simulation in Healthcare，IMSH），或欧洲医疗模拟应用协会（Society in Europe for Simulation Applied to Medicine，SESAM）］通常提供场景设计的讲习班。大型模拟装置制造商的用户群也开展关于此方面的讲习班。

以下部分只能作为该主题的介绍，并主要关注针对医疗专业人员的 CRM 基于人体模型的模拟培训。

目标导向：建立学习目标

学习目标为模拟场景提供了原因和框架。包含临床技能或非临床技能，如沟通力、领导力、团队合作、情境意识、决策和任务管理（见危机资源管理，CRM，第 6 章）。最佳的场景选择强调个人的判断力和解决问题能力、临床和技术知识以及 CRM 核心问题[75, 217]。

学习目标可以通过需求分析，在课程前预先设定，可以通过精调模拟的临床教师直观地学习，或者在教师培训或文献中了解。设定相关的学习目标应当明确在什么样的情况下能够做什么的相关问题[78]。

模拟场景设计可以逐级、分层次考虑。心理学研究表明，为了学习的目的，把复杂的任务分解成不同阶段和层次是有帮助的。如"患者复苏"，包括三个主要目标：①诊断心搏骤停（子目标：检查脉搏、呼吸、"脑"）；②大脑氧供（子目标：开放气道、心脏按压、通气）；③恢复自主循环（子目标：除颤、给予肾上腺素），这需要团队成员进行合作（如确保所有团队成员都知道患者的诊断，分配任务）[263]。这种对团队在场景中的行为预期的判断不仅有助于场景本身的设计[115]，而且有助于教师在观察团队表现的同时引导他们的注意力，通过在共同报告环节中分配观察任务来分担工作量[264]。此外，还有助于教师指导任务报告[107]。应该提前制定学习目标和预期效果，以便利用任务报告来弥补潜在的差距，指导团队保持良好的成绩。

认知负荷理论：不太多，不太少

当设计和进行模拟培训时，学习机会应该与被培训者的能力和学习需求相匹配。如果场景难度过大，被培训者可能会难以承受，从而可能使他们的学习达不到标准。相反，如果场景太简单，被培训者会发现没有挑战，可能会感到无聊，也不会学到很多东西。认知负荷理论[265]为区分学习情况下的不同方面提供了一个框架以阐明场景的"难度"，从而为被培训者优化场景。在这个理论中，划分了三种不同形式的认知负荷。总体难度可以认为是以下三部分的总和：①内在认知负荷，描述了材料的复杂性/难度。这在一定程度上取决于被培训者已有的知识但不包括对其他大多数人来说较困难的问题；②额外认知负荷，指由学习材料造成的负荷，如一个结构良好的教科书可能比一个混乱的讲座更容易学习；③关联认知负荷，描述处理信息所需的内在过程和认知能量。

认知负荷理论认为，如要求麻醉专业初学者同时处理复杂的临床情况和具有挑战性的人际关系可能会导致负荷过载。对于模拟的不熟悉也会增加额外的负荷——被培训者不得不将模拟场景当成真实事件来解释，这使得他们很难将更多的精力集中在课程学习中。当被培训者担心被别人观察时，会增加关联认知负荷。他们不仅需要考虑场景中的最佳行动方案，同时还要设法控制和考虑不能给教师和观察者留下不良印象。

一个好的模拟场景会考虑到这些不同的元素。额外认知负载可以通过精心设计场景和PB指令来优化[255]。帮助被培训者更加熟悉模拟并更加舒适可以降低关联认知负荷，如精心设计模拟熟悉环节，或者缓慢增加场景的复杂性。

场景设计的约束和限制

一个场景在书面上提出来容易，但要把它转化为可实际应用的有效场景则会困难许多。要考虑很多限制和约束，包括已有模拟装置的特性和局限性、可用的人员、道具和外部系统及拟定场景的时间和既定场景的运作。大多数场景最初只产生一个核心想法，通过反复讨论的方式，和创造性的设计或小的技术改进，这个"核心"不断充实。理想情况下，新的场景通常最初由指导者和模拟者来测试或在目标人群中的

志愿者参与试点测试。可利用目标人群中的志愿者来进行初步测试。对于经验丰富的指导者来说，一个新的场景在正式为被培训者运行之前可能只需要一次技术演练。随着时间的推移以及不断发现故障和改进，所有的场景都会变得更好。

场景设计模板

很多中心为他们的场景开发设计了场景模板。框7.5列出了场景设计的关键问题。免费提供的场景模板包括 Dieckmann 和 Rall 的模板（https://www.inpass.de/downloadshtml/downloadscenarioscript/）以及杜克大学模板（https://anessesi ology.duke.edu/?page_id = 825706）。一些期刊出版了对场景的细节描述，一些专业协会组织为其成员建立了场景库；美国麻醉科医师协会（American Society of Anesthesiologists，ASA）模拟委员会有一个供 ASA 认定模拟培训使用的共享场景库。到目前为止，许多场景模板都可以在互联网上免费获得。一般来说，只有当一个场景要被广泛共享，或者需要正式存档时，才需要长而详细的模板，简单的模板足以供单个模拟中心内部使用。

真实性与现实性

模拟是一项复杂的社会任务[155]。接下来的内容讨论的概念涉及"仿真性"和"现实性"的本质和影响因素，因为这些概念会用于模拟培训和模拟的目标。模拟设计中会广泛使用这两个术语，很大程度上也会被误用。本章将简要介绍相关的概念。这三个概念在模拟过程中都是吸引被培训者的重要因素，是使

框 7.5　模拟场景脚本的关键思考

基于 Dieckmann 和 Rall（https://www.inpass.de/downloadshtml/downloadscenarioscript/）提供的脚本模板，场景脚本应提供的关键信息包括：

■ 场景名称（快速浏览）
■ 场景的主要医学挑战
■ 场景操控资源管理（CRM）挑战
■ 学习目标（医学及 CRM）
■ 场景简述
■ 人员配备（教师/模拟团队和被培训者）
■ 案例简介（所有被培训者共同或不同团队分别简介）
■ 模拟装置设置和人体模型的准备
■ 道具准备
■ "拯救者"[259]场景（被培训者表现出色和糟糕的时候）

通常，场景脚本会包含：①带有上述主题简要说明的摘要表；②在另外的纸张上描述模拟与这些主题相关的详细说明。正确使用场景脚本是许多模拟教师培训课程的常规内容。

培训有意义的重要组成部分。

患者模拟培训本身就是真实发生的事情。这项培训是真实性的，对患者的医疗处理也代表了在真实世界中另一个同样真实的患者。因此，可以不用预先设定。"现实性"强调了一个问题，即需要在多大程度上复制一种情景，才能有意义地将这种情景呈现给被培训者。如现在航空模拟装置非常现实，即使一名飞行员之前从未驾驶过真正的飞机，但如果有驾驶一架模拟机的飞行经验，通常被认证为可以驾驶一架全新的或不同的飞机。Nestel、Krogh 和 Kolbe 详细探讨了医疗模拟中的现实性问题[266]。作者还在其研究中的建议条目中推荐使用"有意义"这个词来帮助模拟教学人员理解关于现实性的决策。

模拟装置（设备）和模拟（练习）现实性之间有一个重要的区别。如模拟装置可与真实的人类（如扮演标准化患者的模特）区分开来，但却可能被用于不符合情理和无用的情景中，导致模拟本身不具有现实性。相反，可以通过使用单一模拟装置甚至在没有模拟装置的情况下，开发出多种具有现实性的模拟情景（见下文）。

不能天真地认为模拟越接近现实自然就结果越好（尽管这种想法很常见）。对于各种类型的模拟努力来说，既不需要，也不应期望达到最大限度的"现实性"。对其他目标人群的某些应用，降低现实性有利于增加学习经验[157]。另一方面，仅仅创建一个仿真的模拟并不能保证对被培训者有意义或有效（如学习方面）[155-156]。许多文献已经反复讨论和解释过对这个问题的不同概念和解释[155-158, 260, 267-269]。然而，由于"现实性"是模拟中的一种复杂的思想体系，关于模拟现实性影响的研究结果并不一致，部分原因是每项研究可能只专注于复杂的模拟整体的某个方面。如下所述，模拟现实性使用不同仿真性和维度描述。

不同的（切实可行）仿真创造模拟现实性　Alessi[270] 将仿真度定义为"模拟复制现实的程度"（第 203 页）。模拟仿真度的概念[198, 260, 271]包括生理仿真度（模拟设备能够复制人体生理）、环境仿真度（模拟训练室与真实临床环境）、设备仿真度（设备能够像真实设备一样工作或者直接使用真实的设备）和心理仿真度（模拟能够唤起类似真实场景的行为）。现实性可以通过各种效度实现，如表面效度（使被培训者有逼真的所见所感）、内容效度（练习涵盖与目标情境相关的内容）、结构效度（模拟训练按照真实情境中工作预测来复制表现和行为）和预测效度（模拟期间的表现对类似真实情境表现的预测）。

不同（理论）维度创造模拟现实性　2007 年，

Dieckmann、Gaba 和 Rall 发表了一篇论文，试图阐明现实性、真实性、相关性以及它们如何影响模拟培训目的[155]。在文章中，作者将德国心理学家 Laucken 关于"真实"的思维模式应用到模拟训练的现实性和仿真度中。Laucken 描述了关于现实的三种思维模式：物理模式、语义模式和现象模式。另一篇来自波士顿的关于思维模式的文章[158]。除了以上定义，还列举了各种术语描述模拟设计的概念，尤其是关于仿真度。为了更好地理解各种术语及其含义，Paige 和 Morin 发表了一篇关于该问题的综述，并建议将仿真度的概念分为物理的（包括环境和设备）、概念的和心理的[260]。以下介绍的理念和概念主要来自 Dieckmann，他将广泛的心理学概念改用到医学模拟中：

物理模式现实性。模拟中物理模式的相关方面能够通过基本的物理、化学术语和度量（如厘米、克、秒）来测量。如人体模型的重量、胸部按压时产生的压力以及一个场景的持续时间都是模拟的物理方面。尽管现有的人体模型大致呈人形，但它们还有许多不真实的物理元素，如模型是由塑料制成的、没有肌肉和骨骼、胸部听诊时可能会出现异常的机械噪声、"皮肤"不会变色等。

模拟的物理模式还涉及临床设备和临床环境：①在基于人体模型的模拟中使用的一些设备是完全功能性的，在物理性质上与真实事物相同，如贴有标签的注射器可能只有水，而不是真正的药物；② ISS 在实际病房和病床会比在相同设备的会议室具有更高的物理真实感。

语义模式现实性。语义模式涉及概念及其临床信息和意义的相互关系。如在失血性休克的场景中，被培训者如何理解正在发生的事情？在语义模式中，出血模拟可以用语义术语描述为发生于部位 z，开始于时间点 y，流速 x 的"出血"，并且与血压从基础值 a 下降到 b 有关。在该思维模式里，信息如何传递或表述在语义上是无关痛痒的。同一信息可应用生命体征监测仪、语言描述或脉搏触诊逐渐减弱来表示。语义模式允许模拟代表真实情况。允许毫无生气、面色红润、面带微笑的模拟装置被当作真正的患者。允许充水的注射器被视为含有有效药物。

现象模式现实性。现象模式涉及被培训者在模拟场景中的体验感受，包括环境引发的情感、价值观、动机、自我意识和信念。如果被培训者完全投入到模拟场景中，那么他们很可能会表现得像在真实临床环境中治疗真实的患者。在许多层面上，高现象模式非常重要，但是足够的物理模式和语义模式都是实现这一目标的有效手段。

患者模拟行动框

如果在恰当的时间向被培训者提供了充分且准确的临床信息，在他们心中，无生命的人体模型就可能会变成一个重症患者（见"场景信息和指导"）。有意义的模拟依赖于对模拟场景的解释，被培训者并不总是能按照教师想象的方式来解释，因此，被培训者的真实表现容易被教师记住，并有利于后面的任务报告。

模拟行动框

一个好的模拟场景并不一定要设计得尽可能仿真，比如在创伤场景中，给人体模型洒满人造血液。一个好的模拟场景可以通过以下几个方面联合创造出适当的真实感：
（1）所使用的模拟装置和环境。
（2）所呈现的案例、团队组成和每个被培训者的专业角色。
（3）所使用的临床设备，或足够的语义标识。
（4）模拟案例开始前的简报。
（5）检查模拟装置时教师的反馈。
（见下文"场景信息和指导"部分）这些方面的应用并非微不足道，会影响临床专业人员对模拟的感知方式。

模拟真实性和相关性

模拟练习的相关性是指培训的特点与培训目的之间的匹配情况。场景应该与被培训者相关，但这取决于许多因素，包括被培训者的背景和经历、场景展开的方法以及模拟课程的相关部分（如熟悉模拟装置和模拟环境、案例简介等）。

模拟是利用虚拟的、非真实的场景元素（"非现实"）来最大化学习体验——正如一句口号所说，"重点不是'愚弄'他们，而是教育他们。"举个例子，当进行有创操作训练时，通常会摒弃现象模式现实性，强调物理模式和语义模式现实性，如此心理活动技巧可得到关注。同样，物理模式现实性必要时可能会因时间压缩或扩展而牺牲。有经验的人员可能会跳过病例中相对无趣的部分，而在缺乏经验的情况下，有些场景可能会非常迅速地进展到致命情况（如连接管道时误用 N_2O 代替 O_2），此时可以减慢节奏，以便缺少经验的医师可以尝试思考解决问题。如果允许这种情况按照正常速度发展，在被培训者处理完最初的问题之前，场景就已经过渡到心脏骤停阶段。"非现实的"的其他用途包括认知支持，以各种形式提供帮

助——有时是模拟场景里的一位老师或培训人员——或提供额外线索来帮助被培训者制订决策和选择治疗方案。

场景内信息和指导

尽管全仿真的人体模型模仿了人体的各种各样特征，但还是不同于实际临床患者。这一差别意味着需要模拟场景中的教师提供场景内信息帮助被培训者理解场景。如果被培训者陷入困境或处理有偏差，还需要提供场景内信息和指导来帮助被培训者改进。在涉及模拟提示的相关文献中，介绍了如线索、触发器、指示、征兆和指导等术语[260]。Dieckmann 等使用了独特的名词"场景拯救者"[259]。在符合逻辑、不影响进程的情况下，可以在培训方案中使用线索或"拯救者"。

通常来说，如果多种生理信息无法通过患者模拟体现，那么有一个好方法向被培训者宣布该体征、症状或缺失的检查结果。Escher 等总结了教师提供额外场景信息以及传递信息的四个方法以及何种方法传递的信息如何影响场景表现[261]。提示线索方法包括：①搭档，②旁观者，③控制室到场景室的扬声器，④通过耳机提示。尽管 Escher 等认为通过扬声器或耳机从控制室传递信息可能会干扰团队交流，但本章作者认为场景内使用音频指导有很多优点。音频指导对以下情况特别有帮助：①体检结果，如（误导的）听诊结果和腹部触诊结果，但通常只在被培训者可靠地尝试获得体检结果后；②立即纠正不符合场景的判断（如错误听诊指示气胸，实际上没有气胸）。

在模拟过程中，通过将场景语义信息融入到被培训者正在处理病例的心理状态，帮助他们"停留"在模拟场景中，尽管实际上只是在处理一个塑料人体模型。

任务报告：模拟培训的核心和精髓

正如在"模拟团队的训练设置"（图 7.18）一节中所介绍的，模拟训练不仅仅是为了运行模拟场景，更是为了在任务报告中更好地反映被培训者所经历的过程。在基于 CRM 的任务报告中，教学理念不同于传统临床教学模式（表 7.3）[238]。了解更多关于医疗模拟任务报告的信息，可以参阅具体文献[24, 105, 109-111, 113, 238, 272-276]。本章只作为该主题的介绍，主要侧重于患者模拟，重点是 CRM 团队培训。

表 7.3　传统教学与模拟培训课程中引导的比较

传统教学："教师"	新教学方式："引导者"
仅强调理论知识	强调人为因素和 CRM 方面
强调 "是什么" / "什么" 或 "谁" 错了	强调 "为什么" 事情变得更糟糕（深入分析）及 "为什么" 事情变好了
（T）是（绝对的、一贯正确的）专家	（I）拥有专长，但通过观察审查不同观点，利用（P）的知识和专长审核讨论的观点
（T）告诉被培训者下次做什么更好	（I）帮助（P）找出他们表现的根本原因，同时查找可能的解决方法
（T）指导什么对被培训者是重要的	（I）帮助自我反省，并获得现实的自我感知 / 自我意识；（I）将任务报告导向有趣的方面，但有关（P）的话题是开放的
（T）在反馈中讲得最多	（I）在任务报告中激发和指导被培训者间的讨论，而不是说的最多
（T）是领域专家	（I）是 CRM 专家
（T）在基于模拟的学习中没有专门的培训	（I）在基于模拟的学习中有专门的培训 / 经历
（T）没有视频辅助反馈	（I）有策略地使用相关视频以增强任务报告
（T）决定是否（P）学到了设置课程	（I）评估（P）是否投入讨论和理解相关的问题，但（P）的经历太复杂无法简单进行评估

CRM，危机资源管理；（I），指导者 / 引导者；（P），被培训者；（T），教师

模拟装置（设备）

　　大多数模拟培训都会涉及一些反馈或报告，这些反馈或报告可以多种不同方式和途径给出[111, 113, 238, 272-275]。"报告" 和 "反馈" 这两个术语经常被当作同义词使用，但含义是不同的。反馈有改变的思维和（或）行为的意思，包括将观察到的表现与标准处置（无论正式或非正式设定）进行比较。通常信息的传递是从教师到被培训者的单向传递[111]。报告是指讨论某一段时间的表现，与 "简介" 相对应，简介发生在行动或任务前。与反馈相反，报告是一种双向的、互动的、反思性的讨论或对话，"可能发生在被培训者和引导者（指导者）或被培训者之间，以及其他组合"（第 209 页）[111]。

　　受航空领域 CRM 应用的启发，Gaba 等将任务报告概念引入到医学模拟培训中，成为麻醉团队 ACRM 模拟培训的一部分[181, 217]。多年来，模拟培训的任务报告已经得到了充分完善，并成为许多模拟课程中必不可少的组成部分[273]。

教学与引导——一种新的教学方式

　　在许多培训环境中，负责培训的教师被称为 "指导者"。在上面的任务报告描述中，指导者的角色从 "指导者" 变成了 "引导者"：指导者的作用不是不断地指导，而是引导学习过程。通过将被培训者引向最感兴趣和最重要的领域，激发被培训者之间的讨论，发现他们表现中的潜在问题并为将来可能发生的类似问题寻求个体化的解决方案。对于大多数指导者，即使有多年传统教学经验，但引导仍是一种新的教学方式，需要重新学习。模拟场景中的 "指导者" 指负责模拟场景整体方向的个人。这个人通常但不总是任务报告的引导者。

　　通过表现良好的病例、处理困难或处理有问题的病例的反思，都可以引发富有成效的讨论和学习（见 "安全 - Ⅱ"，第 6 章）。Dieckmann 等在论文中通过几个理论框架，描述了模拟培训和任务报告方面 "从成功中学习" 的方法[277]。

患者模拟行动框

理想情况下，指导者的临床专业知识应该与被培训者的相一致。如创伤的多学科团队培训，最好有来自各相关专业和学科的指导者 / 任务报告者，特别是麻醉学、护理和外科学。

任务报告的技术

　　尽管世界上不同场所、不同机构和个人在任务报告风格上各不相同，但大多数模拟中心具有一个共同点：任务报告能够促进自我反思，并且能够去分析事件是如何以及为什么发生的。

　　Fanning 和 Gaba[238]、Cheng 等[113] 和 Sawyer 等[111] 对模拟中的任务报告技术进行了综述，涉及有关任务报告的大量文献，并重点介绍了可以使用的模型和方法。任务报告通常发生在场景模拟后不久，但在模拟暂停期间也可以使用。尽管被培训者可以自我报告，但由于结构的限制，会有一些局限性。通常模拟后任务报告由指导者来完成[111]。

　　任务报告有多种方法，每种方法都有各自的结构性阶段和对话结构[238]。包括良好判断[105-107]、Diamond[108]、SHARP[278]、PEARLS[109]、Team-GAINS[110]，替换和利弊[238] 及其他结构。这些对话结构引导任务报告内容和流程，每种结构有特有的重点和目标。Sawyer 等总结认为，多数流程都强调从一开

始就引导对话的重要性，对整个事件进行检查，并与临床实践最相关的方面联系起来[111]。任务报告结构的示例如表 7.4 所示。

虽然任务报告在模拟培训中起着至关重要的作用[119, 198, 279-281]，但是几乎没有证据支持哪种形式优于另一种。这也不足为奇，因为培训目标广泛，模拟体验是强烈的，被培训者的解释和讨论会非常广泛。

一项对 24 名专业任务报告人员的访问研究表明[275]，对于有经验的任务报告人员来说，并不是有特殊内容，而是关于价值观和教学理念的一系列想法和信念："任务报告者是一个促进者，他必须敬业、坦诚、真诚、好奇，并具备在任务报告中进行反思的能力……遵循被培训者的需求和目标……"（第 3 页）[275]。

大多数有经验的报告者除了在任务报告中使用相似的结构，显示其观点和理念之外，创造一个安全的学习环境，最有经验的报告者还结合多种任务报告模式和对话技巧，根据个人偏好、被培训者的感知需求以及任务报告者所经历的场景动态调整[275]。提出开放式问题以促进讨论，引导被培训者的自我反思和自我评估，以及在指导者提问后保持沉默，这些都是促进任务报告的其他关键要素[111]。在这种沉默过程中，被培训者能够进行思考。开放式问题不能用"是"或"否"回答，促使被培训者从自身的角度解释问题。有些经验不足的指导者会使用任务报告脚本或认知辅助以有效地引导任务报告对话。另一方面，有些时候报告者可以坐在一旁看和听；最好的任务报告应该是大部分讨论纯粹是在被培训者之间进行的，以解决指导者所设定的问题，在这种情况下，指导者只需要使用很少的任务报告技巧。

对于指导者来说，准备一个好的任务报告是从场景进行时就开始的。任务报告者的一项关键技巧是能够仔细观察和倾听场景中正在发生的所有事情，同时

表 7.4		
任务报告阶段：基于（麻醉）危机资源管理模拟的任务报告		
列出的阶段不一定要严格遵循下列的时间顺序。根据场景、被培训者的表现和报告方式，报告过程中必须重复几个阶段，特别是在任务报告中心阶段，如图中循环标识所示。在讨论场景时，有时会出现不同阶段重叠		
	报告的阶段	解释
预报告阶段	结束场景	在可能的情况下，场景不应过早停止，应该让被培训者感觉场景是自然终止的，在被培训者的思维沉浸其中时不应将其终止。例如，仍照顾患者并采取治疗措施
	场景向报告过渡	大多数场景都要进行热烈的讨论。这样能使指导者聆听和观察被培训者的直接反应。另一种形式是指导者给被培训者一些时间来讨论场景本身
报告开始阶段	吐露情感	所有被培训者都有机会说出他们在场景中的感受。宣泄出压抑感，并且能有机会处理场景中的异常（如模拟装置故障等）。此阶段，被培训者可以批判场景，并且应当引起指导者重视和承认
	描述阶段	被培训者描述发生了什么（或回放部分视频）以及场景中遇到的临床问题。各自分享不同的观点（如被培训者、护士、外科同事等）
	问题的自我认同	有时候在任何其他人发表评论之前，让被培训者本人先发现实施不良的问题和可能会有哪些不同的做法，这是很有意义的。指导者可以而且应该帮助分析原因，并指出替代方法的利弊
报告中心阶段	临床内容的讨论	应涉及临床治疗的所有主要内容以及 CRM 要素。在没有进行讨论或澄清有关重要临床错误的情况下，不应该终止一个任务报告，应确保被培训者能够理解正确的处理方法
	分析	任务报告应该从各部分目标比较分析事件为什么发生，可做出的其他选择，以及各自的优缺点
	转移到"真实世界"	被培训者要讨论如何把从场景和任务报告中获得的经验应用到临床实践中。讨论改进过程中的阻碍以及如何克服
	系统改进的机会	在可行的情况下，在分析的基础上，可以要求被培训者对模拟系统提出改进建议，以改善将来对类似情况的处理
报告结束阶段	总结有用信息	指导者或被培训者对报告主要观点的总结非常有用
	终止任务报告	任务报告在内容上非常丰富，时间可能会延长。对任务报告做出时间安排或官方宣布结束有利于准备下一个场景或结束一天的培训活动

Provided by M. Rall & P. Dieckmann as used in their own courses, derived from the original ACRM-course structure by D. Gaba and colleagues and used by many others around the world.

还能处理相应的任务（图 7.19）。

对于沉浸式基于模拟的团队培训，尽管复杂的场景对话可能会产生细微偏差导致时间延长，但任务报告持续的时间一般与场景本身时间差不多。对于较短的模拟培训，如未通知的复苏模拟，任务报告会短得多。任务报告者的数量可以调整。有些人喜欢只有一个报告者（或可能只有一名指导者），但实际培训中通常会有两个或更多的"共同报告者"。多个报告者间的协调可能非常困难（有时被描述为像跳舞一样）。Cheng[264]等描述了几种多人共同报告的有效方法。

一般来说，打算在沉浸式模拟培训中担任报告者的教师需要专门接受这种教学方法的培训和实践[105, 119, 238, 282-283]，以及在整个职业生涯中不断学习和培训[275]。有几个模拟中心强调了指导者任务报告技巧的培训，任务报告在大型模拟会议的研讨会中是一个常见话题。

框 7.6 展示了选择出的一些荒诞的学习说法——特别是患者模拟团队培训的任务报告，这些案例在医学教育工作者中广泛传播，但在作者眼中都是错误的，尤其是培训医疗专业人员。

任务报告中使用音-视频记录

在最初的 ACRM 模拟课程中，任务报告者和被培训者观看整个记录，某一点暂停并进行讨论。但这种做法已经过时，现在大多数任务报告者只使用音-视频记录来触发对特定要点的讨论[111, 119, 202, 283-284]。

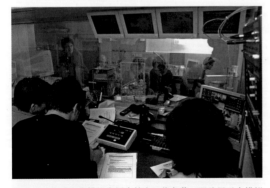

图 7.19 **指导者在模拟案例中的高工作负荷**。照片显示在模拟场景中指导者团队在控制室内的控制键盘和监视器前。控制室与模拟室之间由单向可视的镜子隔开。指导者必须操作模拟装置、控制场景课程和生命体征、给予现场场景内指导，并与场景室内支持模拟的工作人员交流，同时为任务报告做好笔记。这些复杂的任务需要事先经过培训、具有经验和良好组织能力的指导者团队（Photograph by B. Schaedle, Momentum Photo at University Hospital, Tübingen, Germany.）

框 7.6 模拟培训中的错误学习说法

荒诞的学习说法 1："被培训者总是需要弄清楚他们自己做错了什么。"虽然自我反省可以使自身变得更强，但指导者可以且应该指出与临床密切相关的有问题的决定或操作，并鼓励讨论替代方案及其利弊。这会促使被培训者更好地理解可能的解决方案，以及不同临床背景首选方案选择的影响。如果被培训者自己掌握了情况和可能的解决方案，当然是最好的。但是如果不是，点评者不应该让被培训者寻找他想听到的答案（"猜猜我在想什么"），相反，他们应该用自己的经验建议他们怎么做。

荒诞的学习说法 2："在你批评之前你应当说一些正面的话。"教育者描述了这种"三明治"方法，完整的"三明治"将一个负面评论夹在两个正面评论之间。由于总结不是"反馈"，通常不必要这么做。关于发生了什么以及为什么发生的讨论应有助于医疗专业人员在没有特殊缓冲的情况下从所有表现分析中学习

关于任务报告者采用录像分析效果的研究，没有明确的证据表明其改善了任务报告体验[116, 118-120, 285]。尽管如此，音-视频记录目前仍然作为一种学习和自我反思的工具[117, 119, 202, 284]。一些研究认为其具有积极的效果，另一些研究则认为没有。由于任务报告过程复杂，模拟影响长远，任务报告是一个长期的学习、反思和改变的积累，因此很难弄清因果关系并不令人惊讶。

支持使用音-视频触发的一个观点是，在常规的临床工作中，麻醉不支持太多的自我反思。经验丰富的麻醉科医师经常独自工作，往往很少有来自其他麻醉专业人员或其他手术室人员的反馈。多数情况下尽可能快地周转。缺乏同行反馈使他们对自己表现的看法与其在现实中的行为存在很大的差异。基于 Kolb 的体验式学习圈[286]（图 7.20）证明对临床医师来说，通过录制行为视频自己发现问题比被指导者批评性的描述更有意义。另一个观点是通过音-视频将场景实时传输给未参与该培训的人员观看也是有用的。（图 7.20 和图 7.21）。有证据表明，模拟观看者学习到的内容和被培训者是一样的[287]。

先进的模拟课程一般能很好地反映 Kolb 的成人体验式学习圈：①自我体验（参与到场景中）或间接体验（观察场景的实况转播）；②经历反思（任务报告）；③抽象概念化（任务报告，与理论材料相联系）；④主动试验（未来场景及在真实病例中运用）。

当实时传输视频仅仅被用来观看时，可以给观察者设定特殊任务（如寻找 CRM 要点，见框 7.4），使他们能更多地参与该过程。使用场景记录视频进行任务报告时，需要其他的指导者判断场景位置并熟练控制回放系统。

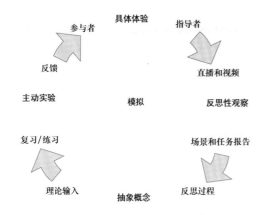

图 7.20　**Kolb 体验式学习圈**。具有现场视频传输及音-视频记录任务报告的团队模拟训练是 Kolb 学习圈的完美体现。在情景中，被培训者可以获得亲自操作的体验。在指导者的协助下和自行查看视频，个人行为会反映在任务报告中（"反思性观察"）。将实况视频传输给没有参与当前场景的小组成员，有助于他们对场景进行"反思性观察"。在任务报告期间，是对所有被培训者（主动的和非主动的）抽象概念化的阶段，指导者归纳训练过程中因素和根本原因，说明场景中的行为是如何发生发展的。随着指导者的理论讲解和最终引发的讨论，所有被培训者在任务报告期间都会发生深度学习和计划改进，促使未来正确处理类似情形。主动的和非主动的小组对新学习的知识和所得结论进行尝试，将用在下一个场景或真正的患者医疗处理中（Modified from Kolb DA. Experiential learning：experience as the source of learning and development. Englewood Cliffs, NJ：Prentice-Hall；1984.）

涉猎：讨论真实临床病例的任务报告技术

任务报告也可以用于真实患者医疗处理事件的病例分析。Eppich 等在文章 *Let's talk about it* 中提出了一个方案：将医疗模拟的经验教训转化到临床事件任务报告和临床指导中[288]。在简短的任务报告会中将报告技术应用于相关的临床团队也被证明是非常有价值的[245, 276, 289-291]。Clegg 和 MacKinnon[292] 在论文 *Strategies for handling the aftermath of intraoperative death* 中强调，在手术室发生重大事件后，手术室团队需要进行任务报告，这一概念与其他研究结果一致[293]。

临床病例后的任务报告可以帮助团队学习[288, 294-295]。对于配合时间短、成员变动的团队或行动小组尤其如此，因为作为小组成员成组的发展和学习时间有限[296]。任务报告在此方面提供了一个有用的学习结构，成员可以将从一个小组的任务报告中汲取的经验教训应用到另一个小组的团队合作中[296]。小组任务报告的优点包括减少错误次数，提高演讲能力和成绩，缩短工作时间[129, 296-298]。

然而，在真实案例之后，要获得形成性任务报告存在一定困难[299]。小组成员通常对直言的交流感到不舒服[300]，他们倾向于讨论已知的信息，而不是新信息[148]，导致"无法讨论"话题[105, 301]。例如，虽然一些组织工作需要调整为适应临床情况，但是很多任务报告系统还是为临床病例后进行任务报告提供了

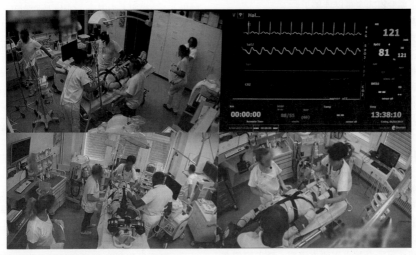

图 7.21　**模拟练习的四分显视器**。模拟监视器四个屏幕中的一个屏幕显示的是场景中患者的生命体征，在模拟场景中通常显示摄像机三个不同的视角。四分显示器可用于将模拟场景实时传输给不直接参与模拟的被培训者，也用于随后的音-视频相关的任务报告来反映在某种情况下发生的事情，并且拥有提供不同视角和生命体征等视图的优点（Photograph provided by M. Rall，InPASS in-situ-training at Scuol Hospital，Switzerland，Chairman J. Koppenberg.）

有用的结构[302]。不幸的是大多数临床事件后，任务报告缺乏适当的环境、训练有素的促进者和足够的时间[294]。如在心搏骤停后：①复苏成功时，许多团队成员来自 ICU，他们将忙于转运患者或其他护理工作；②无论该事件在临床上是否成功，团队成员很可能被叫走，远离这项他们需要关注的重要活动，严重限制了其任务报告能力。

涉猎：并发症和死亡讨论的任务报告技术

很多任务报告的理念和技术都适用于并发症和死亡（morbidity and mortality，M&M）等真实的案例的讨论。两者都应该是探索事情的发生方式和原因，而不是过分强调谁应该受到责备。任务报告和 M&M 的目的不仅是对参与人员进行教育，还应提出未来预防或减少问题的方法，特别是纠正系统问题。两者的目标都是建设性的，而不是破坏性的。

但是，任务报告和 M&M 会议都有"事后偏见"的问题（详见第 6 章）。事件发生后，往往很清楚问题是什么以及如何避免错误或采用最好的方法进行治疗，这就使最初的临床医师看起来很愚蠢。事后偏见很难避免，但应该努力从专业人员的角度，根据他们在某一时刻所掌握的信息来分析事件。Gaba 明确提出："不幸的是，我们用于预测未来的水晶球那天没有工作。"从这个观点看，那些事后看来很愚蠢的决定在当时的场景下就变得完全可以理解了。

另一个共同的基本规则是只谈论观察到的行为表现，而不是关于个人、个性、态度、假设或干扰。如果有人想要透露自己内心的想法，那么这也可以成为一个讨论的话题。使用这样的理念和技术，就有更好的机会发现可纠正的系统问题，培养安全文化，并使工作人员在报告和讨论有问题的案例时感到舒适，造福以后的患者。

不同文化背景下的任务报告

尽管任务报告被广泛认为是模拟培训的重要组成部分，但在实践中如何展开取决于各种背景思考。许多任务报告的模式源自北美和欧洲，这可能被称为西方文化。可以说，听取对行动的口头反思讨论这一任务报告整体想法可能会被当作西方思想。随着模拟在世界各地的传播，不同的民族文化、传统、习惯和解释模式的关联变得更加紧密[303]。被培训者和指导者之间的关系将受到关于不同等级人际关系如何的社会习俗的影响。最近有一项研究，对 28 个不同国家的经验丰富的模拟指导者进行访谈，表明国家的"权力距离"与报告过程中具体的行为模式之间具有密切关系。权力距离越大，任务报告者就越重要，使用封闭型的问题越多，被培训者进行非技术技能问题的讨论和发言就越困难。

模拟指导者的资格认证

自麻醉专业和其他领域的第一波大规模模拟开始以来已有近 30 年历史。在这段时间里，总体上以及各个机构都出现了关于如何培养和稳定骨干模拟指导者的各种各样的问题。其中包括：①模拟指导者是否需要特殊培训？②他们在初级培训后是否需要持续培训，如果需要，需要多少培训？多久培训一次？③他们是否需要定期进行正式（重新）认证？④如何衡量或区分指导者的资质？本节将讨论这些问题。

模拟指导者的任务——模拟指导者课程的学习目标

在某些情况下，模拟培训完全类似于床旁教学，区别仅在于患者是模拟人，所有技能均适用。对于模拟的其他用途，可能需要新技能[112,272,299,304]，特别是对于涉及以下内容的模拟培训：①复杂的现实场景；②多人参加的小组和团队；③小组任务报告（有无视频辅助）；④强调人为因素、CRM 原则和可行的对策。普遍认为，指导者的资格对任何模拟课程都是必要的。对于复杂的活动，任务报告员的能力是质量的主要方面。

大多数临床教育工作者不一定具有一名全能的模拟指导者所需的技能。关键任务包括：

- 搭建相关的、合理的、有意义的临床场景，并具有必要的现实性以达到预期的学习目标（尽管一些优秀指导者会将场景设计留给同事）。
- 建立一个积极的学习环境[121]。
- 将一个陌生环境和模拟装置简介给课程被培训者使被培训者熟悉[121,299]。
- （复杂）临床场景同步控制：①模拟系统；②模拟环境（即场景内信息[261]等）；③模拟人员（共同指导员、演员、模拟技术人员等）；④实时调整场景，为所有被培训者提供最佳学习场景。
- 提供结构化的场景后任务报告和反馈，激发自我反思，引导同行讨论，引发深刻和可持续的学习，并促进课程向现实世界转移。

- 采取成人学习原则，在任务报告期间平衡引导和指导（即 Kolb 的成人体验式学习圈，图 7.20）。
- 必要时处理培训和任务报告期间的群体动态以及个人敏感性[272]。
- 适时地使用记录的音-视频以便于任务报告［和（或）反馈，特别是关于技术或程序技能］。
- 除了转移医学知识外，还要教授资源管理（CRM）决策、情境意识、任务和团队管理、沟通和专业精神。
- 根据患者安全系统理论原则突出系统优化。

模拟指导者的教育、培训和持续发展

指导者的教育和培训

正如 Fanning 和 Gaba 所述[238]，与传统教师不同，引导者不可以将自己定位为权威专家，而是同伴和共同被培训者。很多时候，特别是对于经验丰富的医学教师来说，学习这种教学方法最困难的是停止讲课、开始倾听和引导。同时，在给予被培训者高度重视的同时，提出诚恳的批评意见是十分困难的——作者称之为"批评表现而不是表演者"——看起来尤其挑战[106, 304]。这就是为什么基于模拟的教育工作者通常需要特殊的教育和培训。框 7.7 介绍了指导者培训课程学习目标的一个示例。

框 7.7　危机资源管理导向的模拟指导者课程的学习目标
■ 了解被培训者参与模拟场景的感受 ■ 了解当其他人在视频中观看自己或看到自己时，在一个小组中听取任务报告的感受 ■ 了解不同课程阶段的相互影响（"模拟解剖学"，图 7.18），并将此知识应用于模拟培训或课程 ■ 思考适用于模拟课程（指导 vs. 引导）的教学风格的变化 ■ 了解人为因素、危机资源管理（CRM）、系统理论和组织安全的基本概念（详见第 6 章） ■ 能够在场景报告过程中发现、解释和讨论 CRM 要素 ■ 如果使用视频，能使用场景的录制视频片段，并选择最相关的部分进行回放和讨论 ■ 能够进行结构化的任务报告，并在适当的范围内、在非评判性的氛围中引导任务报告 ■ 了解如何在任务报告过程中处理被培训者的个体敏感性和群体动态 ■ 不讨论"谁"犯了"什么"错误，而是能够将任务报告重点放在对"发生了什么"、"为什么会以这种方式发生"、"可以学到什么教训"和"如何将这些教训应用于真实患者医疗处理"的分析上 ■ 创建一个设计良好、学习目标适用于各类人群的场景

Modified from the learning objectives of instructor courses by Gaba, Rall, and Dieckmann.

来自退伍军人事务部 Palo Alto 医疗系统 / 斯坦福医学院（Veterans Affairs Palo Alto Health Care System/Stanford School of Medicine，VAP AHCS/SU）的 Gaba、Howard 和 Williams 于 1992 年率先开展了 CRM 导向的模拟指导者培训，将他们自制的模拟系统带到波士顿 3 个月，并教授大约十几名哈佛医学院麻醉学系学员如何开展 ACRM 课程。几年后，由 VAPAHCS/SU、波士顿麻醉模拟中心（医学模拟中心的先驱）和多伦多大学 Sunnybrook 模拟中心组成的联盟创建了正式的指导者课程，将 CRM 模拟指导者培训的理念和样式传播到世界各地。Rall 与 Dieckmann 合作为 3000 多名国际被培训者开设了指导者课程。许多机构提供各种不同的全国及国际性的指导者课程（按照课程内容及其规模有 2～6 天课时）。读者可向模拟协会如 SSH 或 SESAM 等询问关于这种课程的信息或互联网搜索知名模拟中心。此外，每年的国际医疗模拟大会（例如 SSH 的 IMSH 会议或 SESAM 年会）上都开设较短的关于指导者技能的介绍性课程，在大会上有很多涉及任务报告、指导者培训和 CRM 培训等题目的专题讲习班。

持续的能力开发

最近研究表明，模拟教育工作者在进行基于模拟的培训课程时意识到各种挑战[272, 304]。如任务报告的困难，包括被培训者异常安静、注意力涣散或情绪失常[272]。能力开发可以使模拟教育工作者设计和开展更有意义且受人欢迎的培训课程的同时，预见潜在问题并积极干预，在必要处置时获得较好的感受并增色[272, 305]。由于任务报告特别具有挑战性，因此特别强调要不断提高该方面技能[106, 306-308]。

意见反馈可以为模拟人员任务报告技能提供帮助[304]。通过观摩任务报告、互相交流学习、实践、吸收同行和专家的反馈指导可以促进任务报告的改进[309-311]。

可以采用有效可靠的工具，如医疗模拟任务报告评估（Debriefing Assessment for Simulation in Healthcare，DASH）[307] 和客观结构化任务报告评估（Objective Structured Assessment of Debriefing，OSAD）[312] 来评估任务报告的质量，并为能力开发的反馈交流提供数据。DASH 支持多种语言（迄今为止，英语、德语、法语、日语、西班牙语；https://harvardmedsim.org/debriefing-assessment-for-simulation-in-healthcare-dash/）。DASH 由六个评级要素组成：①为积极的学习环境构建平台；②保持积极的学习环境；③有序地组织任务报告；④引导令人反思的深入讨论；⑤确定成绩差距及其原因；⑥帮助了解如何提高或维持良好的成绩。OSAD 由八个项目组成：①方法；②环境；③参与；④反应；⑤反思；⑥分析；⑦诊断；⑧应用。这两种工具都可以从不同的角度（即被培训者、同事、教育工作者）评价，对任务报告质量提供多方面的评估[313]。

模拟指导者的认证

模拟指导者通常需要特殊的技能，普遍认为只有一小部分机构的教职员工或工作人员能参与。对于老牌模拟团体和中心，常采用非正式的内部机制来筛选指导者。长期以来，对大多数模拟团体和中心而言，一直希望获得正式的专业认可，以确定谁有资格开发、实施和（或）任务报告医疗模拟，引发对资格的不同认证模式。其中一种模式是医学教育者学院（Academy of Medical Educators，AoME）的模式[314]，这是一家总部位于英国的医学、牙医或兽医专业教育的教育者组织，其成员需要在以下五个专业标准领域取得一定程度的成就：

- 设计与规划学习
- 教导和促进学习
- 学习评估
- 教育研究与奖学金
- 教育管理与领导

对于每个领域，使用三个级别来评估和记录一个人的进度。更多相关信息，参阅 AoME 网站（https://www.medicaleducators.org/）。

SSH 提供了一个认证方案，可以解决特定于模拟方面的角色认证，适用于所有人员，而不仅仅是"医学"教育工作者。包括基础和高等认证标准。更多有关医疗模拟教育者（Certified Healthcare Simulation Educator，CHSE）认证和医疗模拟教育者高级认证（Certified Healthcare Simulation Educator-Advanced，CHSE-A）的信息，可参考该协会网页（https://www.ssih.org/Certification）。这些课程内容较为普通，并未完全解决特定课程资格的具体问题。护理人员比医师更加热衷于 SSH 认证，这可以解释为什么很少有麻醉专业的模拟指导者获得正式认证。虽然美国 ASA 模拟教育网络（Simulation Education Network，SEN）计划许可程序尚未认证指导者，但在考虑认证站点时，会评估站点指导者的模拟背景、站点培训的过程及对新指导者的批准。

指导者在讲授不同模拟课程时所需要的技能及其认证（如果有）可能很不一样。使用部分任务训练装置来培训特定操作技能（如气道管理或中心静脉导管放置）不需要使用基于视频的 CRM 培训任务报告所需的能力且使用并无帮助。一些站点使用正式或非正式的分层指导者分类系统，将每个人能够进行的特定类型课程和角色联系起来。也提供了从新晋指导者到大师级指导者的进阶过程。

模拟程序、场所和中心的认证

除了指导者资质外，设备和组织基础对于医疗模拟的质量也很重要。这方面在"认证"这个标题下进行讨论。SESAM 写到："通过寻求认证，一个机构可以证明其资质已由一个独立的机构进行了判断和验证，该独立机构应该在国际上被公认为医疗模拟教育领域的意见领袖。"[315]

目前出现了几种认证项目系统，其中一些系统对麻醉专业十分感兴趣。

SESAM 提供了一个具有两级认证体系（www.sesam-web.org/accortification/）。基础级认定是根据程序申报的描述；扩展级包括现场考察。

SSH 提供认证程序，对核心标准进行单独认证，外加以下一个或多个重点领域：教学/教育、评估、研究、系统集成。更多信息可参考其网站（https://www.ssih.org/Accreditation/Full-Accreditation）。

ASA 启动了一个许可麻醉模拟的体系（ASA 选择不使用术语"授权"），使申报者有资格成为 ASA 的 SEN 成员。最早批准的中心是为了能够向 ASA 成员提供高质量的 CME。2010 年与 ABA 达成一致后，ASA-SEN 很快转变为能够进行麻醉模拟课程资格认证的半标准化维护的体系。作为 ABA 美国麻醉学认证维护（Maintenance of Certification in Anesthesia，MOCA）体系第四部分（实践改进）的组成部分。框 7.8 展示了 MOCA 体系特点。

截至 2018 年 11 月，ASA 许可了 50 多个培训项目，每个项目均完成详细的申请，报告其指导者和主管人的能力和经验、设备和程序的性能和使用情况，通过了 ASA 模拟教育编辑委员会评议和同意（ASA 成员可参看 http://www.asahq.org/For-Members/Education-and-Events/Simulation-Education.aspx）。

美国外科医师学会（American College of Surgeons，ACS）有一个授权教育机构（Accredited Education Institutes，AEI）计划，"……使用基于模拟的教育培养和培训执业外科医师、外科住院医师、医学生和外科团队成员"[316]。许多麻醉模拟程序，特别是 ASA-SEB 许可的程序，与本机构 ACS-AEI 有着密切合作。

框 7.8 作为 ASA 认证维护第四部分首选的模拟

模拟课程必须在美国麻醉科医师协会模拟编辑委员会许可的站点举办，课程符合最低标准。虽然没有具体明确是麻醉危机资源管理（ACRM），但 MOCA 标准显然源于全球常见的 ACRM 模拟课程：
- 总课程至少 6 h
- 积极组织现实（基于人体模型）模拟场景
- 场景后指导者引导同行进行任务报告
- 复杂患者医疗处理培训，至少包括以下内容：①血流动力学不稳定；②任何原因的低氧血症，包括困难气道管理
- 强调团队合作和沟通
- 所有被培训者至少有一次机会成为主管麻醉科医师（即"重要位置"）
- 被培训者与指导者的比例不得大于 5∶1
- 至少有一位指导者目前必须在 MOCA 项目中

模拟培训的益处、效益和生态有效性

在循证医学时代，每个人都想知道"模拟是否有效"其成本-效益比如何"。针对一些特定情况，现在已经对这些问题有了肯定的答案。但实际上，对于许多常见但有挑战性的医疗领域，这些问题很明显无法得到适用于所有情况的答案[317]。一些人认为，模拟是否有效的问题需要被"何时""如何"和"在什么条件下"模拟"起作用"的问题，以及在给定的情境中"如何定义'有效'"的问题所取代。在下文中，总结了模拟的益处，回答了上述问题中的一些挑战以及对相关研究中的一些关键发现。

益处

医疗模拟作为培训工具具有一些基本优势。以下内容是在 Gaba 和 DeAnda 工作基础上进行的修改和扩展[177]。
- 即使存在"动手"培训，对患者也没有任何风险。
- 可以根据意愿对常规、紧急甚至涉及罕见严重问题的临床事件进行呈现。
- 被培训者可以在相关临床背景下，学习使用复杂的设备。
- 同一个临床病案可以针对个人或团体进行独立的多目的的呈现。
- 在一个模拟临床场景中允许发生错误并逐渐发展至可能的结论，而在临床实践中需要上级立即介入。

- 在合理的情况下，培训可以标准化并且是可重复的。
- 培训可以有重点地进行，并且允许各种形式的反馈或讨论，而这些在现实病例中难以实现。
- "临床时间"由指导者控制；可以跳过无聊的部分，而对于非常困难的部分可以进行充分学习，从而使初学者有足够的机会掌握并解决这种情况。
- 可以停止并重新启动模拟进行教学；可以延长或缩短生理变化时间，包括"控制死亡"。
- 可以方便记录、重演并评论被培训者的表现，因为不涉及患者的安全或隐私问题。

模拟可以加速技能获取，提高技能保留率并减少技能的下降[26]。模拟已被广泛用于解决非技术性技能（详见第 6 章），例如沟通、团队合作、任务管理、领导能力、情境意识和决策。考虑到人员表现能力的弱点，这些非技术性技能和基于人为因素的培训方法对于患者安全至关重要（详见第 6 章）。然而，如下所述，这些方面的训练可以改善患者预后将是模拟领域最难证明的。

尽管模拟在医疗领域有许多优点，但仍然可能会产生不利影响。Hodges 撰写了一篇关于一般医学教育的批判性综述，题为"医学教育与维持不称职"[318]。该文章指出，任何类型的教育都有可能造成或维持不称职的风险，特别是忽略实际教育的项目。作者建议所有模拟指导者都应意识到 Hodges 所指的风险。

效益

挑战 1：模拟研究的可比性和模拟评估。对于模拟是否有效以及不同层面的有效模拟问题，需要定义评估的概念，并为模拟研究的比较提供一个共同基础。为了分别评估学习和远期业绩结果，通常会引用如图 7.22 所示的 Kirkpatrick 四级培训评估模型[319-320]。

用于评估模拟的另一个概念是转化科学-该研究旨在加速结果从实验室到临床患者床旁的转化。Sung 等最初在 2003 年提出了连续研究和潜在的转化障碍这些概念，连续研究是指从基础科学到临床试验再到患者医疗管理中的广泛应用[321]。该文章提出了针对不同层次研究连续性的一系列术语，使用 T 水平来表达转换水平。

在教育方面，转化科学致力于解决实验室（T1）取得的成果如何转化到改善下游患者医疗管理实践（T2）并转化到提高患者和公众健康（T3）[322]。McGaghie[322-324] 首先将转化研究的 T 水平使用到医疗

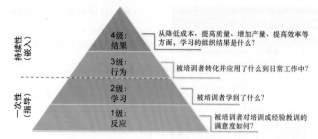

图 7.22　**Kirkpatrick 四级培训评估模型**。模型由四级组成：反应-学习-行为-结果

和医学模拟领域，包括 T1、T2、T3 和 T3'（表 7.5）。对于模拟而言，最重要的 T 水平是 T1：在模拟过程中是否观察到行为改善？ T2：工作场所的实际临床行为是否发生变化？ T3：患者预后有变化吗？在较小程度上，T3'：是否具有成本效益？

基于这两个概念，出于研究目的，简单的结果是 Kirkpatrick 1 级（被培训者的反应）和 Kirkpatrick 2 级（自信心的改变或通过多选题衡量知识变化）。两个 Kirkpatrick 级别都由 T1 表示[325]。后来改编了来自其他资料的其他 T 水平[326-327]，增加了 T0、T4、T5 和 T6 水平（表 7.5），并根据预期结果对干预措施进行了分类。模拟研究人员现在开始使用此术语来描述和比较他们的研究方案和结果。

挑战 2：要定义成本效益，需要将支出与投资回报相关联。在模拟教育中，历史上评估的重点主要是定性评估，而非定量评估，并且评估学习成果和患者预后所需的衡量标准仍在不断变化。Bukhari 等发表了一个框架，用于确定模拟医疗教育的投资回报[328]。不幸的是，到目前为止，尚缺乏能得出有关投资回报的经济信息的评估[329]。培训费用（详见下一部分）会有所不同（从高成本到低成本），具体取决于模拟培训中的设置选择多样性（详见前文的"12 个模拟维度"）。

在这一点上，大多数模拟学习研究处于 T0 或 T1

级别。在较低的 T 水平下，各种分类已显示出小到中度的积极影响[330]。在 T2 水平进行了一些研究，而有关患者预后的 T3 或 T3' 水平仅有少量研究。Draycott 等[331] 发现了模拟的积极效果，其中包括一些对新生儿预后的模拟部分。Barsuk 等[126] 发现实施模拟中心静脉插管训练后，减少了并发症并降低了成本。来自坦桑尼亚的一系列研究表明，对患者的积极影响不一定与使用高端模拟设备有关[38, 332]。Van de Ven 等[333] 在他们的研究中得出结论，在现场重复培训的情况下，医学模拟中心对产科急症进行多专业团队培训是具有成本效益的。T4 和 T5 可以被认为执行科学，但几乎没有模拟执行的研究。

鼓励模拟研究人员在可能的情况下转向更高水平的转化研究。诚然，随着"T 水平"的升高，研究的成本和复杂性也呈非线性上升。由于模拟在麻醉学中的许多应用重在关注麻醉科医师更有效地预防和管理罕见且严重的不良事件，此类事件的罕见性以及影响患者预后的诸多混杂变量使得干预研究非常困难[317]。

这些研究一定是庞大、漫长且复杂的。迄今为止，几乎所有的研究时间都太短且未系统化，并且干预措施薄弱，没有充分控制混杂变量。与许多制药行业资助的临床试验不同，即使在复杂的试验中也愿意投入大量资金，因为发现非常成功的药物后可直接获

表 7.5　基于模拟培训的转化研究水平

水平	研究方法	评论 / 范例
0	无法评估被培训者的表现	问卷或多选题测试，以评估知识的反应 / 变化
1	仅可评估模拟期间的表现	被培训者在随后的模拟中做得更好吗？
2	评估实际临床医疗处理中的表现	被培训者在随后的临床实践中做得更好吗？
3	评估患者预后的改善	经过培训的患者病情好转了吗？
3'	评估干预成本、结果和金钱利益（即评估"成本效益"）	干预会节约金钱吗（有 / 没有改善结果）？
4	评估将干预措施到试验地点以外的传播程度	干预是否成功地转化到其他地方？
5	评估在常规操作中采用干预措施的程度	被广泛采用了吗？
6	评估人口健康成果	对整个患者人群有影响吗？

得高额回报，但模拟干预研究没有相应的资金来源。模拟对患者预后影响的 1A 级证据需要通过多项随机对照试验获得，这些可能需要对成千上万的患者进行研究，由数百上千的临床医师进行管理，并需要有力、全面、持续的模拟干预措施，且与临床医师的成绩评估相关联（和补救）。到目前为止，还没有代理商或商业公司愿意为这种大型、长期并且复杂的研究提供资金[317]。航空和核电都没有收集到"1A 级证据"证明模拟可以挽救飞机、发电厂，乃至生命。航空不太可能尝试随机试验，而这种研究即使不违背伦理，也几乎是不可能的。

挑战 3：高仿真患者模拟可提供效益和成本效益，但只有满足某些条件才具有教学效果。 Flanagan 等关于模拟培训对学习和评估的效果进行了一个全面的回顾[334]。得出结论，"模拟培训对学生、被培训者和临床医师是有价值的，使他们可以对常规和非常规操作以及患者管理进行学习"。在一项研究中，模拟练习时间与学习成果之间呈剂量反应关系[198]。

与 Flanagan 的观点相似，Cook 等[330]在他们的研究中发现，模拟通常越昂贵效果越好。在他们的研究中，与其他结构方法相比，技术增强的模拟呈小到中度的积极的教学效果。他们的另一项比较性研究[335]，将卫生专业教育中的技术增强模拟培训与"常规实践"进行比较，发现模拟始终与知识、技能和行为的结果显著相关，并且与患者预后中度相关。Lorello 等[15]在最近的综述中证实这些结论，他们和其他作者[198, 334]也提出了研究的异质性问题，认为研究方法缺乏稳健性，并且缺乏合适的对照组。

Issenberg 等[198]的综述《对医学教育的最佳证据》总结，只有在满足以下条件时，高仿真医学模拟才具有教学效果：

- 提供教学反馈。
- 使用或允许重复练习。
- 将模拟培训合理地整合到标准课程中。
- 被培训者的水平可以适应任务难度。

挑战 4：模拟效果研究的局限性。 即使是很好的结果也需要注意。首先，难以在评估中区分模拟的影响。大多数情况下，模拟只是众多干预措施中的一部分，或同时存在于整个临床改善过程中（统计学家称之为"长期变化"）。其次，例如在中心静脉插管时，证明其对患者预后的影响很容易，因为临床活动受限，结局相对常见，并且已经有了预期，培训与阴性结果之间的关系很容易被理解，同时干预本身很局限。但是对于许多领域，尤其是麻醉科医师对意外不良事件的处理，这种情况相对较少；不良结果的监测较弱，麻

醉科医师的行动与最终结果之间存在很多混淆，并且模拟干预非常复杂。如上所述，要在这种情况下证明模拟的改善效果非常困难，并且可能需要进行长期、复杂的试验，涉及成千上万的患者、众多临床医师以及漫长的时间。此外，期望单一的模拟培训可以改变复杂的行为或影响患者预后是很不现实的，特别是对实际临床实践中的表现评估影响较小或相关性较弱时。

挑战 5：像药品一样，评估模拟对医疗的影响。 模拟的评估可以采用类似于药物开发和测试的方法，该方法由 Weinger[336]在药物领域推荐，经过 Gaba[317]在解决相关政策问题方面予以扩展。假设有人希望测试一种降压药是否可以成功地降低患者血压，并且降低例如心肌梗死和中风等这些心血管不良事件的发生率。设想一下存在如下情况：每年仅使用几次相对小剂量的这种药物；即使只服用这么少量的药物，也要承认存在药物依从性变数；将所有受试者置于充满压力和容易引发心血管事件的环境中；仅试验少量患者，并在很短的时间内进行随访。

是否有人会怀疑，即使是对于一些已知有效的药物，也可能出现无效结果吗？到目前为止，医疗模拟的效果通过以下方式进行测试：对于不频繁的（通常很短的）模拟进行小型的短期研究，在充满压力的真实临床环境中，这些模拟课程并没有得到充分强化。实际上，问题不是"通过模拟课程的学习可以使被培训者变得更优秀吗？"在其他固有危险行业的成功引领下，例如商业航空或核工业，问题应该是"采用全面而综合的模拟强化训练策略，并且长期对临床工作人员进行评估，会对医疗行业产生什么影响？"在航空领域，不论飞行员的年龄和经验如何，他们在整个职业生涯中每年都要接受模拟培训和评估。

飞行员在整个职业生涯中会不断经历模拟培训和评估。另一方面，公众期望政府为确保飞行员的能力设置安全底线。监管机构也不太可能放弃对飞行员进行强制性培训和测试的要求。如果此类要求持续存在，则可能只存在两个选择：在实际飞行中进行练习，并伴有支出（如燃料费用）和风险；或进行模拟。随着医疗朝着这个方向发展[92, 222, 226, 245, 337-338]，未来或许可以发展出更有效的模拟方式，所有人员都会经历相似的模拟培训。

其他行业有一套职业生涯的模拟干预措施，可以对（从业者的）能力产生积累影响。CRM 培训的两位主要创建者，社会心理学家 Helmreich 和 Foushee 写道："数据表明，即使是严格的早期 CRM 培训也仅构成了认识阶段和概念介绍，持续不断的反复强化对于人为因素实践的长期影响至关重要"[339]。

相似地，联合航空在其 CRM 手册中指出："指挥 / 领导 / 资源管理（美国 CRM 术语）不可能一气呵成。它必须是一个协调的长时程过程。因此，新员工培训，过度和升级计划以及定期培训都应该是整个培训中不可或缺的连续部分"[340]。

患者模拟的生态有效性：是否可以转化到现实世界？

当试图将模拟中的专业行为转化到实际临床中表现出的专业行为时，出现的一个问题是被培训者参与模拟的方式与实际临床病例是否一致。简而言之，在心理学中被称为生态有效性。如果模拟中的动作和行为与实际临床相似，在模拟环境中进行的研究结果或在模拟培训中学习的经验很可能会转移到对实际患者的医疗处理中。

患者模拟：临床实际的有效代表？ 关于全场景的模拟系统是否可以有效地代表实际工作环境这一问题（例如，麻醉科医师在手术室中的任务等），德国图宾根和瑞士苏黎世的一个跨学科研究小组进行了研究[160]。在两个临床病例和三个模拟对照病例（一个常规病例和两个重症病例）中，对参与的六名麻醉科医师逐一进行观察。研究分析表明，因为手术室与模拟场景的总体相似性良好，使人员不同工作范畴都具有良好的相似性（图 7.23）。研究小组解释为手术室和模拟装置设置整体上具有较好的可比性，因此表明模拟装置在麻醉中有较高的有效性。

Weller 等[341] 最近的一项研究通过观察麻醉科医师在模拟和真实病例中是否表现出相似的语言交流方式，来检验模拟环境的有效性。在真实病例和两个模拟病例中，对 17 位麻醉科医师通过录像观察，验证了图宾根和苏黎世研究小组的发现，研究发现，在手术室和常规模拟环境中，麻醉科医师的沟通方式没有显著差异。被培训者自己认为沟通是真实的，并认为他们沟通的频率在模拟环境中与手术室中情况相似。

这些发现支持模拟环境的有效性及其对转化培训的价值，并进一步的确认了经验水平各异的麻醉科医师对现实性模拟环境的良好主观印象[65, 68-69, 178-179, 181, 342]。因此，本章中提出的评估结果表明，模拟培训是一项强大的技术，初学者和经验丰富的麻醉科医师都认为是非常有益的，被培训者和指导者都认为这可以改善临床表现。正如 Sim One[175] 的开发人员指出的那样，当模拟提供了其他方法无法教授的选择时，如在麻醉科医师处理严重危机事件（心搏骤停、过敏反应或恶性高热）时的系统指导，模拟装置是别的方法无可比拟的。

在培训期间，模拟可以代替临床时间或病例数吗？ 由于模拟可以提供真实的医疗设置和行为，并且还具有许多优势。对于必须要完成一定临床时间和病例数才能获得认证或证书的情况，在某些条件下允许采用模拟替换临床部分需求。在德国某些州，对于院前急诊医师 [可能不久会有辅助人员（试点项目）]，他们可以在特定的 3 天模拟项目中完成 50 例强制性院前病例中的 25 例。

在美国有 22 个州在某种程度上允许模拟时间代替最终取得注册护士执照所需的临床时间。工时数量或百分比差异很大，各州的法规以及模拟培训的强度

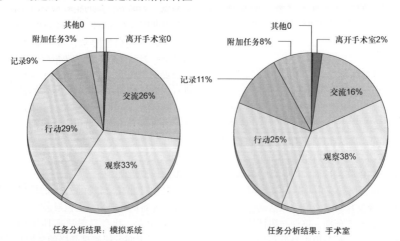

图 7.23　**模拟与手术室的生态有效性对比。** 为了研究[160]，分别观察同一麻醉科医师在完整配备手术室人员、手术团队和麻醉护士的手术室和模拟环境中的表现。尽管这两个环境有一些差异，但是模拟的总体生态有效性还是不错的（Courtesy of T. Manser，ETH Zurich，and University Hospital，Tübingen，Germany.）

或质量标准不一（请参阅 https://www.inacsl.org/sim-regulations/）。一项大型、复杂的有关教育结果（非患者预后）的研究提供了支持这些做法的证据[343]，尽管 Gaba 认为，该研究的方法学和结果总结存在局限性。

模拟与真实世界病例的差异。 尽管上述研究表明模拟具有很高的生态有效性，但是模拟与实际患者医疗处理之间的某些差异是无法避免的，在模拟环境中进行表现的任务报告和评估时需要考虑到这些差异。Manser 等[160]发现，差异的主要原因是组织因素（如模拟装置中需要执行的其他任务较少）。同时，正如文献中所述[75]，①被培训者最终变得很警惕，意识到他们处于模拟环境中，会比平时更专注并且做的更多（如在等待危机事件时，被培训者往往忽略了模拟中的病例，或在开始模拟之前仔细阅读患者的病例，以免遗漏重要的隐藏指标，或在可能出现问题的迹象上反应过快）；②相反地，不会因为这种模拟不是"真正的患者"而不严肃对待，因此不会像对待真正的患者那样进行犯一些低级错误（例如马虎、鲁莽、嬉闹）。

仔细而富有创意的场景设计和实施以及适当的简介可以会减轻其中的某些影响（详见前述相关部分）[273]。

患者模拟和模拟中心的费用

患者模拟成本

关于基于模拟装置的麻醉培训的一个重要问题是其成本效益。这个复杂的问题有两个独立的组成部分。第一个涉及培训对被培训者的行为能力和患者预后的影响和益处（如前所述），第二个涉及实现这种收益的成本。

测量模拟培训的成本取决于多种因素，但与评价培训效果相比，估算成本更容易。影响成本的因素包括：

- 培训涉及的类型（或类型的范围）
- 培训的目标对象
- 组织机构和财务结构及中心流程的各种方面（可能是最重要的）

模拟硬件和软件的成本差异很大（有很多模拟几乎不需要技术就能完成）。单纯屏幕模拟装置的成本很低（几百美元），而一个仿真模拟人或 VR 系统的硬件成本要高得多。商业模拟系统根据功能不同，其价格从中等性能近 25 000 美元到 150 000 美元以上不等。可与制造商联系获取详细信息。这些费用不包括任何相关的临床配套设备（如麻醉机），当然也不包括模拟中心的建设和维护[344]。即使这些支出很大，但在运营成本中也不占主要地位。由于建设成本通常由机构本身承担，有时可以捐赠购买设备，设备成本通常在较长的使用寿命内摊销，并进行适当的服务和升级。

运营模拟中心的主要成本是专家级指导者工作和永久性培训人员的工资和津贴（一般由临床部门直接或间接承担）。不同的模拟培训机构和模拟活动程度，这些成本差异很大。培训课程必须经专家审查（可能会产生直接费用），而培训类型和培训对象决定了所需专家的数量。一名专家级指导者每年在每一名住院医师身上均需花数小时审查视频模拟系统操作的练习总结。非医疗指导者适合一些任务训练或实践课程。一名单独的指导者可以使用模拟装置为一个医学生班级演示呼吸或心血管生理。新住院医师可由高年资住院医师培训其基本麻醉技能，以降低边际成本。但为有经验的住院医师和执业医师开展复杂培训项目，例如处理紧急事件时，专家级的指导者是不可替代的。专家指导的成本受培训机构管理体制的影响。在教学机构中，工作人员必须花费一定时间用于教学或学术活动，一些教职员工可以通过选择模拟培训或学术来完成这一要求。而在需要额外指导者时，模拟中心则需支付指导者离开临床的费用。

成本所涉及的另一个方面是住院医师花费时间参加复杂、费力和冗长的培训课程。为了培训而使临床人员离开临床不产生收益，其成本高昂。如果模拟培训能让他们的工作更加安全高效，其收益会高过成本。一些研究表明，模拟团队培训可以提高医师工作满意度和日常医疗处理的有效性，同时有益于减少病假和工作变动[345]。一些住院医师项目为住院医师提供受法律保护的受教育时间（如每周半天）。在这种情况下，参加培训的住院医师数量会增多，但同时会使教师的时间更加不足。在澳大利亚和德国，CME 的需求已经表现出可预见的增长。

毫无疑问，模拟培训的成本要明显高于让被培训者阅读或听讲课。但是，当考虑继续医学教育（continuous medical education，CME）的学分时，读一篇短文并回答几个问题只能获得 1 h 的学分，或者像澳大利亚和德国那样只能获得少量的 CME 学分，像听一堂课一样。模拟培训与其他活动相比更具互动性和密集性，专业人员可以从中获得更多的学分，这使得基于模拟培训的 CME 相对于其他简单方法在经济上更具竞争力。

基于模拟的培训使许多问题得以解决，这是其他方法无法做到的。这是作者们坚信的——自 20 世纪 90 年代出现的"用脚投票"的项目已证实了这一点——如果基于模拟装置的培训看上去值得，组织上的创新就会允许其发展并出现。

一些新兴的理念使模拟培训成为有助于解决未来相关组织需求的有效工具。如在哈佛大学医院，哈佛风险管理基金会承保人采取了前所未有的措施，将基于模拟的继续医学教育培训与麻醉和产科有经验临床医师医疗事故保险费率折扣联系起来（J. Cooper，个人交流，2005）。这种超前意识的方案逐渐被其他医疗事故运营商所采用。在一些司法管辖区，风险经理选择直接在其机构内投资模拟培训，而不是采取折扣保费的方法。

模拟中心的成本

模拟中心的成本差异巨大，取决于其设施及其程序的规模、目标人群以及不同利益相关群体的应用范围。成本在一个机构或团体内的分担同样是复杂的，且高度依赖于局部条件。没有一个成功的公式。在一些机构中，模拟中心完全承担成本，但同样也可以完全自由地产生和保留收入。另一个完全不同的模式是，主办机构承担运营所有核心设施的成本，但它也收取所得全部收入，甚至可能对该机构的成员（例如各科室）征税以抵偿成本。最普遍的模式是混合式，主管机构承担初始建设和装备的费用（通常由慈善机构资助）和部分正在进行的后续基础设施（包括模拟工作人员、中心翻新、水电费）成本，而每个使用者（如各科室）负责支付指导教师以及一些特殊课程或应用的边缘开支。迄今为止，还没有哪家模拟中心真正产生盈利，如果有也很少，但是许多中心成功地获得了额外资金，来抵消培训其关键目标人群的一些成本。

利用模拟评估临床表现

尽管模拟的主要用途是用于教育和培训，但第一个模拟装置（包括 Sim One[175] 和 CASE[177]）是作为研究工具来评估和了解临床医师表现的。这种评估可以解决临床环境中的日常工作[115, 134, 136, 346-347] 以及在应对重大事件时的表现[64, 68]。

尽管术语"评估（assessment）"和"评价（evaluation）"含义略有不同，但经常互换使用，所以作者也选择在本章中这么做。

关于人员绩效和患者安全主题相关临床表现评估，请读者查阅第 6 章，与模拟相关较少的这方面主题在那里有更多细节描述。

表现可分为两个组成部分：①医疗或技术表现，即对重大事件的医疗和技术反应的恰当性和彻底性；②行为或非技术[348] 表现，合理适当地应用危机管理行为（如领导、沟通、工作量分配、决策制订等）[24, 349]（详见第 6 章）。

在定义医疗专业人员临床和非技术技能表现评估时，有许多潜在的框架可供参考。在不同的国家，采用不同的框架来描述麻醉科医师的能力，这为评估措施提供了基础。许多国家的评估框架都建立在 CanMed[350]（加拿大医学教育委员会指导方针）的基础上，描述了合格医师的七种角色。即医学专家、沟通者、合作者、领导者 / 管理者、健康顾问、学者和专业人士。其他国家建立在研究生医学教育认证委员会（Accreditation Council for Graduate Medical Education，ACGME）的六项核心能力上，包括患者医疗处理、医学知识、基于实践的学习和提高、人际交往和沟通技能、职业素养和系统实践[102]。

根据不同作者的建议，在模拟环境中针对医学技术和非技术反应产生了多种评估和评价工具[64, 69, 89-93, 97, 99, 101, 136, 342, 349, 351-354]。

为了评估麻醉科医师的非技术技能，研究者使用麻醉非技术技能（Anaesthesia Non-Technical Skills，ANTS）评估系统[91, 353]。近年来，早期的 ANTS 评估系统被不同的国家采用，并针对不同的文化[351]和专业[355]进行了修改。当然，还有其他工具可以评估麻醉科医师的非技术技能。特别值得注意的是Weinger、Gaba 等[64, 356] 开发的一种系统，其特点是与 ANTS 相比更加简易，但功能相同。

基于模拟的表现评估的益处

由于已知模拟紧急事件的本质和原因，可以事先拟定一个恰当的技术活动清单[357]。根据处理行为的重要性给予相对权重，来反映如下事实：即使都合理，不同的行为重要性也不同。这种权重既可以在数据采集前来评估，也可事后来做（但应采用合理的盲法）。如当评估恶性高热处理的医疗或技术时，停止诱发因素并静脉给予丹曲林是最重要并且是必要的处理项目。而物理降温、过度通气和碳酸氢盐治疗则被列为正确的应对方法（但重要性稍低）。也可以事先预测到可能发生的特定技术性错误，如处理恶性高热时，丹曲林稀释液用错或稀释液用量不足。

模拟产生的临床结果能预测真实患者在接受相同治疗下的情形吗？这个结果能用于评估吗？当观看模拟场景时，无论是通过生理的基础数学模型（某些模拟装置）计算还是基于对医疗处理是否遵守指南规范，似乎很容易成为个体评估或是否正确的决定因素，即据此预测真实患者将会有什么样的结果。这种倾向是十分危险的。也许在极端显露的情况下，明显的结果是可靠的。如患者表现为心室颤动但并没有进行处理，那患者必然会死亡。如果行神经肌肉阻滞但无其他疾病的患者，在接受 50% FiO2 后突然停止通气 30 s，几乎可以肯定患者并无大碍。但如果处于极端情况之间，确切的结果则很难预测。在某些情况下数学模型可以预测某些生理变量，但是这些变量对其他变量的影响可能是未知的。如患者的收缩压在一定时间内下降至 50 mmHg、60 mmHg 或 70 mmHg 以下，为什么有些患者会出现心律失常，而另一些患者则耐受良好？为什么在心律失常发作后以相同的时间间隔施用电复律，一名患者会恢复自主循环，而另一名患者则没有？在对真正的患者进行复苏时，完全正确地决策也不能保证电复律能够成功地恢复正常地心律。在可预见的将来，任何可靠的表现评估技术都必须涉及临床专家对医疗处理过程的主观判断，而不是计算得出的或假定的结果。

基于模拟的表现评估存在的问题

技术与非技术（CRM）技能。如前所述，评估对特定事件的技术反应和一般非技术行为（CRM），虽然困难但也还是可行的。仅评估技术性表现或仅评估非技术性表现，或者同时评估两者，到底哪种评估方法更好？

场景数量。为了达到对患者医疗服务所有方面个人表现（技术和非技术）的充分评估，需要多少个不同的场景呢？文献建议，不同场景下个人表现的变化很大，实际上大于评估者之间的差异。如果要使用模拟来评估，则需要为每个人设定大量场景。与增加评分员人数相比，增加场景数目对提高评分可靠性更有效[64, 237, 358]。

个人评分、小组评分还是团队评分。麻醉科医师的工作既是个人工作，也是在工作场所和团队中与其他麻醉科医师、外科医师、护士、技师及其他人员一起工作。是否应该对个人单独工作的表现进行评估？遇到问题时麻醉科医师可以求援或寻求帮助来解决问题吗？假如答案是肯定的，当一个人在团队中工作时，需要对其个人操作进行评分吗？

表现波动。表现可能随时间变化（在模拟场景期间），怎样通过单次评分反映这些变化呢？Gaba 等注意到这个问题，并认为这是评分员之间评分不一致的主要原因之一[349]。任何现行的评分系统都未涉及这

个问题[91, 359]。一种解决方法是进行逐时评分，以产生高分辨时间序列下的不同成绩。然后采用各种数学技术计算产生适当的总体成绩和变量。

标准阈值。针对评估目的的不同，表现标准阈值应设置在什么水平？表现的基准可以由真正的临床专家设置吗（工作年限和职务并不代表专业知识或技能）？同样，评分系统如何评价被培训者其他操作都正确，只有其中一步是有害的或致命的？假如用于结论性评价，评分系统应该给出被培训者成功或失败的结论。但假如使用分数累加的方法或高风险评价，那些给患者带来损害的被培训者的总分则不能高于那些整个操作过程不太好但至少未给患者造成危害的被培训者。出现心搏骤停时未施行胸外按压则应定为淘汰标准。

对评估的正确性、评分员间的可靠性和重复性进行恰当的统计学分析。目前已经使用了各种统计学检验方法对上述特点进行评估。评估结果显示评分员间存在不同程度变异及被培训者个人（团队）之间具有高度变异性[68-69, 181, 342, 349, 360]。按照 Gaba 等[349]的详细描述，对评分员间可靠性所用的统计方法较其他项目严格，尤其是关于"偶然"基准点性质的统计方式。何种统计分析方法最适于模拟过程中的成绩评估，目前尚未达成一致意见。一些评分系统（包括ANTS）已采用了不太严格的统计方法对评分员间的可靠性进行分析。概化理论[361]可用于分析场景、主题、评分员、场景的数目及其他方面对评估结果的影响。这种技术详述了如何与标准能力水平比较或无固定基准主题之间的相对比较。

尽管采用模拟系统为实施表现评估提供了一个有用的窗口，但即使采用模拟装置在一个标准化场景中作为工具演示[363]，建立一套广泛的衡量麻醉科医师表现的评估指标仍然具有挑战性[362]。Klemola 和Norros[364]发表了一项用于评估麻醉科医师"行为习惯"相关表现的新方法。作者将"行为习惯"分为"被动反应型习惯"（保守、独立、不愿意建立主观评估）和"主动思考型习惯"（有创造力、相互作用、连续一体化推理）两类。他们认为，在讨论最好的教育和评估方法时必须考虑很多问题。其中包括专业胜任力的确定和评估。

模拟用于评估和考核麻醉专业医师

模拟作为表现评估工具有假定优势：场景是已知的，允许发生和展示错误，对表现可做集中记录和存档。这些特点为前瞻性和挑战性操作的考核提供了独一无二的窗口，虽然对于被考核人员实际工作的常规

观察也是前瞻性的，但多数情况下只能看到不具挑战性的常规情况，难以形成操作的考核报告，因此，多数报告不完整且是事后报告[365]。然而，与作为教学工具相比，模拟装置考核评分或评判工作能力仍存在很多问题。麻醉专业已经对模拟装置用于住院医师毕业考试或 ABA 资格考试的可能性做过长期讨论。以色列已经将模拟考试作为专科医学会认证考试的一部分[95]。

虽然存在困难，但是使用麻醉模拟系统作为辅助评价表现的情况会逐渐增加。虽然目前模拟培训已经用于一些高风险测试，但存在的挑战包括：①对模拟场景的独立审查以及对专家主观评分能力的评估；②缺乏一个普遍接受的成绩评估标准。

在中立场所使用模拟进行高风险测试的另一个问题是，考试用的设备很少与被培训者在手术室使用的设备完全一样，模拟手术室人员的操作方案可能也与被培训者平时熟悉的也不一样。在培训环境里，这些差异可以忽略，因为这些是模拟训练收益最大化而需要接受的一部分。但在考试时，这些不同可能影响考试结果。该问题的解决方法是允许被培训者做考前准备，进行足够的实践，熟悉考试时的标准化模拟环境。

基于模拟的评估的另一项应用是对留职察看或明显可能被解雇的被培训者或资深临床医师进行评估。对这些临床医师来说，他们的考试任务是展示其技能。模拟为他们的展示提供了更加可控的环境。这种评估也适用于对离开临床一段时间后期望返回临床工作的执业医师。

目前采用的评估是随意的临床工作能力主观判断与笔试和口试成绩相结合，但这种方式的有效性从未被证明过。许多专家认为，笔试与临床能力的关联性并不强，而口试过程对实际临床技能的测试程度尚不清楚。模拟可以让被培训者在一定的临床领域内展示其临床能力，合理的场景还能够考察其语言技巧和向其他临床医师请教的能力[226, 366]。

ABA 在 2017 年对第二部分考试方式进行了改革，称之为 APPLIED 测试，其包括客观标准化临床测试（Objective Standardized Clinical Examination，OSCE）部分和传统的结构化口试部分。OSCE 不使用全面的基于人体模型的模拟系统，但包括任务训练系统以及与模拟患者或临床人员（如外科医师）的演员进行接触。

目前用于评估临床医师在其实际临床工作中表现的方法不完善且不一致；系统上不能胜任的麻醉专业人员，在这种评估中不容易被识别或淘汰。可以做出合理推论，即考虑到目前笔试和口试系统的限制，尤其是为了高风险评估的目的，临床评估已完全到了考

虑基于模拟的考核的优势，包括完全基于人体模型的模拟[366]。虽然如此，基于模拟的表现评估仍然是模拟和临床麻醉群体中的一个受到争论的话题。麻醉专业应注意如何引入基于模拟的表现评估。模拟的应用是为了通过个人和集体培训来改善临床工作，阻止和处理不良临床事件，这种争论不应将注意力从这个最基本的问题转移开。

模拟协会和模拟期刊

医疗领域中模拟技术的成熟情况可通过其专业社团和相关同行评议期刊的形成和发展来衡量。医疗模拟学会（Society for Simulation in Health Care，SSH）和 SESAM 等组织（www.sesam-web.org）一直在努力普及模拟技术在医疗领域中的知识和应用。尽管麻醉学是最初使用完全交互性人体模型模拟装置的医学领域，并且引领着该领域的早期发展，但模拟是一个开放性的战略，目前已被医疗系统中的许多不同学科和领域广泛采用。大部分模拟专业社团是作为多学科机构兴起的，而临床协会也建立了相关委员会和其他机构来监督或促进模拟技术应用。麻醉科医师和麻醉学相关工程师在这些社团中担任重要的主导角色，远比其他临床医师更加普遍。

自 20 世纪 90 年代中期以来，开始召开定期的关于模拟的科学年会（罗彻斯特麻醉模拟大会），早期出席人数不足 100 人。目前，最大的模拟机构是 SSH，该协会成立于 2004 年，因连续数年主办医学模拟国际会议而形成，该会议是麻醉技术学会年会的卫星会议。在 SSH 的赞助下，该会议已转变为 IMSH，涵盖了所有卫生保健学科和领域，而不仅是临床医学。虽然最初的参会者非常少，但现今的 SESAM 已有大约 850 名与会者（2018 年）。同样，相对于 SSH，最初的 IMMH 最多只有 200 名与会者，但到 2018 年 IMSH 已有超过 3000 名与会者，被列入中等规模的科学会议，成为美国麻醉学第三大学术会议，仅排在 ASA（约 14 000 名与会者）和纽约麻醉学研究生大会（Postgraduate Assembly in Anesthesiology，PGA）（超过 4000 名与会者）之后，排在国际麻醉研究学会（International Anesthesia Research Society，IARS）年会（约 1000 名与会者）之前。

另一个成熟的标志是医疗领域同行评议期刊的创立和发展。自 2006 年以来，SSH 每隔 1 个月会发行纸质版和电子版 *Simulation in health care*。该期刊已于 2008 年被 PubMed 编入索引。该期刊已经成为许多组织的官方出版物（如澳大利亚 SSH 及标准患者教育者

协会），这些组织已成为 SSH 的分支机构。国际临床模拟护理学会自 2006 年以来发行（线上）了 *Journal of Clinical Simulation in Nursing*，但目前关于麻醉学的论文很少。*BMJ Simulation and Technology-Enhanced Learning* 是英国医疗模拟实践学会的期刊，自 2014 年开始出版（线上）。SESAM 官方期刊 *Advances in Simulation* 自 2016 年开始发行（线上）。

患者模拟在麻醉领域的应用前景

"把握现在，展望未来。"[234]

虽然历经 30 多年的持续发展，医疗模拟仍是一个较新的领域。目前有成千上万的模拟装置在世界各地的许多临床项目中使用。麻醉和危重症医学仍然是医疗模拟的重要领域，并已成为麻醉专业人员培训的标准部分，但与其他医疗卫生领域众多的医师人数相比，这些领域中的医师人数仍然较少。即使在麻醉学领域，经过近 30 年的模拟发展，麻醉专业人员在完成初始训练后能够经历模拟培训体验的仍不多。如据 Gaba 估计，截至 2018 年，美国经过认证的麻醉科医师中，只有大约 25% 的接受过 MOCA 模拟课程。

模拟方式已经从完全非技术形式发展到完全虚拟。MBS 已经变得更加复杂，使用更方便、更便携，可选择的模型的制造商也增加。另一方面，第一款商用模拟系统推出至今已近 25 年，其特点、可靠性以及临床或生理真实性的整体改进没能够与计算机发展同步。部分原因是由于模拟系统的改进在很大程度上取决于对设备整体的需求，以及被培训者的一些特殊功能需求。完全按照预期或培训需要进行设备改进，所需的代价太高。很多使用复杂的生理学和药理学数学模型的模拟装置已经退出了市场，原因是很多系统可以用相对简易的控制系统很好地进行模拟。

不同于航空学工程师，麻醉专业人员或生物医学工程师不能"设计和制造"人类。在航空领域里，关于流体力学和空气动力学的微分方程已经十分完善，超级计算机可提供有效的模拟，在技术上替代许多物理测试；原型飞机飞行测试是使用内置的复杂传感器进行，以更精确地监测飞机的性能。但临床医师却缺乏关于人体的类似知识体系。

VR 和 AR 仍处于早期阶段，虽然发展迅速，但仍然远不成熟。许多当前的（截至 2018 年底）VR 系统只解决解剖学或物理结构的可视化问题。只有少数提供了沉浸式虚拟环境中的多人交互体验。就虚拟患者而言，它们仅类似基础发动机（无论是数学发动机还是其他发动机）一样驱动其临床反应。未来十年里，VR 可能会持续的快速发展，相关技术、科技和公司可能被大量淘汰。目前许多模拟系统用户开始尝试 VR 和 AR 系统，但在其开发和应用方面仍处于早期阶段。

VR 的支持者们认为 VR 非常逼真，其可与真实世界相媲美或难以区别。类似于《星际旅行》里的全息甲板或《黑客帝国》里"缸中之脑"的模拟方式。尽管我们曾预期交互式 VR 模拟系统可以在 2020 至 2025 年间替代物理模拟系统，而且确实开始向此趋势转变，但我们预测这种情况还需要很长时间。人类专业技术人员在真实的临床环境中自然合作与通过某种 VR 技术进行同样的工作是否真的有本质上的不同还有待观察。

在发达国家，患者模拟已成为大部分麻醉科医师和许多其他专业临床医师启蒙培训和继续教育的常规部分，并在发展中国家得到了广泛推广。从没有技术到低端技术的模拟，成功地为资源缺乏的地区解决了重要的健康问题。

患者模拟采用 CRM 理念关注人为因素和患者安全，其理念以 ACRM 或其他类似形式进入临床各个不同领域。成为各医疗领域传统教学方法和内容的强有力补充，尤其是对有着复杂和动态工作模式的麻醉专业——需要在数秒、数分钟和数小时内进行决策；与医疗团队进行合作；如第 6 章所述，需要进行决定生命的干预措施。由于基于人体模型的模拟及其关键应用的所有开创性工作都是在麻醉学领域完成的，因此麻醉领域可以自豪地声称，在提供其他技术，如 Apgar 评分、脉搏血氧饱和度监测和呼气末二氧化碳监测、血气分析、机械通气等基础上，我们又为医疗领域提供了一份重要的技术。尽管它的传播已经超出了麻醉学领域，麻醉科医师及其团队仍然在多学科和多专业模拟中心和组织中发挥着重要的领导作用。

重视人为因素和 CRM 充分整合的团队模拟培训能够改善患者安全和急救质量，同时这种培训也能增加医师满意度和日常工作的效率。模拟团队培训日益普遍，却依然没有像商业航空或核电那样牢固地融入到医疗行为的核心部分。虽然医疗领域在实现使用模拟培训提高患者医疗质量和安全方面还有很长的路要走，但作者不担心模拟技术在医疗领域不被接受，并且认为我们值得继续在这条通往全行业、全职业生涯综合性模拟应用的道路上，尽可能多地拯救人们的心脏、大脑和生命。

附录 7.1 链接和有用资源

- 美国麻醉科医师协会（ASA）模拟教育网站
  - 模拟资源和 ASA 资助的模拟中心的链接
- 医疗模拟学会（SSH）
  - 主页：www.ssih.org
  - 期刊 *Simulation in Healthcare*，Elsevier：https://journals.lww.com/simulationinhealthcare/pages/default.aspx
  - SSH 的指导者项目认证网站：https://www.ssih.org/Certification
  - SSH 对模拟中心的认证标准：https://www.ssih.org/recognition
- 欧洲医疗模拟应用协会（SESAM）：www.sesam-web.org
- 斯坦福沉浸式和模拟学习中心的模拟场所：cisl.stanford.edu
- 先进的儿科和围产期教育中心（CAPE）：cape.stanford.edu
- 医学模拟中心（位于波士顿的CMS）：harvardmedsim.org
- WISER 模拟中心–匹兹堡大学医学中心：www.wiser.pitt.edu

致谢

编者、出版商、Marcus Rall 博士、David M. Gaba 博士和 Peter Dieckmann 博士对 Christoph Bernard Eich 博士在前一版中为本章主题做出的贡献表示感谢。他的工作为本章奠定了基础。

参考文献

1. Donaldson L. London, UK: The Stationary Office. Online available from https://webarchive.nationalarchives.gov.uk/20130105045448/http://www.dh.gov.uk/prod_consum_dh/groups/dh_digitalassets/documents/digitalasset/dh_096231.pdf. Accessed November 28, 2018;2008.
2. Mai CL, et al. In: Coté CJ, Lerman J, Anderson BJ, eds. *A Practice of Anesthesia for Infants and Children*. 6th ed. Philadelphia: Elsevier; 2019:1204–1211.e1202.
3. Eppich WJ, et al. *Curr opinped*. 2006;18(3):266–271.
4. Weinstock PH, et al. S*Pediatr Crit Care Med* 2009;10(2):176-181.
5. Everett TC, et al. *Pediatric Anesthesia*. 2017;27(10):984–990.
6. Halamek LP, et al. *Pediatrics*. 2000;106(4):E45.
7. Eich C, et al. *BJA*. 2007;98(4):417–419.
8. Niles D, et al. *Resuscitation*. 2009;80(8):909–912.
9. Sutton RM, et al. *Pediatr Crit Care Med*. 2009;10(3):407–409.
10. Kohn LT, et al. National Academies Press. 2000.
11. Dorman T, et al. *Crit Care Med*. 2004;32(1):263–272.
12. Gallagher CJ, Tan JM. *Int Anesthesiol Clin*. 2010;48(3):83–99.
13. Weller J. In: Riley RH, ed. *Manual of Simulation in Healthcare*. Oxford: Oxford University Press; 2008.
14. Weller J, et al. *N Z Med J*. 2015;128(1418):40–51.
15. Lorello GR, et al. *BJA*. 2014;112(2):231–245.
16. LeBlanc VR, et al. *Simul Healthc*. 2011;6(suppl):S24–S29.
17. Higham H, Baxendale B. *BJA*. 2017;119:i106–i114.
18. Salas E, et al. *BMJ Quality & Safety*. 2013;22(6):449–452.
19. *The Comprehensive Textbook of Healthcare Simulation*. corrected 2nd printing ed. New York, Heidelberg, Dordrecht, London: Springer; 2014.
20. *Defining Excellence in Simulation Programs*. 1st ed. Philadelphia, PA: Society for Simulation in Healthcare; 2014.
21. *Manual of Simulation in Healthcare*. 2nd ed. Oxford University Press; 2015.
22. Gallagher CJ, Issenberg SB. *Simulation in Anesthesia*. Philadelphia: Saunders; 2006.
23. Kyle RR, Murray WB. *Clinical Simulation: Operations, Engineering and Management*. Amsterdam, Sydney, Boston: Academic Press Elsevier; 2008.
24. Gaba DM, et al. *Crisis Management in Anesthesiology*. 2nd ed. Elsevier; 2014.
25. DeMaria S, et al. *BMJ*. 2017.
26. Murray DJ. *Minerva Anestesiol*. 2011;77(5):528–533.
27. Hicks CM, et al. *Acad Emerg Med*. 2008;15(11):1136–1143.
28. Rosen MA, et al. *Acad Emerg Med*. 2008;15(11):1190–1198.
29. Parsons JR, et al. *West J Emerg Med*. 2018;19(1):205–210.
30. Steinemann S, et al. *J Surg Educ*. 2011;68(6):472–477.
31. Härgestam M, et al. *BMJ Open*. 2016;6(1).
32. Rubio-Gurung S, et al. *Pediatrics*. 2014;134(3):e790–e797.
33. Capella J, et al. *J Surg Educ*. 2010;67(6):439–443.
34. Campbell DM, et al. *Paediatr Child Health*. 2009;14(1):19–23.
35. Peacock PJ, et al. *Cureus*. 2016;8(9):e790-e790.
36. Lee MMH, et al. *BMJ*. 2017;3(4):142–148.
37. Gardner R, Raemer DB. *Obstet Gynecol Clin North Am*. 2008;35(1):97–127.
38. Nelissen E, et al. *BMC*. 2017;17(1):301.
39. Fann JI, et al. In: Levine AI, DeMaria Jr S, Schwartz AD, Sim AJ, eds. *The Comprehensive Textbook of Healthcare Simulation*. New York: Springer; 2014:299–313.
40. Maluf MA, et al. *Rev Brasil Cirur Card*. 2015;30(5):562–570.
41. Giuliani M, et al. *Radiation Oncology*. 2014;9:189.
42. Singleton MN, et al. *BMJ*. 2017.
43. Sandahl C, et al. *Int J Health Care Qual Assur*. 2013;26(2):174–188.
44. Phrampus PE, et al. *Simul Healthc*. 2016;11(2):82–88.
45. Walsh K, et al. *BMJ*. 2018;4(1):1–3.
46. Hunt EA, et al. *Resuscitation*. 2014;85:945–951.
47. Hayes CW, et al. *Crit Care Med*. 2007;35(7):1668–1672.
48. Hendrickse AD, et al. *J R Army Med Corps*. 2001;147(2):173–178.
49. Gaba DM. *Simul Healthc*. 2014;9(6):337–338.
50. Raemer DB, et al. *Acad Med*. 2016;91(4):530–539.
51. Szyld D, et al. *Simul Healthc*. 2017;12(6):385–392.
52. Edwards SE, et al. *BMJ*. 2015;1(3):87–93.
53. Jowsey T, et al. *BMJ*. 2018.
54. Beal MD, et al. *Simul Healthc*. 2017;12(2):104–116.
55. Paige JT, et al. *BMJ*. 2017;3(4):127–134.
56. Perdue TO, et al. *Simul Healthc*. 2017;12(5):308–313.
57. Solanki P, et al. *BMJ*. 2017.
58. Stroobants J, et al. *Resuscitation*. 85(12):1769-1774.
59. Wilks J, Pendergast D. *Health Ed J*. 2017;76(8):1009–1023.
60. Böttiger BW, Van Aken H. *The Lancet*. 2015;385(9985):2353.
61. Van de Velde S, et al. *Ann Emerg Med*. 2009;54(3):447–457.e445.
62. Meier AH, et al. *J Am Coll Surg*. 2001;192(3):372–384.
63. Stefanich L, Cruz-Neira C. *BiomedSci Instru*. 1999;35:141–145.
64. Weinger MB, et al. *Anesthesiology*. 2017;127(3):475–489.
65. Schwid HA, O'Donnell D. *Anesthesiology*. 1992;76(4):495–501.
66. Lindekaer AL, et al. *Acta anaesthes Scand*. 1997;41(10):1280–1284.
67. Byrne AJ, Jones JG. *BJA*. 1997;78(5):553–556.
68. DeAnda A, Gaba DM. *Anesth Analg*. 1991;72(3):308–315.
69. Schwid MD, et al. *Anesthesiology*. 2002;97(6):1434–1444.
70. Gardi T, et al. *Acta Anaesth Scand*. 2001;45(8):1032–1035.
71. Jacobsen J, et al. *Acta Anaesth Scand*. 2001;45(3):315–319.
72. Singer SJ, et al. *Qual Saf Health Care*. 2003;12(2):112–118.
73. Cooper JB, et al. *Simul Health*. 2011;6(4):231–238.
74. Singer SJ, et al. *Health Care Manage Rev*. 2011;36(2):188–200.
75. Driver JF, et al. In: Youngberg BJ, ed. *Principles of Risk Management and Patient Safety*. Sudbury, MA: Jones & Bartlett Learning; 2011.
76. Barsuk JH, et al. *Simul Healthc*. 2016;11(1):52–59.
77. Birsner ML, Satin AJ. *Sem Peri*. 2017;37(3):175–178.
78. Thomas PA, eds. *Curriculum Development for Medical Education*. 3rd ed. Baltimore: Johns Hopkins University Press; 2015.
79. Gordon JA, Pawlowski J. *E Acad Med*. 2002;77(7):751–752.

80. Issenberg SB, Scalese RJ. *Perspect Biol Med*. 2008;51(1):31–46.
81. Murray DJ. *Curr Opin Anaesthesiol*. 2014;27(6):610–615.
82. Sørensen JL, et al. *BMJ Open*. 2015;5(10).
83. Nielsen DS, et al. *Simul Healthc*. 2014;9(1):48–55.
84. Riley W, et al. *Qual Safe Health Care*. 2010;19(suppl 3):i53–i56.
85. Patterson MD, et al. *BMJ Qual Saf*. 2013;22(6):468–477.
86. Biddell EA, et al. *Simul Healthc*. 2016;11(2):94–99.
87. McIntosh CA, et al. *BMJ*. 2018;4(1):4–12.
88. Gignon M, et al. *Int J Occup Saf Ergon*. 2017;23(4):589–591.
89. Howard SK, et al. *Anesthesiology*. 2003;98(6):1345–1355.
90. Knudson MM, et al. *J Trauma*. 2008;64(2):255–263.
91. Fletcher G, et al. *Br j Anaesthes*. 2003;90(5):580–588.
92. Barsuk D, et al. *Anesth Analg*. 2005;100(3):803–809. able of contents.
93. Overly FL, et al. *Ped Emerg Care*. 2007;23(1):11–15.
94. Fehr JJ, al dt. *Anesthesiology*. 2011;115(6):1308–1315.
95. Boulet JR, et al. *Anesthesiology*. 2003;99(6):1270–1280.
96. Ottestad E, et al. *Crit Care Med*. 2007;35(3):769–775.
97. Boulet John R, Murray David J. *Anesthesiology*. 2010;112(4):1041–1052.
98. Murray D, Enarson C. *Anesthesiology*. 2007;106(5):895–896.
99. Boulet JR, Murray D. *Can J Anaesthes*. 2012;59(2):182–192.
100. Ryall T, et al. *J Multidisc Healthc*. 2016;9:69–82.
101. Byrne AJ, Greaves JD. *Br J Anaesthes*. 2001;86(3):445–450.
102. Tetzlaff MD, John E. *Anesthesiology*. 2007;106(4):812–825.
103. Lien CA, et al. *Anesthesiology*. 2017;127(3):410–412.
104. Cheng A, et al. *BMJ*. 2016;2(3):51–60.
105. Rudolph JW, et al. *Anesthesiol Clin*. 2007;25:361–376.
106. Rudolph JW, et al. *Simul Healthc*. 2013;8:304–316.
107. Rudolph JW, et al. *Acad Emerg Med*. 2008;15(11):1010–1016.
108. Jaye P, et al. *Clin Teacher*. 2015;12(3):171–175.
109. Eppich W, Cheng A. *Simul Healthc*. 2015;10.
110. Kolbe M, et al. *BMJ Qual Saf*. 2013;22:541–553.
111. Sawyer T, et al. *Simul Healthc*. 2016;11.
112. Eppich WJ, et al. *Acad Med*. 2015;90.
113. Cheng A, et al. *Med Educ*. 2014;48.
114. Kolbe M, et al. *Adv Simul*. 2016;1(1):29.
115. Schick CJ, et al. *Simul in Health*. 2015;10(3):178–187.
116. Farooq O, et al. *BMJ*. 2017;3(2):48–53.
117. Krogh K, et al. *Clin Simul Nursing*. 2015;11(3):180–187.
118. Reed SJ,A, et al. *Clin SimulNursing*. 2013;9:585–591.
119. Savoldelli GL, et al. *Anesthesiology*. 2006;105:279–285.
120. Sawyer T, et al. *Simul Healthc*. 2012;7(4):213–221.
121. Rudolph JW, et al. *Simul Healthc*. 2014;9(6):339–349.
122. Sullivan NJ, et al. *Resuscitation*. 2015;86:6–13.
123. Cheng A, et al. *Resuscitation*. 2015;93:142–149.
124. Grande B, et al. *Curr Opin Anesthes*. 2017;30(6):743–747.
125. Kennedy CC, et al. *Crit Care Med*. 2014;42(1):169–178.
126. Barsuk JH, et al. *BMJ*. 2014;23(9):749–756.
127. Pian-Smith MCM, et al. *Simul Healthc*. 2009;4(2):84–91.
128. O'Connor P, et al. *Jt Comm J Qual Patient Saf*. 2013;39:426–431.
129. Weiss M, et al. *Eur J Work Organ Psychol*. 2017;26(1):66–80.
130. St.Pierre M, et al. *Der Anaesthesist*. 2016;65(9):681–689.
131. Minehart RD, et al. *Anesthesiology*. 2014;120(1):160–171.
132. Kobayashi L, et al. *Simul Healthc*. 2006;1(2):72–78.
133. Kyle RR, et al. *JEPM*. 2004;6(1):E029-E029.
134. Burtscher MJ, et al. *J Exp Psychol Appl*. 2011;17:257–269.
135. Manser T, et al. *Anesth Analg*. 2009;108:1606–1615.
136. Burtscher MJ, et al. *BrJ Anaesth*. 2011;106(6):801–806.
137. Schmutz J, et al. *Eur J Work Organ Psychol*. 2015;24:761–776.
138. Riethmüller M, et al. *Ergonomics*. 2012;55(1):55–68.
139. Künzle B, et al. *Eur J Work Organ Psychol*. 2010;19:505–531.
140. Künzle B, et al. *Qual Saf Health Care*. 2010;19:1–5.
141. Bogenstätter Y, et al. *Hum Factors*. 2009;51:115–125.
142. Tschan F, et al. *Small Group Research*. 2009;40:271–300.
143. Weiss M, et al. *Small Group Research*. 2014;45:290–313.
144. St.Pierre M, et al. *Der Anaesthesist*. 2012;61(10):857–866.
145. Kolbe M, et al. *Anesth Analg*. 2012;115:1099–1108.
146. Minehart RD, et al. *Simul Healthc*. 2012;7:166–170.
147. Rudolph JW, et al. *Acad Manage J*. 2009;34:733–769.
148. Larson JRJ, et al. *J Pers Soc Psychol*. 1998;75:93–108.
149. Christensen C, et al. *Med Dec Making*. 2000;20(1):45–50.
150. Tschan F, et al. *Human Perform*. 2006;19:277–304.
151. Marsch SC, et al. *Eur J Anaesth*. 2005;22.
152. Hunziker S, et al. *BMC Emerg Med*. 2009;9(1):1–10.
153. Fernandez Castelao E, et al. *Resuscitation*. 2011;82:1338–1343.
154. Marsch SCU, et al. *Crit Care Med*. 2005;33:963–967.
155. Dieckmann P. *Simul Healthc*. 2007;2(3):183–193.

156. Dieckmann P, et al. *J Cogn Eng DecMaking*. 2007;1(2):148–168.
157. Scerbo MW, Dawson S. *Simul Healthc*. 2007;2(4):224–230.
158. Rudolph JW, et al. *Simul Healthc*. 2007;2(3):161–163.
159. Dieckmann P, Rall M. In: Cashman JN, Grounds RM, eds. *Recent Advances in Anaesthesia and Intensive Care*. Cambridge, UK: Cambridge University Press; 2007:213–232.
160. Manser T, et al. *Ergonomics*. 2007;50(2):246–260.
161. Dieckmann P, et al. *Ergonomics*. 2006;49(5-6):526–543.
162. Wehbe-Janek H, et al. *Simul Healthc*. 2015;10(1):4–13.
163. Kneebone R, et al. *Adv Simul*. 2016;1(1):19.
164. Huddy JR, et al. *BMJ Open*. 2016;6(9):e011043.
165. Kneebone RL. *Adv Simul*. 2016;1(1):27.
166. Weldon SM, et al. *BMJ*. 2018;4(suppl 2). A21-A21.
167. Kofke WA, et al. *Med Law*. 2001;20(1):79–83.
168. Zhang C, et al. *AdvSimul*. 2018;3:15-15.
169. Cooper JB, Taqueti VR. *Qual SafHealthc*. 2004;13(suppl 1):i11–i18.
170. Rosen KR. *J Crit Care*. 2008;23(2):157–166.
171. Gaba DM. *Simul Healthc*. 2007;2(2):126–135.
172. Rosen K. In: Levine AI, DeMaria Jr S, Schwartz AD, Sim AJ, eds. *The Comprehensive Textbook of Healthcare Simulation*. New York: Springer; 2013:5–49.
173. Owen H. *Simulation in Healthcare Education. An extensive history*. Cham, Heidelberg, New York, Dordrecht, London: Springer International Publishing; 2016.
174. Owen H. *Simul Healthc*. 2012;7(2):102–116.
175. Abrahamson S, et al. *J Med Educ*. 1969;44(6):515–519.
176. Gordon MS, et al. *Am J Cardiol*. 1980;45(4):791–796.
177. Gaba DM, DeAnda A. *Anesthesiology*. 1988;69(3):387–394.
178. DeAnda A, Gaba DM. *Anesth Analg*. 1990;71(1):77–82.
179. Gaba DM, DeAnda A. *Anesth Analg*. 1989;68(4):444–451.
180. Holzman RS, et al. *J Clin Anesthes*. 1995;7(8):675–687.
181. Howard SK, et al. *Aviat Space Environ Med*. 1992;63(9):763–770.
182. Naik VN, Brien SE. *Can J Anaesthes*. 2013;60(2):192–200.
183. Philip JH. *Int J Clin Monit Comp*. 1986;3(3):165–173.
184. De Oliveira Jr GS, et al. *Anaesthesia*. 2013;68(10):1053–1058.
185. Anesthesiology News. *Clinical Anesthesia: Virtual Reality Simulator Improves Intubation Success*; 2017. https://www.anesthesiologynews.com/Clinical-Anesthesiology/Article/12-17/Virtual-Reality-Simulator-Improves-Intubation-Success/45309. Accessed November 11, 2018.
186. Grottke O, et al. *Br J Anaesth*. 2009;103(4):594–600.
187. Ullrich S, et al. *Stud Health Technol Inform*. 2009;142:392–394.
188. Udani AD, et al. *Loc Reg Anesthes*. 2015;8:33–43.
189. Chen XX, et al. *Reg Anesth Pain Med*. 2017;42(6):741–750.
190. Kleinert R, et al. *J Med Internet Res*. 2015;17(4):e91.
191. Levine AI, Swartz MH. *J Crit Care*. 2008;23(2):179–184.
192. Cantrell MJ, Deloney LA. *Anesthes Clin*. 2007;25(2):377–383.
193. Nestel D, Bearman M. *Simulated Patient Methodology. Theory, Evidence and Practice*. Chichester: Wiley; 2015.
194. Hoelzer BC, et al. *Pain Med*. 2015;16(4):680–691.
195. Kjellin A, et al. *Scand J Surg*. 2014;103(4):232–236.
196. Cumin D, Merry AF. *Anaesthesia*. 2007;62(2):151–162.
197. Miller GE. *AcadMed*. 1990;65(suppl 9):S63–67.
198. Issenberg SB, et al. *Med Teach*. 2005;27(1):10–28.
199. Sørensen JL, et al. *BMC Med Ed*. 2017;17(1). 20-20.
200. Eagle A. *Health Facility Management Magazine*. November 1, 2017. https://www.hfmmagazine.com/articles/3184-principles-for-efficient-simulation-center-layouts. Accessed November 12, 2018.
201. Eagle A. *Health Facility Management Magazine*. November 1, 2017. https://www.hfmmagazine.com/articles/3182-the-reality-of-designing-simulation-centers. Accessed November 12, 2018.
202. Rall M, et al. In: Kyle R, Murray BW, eds. *Clinical Simulation: Operations, Engineering, and Management*. Burlington: Academic Press; 2008:565–581.
203. Rosen MA, et al. *J Cont Ed Hlth Prof*. 2012;32(4):243–254.
204. Raemer DB. *Simul Healthc*. 2014;9(3):153–155.
205. Gjeraa K, et al. *Acta Anaesthes Scand*. 2016;60(1):36–47.
206. Billings CE, Reynard WD. *Aviat Space Environ Med*. 1984;55(10):960–965.
207. Helmreich RL, et al. *Int J Aviat Psychol*. 1999;9(1):19–32.
208. Wiener EL, et al., eds. *Cockpit Resource Management*. San Diego: Academic Press; 1993.
209. Manser T. T*Acta Anaesth Scand*. 2009;53(2):143-151.
210. Weaver SJ, et al. *BMJ Qual Saf*. 2013;23(5):359–372.
211. Armour Forse R, et al. *Surgery*. 2011;150(4):771–778.
212. Hughes A, et al. *J Appl Psychol*. 2016;101(9):1266–1304.
213. Baker DP, et al. In: Henriksen K, Battles J, Marks E, et al., eds. *Advances in Patient Safety: From Research to Implementation*. Rockville, MD: Agency for Healthcare Research and Quality (AHRQ); 2005.

214. Salas E, et al. *Human Res Manag.* 2014:24. Available at: https://orpca.org/APCM/Salas_et_al-2014-Human_Resource_Management%201%203.pdf.
215. Weaver SJ, et al. *Jt Comm J Qual Patient Saf.* 2010;36(3):133–142.
216. Salas E, et al. *Acad Emerg Med.* 2008;15(11):1002–1009.
217. Gaba DM, et al. *Simul Gam.* 2001;32(2):175–193.
218. Burke CS, et al. *Qual Saf Health Care.* 2004;13(suppl 1):i96–104.
219. Tan SB, et al. *ANZ J Surg.* 2014;84(7-8):515–522.
220. Haller G, et al. *Int J Qual Health Care.* 2008;20(4):254–263.
221. Hilton G.D, et al. *Int J Ob Anesthes.* 2016;25:9–16.
222. Maslovitz S, et al. *Ob Gyn.* 2007;109(6):1295–1300.
223. Lighthall GK, Barr J. *J Intensiv Care Med.* 2007;22(5):257–269.
224. Shapiro MJ, et al. *Qual Saf Healthc.* 2004;13(6):417–421.
225. Wallin CJ, et al. *Med Educ.* 2007;41(2):173–180.
226. Berkenstadt H, et al. *Anesthesiol Clin.* 2007;25(1):65–74. viii-ix.
227. Murphy M, et al. *Injury.* 2018;49(5):953–958.
228. Volpe CE, et al. *Hum Factors.* 1996;38(1):87–100.
229. Marks MA, et al. *J Appl Psychol.* 2001;87(1):3–13.
230. Strang AJ, et al. *Proc Human Factors Erg Soc Annual Meeting.* 2012;56(1):1581–1585.
231. Walker ST, et al. *BMJ Qual Saf.* 2013;22(6):453–458.
232. Lighthall GK, et al. *Jt Comm J Qual Patient Saf.* 2010;36(5):209–216.
233. Lighthall GK, et al. *Jt Comm J Qual Patient Saf.* 2013;39(4):157–166.
234. Gaba DM. *Qual Saf Health Care.* 2004;13(suppl 1):i2–10.
235. Sidi A, et al. *J Pat Safety.* 2017.
236. Barsuk JH, et al. *Arch Int Med.* 2009;169(15):1420–1423.
237. Murray DJ, et al. *Anesth Analg.* 2005;101(4):1127–1134. table of contents.
238. Fanning RM, Gaba DM. *Simul Healthc.* 2007;2(2):115–125.
239. Cooper JB, et al. *Anesthesiology.* 1984;60(1):34–42.
240. Cooper JB, et al. *Qual Saf Healthc.* 2002;11(3):277–282.
241. Gaba DM. *Int Anesthesiol Clin.* 1989;27(3):137–147.
242. Gaba DM, et al. *Anesthesiology.* 1987;66(5):670–676.
243. Gaba D, et al. *Simul Gaming.* 2001;32:175–193.
244. Dunn EJ, et al. *Jt Comm J Qual Patient Saf.* 2007;33(6):317–325.
245. Weinstock PH, et al. *Ped Crit Care Med.* 2005;6(6):635–641.
246. Cooper JB, et al. *Anesth Analg.* 2008;106(2):574–584.
247. Murphy JG, et al. *J Crit Care.* 2007;22(1):51–55.
248. Steadman RH, et al. *Anesthesiology.* 2015;122(5):1154–1169.
249. Weinger MB, et al. OO.*Anesthesiology.* 2014;121(3):655-659.
250. Kurrek MM, Fish KJ. *An J Anaesthes.* 1996;43(5):430–434.
251. Salas E, et al. *Hum Factors.* 2006;48(2):392–412.
252. Haerkens MH, et al. *Acta Anaesth Scand.* 2015;59(10):1319–1329.
253. Moffatt-Bruce SD, et al. *Am J Med Qual.* 2017;32(1):5–11.
254. Curran I. In: Kyle R, Murray BW, eds. *Clinical Simulation: Operations, Engineering, and Management.* Burlington: Academic Press; 2008:153–161.
255. Dieckmann P. In: Dieckmann P, ed. *Using Simulations for Education, Training and Research.* Lengerich, Germany: Pabst; 2009:40–138.
256. Der Sahakian G, et al. *Simul Gaming.* 2015;46(2):197–208.
257. Edmondson AC. *Admin Sci Qua.* 1999;44(2):350–383.
258. Nickson C. https://litfl.com/the-safe-container-rules-ok/. Accessed November 24, 2018.
259. Dieckmann P, et al. *Simul Healthc.* 2010;5(4):219–225.
260. Paige JB, Morin KH. *Clin Simul Nurs.* 2013;9(11):e481–e489.
261. Escher C, et al. *Adv Simul.* 2017;2:25-25.
262. Choi W, et al. *BMJ.* 2017;3(suppl 1):S23–S32.
263. Tschan F, et al. In: Boos M, Kolbe M, Kappeler P, Ellwart T, eds. *Coordination in Human and Primate Groups.* Heidelberg: Springer; 2011:93–118.
264. Cheng A, et al. *Simul Healthc.* 2015;10(2):69–75.
265. Young JQ, et al. *Med Teach.* 2014;36(5):371–384.
266. Nestel D, et al. In: Nestel D, Kelly M, Jolly B, Watson M, eds. *Healthcare Simulation Education: Evidence, Theory and Practice.* Wiley-Blackwell; 2017.
267. Salas E, et al. *Int J Avia Psychol.* 1998;8(3):197–208.
268. Salas E, Burke CS. *Qual Saf Healthc.* 2002;11(2):119–120.
269. Hays RT, Singer MJ. *Simulation Fidelity in Training System Design: Bridging the Gap Between Reality and Training.* New York: Springer; 1989.
270. Alessi S. In: O'Neil H, Andrews D, eds. *Aircrew Training and Assessment.* Mahwah, NJ: Erlbaum; 2000:197–222.
271. Feinstein AH, Cannon HM. *Simul Gaming.* 2002;33(4):425–440.
272. Grant VJ, et al. *Med Teach.* 2018:1–10.
273. Rall M, et al. *Euro J Anaesthesiol.* 2000;17(8):516–517.
274. Dieckmann P, et al. *MedTeach.* 2009;31(7):e287–e294.
275. Krogh K, et al. *Adv Simul.* 2016;1(1):12.
276. Dismukes RK, et al. *Simul Healthc.* 2006;1(1):23–25.
277. Dieckmann P, et al. *Adv Simul.* 2017;2(1):21.
278. Brindley PG, Reynolds SF. *J Crit Care.* 2011;26(2):155–159.
279. McGaghie WC, et al. *Med Educ.* 2010;44(1):50–63.
280. Cantrell MA. *ClinSimul Nurs.* 2008;4(2):e19–e23.
281. Dreifuerst KT. *Nurs Ed Perspec.* 2009;30(2):109–114.
282. Dieckmann P, Rall M. In: Kyle R, Murray BW, eds. *Clinical Simulation: Operations, Engineering, and Management.* Burlington, MA: Academic Press; 2008:647–652.
283. Dieckmann P, et al. In: Kyle R, Murray BW, eds. *Clinical Simulation: Operations, Engineering, and Management.* Burlington, MA: Academic Press; 2008:667–676.
284. Raemer D, et al. *Simul Healthc.* 2011;6(suppl):S52–57.
285. Ali AA, Miller ET. *J Nurs Ed.* 2018;57(1):14–20.
286. Kolb DA. *Experiential Learning: Experience as the Source of Learning and Development.* Englewood Cliffs, NJ: Prentice-Hall; 1984.
287. Stegmann K, et al. *Med Educ.* 2012;46(10):1001–1008.
288. Eppich W, et al. *Clin Pediatr Emerg Med.* 2016.
289. Marshall DA, Manus DA. *AORN J.* 2007;86(6):994–1011.
290. Makary MA, et al. *Jt Comm J Qual Patient Saf.* 2006;32(7):407–410. 357.
291. Awad SS, et al. *Am J Surg.* 2005;190(5):770–774.
292. Clegg I, MacKinnon R. *Cont Ed Anaesth Crit Care Pain.* 2014;14(4):159–162.
293. Gazoni FM, et al. *Anesth Analg.* 2012;114(3):596–603.
294. Mullan PC, et al. *JAMA.* 2014;312(22):2333–2334.
295. Schmutz JB, Eppich WJ. *Acad Med.* 2017;92(11):1555–1563.
296. Vashdi DR, et al. *Acad Man J.* 2013;56:945–971.
297. Tannenbaum SI, Goldhaber-Fiebert S. In: Salas E, Frush K, eds. *Improving Patient Safety Through Teamwork and Team Training.* New York: Oxford University Press; 2013:249–256.
298. Tannenbaum SI, Cerasoli CP. *Hum Factors.* 2013;55(1):231–245.
299. Kolbe M, et al. *Best Prac Res: Clin Anaesthes.* 2015;29(1):87–96.
300. Hackman JR, Morris CG. In: Berkowitz L, ed. *Adv Exp Soc Psychol.* vol. 8. New York: Academic Press; 1975:45–99.
301. Argyris C. *Pub Admin Rev.* 1980:205–213.
302. Gardner R. *Semin Perinatol.* 2013;37(3):166–174.
303. Chung HS, et al. *Simul Healthc.* 2013;8(3):166–170.
304. Kolbe M, Rudolph JW. *BMJ.* 2018.
305. Palaganas JC, et al., eds. *Defining Excellence in Simulation Programs.* Alphen aan den Rijn, Netherlands: Wolters Kluwer; 2014.
306. Cheng A, et al. *Simul Healthc.* 2015;10(4):217–222.
307. Brett-Fleegler M, et al. *Simul Healthc.* 2012;7:288–294.
308. Loo ME, et al. *Simul Healthc.* 2018;13(1):52–60.
309. Kumar AH, et al. *Simul Healthc.* 2018;13(1):72.
310. Cheng A, et al. *Simul Healthc.* 2017;12(5):319–325.
311. Peterson DT, et al. *Simul Healthc.* 2017;12(4):254–259.
312. Arora S, et al. *Ann Surg.* 2012;256:982–988.
313. Hull L, et al. *BMJ.* 2017;3(1):9–16.
314. *Professional Standards for Medical, Dental and Veterinary Educators.* vol. 21. 3rd ed.. Cardiff, UK: Academy of Medical Educators; 2014.
315. SESAM. Accreditation. https://www.sesam-web.org/accreditation/. Accessed November 27, 2018.
316. American College of Surgeons. Accredited Education Institutes. https://www.facs.org/education/accreditation/aei. Accessed March 26, 2019.
317. Gaba DM. *Simul Healthc.* 2010;5(1):5–7.
318. Hodges B. *Med Teach.* 2006;28(8):690–696.
319. Kirkpatrick DL, Kirkpatrick JD. *Evaluating Training Programs. The Four Levels.* San Francisco, CA: Berrett-Koehler Publishers; 1994.
320. Kirkpatrick DL, Kirkpatrick JD. *Implementing the Four Levels.* San Francisco, CA: Berrett-Koehler Publishers; 2007.
321. Sung NS, et al. *JAMA.* 2003;289(10):1278–1287.
322. McGaghie WC, et al. *Simul Healthc.* 2011;6(suppl):S42–47.
323. McGaghie WC. *Sci Trans Med.* 2010;2(19):19cm8.
324. McGaghie WC, et al. *Chest.* 2012;142(5):1097–1103.
325. Rall M, et al. In: Miller RD, Eriksson L, Fleisher L, Wiener-Kronish J, Neal C, William Y, eds. *Miller's Anesthesia.* 8th ed. Philadelphia, PA: Elsevier Churchill Livingstone; 2014.
326. Translational Research Working Group. *Public Roundtable II - Executive Summary;* 2006. https://www.cancer.gov/images/trwg/trwg-oct06rt-exsum-11-21-06.pdf
327. Khoury MJ, et al. *Gen Med.* 2007;9(10):665–674.
328. Bukhari H, et al. *INQUIRY.* 2017:54.
329. Maloney S, Haines T. *Adv Simul.* 2016;1(1):13.
330. Cook DA, et al. *Simul Healthc.* 2012;7(5):308–320.
331. Draycott T, et al. *BJOG.* 2006;113(2):177–182.
332. Mduma ER, et al. *Int J Qual Healthc.* 2018;30(4):271–275.
333. van de Ven J, et al. *Euro J Ob Gyn Rep Bio.* 2017;216:130–137.
334. Flanagan B, et al. Melbourne, Australia: Department of Health;

2007.
335. Cook DA, et al. *JAMA*. 2011;306(9):978–988.
336. Weinger MB. *Simul Healthc*. 2010;5(1):8–15.
337. Ostergaard HT, et al. *Qual Saf Health Care*. 2004;13(suppl 1):i91–95.
338. Ziv A, Wolpe PR, Small SD, et al. *Acad Med*. 2003;78(8):783–788.
339. Helmreich RL. Paper presented at: Proceeding of the AIAA / NASA / FAA / HFS conference. January 1991; Vienna, VA.
340. Orlady HW. In: Wiener EL, Kanki BG, Helmreich RL, eds. *Cockpit Resource Management*. San Diego, CA: Academic Press; 1993.
341. Weller J, et al. *Anesthesiology*. 2014:120(1):142–148.
342. Forrest FC, et al. *BJA*. 2002;88(3):338–344.
343. Hayden JK, et al. *J Nurs Reg*. 2014;5(2):C1–S64.
344. Kurrek MM, Devitt JH. *Can J Anaesth*. 1997;44(11):1191–1195.
345. Meurling L, et al. *BMJ Qualamp; Safety*. 2013;22(6):485–494.
346. Kolbe M, et al. *J Appl Psychol*. 2014;99(6):1254–1267.
347. Phipps D, et al. *BJA*. 2008;100(3):333–343.
348. Gaba DM. *Simul Healthc*. 2011;6(1):8–10.
349. Gaba DM, et al. *Anesthesiology*. 1998;89(1):8–18.
350. Frank JR, Danoff D. *Med Teach*. 2007;29(7):642–647.
351. Jepsen RM, et al. *Int J Med Ed*. 2015;6:17–25.
352. Lyk-Jensen HT, et al. *AANA journal*. 2016;84(2):122–127.
353. Fletcher G, et al. *Anaesthetists' Non-Technical Skills System Handbook v1.0*. Aberdeen, Scotland: University of Aberdeen; 2012. https://www.rcoa.ac.uk/system/files/AaE-ANTS-HANDBOOK.pdf
354. Scavone BM, et al. *Anesthesiology*. 2006;105(2):260–266.
355. Wisborg T, Manser T. *Acta Anaesth Scan*. 2014;58(7):773–774.
356. Watkins SC, et al. *Simul Healthc*. 2017;12(2):69–75.
357. Schmutz J, et al. *Acad Med*. 2014;89(7):996–1005.
358. Boulet JR, et al. *Simul Healthc*. 2011;6(suppl):S48–51.
359. Yule S, et al. *Med Educ*. 2006;40(11):1098–1104.
360. Weinger MB, et al. *Anesthesiology*. 1994;80(1):77–92.
361. Shavelson R. *Generalizability Theory: A Primer*. Newbury Park, CA: Sage Publications; 1991.
362. Myerson KR. *Anaesthesia*. 1998;53(11):1039–1040.
363. Kapur PA, Steadman RH. *Anesth Analg*. 1998;86(6):1157–1159.
364. Klemola UM, Norros L. *Med Educ*. 2001;35(5):455–464.
365. McIntosh CA. *Anesth Analg*. 2009;108(1):6–9.
366. Holmboe E, et al. *Simul Healthc*. 2011;6(suppl):S58–62.
367. Rall M, Gaba DM. In: Miller RD, ed. *Miller's Anesthesia*. 6th ed. Philadelphia, PA: Elsevier Churchill Livingstone; 2005:3021–3072.
368. Alinier G. *Med Teach*. 2007;29(8):e243–250.

8 麻醉管理中的伦理学问题

GAIL A. VAN NORMAN，STANLEY H. ROSENBAUM
黄燕华 译 罗艳 于布为 审校

<table>
<tr><td>要　点</td><td>

- 临床中，当患者的个体利益与大多数人的利益矛盾时，义务伦理主义（"基于规则的"）和实用主义（"基于结果的"）的理论会存在冲突。
- 在美国，主要的医学伦理原则是尊重患者的自主权，即患者对医学治疗的知情同意。
- 有能力和自主的个体可以对他们的医疗做出肯定的选择，也可以拒绝包括救生在内的任何医学治疗。这种能力兼具功能性和相对性。胜任决策的四个要素是理解、甄别、推理和选择的证据。
- 未成年患者具有不同程度的决策能力，他们可能拥有做出某些决定的合法权利。儿科患者应该尽可能地参与到医疗决策中来，尤其是在择期治疗方面。
- 医学检测应遵循有益和无害的伦理原则，并应尽可能基于经临床验证的操作流程。具有特殊社会意义的医学检测，如妊娠和人体免疫缺陷病毒（human immunodeficiency virus，HIV）检测，应仅在患者知情同意的情况下进行，在没有充分证据证明这些检测是必要和有益的情况下则不应进行。
- 一般来说，妊娠妇女的权利对胎儿权利的干涉在胎儿发育逐步接近并超过可存活孕龄的过程中逐渐降低。产妇有能力做出知情同意，而"Ulysses 指示"在分娩时的有效性在伦理上存在争议。
- 约束患者有悖于患者自主权的伦理要求，麻醉科医师有道德上和法律上的双重义务来确定是否需要这种极端的干预。强迫或使用物理、化学手段迫使有能力的患者接受他们拒绝的治疗，既不道德也不合法。
- 对患者自主权的尊重要求我们公开对患者造成伤害的过错，因为这样做能避免患者对已行的医疗过程产生误解，同时提高他们共享医疗决策的能力。
- 预先指示是患者丧失自主能力前签署的一份文件，在患者不能亲自表述自己的意愿时，用以指导医师进行重大的医疗决策。这些指示包括但不限于：代理人的持久授权、生前遗嘱、输血决定、不尝试复苏（do-not-attempt-resuscitation，DNAR）指令及器官捐献的相关决定。
- 代理决策人明确扮演着代替患者表达其意愿的"替代判断"角色，不应仅询问代理决策人自己的偏好。代理决策人的意愿最多也只能接近患者本人的意愿。
- 在道德和法律意义上，患者有权利拒绝生命维持治疗，这些权利同样适用于手术室内。DNAR 指令不应因麻醉和（或）手术而自动中止，而是需要重新考虑利弊。有能力患者的目标和决定通常应该受到尊重。
- 临终关怀要求医师具备特殊的知识和经验。它需要医师具有在医学支持性治疗上的专业知识，应对棘手症状的处理能力，并能了解临终患者的生理变化，为患者及其家属提供支持和咨询，理解并尊重患者的自主权及其宗教、文化习俗和信仰，具有在复杂医疗团队中协同工作的能力，良好的沟通能力以及同理心。
- 一些干预措施具有特殊的伦理意义，如液体治疗和营养支持，使用可能会加速死亡的镇静剂和（或）麻醉剂，实施深度持续镇静，使用神经肌肉阻滞剂，停用起搏器、心室辅助装置和植入式心脏复律除颤器。

</td></tr>
</table>

- 医师协助自杀（physician-assisted suicide，PAS）是指为患者终止生命的特殊要求而提供药品和（或）处方。安乐死是指患者以外的其他人为使患者死亡而使用药物。PAS 和安乐死仅在世界的某些特定地区是合法的，但它们得到了公众的大力支持。
- 脑死亡在法律和医学上被定义为所有心肺功能或整个大脑的所有功能不可逆停止的时刻。
- 心脏死亡器官捐献（donation after cardiac death，DCD），指心脏停搏后，撤除生命支持治疗的同时即刻进行器官捐献。关于 DCD 的争议包括何时可以宣告心肺功能死亡，以及是否可以使用保护器官功能但可能加速供体死亡的药物。
- 人体研究必须平衡多种利益冲突，如受试人体的需求和权益，未来患者群体的可能利益，以及医生的经济、专业和个人目标。人体研究的伦理行为应遵循三个原则：①尊重自主的原则，有义务保护自主性受限的患者；②行善的原则，有义务将风险最小化、利益最大化，并确保研究设计科学合理；③公正的原则，有义务在道义上正确对待每个人，确保公平分配利益和职责。
- 对动物认知能力理解的进步使大多数生物学家相信，即使不是全部，许多动物也都具有对快乐和疼痛的感知能力，具有预感和恐惧感，因此它们会体验到欢乐和痛苦。让动物因疼痛、恐惧、疾病或照护标准差而受苦是不道德的，必须加以避免或减轻，并慎重地与它所能产生的利益相权衡。
- 美国医师职业组织一贯声称医师参与执行死刑是不道德的。美国麻醉科医师协会表示，参与执行死刑构成非专业执业，将导致麻醉科医师受到调查，并可能撤销其资质。
- 医生出于良心拒绝提供违反其个人道德价值观的合法医疗服务是可能的，但受到医生以患者利益为重的职业义务的限制和平衡。

医学是一个受人尊敬的职业，具有确切的行为规范与准则。现代医学从业者具有强大的影响力和社会公认的重要性，并对几乎每个人的生活都会产生重大的经济影响。美国麻醉科医师协会（American Society of Anesthesiologists，ASA）已经建立了患者伦理管理的原则[1]。本章探讨了医学实践的伦理基础及其对麻醉科医师的意义。

伦理理论

德行论、实用主义和道义论

医学实践的经典"家长式作风"源于以道德为基础的伦理学。在该观点中，医师是一个真正有道德的人，具有能力、真诚、守密和利他主义的内在品质，他自然知道并为患者做正确的事情。没有受过医学教育的患者不得不相信医师来决定什么是最好的。自家长式作风盛行以来，西方社会和法律体系发生了重大变化，取而代之的是建立在医学伦理四大"支柱"之上的实践：尊重患者的自主权、行善原则、无害原则和公正原则。现代医学应用了许多不同的伦理框架，但与西医相关的两个最突出的框架是实用主义和道义论[2]。

在实用主义伦理学中，行为的正确与否是通过其产生结果的好坏来判断的。一个"正确"的行为是指在平等地考虑所有相关当事人的利益后，能产生最好结果的行为。实用主义理论很有说服力，它的缺点在于不能评判哪种利益是最重要的。是所有理性的人都想要的"好"还是患者个人定义的"好"？如果使善最大化的唯一途径是去做一件完全不道德的行为，该怎么办？例如，如果赢得战争的唯一方法是要有系统地折磨儿童，该怎么办？行为的结果会随着时间的推移不断累积——那么在累积过程中判断该行为是对是错还是合适吗？拯救一个人的生命，在今天看起来是善举，但当 20 年后，同一个人被揭露为大屠杀凶手时，我们可能就会从一个完全不同的角度来看待了。

实用主义理论在分析宏观政策、确定资源配给以及试图解决几个同等利益方之间相互冲突的道德义务时，可能是最好的。

康德学派伦理学（也称道义论或基于职责的理论）的前提是以行为本身而非其结果来评判行为的好坏。动机比结果更重要。此外，任何人都不应把他人作为达到目的的唯一手段，因为每个人都是我们应该为之行动的目的。任何人在未获得其本身自主同意的情况下，都不应为他人所利用。例如，康德哲学中不允许为救一个无辜的人去牺牲另一个无辜的人。

西方社会高度重视个人主义和自主权，当人们需要平衡医师权威与患者个体价值和目标之间的伦理冲突时，往往倾向于采用康德理论。

当个别患者的权利和意愿与社会政策相冲突时，就会出现医疗实践中一些最棘手的伦理问题。道义论和实用主义理论的冲突常见于重症监护治疗病房（ICU）、管理式护理环境、临终关怀、移植医学、平民大规模伤亡事件中的分诊，以及由政府资助的贫穷和老年患者的医疗服务中。在上述情况下，患者个人的意愿可能与更普遍的原则相冲突，后者主张缩减开支、公平分配稀缺资源、保护广大患者的利益以及将社会医疗保健资金都用在最有价值的地方。

美国的政治传统为个人自由提供了明确的基础，在 20 世纪初，患者自主权的概念开始出现。

临床伦理学

知情同意和知情拒绝

知情同意的法律和道德要求是建立在尊重患者自主权的伦理原则基础之上的。自主权是指个体能在没有他人强制性干扰和个人选择能力受限（如信息不足或理解不够）的情况下，做出自己的选择[2]。个体有权利在自身能力允许范围内决定将要发生于自身的事。在美国，这项权利受到宪法中隐私权和不干涉原则的保护[3]。1914 年，在 Schloendorff 诉纽约医院协会的案例中确立的原则是："每一个成年且心智健全的人都有权决定将要加诸于自身的任何事[4]。" 1957 年，在 Salgo 诉 Leland Stanford 医院委托人的案例中首次使用了知情同意的概念，其所确立的原则是：医师不仅仅要遵守协议，而且除了有义务告知患者治疗的过程及其可能的结果之外，还应告知其所接受治疗的风险及备选方案[5]。

尊重患者的自主权要求医师尊重有行为能力的患者做出的决定，并且通过排除妨碍其做出决定的障碍，提高其行使自主权的能力。妨碍患者行使自主权的障碍包括不完整或不准确的信息，会影响患者对所给信息理解能力的可逆的疾病。

胜任力和能力

在不能胜任的情况下，做出医疗决定的自主权是不可能存在的。在美国，胜任力（competence）是一种法律界定，而能力（capacity）是指参与医疗决策的必要技能。大多数情况下，这两个术语可以互换使用[3]。

能力受损可以是暂时的，也可以是永久的，例如一些精神疾病、痴呆、发育不全、焦虑和疼痛的情况。药物可以不同程度地妨碍或提高能力，这取决于药物的效应及给药的时机。老年患者、精神障碍患者和儿童参与医疗决策的机会尤其容易被不合理地限制或剥夺，因为人们往往会低估他们的参与能力。失聪、表达性失语和其他神经功能障碍会给人能力受损的错误印象。许多未成年人有能力做出医疗决定，但可能仅仅因为他们的年龄而被错误地排除在决策过程之外。语言障碍会给交流带来很大的挑战。

能力既是相对的，又是因事而异的。例如，患者可能有能力理解并做出有关医疗问题的决定，但却没有能力管理自己的财务。

在知情同意的过程中，医师的行为也存在偏见和家长式作风。当患者和医师有不同的意见或价值观时，患者的能力常常受到质疑[3,6-7]，而这其中大部分患者事实上是胜任的[3]。对患者能力有意或无意地无根据的质疑，可能会让医师忽视而不是解决关于患者意愿的困境，因为一旦发现患者无能力，医师的家长式作风则不能凌驾于患者的自主权之上。在一项回顾性研究中，Katz 等指出，转诊接受紧急或严重疾患的患者会让会诊的精神科医师倍感压力，他们只能通过简单地宣布患者无法胜任决策以支持医疗团队的干预意愿[8]。拒绝治疗可能只是反映了患者对医疗结果以外的其他事情（如尊严、隐私、独立性）的优先考量，并不体现患者的能力问题——它可能反映出患者的选择不成比例地受到了可控情绪和价值观的影响，但不一定表明患者能力不足。

医师误判了患者对延续生命治疗的意愿，在 30% ~ 40% 的病例中，医师低估了老年患者对延长生命疗法的渴求[9-10]。另外，调查显示，对有残疾或障碍的患者，医师及其他医务工作者常会按个人的偏见行事[11]。

患者决策的功能性能力必须与决定本身的感知质量分开进行评估。如果患者有足够的能力并且得到了恰当的信息告知，他们有权利做出"坏"的决定（即医师认为不太理想的决定）[7]。否则，一旦出现分歧，医师只会占上风，患者在医疗决策中的自主权也将不复存在。

我们该怎样评估胜任力呢？胜任力是从功能上定义、且具任务特异性[2]。不能仅仅因为特定的诊断或药物就给出胜任力缺失的定义[12]。此外，能力受损不足以证明患者不能胜任决策。在美国高度重视自主权和自我决断的背景下，宣布患者无法胜任是（而且应该是）一个难以跨越的障碍，只有那些"处于表现曲线最底部"的残障人士才可被判定为无法胜任[12]。医学、生物医学和行为医学伦理问题研究总统委员会支持采用"滑动标尺"的方法，而不是"全或无"的方法来进行胜任力的判定[13]，并通常反映了法院会如何处理胜任力认定相关的案件[12]。

麻醉科医师常常会疑问，接受过术前用药的患者还能不能提供有效的同意书。声称术前用药会自动使同意书无效是一种对胜任力概念缺乏理解的表现。如果苯二氮䓬类药物和麻醉药会自动使同意书无效，那么我们将不得不认为几乎所有慢性疼痛患者的同意书都是无效的。在一项研究中，37.5% 的老年手术患者自行服用了药物，其中超过 25% 是镇痛药和苯二氮䓬类药物[14]。如果特定药物的使用会导致患者胜任力自动失效，那么在获得同意书之前，我们将被迫对所有的术前患者进行药物检测。诚然，有时术前用药会干扰患者做出知情同意的能力，但在某些情况下，患者不使用术前用药就无法做出知情同意。例如，一名处于剧痛中的患者，如果不先接受药物治疗，就不太可能专注于手术的具体风险和替代方案。在这种情况下，严重疼痛的治疗实际上可以提高患者知情同意过程中的决策能力。

麻醉医生如何判断他们正在治疗的患者是否能胜任决策呢？胜任力顾问的多次评估一致认为，胜任力有几个功能要素：①理解——患者是否能够接收和理解与治疗相关的信息？②甄别——患者是否对疾病及其后果和潜在的治疗方案有深刻的认识？患者是否明白治疗在某些方面是有益的？③推理——患者是否能够运用逻辑来比较治疗方案的风险和收益？④选择的证据——患者能否传达出自己的选择[3, 12, 15]？

为了尊重和促进患者在医疗决策中的自主权，麻醉科医师有伦理义务处理那些可能影响医疗决策的可逆病情，前提是不延误医学治疗，否则这样做就无关紧要了。择期手术可能不得不被推迟，直到专家给出患者精神能力的鉴定，或对可逆的情况已进行了治疗。当需要对有能力受损的患者进行紧急手术时，麻醉科医师可能必须依靠决策代理人，或从患者的利益角度出发做出最佳决定。必须指出的是，仅仅出现紧急情况并不能剥夺有能力做决策的患者做出同意或拒绝治疗的权利。即使在紧急情况下，违背这些患者的意愿也是不道德的[16]。

公开

知情同意过程中要求诚实地向患者披露医疗信息。美国法院通常接受两种信息公开标准，即"理性人"（或客观人）标准和主观标准。在"理性人"标准中，医师必须公开理论上的"理性人"想要知道的所有信息，以及处于患者地位的"理性人"在决定是否放弃所建议的治疗时需重视的一系列风险[17-18]。该标准并非要求医师对事实进行详尽的叙述，因为在做出是否接受某项治疗的决定的过程中，所有与该治疗相关的信息并非都是不可或缺的。主观标准认为，某些患者可能对特定的信息有特殊需求，当这种需求很强烈或已引起医师注意时，必须公开相关的信息。音乐会的小提琴手可能需要知道腋路阻滞也许会造成神经的损伤，而歌剧演唱家可能需要知道插管也许会对声音产生不利影响。在获得知情同意的过程中，麻醉科医师应常规询问患者对麻醉药物是否有特殊的顾虑，或是否有希望医师知晓的情况。一般来说，法律和道德标准现在要求医师：①能准确地说明相关的治疗方法及其可能的替代疗法——包括不治疗；②披露常见的风险和重大的风险，因为前者更易发生，而后者后果严重。

医师有时会引用所谓医疗特权的概念来避免与患者讨论相关的风险，其理由是，讨论风险带来的压力可能会对患者造成心理上和生理上的伤害。但有关知情同意过程中患者压力的研究结果并不支持这一观点。这些研究表明，在风险讨论之后，患者的压力通常会降低[19-20]，而忽略这类风险讨论违反美国法律。虽然应患者的要求压缩甚至停止讨论相关风险是符合伦理的，但医师单方面决定这样做通常都是不道德的。

医师具备专业知识并具有权威性，而患者对其在治疗上存在依赖，因而医患关系本质上就是一种不平等的关系。医师有伦理上的义务避免利用他们的影响力来达到自己的目的。尽管为医疗选择提供合理的依据是可以接受的，但通过明显的或暗示性的威胁或者通过省略或歪曲关键信息来强迫或操纵有能力的患者做出决定通常是不道德的。事实上，这种故意操纵在道德上等同于对患者撒谎，因此完全否定了知情同意的概念[21]。

知情同意的法律意义

知情同意程序并不能规避不良事件发生后的法律责任。有缺陷的知情同意程序反而可以用于证明医师医疗质量的不足，并给医师带来较差的诉讼结果[22]。美国麻醉科医师协会结案索赔数据库的数据显示，约 1% 的案例涉及知情同意，且知情同意文件存在不足的案例与金额较大的赔偿有关[23]。研究证明，医疗事故索赔的风险与患者所感受到的医患关系的优劣直接相关[24]。知情同意的过程虽然简洁，但它是麻醉科医师与患者建立良好医患关系的几个为数不多的机会之一，在医学法律上的重要性不容忽视。

知情拒绝

如果知情患者不能拒绝接受医学治疗，那么知情同意的概念就没有意义，因为这样一来每个知情同意都将会成为患者默许医师意愿的流程。麻醉学中知情拒绝的例子包括：要求在 ICU 撤除或停止生命支持治疗；在手术室内实施 DNAR 指令；拒绝输血；以及患者拒绝术前检查，如 HIV 检测或妊娠测试。

知情拒绝的注意事项和要求与知情同意相类似。当患者拒绝治疗或坚持进行医师认为不是最理想的治疗时，告知其利弊显得尤为重要，因为这些决定可能与已被广泛接受的、危险性最低的观念相悖。相较于让一名未充分知情的患者接受非正统的治疗，同意一名充分知情患者与众不同的偏好要容易得多。

尽管已充分告知，患者有时仍可能会要求一些不合理的治疗，这些要求要么会对手术产生不良影响，要么就是存在一些不必要的高风险。当患者所要求的治疗不适当或超出了合理治疗的范畴时，麻醉科医师没有伦理义务去执行。没有医师可以因为患者的强迫而任意妄行。

知情同意和知情拒绝的特殊事宜

耶和华见证会患者

拒绝麻醉操作的典型例证是耶和华见证会的患者，他们中许多人相信，接受输血违背了圣经的旨意。耶和华见证会的教义也随时间发生了改变，在"如果有的话，血液成分是否是可以接受的"这一问题上，信徒们的宗教行为也不尽相同。每个人都可能根据自己的精神感悟来领会宗教教义，而且并非所有的信徒都能用同等的热情恪守同一信条。教会的教义像医学实践一样，会随时间而发展，彼时可以接受的行为在数年后可能就不被接受了。麻醉科医师和外科医师会以个人与教义的矛盾为由忽视耶和华见证会患者的意愿，但这样做并不比假设每位高血压患者都需

要或将会对相同的治疗有良好的反应，或假设最佳的治疗方案不会随时间而发展更合乎逻辑。此外，无论这种愿望是否出于宗教信仰，任何患者都有权拒绝输血治疗。这类拒绝治疗的病例在非耶和华见证会的患者中也越来越常见，因为输血疗法与感染风险和其他并发症有关。

由于在有关血液替代治疗是否可接受的信仰上存在差异，麻醉科医师必须在术前与耶和华见证会的患者彻底、详细地讨论有关可能的治疗方法，并将结论记录于患者病案中。如果一名医师不能满足某个有能力的成年患者放弃输血的愿望，他就有道德义务在可能的情况下去寻找另一位可以替代自己的医师[25-26]。

法庭强烈支持大多数成年患者拒绝自身接受血制品的权利，但对妊娠患者则存在争议，甚至在某些病例中要加以干涉。法院常常发出给耶和华见证会儿童输血的强制令。但随着可维持氧气输送能力的非血液治疗逐步发展、耶和华见证会针对儿童进一步修订教义及对儿童同意或拒绝治疗的能力更进一步的认识，为耶和华见证会患者输血在伦理及法律上越来越不被人们所接受。

儿童及其他胜任力受限的患者

医学伦理学非常倾向于尊重有胜任力的患者行使医疗决策的自主权，或者在患者有决策能力时预立指令。对于从未具备自主决定能力的个体，医学救治应遵从尊重患者人格尊严、行善、避免伤害和恪守公平的原则。

儿童是可能有或没有自主能力的范例。美国每个州都定义了儿童能进行医学决策的法定年龄（通常是 18 岁），但很多年龄更小的患儿已经具有做出医学决策的心智能力。强迫这些患儿接受他们不愿意的治疗是不道德，甚至是不合法的。

儿童的决策能力差异性大。大多数 2 岁的儿童显然不具备医疗决策能力。但 7 岁或 8 岁儿童的能力范围就很广。在一项研究中，受邀参与流感疫苗研究的 6 ～ 9 岁的儿童询问了有关个人的风险和益处，以及他们的社区或其他儿童是否会受益等非常中肯的问题[27]。研究表明，一般 12 岁的青少年已具备医疗决策所需的能力，但在这个年龄段中，由于大脑发达的奖赏系统和不发达的控制系统带来的不同影响，在特定的情况下，决策能力实际上可能会降低[28]。

美国大多数州政府都认可"解放的未成年人"（"emancipated minor"）的地位，即法院判定未成年人可以合法地为自己做出医疗决定。当治疗对未成年人最有利，或者取得父母同意反而会干扰儿童接受医

疗帮助时，绝大多数州都认同知情同意年龄的法定例外情况。法律也不得不承认，有时未成年人甚至是由于父母的虐待而寻求医疗帮助的，此时寻求父母的治疗许可反而可能进一步危害未成年人的利益。1/4 的怀孕青少年有遭受身体或性侵犯的危险，最常见的行凶者是他们的家庭成员[29]。因此，很多州允许未成年人在不征求父母同意的情况下自行同意接受药物滥用、性传播疾病、精神疾病的治疗以及妊娠相关的医疗救助，包括流产。当未成年人有决策能力但未被"解放"时，法官可以宣布该未成年人是具有决策权的"成熟的未成年人"。

理想情况下，任何年龄段的个体都应该在其能力允许的范围内参与医疗决策。7 ～ 17 岁的儿童已渴望获得全面的围术期信息，包括手术和麻醉的细节、风险和并发症[30]。具有决策能力的未成年人在大多数情况下不应受到强迫或限制[31]。确定未成年人是否具有这样的能力可能需要专业的咨询和评估。美国儿科学会声明，每名儿科医师"都应认真考虑每个患儿参与决策的能力发展状况，包括其合理性和自主权"[32]。对于未达到法定年龄而未被法律授予成年人权利的儿童，常采用赞同（assent）一词而不是同意（consent）一词来表示其同意治疗。最近，作者建议对 12 岁及 12 岁以上参与医学研究的儿童应采用"知情同意"而非"知情赞同"[33]。

当患儿不同意进行治疗时，其持续的拒绝可能在伦理上具有约束力，尤其是涉及医学研究时。医务人员应尊重持保留意见的患者的意愿，并努力更好地理解他们的处境，或帮助他们克服恐惧。"当推荐的治疗对其并不是必不可少的，和（或）推迟治疗并无实质性危险时，对于患者的不情愿或拒绝同意也应慎加以考虑"[32]。

术前检测的伦理挑战

基因检测的伦理意义在文献中已被广泛讨论，但常规医学检测的伦理意义在很大程度上被专业协会所忽视。然而，诊断测试的确涉及伦理层面。我们通常准确地进行这些测试，因为我们意图帮助患者（有益），或使用这些信息来降低其他风险（无害）。但某些医学检测也可能对患者的自主权、隐私，甚至社会公正产生影响。

常规术前检测方案

术前检测有助于发现可能会增加麻醉风险的未被识别或隐藏的情况。但每项医学检测都有风险。假阳性的结果会使不存在某种疾病的患者被误认为患有该种疾病，假阴性的结果会使确实存在某种疾病的患者不适当地得到未罹患该种疾病的保证。错误的结果可能导致进一步的检测或者不合理、不必要的治疗，并引起并发症。这些错误也会导致患者被剥夺接受重要治疗的权利。检测有时会造成身体不适，而且肯定会产生经济成本。系统性的过度检测会增加全民的医疗成本，不必要地加重本已昂贵的医疗系统的负担，并将急需的资金转移到不需要的企业。如果开具检测的医师与进行检测的实体机构有经济关系，那么医疗检测可能涉及利益冲突问题。此外，并非所有医学检测在伦理上都是相同的。某些检测，如妊娠检测和 HIV 检测，本身可能产生复杂的社会后果，导致严重的、本可避免的伤害。

现代医学是一门科学，它融合的理论应具有一致性和可概括性。尽管所有的数据都有很深的理论基础，但循证医学（evidence-based medicine，EBM）的实践是建立在这样一个概念上的，即在做出个体患者的医疗决定时，应认真、审慎和确切地使用现有最好的医学证据，并与从系统研究中获得的临床经验相结合。一般来说，非系统性的临床经验、轶事和未经考证的理论不足以作为临床决策的依据。

EBM 和医学伦理拥有共同的原则和目标：旨在使利益最大化和风险最小化，以及让患者参与共同决策。运用 EBM 指导临床检测和治疗，是由对传统疗法的分析支持的，这些疗法从未经过严格的测试，在检查时，不仅对患者没有帮助，而且可能有害。例如，Cochrane 的一篇综述发现，作为休克治疗的主要手段之一，给予人类白蛋白治疗可能与死亡率升高有关[34]。另一篇 Cochrane 综述表明，尽管乳房 X 线照相术筛查将在 10 年内延长每 2000 名女性中 1 人的寿命，但在同一时期，它将导致 10 名女性被误诊为癌症并接受癌症治疗；这些发现对常规乳房 X 光照相术的利弊提出了严峻的问题[35]。运用医疗诊断测试的系统评价来制定术前检查的原则，不仅符合有益和无害的伦理原则，也使我们能够为患者提供准确和最新的信息，说明检测的潜在益处，以帮助他们理解并参与到医疗保健中——从而履行尊重患者自主权的原则。

相反地，EBM 提出了潜在的重大伦理问题。在依赖传统医学实验的情况下，EBM 可能无法充分考虑到社会和文化因素（如贫穷、种族、信仰和性别）对健康的作用，而可能过于依赖一个狭隘的患者健康与疾病经验的生物医学模型。用 Rogers 的话说："那些疾病负担最重的患者被剥夺了权利，因为与他们相关的研究很少，他们很难获得治疗的机会，注意力也从可能对他们的健康产生更大影响的项目上转移开[36]"。

尽管有其局限性，但似乎有理由相信，在使利益最大化、伤害最小化的尝试中，EBM 至少为寻求一种合理的、经济有效的医学检测方法带来了进步，而不是仅仅采用"传统"疗法或方案，但却没有证据表明它们将有助于实现以上的目标。不恰当地应用医学检测会对患者造成非常严重的伤害。简单地说，如果医疗保健是无效的，那么它就是不符合伦理的。

很少有证据表明常规检测或传统模式的术前检查能改善围术期的结局。与此相反，大样本研究表明，许多常规术前检测，如凝血功能[37]、胸片[38]和心电图[39]增加了成本，但不一定对结果产生积极影响，甚至可能导致不利的结果。ASA 麻醉前评估工作组承认，大部分常规检测是不必要的[40]。当已有术前检测的循证流程可用并已经过临床适当验证时，应将其用于指导临床决策。

常规术前妊娠和人体免疫缺陷病毒检测

对医师而言，术前检测的社会风险可能不像医疗风险那么明显，但却可能造成重大伤害。能产生社会危害而对手术帮助有限的术前检测包括 HIV 和妊娠检测。这两种测试都涉及重要的伦理问题，对手术的益处即使存在也十分有限，但对患者却可能造成严重的社会和经济后果，需要征得患者的知情同意。

HIV 检测通常是为了挑选出那些需要采取额外综合预防措施的患者，以降低手术室内的传播风险。大多数外科医师和麻醉科医师相信，强制性的 HIV 检测能降低自身的暴露风险，而且很多人错误地认为这种检测是医师的特权，可以在没有患者同意的情况下进行[41]。

然而，HIV 检测并不一定能提高麻醉管理的安全性，且比严格实施常规防范措施的代价更高[42]。在低患病率的人群中，检测更容易产生假阳性结果，错误地让手术室工作人员确信患者没有感染。如果放松警惕的话，这可能反而会增加 HIV 传播的风险。

HIV 检测可能导致失业、失去保险，或两者兼而有之。如果血清学阳性妇女的身份被暴露，他们可能会经历婚姻破裂，遭到遗弃、辱骂和身体暴力[43-44]。强制性 HIV 检测的威胁几乎肯定会阻止一些患者去寻求本所需的外科治疗[41]。

术前常规的妊娠检测会产生和 HIV 检测类似的伦理学争议。与普遍的认知相反，研究并没有最终证明麻醉药物会导致早期流产或胎儿的畸形率增加[44-47]。研究还表明，即使是青春期的女孩，在私下被问及怀

孕的可能性时，通常也会准确地报告[48]。术前不进行常规妊娠检测的法律后果实际上是不存在的，在美国只有不到 1/3 的诊所要求进行此类检测[49]。如果弱势患者处于一个怀孕不能被接受的社会环境中，妊娠试验阳性可能会产生极为负面的后果。多达 2/3 的性侵犯受害者是未成年人，其中有些是家庭儿童强奸案的受害者。出于隐瞒家庭性犯罪的企图，甚至在某些情况下以"名誉杀人"的名义，被遗弃、消极的家庭互动、对患者和（或）胎儿的暴力在妊娠信息被披露时都可能发生[50]。应考虑将妊娠青少年转介儿童保护服务机构[49]。在美国许多州，不论妊娠少女的年龄多大，向父母透露甚至暗示其妊娠情况都是违法的。因此，对发现少女妊娠的麻醉科医师而言，几乎没有轻松或合法的选择。

许多患者在知道自己妊娠后都不会选择进行择期手术。但强迫女性患者接受妊娠检测可能会违背患者的意愿并使其感觉受到了侮辱，这明显是违背患者自主权的。医师的自身利益并不能成为无视患者自主权或侵犯患者隐私的充分理由。ASA 术前检测工作组和 ASA 伦理委员会共同建议麻醉科医师向任何可能有需求的女性患者提供术前妊娠检测的选择，向她们解释潜在的风险和益处，并获得检测的知情同意或知情拒绝[40]。

妊娠妇女的麻醉伦理

母婴间的冲突

一般来说，孕妇拒绝治疗的权利受到美国宪法中隐私权条款的保护，即使这样做会对她们的胎儿造成伤害。当胎儿接近并超过可存活孕龄时，这些权利会以一种递减的方式与其对胎儿的潜在伤害进行权衡。在胎儿还未达到可存活孕龄时，以母亲的权益为重。法院的判决一贯支持妊娠妇女堕胎、不接受药物测试和在妊娠早期不输血的权利。对那些可能危及胎儿的孕妇行为，试图以虐待儿童、伤害儿童、贩毒、谋杀或谋杀未遂等罪名提出的指控，几乎无一例外都会败诉[51]。通常妇女在怀孕时不丧失身体完整和知情同意的权利，胎儿的"权利"和政府的利益都不能取代孕妇作为医疗决策者的权利。

美国儿科学会伦理委员会列出了他们认为有必要推翻母亲拒绝治疗决定的情况：①如不治疗，胎儿将受到无可挽回的伤害；②该治疗有明确的指征并可能有效；③对母亲的危险性小[52]。美国妇产科医师学会谴责对妊娠妇女使用强迫手段，主张对患者进行仔细的风险咨询，并与伦理委员会进行协商[53]。

产妇的知情同意

分娩妇女硬膜外麻醉知情同意的有效性是麻醉科医师关注的一个话题，他们时常提出这样一个问题：分娩妇女在疼痛时是否能够充分考虑和权衡分娩镇痛的风险。尽管在分娩过程中往往缺乏获得知情同意的理想条件，但重要的是要认识到，即使在择期手术患者中也很少能实现这一理想，因此，区分不理想的条件和不充分的条件是至关重要的。

尽管麻醉科医师对此表示担忧，但大多数研究表明，产妇与普通外科患者一样具备知情同意的能力[54-55]，能够在分娩结束后很长时间内回忆起知情同意过程的细节，并表明分娩没有改变她们当初的决定[56]。此外，研究表明，后期产妇回忆镇痛风险及知情同意过程中的其他内容的能力很少受到分娩疼痛的影响[55, 57]。一些研究人员认为，只有在产妇进入产程活跃期，且可以自己评估疼痛的严重程度和不使用镇痛剂的后果后，她才能完全知情[54]。

在所谓的 Ulysses 指令的病例中可能会出现伦理冲突。产妇在分娩前会执行一项预先指令，拒绝硬膜外镇痛，并指示医师在分娩时忽略她要求硬膜外麻醉的请求——如果她改变主意的话。尽管一些专家认为，无视 Ulysses 指令不尊重女性的长期偏好，但另一些专家认为，"信息和有效的经验是自主决策的关键先决条件"，只有当前的愿望（接受硬膜外麻醉）在伦理上是相关的[58]。这类病例似乎没有明确的伦理依据，医师必须根据情况行事。然而，如果存在漠视 Ulysses 指令的麻醉操作，显然应尽可能在分娩前告知患者。

不合作患者——强制和约束

在 1947—1949 年的医师审判之后，《纽伦堡法典》首次直接讨论了使用身体约束来控制医学研究对象的问题，这是一个持续受到密切关注的话题[59]。对麻醉科医师而言，化学约束经常取代物理约束，但其涉及的伦理问题是相同的。麻醉科医师常被同事要求用化学方法约束不合作的患者。约束患者与促进患者自主权是背道而驰的，麻醉科医师有道德和法律义务来确定这种极端的干预措施是否是正当的。强制或用物理、化学方法迫使有能力的患者接受其所拒绝的治疗，既不道德也不合法。拒绝医学治疗及愤怒的行为都不能作为患者无能力、中毒或不能进行医疗决策的证据[60]。

当面对不合作的成年患者时，应考虑的问题包括：①患者确实是无行为能力，还是仅仅是愤怒和不合作？是否有证据显示患者存在神经系统损害、急性中毒或严重精神障碍？②患者是否处于即刻的危险中？③患者是否对医务人员或其他患者造成了直接威胁？④是否迫切需要处理危及生命的损伤？在没有上述任何一项的情况下，使用胁迫或物理或化学方法约束患者既不道德也不合法。在某些情况下，没有时间对患者能力进行耗时的评估或寻找代理决策人，医师必须在有限的时间内采取行动。此时适用的标准是，做一个"理性的"人所希望做的事。在这种情况下，强制或约束（或两者兼而有之）可能并不理想，但可能是必要的，在道德上也是允许的。

不合作的患儿涉及特殊的伦理问题。当患儿没有进行医疗决定的能力但又拒绝治疗时，伦理上要求麻醉科医师在维护患儿尊严和安全的同时，提供最有可能使患儿受益和避免伤害的治疗。尽管对没有自主权的患者不存在伤害其自主权的问题，但仍存在违背行善、无害和尊重患者尊严三大原则的问题。滥用物理或化学方法制约患者并不是没有身体上的危险，其所引起的恐惧和愤怒可能导致患者今后厌恶治疗及对医务工作者产生不信任感。美国儿科学会儿童虐待和忽视问题委员会表示，儿科医疗中不应使用约束，"除非有必要对患儿进行适当的诊断和治疗，如在高热、潜在耳部感染或急诊情况下[61]"

对不合作儿童或无能力的成年人进行行为控制时，应侧重于身体约束之外的其他选择，例如提供如何入睡的选择，以及使用幻想或催眠暗示。尽管有许多可能的社会、经济和时间安排方面的压力，但对歇斯底里的患者来说，推迟或重新安排手术比对其使用胁迫或武力要好。推迟择期手术可以减轻应激，方便使用适当的术前用药，并提供更安全的诱导条件。如果手术紧急或延期手术看起来并不会改善患者的条件，麻醉科医师应以能维护患者尊严和安全的方式进行操作。

真相告知——公开错误并道歉

从希波克拉底时代起，无害原则就一直是医学界的一项基本原则，而这一原则并未区分故意伤害和非故意伤害。医疗充满了不确定性、风险和错误。由意外并发症、事故、系统问题和医疗过错造成的伤害应尽可能谨慎地加以避免。

Wu 等将医疗过错定义为"被有经验和知识的同

行们认定为一种可能会对患者造成潜在不良后果的过错或疏忽,而无论在事发当时是否有任何不良后果[62]"。在所有住院诊疗中,医疗过错的发生率为3%～5%[63]。其中,超过40%是可以避免的,超过15%导致了患者的死亡[64]。1999年,美国医学研究所的报告《人都会犯错》(To Err Is Human)将公众和政界的注意力集中在了美国医疗事故的可怕后果上[65]。

研究表明,76%的医师承认他们有过未向患者公开的严重医疗过错[66],22%的医生表示他们不会公开导致患者死亡的过错[67]。医师不愿公开错误的原因包括个人羞愧、在医师队伍中失去声望的恐惧、对直接报复行为的害怕、缺乏披露不良信息的经验、对患者及其家庭造成进一步伤害(情感上的或心理上的)的担心和对诉讼的恐惧。在许多情况下,对医师的法律建议并不鼓励公开病情和道歉,因其错误地认为这些策略可以减轻法医学责任。

当医疗过错造成患者并发症时,混淆其根本原因并不困难,因为在医患关系中,医师是唯一具有专业知识的人,也是唯一受到信任的人。而且,信息公开的最低标准根本不存在。美国医师协会(American Medical Association,AMA)的道德准则规定,患者不应对自身的医疗状况产生误解,医师有道德义务"向患者告知所有必要的事实,以确保患者了解发生了什么[68]"。然而,AMA的道德规范只提到"危害"而没有提到"错误",这意味着医师没有义务披露未造成伤害的医疗错误。尽管一些专家指出,医师公开无害错误和(或)"未遂事故"的义务可能较轻,但是否应该考虑这样做仍然是有争议的。公开过错对于医师而言没什么损失,而这样的公开或许能提高与患者之间的医疗讨论的质量,从而加强医患之间的关系。在法律上,一些专家认为,全面披露医疗错误是对知情同意这一法律原则的延伸:"显然,如果患者有权在给予同意之前了解手术的风险和可能出现的问题,那么不管是否出乎意料,他们都有权知道是否真的出了问题[69]。"

尊重患者的自主权要求我们公开对患者造成伤害的过错,因为这样做使患者免于对已行的医疗过程产生误解,同时,提高他们共享医疗决策的能力。信息公开可避免患者将不良后果错误地归因于不相关的因素。对于医疗过错所致并发症的治疗,信息公开通常是获得知情同意的必要条件。信息公开可以加强患者对医师的信任。此外,信息公开有利于患者就伤害造成的经济后果,如失去工作和薪酬,获得公正、公平的补偿。

对于向患者公开过错会增加诉讼,或减少患者对涉事医师或医师群体的信赖的担忧尚未得到证实。研究表明,全面公开医疗过错能降低患者更换医师的可能性,提高患者的满意度,增加患者对医师的信任度,并且产生更积极的情感回应[70]。研究也表明,患者之所以采取法律行动是因为他们希望医师更加诚实,想得到医师已从过错中汲取教训,因此今后的患者不太可能再遭受痛苦的保证[71]。

医疗差错和信息披露对医师和其他医护人员的影响常常被忽略,他们会产生焦虑、恐惧、内疚、羞愧、自我怀疑、愤怒和失望的感受。这种心理上的伤害可能是长期和严重的,尤其是在严重的差错发生之后,甚至会引发药物滥用和自杀。在一项对麻醉科医师的调查中,84%的受访者至少经历过一次意外死亡或严重伤害事件,88%的受访者表示他们需要更长的时间来恢复,19%的受访者则表示他们在事发后从未完全恢复。12%的麻醉科医师因此考虑更换职业。尽管有67%的医师认为他们提供医疗服务的能力在事故发生后的4 h内受到了影响,但只有7%的人获准休息。5%的受访者承认借助毒品和酒精来应对创伤[72]。大多数麻醉科医师报告说,在处理这类事件时,来自同事或其单位的支持不足[73]。

医师受益于信息公开后的如释重负,至少在很多情况下,受益于取得患者宽恕后的一种解脱感[74]。信息公开有助于医师学习和改进他们的实践能力。未能报告错误、未能从错误中学习、未能在医疗系统中沟通错误及其可能的解决方案本身就是导致医疗错误的主要原因。有人认为,一名医师如果未能披露一个可预防的错误,以致该错误重复出现,那么他(她)不仅要对自己的患者承担伤害责任,还要对今后所有因此受到伤害的患者承担责任,因为如果当初该错误被公开的话,这些伤害本都可以避免。

信息公开可能会给医师带来一些伤害:公开错误会带来压力,可能会引发诉讼,医疗事故保险费可能会增加,未来的就业可能会受到不利影响。然而,在医患关系中,从伦理的角度出发,对患者利害关系的考量应重于对医师利害关系的考量。

我们有道德义务去揭露别人的错误吗?从法律上讲,一些北美法院认为我们不应该这么做[69],而有关"搬弄"他人隐私的社会规范是对此类信息披露的强大威慑。告密医师之所以会犹豫,可能是因为缺乏明确的信息,或受到干涉他人医患关系的潜在指责,担心患者转诊和绩效评估等专业互动可能会受到影响,以及害怕会遭到诽谤诉讼。当一名医师注意到另一名医师所犯的医疗错误时,他的选择包括保密、建议涉事医师披露错误、向诸如风险管理机构的第三方或直接向患者公开过错。虽然没有严格的法律指导方针，但道德原则更倾向于如下行为，即令患者充分理解其医疗过程中所发生的事。

在医疗事故发生后，道歉（与披露相对）仍然是沟通中一个有争议的方面，主要是因为担心道歉可能会在随后的诉讼中被用作承认过失的证据。然而，道歉在许多案件中似乎能降低后续诉讼的风险，而缺乏道歉却是医疗事故原告提起诉讼的一个常见原因[75]。在减少诉讼愿望的推动下，美国很多州颁布了"道歉法"，禁止医疗事故案件中的被告医师在法院上使用各种类型的道歉。虽然众多起诉医师的患者表示，一声道歉本可以阻止他们这样做，但这些法律和道歉对医疗事故诉讼发生率和结果的影响仍不清楚。

预先指示和代理决策人

当患者病情严重到无法制订或表达自己的医疗决定时，常常会面临一些重大的医疗决策问题。在一些相关的司法裁定生效后，产生了预先指示的概念，它明确了：患者有权力拒绝包括挽救生命措施在内的治疗，而且需要有明确而令人信服的证据表明患者同意由代理决策人提出撤除生命支持治疗的要求[76]。预先指示是患者在丧失自主能力前签署的一份文件，在患者不能亲自表述自己的意愿时，用以指导医师进行重大的医疗决策。这类指示包括：生前遗嘱，其中详述了患者在生命终末期丧失自主能力时希望接受或拒绝的救治措施；DNAR 指令；以及其他有关医疗决策的倾向。

代理决策人是指患者指定为其进行医疗决策的人［持久授权书（durable power of attorney, durable POA）］或因其与患者的关系而具有其他法律认可权威性的个体。

持久授权书可以由患者授予某个特定的人，以在患者本人丧失自主能力时为其进行医疗决策。除法院指定的监护人外，授权书赋予授权委托人的权威性要高于其他大多数的决策人，包括患者的家属。

当患者未指定持久授权书时，医师依靠家庭成员为患者做出决定。美国许多州都有法律规定的决策者等级制度。通常患者的配偶或法律承认的家庭伴侣是首要代理人；其次是其子女，如果所有人都同意；再次是患者的父母，如果双方意见一致；然后是兄弟姐妹，如果所有人都同意。麻醉科医师应该熟悉他们行医所在州的具体法律。

代理决策人明确扮演着代替患者表达其意愿的"替代裁定"角色，理论上不应仅询问代理决策人自己的意愿。但代理决策人的决定最多也只能接近患者本人的意愿，因为他们对被代理人的理解会受到自身偏见、价值观和心理历程的影响。有时无自主能力的患者可能是感情上和经济上的累赘，与代理决策人存在利益冲突，代理决策人可能因此曲解患者本人的信念和证言。

研究表明，患者及其代理人很少讨论涉及生命维持技术及其治疗价值的问题。在评估患者精神健康状况和满意度时，患者本人和代理人之间往往存在明显的差异。医师和代理人并非总能正确预测患者对生命支持治疗的偏好[77-78]。但尽管有上述缺陷，如果患者没有留下特殊指令，代理决策可能是唯一的选择。

可能需要法院命令的医疗决定

有些医疗措施带有浓厚的文化内涵，可能涉及对个人自由的限制，比如生育权，或者可能在历史上曾遭到滥用。有关这些干预措施的决定不能由代理决策人做出（即使有这样的代理人），并需要通过法院审查。在美国许多州，这类治疗的例子包括绝育和电休克治疗。

麻醉科医师在患者进入手术室前应检查患者的病史记录，并明确：①患者是否有预先指示；②患者的代理决策人是谁；③代理决策人的知情同意是否符合法律程序；④在特殊情况下，是否已获得适当的法院指令。

手术室里的"不尝试复苏"指令

多达 60% 的麻醉科医师错误地认为 DNAR 指令在麻醉和手术过程中将自动终止。ASA[25]、美国外科医师学会[79]、手术室护士协会[80]和联合委员会[81]都发表了操作指南，要求在围术期复议而不是废止患者的 DNAR 指令。

手术室内心搏骤停的原因和预后与在手术室外发生的可能不同，尽管其结果仍然很差，存活率只有 25% 左右[82]。因此，重要的是要让患者了解心肺复苏的风险和益处，以便他们能够就是否要求在围术期暂停 DNAR 指令做出最佳决定。

尽管患者的初级保健医师可能已经向患者或代理决策人介绍了 DNAR 指令的概念，麻醉科医师仍有责任在术前进一步向其解释麻醉和手术条件下复苏的利弊。麻醉科医师在讨论中应涉及以下几个步骤：①确定患者手术和复苏的目标；②与常规麻醉不同，明确"复苏"的含义；③向患者宣教有关手术室内复苏的利弊；④记录与患者达成的协议，即患者可以接受哪些通常与复苏相关的干预措施。这些措施包括但不限于气管插管、使用血管活性药物、使用直流电除颤及实施胸外按压。许多患者之所以表示不愿意接受术中复苏实际上是害怕造成负担沉重的附带结果，比如永久性的神经损伤，而不是复苏过程本身。通过宣教和讨论可以消除他们对手术室内复苏潜在结果的疑虑，并可建立一个基本法则，即如果复苏措施不能产生有意义的效果，可以在术后终止复苏治疗。

手术是依靠不同专业的医务工作者共同完成的，其中每个人都对患者负有独立的伦理义务。因此有必要与手术团队中的其他成员讨论所达成的复苏协议。这种沟通可以防止在紧急情况下需要快速决定医疗措施时出现重大的分歧。也可以让"良心抗拒者"提前退出医疗团队。

预先指示具有法律和伦理上的约束力。尽管有明确、一致和有力的法律裁定，医师仍常错误地认为预先指示及生前遗嘱的法律效力不能延伸到手术室内，或者医师在决定何时遵守或忽略此类指令时有自由裁量权，因而忽视患者的 DNAR 指令——已有家属因 DNAR 指令被忽视而提起诉讼，要求对继续医疗产生的费用给予巨额赔偿，并对幸存患者遭受的疼痛、折磨和精神痛苦给予惩罚性赔偿[83-84]。

1990 年，美国国会通过了《患者自决法案》，承认有能力的患者有权拒绝任何医疗治疗，包括生命维持治疗，并要求医疗机构和医疗提供者就这些权利向患者提供建议，并询问他们的选择[76]。为了参与医疗保险和医疗补助，必须遵守该法案。此外，2006 年，美国公民自由联盟对新墨西哥州的一组骨科医师提起诉讼，因为他们要求患者签字放弃 DNAR 的权利作为手术的前提，认为这不仅违反了 1990 年的《患者自决法案》，而且剥夺了患者的宪法权利。医师们被裁决停止这种做法，公布政策的改进（尊重 DNAR），支付律师费和各种其他罚款[85]。

最后，DNAR 指令绝不能作为不"照顾"患者的借口。患者决定放弃复苏并不意味着他不愿意接受其他有益的干预措施。例如，放置肺动脉导管可能有助于确保对已获得 DNAR 指令的危重患者进行最佳管理，使麻醉科医师避免陷入需要对患者执行 DNAR 指令的状况。

临终决策

美国医学协会 1996 年的一项综述表明，以下终末期问题对患者来说最为重要：控制死亡的时机和地点；治疗疼痛、呼吸困难、焦虑和抑郁等症状；医疗财务管理；以及治疗方案的维持问题，包括医师协助自杀（physician-assisted suicide，PAS）[86]。

撤除或停止医疗救治

2000 年至 2010 年间，美国约 1/3 的死亡病例发生在综合医院短期住院的患者中[87]。患者和医生认识到，在疾病晚期，积极的医疗治疗可能是不可取的，甚至是不适当的，而且随着时间的推移，临终关怀和姑息治疗设施的使用也在增加[88]。绝大多数 ICU 内的死亡都发生在患者明确要求撤除或停止治疗后[89]。

在 20 世纪中叶以前，所谓行善的概念在医师看来仍是要极力避免死亡的发生。不作为（"任其死亡"）和作为（"谋杀"）之间的伦理差异，过去和现在一直令人困惑。更糟糕的是，如果患者因撤除治疗而死亡，医师将面临刑事处罚的风险[90]。1976 年，Karen Ann Quinlan 的案例证明，患者有权放弃侵入性治疗，即使是挽救生命的治疗，如果代理决策人能够证明患者不需要这些挽救生命的治疗，那么他们就可以要求撤除这些治疗[91]。后来，在 Claire Convoy 和 Nancy Cruzan 的案件中，放弃抢救治疗的权利被扩大到所有治疗范畴，只要患者拒绝治疗或有明确和令人信服的证据表明他（她）会在有自主能力时拒绝该项治疗[76]。这些决定在 2005 年 Theresa Schiavo 的不幸案例中又被重新审视和确认[92]。

认为撤除或停止生命支持治疗并非违法谋杀患者的依据是：谋杀与任其死亡之间以及作为（如注射处死）与不作为（如撤除或停止呼吸机治疗）之间存在伦理差别[93]。由于这种区别令医生和患者都感到困惑，所以在停止或撤除治疗时，通常采用比例原则[94]。按照此原则，进行治疗的指征是，基于患者在医学、社会和心理等方面对治疗益处和医疗负担的理解，治疗所带来的益处要大于所造成的负担。当然，有自主能力的患者始终有权拒绝治疗，甚至是挽救生命和有治疗指征的措施。

麻醉科医师可能参与的有关撤除或停止生命支持治疗的两种常见情境出现在 ICU 或手术室内患者心脏死亡器官捐献（DCD）前。这两种情况下，停止或撤除治疗所涉及的问题和原则是相同的。

撤除生命支持治疗预示着临终关怀最后阶段的来临，这是患者及其家属生活中具有社会意义的关键阶段。临终关怀要求医师具备特殊的知识和经验。它需要医师具有在医学支持性治疗上的专业知识，应对棘手症状的处理能力，并能了解临终患者的生理变化，为患者及其家属提供支持和咨询，理解并尊重患者的自主权及其宗教、文化习俗和信仰，具有在复杂医疗团队中协同工作的能力，良好的沟通能力以及同理心。任何密切参与临终患者护理的人员还应非常熟悉相关的伦理和法律标准。

撤除生命支持治疗的第一步是评估患者的生理状况、对治疗的依赖程度、意识水平、镇静和镇痛的选择，对隐私性和家人及其他亲人参与程度的偏好。应重新回顾患者所有的治疗指令以满足新的治疗目标。能提高患者舒适度的治疗通常应继续进行，而仅为了维持生理功能的措施可以考虑全部予以撤除。患者的家庭成员和其他临终看护人员应接受宣教，了解在撤除治疗后他们可能会看到的患者身体和精神上的变化，包括死亡可能并不会在撤除支持治疗的即刻就发生[95]。

有些干预措施因涉及伦理，应慎重考虑——如液体治疗和营养支持，使用可能会加速死亡的镇静剂和麻醉剂，使用神经肌肉阻滞剂，停用起搏器、心室辅助装置和植入式心脏复律除颤器（implantable cardioverter-defibrillator, ICD）。

关于液体和营养支持的问题是有争议的。持续输液和营养支持所造成的负担包括延长死亡过程，由静脉和（或）肠道导管留置造成的痛苦及并发症。但给患者进食和补水对家属及医疗工作者来说可能具有重要意义，可能这样做能让他们觉得还在照顾患者，减轻他们"抛弃"患者的感觉[95]。

疼痛、呼吸困难和抑郁都是导致临终患者痛苦的常见症状。采取镇痛和缓解呼吸困难的措施存在加速死亡的危险。医学、法律和宗教权威都明确接受了"双重效应"的原则，即旨在为患者带来益处的行为可能不仅会产生预期的益处，还会产生潜在的重大伤害。为了缓解患者的痛苦而使用大剂量的镇痛药和镇静药是完全合乎道德和法律的，即使这种治疗有加速死亡的副作用。然而，有明确加速死亡意图的任何用药都属于安乐死范畴，而不是治疗范畴[95]。

临终镇静

"临终镇静"也称为"深度持续镇静"（deep continuous sedation, DCS），是一种伦理上存在争议的临终策略，适用于在死亡最后阶段出现无法忍受的症状，且根据症状"按需"使用镇静药或镇痛药不能很好或完全缓解的患者。在 DCS 中，患者或其合适的代理人决定放弃对症状的反应性治疗，而采用静脉注射镇静药 / 镇痛药，目的是使患者永久失去意识，直到死亡降临，而非是有意造成死亡。尽管 DCS 的目标——减轻痛苦——是值得赞赏的，但伦理问题仍然存在：实践中存在着术语和操作的模糊和不规范，研

究成果的缺乏，与 PAS 和安乐死的令人不安的混淆，对双重效果原则的误解，以及关于苦难和超越在人类生命意义中的作用这一哲学命题在文化上的多样性[96]。反对者认为，DCS 不过是伪装的安乐死，是为了规避法律制裁和道德异议而发明的。一些伦理学家认为，DCS 永久剥夺了患者在道德方面的"人格"，因此代表着一种杀戮。令人不安的研究表明，许多使用 DCS 的医生确实有意加速死亡[97-98]。

DCS 的一个特别有争议的方面是，当患者遭受严重而棘手的生存痛苦——恐惧、孤独、焦虑、精神危机等时，是否可以且应该允许使用 DCS。关于 DCS 和临终生存痛苦的指南在各个专业中的建议有很大的不同：美国临终关怀与姑息医学会[99]和美国医师学会[100]没有对 DCS 的临终生存痛苦做出具体的陈述；美国医学会伦理和司法事务委员会反对对生存痛苦施行 DCS[101]；荷兰皇家医学会[102]和哈佛大学社区伦理委员会[103]支持在生存痛苦的情况下使用 DCS；美国退伍军人健康管理局并不拒绝 DCS，但会在讨论中权衡使用 DCS 治疗生存症状的可能性[104]。当在儿科患者中实施 DCS 时，会出现更多的问题[96]。

神经肌肉阻滞剂

神经肌肉阻滞剂没有麻醉、镇痛或镇静的作用。如果预期会停止通气支持，则不应使用此类药物。通过麻痹患者来安慰家属，使他们不必看到患者死亡时令人不安的躁动或呼吸，这种做法是不合理的。更糟糕的是，它可能掩盖患者痛苦的症状和体征，导致患者在死亡过程中的痛苦无法得到缓解[95]。当患者已经使用了神经肌肉阻滞剂，若拟撤除呼吸机支持，则除特殊情况外，均应停止用药[105-106]。

植入式心脏装置

当装有心脏装置的患者要求撤除生命支持治疗时，可能会出现这样的问题：应患者的要求停用甚至摘除此类设备是否合乎伦理。具体到 ICD，问题则可能变成在选择姑息治疗的患者中继续这样的治疗是否合乎伦理。最近的研究提供了相关信息：在 MADIT Ⅱ试验中，只有15%的死亡患者的 ICD 被停用，他们在生命的最后几天接受了"多次"电击[107]。一项死后设备询问研究表明，31%的患者在生命的最后 24 h 内接受过电击[108]。在生命的最后几个小时里遭受电击的患者很可能无法表达他们正在经历的痛苦，并要求停止电击。在另一项研究中，只有27%的患者讨论过

在生命末期关停 ICD[109]，这引起了人们的担忧，即未能停用 ICD 主要是由于医师与患者之间未能就这种可能性进行沟通，而这是本应予以考虑的。在某些情况下，医师可能缺乏专业知识或设备，无法在发生不适当的电击时迅速关停这些设备[110]。

一些专家说，相较于其他医疗干预措施，必须区别对待这些设备，因为通过植入，它们已经成为一种"生物固定装置"，或者说是患者自身的一部分[111]。但当我们考虑到，许多人接受医疗装置的植入而随后当这些装置失效或无法满足患者目的时便被取出，这样的论点就难以为继。常见的例子包括人工关节、人工晶状体、药物输送装置和矫形器具。此外，这些装置从未有如 DNA 或原生器官一样的意义，是患者特有的一部分。事实上，如果是有能力的患者或代理决策人提出的请求，那么停用起搏器依赖患者的起搏器和关闭呼吸机依赖患者的呼吸机之间的伦理差别很小。这两种行为都涉及停止患者不再渴求的人工治疗，且均可能导致患者迅速死亡。

英国复苏委员会、英国心血管学会、英国国家姑息治疗委员会[112]、欧洲心律协会和心律学会[113]、加拿大心血管学会[114]的共识声明和指南都建议与患者讨论在临终关怀中停用植入式心脏装置的问题。

不应把禁止复苏指令视为患者自动要求停止植入设备治疗的依据。与其他终末期治疗一样，停用这些装置时应考虑该决定是否是由有自主能力的患者在完全知情同意的情况下做出的。停用设备治疗的管理应始终包括对窘迫症状的处理计划和合理的舒适化治疗措施。

医师协助自杀和安乐死

PAS 的定义是，医师应患者的具体要求，以结束其生命为明确目的，向其提供药物或处方。实施 PAS 时，需要患者既有自主能力也能传达请求，并有能力自己给药。安乐死是指在相信死亡最符合患者的利益（但不一定是应患者的具体要求）时，由患者以外的其他人明确为了导致其死亡而使用药物。这两种做法在伦理上都不同于撤除或停止生命支持治疗。在撤除或停止生命支持治疗时，其主要目的是停止正在造成痛苦的治疗，同时意识到这样做可能或很可能会导致患者死亡。而在 PAS 和安乐死中，首要目的是导致死亡，其次才是结束痛苦。

目前，安乐死仅在荷兰、比利时和卢森堡是合法的。在哥伦比亚，安乐死的现状有些混乱，该国被贴上了允许"安乐死"的标签，但事实上似乎已将

PAS 合法化，反映出媒体对这两种做法之间差异的普遍误解[115]。在美国，无论何种情况下，安乐死都是非法的，但截至 2018 年，PAS 在俄勒冈州、华盛顿州、蒙大拿州、佛蒙特州、科罗拉多州、加利福尼亚州和哥伦比亚特区是合法的。该法案 2017 年被两州众议院通过后，差一点在新墨西哥州获得批准，并在 2018 年 3 月被夏威夷州众议院通过。其他州也在考虑这项计划。37 个州有明确的法律认定 PAS 不合法，4个州没有关于 PAS 的具体法律[116]。在国际上，PAS仅在荷兰、比利时、卢森堡、德国和瑞士合法[117]。

PAS 的支持者认为，隐私权和对自主权的尊重赋予了患者决定自己死亡时间、地点和环境的权利。患者总是将丧失自主性和控制力、无法从事以前重视的活动以及失去尊严列为临终时的主要担忧。在生命的最后阶段，如何充分控制疼痛、焦虑、呼吸困难和其他症状仍然是医学界的一大挑战，因此，当痛苦无法得到控制时，人们更渴望通过某种手段结束生命。反对者认为 PAS 将死亡"医学化"，将医患关系过度理想化，忽视了个体和专业人员之间可能存在的利益冲突，导致了临终患者和医生之间信任的丧失。尽管许多伦理学家认识到，在个别情况下，协助自杀可能是一种伦理上允许的行为，但大多数人都对潜在的滥用表示担忧。社会上的弱势群体，如穷人、老人和残疾人，可能迫于经济和社会因素的压力而放弃姑息治疗，转而选择自杀。反对 PAS 或安乐死合法化的另一个论点是，相较于寻求困难但更确切的救助措施，这些方法为解决老年和贫困患者常见的医疗、社会和经济问题提供了一种更简单、更廉价的方式。

自俄勒冈州于 1997 年将 PAS 合法化并颁布实施，以及荷兰将 PAS 和安乐死合法化以来，20 年过去了，现在有大量数据可以帮助我们了解那些关于 PAS 和安乐死的担忧是否正在成为现实。在最近的民意调查中，2/3 以上的美国人支持 PAS 合法化，大约 70% 的人支持安乐死合法化[118]。美国肿瘤患者在临终关怀中倾向于使用 PAS 或安乐死的比例约为 65%[119]，而经常参与临终护理的医师，如重症医学专家、肿瘤学专家和姑息治疗专家则是主要的反对主体[120]。这一发现表明医师和患者之间存在显著的不一致。

在美国 PAS 合法化时间最长的俄勒冈州，2015年（可获得数据的最近一年）的数据与之前保持一致，显示请求 PAS 的患者更可能是白人，通常拥有较高的经济地位和教育水平。99.2% 以上的人参加了保险，92.2% 的人接受了临终关怀。大多数患者超过 65 岁（78%），72% 的患者罹患癌症。截至 2015年，36% 接受 PAS 处方的患者（20 年内共有 1545

名患者）从未使用过它们，并最终死于他们的基础疾病——其中许多患者的存活时间明显长于预期。在俄勒冈州计划中，超过 92% 的参与患者表示，自主权的丧失是他们选择这一方案的首要原因[121]。一些作者认为，拥有一种合法和人道地结束自己生命的手段可以阻止出现可能更早发生的"先发制人"的自杀，从而延长了生命[122]。

对滥用 PAS 和安乐死的担忧无疑将继续存在，但迄今为止，在 PAS 合法化和规范化的地方，系统化滥用的证据仍不足。在美国，随着人口老龄化和患者渴望能更多地控制其临终的护理和境遇，人们关于 PAS 和安乐死的争论将会继续增长。

器官移植中的伦理学问题

麻醉科医师要面对的关于重要器官移植的两个关键问题，一是脑死亡的概念，二是撤除生命支持治疗与心脏死亡后器官摘取和移植（DCD）的联系。

脑死亡

在 20 世纪 60 年代以前，死亡被定义为心脏停搏、呼吸停止的时刻。心肺复苏和机械通气技术的进步使得推迟死亡成为可能，且这种推迟似乎是无限期的。1968 年，哈佛医学院特设委员会建议将死亡重新定义为所有心肺功能不可逆转地停止，或整个大脑的所有功能不可逆转地停止的时间点（脑死亡）[123-124]。委员会给出了重新定义死亡的两个明确理由。第一是患者被允许宣告死亡而不必再靠机器维持生命——由此节约了费用，可以将医疗资源重新分配给其他可救治的患者，围绕死亡的社会仪式也可得以举行。第二是准许在循环停止前进行重要器官的捐献。

死亡宣告还带有非医疗后果，如哀悼过程、刑事起诉、遗产、税收和丧葬事宜。因此，对死亡的判定应遵循跨越州界的一致规则，1980 年，美国全国统一州法律会议颁布了《死亡统一定义法》，并由各州通过[124]。

公众对脑死亡的接受较慢，部分原因是它要求完全信任医师，而忽略人们自己已理解的死亡迹象。对非医务人员而言，脑死亡捐赠者在许多方面从表面上很难与活人相区分，因此，他们必须完全依赖医师来获得有关至亲死亡的真实准确的信息。最近有法庭案件针对明显符合脑死亡标准患者的死亡宣告提出了质疑，比如内华达州的 Aden Hailu 案件，这表明公众对脑死亡的态度仍然存在不确定性[124]。

诊断脑死亡的医学标准是相对简单的，尽管对死亡本身的定义在整个美国仍然存在差异。在美国，医疗标准要求证明在没有药物、麻痹剂、低体温及其他模拟大脑功能丧失的可逆情况下，患者不存在皮质和脑干功能。通过临床证明患者没有皮质活动或脑干反射，或者通过放射影像学证明完全没有脑血流都可以确立诊断。

尽管脑死亡是一种社会性的而非生物学上的死亡定义，但医学、伦理学、神学和法律专家普遍认同，在脑死亡所定义的情况下，一个具有伦理和法律权利以及道德地位的人不再存在，也不应再被当作活着的人对待。如果患者或其代理决策者同意，这时停止昂贵的医疗干预不存在法律分歧，也可捐献重要器官用于移植。

在处理脑死亡器官供体之前，麻醉科医师有义务审核病例中的脑死亡声明文件及其所依据的标准。如果对诊断有任何疑问，在麻醉科医师的疑虑得到满意解答前，应推迟进行器官捐献。

心脏死亡器官捐献

当患者希望停止维持生命的医疗治疗，并希望在死后继续进行重要器官捐赠时，就会出现 DCD 的情况。控制死亡的时间和地点，从而优化器官捐献的时机，这在医学和伦理上都具有明显的优势。捐献器官的决定是在患者死亡前做出的，因此有时间就此进行讨论和签署知情同意。器官缺血时间可减至最少。然而，放弃维持生命的干预措施和在死后捐献重要器官的双重决定可能会产生伦理冲突。当一个垂死的患者即将变成一个器官捐献者时，患者的利益存在被最小化或被忽略以倾向于器官受体利益的风险。

美国国家医学院审查了 1997 年[125]和 2000 年[126]的 DCD，发现其中存在严重的伦理问题，例如决定在心脏停搏后多快可以开始器官捐献，以及在捐献者死前，伦理上是否允许仅仅为了保护脏器的目的而使用药物。

伦理学、神学和法律原则上都禁止我们为了一个人的利益而谋杀另一个人，但 DCD 供体的确切死亡时间是不清楚的。尽管得当的捐献是 DCD 的目的，但医师绝不能在这个过程中牺牲任何活着的患者，甚至冒着巨大的风险这样做。在公众中由此引起的不信任会减少潜在的捐献者，最终伤害未来潜在的器官受赠者，从而将 DCD 的整个概念置于危险之中[127]。心脏停搏后意识很快消失，但脑功能尚能持续一段时间，数分钟内不会出现不可逆的脑损伤。然而，一些操作流程要求在循环停止后 2 min 内就进行器官摘取，且在至少一个机构中，允许在心脏停搏后几秒钟内就开始摘取器官[128]。在科学上和哲学上都不能确定完全死亡的确切时间——这甚至可能导致对医师的指控（故意谋杀患者以获取移植器官）。尽管有明确的临床标准，脑死亡器官捐献者中也发生过失误；DCD 可能更容易出错，因为至今尚无普遍接受的临床指南[129]。

脑死亡后捐献重要器官和 DCD 既合理也合法，但在死亡发生之前，必须绝对保护临终患者的利益。麻醉科医师可以在器官捐献过程中发挥重要作用，帮助医院制定合理的伦理政策来管理脑死亡和 DCD 供体。每一位麻醉科医师都应该完全熟悉脑死亡的标准，并且在接受照料脑死亡供体前应审查脑死亡的判定过程。麻醉科医师不适合参与 DCD，除非他们在相关的伦理、法律和医学问题上具备专业的知识，并且在临终护理方面具有经验。

研究伦理学

人体研究

当医患关系牵涉到研究对象时，"医师总是把患者的最大利益放在首位"的前提可能会受到威胁。受试者被要求抛开他们自己的利益，以造福于将来某个假定的患者群体。在一些极端的例子中，患者变成了被研究的"物体"，其自身不会从试验中获得任何益处。这里有两个例子：在健康受试者中进行的试验以及在终末期患者中进行的 I 期肿瘤试验，这些研究的目的仅仅是为了确定治疗的毒性——而不是减轻、缓解或治疗作用。

人体研究必须平衡多种利益冲突，如研究对象的需求和权利、未来患者群体的可能利益以及医师的经济、专业和个人目标。学术或企业的发展、个人声望和财务激励都可能会阻碍那些努力保护患者利益或在设计方案、分析和报告研究结果时始终保持客观的研究人员。因此，与其他医学研究相比，人体研究受到更严格的规范、监督和管理。

对研究进行监管始于第二次世界大战以后，《纽伦堡法典》和《赫尔辛基宣言》概括了参与人体研究的医师的伦理义务。美国迟迟才意识到，他们自己的试验对象有时在试验中所遭受的残酷对待堪比在集中营内进行的类似试验[130]。在纽伦堡医师审判之后的几年里，Fox[131] 和 Beecher[132] 发现，研究者都知道纽伦堡制定的标准，但经常不遵守。1974 年，《国家研究法案》设立了保护生物医学和行为研究中人体受试者的国家委员会，并由此诞生了现代机构审查委员会。

人体研究的伦理行为应遵循三个原则：①尊重自主的原则，有义务保护自主权受限的受试者；②行善的原则，有义务将风险最小化、利益最大化，并确保研究设计科学合理；③公正的原则，有义务在道义上正确对待每个受试者，确保公平地分配利益和职责。

除了要向受试者全面告知他们将要接受的操作或药物的风险和益处之外，必须公开的信息还包括：研究结果商业化的可能性、研究者的经济利益，以及其他已经存在或可能存在于研究者、研究单位及赞助商之间的利益冲突。受试者在任何时候都必须能自由地拒绝或终止参与研究而不受惩罚。应避免或减轻情境胁迫，即受试者认为他们没有真正自由拒绝的权利。情境胁迫的例子包括：因犯参与或拒绝研究的决定可能会影响他们的监禁条件和经历，以及住院患者可能认为如果他们不与研究人员合作，会对他们的治疗造成负面影响[130]。

如果不损害受试者在合理情况下拒绝研究的自由，采用金钱或其他方式吸引研究对象参与研究是被允许的。巨额的金钱奖励可能会对受试者的自主权产生不利影响，并可能降低研究的科学质量。例如，如果报酬很高，受试者可能会隐瞒一些原本会使他们丧失参与资格的因素，从而影响研究结果，也使他们自己面临更大的风险。

研究人员有义务将有关研究的利益最大化，而将可能的伤害最小化，包括生理、精神、社会、法律和经济上的伤害。必须明确研究的价值应超越其可能的风险，并且必须遵循核准的方案进行研究。必须及时准确地报告研究结果。如果怀疑研究会对受试者造成伤害，必须立即终止研究。

麻醉学研究通常涉及不适症状的处理或预防，如疼痛和恶心。当有效的治疗方法已经确立时，此类研究应限于和已知疗效的治疗进行对比，而不是进行安慰剂对照试验，并且必须根据患者的要求提供"补救性"的镇痛药或止吐药。

在没有获得相应研究益处的情况下，任何群体都不应遭受研究中的不公平待遇。最后，受试者个体的利益必须永远高于社会的利益。

儿童受试对象

儿童作为研究对象尤其容易受到伤害，因为他们可能缺乏做出成熟决定的能力，可能会服从他人的权威，可能会掩盖潜在的异议而顺从父母和他人的意愿，并可能出现与知情同意不相符的需要紧急做出决断的情况[133]。儿童的权利经常被低估，而父母的权威则可能被高估。研究表明，即使是有决策能力的儿童也常常被其父母和医师排除在知情同意程序之外[134]。

如果未成年的儿童有"能力"表达意见，那么除了获得其法定代理人的同意外，通常还必须获得儿童本人的同意。在美国，联邦法律规定 7 岁及以上未成年儿童在参与医学研究时，必须征得其本人的同意。尤其当研究对受试者个体没有实质性利益时，许多伦理学家认为，儿童的异议必须始终受到尊重[134-135]。

动物研究的伦理学

随着美国民权运动的觉醒以及人们越来越认识并关注到人类对环境及其他动物物种的影响，自 20 世纪 80 年代以来，美国的动物权利运动发展势头强劲。1959 年，William Russell 和 Rex Burch 出版了他们关于动物研究伦理学的前哨书籍《人性化的实验技术原理》，引入了这样一个概念，即人性化对待动物不仅是伦理上的要求，而且是高质量研究必不可少的[136]。保护动物权益的联邦立法始于 1966 年的《实验动物福利法》。1985 年，《健康扩展法案》和《动物福利修正案》要求建立动物管理和使用委员会，负责监督实验动物的状况；审查和批准动物研究方案；在伦理问题和动物处理方面（如麻醉、镇痛和安乐死）教育和培训研究人员；充当社区联络人。

一些研究者认为动物实验不应受到任何的道德约束，并断言医学的进步已经并将继续完全依赖于持续的动物研究。许多动物福利活动家则坚持认为动物实验与人体试验在道德要求上是等同的，并指责研究人员对实验动物的痛苦视而不见甚至无动于衷。这些看似简单的两极化观点并不能真实地反映出问题的复杂性。

对动物认知能力理解的进步使大多数生物学家相信，即使不是全部，许多动物也都具有对快乐和疼痛的感知能力、具有预感和恐惧感，因此它们会体验到欢乐和痛苦。许多生物伦理学家认为，高等动物有足够的意识来拥有道德地位，尽管道德地位有多高一直是争论不休的话题[137-138]。让动物因疼痛、恐惧、疾病或恶劣的条件而受苦是不道德的，必须加以避免或减轻，并慎重地与它所能产生的利益相权衡。伦理学家认为，残忍地对待动物是不道德的，应该保护动物不受虐待，不仅因为它们具有道德地位，还因为对动物残忍的人更有可能会对人类残忍[139]。

研究人员有义务为实验动物提供干净、人道的条件和合理的兽医护理。研究人员应该牢记"三个R"——替代（replacement）、减少（reduction）和精简（refinement）——即只有在必要的时候才使用动物作为实验对象，将实验中产生的痛苦降到最低，并且寻找受试动物的非生物替代品[99]。不允许使用受试动物进行无意义或重复的研究。医学和科学界有责任继续积极寻求和促进替代受试动物的方法[139]。

医师参与执行死刑

美国医师职业组织一贯宣称，医师参与执行死刑是不道德的，但许多医师承认他们会同意参与。医师在安乐死和执行死刑中所扮演的角色是麻醉科医师特别关注的问题，由于他们特殊的专业技能，麻醉科医师被认为是执行这类任务的理想人选。赞成医师参与死刑执行的论点通常引用允许人道死亡中的行善原则。

然而，历史上行善的论点曾导致医师释罪的"滑坡效应"，医师参与处死了一批从未面对过原告或获得过公正听证的人——其中包括有身体或精神障碍的人，以及从个人和社会的整体"利益"出发被认为有"社会缺陷"的人。一旦医师接受了以行善为由参与执行死刑，在伦理上，就很难与参与其他政府主导的行动划清界限，例如酷刑、胁迫和"医疗监禁"，因为这些行动通常也被辩护为有益于社会[140]。

当医师同意参与行刑时，他们的行为看起来似乎是代表了"患者"，但实际上是充当了政府代理人的角色。这将导致公众信任和尊重的流失。毫无疑问的是，它有时还会导致医师参与杀害无辜的人[141]。

为了避免难以忍受的自我谴责，几乎所有的行刑者都要经历"道德分离"，他们非人化罪犯，贬低他们的生命，从而通过责怪陪审团、法官、政府以及"法律"来转移行刑的道德责任，而不是接受他们自己在结束囚犯生命中所承担的责任[142]。医务工作者在伦理上被要求重视生命价值、尊重个体，承担个人道德责任，而参与死刑执行是对这些价值观的否认，两者之间的矛盾很难协调。

1980 年，美国医学会发表了一项意见，认为医师参与执行死刑是不道德的，并将"参与"广义地定义为，不仅包括他们自己会导致死刑犯死亡的行为，还包括任何帮助、监督或促成其他人执行死刑的行为。但是，没有涉及对任何参与医师的直接制裁。2010年，美国麻醉学委员会成为第一个不仅谴责参与死刑是不道德的，而且声明经其委员会认证的医师若参与注射死刑将受到包括吊销执照在内的纪律处分的医师组织[144]。

道德操守——医师能成为医学上的良心抗拒者吗？

患者的麻醉治疗可能涉及伦理争论、法律争议和道德歧义。当医师的个人价值观与可接受的医疗道德标准背道而驰时，医师如何解决道德冲突是一个备受关注的问题[145-146]。医学职业协会承认医师在医疗实践中有良心抗拒的权益。ASA、英国医学协会和生物伦理学研究所即 Hastings 中心都发表声明，认可当医师个人的价值观与患者诊治过程中的伦理标准出现严重冲突时，医师有权退出[147]。ASA 特别明确，如果存在 DNAR 指令或其他限制治疗的指令，医师有权选择退出对患者的治疗[25]。但这些权利是有限制的。对某些存在激烈争论的问题，如流产或 PAS，提出道德异议是可以被接受的，但反对已经明确的标准，如知情同意，则是不合理的。如果医师认为自己是以一名有道德的医师，而不仅仅是一个有道德的人的身份提出道德反对，那么他的道德反对可能具有更大的分量，因为这些异议更有可能建立在专业制定的标准中，而不是个人信仰中[147]。当医师的个人宗教和其他道德信仰被允许取代患者的信仰时，其结果几乎一致地造成了对妇女、青少年和老年人等弱势群体医疗保健的障碍[148-149]。

2018 年初，美国卫生和公共服务部在保守派政治领导下采取行动，加强了医师拒绝为患者提供他们个人反对的合法医疗的权利，例如堕胎、变性治疗和节育。AMA 为此表示担心，此举捆绑并非法扩大了未经公众投票的法律。芝加哥大学的内科医师兼伦理学家 Lainie Friedman Ross 博士指出："这很成问题，因为它忘记了医师是权威个体，而患者是弱势群体。这项法律旨在保护医师，而不是那些需要保护的人——那些生病和害怕的患者[150]。"新规则能否经受住不可避免的法律挑战还有待观察。与此同时，加拿大一家法院的裁决则相反，在安大略省，让患者接受合法的医学治疗要求"对医师的宗教自由进行合理的限制，以防止患者受到伤害和不公平的待遇[150]。"

参考文献

1. Beauchamp TL, et al. The concept of autonomy. In: *Principles of Biomedical Ethics*. Oxford: Oxford University Press; 1994:120.
2. Committee on Ethics. Guidelines for the ethical practice of anesthesiology. American Society of Anesthesiologists. ASA, Schaumburg IL Oct 16, 2013.
3. Leo RJ. *Prim Care Companion J Clin Psychiatry*. 1999;1:131–141.
4. *Schloendorff v Society of New York Hospital*, 311 NY 125, 127, 129; 105 NE 92, 93, 1914.
5. *Salgo v Trustees of Leland Stanford Hospital*, 154 Col App 2d 560, 317 P2d 170 Ct Appl, 1957.
6. Kontos N, et al. *Psychosomatics*. 2013;54:103.
7. Mclivennan CK, Swetz KM. *Amer J Bioeth*. 2016;8:13.
8. Katz M, et al. *Psychosomatics*. 1995;26:33.
9. Hamel M, et al. *Ann Intern Med*. 1999;130:116.
10. DesHarnais S, et al. *J Palliat Med*. 2007;10:728.
11. Madorsky J. *West J Med*. 1997;166(6):410.
12. Appelbaum PS. *N Eng J Med*. 2007;357:1834.
13. President's Commission for the Study of Ethical Problems in Medicine and Biomedical and Behavioral Research. Vol. 1. Washington, DC: Government Printing Office; 1982.
14. Amanor-Boadu D. *Afr Med Med Sci*. 2002;31:49.
15. Grisso T, Appelbaum TS. *Assessing Competence to Treatment: a Guide for Physicians, and Other Health Professionals*. New York: Oxford University Press; 1998.
16. Brach C. *Health Aff (Millwood)*. 2016;35:739.
17. Derse AR. *J Law Med Ethics*. 2017;45:51.
18. Ginsberg MD. *J Law Med Ethics*. 2017;45:106.
19. Kain ZN. *Anesth Analg*. 1999;88(2):237.
20. Bergmann P, et al. *Anesth Analg*. 2001;93:1093.
21. Cox CL, Fritz Z. *J Med Ethics*. 2016;42:632.
22. Vila-Nova de Silva DB, et al. *Aesthet Surg J*. 2015;35:477.
23. Caplan RA, Posner KL. *ASA Newslett*. 1995;59(6):9.
24. Beckman HB, et al. *Arch Intern Med*. 1995;154(12):1365.
25. American Society of Anesthesiologists. *Ethical Guidelines for the Anesthesia Care of Patients with Do-Not-Resuscitate Orders or Other Directives that Limit Treatment*. Park Ridge, Ill: 2013.
26. American Academy of Pediatrics. *Pediatrics*. 2009;124:1689.
27. Lewis CE, et al. *Am J Public Health*. 1978;68(11):1079.
28. Grootens-Wiegers P, et al. *BMC Pediatr*. 2017;17:120.
29. Berenson AB. *J Adolesc Health*. 1992;13:466.
30. Fortier MA, et al. *Anesth Analg*. 2009;109:585.
31. Mutcherson KM. *Cornell J Law Public Policy*. 2005;14(25):251.
32. American Academy of Pediatrics. *Pediatrics*. 1995;95(2):314.
33. Hein IM, et al. *BMC Med Ethics*. 2015;16:76.
34. Alderson P, et al. *Cochrane Database Syst Rev*. 2002;(1):CD001208.
35. Gotzsche PC, Nielsen M. *Cochrane Database Syst Rev*. 2011;(1):CD001877.
36. Rogers WA. *J Med Ethics*. 2004;30:141.
37. Chee YL, et al. *Br J Haematol*. 2008;140(5):496.
38. Joo HS, et al. *Can J Anaesth*. 2005;52(6):568.
39. Noordzij PG, et al. *Am J Cardiol*. 2006;97(7):1103.
40. American Society of Anesthesiologists Task Force for Preanesthesia Evaluation. *Anesthesiology*. 2012;116(3):1.
41. Chapman K, et al. *AIDS Care*. 1995;7(2):125.
42. Lawrence VA, et al. *J Clin Epidemiol*. 1993;46(11):1219.
43. Lester P, et al. *J Aquir Immune Defic Syndr Hum Retrovirol*. 1995;10(3):341.
44. Gielen AC, et al. *Women Health*. 1997;25(3):19.
45. Canadian Agency for Drugs and Technologies for Health. CADTH; June 8, 2015
46. Mazze RI, Kallen B. *Am J Obstet Gynecol*. 1989;161(5):1178.
47. Reedy MB, et al. *Am J Obstet Gynecol*. 1997;177(3):673.
48. Malviya S, et al. *Anesth Analg*. 1996;83(4):854.
49. Kempen PM. *J Clin Anesth*. 1997;9(7):546.
50. Benagiano G, et al. *Eur J Contracept Reprod Health Care*. 2010;15:220.
51. Harris LH, Paltrow L. *JAMA*. 2003;289:1697.
52. American Academy of Pediatrics. Committee on Bioethics: *Pediatrics*. 1999;103:1061.
53. American College of Obstetricians and Gynecologists. *Obstet Gynecol*. 2005;106:1127.
54. Jackson A, et al. *Can J Anaesth*. 2000;47:1068.
55. Burkle CM, et al. *J Clin Anaesth*. 2017;36:158.
56. Affleck PJ, et al. *J Clin Anesth*. 1998;10:141.
57. Cheng WY, et al. *Anaesth Intensive Care*. 2007;35:68.
58. Davies JM. In: Van Norman G, et al. eds. *Clinical Ethics in Anesthesiology: a Case-Based Textbook*. Cambridge: Cambridge University Press; 2011:44.
59. Shuster E. *N Engl J Med*. 1997;337(20):1436.
60. Clarke JR, et al. *Hastings Cent Rep*. 1980;10(6):20.
61. Krugman RD, et al. *Pediatrics*. 1992;90(4):651.
62. Wu AW, et al. *J Gen Intern Med*. 1997;12(12):770.
63. Brennan TA, et al. *N Engl J Med*. 1991;324(6):370.
64. Baker GR, et al. *CMAJ*. 2004;170(11):1678.
65. Kohn LT, ed. *To err is Human: Building a Safer Health System*. Washington, DC: National Academy Press; 2000.
66. Wu AW, et al. *JAMA*. 1991;265(16):2089.

67. Sweet MP, Bernat JL. *J Clin Ethics*. 1997;8:341.
68. American Medical Association. *Opinion of the Council on Ethical and Judicial Affairs, Ethical Responsibility to Study and Prevent Error and Harm in the Provision of Health care, Opinion 1-I-03*. Chicago: 2003.
69. Waite M. *Health Law J*. 2005;13:1.
70. Mazor KM, et al. *Ann Intern Med*. 2004;140(6):409.
71. Vincent C, et al. *Lancet*. 1994;343(8913):1609.
72. Gazoni F, et al. *Anesth Analg*. 2012;114:596.
73. McLennan SR, et al. *Acta Anaesthesiol Scand*. 2015;59:990.
74. Plews-Ogan M, et al. *Acad Med*. 2016;91:233.
75. McDonnell WM, Guenther E. *Ann Intern Med*. 2008;149(11):811.
76. Jonsen A, et al. *Source Book in Bioethics: a Documentary History*. Washington, DC: Georgetown University Press; 1998.
77. Layde P, et al. *Arch Fam Med*. 1995;4(6):518.
78. Covinsky KE, et al. *J Am Geriatr Soc*. 2000;48(Suppl 5):S187.
79. American College of Surgeons. *ACS Bull*. 1994;79(9):29.
80. AORN Position Statement. *Perioperative Care of Patients with Do-Not-Resuscitate Orders*. Denver: Association of Operating Room Nurses; 1995.
81. Joint Commission on accreditation of healthcare organizations: patient rights. In: *Manual of the Joint Commission on Accreditation of Health Care Organizations*. Chicago: Joint Commission on Accreditation of Healthcare Organizations; 1994.
82. Kalkman S, et al. *Anesthesiology*. 2016;124:723.
83. Lynch AF, Mathes M, Sawicki N. *Compliance with Advance Directives: Wrongful Living and Tort Incentives*. ;17. University of Pennsylvania Law School Legal Scholarship Repository; 2008.
84. Span P. *The New York Times*. 2017.
85. *Following ACLU of New Mexico Lawsuit, Surgical Center Agrees to Honor Patients' end-of-life Wishes*. American Civil Liberties Union; 2006. https://www.aclu.org/news/following-aclu-new-mexico-lawsuit-surgical-center-agrees-honor-patients-end-life-wishes. Accessed 23.03.18.
86. Council on Scientific Affairs: American Medical Association. *JAMA*. 1996;275:474.
87. Hall MJ, et al. NCHS Data Brief No. 118, March 2013.
88. Teno JM, et al. *JAMA*. 2013;309:470.
89. Karlawish J. *Am J Respir Crit Care Med*. 1997;155(1):1.
90. Alpers A. *J Law Med Ethics*. 1998;26:308.
91. *In the matter of Karen Quinlan, an alleged incompetent*, 355 A2d 647 (NJ Super Ct 1976).
92. *Schiavo v Schiavo*, No. 05–11628 (11th Cir, March 25, 2005).
93. Childress J. *Kennedy Inst Ethics J*. 1993;3:203.
94. Jonsen A, et al. *Clinical ethics*. 3rd ed. New York: McGraw-Hill; 1992.
95. Cist A, et al. *Int Anesthesiol Clin*. 2001;39:87.
96. Van Norman G. Ethics and clinical aspects of palliative sedation in the terminally ill child. In: Mason KP, ed. *Pediatric Sedation Outside of the Operating Room*. New York: Springer Science and Business Media; 2014:699–710.
97. Sercu M, et al. *J Pain Symptom Manage*. 2014;47:1054.
98. Anquinet L, et al. *J Am Geriatr Soc*. 2013;61:1768.
99. *American Academy of Hospice and Palliative Medicine Position Statement on Palliative Sedation*; AAHPM Chicago IL; Approved December 2014. http://aahpm.org/positions/palliative-sedation. Accessed 23.03.18.
100. Quill TE, Byock IR. *Ann Intern Med*. 2000;132:408.
101. Sedation to Unconsciousness in End-of-Life Care. Code of Medical Ethics Opinion 5.6. American Medical Association Council on Ethical and Judicial Affairs. 2018. http://aahpm.org/positions/palliative-sedation. Accessed 23.03.18.
102. *Guideline for Palliative Sedation*. The Netherlands: Royal Dutch Medical Association (KNMG). Ultrecht; 2009.
103. Powers CL, McLean PC. *Am J Bioeth*. 2011;11:65.
104. National Ethics Committee Veterans Health Administration. *Am J Hosp Palliat Care*. 2007;23:483.
105. Truog RD, et al. *N Eng J Med*. 2000;342:508.
106. Murray MJ, et al. *Crit Care Med*. 2016;44:2079.
107. Sherazi S, et al. *Pacing Clin Electrophysiol*. 2013:1273.
108. Kinch Westerdahl A, et al. *Circulation*. 2014;129:422.
109. Goldstein NE, et al. *Ann Intern Med*. 2004;141:835.
110. Looi YC. *J Pain Symptom Manage*. 2006;31:1.
111. Morgenweck CJ. Discontinuing pacemakers, ventricular-assist devices, and implanted cardioverter-defibrillators in end-of-life care. In: Van Norman G, Jackson S, Rosenbaum S, Palmer S, eds. *Clinical ethics in Anesthesiology: a Case-Based Textbook*. Cambridge: Cambridge University Press; 2011:103.
112. Pitcher D, et al. *Heart*. 2016;102(suppl 7):A1.
113. Padeletti L, et al. *Europace*. 2010;12:1480.
114. Ezekowitz JA, et al. *Can J Cardiol 2017*. 2017;33:1342.
115. Suarez MP. *Colombian Doctors must now Provide Euthanasia by law Panampost.com*. 2015. https://panampost.com/maria-suarez/2015/06/04/colombian-public-doctors-must-now-provide-euthanasia-by-law/. Accessed 23.03.18.
116. *State-by-State Guide to Physician-Assisted Suicide ProCon.org*; 2017. Available at: https://euthanasia.procon.org/view.resource.php?resourceID=000132. Accessed 23.03.18.
117. *Euthanasia and Physician-Assisted Suicide (PAS) Around the World ProCon.org*; 2017. Available at: https://euthanasia.procon.org/view.resource.php?resourceID=000136. Accessed 28.03.18.
118. McCarthy J. Seven in 10 Americans Back Euthanasia. Gallup News; 2014. Available at: http://news.gallup.com/poll/171704/seven-americans-back-euthanasia.aspx. Accessed 23.03.18.
119. Yun YH, et al. *CMAJ*. 2011;183(10):E673.
120. McCormick R, et al. *Palliat Med*. 2012;26(1):23–33.
121. Oregon death with dignity act: 2015 data summary. Oregon Health Authority. Available at: http://www.oregon.gov/oha/ph/Provider PartnerResources/EvaluationResearch/DeathwithDignityAct/Documents/year18.pdf. Accessed 23.03.18.
122. Lindsay RA. *Am J Bioeth*. 2009;9(3):19.
123. A definition of irreversible coma: a report of the ad hoc committee of the Harvard School of Medicine to examine the definition of brain death. *JAMA*. 1968;205:337.
124. Lewis A, et al. *J Law Med Ethics*. 2017:45112.
125. Herdman R, Potts J. *Non–Heart Beating Organ Transplantation: Medical and Ethical Issues in Procurement. A report of the Institute of Medicine*. Washington, DC: National Academy Press; 1997.
126. Cassel C, et al. *Non–Heart Beating Organ Transplantation: Practice and Protocols. A Report of the Committee on Non–HEART-Beating Transplantation II. Institute of Medicine*. Washington, DC: 2000. National Academy Press; 2000.
127. Menikoff J. *Issues Law Med*. 2002;18:3.
128. Stein R. *New Trend in Organ Donation Raises Questions*. The Washington Post; 2007.
129. Van Norman G. *Anesthesiology*. 1999;91(1):275.
130. Lerner BH. *N Engl J Med*. 2007;356:1806.
131. *Final report of the Advisory Committee on Human Radiation Experiments*. Washington, DC: U.S. Government Printing Office; 1995.
132. Beecher H. *N Engl J Med*. 1966;74:1354.
133. Brody JL, et al. *Ethics Behav*. 2003;13(1):79.
134. Olechnowicz JQ, et al. *Pediatrics*. 2002;109:806.
135. Wendler DS. *J Med Ethics*. 2006;32(4):229.
136. Russell WMS, et al. *The Principles of Humane Experimental Technique* London: Methuen; 1959.
137. Francione GL. *J Law Med Ethics*. 2007;35(2):241.
138. Pluhar EB. *Theor Med Bioeth*. 2006;27(4):333.
139. Martin J. *J Med Ethics*. 1990;16:160.
140. Krass ME. *Can Med Assoc J*. 1978;119:1340.
141. Harmon TR, Lafquist WS. *Crime Delinquency*. 2005;51(4):498.
142. Osofsky MJ, et al. *Law Hum Behav*. 2005;29:371.
143. American Medical Association Council on Ethical and Judicial Affairs: Code of Medical Ethics opinion 9.7.3. Capital punishment. AMA. Available at: https://www.ama-assn.org/delivering-care/capital-punishment . Accessed 29.03.18.
144. American Board of Anesthesiology. Anesthesiologists and capital punishment. 2010. Available at: http://www.theaba.org/ABOUT/Policies-BOI. Accessed 29.03.18.
145. Hughes JA. *Bioethics*. 2018;32:126.
146. Savulescu J, Schuklenk U. *Bioethics*. 2017;31:162.
147. Wicclair M. *Bioethics*. 2000;14(3):205.
148. Morrel KM, Chaykin M. *Curr Opin Obstet Gynecol*. 2015;27:333.
149. Fiala C, Arthur JH. *Heath Hum Rights*. 2017;19:299.
150. Glauser W. *CMAJ*. 2018;190:E270.

第 2 部分

麻醉生理学

9　意识、记忆和麻醉

GEORGE A. MASHOUR，KANE O. PRYOR

魏昌伟　王雨竹　译　吴安石　岳云　审校

要点
- 意识和记忆形成机制，以及全身麻醉药对意识和记忆的中断，是临床麻醉实践中意义重大的科学问题。
- 意识的特征是觉醒（即大脑维持唤醒状态）和认知（即主观体验）。
- 麻醉药物作用于脑干、下丘脑和基底前脑内调控睡眠-觉醒状态的结构，其可能是导致觉醒状态丧失的原因。
- 麻醉药物干扰皮质和丘脑皮质网络结构之间的连接和沟通，其可能是导致认知丧失的原因。
- 记忆可分为外显（有意识）记忆和内隐（无意识）记忆，外显记忆的一个例子是能够回忆起手术中发生的事件。
- 对外显记忆的抑制是多数全身麻醉药最强效的作用之一。
- 麻醉药物作用于海马、杏仁核、前额叶皮质以及与这些结构相互连通的结构，可能是麻醉导致遗忘的机制——这一遗忘作用甚至发生在意识消失之前。

引言

科学意义和临床意义

　　意识和记忆是所有学科中最有吸引力、最复杂的内容。人类意识和记忆的丰富性，以及用语言表达这种丰富性的能力，是人类区别于其他物种的最典型特征。意识和记忆亦与麻醉科医师的临床工作息息相关：当手术情景的主观体验和外显记忆同时存在时，即发生"术中知晓"。在有规范评估的记录中，这一并发症的发生率为1‰～2‰[1-3]，并与创伤后应激障碍（posttraumatic stress disorder，PTSD）的发生高度相关[4-5]。此外，术中还可以产生无回忆的意识，这一情况的发生率也较高[6]。对意识、记忆和麻醉神经生物学的详尽理解是推动围术期脑监测领域发展的基石。

意识

定义

　　意识研究领域一直受到"意识（consciousness）"一词滥用的困扰。当我们提到意识时，我们指的是主观体验。简单地说，我们在无梦睡眠时失去意识，在早晨醒来时重新获得意识。但是，需要注意几个重要的定义和区别。

　　1. 认知　神经科学家和哲学家使用"认知（awareness）"这个词时，仅限于表达"主观体验"。但在临床麻醉学中，大家却惯用"认知"一词来表达意识和外显式情景记忆（记忆的分类方法将在本章的下一个主要部分进行讨论），这是不准确的。

　　2. 关联意识与分离意识　关联意识是环境刺激（如手术）造成的体验，而分离意识是一种内源性体验（如梦境）[8]。

　　3. 意识与反应　个体可以在清楚地体验到刺激（例如命令"睁开你的眼睛！"）的情况下，却不能做出反应（例如患者在手术中肌肉麻痹却仍有意识）[9]。

　　人们曾提出很多理论来解释意识和全身麻醉的机制。时至今日，神经科学的进步使我们能够超越推测的桎梏，专注于以系统为基础的方法来研究这两门学科[10]。本章关于意识的部分通过以下四个方面展开讨论：①脑干和下丘脑核团调节睡眠-觉醒周期（从而维持觉醒状态）（图9.1和9.2）；②丘脑在意识和麻醉中的作用；③以丘脑皮质系统（参与调节意识的主观体验）为核心探讨皮质-皮质下连接；④皮质-皮质间的沟通。

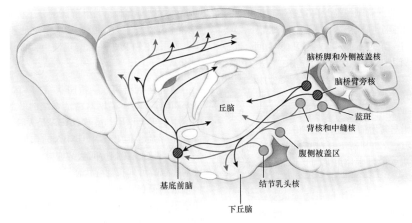

图 9.1　清醒状态的神经生物学。皮质下区域的多个神经化学系统（如图所示在啮齿动物的大脑中）促进皮质的觉醒和激活。脑干头侧和下丘脑尾侧的单胺能神经元（浅蓝色）支配皮质以及包括下丘脑和丘脑在内的许多皮质下区域。这些单胺能区包括去甲肾上腺素能神经元（蓝斑）、5 羟色胺能神经元（背核和中缝核）、多巴胺能神经元（腹侧被盖区）和组胺能神经元（下丘脑结节乳头核）。唤醒信号也来自胆碱能区域（深蓝色＋斜线），包括脑桥脚和外侧被盖核及基底前脑。已经证实，全身麻醉药可以抑制上述区域（Redrawn from Scammell TE, Arrigoni E, Lipton JO. Neural circuitry of wakefulness and sleep. Neuron. 2017；93［4］：747-765.）

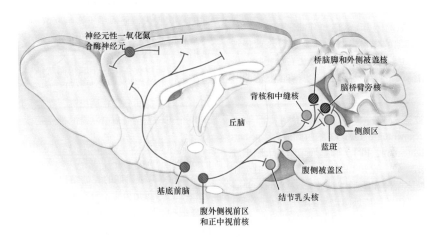

图 9.2　慢波睡眠的神经学。下丘脑腹外侧视前区和正中视前核中的 GABA 能神经元（如图所示）通过抑制下丘脑尾侧和脑干中促进觉醒的神经元促进睡眠。这些下丘脑的神经核团在全身麻醉药的作用下被激活（Redrawn from Scammell TE, Arrigoni E, Lipton JO. Neural circuitry of wakefulness and sleep. Neuron. 2017；93［4］：747-765.）

调节觉醒的皮质下神经核团

20 世纪 90 年代中期有一种假说认为，麻醉药通过作用于控制睡眠-觉醒周期的皮质下核团抑制意识[11]。随后的几十年间，麻醉药与睡眠-觉醒中枢相互作用的假说得到证实[12-13]，尽管精确的相互作用机制和对全身麻醉状态的贡献尚有待阐明。本节介绍脑干和下丘脑中具有调节睡眠-觉醒周期功能的皮质下核团[14]，其中一些核团可能与麻醉相关。

脑干

蓝斑　去甲肾上腺素在蓝斑（locus ceruleus，LC）合成，蓝斑位于脑桥，其神经纤维广泛投射于大脑皮质[15]。蓝斑的神经元与其他单胺能神经元一样，在清醒时兴奋性最高，在非快速眼动（nonrapid eye movement，NREM）睡眠时下降，在快速眼动（rapid eye movement，REM）睡眠时最低[16-17]。因此，蓝斑只与清醒状态下的皮质觉醒相关，而与快速眼动睡眠时的皮质兴奋无关。蓝斑神经元可被氟烷超极化[18]。研究表明，去甲肾上腺素受体拮抗剂能延长戊巴妥类药物的麻醉时间，而其激动剂可以缩短麻醉时间，进一步证明了去甲肾上腺素在麻醉中的作用[19-20]。去甲肾上腺素在基底前脑的转运可能与麻醉深度尤为相关[21]。已经发现，蓝斑去甲肾上腺素能神经元参与调节异氟烷麻醉和随后的苏醒状态[22]。值得注意的是，氯胺酮的麻醉效果则与其增加蓝斑的活性相关[23-24]。

由于 α_2 受体激动剂右美托咪定的临床应用，蓝斑和去甲肾上腺素的催眠作用尤为受到关注。在蓝斑显微注射（译者注：指通过脑立体定位仪将显微注射器定位于局部脑区或神经核团进行微量注射）右美托咪定导致意识水平降低，而同时注射 α_2 受体拮抗剂阿替美唑可阻止右美托咪定的这一作用[25]。右美托咪定诱发大脑产生类似于非快速眼动睡眠的变化——蓝斑和下丘脑结节乳头状核（tuberomammillary nucleus，TMN）失活，而腹外侧视前核（ventrolateral preoptic nucleus，VLPO）激活[26]。多巴胺 - β - 羟化酶（dopamine-β-hydroxylase）基因敲除小鼠（缺乏合成去甲肾上腺素的能力）对右美托咪定具有超敏反应，表明存在其他的作用机制[27]。但是，在蓝斑选择性敲除 α_{2A} 肾上腺素能受体可以阻止右美托咪定诱导的翻正反射消失（啮齿动物处于全身麻醉状态的一个标志）[28]。

侧背部被盖和脑桥脚被盖　脑桥侧背部被盖（laterodorsal tegmentum，LDT）、脑桥脚被盖（pedunculopontine tegmentum，PPT）和基底前脑是大脑生成乙酰胆碱的来源[29]。已知 LDT 和 PPT 直接投射至丘脑负责产生慢波振荡和睡眠纺锤波[30]，这两者共同提示的神经生理意义是信息向皮质的传递可能受到阻断[31]。与产生去甲肾上腺素的蓝斑神经元一样，LDT 和 PPT 在清醒时兴奋性较高，在非快速眼动睡眠时兴奋性下降[15]。然而，与蓝斑神经元和其他单胺能神经元不同的是，产生胆碱的 LDT 和 PPT 在快速眼动睡眠期也处于兴奋状态，而已知在快速眼动睡眠期大脑皮质处于唤醒状态。且 LDT 或 PPT 中胆碱能神经元的激活可诱导快速眼动睡眠[32]。因此，睡眠 - 觉醒周期中大脑皮质两种状态的激活都与胆碱能张力增高相关。全身麻醉可在 LDT 和 PPT 水平调节胆碱能投射系统。在氟烷麻醉过程中产生睡眠纺锤波，与胆碱能向脑桥网状结构（pontine reticular formation，PRF）中部的传递减少相关[33-34]。有证据表明，突触和突触外 γ - 氨基丁酸（γ-aminobutyric acid，GABA）受体在调节 LDT 神经元中发挥作用[35]，这使得 LDT 神

经元可直接与多种全身麻醉药的分子机制相关联。然而，目前研究主要集中在基底前脑的胆碱能神经元上，对 LDT 和 PPT 在麻醉机制中发挥作用的研究相对较少。

脑桥网状结构　脑桥网状结构（pontine reticular formation，PRF）是网状激活系统的一部分，在皮质觉醒中起重要作用。虽然 GABA 是大脑中主要的抑制性神经递质，但 PRF 中 GABA 的作用与皮质觉醒有关[36]。例如，在脑桥网状结构微注射 GABA$_A$ 受体激动剂蝇蕈醇可延长觉醒状态[37]；而微注射 GABA$_A$ 受体拮抗剂荷包牡丹碱导致觉醒状态受到抑制，但诱发快速眼动睡眠（另一种皮质觉醒状态）。Vanini 等发现，PRF 中 GABA 水平的降低与异氟烷引起的意识丧失、肌肉松弛和呼吸频率降低有关[38]。由于麻醉药的作用通常与 GABA 活动的增强有关，这些发现强调了特定的神经解剖和神经化学环境可以在意识和麻醉机制中发挥独特而出乎意料的作用。此外，Vanini 团队还发现，大鼠 PRF 中 GABA 能的传递可调节异氟烷引起的意识丧失，但似乎不影响麻醉苏醒[39]，这为麻醉导致的意识丧失和苏醒两个过程的不对称性提供了证据。

中脑脑桥被盖区位于脑桥网状结构。当在该区域微注射戊巴妥时，可诱发可逆的麻醉状态[40]。近年来，随着空间分辨率的提高，在这一区域发现了约 1900 个可诱发全身麻醉状态的神经元[41]。

腹侧被盖区　传统观念认为，中脑腹侧被盖区（ventral tegmental area，VTA）的多巴胺能神经元不是调节睡眠 - 觉醒周期的关键结构，因为与脑干其他神经核团的神经元相比，鲜有证据表明中脑腹侧被盖区与睡眠 - 觉醒状态之间的变化存在依赖性。时至今日，这一观点在睡眠神经生物学领域受到了挑战[42]。近期发现表明，果蝇存在调节睡眠 - 觉醒状态的多巴胺能通路[43]，哺乳动物 VTA 的多巴胺能神经元在睡眠中亦发挥作用[44]。这使得人们对多巴胺能神经元兴奋性可逆转全身麻醉或加速苏醒的作用重新产生了兴趣。研究发现，多巴胺激动剂哌甲酯具有逆转异氟烷和丙泊酚镇静作用的能力[45-46]。电刺激 VTA 或选择性刺激 VTA 的多巴胺能神经元可以逆转麻醉诱导的意识消失，表明 VTA 可能是调控麻醉苏醒的多巴胺能递质的来源[47-48]。

下丘脑

腹外侧视前核　长期以来，人们认为下丘脑前部调节睡眠 - 觉醒状态[49]。该区域的腹外侧视前

核（ventrolateralpreoptic nucleus，VLPO）负责转运 GABA 和甘丙肽[50]。在非快速眼动和快速眼动睡眠期间，VLPO 的神经元兴奋性最高[51-52]；正中视前核（median preoptic nucleus，MnPO）在睡眠期间也相对处于兴奋状态。其中，VLPO 中 GABA 能神经元的兴奋性与睡眠总量相关，而正中视前核中 GABA 能神经元的兴奋性与睡眠压力或睡眠倾向的自我平衡有关[53]。重要的是，睡眠时 VLPO 的活动抑制脑干和下丘脑的其他觉醒中心[51, 54]。VLPO 很可能在睡眠调节中处于核心位置，这也使其成为麻醉诱导意识丧失的研究焦点。近期许多研究验证了这些神经核团的重要性。Nelson 等发现，丙泊酚或硫喷妥钠诱导全身麻醉后 VLPO 激活[55]。Eikermann 等通过 VLPO 慢性损伤模型的大鼠发现，消融 VLPO 导致睡眠剥夺（同预期），但增加了大鼠对异氟烷的敏感性[56]。这一发现与 VLPO 在麻醉机制中起关键作用的理论相对立。然而，Moore 等发现，VLPO 的急性损伤可以表现出对异氟烷的耐受，这种作用似乎是通过腹外侧视前核中特定的睡眠兴奋性神经元介导的[57]。这些神经元实际上被异氟烷去极化（即激活）了。也就是说，VLPO 在麻醉诱导的意识消失中起作用（急性损伤研究数据证明了这一点），但慢性 VLPO 病变造成的睡眠剥夺的影响可能会改变这一作用。奇怪的是，在 VLPO 直接注射右美托咪定（α₂肾上腺素能受体激动剂）可以破坏异氟烷诱导的麻醉状态[58]。

食欲肽能神经元　食欲肽能神经元（orexinergic neuron）位于外侧下丘脑，对皮质起重要的觉醒刺激作用。食欲肽（orexin）也被称为下丘脑分泌素，分为 A 和 B 两种类型。食欲肽能神经元支配脑干和基底前脑的其他觉醒中心，并在清醒状态下最大程度激活，在非快速眼动睡眠中受到抑制，在阶段性快速眼动睡眠中偶尔出现爆发性活动[59-60]。在人类和动物模型中，食欲肽能系统的功能障碍与发作性睡病有关[61-62]。发作性睡病患者麻醉苏醒时间往往明显延迟[63]，这推动了食欲肽在麻醉机制中的研究。食欲肽通过多种机制减弱异氟烷[64]、丙泊酚[65]、氯胺酮[66]和巴比妥类[67]药物的作用。在使用七氟烷和异氟烷麻醉的动物模型中，基底前脑局部注射食欲肽导致脑电图觉醒样改变和麻醉苏醒时间缩短[68-69]。在下丘脑穹窿周围区（食欲肽能神经元所在区域）显微注射丙泊酚造成皮质乙酰胆碱减少，而乙酰胆碱是一种重要的兴奋性神经递质[70]。重要的是，遗传和药理学研究都表明食欲肽在七氟烷和异氟烷麻醉的苏醒期（而不是诱导期）起重要作用[71]。这些研究表明，麻醉诱导和

苏醒各自有其独特的神经生物学属性，这一结论成为了在意识状态转换期间"神经惰性"的理论基础[72]。值得注意的是，氟烷对食欲肽敲除小鼠的食欲肽能神经元没有显著影响，麻醉苏醒时间也没有变化[73]。这一发现也在丙泊酚麻醉中得到印证：丙泊酚降低大鼠食欲肽能神经元的活性，而在基底前脑灌注食欲肽影响麻醉苏醒时间，但不影响麻醉诱导时间[74]。食欲肽可能通过作用于基底前脑，促进麻醉苏醒[75]。

结节乳头核　结节乳头核（tuberomammillary nucleus，TMN）位于下丘脑尾部，是大脑组胺（一种促进觉醒的递质）的来源。TMN 兴奋性和组胺水平在清醒时最高，在睡眠时最低[76]；TMN 与促进睡眠的腹外侧视前核的 GABA 能神经元有相互抑制的关系[51, 54, 77]。在睡眠和氟烷麻醉期间，下丘脑前部的组胺释放受到抑制[78-79]。静脉给予丙泊酚、硫喷妥钠和 GABA 受体激动剂蝇蕈醇都会导致 TMN 活动减少[55]。在基底前脑的大细胞基底核中微量注射组胺可以逆转异氟烷对脑电图的抑制作用，这种作用可能是由 H₁ 组胺受体介导的[80]。最近一项基因敲除 GABAₐ 受体的研究表明，虽然组胺能神经元能拮抗丙泊酚的作用[81]，但在行为水平上并不改变丙泊酚诱导的翻正反射消失，而翻正反射消失是麻醉诱导啮齿动物意识消失的标志。因此，TMN 和组胺能传导在麻醉中的作用机制尚不清楚。

丘脑的作用

丘脑由超过 50 个神经核团及亚核团组成，大致可以归类为接收外周感觉输入的中转站，或接收皮质输入的多模式综合区域。此外，丘脑对于传导脑干觉醒信号和调节大脑皮质的交流至关重要。丘脑参与觉醒、感觉处理和皮质信息的整合，并可能是保障意识存在的关键。因此，丘脑一直是麻醉介导的意识消失机制的研究热点。

丘脑是麻醉状态转换的开关[82]。这一理论基础是，多数吸入和静脉麻醉药（除氯胺酮外）导致丘脑代谢持续抑制[83-86]，表明丘脑可以作为一个有效的关闭开关。丘脑的超极化可将紧张电位转变为爆发电位（如睡眠状态），阻止传入的感官刺激唤醒大脑皮质。然而值得指出的是，与更高级或非特异性核团相比，丘脑中的感觉核（及其与皮质的连接）似乎较少参与麻醉介导的意识消失[87-88]。

丘脑开关学说的证据主要来自动物实验，在动物实验中，使用电压门控钾通道的阻断抗体或烟碱刺激丘脑中央内侧核区域可以逆转吸入麻醉药的作用[89-90]。

尽管在丘脑中注射大剂量的烟碱可引起麻醉迅速苏醒，但在同一位置使用烟碱乙酰胆碱受体的拮抗剂并不会引起麻醉介导的意识消失。丘脑中央区兴奋有利于创伤性颅脑损伤的行为学改善[91]。研究表明，人类丘脑和其他皮质下结构的（自发）兴奋与麻醉后苏醒有关，这表明丘脑参与麻醉苏醒期的原始意识或"核心"意识[92]。

丘脑的非特异性核团是整合皮质信息的平台[93]。因此，如果麻醉诱导意识消失的机制是抑制皮质信息整合，那么实际上就是抑制丘脑。为了验证这一假设，Velly 等使用头皮脑电图（反映皮质信号）和丘脑下核电极（反映丘脑活动）进行了一项神经生理学研究[94]。结果是丙泊酚或七氟烷麻醉诱导与皮质变化有关，而与皮质下变化无关，表明通过神经影像学研究发现的丘脑抑制是麻醉诱导意识消失的结果，而不是原因。但也有针对人类的研究认为，在丙泊酚诱导过程中，丘脑和大脑皮质同时受到抑制[95]。此外，在动物模型中对丘脑和皮质的更精确的神经生理记录表明，丙泊酚对丘脑中央区活动的影响先于对皮质的影响[95]；有趣的是，这一先后顺序也存在于自发睡眠的过程中[96]。另有动物研究发现，丙泊酚对丘脑高频振荡的衰减比皮质更明显[97]。

上述两种假说（丘脑作为开关或皮质信息的整合平台）把丘脑当作全身麻醉的被动参与者。然而，近期研究表明，丘脑可能在麻醉过程中发挥主动的作用。一项利用人类脑电数据进行计算建模的研究表明，丙泊酚作用于网状核 GABA 受体，使其与额叶皮质产生超同步 alpha 波（8 ～ 13 Hz），从而阻断感觉传入[98]。alpha 波超同步可能会阻碍正常意识所需的皮质-皮质沟通[99]。一项动物研究证实，丙泊酚诱导过程会诱发丘脑和内侧前额叶皮质之间的 alpha 波同步[100]。丘脑-皮质相互作用在麻醉诱导的意识消失中的潜在作用促使人们进一步探索丘脑及其与皮质的沟通。

皮质-皮质下联系

皮质和丘脑功能的紧密结合表明，这两者可以被视为统一的丘脑皮质系统。丘脑皮质系统在睡眠-觉醒周期中发生状态依赖性变化，对意识起着关键作用。这一作用归结于其能够整合多样的认知模式的神经活动，是主观体验的关键属性[101]。

最近使用功能性磁共振成像（functional magnetic resonance imaging，fMRI）的研究完善了丘脑皮质联系在麻醉中的作用。研究发现，丙泊酚能导致丘脑和外侧额叶-顶叶网络之间联系中断[102]。类似地，一项

关于特异神经核团（与特异的感觉模式有关）和非特异神经核团（与整合功能有关）的研究发现，非特异核团与大脑皮质之间的联系中断是丙泊酚导致意识水平下降的最合理解释[87]。新近研究表明，吸入麻醉药七氟烷能在功能上中断丘脑和皮质（尤其是额叶皮质）间的联系[103-104]。值得注意的是，神经影像学研究一致发现，尽管麻醉造成意识消失，但负责初级感觉网络的丘脑-皮质联系相对完好。

与麻醉诱导意识消失相关的丘脑-皮质联系中断的报道并不常见。fMRI 研究揭示了丙泊酚诱导的大脑皮质与壳核（基底神经节皮质下结构）间的功能分离[105]，而皮质与丘脑的连通性则相对保留。纹状体（由壳核和尾状核组成）在麻醉诱导意识消失中的潜在作用已在大鼠异氟烷麻醉模型研究中得到证实[106]。fMRI 发现，异氟烷诱导全身麻醉时，额叶皮质与基底神经节之间的功能联系被中断。而丙泊酚诱导引起人类意识消失时，也能在 fMRI 观察到皮质和皮质下结构的功能性分离[107]。通过改进 7T 功能性磁共振成像仪的空间分辨率和脑干核团模块区组[108]，未来的研究可以更精确地确定麻醉诱导意识消失的关键性皮质-皮质下相互作用或功能分离[109]。

皮质间联系和动态变化

以上三节根据意识和麻醉涉及的中枢结构，从脑干、间脑到丘脑皮质系统，自下而上进行介绍。睡眠也是通过自下而上的机制产生的[14]。然而，麻醉药可能通过自下而上的机制诱导意识消失，但苏醒期意识的恢复可能是通过自上而下（即皮质）机制[12]。

早期使用正电子发射断层摄影术（positron emission tomography，PET）的研究显示，麻醉导致皮质（包括外侧和内侧额叶-顶叶网络）区域出现局部抑制[110]。fMRI 观察到应用不同分子机制的药物，包括丙泊酚、七氟烷和氯胺酮，在麻醉诱导意识消失过程中，额叶-顶叶网络功能联系发生中断[102-103, 111-112]。而皮质联系不仅能通过 fMRI 进行评估，也应能通过评价皮质联系的神经生理学技术进行评估，后者可使麻醉诱导意识消失时的数据有更好的时间分辨率。脑电图能测量功能性联系（通过统计不同脑区电活动的统计学相关变异）以及联系的方向性或有效性（通过推测分析不同脑区之间的因果关系）[113]。将这些技术应用于脑电图（某些情况下联合使用 fMRI），可以在人类身上连续观察具有不同分子靶点的各类麻醉药诱发的额叶-顶叶联系中断和信息传递阻断[104, 114-117]。这可能是麻醉诱导意识消失的共同途径和直接原因[118]。

抑制额叶-顶叶联系可能意味着更广泛的皮质信号联系中断。一项使用高频脑电图和经颅磁刺激的研究显示，咪达唑仑诱导的意识消失会抑制皮质间的有效联系[119]。给予苯二氮䓬类药物后，可在磁刺激部位观察到局部皮质兴奋，但爆发电位在 100 ms 内即终止，随后皮质联系受到抑制。值得注意的是，上述麻醉药诱导出的现象与非快速眼动（NREM）睡眠中的现象一致[120]。这种扰动现象表明，在睡眠、全身麻醉和意识障碍期间，大脑皮质对刺激反应的复杂性降低[121]。在无意识的生理（睡眠）和药理（麻醉）状态下的相似发现可能反映了一种通过缓慢振荡阻断皮质联系的共同神经生理机制，这些神经生理机制在 NREM 睡眠和全身麻醉中有许多共同的特征[122]。一项对三名癫痫患者的颅内神经生理监测研究显示，在丙泊酚诱导意识消失的前 5 s 内，慢波振荡显著增加[123]。虽然单一结构的神经兴奋性在最开始受抑制，但当它恢复到基础值（或超过基础值）时，会分成高兴奋性期和静息期。神经放电会与慢波振荡偶联。然而，慢波振荡随皮质距离增加发生相位偶联衰减。因此，神经元的脉冲活动被分割成时开时关的片段，使得整个大脑皮质电活动出现暂时性的不协调。这些神经生理状况显著降低了皮质-皮质有效沟通的可能性。

分析无意识状态下皮质变化的新趋势是采用动态方法，这种方法不仅能反映相互联系的立体结构，还能反映全身麻醉过程中不同状态的动态变化。例如，在丙泊酚诱导的无意识期，皮质动态变化性和神经信号多样性下降，即正常意识体验所需的皮质灵活性丧失[124-125]。全身麻醉时，皮质动态变化多样性受损，动态变化趋于稳定[126]。上述改变可能是一个离散的、多阶段的过程，并在镇静和全身麻醉期间具有明显的动态变化特征（图 9.3）[127-128]。研究者将皮质动态变化与皮质联系性相互关联，发现在麻醉状态下，灵长类动物大脑中的功能联系模式似乎更依赖于结构／解剖模式[129]。值得注意的是，动物研究表明，离散分布的神经结构间连接的重新分配，能决定全身麻醉苏醒期的意识恢复过程[130]。

在下一节中，我们将讨论有关记忆的内容，记忆是将有意识的经历贯穿在一起形成自我叙述的中轴线。

记忆

历史及术语

对人类记忆的结构、功能和机制的理解，深受遗忘研究的影响。1957 年，Brenda Milner 报道了健忘症患者 Henry Gustav Molaison（H.M.，1926—2008）的惊

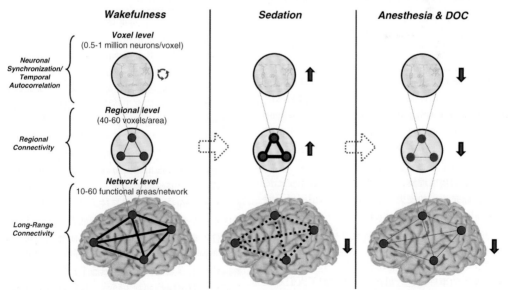

Fig.9.3 Schematic summary of the consecutive stages of unconsciousness. Relative to the control state of wakefulness（left column），sedation（middle panel）is marked by an increase of local/regional signal synchrony and consequent breakdown of global connectivity. Deep surgical anesthesia or disorders of consciousness（DOC，right column）is associated with collapse of both local/regional synchrony and global connectivity.（From Huang Z, Liu X, Mashour GA, Hudetz AG. Timescales of intrinsic BOLD signal dynamics and functional connectivity in pharmacologic and neuropathologic states of unconsciousness. J Neurosci. 2018；38［9］：2304-2317.）
（由于授权限制，本图保留英文）

人案例[131]，该案例成为神经科学史上最具影响力的个案研究。在一次治疗难治性癫痫的手术中，H.M. 内侧颞叶（medial temporal lobe，MTL）的重要部分（双侧海马、双侧杏仁核和邻近的海马旁回）被切除。术后，H.M. 发生了显著而持久的顺行性遗忘，无论通过何种感觉方式，H.M. 都无法建立任何形式的新的有意识的记忆。H.M. 还出现了一个层次明显的逆行性遗忘时间窗——H.M. 对术前 3 年发生事件的记忆受损。然而，他的大部分认知功能（知觉感受、语言、注意力、语义理解，以及在不断复述时保留少部分信息片段的能力）几乎都没有受损。在 H.M. 的报道之前，加拿大神经心理学家 Donald Hebb 提出的主流理论是，大脑中没有专门负责记忆功能的区域[132]。人们曾认为记忆过程是散在分布并整合在特定区域的感知和认知功能中，比如记忆的视觉属性将完全由感知视觉的纹状体和外侧纹状体皮质负责。H.M. 的案例否定了这一理论。显然，内侧颞叶是负责所有形式记忆的建立和早期维持的特定而必需的结构。自此以后，记忆研究发生了里程碑式的改变。起初，多数研究专注于内侧颞叶内孤立的结构-功能亚区（图 9.4A）和细胞水平的神经重塑过程。神经重塑的显著特征是长时程增强（long-term potentiation，LTP）。Timothy Bliss 和 Terje Lømo 在 1973 年报道了这一现象[133]。随后，新技术的出现使人们能够从系统水平进行发现和研究。例如使用脑电图和脑磁图能评估振荡相位同步在神经元区组中的作用[134]，使用 fMRI 能识别与特定记忆功能相关的大规模神经网络[135]，使用机器学习可以分类和预测记忆的复杂网络模式[136]。

术语"遗忘（amnesia）"用于描述全身麻醉主要特性之一。这一描述属于现象学范畴（正如多数麻醉科医师和非专业人员的理解），即患者在接受麻醉时不能回忆发生在他们身上的事件。然而，这一用法模糊了机制与语义上的关键区别。深麻醉状态下，患者无法处理并将基础感知整合成完整的意识体验。从认知神经科学的角度理解，全麻过程中的遗忘不是记忆的丧失，而是意识的丧失。它所体现的所谓记忆不能重现意识体验，是因为意识体验在一开始就未能建立。"认知（awareness）"的本意是有意识的感知，英语中习惯使用"awareness"这一术语（译者注：中文习惯使用"知晓"）来描述患者有意识地回忆麻醉过程中发生的事件，这一用法进一步增加了人们对概念的混淆。它忽略了记忆与意识在功能上是分离的这一本质。"认知"的存在对于麻醉状态下形成记忆是必要的，但只有"认知"是不够的。只有当认知（有意识的感知）和内侧颞叶及其他脑区的记忆过程共存

时，有意识的回忆才会发生。回忆仅是记忆建立和保存的表现形式。

由此，在麻醉状态下形成记忆的患者一定不可能是真正无意识的——他们记忆的产生一定源于一些意识片段的形成。不过，意识和记忆并非互为必要条件，即麻醉时意识的存在并不一定会导致记忆的产生。临床麻醉中一些现象无疑是这一说法的铁证，如患者接受小剂量丙泊酚或咪达唑仑诱导后可以进行逻辑清晰的对话，而事后却无法回忆谈话内容；又如全麻苏醒期的患者可以遵循指令有意识地做出反应（以证明拔管可以安全进行），而事后却不能清楚地回忆起这些有意识的活动。由此，麻醉药物一定对与意识无关的记忆过程有直接影响。而这些观察到的现象也为系统研究麻醉药物对记忆的影响奠定了基石。

正常记忆的组织结构和功能

多重记忆系统

"记忆"一词在日常用语中一般指陈述性记忆。陈述性记忆是对之前发生的事件和已习得知识的描述，陈述性记忆经意识获得，也可受到注意力和执行功能控制。当人们提及麻醉诱导记忆丧失时，指的也是这种陈述性记忆的丧失。

陈述性记忆由不同重要组分构成，需要加以区别。首先，是情景记忆和语义记忆的区别。情景记忆是对事件的回忆，具有明确的时空背景（如回忆自传性事件时，回忆内容有明确的个人经历感受、时间和地点）；而语义记忆是回忆应用定义、事实证据和常识知识的能力，不依存于特定的时空背景（如回忆珠穆朗玛峰是世界最高峰时，不依赖于获得这一知识的时间和地点）。情景记忆系统能快速进行时空定位，并高度依赖于内侧颞叶、额叶和顶叶结构[137-138]；而语义记忆系统的调用相对较慢，并散在分布于紧密映射到预设模式网络的皮质区。这是一个活跃于静息状态和自然认知过程的庞大系统[135, 139]。其次需要进行区别的是情景记忆中的回忆和熟悉。回忆涉及对先前事件专属场景细节的特定记忆，而熟悉是对一个事物曾遇到过的感觉，并不附加特定的场景细节。目前普遍认同的观点是，回忆和熟悉来自内侧颞叶内部不同的神经解剖结构和加工过程。边缘皮质接收来自感觉联络区的输入，并通过编码和检索识别某一事物的特征（信息的内容）来支持熟悉度判断。海马旁回和内嗅区接收来自空间处理脑区的信息输入（事件发生

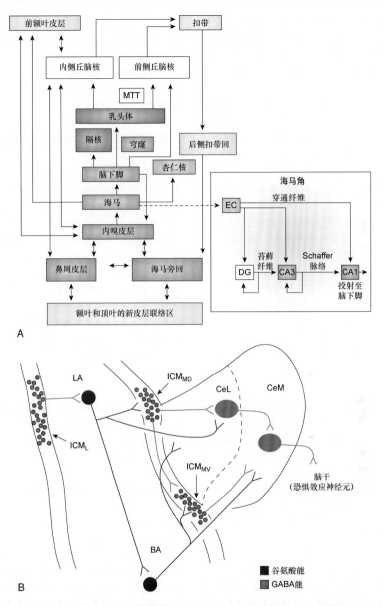

图 9.4 内侧颞叶记忆系统。（A）内侧颞叶、间脑核与新皮质联合区结构的单向或双向网络连接表征。CA，海马角；DG，齿状回；EC，内嗅皮质；MTT，乳头体丘脑束。（B）杏仁核的内在连通性。BA，基底核；CeL，中央核外侧段；CeM，中央核内侧段；ICM_L，外侧中间细胞团；ICM_MD，背侧中间细胞团；ICM_MV，腹侧中间细胞团；LA，外侧核（[A] Modified from Bartsch T, Butler C. Transient amnesic syndromes. Nat Rev Neurol. 2013；9 [2]：86-97，Figure 2.[B] Modified from Duvarci S, Pare D. Amygdala microcircuits controlling learned fear. Neuron. 2014；82 [5]：966-980，Figure 2.)

的地点），并通过编码和检索相关场景来协助回忆。海马将事物和场景联系起来，可能是回忆所必需的结构（译者注：这里应指的是近期回忆，因为 H.M. 切除双侧海马后，仍保留远期回忆），但海马在熟悉程度的判断中几乎没有作用[140-141]。

其他形式的记忆则与陈述性记忆是分离的。程序性记忆研究发现，健忘症患者在对任务没有陈述性记忆的情况下也能学习手眼协调技能，这一现象反映了陈述性记忆和程序性记忆的区别。程序性记忆依赖于尾状核。记忆减退患者也有完整的程序性记忆启动[142]，也就是说，某一刺激对随后相同刺激的影响是一个无意识的过程。例如，健忘症患者对曾见过的图片的命名比未见过的图片的命名快 100 ms，尽管患者对自己曾见过该图片没有陈述性记忆[143]。启动效应（priming effects）的神经解剖基础位于处理知觉和场景信息的脑区（译者注：启动效应是根据之前对相同或相关刺激的经验而产生的在处理刺激时的速度、偏倚或准确性的变化），因此也随信息的性质而变化[144]。最后介绍情绪记忆系统，这一领域的研究工作非常丰富。经典的实验模型是巴甫洛夫恐惧条件反射实验及相关变体，实验将情感上中立的条件刺激与厌恶性非条件刺激相结合，导致条件刺激下无意识的生理和（或）行为反应。该回路汇聚了来自外侧杏仁核、基底外侧核及中央核的所有传入模式，而这些核团广泛投射至调节皮质和皮质下区域（图 9.4B）[145-146]。随着对不同记忆系统的深入研究，记忆的研究框架已转向功能和解剖的多种记忆系统模型[147]。

工作记忆是指在意识流中保持有限信息的能力，并负责执行复杂的认知任务，如推理、理解和学习[148]。工作记忆的概念是从早期短期记忆概念发展而来的，但是其大部分内容已经被替代，这两个概念不可混用。工作记忆意味着既是短期记忆储存形式又具有可操作的能力。目前最有影响力的模型由 Baddeley 和 Hitch 在 1974 年首次提出[149]。该模型把工作记忆分为容量有限的三个子系统：①语音环路：通过声音或默读保持信息，例如记住一个电话号码；②视觉空间画板：用于保存和处理空间、视觉和运动觉信息；③中枢执行：负责调节选择性注意和抑制。随后加入了第四个子系统：情节缓存，负责多维陈述的临时存储和与陈述性记忆的整合[150]。

传统观点认为，工作记忆与内侧颞叶无关[151]，虽然近期空间工作记忆的研究对这一观点提出质疑[152]，但目前依旧认为，工作记忆依托于散在分布于皮质网络中持续活动且灵活分配的资源，其核心区位于背外侧前额叶皮质（dorsolateral prefrontal cortex，DLPFC），与顶叶皮质、丘脑、尾状核和苍白球相连[153]。工作记忆与内侧颞叶在功能和结构上的区别并不意味着工作记忆和陈述性记忆系统间没有相互作用。工作记忆依靠陈述性记忆来提供语义和场景。在工作记忆任务中，与陈述性记忆相关的皮质知觉区激活，且该激活与前额叶皮质同步性增加[154]。反之，陈述性记忆的形成受工作记忆加工处理的深远影响，处理程度越高，学习效果越好[155]。

记忆从短期存储到稳定长期存储的过渡是连续的，人们曾认为记忆是在系统间顺序传输。然而，这一观点受到了罕见病例的挑战——一些患者表现出选择性的短期记忆缺陷，却能保留完整的陈述性记忆。最近研究也证实了记忆在多个系统中并行存储的假说[156]。

长时程增强、突触标记和记忆强化模型

Müller 和 Pilzecker 在 1900 年首次提出了记忆巩固假说[157]。他们指出，新的记忆在形成后的一段时间内可被其他学习信息扰乱。这种被称为"倒摄抑制"的效应是时间依赖性的，即记忆的易感性在学习的即刻最强，并随时间而减弱。Müller 和 Pilzecker 提出，记忆痕迹形成之初以一种"脆弱"的状态存在，随后通过巩固过程变稳定。时至今日，巩固假说仍是理解记忆和行为过程的基础。

整合记忆痕迹的前提是建立记忆痕迹，这一过程称为编码。编码指当经历某一事件时，调控神经表征的网络不会立即返回其之前的状态，而是调整为可以再次强化激活的状态。突触可塑性和记忆假说认为，神经活动诱导的突触可塑性对于信息存储（记忆的基础）是必要的和充分的[158]，在这一理论下，编码意味着某种形式的突触可塑性的启动。虽然编码本身不负责记忆痕迹由短期向长期的传递，但编码为长期记忆的形成提供了可能。

人们对编码记忆相关的神经关联最小单位尚未完全理解。细胞模型显示，突触强度的功能性改变可以在树突棘结构不变的情况下发生[159]。记忆早期通过结构和功能重塑所产生的永久性变化代表了记忆巩固的神经关联。目前广泛应用的细胞模型是长时程增强（long-term potentiation，LTP）[160]，LTP 指在一定刺激后，突触传输效能的持久增强。LTP 在海马和其他传入通路中大量发生[161]。LTP 可由非生理性高频刺激诱发，也可由类似生理性活动的刺激诱发。可诱发 LTP 的刺激频率主要在 theta 波（4～8 Hz）范围内[162]，而海马区 theta 波同步振荡对形成记忆至关重要[134]，表明 LTP 与记忆有显著相关性。

涉及 LTP 机制的研究广泛而深入，这里仅简单介绍与麻醉相关的研究。大多数 LTP 的诱导需要激活突触后 N- 甲基 -D- 天冬氨酸（N-methyl-D-aspartate，NMDA）受体[163]，诱发 Na^+ 和 Ca^{2+} 流入。这一细胞内 Ca^{2+} 的增加是触发 LTP 的关键因素。随后，钙-钙调蛋白依赖激酶 Ⅱ（calcium-calmodulin-dependent kinase Ⅱ，CaMK Ⅱ）被激活并自磷酸化，导致细胞

骨架重构[164-165]。其他细胞信号的级联激活也有助于 LTP[166]。LTP 的最终结果是介导蛋白合成,这一过程发生在胞体和树突局部,并导致突触结构的持久性变化[167]。蛋白合成抑制剂可以持续阻止体外实验中 LTP 的产生,在动物实验中阻碍学习过程[168]。

LTP 分为两个阶段:早期 LTP(early LTP,E-LTP)不涉及蛋白合成,可以在维持数分钟至数小时,而晚期 LTP(late LTP,L-LTP)依赖于细胞内信号和蛋白合成,可维持数天。突触增强(和记忆)的持续存在受围绕编码的事件影响,"突触标记和捕获假说"从机制上解释了这一现象[169]。该假说认为,在 E-LTP 过程中激活的突触通过一个不依赖于蛋白合成的机制标记,该标记为持续的 L-LTP 奠定基础。但为使级联反应继续进行,这些标记必须在胞体或树突中捕获可塑性蛋白(plasticity-related proteins,PRP,由神经活动诱导合成)。突触标记模型解释了单个神经元的数千个树突如何同时处于记忆的不同阶段参与记忆稳定过程,因为标记和 PRP 捕获不需要作为一个整体进程。

再巩固

人们对记忆巩固理解的重大转变归功于 Nader 等在 2000 年的报道。他们发现,听觉恐惧条件反射的陈旧记忆通常对蛋白抑制剂不敏感,但当该记忆重新获得时,就会重新变得对蛋白抑制剂敏感[170]。这表明对一个记忆的检索会使其暂时具有可塑性,随后再重新进入稳定状态。这一过程称为再巩固,可塑性期称为再巩固窗。该机制与初始的记忆巩固共享许多 LTP 过程,但也在细胞水平和系统水平表现出一些截然不同的特性[171]。再巩固作为一个调节过程,可以强化已存在的记忆,同时,也提供了一个更改记忆的窗口,可在已经存在的记忆中添加新的信息,也可通过阻断再巩固过程削弱记忆的存在[172]。再巩固的后一种特性引起了转化医学极大的兴趣,因为动物实验已经反复证实,通过药物和行为干预再巩固的过程,能够修改甚至消除恐惧记忆[173]。事实也证明,在窗口期阻止特定行为可消除人类的恐惧记忆[174]。

相位同步与耦合

集合和网络中的神经元处于兴奋和抑制的振荡变化状态。这些振荡的相位同步通过在大脑不同功能区域间创建瞬态和动态关联进行神经通信。相位同步可

能是神经可塑性和记忆的基础[134]。许多研究表明,在执行记忆任务期间的相位同步动力学可能与长期记忆和工作记忆的性能有关[175-176]。gamma 波(30 ~ 100 Hz)同步是海马 Hebbian 可塑性(又称"峰电位时间依赖可塑性")的一种重要形式。计算拟合模型和实验数据都表明,通过协调神经元集合中的突触前棘波,gamma 波的频率和相位产生快速变化来调节这种可塑性,从而有效地识别单一事件[177]。

记忆编码的另一个特性是 gamma 波与 theta 波(4 ~ 8 Hz 范围)的慢波同步振荡相耦合[178]。在海马体和内嗅皮质中显著的 theta 振荡在受到刺激时发生相位重置。相位重置涉及的区域分布广泛,是一种有效的跨区域通信机制[179]。海马-内嗅皮质系统的 theta 相位重置和同步与陈述性记忆有关[180],而杏仁核-海马系统的 theta 相位重置和同步则与恐惧记忆有关[181]。theta 相位和 gamma 振荡之间的耦合与陈述性记忆形成相关[180,182]。也有提议使用简化模型,以代码形式有序地呈现多个项目和空间的耦合[183]。theta 相位和 gamma 相位之间的耦合可以使神经元棘波具有更精确的时间协调性,并可以编码工作记忆中多个互不相干的项目[184]。

麻醉药物对人类陈述性记忆功能的影响

麻醉药物可能通过多种途径干扰记忆并导致遗忘。多数机制无法直接通过人类评估,但可以根据记忆过程的特征设计实验进行间接检验。麻醉对记忆影响的研究所使用的模型和实验方案借助了相对成熟的记忆研究相关方法,使其研究结果也更有说服力。

逆行性记忆的行为学研究

系统性研究没有发现麻醉药导致人类逆行性遗忘的证据(尽管存在少数个案报道)。诱导剂量的硫喷妥钠、美索比妥或丙泊酚都不会诱发逆行性遗忘[185-186]。成年患者能保留给予 2 mg、5 mg 或 10 mg 咪达唑仑前 4 min 的视觉记忆[187]。在术前准备区或手术室内,患者诱导前对词汇的记忆也是正常的[188]。针对儿童患者的研究显示,咪达唑仑、丙泊酚或右美托咪定诱导前的图像记忆也是正常的[189-191]。在成年志愿者和靶控输注的实验室中,输注丙泊酚、咪达唑仑、硫喷妥钠或右美托咪定前的图片和文字记忆都不受影响[192-194]。

一些设立非麻醉对照组的研究发现,麻醉药反而

导致给药前记忆增强，这一现象称为逆行易化。在一项使用丙泊酚进行轻度镇静的研究中，受试者在用药前 24 h 内的单词记忆相对增强[195]。在精神药理学领域的文献报道中，咪达唑仑和其他苯二氮䓬类药物也出现类似作用[196]。逆行易化的机制可以通过逆行干扰解释。逆行干扰是指脑力劳累会抑制新形成记忆的巩固，而刚形成的记忆是最脆弱的[197]，即使新引入的记忆内容和刚形成的记忆内容不相关，新 LTP 的引入仍会干扰刚形成的 LTP 和记忆能力[198]。当新形成的 LTP 受到选择性 NMDA 拮抗剂阻断时，这一新 LTP 就不会对近期形成的其他 LTP 产生干扰，记忆能力也得到提高[199-200]。由此，对丙泊酚和苯二氮䓬类药物诱导逆行易化的简单解释是，这些药物同样通过 GABA 能途径调节新 LTP 的产生，防止巩固近期记忆所需的资源被新的记忆占用，进而提高近期形成的记忆的保存率。

逆行易化的发现和逆行性遗忘的缺失表明，至少对于人类而言，GABA 能神经元相关的麻醉遗忘的关键机制涉及巩固级联反应中非常早期的过程。但很难想象这一早期影响会干扰记忆下游蛋白转录过程。若真如此，则麻醉药物将会干扰记忆系统对已发生事件的持续巩固，继而形成一个逆行性遗忘时间窗。尽管这一推论与目前临床研究相违背（临床研究未观察到麻醉药物的逆行性遗忘现象），基于诱导假说的另一个模型却发现，在啮齿动物中 GABA 能麻醉药对下游蛋白转录过程确实有直接影响[201-202]。

虽然药理学研究中未观察到逆行性遗忘现象，但临床实践中，确实有一定比例的患者不能回忆起麻醉前短时间内所发生的事件，且这种现象随患者年龄增长而增加[203]。急性应激和焦虑对记忆产生的复杂的去甲肾上腺素介导的影响可能是促成这一现象的原因[204]，但尚需进一步研究证实。

麻醉遗忘的数学模型

记忆衰退的数学模型被用来描述多种静脉麻醉药的遗忘效应[193]，该功率衰减函数由两个参数构成：

$$m_t = \lambda t^{-\Psi}$$

λ 反映了最初的记忆强度（编码指数），Ψ 表示衰变的速率（整合指数）。不同麻醉药物调节这两个系数的方式显著不同。丙泊酚是一种典型的遗忘药物，它允许记忆过程对物质进行稳健的编码，但由于巩固功能丧失，信息随后加速衰减。而右美托咪定则导致典型的记忆障碍，它使得信息不能进行有效编码，但对编码记忆的后期巩固几乎没有影响。苯二氮䓬类药物咪达唑仑的表现与丙泊酚类似，在低剂量时选择性地导致记忆巩固功能丧失，同时保持编码功能的完整，但随着剂量的增加，咪达唑仑也能造成显著的编码功能障碍。而硫喷妥钠导致显著的记忆编码失败，但对巩固功能影响很小。在不同麻醉药物中观察到的模式差异意味着非特异性 GABA$_A$ 激动作用本身不足以解释麻醉药物诱导记忆巩固失败的作用。

麻醉药作为编码调节器对注意力和觉醒的影响

麻醉药物对编码过程的影响与注意力调节有关。选择性注意由不同的网络支配，这些网络负责调节警觉性、目标定向和执行控制功能[205]；涉及调节短距离连接和长距离连接的跨神经元相位同步[206]，并且是成功建立陈述性记忆的必要条件[207]。大多数麻醉药物对注意力的主要作用是降低觉醒，但 NMDA 拮抗剂氯胺酮例外，它主要作用于定向和选择[208]。硫喷妥钠使左右前额叶皮质（left inferior prefrontal cortex，LIPFC）兴奋性的下降影响注意力，而丙泊酚则没有这种效果[209]。在测试的 225 min，硫喷妥钠和右美托咪定对记忆的影响可通过觉醒状态预测，而丙泊酚导致记忆缺失的程度远大于仅通过觉醒预测的程度[194]。在麻醉相关记忆丧失的数学模型中，唤醒可以精确地预测右美托咪定、硫喷妥钠、咪达唑仑和丙泊酚等药物在镇静浓度范围内的编码强度指数[193]。总之，对于那些主要通过导致编码失败而影响记忆的药物，可以通过觉醒与否预测给药后记忆功能的存在情况。

皮质编码过程的神经影像学研究

少数功能性神经影像学研究评估了麻醉药在记忆编码过程中对皮质区域兴奋性的影响。一项早期的 PET 研究通过单词记忆任务探究丙泊酚的镇静作用，发现与编码功能和随后的语言任务记忆相关的左下前额叶皮质区域的变化相对保守[210]，表明丙泊酚没有阻碍支持编码所需的过程。相比之下，与执行控制和运动规划的认知控制功能最相关的背外侧前额叶皮质区的兴奋性下降[211]。在随后的一项使用听觉深度的研究中，镇静剂量的硫喷妥钠可降低左下前额叶皮质的活化，而丙泊酚对左下前额叶皮质的活化没有明显影响[209]。但也有研究发现丙泊酚减少编码区域的激活。一项丙泊酚轻度镇静对句子理解任务影响的 fMRI 研究发现，受试者对句子记忆能力的下降与左额下回（left inferior frontal gyrus, LIFG；属于左下前额叶皮质的一部分）和颞中回的兴奋性降低相关[212]。另一项使用单字编码任务的研究显示，镇静剂量的丙泊酚降低了左额下回的兴奋性并导致记忆丧失。同时，该研究还发现左额下回与一些涉及语言处理和记忆任务的额顶叶和颞叶区域（包括颞中回和楔前叶）之间存在完整的连接[213]。

需要注意的是，一些功能神经影像学研究在评估镇静剂量的麻醉药物作用时，使用的是与记忆编码任务类似的实验任务，但未将记忆编码作为主要研究目的，这些实验的结果固然有意义，但需要谨慎解释。一项早期 PET 研究使用音调识别实验范式对镇静剂量的咪达唑仑进行研究，发现在 Brodmann 分区系统的第 9、10 和 46 区出现剂量依赖性兴奋性下降，这些区域与背外侧前额叶皮质和左下前额叶皮质重叠[214]。通过 fMRI 对丙泊酚镇静过程中语义文字处理的研究发现，尽管受试者存在完整的行为反应，但左额下回的兴奋性呈剂量依赖性下降[215]。低剂量右美托咪定的 fMRI 研究发现，在情绪图片记忆任务中 Brodmann 分区系统的第 9 区和第 10 区的双侧前额叶的兴奋性受到广泛抑制，但该研究没有具体分析编码性能的改变[216]。最近一项使用音乐刺激的研究发现，镇静剂量的右美托咪定和咪达唑仑会降低初级和次级听觉处理区的兴奋性，而丙泊酚没有此作用[217]。其他涉及静息状态网络的评估，或在深度镇静反应丧失水平下涉及皮质对外界刺激的被动激活的神经影像学研究，不应视为记忆研究[217]。

内侧颞叶功能的神经影像学研究

两项研究通过事件相关 fMRI 评估低剂量丙泊酚和右美托咪定对内侧颞叶的激活，发现丙泊酚引起的记忆丧失程度与海马两侧兴奋性减少的程度呈线性相关[218]，并与行为巩固过程的失败相关。与丙泊酚相比，右美托咪定不降低海马的整体兴奋性水平，但随后记忆效应也减弱，即右美托咪定造成的海马变化与随后记忆能力下降的相关性较弱[216]。一种解释是，右美托咪定的这一现象反映的是大脑皮质编码过程的减弱对下游的影响。更早的一项苯二氮䓬类药物劳拉西泮和胆碱能拮抗剂东莨菪碱的研究发现，记忆减退与海马前部的兴奋性降低有关[219]，并伴有梭状回和额下皮质编码区兴奋性下降。另一研究发现，0.25% 的七氟烷能降低海马对听觉和视觉刺激的反应，但该

研究没有对记忆表现进行评估[220]。

少数研究使用皮质脑电图和植入癫痫患者脑深部的电极来评估麻醉效果，但都没有能涉及记忆功能研究。其中一项研究评估了轻度镇静浓度的丙泊酚对海马波谱相干性和静息时功率特性的影响，发现海马-内嗅区的自发相干性在 delta 波段显著增加，而在其他波段的变化极小[221]。但该研究未对皮质-海马的一致性进行评估。

皮质事件相关电位的研究

一些记忆领域的研究引入事件相关电位（event-related potential, ERP）参数。ERP 是脑电图中对刺激产生的微小而特定的正负信号波动，这一波动在刺激后的固定时相发生，并可通过叠加（通常＞ 50 次）重复试验的结果进行识别。ERP 的机制是刺激引起正在进行的振荡发生相位重置，而不是诱导了新的振荡生成[222]。

一项关于东莨菪碱、劳拉西泮和苯海拉明的早期 ERP 研究表明，药物对觉醒和记忆的影响在电生理水平上可能是可分离的，尽管这些研究没有直接评估记忆[223]。上述研究中，三种药物都能观察到与觉醒相关的 P1N1 和 N1P2 早期复合物的变化。与后期记忆相关的复合物，尤其是 P3 和 N2P3 的变化，只在东莨菪碱和劳拉西泮组出现，而在苯海拉明组没有出现。苯海拉明是一种抗组胺药，能引起镇静，但不能导致记忆丧失。随后，一系列使用记忆特异性实验范式（译者注：实验范式即相对固定的实验程序）评估不同静脉麻醉药的研究在该研究基础上拓展。在一项非文字记忆任务中，丙泊酚诱导的记忆丧失与编码任务时的 P300 振幅降低有关[224]。随后一项研究中，通过使不同药物达到同等镇静水平，发现麻醉药物的记忆效应独立于其镇静作用，丙泊酚和咪达唑仑导致 P300 和 N2P3 的振幅下降[225]，N2P3 是后续记忆表现的最佳预测因子。所有药物都呈现 N2 潜伏期与反应时间的相关性，而反应时间是镇静作用的一个替代指标。

另一项实验研究了起源于顶叶楔前叶区域（parietal precuneal region, Pz）的早期潜伏期 ERP 和中潜伏期 ERP，并将它们与描述编码和巩固失败程度的系数联系起来[226]。在多种类型不同剂量的药物研究中，记忆巩固失败与编码时观察到的 P2 振幅和 N2 潜伏期密切相关。由于视觉 P2N2 复合物来源于 theta 同步振荡[227]，一种可能的解释是，麻醉药物对记忆巩固影响的共同机制涉及巩固诱导时发生的分布于皮质-海马网络上的 theta 振荡变化。此外，P2N2 和记忆衰减系数也与反

应时间密切相关，而这一相关可能涉及区域间的同步性[228]。但目前并没有药理学方面的遗忘研究对皮质–海马同步进行直接测量。另有研究分析了新旧效应。新旧效应是顶叶 ERP 的稳健现象，用于区分初次暴露反应与作为记忆强度标记的后续暴露反应[229]。丙泊酚和咪达唑仑在给药 27 s 时显著降低了新旧效应，尽管此时记忆能力保持不变，再次证明了脑电改变作为记忆受损的早期标记先于可检测水平的行为学改变。

通过不同的实验范式评估不同浓度丙泊酚麻醉下的听觉 ERP[230-231]，发现丙泊酚会导致剂量依赖性的错配负性信号（mismatch negativity）和早期右前负性信号（early right anterior negativity，ERAN）的下降，这些负性信号由特定的音乐信息引起，并与联想记忆有关。而由初级听觉处理产生的 P1 复合体，即使在深度镇静状态下也不受影响。

麻醉对内侧颞叶记忆过程和行为影响的非人类研究

麻醉对内侧颞叶可塑性的影响

GABA 能中间神经元在海马各亚区间投射[232]，为麻醉药物提供了大量潜在作用靶点。早期涉及 Schaffer 联合通路的强直刺激研究中[233]，异氟烷通过低频刺激阻断了 LTP 和长时程抑制（long-term depression，LTD）的产生。这一作用可被 GABA$_A$ 受体拮抗剂印防己毒素逆转，这成为异氟烷通过 GABA 能神经元影响 LTP 的有力证据。类似实验中，遗忘浓度的七氟烷也能阻断 LTP，并可通过添加 GABA$_A$ 拮抗剂荷包牡丹碱阻止七氟烷的这一作用[234]。最近的一项研究发现，新生大鼠暴露于七氟烷造成尖端树突棘密度减少、突触超微结构损伤、突触小泡相关蛋白表达升高，并抑制 LTP 形成，但 LTD 不受影响[235]。另一项涉及海马的研究发现，成年小鼠暴露于异氟烷 24 h 后认知功能意外提高，并伴有 NMDA 受体 2B 亚基上调和 LTP 增强[236]。

一系列研究表明，丙泊酚抑制 LTP 的诱导，但不影响 LTP 的维持，对 LTD 也无影响。这一作用可被印防己毒素阻断，表明该现象涉及 GABA$_A$ 受体介导的机制[237-238]。值得注意的是，一项研究发现丙泊酚只在麻醉浓度下抑制 LTP，而在遗忘浓度时不抑制 LTP[238]。丙泊酚也可以抑制构成 LTP 的子过程[239-241]。丙泊酚降低海马区活性相关细胞骨架蛋白（activity-related cytoskeleton-associatedprotein，Arc）

的表达，进而抑制逃避反应，但丙泊酚并不降低 Arc 的 mRNA 表达水平[202]，这表明丙泊酚的这一作用涉及转录后机制。

海马 GABA$_A$ 能中间神经元显著高表达 α_5 亚基。已知 α_5-GABA$_A$ 受体调节的 theta 波的极窄频段范围内诱发的 LTP 对记忆功能意义重大[242]。这些现象启发人们在麻醉药物研究中引入 α_5-GABA$_A$ 敲除小鼠。在海马 CA1 神经细胞中，依托咪酯阻断野生小鼠 LTP 的产生，但对 $\alpha_5^{-/-}$ 突变小鼠无影响。在行为学实验中，$\alpha_5^{-/-}$ 突变小鼠能抵抗依托咪酯的遗忘作用[243]。此外，依托咪酯对 LTP 和记忆行为的影响能被 L-655、708 阻断。L-655、708 能选择性下调 α_5-GABA$_A$ 受体活性[244]。在 1 MAC 异氟烷麻醉研究中，也观察到野生小鼠发生记忆缺陷，而 $\alpha_5^{-/-}$ 突变小鼠和接受 L-655、708 注射的野生小鼠记忆不受影响[245-246]。此外，依托咪酯和异氟烷导致的 α_5-GABA$_A$ 受体表达增加至少需要 1 周才能返回基线水平[247]。

除 α_5 亚基外，其他亚型也参与麻醉诱导的记忆丧失。α_4-GABA$_A$ 受体主要在齿状回和背侧丘脑高表达。α_4 敲除影响异氟烷的遗忘效应，但不影响其麻醉效果[248]。令人困惑的是，β_3-GABA$_A$ 受体基因敲除小鼠能抵抗异氟烷的遗忘效应[249]，但 β_3-GABA$_A$ 受体的基因敲入（译者注：通过基因敲入造成 β_3 亚基点突变）却不能影响异氟烷的遗忘效应[250]。类似的现象也出现在 α_1 亚基相关研究中[251-252]。

麻醉药对海马 theta 波影响的在体研究也有报道。一项研究使用恐惧条件反射范式检查异氟烷、氧化亚氮和氟烷的遗忘浓度，发现海马依赖性情景条件反射的抑制与 theta 波峰频率的减慢成正比[253]。另一项研究也表明，异氟烷在不改变绝对功率的情况下，使海马 CA1 神经元束的 theta 波振荡减慢[254]。东莨菪碱引起记忆丧失的剂量与 theta 振荡的加速有关，但当不存在 theta 振荡加速时，则可能提高学习能力[255]；而无论 theta 振荡是否存在，都能观察到东莨菪碱引起的绝对功率的损失。综上，这些发现表明不同麻醉药可能通过不同形式的海马波的中断导致记忆丧失。

麻醉对恐惧记忆系统影响的人类和非人类研究

杏仁核依赖的恐惧系统

杏仁核是一群相互连接的神经核团，位于海马前部，有传入和传出的投射，这些投射分布于皮质和皮质下结构的广泛区域。杏仁核对恐惧学习和恐惧记忆至关重要。依赖于杏仁核的经典恐惧条件反射（巴甫洛夫）的系统研究发现了许多相关机制和回路[145-146]。基底外侧杏仁核（basolateral nucleus of the amygdala，BLA）也调节海马体和其他地方的记忆编码和巩固，以应对情绪、觉醒和压力[256]。其机制依赖于 BLA 内的去甲肾上腺素能投射，去甲肾上腺素能投射同时作用于 BLA 的 α 受体和 β 受体[257]，并可由系统应激信号（尤其是糖皮质激素和肾上腺素）触发[258-259]。杏仁核-海马连接通过直接和间接的投射发生，并依赖于 theta 振荡同步[181, 260]。杏仁核含有许多 GABA 能麻醉药的靶点。

麻醉对非人类恐惧系统的影响

由于各种形式的恐惧条件作用是动物模型中研究记忆的主要实验方法，故几乎所有关于麻醉对记忆影响的研究都加深了麻醉对恐惧系统影响的理解。除了从大量文献中得出 GABA 能麻醉药普遍阻断恐惧记忆习得这一中心结论之外，还有一些研究因涉及麻醉药物对恐惧回路和恐惧行为影响而备受关注。

大量证据表明，麻醉对恐惧记忆的影响是由杏仁核 GABA 能机制介导的。咪达唑仑选择性注射在 BLA 可阻断恐惧记忆的获得和相应的应激增强[261]，在接受地西泮、丙泊酚和七氟烷麻醉的大鼠，损毁 BLA 可阻断抑制性逃避任务的顺行性遗忘[262-264]。此外，在 BLA 中注射选择性 $GABA_A$ 拮抗剂荷包牡丹碱可阻断丙泊酚和咪达唑仑的作用[202, 265]。

麻醉药在某些情况下可以增强恐惧记忆。条件刺激后立即给予丙泊酚或氯胺酮会造成记忆保留率提高[266-267]。如前所述，这可能是一种逆行促进。但同样方式给予右美托咪定，则会导致记忆保留率降低。在创伤后应激障碍大鼠模型中，恐惧学习后立即给予丙泊酚和氯胺酮，可增强长期的恐惧行为，而右美托咪定则没有此效果[267]。记忆消除训练用于缓解习得性恐惧表现。在记忆消除训练中给予咪达唑仑，会阻断消除训练的效果[261]，而且也会阻止减少习得性恐惧的表现[268]。当七氟烷以非常低的非镇静剂量（0.11%）使用时，会增强条件恐惧作用[269-270]。

麻醉对人类恐惧系统的影响

曾有三项功能性神经影像学研究直接探讨了麻醉对情绪记忆的影响。使用 PET 和路径分析的研究表明

（彩图 9.5 下）[271]，人类对负性情绪比中性情绪具有更深刻的记忆，0.1% 和 0.2% 的七氟烷麻醉均不能影响负性情绪记忆。但 0.25% 的七氟烷可以阻断负性情绪记忆，且这一阻断与从右侧杏仁核到海马体以及从右侧基底核到海马体的连接有效性下降有关。此外，七氟烷调节情绪感知，使人们对刺激感受的评定更倾向于中性。一项 fMRI 研究表明，镇静剂量的丙泊酚并不会降低杏仁核对消极刺激的反应，但海马体的激活明显减弱（彩图 9.5 上），并与记忆丧失和对高级情绪内容记忆的丧失有关[218]。这表明，皮质和皮质下负责情绪解释的功能区以及传入杏仁核激活的过程相对不受丙泊酚遗忘水平的影响，而依赖于杏仁核的调节海马可塑性的传出过程被中断。一项关于右美托咪定的 fMRI 研究也报道了右美托咪定不影响消极刺激导致的杏仁核激活[216]，但与丙泊酚不同的是，右美托咪定保留了高级情绪记忆，而左侧杏仁核和海马的激活与随后的记忆相关。综上，这些研究提示丙泊酚可能对杏仁核-海马调节轴具有更针对性的作用。一个可能的解释是，丙泊酚引起的 theta 振荡同步的丧失显著干扰了杏仁核-海马的连接，而蓝斑的 $α_{2A}$ 拮抗仅引起下游基底外侧杏仁核有限的去甲肾上腺素信号的衰减。

临床意义

杏仁核反应异常涉及许多以恐惧为基础的精神疾病，包括焦虑、恐惧症（phobia）、惊恐障碍（panic disorder）（译者注：惊恐障碍指突发突止的惊恐发作，不受情景限制、没有特定诱因，不可预知；而恐惧症指针对某一特定事物或场景的恐惧）和创伤后应激障碍[272]。手术和重大疾病创伤相关神经体液应激反应会导致儿茶酚胺、糖皮质激素和其他可促进杏仁核恐惧相关神经可塑性改变的介质水平的复杂变化，并往往包含情感应激。目前还不清楚这些介质水平的升高（或降低）在何种特定情况下会导致神经心理功能的长期改变，尽管在重症监护环境下的多项研究表明，应激和外源性儿茶酚胺的使用与远期不良结局相关[273]。在外科手术人群中，与手术相关的创伤后应激障碍综合征的发生率为 16%[5]，与暴力受害者相似。麻醉药在围术期或重症治疗中对神经系统可塑性的影响与否，在理论上有可能对长期的心理后遗症产生正面或负面的作用。然而目前没有足够的临床数据来提供具体的建议。

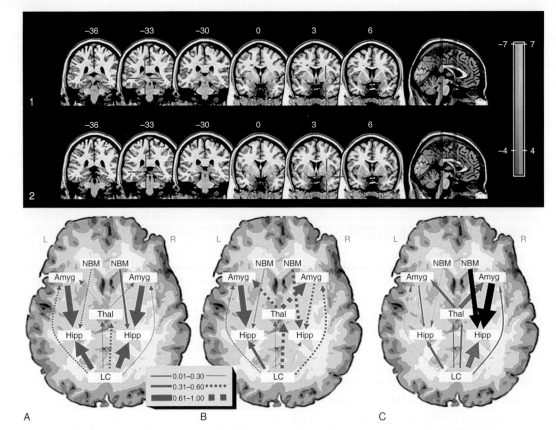

彩图9.5 麻醉对情绪记忆系统的影响。(上图)杏仁核(0,3,6)和海马(−30,−33,−36)的功能性磁共振冠状位扫描成像显示消极事物与中性事物的唤起反应的不同。控制组(上排)显示杏仁核和海马对含有情绪信息的反应增强,而丙泊酚组(下排)仅有杏仁核的反应增强,海马不增强。(下图)静息状态下的连接路径图,实线表示某一区域对另一个区域产生积极影响,虚线表示消极影响,线宽表示影响程度。(A)在对照组中,双侧杏仁核对海马体具有显著正向影响。(B)0.25%的七氟烷阻断行为上的情绪调节,并消除右侧杏仁核和麦氏基底核对海马的积极影响。(C)路径权重的数值差异表明,与七氟烷状态相比,上述两种路径在清醒状态下对网络模型的贡献更大。Amyg,杏仁核;Hipp,海马;LC,蓝斑;NBM,麦氏基底核;Thal,丘脑([A] Modified from Pryor KO, Root JC, Mehta M, et al. Effect of propofol on the medial temporal lobe emotional memory system: a functional magnetic resonance imaging study in human subjects. Br J Anaesth. 2015; 115[suppl 1]: i104-i113, Figure 3;[B] Modified from Alkire MT, Gruver R, Miller J, et al. Neuroimaging analysis of an anesthetic gas that blocks human emotional memory. Proc Natl Acad Sci USA. 2008; 105[5]: 1722-1727, Figure 5.)

麻醉对内隐记忆的影响

内隐(非陈述性)记忆过程不需要意识作为基础,也不依赖于经典的海马可塑性。因此,麻醉药对内隐记忆功能的影响可能与对其陈述性记忆的影响有重要区别。为此,许多研究都在潜意识内寻找内隐加工的证据。一些研究使用"听觉适应性词干任务"或更严格的"加工分离程序"试验。试验要求受试者主动排除前次任务中记住的词条(即这些词条已经由意识捕获);陈述性记忆导致对目标词条的排除,而

内隐记忆会导致对目标词条的熟悉反应。

两项对接受冠状动脉和妇科手术患者的早期研究为词干任务会调用内隐记忆提供了证据[274-275]。另一项研究表明,心外科患者的内隐记忆与术中存在潜伏期听觉诱发电位相关,且与早期皮质 Pa 和 Na 复合体的关系最为密切[276]。随后借助加工分离程序试验证实,创伤患者和接受急诊剖宫产手术的患者都能形成内隐记忆[277-278],并发现存在内隐记忆的程度与双谱指数有关。然而,近期使用类似方法的多项研究却表明未观察到明显的内隐记忆启动,或结果模棱两可[279-281]。目

前很难从这些不同的结果中总结出一个系统性的结论。虽然患者群体和麻醉方案的差异可能是结果迥异的原因，但方法学的限制亦可能导致假阳性和假阴性结果。对接受麻醉的儿童患者内隐记忆的研究也得出了相互矛盾的结果。一项研究认为，患者在麻醉期间从背景白噪声中区分出动物声音的能力有所提高[282]，但其他研究没有发现类似证据[283-285]。

参考文献

1. Sandin RH, et al. *Lancet*. 2000;355:707.
2. Sebel PS, et al. *Anesth Analg*. 2004;99:833.
3. Mashour GA, et al. *Anesthesiology*. 2012;117:717.
4. Leslie K, et al. *Anesth Analg*. 2010;110:823.
5. Whitlock EL, et al. *Anesth Analg*. 2015;120(1):87.
6. Sanders RD, et al. *Anesthesiology*. 2017;126(2):214.
7. Mashour GA, Avidan MS. *Br J Anaesth*. 2015;115(suppl 1):i20.
8. Sanders RD, et al. *Anesthesiology*. 2012;116:946.
9. Noreika V, et al. *Brain Cogn*. 2011;77:327.
10. Brown EN, et al. *Annu Rev Neurosci*. 2011;34:601.
11. Lydic R, Biebuyck JF. *Br J Anaesth*. 1994;72:506.
12. Mashour GA, Hudetz AG. *Front Neural Circuits*. 2017;11:44.
13. Franks NP. *Nat Rev Neurosci*. 2008;9:370.
14. Scammell TE, et al. *Neuron*. 2017;93(4):747.
15. Jones BE. *Handb Clin Neurol*. 2011;98:131.
16. Aston-Jones G, Bloom FE. *J Neurosci*. 1981;1:876.
17. Takahashi K, et al. *Neurosci*. 2010;169:1115.
18. Sirois JE, et al. *J Neurosci*. 2000;20:6347.
19. Mason ST, Angel A. *Eur J Pharmacol*. 1983;91:29.
20. Matsumoto K, et al. *Brain Res*. 1997;754:325.
21. Pillay S, et al. *Anesthesiology*. 2011;115:733.
22. Vazey EM, Aston-Jones G. *Proc Natl Acad Sci. U S A*. 2014;111(10):3859.
23. Lu J, et al. *J Comp Neurol*. 2008;508:648.
24. Kushikata T, et al. *Br J Anaesth*. 2011;107(6):924.
25. Correa-Sales C, et al. *Anesthesiology*. 1992;76:948.
26. Nelson LE, et al. *Anesthesiology*. 2003;98:428.
27. Hu FY, et al. *Anesthesiology*. 2012;117:1006.
28. Zhang Z, et al. *Nat Neurosci*. 2015;18(4):553.
29. Woolf NJ, Butcher LL. *Behav Brain Res*. 2011;221:488.
30. Steriade M. *Front Biosci*. 2003;8:d878.
31. Sleigh JW, et al. *Trends in anaesthesia and critical care*. 2011;1:263.
32. Van Dort CJ, et al. *Proc Natl Acad Sci U S A*. 2015;112(2):584.
33. Keifer JC, et al. *Neuroreport*. 1994;5:577.
34. Keifer JC, et al. *Anesthesiology*. 1996;84:945.
35. Kohlmeier KA, et al. *Neurosci*. 2010;171:812.
36. Vanini G, et al. *J Neurosci*. 2011;31:2649.
37. Flint RR, et al. *J Neurosci*. 2010;30:12301.
38. Vanini G, et al. *Anesthesiology*. 2008;109:978.
39. Vanini G, et al. *Eur J Neurosci*. 2014;40(1):2264.
40. Abulafia R, et al. *J Neurosci*. 2009;29:7053.
41. Minert A, et al. *J Neurosci*. 2017;37(38):9320.
42. Dahan L, et al. *Neuropsychopharmacol*. 2007;32:1232.
43. Ueno T, et al. *Nat Neurosci*. 2012;15:1516.
44. Eban-Rothschild A, et al. *Nat Neurosci*. 2016;19(10):1356.
45. Solt K, et al. *Anesthesiology*. 2011;115:791.
46. Chemali JJ, et al. *Anesthesiology*. 2012;116:998.
47. Solt K, et al. *Anesthesiology*. 2014;121(2):311.
48. Taylor NE, et al. *Proc Natl Acad Sci U S A*. 2016.
49. von Economo C. *J Nerv Ment Dis*. 1930;71:248.
50. Gaus SE, et al. *Neurosci*. 2002;115:285.
51. Sherin JE, et al. *Sci*. 1996;271:216.
52. Szymusiak R, et al. *Brain Res*. 1998;803:178.
53. Gong H, et al. *J Physiol*. 2004;556:935.
54. Saper CB, et al. *Nature*. 2005;437:1257.
55. Nelson LE, et al. *Nat Neurosci*. 2002;5:979.
56. Eikermann M, et al. *Brain Res*. 2011;1426:30.
57. Moore JT, et al. *Curr Biol*. 2012;22:2008.
58. McCarren HS, et al. *J Neurosci*. 2014;34(49):16385.
59. Mileykovskiy BY, et al. *Neuron*. 2005;46:787.
60. Lee MG, et al. *J Neurosci*. 2005;25:6716.
61. Nishino S, et al. *Lancet*. 2000;355:39.
62. Lin L, et al. *Cell*. 1999;98:365.
63. Mesa A, et al. *Anesthesiology*. 2000;92:1194.
64. Yasuda Y, et al. *Anesth Analg*. 2003;97:1663.
65. Zecharia AY, et al. *J Neurosci*. 2009;29:2177.
66. Tose R, et al. *Anesth Analg*. 2009;108:491.
67. Kushikata T, et al. *Anesthesiology*. 2003;121:855.
68. Dong H, et al. *Neuropeptides*. 2009;43:179.
69. Dong HL, et al. *Anesthesiology*. 2006;104:1023.
70. Gamou S, et al. *Anesth Analg*. 2010;111:395.
71. Kelz MB, et al. *Proc Natl Acad Sci U S A*. 2008;105:1309.
72. Friedman EB, et al. *PLoS One*. 2010;5:e11903.
73. Gompf H, et al. *Anesthesiology*. 2009;111:1001.
74. Zhang LN, et al. *Anesth Analg*. 2012;115:789.
75. Zhang LN, et al. *Neuropeptides*. 2016;58:7.
76. Chu M, et al. *Neurosci Res*. 2004;49:417.
77. Liu YW, et al. *J Physiol*. 2010;588:4103.
78. Strecker RE, et al. *Neurosci*. 2002;113:663.
79. Mammoto T, et al. *J Neurochem*. 1997;69:406.
80. Luo T, Leung LS. *Anesthesiology*. 2009;111:725.
81. Zecharia AY, et al. *J Neurosci*. 2012;32:13062.
82. Alkire MT, et al. *Conscious Cogn*. 2000;9(3):370.
83. Alkire MT, et al. *Anesthesiology*. 1997;86:549.
84. Alkire MT, et al. *Anesthesiology*. 1999;90:701.
85. Fiset P, et al. *J Neurosci*. 1999;19:5506.
86. Langsjo JW, et al. *Anesthesiology*. 2005;103:258.
87. Liu X, et al. *Anesthesiology*. 2013;118(1):59.
88. Mashour GA, Alkire MT. *Anesthesiology*. 2013;118(1):13.
89. Alkire MT, et al. *Anesthesiology*. 2007;107:264.
90. Alkire MT, et al. *Anesthesiology*. 2009;110:766.
91. Schiff ND, et al. *Nature*. 2007;448:600.
92. Langsjo JW, et al. *J Neurosci*. 2012;32:4935.
93. Ward LM. *Conscious Cogn*. 2011;20:464.
94. Velly LJ, et al. *Anesthesiology*. 2007;107:202.
95. Verdonck O, et al. *Can J Anaesth*. 2014;61(3):254.
96. Baker R, et al. *J Neurosci*. 2014;34(40):13326.
97. Reed SJ, Plourde G. *PLoS ONE*. 2015;10(4):e0123287.
98. Ching S, et al. *Proc Natl Acad Sci U S A*. 2010;107:22665.
99. Supp GG, et al. *Curr Biol*. 2011;21:1988.
100. Flores FJ, et al. *Proc Natl Acad Sci U S A*. 2017;114(32):E6660.
101. Tononi G. *BMC Neurosci*. 2004;5:42.
102. Boveroux P, et al. *Anesthesiology*. 2010;113:1038.
103. Palanca BJ, et al. *Anesthesiology*. 2015;123(2):346.
104. Ranft A, et al. *Anesthesiology*. 2016;125(5):861.
105. Mhuircheartaigh RN, et al. *J Neurosci*. 2010;30:9095.
106. Liang Z, et al. *J Neurosci*. 2012;32:10183.
107. Schroter MS, et al. *J Neurosci*. 2012;32:12832.
108. Bianciardi M, et al. *Neuroimage*. 2017.
109. Song AH, et al. *J Neurosci*. 2017;37(29):6938.
110. Kaisti KK, et al. *Anesthesiology*. 2002;96:1358.
111. Liu X, et al. *Brain Connect*. 2017;7(6):373.
112. Bonhomme V, et al. *Anesthesiology*. 2016;125(5):873.
113. Friston KJ. *Brain Connect*. 2011;1:13.
114. Lee U, et al. *Anesthesiology*. 2013;118(6):1264.
115. Jordan D, et al. *Anesthesiology*. 2013;119(5):1031.
116. Moon JY, et al. *PLoS Comput Biol*. 2015;11(4):e1004225.
117. Vlisides PE, et al. *Anesthesiology*. 2017;127(1):58.
118. Hudetz AG, Mashour GA. *Anesth Analg*. 2016;123(5):1228.
119. Ferrarelli F, et al. *Proc Natl Acad Sci U S A*. 2010;107:2681.
120. Massimini M, et al. *Sci*. 2005;309:2228.
121. Casali AG, et al. *Sci Transl Med*. 2013;5(198). 198ra105.
122. Murphy M, et al. *Sleep*. 2011;34:283.
123. Lewis LD, et al. *Proc Natl Acad Sci U S A*. 2012;109:E3377.
124. Hudetz AG, et al. *Brain Connect*. 2015;5(1):10.
125. Lee H, et al. *Hum Brain Mapp*. 2017;10.
126. Solovey G, et al. *J Neurosci*. 2015;35(30):10866.
127. Ishizawa Y, et al. *J Neurosci*. 2016;36(29):7718.
128. Huang Z, et al. *J Neurosci*. 2018.
129. Barttfeld P, et al. *Proc Natl Acad Sci U S A*. 2015;112(3):887.
130. Hudson AE, et al. *Proc Natl Acad Sci U S A*. 2014;111(25):9283.
131. Scoville WB, Milner B. *J Neurol Neurosurg Psychiatry*. 1957;20(1):11.
132. Hebb DO. *The Organization of Behavior*. New York: Wiley; 1949.
133. Bliss TV, Lomo T. *J Physiol*. 1973;232(2):331.
134. Fell J, Axmacher N. *Nat Rev Neurosci*. 2011;12(2):105.
135. Binder JR, et al. *Cereb Cortex*. 2009;19(12):2767.
136. Polyn SM, et al. *Science*. 2005;310(5756):1963.
137. Simons JS, Spiers HJ. *Nat Rev Neurosci*. 2003;4:637.
138. Cabeza R, et al. *Nat Rev Neurosci*. 2008;9:613.

139. Raichle ME. *Annu Rev Neurosci.* 2015;38:433.
140. Wixted JT, et al. *Trends Cogn Sci.* 2011;15:210.
141. Eichenbaum H, et al. *Annu Rev Neurosci.* 2007;30:123.
142. Tulving E, Schacter DL. *Sci.* 1990;247:301.
143. Cave CB, Squire LR. *J Exp Psychol Learn Mem Cogn.* 1992;18:509.
144. Henson RN. *Prog Neurobiol.* 2003;70(1):53.
145. Janak PH, Tye KM. *Nature.* 2015;517(7534):284.
146. Duvarci S, Pare D. *Neuron.* 2014;82(5):966.
147. Squire LR, Zola-Morgan S. *Trends Neurosci.* 1988;11:170.
148. Baddeley A. *Annu Rev Psychol.* 2012;63:1.
149. Baddeley A, Hitch GJ. Working memory. In: Bower GA, ed. *Recent advances in learning and motivation.* New York: Academic; 1974.
150. Baddeley A. *Trends Cogn Sci.* 2000;4:417.
151. Shrager Y, et al. *J Neurosci.* 2008;28:4818.
152. Jeneson A, Squire LR. *Learn Mem.* 2012;19(1):15.
153. Ma WJ, et al. *Nat Neurosci.* 2014;17(3):347.
154. Ruchkin DS, et al. *Behav Brain.* 2003;26:709. discussion 28.
155. Craik FIM, et al. *J Verbal Learn Verbal Behav.* 1972;11(671):1972.
156. Kitamura T, et al. *Sci.* 2017;356(6333):73.
157. Dudai Y, et al. *Neuron.* 2015;88(1):20.
158. Neves G, et al. *Nat Rev Neurosci.* 2008;9(1):65.
159. Chater TE, Goda Y. *Front Cell Neurosci.* 2014;8:401.
160. Bliss TV, Collingridge GL. *Nature.* 1993;361(6407):31.
161. Lynch MA. *Physiological reviews.* 2004;84:87.
162. Larson J, et al. *Brain Res.* 1986;368:347.
163. Morris RG, et al. *Nature.* 1986;319:774.
164. Giese KP, et al. *Sci.* 1998;279:870.
165. Malenka RC, et al. *Nature.* 1989;340:554.
166. Cingolani LA, Goda Y. *Nat Rev Neurosci.* 2008;9:344.
167. Costa-Mattioli M, et al. *Neuron.* 2009;61(1):10.
168. Hernandez PJ, Abel T. *Neurobiol Learn Mem.* 2008;89(3):293.
169. Rogerson T, et al. *Nat Rev Neurosci.* 2014;15(3):157.
170. Nader K, et al. *Nature.* 2000;406:722.
171. Tronson NC, Taylor JR. *Nat Rev Neurosci.* 2007;8(4):262.
172. Alberini CM. *Front Behav Neurosci.* 2011;5(12).
173. Monfils MH, et al. *Sci.* 2009;324(5929):951.
174. Agren T, et al. *Sci.* 2012;337(6101):1550.
175. Benchenane K, et al. *Neuron.* 2010;66:921.
176. Spellman T, et al. *Nature.* 2015;522(7556):309.
177. Jutras MJ, et al. *J Neurosci.* 2009;29(40):12521.
178. Canolty RT, et al. *Science.* 2006;313(5793):1626.
179. Mercier MR, et al. *J Neurosci.* 2015;35(22):8546.
180. Burke JF, et al. *J Neurosci.* 2013;33(1):292.
181. Seidenbecher T, et al. *Sci.* 2003;301:846.
182. Igarashi KM, et al. *Nature.* 2014;510(7503):143.
183. Lisman JE, Jensen O. *Neuron.* 2013;77(6):1002.
184. Sauseng P, et al. *Curr Biol.* 2009;19(21):1846.
185. Dundee JW, Pandit SK. *Br J Clin Pharmacol.* 1972;26:164.
186. Hashimoto K, et al. *Masui.* 2007;56:920.
187. Bulach R, et al. *Br J Anaesth.* 2005;94:300.
188. Ghoneim MM, Block RI. *Acta Anaesthesiol Scand.* 2007;51:1054.
189. Twersky RS, et al. *Anesthesiology.* 1993;78:51.
190. Rich JB, et al. *J Clin Exp Neuropsychol.* 1999;21:535.
191. Mason KP, et al. *Br J Anaesth.* 2017;118(2):254.
192. Pryor KO, et al. *Br J Anaesth.* 2004;93:348.
193. Pryor KO, et al. *Anesthesiology.* 2010;113:313.
194. Veselis RA, et al. *Anesthesiology.* 2004;101:831.
195. Pryor KO, et al. *Anesthesiology.* 2012;117:BOC09.
196. Reder LM, et al. *Psychon Bull Rev.* 2007;14:261.
197. Wixted JT. *Annu Rev Psychol.* 2004;55:235.
198. Moser EI, et al. *Sci.* 1998;281:2038.
199. Shinohara K, Hata T. *Neurobiol Learn Mem.* 2018;147:1.
200. Villarreal DM, et al. *Nat Neurosci.* 2002;5:48.
201. Alkire MT, Guzowski JF. *Anesthesiology.* 2008;109:768.
202. Ren Y, et al. *Anesthesiology.* 2008;109(5):775.
203. Chen Y, et al. *Anesth Analg.* 2016;122(4):1158.
204. Hurlemann R, et al. *J Neurosci.* 2005;25(27):6343.
205. Posner MI, Rothbart MK. *Annu Rev Psychol.* 2007;58:1.
206. Womelsdorf T, Fries P. *Curr Opin Neurobiol.* 2007;17(2):154.
207. Muzzio IA, et al. *J Physiol.* 2009;587(12):2837.
208. Musso F, et al. *Neuroimage.* 2011;58(2):508.
209. Veselis RA, et al. *Anesthesiology.* 2008;109:213.
210. Veselis RA, et al. *Anesthesiology.* 2002;97:329.
211. Cieslik EC, et al. *Cereb Cortex.* 2013;23(11):2677.
212. Davis MH, et al. *Proc Natl Acad Sci U S A.* 2007;104(41):16032.
213. Liu X, et al. *Hum Brain Mapp.* 2012;33(10):2487.
214. Reinsel RA, et al. *Int J Neuropsychopharmacol.* 2000;3(2):117.
215. Adapa RM, et al. *Human brain mapping.* 2014;35(7):2935.
216. Hayama HR, et al. *Anesthesiology.* 2012;117(5):981.
217. Frolich MA, et al. *Anesth Analg.* 2017;124(5):1603.
218. Pryor KO, et al. *Br J Anaesth.* 2015;115(suppl 1):i104.
219. Sperling R, et al. *Proc Natl Acad Sci U S A.* 2002;99:455.
220. Ramani R, et al. *Anesth Analg.* 2007;105:648.
221. Fell J, et al. *Biol Cybern.* 2005;92:92.
222. Sauseng P, et al. *Neurosci.* 2007;146:1435.
223. Curran HV, et al. *Psychopharmacol (Berl).* 1998;135:27.
224. Reinsel RA, et al. *Br J Anaesth.* 1995;74:674.
225. Veselis RA, et al. *Anesthesiology.* 2009;110:295.
226. Pryor KO, et al. *Anesthesiology.* 2010;113(2):313.
227. Freunberger R, et al. *Neurosci Lett.* 2007;426:181.
228. Ghuman AS, et al. *Proc Natl Acad Sci U S A.* 2008;105:8405.
229. Veselis RA, et al. *Anesthesiology.* 2009;110(2):295.
230. Heinke W, et al. *Anesthesiology.* 2004;100(3):617.
231. Simpson TP, et al. *Br J Anaesth.* 2002;89(3):382.
232. Jinno S, et al. *J Neurosci.* 2007;27:8790.
233. Simon W, et al. *Anesthesiology.* 2001;94:1058.
234. Ishizeki J, et al. *Anesthesiology.* 2008;108:447.
235. Xiao H, et al. *Int J Dev Neurosci.* 2016;48:38.
236. Rammes G, et al. *Neuropharmacol.* 2009;56(3):626.
237. Nagashima K, et al. *Anesthesiology.* 2005;103:318.
238. Takamatsu I, et al. *Neurosci Lett.* 2005;389:129.
239. Fibuch EE, Wang JQ. *Neurosci Bull.* 2007;23:119.
240. Kozinn J, et al. *Anesthesiology.* 2006;105(6):1182.
241. Gao J, et al. *Neurosci Lett.* 2014;560:62.
242. Martin LJ, et al. *J Neurosci.* 2010;30(15):5269.
243. Cheng VY, et al. *J Neurosci.* 2006;26(14):3713.
244. Martin LJ, et al. *Anesthesiology.* 2009;111:1025.
245. Saab BJ, et al. *Anesthesiology.* 2010;113:1061.
246. Zurek AA, et al. *Anesth Analg.* 2012;114:845.
247. Zurek AA, et al. *J Clin Invest.* 2014;124(12):5437.
248. Rau V, et al. *Anesth Analg.* 2009;109:1816.
249. Rau V, et al. *Anesth Analg.* 2011;113:500.
250. Liao M, et al. *Anesth Analg.* 2005;101:412. table of contents.
251. Sonner JM, et al. *Anesthesiology.* 2007;106:107.
252. Sonner JM, et al. *Mol Pharmacol.* 2005;68:61.
253. Perouansky M, et al. *Anesthesiology.* 2010;113:1299.
254. Perouansky M, et al. *Anesthesiology.* 2007;106:1168.
255. Markowska AL, et al. *J Neurosci.* 1995;15:2063.
256. Roozendaal B, et al. *Nat Rev Neurosci.* 2009;10:423.
257. Buffalari DM, Grace AA. *J Neurosci.* 2007;27(45):12358.
258. Roozendaal B, et al. *Proc Natl Acad Sci U S A.* 2006;103(17):6741.
259. Chen CC, Williams CL. *Frontiers in behavioral Neurosci.* 2012; 6:35.
260. Tovote P, et al. *Nat Rev Neurosci.* 2015;16(6):317.
261. Hart G, et al. *Learn Mem.* 2010;17(4):210.
262. Tomaz C, et al. *Proc Natl Acad Sci U S A.* 1992;89:3615.
263. Alkire MT, et al. *Anesthesiology.* 2001;95:708.
264. Alkire MT, Nathan SV. *Anesthesiology.* 2005;102:754.
265. Dickinson-Anson H, McGaugh JL. *Brain Res.* 1997;752(1-2):197.
266. Hauer D, et al. *Anesthesiology.* 2011;114(6):1380.
267. Morena M, et al. *Behav Brain Res.* 2017;329:215.
268. Pain L, et al. *Br J Anaesth.* 2002;89(4):614.
269. Zhu QL, et al. *Brain Res.* 2018;1678:174.
270. Alkire MT, et al. *Anesthesiology.* 2005;103(6):1167.
271. Alkire MT, et al. *Proc Natl Acad Sci U S A.* 2008;105:1722.
272. Mahan AL, Ressler KJ. *Trends Neurosci.* 2012;35(1):24.
273. Schelling G, et al. *Crit Care Med.* 2003;31:1971.
274. Bethune DW, et al. *Br J Anaesth.* 1992;69:197.
275. Block RI, et al. *Br J Anaesth.* 1991;66:170.
276. Schwender D, et al. *Anesthesiology.* 1994;80:493.
277. Lubke GH, et al. *Anesthesiology.* 1999;90:670.
278. Lubke GH, et al. *Anesthesiology.* 2000;92:1029.
279. Munte S, et al. *Anesthesiology.* 2002;96:588.
280. Hadzidiakos D, et al. *Anesthesiology.* 2009;111:293.
281. Lequeux PY, et al. *Anesth Analg.* 2014;119(5):1174.
282. Phelan L, et al. *Anaesth Intensive Care.* 2009;37:60.
283. Lopez U, et al. *Br J Anaesth.* 2009;102:379.
284. Pham X, et al. *Anesthesiology.* 2010;112:1097.
285. Bonett E, et al. *Paediatr Anaesth.* 2014;24(3):290.
286. Bartsch T, Butler C. *Nat Rev Neurol.* 2013;9(2):86.

10 睡眠医学

MATTHIAS EIKERMANN, SEBASTIAN ZAREMBA

崔凡 李怀瑾 肖玮 金笛 译 王东信 王天龙 审校

<table>
<tr><td>要 点</td><td>

- 睡眠是一种动态的神经元及行为学状态，其具有特定的脑电图、电生理和行为学特征。
- 睡眠的特点可采用问卷调查、腕动计和呼吸多导生理记录来量化。但是，包含脑电图、眼电图、颏下肌电图及呼吸分析在内的多导睡眠描记术是描述睡眠皮质特点以及即刻生理结果所需要的方法。
- 下丘脑睡眠促进通路包括腹外侧视前核和正中视前核，其激活产生从觉醒到睡眠的生理性转换。
- 睡眠和麻醉可能看上去类似。虽然小剂量麻醉药物可通过激活睡眠促进通路来诱导睡眠，但是这种通路不能满足外科麻醉和制动的需求。
- 睡眠和麻醉期间呼吸控制会发生改变，通常会导致上呼吸道扩张肌和呼吸驱动肌肌力的减弱。
- 麻醉药和神经肌肉阻滞药的持续呼吸抑制作用会增加术后呼吸系统并发症的风险，尤其是对于患有阻塞性睡眠呼吸暂停的患者。
- 麻醉、手术以及在重症监护治疗病房所接受的治疗和阿片类药物的使用会影响患者的睡眠时程和睡眠结构，这会产生不良预后。

</td></tr>
</table>

或许最早的与麻醉相关的"超自然睡眠"描述见于《创世纪》2:21："永恒的上帝使他沉睡，他就睡了，于是取下他的一条肋骨，又把肉合起来"。虽然这种"超自然睡眠"据称是在"神"的干预下发生的，而不是麻醉所定义的由药物引起的意识丧失和制动，但是古代历史所记述的例子启示我们，深度睡眠可能是外科手术成功完成的唯一可行条件[1]。

在 21 世纪，越来越多的研究表明睡眠和麻醉之间存在共同点，但它们在临床表现和潜在机制上也存在着根本差异。

睡眠是生存所必需的。被剥夺睡眠的大鼠会在 2 ～ 3 周内死亡，与饥饿致死的时间相当[2]。人类的睡眠缺失可以致命。每年大约有 100 000 起机动车交通事故源于司机"开车时睡着了"。在美国纽约州一项有关司机的调查中，约 25% 的司机曾在驾驶中睡着过[3]。此外，睡眠剥夺会损害夜班工作者的精神运动表现，特别是外科医生和住院医生。患者围术期睡眠剥夺很常见，尤其是危重患者，并且可能对预后产生影响。在所有睡眠障碍中，阻塞性睡眠呼吸暂停（obstructive sleep apnea, OSA）可能对围术期治疗的影响最大[4]。

因此，高质量的生理睡眠是公共卫生的一个关键领域，无论是从医生还是患者的角度，都需要在围术期医学中加以关注。

睡眠的定义

睡眠是一个意识暂停的自然周期，在此期间身体的机能得以恢复。睡眠的行为学定义包括：物种特异的姿势、动作静止以及唤醒阈值升高。然而，睡眠不仅仅是缺少活动那么简单。在睡眠期间大脑是非常活跃的，尤其是在快速眼动（rapid eye movement, REM）睡眠期，此时会出现张力缺失、周期性肌肉运动（由大脑不同区域的不同激活水平驱动）以及生动的梦境。睡眠不是一个简单的电生理现象。在睡眠的不同阶段，大脑的活动截然不同，如同睡眠与觉醒之间的差异[5]。人类和其他脊椎动物（详见"进化"部分）的睡眠主要分为两个阶段：REM 睡眠和非快速眼动（non-REM，NREM）睡眠，它们还可以进一步被细分为亚阶段。大部分睡眠时间属于 NREM 睡眠，其特点是与清醒期相比脑电图（electroencephalographic，EEG）频率降低、振幅增大（图 10.1）。从清醒期到 NREM 睡眠，快速的觉醒脑电活动逐渐消失（从 α 波到 θ 波的过渡）；至 NREM 睡眠的更深阶段，慢波（如 δ 波）出现。因此，深度的 NREM 睡眠也被称为慢波睡眠。NREM 睡眠与肌张力强弱变化、体温下降、心率减慢相关。与之相比，REM 睡眠时期肌张力缺失、脑电图慢波消失，并爆发快速眼动，REM 也由此命名[6]。REM 睡眠的其他显著特点包括明显不规则的呼吸和心率，以及阴茎和阴蒂的勃起。REM 睡眠与生动的梦境十分相关。REM 睡眠的一个显著特点是运行一套抑制运动的系统，导致基线肌张力缺失并抑制梦境产生的运动指令，否则机体将演绎梦境（这种现象被称为 REM 睡眠行为障碍）。REM 睡眠的肌张力缺失并不是持续的，它会周期性地允许肌肉有突发性活动，包括快速眼动及四肢抽动。因此，REM 睡眠进一步被分为静态 REM 睡眠（即一段肌张力缺失并且无眼动的时期）和相位性 REM 睡眠（即发生短暂的眼动及其他运动）[7]。整个夜间 NREM 睡眠、REM 睡眠及觉醒的模式和数量被称为睡眠结构，有许多生理和病理生理过程可以影响睡眠结构。例如许多抗抑郁药物、苯二氮䓬类药物以及阿片类药物选择性抑制 REM 睡眠。比如发作性睡病的睡眠结构是从清醒状态快速进入到 REM 睡眠；而对于正常的睡眠周期，REM 睡眠通常需要经过一段较长的 NREM 睡眠过渡。

生理学

进化

我们为什么需要睡觉仍是未解之谜，但可以想象，进化压力会偏爱适应自然节律的生理机制[8-9]。在一个有节律的世界中，机体必须适应环境的交替变化，如光照强度、环境温度和湿度的昼夜节律和季节性变化。

昼夜节律

物种依赖的时间行为会从行为学、解剖学和生理学方面适应环境的变化。昼夜节律几乎影响机体各个方面的功能，包括活动和休息模式、认知功能（比如学习和记忆）、心血管和内分泌生理功能（比如心率、代谢和激素分泌），以及基因表达（15% 的人体基因表达具有昼夜节律）。

几乎所有的物种都具有昼夜节律，它大约以 24 h 为周期对物种行为和生理参数进行调节[10]。这种生物节律的主要特点是促使大多数生物的活动与环境的明暗周期同步。细菌、植物、动物和人类都具有这种行为模式，以帮助其与环境的明暗周期相协调[11]。人类睡眠行为的偏好又称为睡眠时型，是人体内在生物钟的外在表现。已证实睡眠时型的差异与睡眠障碍、认知和生理表现以及慢性疾病相关[12]。

生物钟基因在机体的大多数细胞（或许不是所有细胞）中产生内源性的节律脉冲，这些脉冲通过全身调节通路使机体与上级节律发生器（所谓的"主时

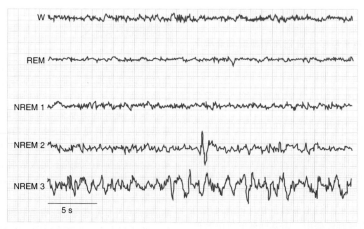

图 10.1　不同行为状态下的代表性脑电活动。一名患者在清醒期（闭眼，W）、REM 睡眠及 NREM 睡眠 1～3 期的脑电图记录

钟")同步。这些节律的失调似乎与代谢紊乱、精神疾病以及其他疾病的发病机制相关[11]。人类的上级节律发生器位于视交叉上核，它接收从视网膜细胞传入的明暗信号，并使褪黑素的分泌水平同步。虽然"主时钟"通过太阳活动的昼夜交替同步人体的行为和生物节律来适应环境的变化，但睡眠本身也产生昼夜节律[11, 13]，而我们必须保持昼夜节律和夜间睡眠的时间结构，才能获得放松和提神的体验，以满足由第二个主要调节因素——睡眠稳态——产生的睡眠需求。在清醒的状态下，"睡眠压力"持续增加，促使清醒向睡眠转换的可能性增加[14]。在昼夜节律的觉醒阶段，充足的昼夜节律唤醒刺激可以部分抵消体内稳态睡眠压力的增加，但当睡眠压力过大时，昼夜节律唤醒刺激就会消失[15]。在这种情况下，人体就需要充足且有质量的睡眠来使机体恢复正常功能。

虽然睡眠调节的昼夜节律和稳态在大多数生物中均存在[16]，但将睡眠分化成 NREM 睡眠和 REM 睡眠（"完整的"睡眠）在最近的 3 亿～ 3.5 亿年才出现，因为这种睡眠时相仅出现在鸟类和大多数陆生哺乳动物中（图 10.2）[17-18]。

睡眠分期和睡眠周期

睡眠结构，即不同睡眠时相的时间顺序结构，是睡眠质量的重要决定因素。如果一个疲倦的个体以其觉得舒适的睡眠姿势进行休息，那么随着困倦程度的增加，其连续脑电图（EEG）也会从"β 节律波"（16 ～ 30 Hz，常见于注意力集中和大脑皮质活跃时）逐渐减慢为以 7.5 ～ 11 Hz 为主的"α 节律波"（常见于注意力下降和闭眼时）。在这个警觉的时期，人们并没有真正进入睡眠，即使给予一个较弱的感觉刺激也会使其很快建立完整的认知功能水平。从 α 状态过渡到睡眠阶段，α 和 β 节律波进一步减少，而 θ 波段（4.5 ～ 7.5 Hz）的脑电活动逐渐增加（图 10.3）。

目前普遍认为脑电活动从 α 节律波过渡到 θ 节律波是睡眠开始的脑电图表现[19]。在觉醒过渡到 NREM 睡眠 1 期的时期，心率下降、产热减少，从而导致体温轻度下降。与此同时，呼吸变深且有规律。随着睡眠加深，EEG 活动幅度逐渐降低，以 θ 节律波

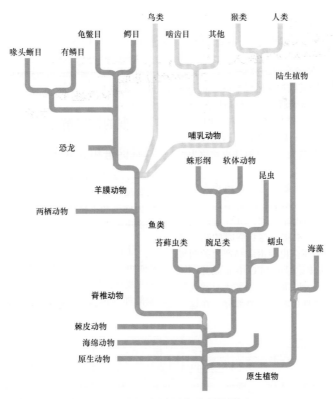

图 10.2　进化树。昼夜节律普遍存在于所有生物。然而仅哺乳动物和鸟类（浅蓝线部分）具有完整的睡眠，即有不同的睡眠时相。而鱼类、爬行动物、昆虫和植物（深蓝线部分）的昼夜节律主要以活动和休息为主要表现

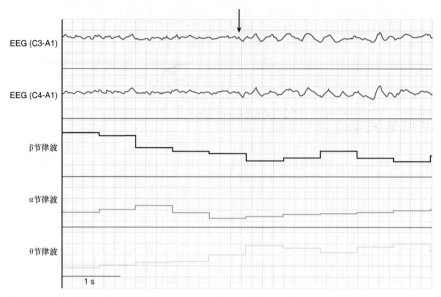

图 10.3   睡眠开始时（箭头所示）的脑电图记录。前两行双极脑电信号来源于左侧（C3-A1）和右侧（C2-A1）前额导联。第 3 行到第 5 行为经过快速傅立叶变换计算得到的 β 节律波、α 节律波、θ 节律波的相对数量

为主，间断出现睡眠梭状波和 K 复合波。后者亦可代表睡眠中脑干和大脑皮质下区域的激活[20-21]，以选择性处理一些意外感觉传入（比如声音），这可能需要完全觉醒、恢复意识来处理潜在的威胁[22]。与上述假说相一致的是，对于因大脑损伤而处于昏迷状态的患者，在昏迷期间给予听觉刺激时出现反应性 K 复合波是这类患者预后较好的一个标志[23]。在 NREM 睡眠期间，随着睡眠深度加深，EEG 监测获得的皮质电活动主要以高振幅、低频波为主，该时期也被称为慢波睡眠。

REM 睡眠，或称异相睡眠，与内环境稳态调节的变化相关，如心率变异性增加、呼吸不规则和体温调控能力减弱。此期脑代谢增加，EEG 可以记录到低电压和混合频率的功率谱，与觉醒时的脑电活动相似。在 REM 睡眠中还会出现由海马产生的明显的 θ 波，在人类，经头皮记录的 EEG 中 θ 波并不明显，而在啮齿类动物中，因其海马相对较大且离大脑表面更近，REM 睡眠时期 θ 波占主要部分。在这一

时期，骨骼肌张力会降低（除了控制眼球活动的眼外肌）。做梦是 REM 睡眠期间的一种典型经历[24]，但在 NREM 睡眠期间也可出现[25]。在生理性睡眠中，不同睡眠时期通常会来回转换，也可被偶然的觉醒中断（图 10.4）。

睡眠的神经解剖学

睡眠促进和觉醒通路

一些神经通路进化为负责维持正常清醒状态下的大脑皮质激活和行为觉醒，而其他神经通路则逐渐演化为促进和维持睡眠（图 10.5）。这两个系统之间的平衡决定了机体是处于清醒状态还是进入睡眠。

上行激活系统   上行激活系统（ascending arousal system，AAS）是脑部主要的觉醒调节网络。该网络的主要通路接受胆碱能、单胺能、多巴胺能和谷氨酸能的神经传入。胆碱能传入起源于脑桥脚核和背外

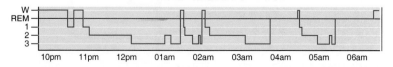

图 10.4   夜间生理睡眠的睡眠图。在一次夜间睡眠中（x 轴表示时间），人们在不同睡眠时相之间反复转换，伴有短暂的偶然觉醒（y 轴所示）。REM，快速眼动睡眠；W，清醒期；1，NREM 睡眠 1 期；2，NREM 睡眠 2 期；3，NREM3 期（慢波睡眠）

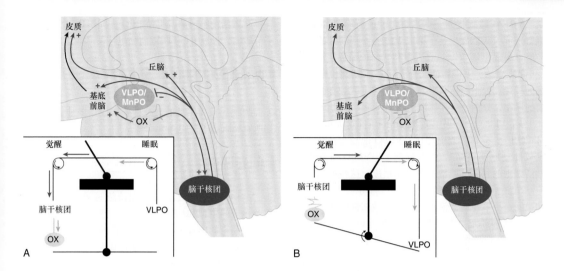

图 10.5　触发开关确保了觉醒和睡眠之间的快速转换。（A）觉醒状态下，上行激活系统（AAS）中的脑干核团直接或间接将兴奋性刺激传入丘脑、基底前脑（BF）和大脑皮质，同时抑制腹外侧视前核（VLPO）和正中视前核（MnPO）（开关转向觉醒状态）。促进觉醒的兴奋性刺激可以被额外的兴奋传入加强，这些兴奋性刺激由食欲肽神经元（OX）传入，投射至 BF 和 AAS。（B）睡眠时，腹外侧视前核（VLPO）和正中视前核（MnPO）的神经元抑制脑干和上行激活系统（AAS）的食欲肽能神经元（OX）（开关转向睡眠状态）（Modified from Saper CB，Scammell TE，Lu J. Hypothalamic regulation of sleep and circadian rhythms. Nature. 2005；437：1257-1263；and Saper CB，Fuller PM，Pedersen NP，Lu J，Scammell TE. Sleep state switching. Neuron. 2010；68：1023-1042.）

侧大脑被盖核，支配下丘脑外侧部、前额皮质、基底前脑和丘脑中继核（如内侧和外侧膝状体核、内侧背核、丘脑枕和丘脑前侧、腹侧和外侧的细胞群）[26-27]。传入 AAS 的谷氨酸能神经元主要位于蓝斑（locus coeruleus，LC）腹侧、蓝斑前区（precoeruleus area，PC）以及投射至基底前脑和外侧下丘脑的臂旁核[28-29]。单胺能传入主要来自于蓝斑的去甲肾上腺素能神经元、结节乳头核（tuberomammillary nuclei，TMN）的组胺能神经元、中缝核中部和背部的 5- 羟色胺能神经元[30-31]以及中缝核背部附近的多巴胺能神经元[24，32]。除了投射到基底前脑外，多数神经冲动传入至丘脑，主要是层间核和网状核，还有杏仁核和大脑皮质。除此之外，位于蓝斑的去甲肾上腺素能神经元主要投射至外侧下丘脑后部。同时，外侧下丘脑后部神经元也会反向投射至蓝斑和结节乳头核。

后下丘脑的一些神经元会产生食欲肽 A 和 B，也称为下丘脑泌素（hypocretin，HCRT）1 和 2。这些神经元投射至基底前脑、杏仁核、大脑皮质和其他重要的唤醒区域，对于维持稳定的清醒状态至关重要[32]。食欲肽缺乏可导致发作性睡病（严重日间嗜睡），同时伴有猝倒症（肌张力突然缺失）[33]，这是一种具有部分 REM 睡眠特征的功能紊乱［即在觉醒状态下出现 REM 睡眠样肌张力缺失（讨论见后）］。

食欲肽系统　食欲肽和其相关受体（OX_1R 和 OX_2R）在睡眠 / 觉醒调节中占有重要的地位。这一神经递质系统是发作性睡病发病机制中的重要环节，该疾病表现为日间反复出现不可控制的过度睡眠、睡眠发作，以及觉醒状态和睡眠状态快速转换[34]。无论是通过定向诱变编码食欲肽神经肽前体的 HCRT 基因构建的模拟发作性睡病的小鼠表型[35]，还是较为少见的 OX_2R 基因敲除小鼠表型[36]，均发现食欲肽信号通路在睡眠 / 觉醒调节中至关重要，同时也进一步从生物学上证实食欲肽受体拮抗剂可以作为治疗失眠的方法。相反，激活食欲肽通路可以促进觉醒，不论是通过外源性给予食欲肽受体激动剂，还是通过光遗传学激活位于外侧下丘脑区的食欲肽能神经元，均可以促进觉醒[37-38]。食欲肽能神经元可被来源于下丘脑腹外侧视前核（VLPO）的 γ- 氨基丁酸（GABA）能抑制性神经元抑制。OX_2R 仅在组胺能结节乳头核表达，而 OX_1R 则多表达于去甲肾上腺素能的蓝斑区，但两者均可出现在胆碱能的脑桥和外侧被盖区[38-39]。位于下丘脑和脑干核团的食欲肽能递质可促进大脑皮质的觉醒[40]。结节乳头核作为大脑中主要的组胺递质来源和维持大脑皮质觉醒的重要核团，通过 OX_2R 介导接收大量来自食欲肽能神经元的投射[40-41]。食欲肽受体拮抗剂则主要通过抑制 OX_2R 受体促进睡眠[42-45]。

NREM 睡眠促进通路　100 年前流行性脑炎大流行期间，人们发现位于第三脑室头端视前区的损害与严重失眠相关[46]。这在大鼠和猫的神经解剖学实验（病灶研究法）中得到证实[47-48]。睡眠期间位于视前区的神经元处于激活状态[49-51]。在这个区域有两个重要的核团，分别是腹外侧视前核（ventrolateral preoptic nucleus，VLPO）和正中视前核（median preoptic nucleus，MnPO）。与觉醒状态时相比，VLPO 神经元在睡眠时发放冲动频率更高[52]。在解剖上，VLPO 由密集的激活睡眠的甘丙肽阳性的神经元组成，这些神经元支配结节乳头核（上行激活系统的一部分），它的背侧和中间被更散在的激活睡眠的甘丙肽阳性的神经元包围，这些神经元投射至中缝背核和蓝斑[53]。在生理上，VLPO 神经元组成一个睡眠促进通路，该通路在睡眠时抑制觉醒系统中的许多组成成分。同样，觉醒系统中的一些结构也能够抑制 VLPO 的作用，包括背外侧大脑被盖核和脑桥被盖核，以及蓝斑、臂旁核、中缝背核、蓝斑前区、导水管腹侧灰质和结节乳头核。觉醒和睡眠促进两条通路相互抑制，形成一种开关转换机制，可以在觉醒和睡眠状态间进行快速而完全的转换（图 10.5）[53-54]。这也意味着不可能同时激活觉醒和睡眠两条通路。

动物实验显示，即使 VLPO 存在大范围的病变，睡眠也只是减少，并没有完全缺失，因为除 VLPO 外的数个大脑区域可能也参与了促进睡眠的过程[55]。部分基底前脑区域[49, 51]和大脑皮质的一些 γ - 氨基丁酸能中间神经元[56]可能具有睡眠激活神经元的作用。然而，这些区域在促进和调节睡眠中的作用仍然未知。

REM 睡眠促进通路和 NREM-REM 转换　在正常的睡眠过程中，当脑电活动开始出现明显的 α-θ 过渡时，可以同时清晰地观察到 NREM 睡眠向 REM 睡眠的转换。位于脑桥的两组相互抑制的神经元参与介导 NREM 睡眠和 REM 睡眠之间的转换[28]。第一组神经元由下外侧背侧核（sublaterdorsal nucleus，SLD）和蓝斑前区的 REM 主动抑制神经元组成[29, 54, 57]。这些神经元可以抑制第二组神经元，也能被第二组神经元所抑制。而第二组神经元位于导水管周围腹外侧灰质和脑桥被盖外侧核附近。这种相互抑制的关系形成一个 REM-NREM 睡眠转换开关，促进不同睡眠状态之间快速而完全的转换[54]。

在下外侧背侧核和蓝斑前区中，谷氨酸能神经元混合在能启动 REM 睡眠的 GABA 能神经元中。下外侧背侧核中的谷氨酸能神经元投射至脊髓，和 REM 睡眠时的肌张力缺失密切相关；蓝斑前区的谷氨酸能

神经元激活前脑通路，促使 EEG 去同步化和出现海马 θ 节律波，形成 REM 睡眠的脑电特征[58]。

如何评估睡眠

睡眠症状和体征的复杂性要求应用多种仪器来捕捉所有睡眠相关的重要元素。

问卷调查

多种问卷可用于评估睡眠持续时间、睡眠质量，以及相关的生理和病理生理结果。睡眠质量常作为一般健康调查的内容来评定患者自报的结局。其他一些调查问卷量化了睡眠剥夺、睡眠障碍，或两者兼有的结果（表 10.1）。Epworth 嗜睡量表可能是睡眠医学中最常用的评估工具，这是一个用于评估日间嗜睡症状的简短的量表，结果表现了对单调状况的不耐受性。问卷要求受试者对 8 种不同情景（如看电视、阅读、下午躺着等）下入睡的可能性给予评估，从 0 到 3 表示入睡的可能性逐渐增加[59]。尽管 Epworth 嗜睡量表在检测日间嗜睡方面是可靠的[60-61]，但这个工具无法确定日间嗜睡的机制[62-63]。

其他临床实用的调查问卷着眼于发现睡眠障碍的症状和体征[59-79]。这很重要，因为睡眠疾病的表现在不同人群中存在很大差异（见表 10.1）。

临床评估睡眠疾病的有效方法是逐步评估，首先应用筛查工具（例如 Epworth 嗜睡量表），随后采用更具特异性的调查问卷确定个体睡眠障碍的机制及后果。

睡眠调查问卷的一种特殊形式是睡眠日记和晨-昏调查问卷，用以评估每天的睡眠习惯，包括睡眠时间、睡眠持续时间、夜间觉醒次数和主观睡眠质量[80]。

虽然调查问卷能快速简单地筛选日间睡眠障碍的症状，但不能用于量化睡眠结构。主观方法用于睡眠评估时会受到受试人群疾病谱、随时间变化的实际临床情况、测试条件及回忆偏倚的影响[80]。虽然调查问卷不能代替病史及对睡眠障碍的客观评估，但它仍是评估不同人群健康状况改善或恶化、预测医疗费用、评估治疗效果或比较疾病负担的一个重要工具。

腕动计

腕动计是通过线性加速度计检测手腕在单轴或多轴上的运动来研究睡眠-觉醒模式。通过运动相关数据，可以预测睡眠和清醒的时间，甚至可以对睡眠分

表 10.1　睡眠调查问卷：临床和研究中常用的睡眠调查问卷及其关注点

调查问卷 *	关注点	参考文献
匹兹堡睡眠质量指数（Pittsburgh Sleep Quality Index，PSQI）	睡眠及睡眠障碍	60，61
睡眠质量量表（Sleep Quality Scale，SQS）	睡眠质量	66
睡眠功能结局问卷（Functional Outcome of Sleep Questionnaire，FOSQ）	日间嗜睡对日常生活的影响	12，67
小儿睡眠调查问卷	儿童的睡眠及 SDB	68
儿童睡眠习惯调查问卷（Child Sleep Habits Questionnaire，CSHQ）	睡眠	69
Epworth 嗜睡量表	日间嗜睡	59，62，63
睡眠日记/睡眠日志	睡眠时间、睡眠持续时间	70，71
晨-昏调查问卷	睡眠时间、睡眠持续时间、昼夜节律	72
拉夫堡睡眠对职业影响评估量表（Loughborough Occupational Impact of Sleep Scale，LOISS）	睡眠质量	73
失眠调查问卷（Insomnia Sleep Questionnaire，ISQ）	失眠	74
柏林调查问卷	手术患者的 SDB	66
STOP/STOP-Bang 调查问卷	阻塞性睡眠呼吸暂停	75，76
短暂失眠调查问卷（Brief Insomnia Questionnaire，BIQ）	失眠	77
国际不宁腿综合征研究组评定量表（International Restless Legs Syndrome Study，IRLS）	不宁腿综合征	78
临床综合印象（Clinical Global Impression，CGI）量表	不宁腿综合征	67
理查德-坎贝尔睡眠问卷	ICU 内睡眠评估	79

* 推荐的调查问卷为斜体字。
ICU，重症监护治疗病房；SDB，睡眠障碍性呼吸；STOP，鼾症、疲劳、可见的呼吸暂停及高血压。

期进行估测。腕动计可以方便地在患者家中使用，可持续使用数晚、数周，甚至更长时间[81]。但腕动计对于探测从清醒到睡眠过渡的有效性尚被质疑，尤其是对于睡眠碎片化的患者[81-82]。在临床上，腕动计用于评估失眠患者的睡眠模式、诊断昼夜节律紊乱（包括夜班），以及不能耐受多导睡眠监测仪的人群（如婴儿和痴呆患者）。然而，对于行动减弱的患者，如疗养院或 ICU 患者，其准确性是有限的。腕动计对于进行接受了改善睡眠结构和昼夜节律紊乱治疗患者的随访和疗效评估十分方便[83]。近年来，市场上涌现出越来越多的用于探测、分析人体活动和静止的可穿戴设备。尽管其中一些宣称可以准确地监测睡眠，甚至进行睡眠分期（主要是快速眼动睡眠）[84]，但目前尚没有模型被批准应用于临床。

呼吸多导监测

用于诊断睡眠呼吸暂停-低通气综合征时，家用呼吸多导监测（respiratory polygraphy，RP）作为多导睡眠监测的替代品，性价比较高。呼吸多导监测通过鼻导管检测鼻腔压力的变化，计算气流速度，通过压电感受带检测胸腹部运动和体位，通过脉搏血氧仪监测脉搏氧饱和度。利用这些参数，呼吸多导监测可以识别呼吸暂停和低通气，并判断其机制为阻塞性还是中枢性。此外，与腕动计相似，呼吸多导监测通过体位和光传感器可分析睡眠时长和清醒时长。后者还可结合睡眠日记、腕动计得到更准确的评估。但最终仍需要脑电图来判断清醒和睡眠（表 10.2）。

多导睡眠监测

多导睡眠监测是精确判断睡眠分期的唯一方法，也是诊断各种睡眠障碍的参照工具（即金标准）[85]。多导睡眠监测的内容包括脑电图、用于监测眼球运动的眼电图，以及至少监测颏肌活动的肌电图[86]。除上述三项经典测量内容外，还可有其他方法对睡眠障碍性呼吸（sleep-disordered breathing，SDB）进行监测，如鼻腔传感器可监测呼吸暂停和低通气，氧饱和度监测，电感体积描记术可测定胸式呼吸和腹式呼吸，体位传感器和腿部肌电图[87]可识别间歇性肢体

表 10.2 不同睡眠评估方法的优点和缺点

方法	优点	缺点	建议
睡眠问卷	花费少 依从性好 使用方便	回忆偏倚 对某些人群可靠性有限 有效性有限	应与访视结合
睡眠日记	回忆偏倚少 便于管理 花费少 记录每日的变化	与其他问卷形式相比依从性差 可因每日情绪及睡眠期望而产生偏倚	应结合其他测量睡眠时长的方法（如腕动计）
腕动计	提供每日变化和睡眠时长的客观信息 提供在家睡眠习惯的信息 不受患者主观期望、回忆偏倚或记忆障碍的影响 与实验室多导睡眠监测相比花费较少	对睡眠分期和睡眠发生潜伏期的评估有限 与调查问卷相比花费较高	应与其他测量睡眠时长的方法结合（如睡眠日记）
呼吸多导监测	与实验室多导睡眠监测相比花费较少 客观评估呼吸事件的发生 提供在家睡眠习惯的信息	对睡眠的评估有限 与调查问卷相比花费较高 除睡眠障碍性呼吸外，对其他睡眠障碍的评估有限	应与问卷调查和临床访视相结合
实验室多导睡眠监测	客观评估睡眠、睡眠分期和睡眠障碍	花费高 首晚效应 容量有限 不能提供在家睡眠习惯的信息	应作为睡眠评估的最后一步，在此之前应完成问卷调查及门诊筛查（如呼吸多导监测）
院外的多导睡眠监测	客观评估睡眠、睡眠分期和睡眠障碍 首晚效应更少 与实验室多导睡眠监测相比花费较少 可以提供在家睡眠习惯信息	对患者的观察有限，可能导致记录质量下降	要求患者受过良好教育 条件允许的情况下最好有监控记录

Adapted in part from Martin JL, Hakim AD. Wrist actigraphy. Chest. 2011；139（6）：1514-1527.

运动综合征或 REM 期睡眠行为障碍[88]。图 10.6 是一个典型的多导睡眠监护记录。

睡眠实验室监测

数十年来，多导睡眠监测只能在睡眠实验室中进行。实验室多导睡眠监测由经过培训的技术员实施，结果由接受过睡眠医学培训的睡眠医生根据已发布的指南进行分析[87, 89-91]。但是，昂贵的费用和过夜的需求限制了本方法的可及性。另外，实验室内的多导睡眠监测只能提供一段时间的睡眠监测，而睡眠监测本身也会损害患者的睡眠（即首晚效应），难以提供患者在家时的睡眠信息。从逻辑和医学经济学角度看，在一段时间内重复进行多次监测以调整治疗颇具挑战，甚至是不可能的。因此，现在有越来越多的实验室外设备可供使用，使得在几乎所有环境中记录多导睡眠监测成为可能，例如在患者家中、医院或疗养院病房内，甚至在恢复室或 ICU 内。

实验室外睡眠监测

与睡眠实验室中进行的多导睡眠监测相比，在实验室外使用便携式多导睡眠监测设备为阻塞性睡眠呼吸暂停[92]的诊断提供了一个可行、可靠且有效的方法，适用于被筛选出的具有中重度睡眠呼吸暂停风险的人群[92-94]。美国睡眠医学学会（American Academy of Sleep Medicine，AASM）便携式监测仪工作组表示这些便携设备用于临床及研究目的是可靠的，能提供质量相当于多导睡眠监测的数据[92]。

睡眠和睡眠障碍性呼吸评分

40 多年前，Rechtschaffen 和 Kales[86]制定了多导睡眠监测的标准化测量方法，称为 R&K 标准。此后，大量技术创新促进了睡眠医学的临床和科研转化。AASM 的最新标准[87, 95]充分发挥了数据计算机化的潜力，包括自动化睡眠评分、识别发生于睡眠期间的睡眠障碍，并可与其他治疗相结合（如气道正压的调节）。虽然 R&K 标准仍足以满足临床和科研的要求，但在世界各地的睡眠中心已较少应用。

根据以上标准，用三个不同头皮区域记录到的脑电活动，将唤起状态划分为觉醒期（W）、REM 睡眠（R）和三个阶段的 NREM 睡眠（见表 10.3 和图

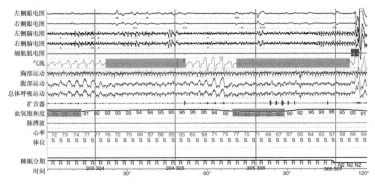

图 10.6　多导睡眠监测记录。左右眼电图、双通道脑电图和颏肌肌电图用于睡眠分期［REM 睡眠（R）时在眼电图通道可见典型眼动信号］。其他的通道（如呼吸气流、胸部或腹部呼吸运动、扩音器和脉搏氧饱和度）用于诊断睡眠障碍性呼吸。对于该患者，呼吸暂停（灰色方框）导致血氧饱和度下降（浅蓝色方框），最终导致觉醒（最右侧，深蓝色方框）

表 10.3　不同行为状态下多导睡眠监测的特征

	EEG 和 EOG 特点	AASM
觉醒状态	一个时期内 α 节律（8～13 Hz）出现的时间超过 50%	W
NREM 睡眠 1 期	振幅降低，频率减慢至 4～7 Hz（尖顶波 *，缓慢眼动 *）	N1
NREM 睡眠 2 期	睡眠 1 期的 EEG 表现外加睡眠梭状波和 K 复合波，慢波未达到睡眠 3 期标准	N2
NREM 慢波睡眠	慢波活动的 20%～50%（0.5～2 Hz）	N3
REM 睡眠	EEG 为低振幅混合频率，低颏肌电活动，快速眼动	R

* 非必要但可能存在。
AASM，美国睡眠医学学会（见参考文献［87］）；EEG，脑电图；EOG，眼电图；N1，非快速眼动睡眠 1 期；N2，非快速眼动睡眠 2 期；N3，非快速眼动睡眠 3 期；R，快速眼动睡眠；W，觉醒

10.1）。

睡眠中呼吸事件的定义如下：

1. **呼吸暂停**指呼吸流量从基线水平下降 90% 以上，持续时间至少 10 s，整个呼吸事件过程中 90% 的时间满足通气量降低的标准。

2. **低通气**指呼吸流量下降至少 30%，氧饱和度与基线相比下降至少 4%，持续时间至少为整个时间过程（最少 10 s）的 90%。低通气也可被定义为呼吸流量下降至少 40%，伴随脉搏氧饱和度下降 3%。

3. **呼吸事件相关唤醒**的定义是不符合呼吸暂停或低通气标准的一连串呼吸，并持续至少 10 s。特点是呼吸力度增加或鼻腔压力曲线变平，最终导致从睡眠中觉醒。

4. **通气不足**被定义为动脉二氧化碳分压（$PaCO_2$）上升至少 10%。

虽然 AASM 于 2007 年发表的指南被广泛用于全世界各地的临床及研究领域［87］，但关于儿童能否采用新标准［96］以及某些呼吸事件的评分问题仍然悬而未决。

睡眠与呼吸

睡眠期间的呼吸调节

睡眠状态将呼吸置于危险之中。与觉醒状态相比，睡眠期间上呼吸道扩张肌活动下降，尤其是在睡眠开始和 REM 睡眠时期。此外，睡眠期间机体对缺氧的通气反应减弱，因此可出现严重的缺氧状态，这种状态只有在从睡眠状态唤醒时才能纠正。

在觉醒和睡眠状态下决定每分通气量的关键因素是 $PaCO_2$。觉醒状态下 $PaCO_2$ 维持在接近 40 mmHg 的水平，而不同的是，睡眠期间机体对 CO_2 和氧的化学敏感性下降。因此在睡眠稳定期，$PaCO_2$ 一般维持在 45 mmHg 左右，同时通气需求下降，不同睡眠分期的觉醒阈值也在不断变化。

因此，从觉醒到睡眠以及睡眠的不同时期，呼吸肌活动度、通气需求和觉醒阈值的改变会对通气控制产生挑战并导致呼吸不稳定。评估呼吸不稳定性可采用一种结构化方法，即环路增益。这个工程学名词描

述的是反馈控制系统的稳定性（在这里指的是化学反馈回路控制个体通气）。在通气控制的模式下，环路增益反映了个体产生周期性（不稳定）呼吸的倾向。高环路增益患者具有更敏感的呼吸控制器（也就是高控制器增益）、更有效的 CO_2 排泄（也就是高系统增益），或者因 CO_2 从外周组织到中枢化学感受器的扩散速度慢（比如血液循环减少）而导致延迟增加（也就是混合增益）。这类高环路增益患者更容易受到反馈系统功能紊乱的影响，比如从觉醒到睡眠过渡期间由上呼吸道扩张肌活动度下降导致的轻微的通气量下降。

高环路增益可能导致阻塞性睡眠呼吸暂停的严重程度增加。同时，研究显示高环路增益个体更易出现不稳定性呼吸，比如出现潮式呼吸（Cheyne-Stokes respiration，CSR）。见"中枢性睡眠呼吸暂停"部分）。

睡眠障碍性呼吸

睡眠障碍性呼吸（sleep-disordered breathing，SDB）是指与睡眠相关的呼吸功能障碍导致的体征和症状。其定义为在睡眠状态下呼吸节律停止（呼吸暂停），短暂或持续性的呼吸幅度下降（低通气），并导致动脉低氧血症[97]。常见原因包括上气道管腔直径减小（梗阻事件）而导致的上气道阻力增加，或脑干呼吸驱动输出减少或停止（中枢性事件），或两者兼而有之。SDB 具体分类——阻塞性还是中枢性——主要根据呼吸事件的类型来判断。SDB 的严重程度通常由每小时睡眠中发生的呼吸事件次数来量化。对睡眠期间呼吸事件进行量化是必要的，因为健康人群中有少数人睡眠期间每小时发生呼吸暂停和低通气的次数也可达到 5 次。两个测量指标可用于量化评价：呼吸暂停低通气指数（apnea hypopnea index，AHI）和呼吸紊乱指数（respiratory disturbance index，RDI）。通常，AHI（每小时睡眠中发生低通气和呼吸暂停的总次数，图 10.7 上）和 RDI（每小时睡眠中发生低通气、呼吸暂停和因呼吸事件而觉醒的总次数，图 10.7 下）用来量化反映 SDB 的严重程度。

阻塞性睡眠呼吸暂停

定义　OSA 是 SDB 最常见的类型，诊断标准是：睡眠期间每小时发生超过 15 次显著的梗阻事件，或呼吸事件发生较少（比如每小时 5 ～ 15 次）但伴有日间症状（比如嗜睡）或合并症，如高血压或房颤。这些临界值根据睡眠障碍的临床指南和国际分类制定，作为临床医生是否进行干预治疗的标准[87-88]。还可进一步判断睡眠呼吸暂停的严重程度，每小时睡眠中出现 15 次以下呼吸事件为轻度，15 ～ 30 次呼吸事件为中度，30 次及以上呼吸事件为重度（表 10.4）[88-89]。

流行病学　有日间症状的 OSA 在整个人群中的患病率为 0.3% ～ 5%[98-99]。由于肥胖是 OSA 的一个主要危险因素，因此随着肥胖者在整个人群中所占比例的提高，OSA 的患病率可能会继续增加[100-102]。而无日间症状的 SDB 患病率更高，在年龄 30 ～ 60 岁的人群中，女性患病率高达 9%，男性高达 24%，且常常未被认识到[103-104]。

此外，OSA 的患病率在不同人群中差异较大。肥胖、高龄、有特殊合并症（如卒中、心肌梗死）的人群更容易出现 OSA。不同研究方法得出外科手术患者中 OSA 的患病率介于 45%[105] 到 75%[106] 之间。近期一项研究显示接受外科减重手术的患者中 OSA 的患病率高达 77.5%[107]，而另一项研究显示接受妇科肿瘤手术的女性患者 OSA 患病率为 50%[108]。

表 10.4　基于 RDI 或 AHI 的睡眠呼吸暂停的严重程度分级		
	RDI（每小时）	AHI（每小时）
无睡眠呼吸暂停	< 5	< 5
轻度睡眠呼吸暂停 *	≥ 5 至 < 15	≥ 5 至 < 15
中度睡眠呼吸暂停	≥ 15 至 < 30	≥ 15 至 < 30
重度睡眠呼吸暂停	≥ 30	≥ 30

* 仅当存在合并症，如高血压、房颤或伴有日间嗜睡时诊断。
呼吸紊乱指数（RDI）小于 5 是生理性的，在正常人中可出现。轻度睡眠呼吸暂停 RDI 为 5 ～ 15 次 / 小时，中度 RDI 为 15 ～ 30 次 / 小时，重度 RDI 大于等于 30 次 / 小时。根据睡眠呼吸暂停低通气指数（AHI）的严重程度分级临界值与 RDI 相似

$$AHI = \frac{呼吸暂停（10\,s\,无气流）+ 低通气（气流降低伴有低氧饱和度）}{总睡眠时间(h)}$$

$$RDI = \frac{呼吸暂停 + 低通气 + 呼吸事件相关觉醒（EEG中记录）}{总睡眠时间(h)}$$

图 10.7　呼吸暂停低通气指数（AHI）和呼吸紊乱指数（RDI）的定义

临床症状　约 1/3 的 OSA 患者主诉在清醒时有典型的症状和体征。常被提及的症状有觉醒时口干、早晨头痛、日间嗜睡、在单调的情况下（如看电视）容易睡着，以及认知功能的主观损害。当 OSA 有日间症状时通常称为睡眠呼吸暂停综合征（OSA syndrome，OSAS）[109-110]。

OSAS 患者与睡眠相关的症状和体征包括可被证实的呼吸暂停或打鼾，以及夜间觉醒次数多，最常见的主诉是假性夜尿增多，偶有主诉夜间觉醒时心动过速或者呼吸窘迫（窒息感）及其他症状（框 10.1）。

后果和合并症　OSA 可以导致一系列严重的临床后果，如高血压、心肌梗死、卒中[109,111-112]、糖尿病、糖尿病神经病变，以及认知功能障碍导致患者无法正常工作和交通事故[113-114]。OSA 患者认知功能损害的发生[115]与脑部认知和记忆相关结构（海马区）的萎缩程度相平行[116]，这在给予充分治疗后可部分逆转[117]。因为缺乏针对仅有间断缺氧而无其他症状的 OSA 患者的研究数据，OSA 对人体的不良影响是由于

破坏了睡眠结构还是由于间断的缺氧所致目前尚不清楚[118]。但是，近期研究发现，即使患者无临床症状，OSA 也会对心血管造成一定的影响，比如日间自我调节能力发生改变（即心率变异性）[119]。

OSA 相关的并发症发生率较高，这无疑会增加社会的经济负担，因为这类患者会需要更多的医疗相关服务、药物使用，同时这类患者失业率较高[120]。

危险因素　OSA 的易感因素包括肥胖[121]、年龄[121-122]、男性[121]、可能导致上气道表面组织水肿的因素（抽烟）[123]、过敏性鼻炎[124]，以及呼吸抑制剂造成的上气道扩张肌张力下降（通过中枢神经系统）[125]。

病理生理学　OSA 期间发生的呼吸事件特征为，由于上呼吸道内径减少，甚至咽部完全塌陷，导致在持续呼吸做功下仍然发生呼吸气流减少（图 10.6）。参与呼吸的肌肉在形态和功能上均属于骨骼肌，可分为两组：上呼吸道扩张肌和呼吸动力肌（呼吸泵）。

上呼吸道扩张肌对抗由呼吸动力肌产生的呼吸负压，以保证吸气时能有气流通过。呼吸动力肌是在呼吸周期中使胸腔内产生吸气和呼气的一系列肌群（彩图 10.8）。上呼吸道的持续开放通过平衡扩张力（由上呼吸道扩张肌产生）和塌陷力，即呼吸动力肌在吸气时产生的腔内负压和来自外周组织的腔外压迫维持[126]。

上呼吸道扩张肌　研究最多的上呼吸道扩张肌为颏舌肌和腭帆张肌（表 10.5）。颏舌肌接受广泛的神经传入，包括时相型（吸气）和紧张型（非吸气）驱动，分别分布于舌下运动神经元的不同位置[127]。在人和动物中，吸气时呼吸泵产生咽部负压，颏舌肌反射性地保持上呼吸道开放[128-129]。这种反射可能是吸气介导的运动单元信号通路所产生的。颏舌肌的张力

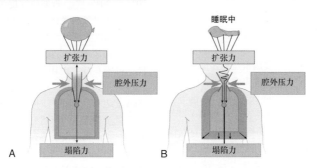

彩图 10.8　上呼吸道开放与呼吸泵活动的关系。（A）清醒时，上呼吸道扩张肌（绿色气球，扩张力）抵消了由腔外压力以及呼吸动力肌产生的吸气负压带来的塌陷力［橙色，对抗力（塌陷力）］。在阻塞性睡眠呼吸暂停中，（B）入睡（蓝点）导致扩张力减少，引起上呼吸道通畅性降低（Modified from Sasaki N, Meyer MJ, Eikermann M. Postoperative respiratory muscle dysfunction：pathophysiology and preventive strategies. Anesthesiology. 2013；118：961-978.）

表 10.5　与上呼吸道稳定性相关的部分上呼吸道肌肉

肌肉	肌张力	肌肉活动	
		吸气	呼气
腭帆张肌 [153]	+	+	+
腭帆提肌 [153]	+	+	+
颏舌肌 [154]	+	+	+
颏舌骨肌 [155]	+	−	+
甲状舌骨肌	X	X	X

+，有；−，无；X，资料不足。上呼吸道主要肌肉及其在呼吸中的肌肉活动。肌张力，以及吸气、呼气时的肌肉活动

受到时相型神经传入（非吸气）的调节，而腭帆张肌则是紧张型肌肉，在整个呼吸周期中持续保持紧张状态 [130]。

塌陷力的解剖易感性　咽部软组织靠骨性结构支撑并维持稳定，如下颌骨和脊柱，咽部气道的完全塌陷通常源于腔外压力，如血肿、水肿、咽周肿物或气道损伤（例如气管插管时间过长导致）[131]。肥胖患者的咽部特征也会压迫气道 [132]。在肥胖患者中，颅面部畸形会进一步加重肥厚的咽腔外软组织的塌陷效应 [133]。除骨性支撑结构的大小和形状外，腔外软组织也是决定腔外压力的重要因素，在吸气时需要上呼吸道扩张肌与其对抗，以避免上呼吸道梗阻相关的呼吸暂停 [133]。此外由于重力作用，上呼吸道在仰卧位时比侧卧位或坐位更容易发生塌陷 [134-135]。

静脉输液过多可影响上呼吸道开放。清醒健康志愿者穿着抗休克裤并充气后，下肢液体会大量再分布，导致颈围增加 [136]，从而使上呼吸道塌陷的阈值降低 [137]。这一理论在下肢静脉功能不全 [138] 和充血性心力衰竭（congestive heart failure，CHF）患者 [139] 中亦得到证实。这些研究提示，夜间液体从下肢再分布到颈部增加了上呼吸道塌陷的可能性 [138]，加重中枢性呼吸暂停和 OSA [139]。类似的影响可能会增加妊娠期和产后早期发生 OSA 的风险 [139]。

影响呼吸道开放的另一个重要因素是肺容量和上呼吸道塌陷倾向的相互作用。在清醒健康成人中，呼气末肺容量增加与上呼吸道气流阻力降低有关 [140]，也与上呼吸道管腔直径增加有关（无论是否存在 OSA）[141]。上呼吸道开放与肺容量相互作用的机制被认为与气管纵向牵引力有关 [142-143]。吸气时，肺充气膨胀，隆嵴被推向尾侧，对固定的气管产生拉力 [142]。拉力通过气管侧壁传导到上呼吸道 [143]。对气管的牵引促进呼吸动力肌参与维持上呼吸道的开放。

管腔内塌陷压力　呼吸泵驱动吸气和呼气动作。

呼吸泵可使胸腔扩张产生胸内负压，驱动吸气，并在需要时产生胸内正压，迅速呼气。吸气动力肌肉是一组解剖结构不同的肌群，研究最为深入的是肋间外肌和膈肌。在平静呼吸过程中，膈肌参与 60% ~ 70% 的肺容量改变 [144]。吸气时，膈肌和肋间外肌收缩，胸腔容量增加，胸腔内负压增加，肺随之扩张。胸腔内负压转化为上呼吸道管腔内负压，一旦压力降到临界值即发生气道塌陷 [145]。

在健康对照者中，气道压临界值（critical airway pressure，Pcrit）通常为负值（约 −5 cmH$_2$O），但 OSA 患者在睡眠状态下，其上呼吸道塌陷的 Pcrit 甚至可以为正值。OSA 患者需要气道内正压才能重新打开气道 [146]。正常情况下，两个压迫因素——管腔内负压和管腔外正压需要通过上呼吸道扩张肌的运动来代偿，以保持气道开放 [97]。

清醒刺激与睡眠　上呼吸道运动神经元的兴奋传入（例如舌下神经元）包括 5- 羟色胺能神经元和去甲肾上腺素能神经元，在清醒时占主导地位 [147-150]，产生"清醒刺激"，增加清醒时上呼吸道扩张肌活性。进入睡眠时，这种清醒依赖的神经元传入（清醒时活跃，入睡时活力下降或消失）消失，导致健康对照者的上呼吸道肌肉活动降低、气道阻力增加，以及 OSA 患者气道塌陷 [151-153]。文献报道上呼吸道的腭后梗阻是 OSA 最常见的病理生理机制 [146]。

上呼吸道的单向阀　在观察 OSA 患者呼吸流量曲线时，发现一些呼吸事件并未呈现出最终导致气道完全性闭塞的特征性、进行性的气流受限，该结果是不同顺应性的"可塌陷管腔病理生理改变"的典型表现。在这些病例中，流量曲线表现为呼气流量正常，但在到达最大吸气流量前突然减少 / 中断。在 OSA 患者中，这一仅存在于吸气相的"快速梗阻"发生率为 20% ~ 30% [154]。近期研究提示在咽部有两个单向阀。会厌阀在吸气时关闭，而软腭可能在呼气时作为第二个单向阀以限制气流量 [155]。

与会厌相似，软腭在口腔内自硬腭呈半岛型悬挂，可能在呼气时阻塞上呼吸道 [156]。近期一项研究发现呼气流量在呼气流速达到峰值后迅速降低，在 OSA 患者行正压通气时常出现 [157]。类型相似的呼气流量受限也见于 OSA 患者自主呼吸中，提示这种现象并非正压通气所特有 [158]。

这些发现可能提示除了单纯的可塌陷管腔病理生理改变外，OSA 还存在第二种略微不同的机制，这种机制可能在麻醉时尤其重要。正确识别每一例 OSA 患者的阻塞部位便于临床医师实施个体化 OSA 治疗 [155]。

呼吸觉醒　呼吸觉醒是指由于不断积累和持续增

加的呼吸刺激（低氧、高碳酸血症和呼吸做功），促使患者从睡眠中觉醒[159]。

睡眠暂停后，促使觉醒相关的呼吸恢复的主要三种传入因素包括（图 10.9）：

1. 对氧分压和二氧化碳分压敏感的外周和中枢化学感受器[160]。

2. 对呼吸泵产生的负压发生反应的存在于上呼吸道的感受器[128-129]。

3. 与意识或觉醒状态直接相关的大脑皮质传入性刺激[161]。

如果刺激足够强大，以上任何传入因素均可恢复呼吸肌张力。皮质自睡眠中觉醒（可以通过 EEG 的特征表现判断出来）可以对通气产生足够刺激。但是阻塞性呼吸暂停（例如 OSA 中的上呼吸道塌陷）可以通过增加呼吸肌的驱动力解除，而不涉及皮质觉醒[162]。例如，持续通气不足导致的高碳酸血症[160]及上呼吸道负压的增加[128-129]均可恢复呼吸肌张力。呼吸肌得到的驱动力取决于中枢呼吸模式发生器产生的刺激总和，包括外周和中枢化学反应、对气道负压的反射反应和觉醒驱动强度等。

治疗　OSA 患者得到恰当治疗可以改善其夜间氧饱和度，改善睡眠时间和质量，从而减轻日间嗜睡症状，改善日间功能并提高生活质量。成功的 OSA 治疗还可以降低心血管疾病风险，提高胰岛素敏感度，并改善神经行为表现[163-165]。因此，所有 OSA 患者一旦确诊并且通过客观检测（即 PSG）评定严重程度，就应开始治疗[88]。尽管过去几十年里，针对 OSA 的不同治疗方案有所发展（表 10.6），但持续气道正压通气（continuous positive airway pressure，CPAP）可以剂量依赖性地增加上呼吸道直径，仍然是治疗各种严重 OSA 患者的最有效方法[166-168]。但是最近的一项研究对 CPAP 能否预防 OSA 远期心血管不良事件提出了质疑[169]。

气道正压通气治疗　CPAP 治疗 SDB 通常通过鼻或口鼻面罩持续进行，可剂量依赖性地逆转任何睡眠相关的上呼吸道梗阻，如图 10.10 所示。治疗 OSA 的 CPAP 压力水平大多为 5 ～ 20 cmH_2O。家庭呼吸记录仪及 CPAP 压力滴定对某些患者可能有相似的疗效，但并非对所有怀疑 OSA 的患者均有效[176-177]。在滴定 CPAP 压力后，以此压力在夜间持续进行治疗。尽管这项治疗可有效消除潜在的病理改变，但 CPAP 的疗效会受到患者依从性的限制[112,178]，这主要是因为鼻、面部的局部副作用或面罩导致的不适[179]。当压力较高时，气流过大可能导致患者入睡困难。一些呼吸机有缓慢加压功能，在 5 ～ 45 min 内从较低压力开始逐渐增加至设定压力，使患者更易入睡。有些患者反馈 CPAP 压力较高时呼气困难。为了避免这个问题，可

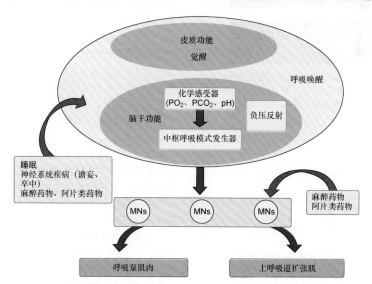

图 10.9　呼吸觉醒对上呼吸道扩张肌和呼吸动力肌的作用。呼吸觉醒由三个主要传入刺激组成：处理外周和中枢化学感受器传入信号的中枢呼吸模式发生器、对呼吸动力肌产生的气道负压反射反应以及觉醒刺激的强度。一些因素可以影响呼吸觉醒，例如睡眠和神经系统疾病、麻醉药物、阿片类药物等。蓝色箭头代表兴奋作用，灰色箭头代表抑制作用。MN，运动神经元（Modified from Sasaki N，Meyer MJ，Eikermann M. Postoperative respiratory muscle dysfunction：pathophysiology and preventive strategies. Anesthesiology. 2013；118：961-978.）

表 10.6　阻塞性睡眠呼吸暂停的治疗选择

治疗	方法 / 设备	推荐程度	参考文献
减重	减轻体重 减重手术（有助于减重成功）	中到高度，SU	170，171
药物	基于药物的治疗（例如三环类抗抑郁药物、5- 羟色胺再摄取抑制剂、胆碱能受体激动剂、碳酸酐酶抑制剂）	NR，ID	90
手术	鼻腔手术 腭部手术和植入 舌基底部手术	低，SU 低，MC 低，MC	172，173
增强肌肉	锻炼肌肉 舌下神经刺激	ID ID	174
非手术治疗	口腔矫正器 气道正压通气	高度，AT 高度，GS	175 175

AT，气道正压通气不耐受的替代疗法；GS，金标准；ID，推荐证据尚不足；MC，保守治疗失败的患者在经过认真筛选后可以谨慎使用；NR，不推荐；SU，支持疗法

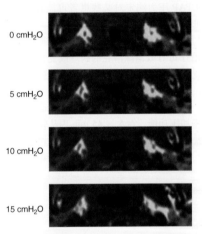

0 cmH$_2$O

5 cmH$_2$O

10 cmH$_2$O

15 cmH$_2$O

图 10.10　不同持续气道正压水平下，人体上呼吸道的 MRI 图像。在持续正压为 0 cmH$_2$O、5 cmH$_2$O、10 cmH$_2$O 和 15 cmH$_2$O 时 MRI 影像显示上呼吸道直径呈剂量依赖性增加（Obtained from Schwab RJ, Pack AI, Gupta KB, et al. Upper airway and soft tissue structural changes induced by CPAP in normal subjects. Am J Respir Crit Care Med. 1996；154［4 pt 1］：1106-1116.）

采用双水平呼吸机，即减小呼气气道正压，而吸气时给予足够的吸气气道正压。

某些病例中，单一 CPAP 压力不足以治疗睡眠呼吸暂停。带有动态压力水平的 CPAP 呼吸机可以提高治疗的成功率，尤其对于不同睡眠阶段通气障碍程度不同的患者尤为有效。这种自动正压通气装置或自滴定装置可以监测低通气相关的多种指标，如口咽壁震动、打鼾和吸入气流受限，并自动提高气道正压直至这些低通气的症状消失。另外，CPAP 治疗是否能够预防 OSA 导致的心血管事件仍不明确。

尽管 CPAP 可以为大多数 OSA 患者提供满意治疗，但是某些患者可能需要不同的治疗方法。例如，混合性呼吸暂停（阻塞性和中枢性）患者或者以中枢性呼吸暂停为主的患者需要控制更为精确的（频率、时间控制模式的）无创通气（noninvasive ventilation，NIV），这类 NIV 预先设定最低呼吸频率或呼吸时间，若患者未在预设参数内诱发下一个自主呼吸，则程序自动启动吸气（机械通气）。

其他替代治疗选择　口腔矫正器（oral appliances，OA）适用于不耐受 CPAP 治疗的轻中度 OSA 患者。目前临床上主要有两种设计：①下颌复位器，使下颌处于前突状态（推荐下颌向前突出至少 50% 以有效治疗）[179]；②舌固定器，使舌处于前位，而下颌不前突。采用此种疗法时，推荐多学科协作，包括睡眠医师和有口腔矫正器相关经验的口腔科医师，是提高患者依从性和 OA 治疗效果的关键因素[109]。OA 被推荐用于对 CPAP 治疗不耐受[179]、无反应、治疗失败或非适应证的轻中度 OSA 患者[88]。

手术曾经是治疗 OSA 的唯一方法，但是鼻咽手术治疗重度 OSA 患者的有效证据不足。但是，对于合并扁桃体肥大的 OSA 成年患者，行扁桃体切除术是有益的，合并腺样体肥大的 OSA 儿童行腺样体切除术同样有益[180]。推荐术前及术后重复进行睡眠监测以评价长期治疗效果[88, 179, 181]。

最近，上呼吸道肌肉电刺激成为治疗 OSA 的新方法。舌下神经刺激诱发颏舌肌收缩，可剂量依赖地增加 OSA 患者吸气流速[182]。但该操作的有创性、设备花费以及在麻醉时需要预先内镜检查等因素限制了其成为 OSA 的一线治疗方案[149]。

咽部脂肪堆积降低了咽腔的通畅性，使肥胖成为 OSA 的潜在危险因素[183-184]。减重可以降低 Pcrit

和 OSA 的严重程度[145, 171]，被推荐为所有超重的 OSA 患者的辅助治疗方法[185]。因为减肥手术使长期减重更为有效，所以对于极度肥胖［体重指数（body mass index，BMI）≥ 40 kg/m²］、有严重合并症、BMI ≥ 35 kg/m² 以及饮食控制体重效果不佳的患者，可以考虑采用减重手术作为辅助治疗方法[88]。

目前不推荐吸氧作为治疗 OSA 的主要方法，但是对于某些患者可以作为辅助治疗方法，尤其是在术后[88, 186]。

尽管 OSA 在老年人中更常见，但是在 2 ～ 5 岁儿童中发病率也呈现高峰。在儿童中，肥胖预示着打鼾和其他呼吸梗阻症状[109]。扁桃体和腺样体肥大是导致儿童 OSA 的另一重要原因，可以手术治疗[187]。

中枢性睡眠呼吸暂停

中枢性睡眠呼吸暂停（central sleep apnea，CSA）影响生活质量[188]，且与心力衰竭患者不良预后有关[189-190]。CSA 的定义为没有呼吸运动的气流终止[188]，与 OSA 的区别为 OSA 中仍然有呼吸运动，甚至在呼吸暂停时呼吸运动增强。在临床睡眠呼吸暂停中，OSA 和 CSA 通常有重叠现象，需要仔细鉴别并给予相应治疗[191]。

CSA 可见于老年患者和伴有严重合并症的患者，如充血性心力衰竭、脑卒中和其他神经系统疾病（如肌萎缩性脊髓侧索硬化症）。美国宾夕法尼亚州南部的一项队列研究发现，5% 的 ≥ 65 岁的男性患有 CSA（AHI ≥ 20/h），而在年龄 < 65 岁的男性或任何年龄的女性均未发现 CSA。若把 CSA 标准缩至 AHI ≥ 2.5/h，在年龄 < 45 岁的男性中发病率仍非常低，在 45 ～ 64 岁的男性中 CSA 发病率为 1.7%，年龄 > 65 岁的男性中发病率为 12%[192]，40 ～ 97 岁男性发病率为 9%[193]。

CSA 的机制可以分为高环路增益和低环路增益。最常见的 CSA 环路增益升高的亚型是周期性潮式呼吸，常见于合并充血性心力衰竭和左心室收缩功能障碍的患者。潮式呼吸为渐强-渐弱通气模式，高通气 20 ～ 30 s，随后 10 ～ 40 s 低通气或呼吸暂停（图 10.11），常发生于 NREM 睡眠 1 期和 2 期[194]。潮式呼吸也可见于运动或清醒状态。几乎 1/2 的合并充血性心力衰竭的患者会出现潮式呼吸[195]。潮式呼吸在男性中更为常见，并在仰卧位时加重[161]。

潮式呼吸的呼吸治疗包括吸氧、呼吸兴奋剂（如 CO_2、茶碱和乙酰唑胺）以及 NIV（如双水平气道正压通气）。CPAP 治疗的有效性仍有争议。优化药物治疗是最佳的治疗方法，因为潮式呼吸通常可以通过适当的充血性心力衰竭治疗（心脏再同步化治疗和手术治疗，如心脏移植）而缓解[194]。

其他类型的中枢性呼吸紊乱 周期性呼吸指海拔导致的呼吸不稳定，通常见于患者转移到高海拔地区时。由于低气压导致周围空气氧含量降低，出现控制器增益增加[97]。特发性 CSA 在海拔平海平面时不易出现，更常见高二氧化碳血症性通气反应增加（高控制器增益）的个体中，导致睡眠中低碳酸血症和呼吸控制不稳定。特发性 CSA 患者 $PaCO_2$ 水平偏低，即使在清醒状态下也如此[196]。

肥胖低通气综合征

肺泡低通气 定义为导致高碳酸血症（$PaCO_2$ 增加）的通气不足。肺泡低通气的机制包括：中枢性低通气、胸壁畸形、神经肌肉疾病、慢性阻塞性肺疾病和严重肥胖［肥胖低通气综合征（obesity hypoventilation syndrome，OHS）］。OHS 是指在排除其他原因的低通气情况下，肥胖患者（BMI ≥ 30 kg/m²）出现夜间和日间均通气不足，通常导致高碳酸血症。

OHS 在患 OSA 的肥胖患者中的发病率估计为 50%。OHS 在 BMI ≥ 50 kg/m² 的患者中发病率估计为 50%[197]，而在正常成年人群中的发病率为 0.15% ～ 0.3%。90% 的 OHS 患者同时患有 OSA[198-199]。OHS 的诊断通常被忽略，因此真正的发病率仍不明确。

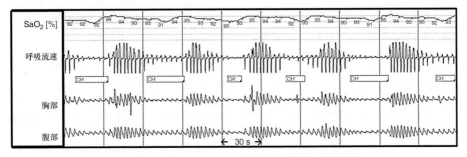

图 10.11 潮式呼吸的多相睡眠图。CH，中枢性低通气；OA，阻塞性呼吸暂停

严重肥胖与呼吸驱动增加有关，这有助于在肥胖导致胸壁活动异常和呼吸做功增加时维持正常碳酸水平[200-201]。在 OHS 患者中，此代偿机制消失[201-202]，可能与瘦素抵抗有关[203-205]。OHS 通常表现为肺总量下降、潮气量和功能残气量减小、补呼气量下降、呼吸系统顺应性降低和吸气肌力减小，但对 CO_2 的反应可能降低或正常。此外，这类患者血清 HCO_3^- 和肺泡 $PaCO_2$ 升高，同时呼吸做功增加，瘦素水平增高[205-206]。

向心性肥胖引起肺总量降低可以解释 OHS 患者的呼吸泵肌肉功能受损，导致仰卧位时膈肌上抬[206-207]。此外，膈肌肌病也是 OHS 的致病因素之一[205]。OHS 的治疗方法包括减肥和 NIV[207-208]。

睡眠与麻醉：影响围术期医学的两个截然不同的"双生子"

麻醉与睡眠的临床表现

虽然生理睡眠和麻醉有许多共同的临床特点（意识消失和脑干自主功能调节），但是仔细观察可以发现二者的行为状态有很多差别。与麻醉不同的是，睡眠可自然发生和终止，伤害性刺激可迅速终止睡眠，可以自我平衡。麻醉并没有生理睡眠过程中明显的分期。此外，功能影像学研究提示，进入麻醉状态和觉醒-睡眠转化有根本区别。

虽然慢波睡眠和麻醉诱导的意识消失在 EEG 上有一些相似，但是二者的 EEG 模式是不同的[209]。生理睡眠时记录的 EEG 与麻醉诱导意识消失时一致的 EEG 在频率和激活类型方面有所不同（图 10.12）[210]。

在麻醉诱导过程中，意识水平从完全清醒逐渐下降，从对外界刺激反应降低到完全失去反应[211]。这与人从清醒状态无过渡地进入睡眠状态时 EEG 出现尖

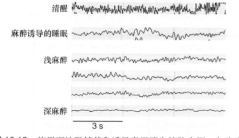

清醒

麻醉诱导的睡眠

浅麻醉

深麻醉

3 s

图 10.12　使用丙泊酚镇静和诱导意识消失的脑电图。与生理睡眠（见图 10.1）相比，镇静的 EEG 类似于慢波睡眠，提示麻醉药物有诱导睡眠作用。麻醉药物诱导的意识消失（下面 4 条脑电图）显示出不同的 EEG 活动：振幅降低和爆发抑制（爆发抑制没有在本图显示出来）

α-θ 波转变相反。进入生理睡眠的稳定阶段后，足够的刺激可以将人唤醒，而麻醉诱导的意识消失需要药物部分消除后才可以唤醒[212]。

麻醉期间睡眠促进通路的激活

内源性睡眠促进系统在全身麻醉机制中的作用越来越引起人们的注意。这个假说很有吸引力，因为睡眠和麻醉有许多相似之处，也有证据表明麻醉诱导的睡眠能满足生理睡眠的一些自我平衡需求[213-214]。虽然关于麻醉药物的分子作用机制已有大量数据，但是还不能解释药物是如何导致意识消失的，这使得这一假说更有吸引力。一项重要发现是，VLPO 的一些神经元在生理睡眠时被激活，也可以被某些麻醉药物激活[213-216]。另一项重要发现是，麻醉与唤醒相关神经核团（如 TMN）的抑制有关[215]。这一效应也提示了 VLPO 的激活，因为它是 TMN 抑制的主要来源。因此有人提出，麻醉药物诱导的意识消失是通过药物作用于 VLPO 的开关，控制从清醒到睡眠再到清醒的快速转变（见前文）[212, 217-218]。但是这一理论存在一些问题，如 VLPO 完全毁损的大鼠和小鼠仍可以被麻醉[216, 219]。虽然 VLPO 毁损可以导致一过性的对吸入麻醉药的抵抗[216]，但是 VLPO 毁损后过一段时间，实验动物显示出对异氟烷的敏感性增加，睡眠驱动的自我平衡增强[216, 219-221]。另一个关于 VLPO-TMN 回路假说的问题是，直接抑制 TMN 可以导致镇静但不能导致麻醉[215]。VLPO 神经元缺失的实验动物有显著的失眠症。因此，仅仅是麻醉药物与这些睡眠促进神经核团的相互作用并不能充分导致麻醉时意识丧失。近些年，一些研究进一步为全麻药物通过抑制促觉醒神经核团调节睡眠启动区提供了证据，这些区域包括蓝斑、脑桥网状结构的 GABA 能神经元、脑桥脚和背外侧被盖、腹侧被盖区、穹隆周围区、结节乳头核、基底前脑[222-223]。这一由麻醉诱导的"自下而上"的意识消失假说可能源于脑干与间脑区域的同步交互，包括 AAS 和内源性睡眠回路。尽管这些机制与促睡眠神经元相互作用相似，但不太可能是麻醉诱导意识消失的唯一途径。睡眠可以轻易地被真实或感知到的环境刺激逆转或中止，而麻醉则不能。虽然促睡眠神经元通过抑制这些觉醒通路而起作用，但其他对意识活动至关重要的神经元网络（如丘脑皮质神经网络）在睡眠期间仍保持活跃[224]。麻醉药与睡眠通路有关仍然是十分重要和有意义的发现，这无疑是这类麻醉药物导致睡眠的重要机制。无论如何，这种作用不会且不能防止足够的外界刺激激发觉醒。麻醉

形成的这种独特特性肯定还有其他机制参与。

围术期麻醉和睡眠的相互作用

麻醉和产生疼痛的手术操作影响睡眠和昼夜节律[225-227]，根据手术操作的复杂程度[228]，其影响可长达 6 个月。麻醉及手术后第 1 晚可见 REM 睡眠减少，随后在术后第 2～4 晚出现明显的 REM 反弹现象，即 REM 睡眠的强度和长度都增加[225, 227]。多数麻醉药可以导致睡眠结构受损，如在术后早期 REM 抑制和睡眠质量下降，损伤程度可能依赖于使用的麻醉药物和阿片类药物的药代动力学和药效动力学特点[229-230]（影响 REM 睡眠时间[231-232]），以及手术引起的应激。

丙泊酚对睡眠结构和 REM 睡眠的影响比较复杂，且呈剂量依赖性。在长期机械通气的重症患者中，丙泊酚镇静可剥夺 REM 睡眠并降低睡眠质量[233]，但是使用低剂量丙泊酚时可存在 REM 睡眠。氯胺酮镇静对睡眠结构和 REM 睡眠的影响尚未细致研究过，可能对 REM 睡眠时间有轻微影响[234]。

麻醉药物对 GABA 和 NMDA 受体有很强的作用，这两种受体均与昼夜节律控制有关。因此，麻醉药物可能会干扰昼夜节律的周期变化，但是临床前和人体研究数据结果并不一致。最近一项对蜜蜂的研究显示，麻醉诱导昼夜节律改变。在实验室内没有户外影响的情况下，日间给予麻醉扰乱了此后几天内蜂巢的常规活动模式。此外，生物钟基因的周期活动出现延迟[235-236]，且在麻醉时观察到了节律蛋白 -2 基因（主要的生物钟基因之一）表达下调[237]。值得注意的是，在猪模型研究中发现，具有精神作用的非麻醉药，如阿片类药物，可直接影响褪黑素的分泌，且不依赖于行为麻醉状态[238]。既往人体研究发现 3 h 麻醉暴露并不影响昼夜节律和体温调节节律[239]。

总之，麻醉药物影响昼夜节律的特殊机制仍不明确。还需要非常严密的实验研究来区分这些效应是直接作用于昼夜节律发生点还是作用于发生点下游的其他生理控制系统。

手术操作本身也会影响睡眠，表现为即使没有实施全身麻醉，手术也会减少 REM 睡眠时间[229-230]。疼痛、炎症、应激、制动和焦虑可能也是影响因素[240]。患者术后睡眠时间和质量显著下降。最终我们会明确哪种特殊的麻醉药物更能避免睡眠剥夺这一不良反应。

睡眠障碍性呼吸和麻醉期间气道开放

OSA 患者较健康对照者更容易出现围术期并发

症[241-242]，但是原因尚不清楚。很难将 OSA 的作用从典型的 OSA 合并症（如高血压、糖尿病、冠心病、神经血管功能脆弱和肥胖）的作用中独立出来。幸运的是，严重的术后并发症很少出现。因此，需要设计大样本临床试验来确定 SDB 与围术期并发症（如严重呼吸衰竭、栓塞并发症、住院时间延长和死亡率）的独立因果关系。

OSA（独立于肥胖）与气管插管困难或面罩通气困难无关[243-245]。但是最近一项 meta 分析报道，与对照组相比，OSA 患者的术后心脑血管事件、术后新发心房颤动和急性术后呼吸衰竭的风险显著增高[246-248]。还需未来样本量更大、人群分布更均匀的前瞻性研究来证实这些发现。OSA 与术后谵妄有关[241, 249]，术后谵妄是意义重大的围术期并发症，与花费、并发症和病死率增加有关。但是尚不明确术后谵妄是由反复低氧还是睡眠断裂引起。近期一项临床研究利用美国全国住院患者样本（Nationwide Inpatient Sample，NIS）数据库，研究了 1 058 710 名行择期手术的患者。作者发现既往诊断有 SDB 的患者需要进行紧急机械通气、NIV 和 CPAP 治疗的概率增加，发生呼吸衰竭的概率也增加。但是此研究也指出，和非 SDB 患者相比，SDB 患者在接受紧急气管插管后预后更好，与此治疗相关的费用较低[250]。同一组研究人员从 91 028 例行减重手术患者的数据中得出了相似的结论[251]。在这项研究中，既往诊断 SDB 的患者与非 SDB 患者相比，住院时间短，总的医疗费用低，具体原因尚不清楚。既往有睡眠呼吸暂停的患者在围术期可能会接受更加严密的监护，出现呼吸问题时处理可能更加积极，这可能也可以解释 SDB 患者术后再次气管插管发生率高的情况[250]。另一种可能的解释与慢性夜间缺氧有关，其对围术期急性缺氧有一定预防性作用。最重要的是，这些发现表明 SDB 和围术期预后的关系不只是单一因素。更倾向于 SDB 有双重作用，一方面 SDB 患者围术期呼吸并发症概率增加，另一方面 SDB 防止患者死于呼吸并发症。OSA 与术后呼吸衰竭和术后谵妄的潜在关系可能是多因素的。OSA 中频繁出现的气道塌陷导致缺氧、睡眠干扰、日间嗜睡和睡眠觉醒阈值升高，这些都是诱发或加重术后并发症的潜在因素。有趣的是，OSA 患者似乎在术后第 2 夜或第 3 夜更易发生低氧，这也是术后谵妄最常发生的时间段。

OHS 患者在围术期管理中需要给予额外关注，与肥胖患者相比，他们更易被收入院治疗且需要更多医疗资源[250, 252]。此外，与恶性肥胖但没有 OHS 的患者相比，合并 OHS 的患者的 ICU 住院率更高，出院后需要护理的时间更久，需要机械通气的概率更高[251-254]。

总之，SDB 患者更容易发生严重的围术期并发症。但是目前尚不明确这些并发症是否会导致这些患者术后总体预后更差。

睡眠障碍性呼吸患者的围术期管理

SDB 患者的围术期标准治疗取决于疾病的严重程度、合并症和手术风险。对所有行择期手术、有呼吸暂停风险的肥胖患者进行睡眠监测并不可行也没有必要。但是，应该识别出高风险患者并在围术期给予治疗。图 10.13 为经多国多学科小组共同研究出的处理流程。该流程的基本思路是术前已经进行 CPAP 的患者，围术期应继续接受 CPAP 治疗。具有多重危险因素的患者（基于手术和合并症判断）需要围术期进行睡眠医学会诊和（或）CPAP 治疗。

术前筛查

为了能够充分识别 SDB 患者，需要考虑采取多种措施[94, 253-254]。尽管使用易患体格特征来进行临床检查和评估是最简便、最经济的评估方法，但是诊断 OSA 的敏感度和特异性只有 50% ~ 60%[255-256]。而问卷的临床价值在于术前筛查高风险人群，而非仅仅是否患有 OSA。例如，STOP-BANG 问卷主要筛查与 OSA 相关的可能增加围术期并发症风险的疾病（高血压、肥胖、男性、高龄），而不是直接的呼吸障碍相

关特征。OSA 预测评分也可根据合并症及易获取的临床资料预测 OSA 患者及其围术期预后[257]。

PSG 对于诊断 SDB 是必需的，但是并不用于术前常规筛查。PSG 价格昂贵，可能延迟手术时间，对患者来说也不方便。术前筛查需要多步骤方案。术前评估应该包括 SDB 筛查和目前应用 NIV 的情况。从麻醉手术角度看，对进行低风险择期手术的患者，OSA 可能并不意味着存在真实风险。笔者认为，既往未诊断 SDB 的患者进行低风险手术应该接受常规围术期监测和治疗。

进行高风险手术的患者需要进行进一步临床检查及标准调查问卷（如 Berlin）评估[254, 258]。这些检查可能足以筛查 OSA，但不足以筛查 OHS[251, 253]。血气分析是诊断高碳酸血症的一种方法，高碳酸血症是 OHS 的主要症状之一 [标准：日间清醒状态下高碳酸血症（$PaCO_2 \geq 45\,mmHg$）]。静脉 HCO_3^- 水平 $\geq 27\,mmol/L$ 也是 $PaCO_2$ 升高的敏感指标（92%），同时合并低氧血症（$SpO_2 \leq 94\%$）提示 OHS 风险高[251, 253, 256, 259]。值得注意的是，OHS 是一种排除性诊断，需要排除严重气道阻塞疾病、严重肺间质疾病、严重胸壁异常（如脊柱后凸）、严重甲状腺功能减退、神经肌肉疾病和先天性中枢性低通气综合征。在麻醉前应考虑由睡眠医学专科医师评价睡眠。睡眠专科医师应该与围术期团队合作商讨，选择最佳诊断方法，围术期使用可自动调整压力的 CPAP 呼吸机，并与呼吸治疗专科医

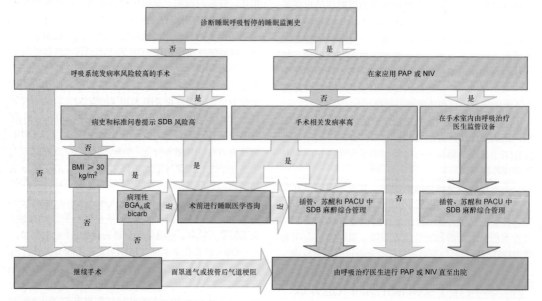

图 10.13 睡眠障碍性呼吸患者的围术期管理临床路径。BGA_A，动脉血气分析；bicarb，静脉碳酸氢根水平；BMI，体重指数；NIV，无创通气；SDB，睡眠障碍性呼吸；PACU，麻醉后恢复室；PAP，气道正压

师合作，以改善围术期 CPAP 治疗的可耐受性。

可能存在睡眠障碍性呼吸的患者的围术期管理

尽管有关术中和围术期最佳管理方案的资料有限，且主要基于小样本研究，但框 10.2 仍总结了 SDB 患者围术期治疗的一些方法和技术[258]。对于有 SDB 病史的患者，如果麻醉和手术伴有高并发症风险时，应该接受"OSA 麻醉综合管理"（框 10.2），包括插管、拔管、疼痛管理、围术期 CPAP 治疗期间的一系列特殊治疗和准备。

气管内插管　OSA 患者通常合并肥胖，而肥胖是困难气管插管的危险因素[244, 259-261]。在给予麻醉药物前，应该充分预给氧。嗅花位和头高脚低位有助于维持 OSA 患者被动（即麻醉状态下）咽部气道的开放[260, 262]，并增加功能残气量。为了缩短肌松作用时程，应谨慎给予非去极化肌松药，并且需要进行肌松监测。插管成功后，应立即考虑手法肺复张和呼气末正压维持肺容量[261, 263]。

术中治疗　若在没有装置支持可塌陷上呼吸道的情况下使用麻醉药物，如在内镜手术时给予镇静药物，应特别注意麻醉药物对上呼吸道通畅性的影响[264-265]。尽管此种操作下（如内镜），镇静相关的严重并发症总体发生率似乎很低[266]，但对呼吸系统并发症敏感的患者可能出现迟发的上呼吸道梗阻。

阿片类药物、GABA 能镇静药 / 麻醉性镇痛药和催眠镇静药会影响上呼吸道通畅，在等效镇痛剂量时，药物间的相互影响无显著性差异[267-270]。值得注意的是，GABA 能药物对上呼吸道通畅性的影响可以

通过呼吸兴奋剂逆转（图 10.14）[266]。因此，当患者发生术后气道梗阻时，推荐在轻度高碳酸血症情况下拔管，而非低碳酸血症时。

氯胺酮在意识消失和睡眠过程中对上呼吸道开放没有影响[271]，对于气道塌陷风险高的患者可以作为术后疼痛管理的辅助用药。

非去极化肌松药应在肌松监测下滴定给药，以避免肌松残余效应，降低术后呼吸并发症风险[272-275]。只有在肌松残余存在的情况下才应用拮抗，因为拮抗不当可能影响动物和人的上呼吸道功能[274-276]。

术后治疗　OSA 可发生在睡眠和镇静过程中[277-278]，因此应该待患者意识完全恢复后再拔管。患者体位为上身应抬高 45°以改善气道开放[261-262]和功能残气量。如果患者不能耐受上身抬高也可以选择侧卧位。NIV 可以用于术后呼吸衰竭，有助于预防低氧合和术后负压性肺水肿，还可以预防阿片类药物导致的呼吸抑制[276, 279]。

从麻醉后恢复室转出之前，应进行脱氧测试。有多种可用于 OSA 及非 OSA 患者的无创监护仪。但是这些仪器是否能预防术后并发症的发生有待进一步研究[280-281]。

疼痛治疗　疼痛治疗是术后特别关注的问题。阿片类药物剂量依赖地减少呼吸驱动，在与镇静或麻醉性镇痛药物联合应用时应该特别注意。如果没有禁忌证，推荐使用区域麻醉和非阿片类药物，以减少阿片类药物用量。如果使用了阿片类药物，术后早期全程使用 CPAP 对 OSA 高危患者有益[282]。术后疼痛程度通常会随着时间的推移而降低。通常需要逐渐减少

框 10.2　睡眠障碍性呼吸患者的特殊麻醉管理综合策略：睡眠障碍性呼吸和正压通气或无创通气治疗患者在麻醉期间的特殊处理

麻醉前
- 考虑区域麻醉，以减少术后镇静发生率

诱导期间
- 监测：二氧化碳描记图、潮气量
- 嗅花位
- 头高脚低位
- 考虑不使用非去极化肌松药插管，考虑琥珀胆碱
- 双手扣面罩、抬下颌、头后仰
- 插管成功后立刻进行手法肺复张，术中应用 PEEP 维持肺容量
- PCV 加 PEEP
- 选择短效麻醉药物和麻醉性镇痛药物
- 避免大剂量笛体 NMBA
- 使用肌松监测仪

术中管理
- 尽可能减少镇静药物和麻醉性镇痛药物的用量
- 考虑使用对上气道张力影响较小的药物（如氯胺酮、戊巴比妥）
- 进行肌松监测

- 拮抗残余肌松效应

拔管和麻醉后监护治疗室
- 拔管前，患者应该能够配合。PACU 中患者的体位：上身抬高 45°，侧卧位以减少重力对上气道的作用
- 如果发生呼吸功能受损，需要制订并记录监测和治疗计划，包括考虑应用无创通气
- 达到以下标准可以转至无监护环境或出院：
  - 生命体征在基线上下 20% 以内
  - 充分控制恶心
  - 疼痛评分 ≤ 40%
  - Aldrete 评分 ≥ 8
  - 通过脱氧测试

疼痛治疗
- 如果没有禁忌证，则尽可能考虑非甾体消炎药，以减少阿片类药物用量
- 阿片类药物联合镇静安眠药物应用时应特别注意

NMBA，肌松药；PACU，麻醉后监护治疗室；PCV，患者控制通气；PEEP，呼气末正压

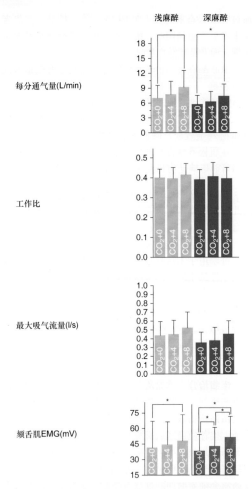

图 10.14　麻醉中二氧化碳水平对颏舌肌活动及呼吸功能的影响。在深麻醉（深蓝色柱）和浅麻醉（浅蓝色柱）中，吹入 CO_2 至 PCO_2 增加（＋4 mmHg 或 8 mmHg）可剂量依赖性地增加每分通气量、最大吸气流量和上呼吸道扩张肌活动（如颏舌肌）（Modified from Ruscic KJ，Bøgh Stokholm J，Patlak J，et al. Supplemental carbon dioxide stabilizes the upper airway in volunteers anesthetized with propofol. Anesthesiology. 2018；129（1）：37-46.）

阿片类药物，以维持呼吸驱动增减之间的平衡。

　　在家中使用 CPAP 治疗的 SDB 患者在整个围术期都应该继续使用。术前应检查这些仪器是否功能良好（框 10.2）。

▍知识空白及未来研究

　　尽管过去数十年间发表了大量关于 SDB 对围术期影响的证据，但仍存在大量的知识空白[283-284]。呼吸、心血管、神经心理并发症以及不良临床预后在 OSA 患者中可能更多见或更少见。但是很多合并症是潜在的混杂因素，例如肥胖、糖尿病、血脂异常、冠心病和高龄。OSA 是一种异质性疾病，详细的生理表型分型可以确定增加或减少 OSA 围术期并发症的病理生理机制。多种可以导致 OSA 的机制（如解剖学易感、扩张肌功能障碍、觉醒阈值低、环路增益增强、肺容量不足、血管渗漏）可能在围术期发挥作用[125]。深入的生理学研究是必需的，直至可以用较短的时间或通过 PSG 确定表型。可分辨 OSA 患者高危表型的无创、简便的生理学研究或临床预测模型是未来研究的重要领域。

　　在此背景下，我们需要合适的围术期 OSA 筛查工具。如前所述，通常很难在术前安排 PSG 检查，门诊监测技术可能更有用，应进行研究。根据手术类型、需要的麻醉及阿片类药物的类型和深度、其他合并症以识别术后并发症风险增高的患者，而非仅仅通过 SDB 本身的表现判断可能更加重要。目前尚不清楚与 SDB 相关的围术期并发症的风险在多大程度上是由这些共存因素造成的或受其调节的。另外，麻醉前无 OSA 或轻微 OSA 的患者可能发展为更严重的 OSA。潜在因素包括阿片类药物、体位或静脉液体。一些研究发现，术后早期监测可以发现 OSA 严重程度加重的高危患者。需要更多研究确定这些术后监测是否能以及如何进行术后 OSA 风险分层。近几年，有许多措施用于改善 OSA 患者术后管理（如前所述）。但是仍有很多问题尚待解决：术后吸氧的作用是什么？影响围术期 CPAP 依从性的障碍是什么？患者依从性和气道正压通气的有效性是否能随着教育资源增加而增强？其他的呼吸支持措施应单独进行还是与气道正压通气一起进行？定压气道正压通气是否可用（即使是对未进行过 CPAP 治疗的高危患者）？院内开始使用 CPAP 治疗的法律责任和患者安全因素是什么[285]？

　　未来的研究应着眼于回答以上问题，进一步改善 SDB 患者的围术期管理[283]。进行综合管理措施（如包括监护、气道正压、教育、其他呼吸支持措施的流程）的临床试验可能比研究单向措施有效性的试验更有用处，因为前者更有可能有效改善预后。

　　OSA 围术期并发症的发生率低，因此需要进行合作研究以获取足够的 OSA 患者例数，并回答围术期预后的重要研究问题。患有 OHS 的患者可能处于高危状态。应确定前瞻性队列研究所需的最小数据元素集，以促进多部门协作和独立研究的分析。也可在大型队列研究中进行病例对照研究。这可以帮助我们找到更适合的对照组。这些研究可以改进风险分层并开发出新的对应疗法。此外，确定能在这一人群中优化安全性的干预措施也很重要。最初的干预试验应该集中在 SDB 风险最高的患者身上[283]。

重症监护治疗病房内的睡眠和镇静

ICU 患者的睡眠普遍受到影响[286]，其机制包括噪声、光、医疗措施打断睡眠、输注液体和营养支持，以及内源性因素，如疼痛、焦虑和炎症。ICU 内的睡眠因环境条件和患者病情严重程度而不同[287]。镇静和机械通气患者常出现碎片化睡眠[288-289]。ICU 患者的深度 NREM 和 REM 睡眠以及昼夜节律显著减少或消失[290-292]。这些患者的睡眠约 50% 发生在日间[286-287]。在进行镇静或机械通气的 ICU 患者中，高达 70% 出现不符合睡眠及清醒标准的 EEG 活动改变[293]。因此研究者开发出了 ICU 患者睡眠分类[294]，但这一分类评分的有效性还未得到证实。

噪声与光照

ICU 是医院内最吵闹的区域，噪声常超过世界卫生组织推荐的水平（< 45dB）[289, 295]。Elbaz 等的研究发现，机械通气稳定的 ICU 患者在脱机阶段，声音觉醒水平 > 77dB[296]。ICU 环境中，治疗及监护仪器报警是最明显的噪声来源。

除了噪声，光照的变化也可以改变睡眠模式和昼夜节律。ICU 患者通常持续受到昏暗灯光的照射，导致夜间光照水平升高而日间光照水平不足[297-298]。这妨碍了内在节律与外在 24 h 节律的校准，可能扰乱睡眠-清醒模式。这一现象可见于很多 ICU 患者[299]。

多个研究（表 10.7）报道了重症患者褪黑素分泌模式的节律性受损，且有多个因素影响 ICU 褪黑素节律。褪黑素水平随年龄增加而降低[300]，使得 ICU 老年患者昼夜节律更易紊乱。阿片类药物可增加 24 h 内褪黑素水平[301]。

同样，β 受体激动剂（包括缩血管药物、正性肌力药物以及雾化吸入沙丁胺醇）增加褪黑素水平，而 β 受体阻滞剂减少褪黑素分泌。重症患者儿茶酚胺的内源性分泌也可以诱导短时的褪黑素增加[305]。苯二氮䓬类药物的作用与对褪黑素的影响不完全一致[314-315]。

在管理 ICU 患者时应知晓上述因素与重症、ICU 治疗的相互作用。推荐夜间减少光照和噪声，日间增加光照水平以改善睡眠。此外，耳塞和眼罩也被证实

表 10.7　重症监护治疗病房患者昼夜节律及睡眠改变的研究

评价方法	相互作用	参考文献
PSG	■ 日间觉醒和睡眠中断增加，原因如下： 　■ 噪声 　■ 昏暗灯光 　■ 治疗措施	292, 296
	■ N₃ 和 REM 睡眠减少 ■ 觉醒和清醒增加	302-304
	■ 24 h 内多次间断睡眠	287, 290, 292, 294
	■ 不典型的 EEG 信号 　■ 睡眠中断 　■ 非生理性睡眠 　■ 昏迷表现	
血褪黑素水平和尿 6- 羟基 硫酸褪黑素水平	■ 节律紊乱随病情严重程度增加（康复患者，ICU 患者，严重脓毒血症的 ICU 患者） ■ 夜间褪黑素峰值延后	292, 304-312
	■ 夜间褪黑素生理性分泌减少，原因如下： 　■ 镇静 　■ 机械通气 　■ 觉醒增多	305, 308-309
	■ 日间褪黑素水平增加，原因如下： 　■ 光线昏暗 　■ 严重脓毒血症	306, 311
血压变化	■ 夜间血压下降减少	305
体温变化	■ 体温变化减少 ■ 昼夜节律改变，低谷分散于 24 h 内	23, 305, 313
血浆皮质醇水平	■ 昼夜节律消失 ■ 皮质醇达峰时间延迟	305, 310

EEG，脑电图；ICU，重症监护治疗病房；N3，睡眠阶段 3；PSG，多导睡眠图；REM，快速眼动

可以改善 ICU 患者的睡眠质量，并可能减少并发症风险[316-319]。

药物和治疗措施

治疗或护理措施属于 ICU 扰乱睡眠的环境因素。多项研究发现，不同 ICU 环境下的大量治疗措施多在夜间进行，可达每晚 60 次之多[320-322]。

NIV 和经气管插管通气均会影响睡眠结构和质量[288, 323]。目前仍不清楚如何预防或治疗 ICU 相关的昼夜节律紊乱。研究显示，日间脱机联合夜间辅助控制通气模式可以改善睡眠，表现为长期通气治疗的患者觉醒次数减少[291]。

重症监护治疗病房内的睡眠和镇静

ICU 内常需要对过度躁动或需要特殊治疗的患者使用镇静药物，但是深度镇静与 ICU 停留时间及住院时间延长有关[324]。GABA 受体激动剂（如丙泊酚和苯二氮䓬类药物）可能减少 REM 睡眠[325-326]。

疼痛见于大多数 ICU 患者[327]，未能辨别出疼痛（译者注：这里指疼痛引起的躁动）可能导致镇静药物的过度使用[324]。但是，阿片类药物被证实会减少 REM 睡眠并加重睡眠紊乱（如 ICU 患者的 OSA）[131, 328]。因此，推荐积极控制疼痛，同时将阿片类药物用量降至最低[329]。

重症监护治疗病房患者睡眠障碍的药物治疗

目前用于治疗 ICU 内失眠的药物与 GABA 系统相关。GABA 能神经传导在脑内具有多种功能，包括日间镇静、意识错乱、顺行性遗忘和谵妄[330-332]。

在某些国家会使用褪黑素改善重症患者睡眠。但对 ICU 患者使用褪黑素治疗睡眠障碍及其潜在并发症（如谵妄）的研究结果并不一致。少数研究中，使用褪黑素改善主观及客观睡眠质量[333-335]。褪黑素有导致眩晕、恶心、嗜睡、低血压、头痛的副作用，在 ICU 内使用可能有危险。近期开发出了褪黑素受体激动剂，并已上市供昼夜节律紊乱患者使用[336-337]。这些药物的脱靶效应可能较褪黑素小，但关于其在 ICU 中应用的研究十分有限。因此不推荐将褪黑素拮抗剂用于任何类型的 ICU 患者[338]。

食欲肽受体拮抗剂苏沃雷生（suvorexant）已获得

FDA 批准用于治疗原发性失眠，有望成为治疗 ICU 患者失眠的新方法。在对 254 位原发性失眠患者进行为期 4 周的研究中，与安慰剂相比，苏沃雷生自第 1 晚直至研究结束均显著改善了睡眠效率，并呈剂量依赖性。另外苏沃雷生显著改善入睡后苏醒和入睡时间[339]，无明显促谵妄效应[340]。食欲肽受体拮抗剂在重症患者中应用的有效性和安全性仍需进一步研究。

重症监护治疗病房患者睡眠障碍的后果

强有力的证据证明好的睡眠与适宜的代谢、内分泌、免疫和神经行为功能有关[341-345]。

尽管有争议，但越来越多的人认可充足的优质睡眠对于增强免疫功能的重要性，以及睡眠减少会增加感染的易感性[346]。接种流感疫苗期间，睡眠剥夺会延迟抗体滴度的增加[347-348]。睡眠剥夺和失眠与淋巴细胞和自然杀伤 T 细胞噬菌作用降低有关，也与白介素 2[349]和白介素 7[350]水平降低有关。白介素 7 有助于 CD8β 效应器向记忆 T 细胞转化，并延长记忆 T 细胞的存活时间[351]。长时间睡眠剥夺可发生于长住 ICU 的患者，可能诱导促炎性细胞因子的持续产生，导致慢性低度炎症和免疫缺陷[348]。

研究显示，即使对健康的年轻人实施短时睡眠剥夺，也可导致糖耐量受损和胰岛素抵抗，而血糖与糖尿病患者早期病程的水平常常相似[352]。另外，睡眠剥夺可以诱发分解状态：增加氧耗、二氧化碳释放和儿茶酚胺水平，可能是应激反应的表现[353]。睡眠剥夺时，也会出现下丘脑—垂体—肾上腺素轴活动、血浆皮质醇和促甲状腺素水平改变[354]以及炎性因子水平增加[355]。

术后睡眠剥夺也可能影响呼吸功能，表现为呼吸肌疲劳易感性增加[356]、对高碳酸血症的通气反应降低[357]和上呼吸道梗阻性增加[358]。

即使短时睡眠剥夺，也易发生认知功能受损。睡眠剥夺导致脑活性和连接性的双向变化，主要影响注意力和工作记忆，并增加重症患者对谵妄的敏感性[359-361]。

另外，近期研究发现，通过药物和时间治疗以重塑睡眠-清醒循环，有益于上述有谵妄风险的患者[362-364]。但是促睡眠药物本身可以增加谵妄的敏感性，需要找到改善睡眠效果最佳、同时谵妄风险最低的药物。

其他睡眠障碍疾病的围术期管理

发作性睡病

发作性睡病是一种神经性睡眠障碍，在大多数民族中发病率为 0.05% ～ 0.8%[365-366]，临床特点为日间睡眠时间过长、日间不自主睡眠、夜间睡眠受干扰和睡眠相关肌肉张力低。发作性睡病可以分为两种类型：伴有和不伴有猝倒（突然间失去肌肉张力但不伴有意识消失）[367]。

发作性睡病的病理机制可能与下丘脑食欲肽能神经元的自身免疫性病理改变有关[366]。实验证明，HCRT 受体 2 基因突变或 HCRT 神经元缺失可以导致动物出现发作性睡病样状态[368]，HCRT 缺陷也与人发作性睡病有关[34]。HCRT 与一些生理功能的控制有关，例如进食、心血管调节、上气道稳定性、疼痛、运动、应激和成瘾[369-370]。环境因素对发作性睡病的病理机制有关键作用，因为同卵双生子中同时发病的概率只有 20% ～ 35%。

发作性睡病的治疗包括针对日间嗜睡和猝倒的行为学治疗和药物治疗。推荐周期性规律睡眠时间和安排日间小睡。治疗日间嗜睡的药物包括苯丙胺、哌甲酯、莫达非尼或司来吉兰（对猝倒也有效）。治疗猝倒可以用三环类抗抑郁药、选择性 5- 羟色胺再摄取抑制剂或 γ- 羟丁酸钠。药物治疗需要联合行为治疗。

麻醉苏醒延迟、术后过度嗜睡和呼吸暂停与发作性睡病患者对麻醉药物敏感性增加有一定关系[371-373]。对这类患者可能推荐使用麻醉深度监测。发作性睡病的治疗围术期应该继续[374-375]。治疗日间嗜睡最常用的是莫达非尼，其作用于多巴胺通路，促进患者从麻醉中苏醒[376-377]。应避免镇静药物并考虑区域麻醉[378]。值得注意的是，在区域麻醉下也可能发作猝倒[379]。

不宁腿综合征和周期性肢体运动障碍

不宁腿综合征也称 Ekbom 综合征，是一种神经性障碍，发病率为 2% ～ 5%，有四个基本特点：①迫切想运动四肢，通常与感觉异常或感觉迟钝有关；②休息后加重；③活动后改善；④日间症状加重，晚上或夜间达到高峰。不宁腿综合征患者通常主诉腿部感觉方面的症状。

睡眠期间独立的周期性肢体运动是一种罕见的症状，通常被称为周期性肢体运动障碍。睡眠期间发作的特征性周期性肢体反复运动最常见于下肢，偶尔上肢发作。这些肢体运动与导致睡眠干扰的频繁唤醒有关，致使患者日间过度嗜睡。这通常是患者唯一的主诉[380]。

症状性不宁腿综合征可见于铁缺乏和尿毒症患者、妊娠[381]或使用神经性药物（多巴胺拮抗剂、抗精神病药、选择性 5- 羟色胺再摄取抑制剂、三环类抗抑郁药、抗组胺药物、咖啡因、酒精、尼古丁）期

间。尽管不宁腿综合征的日间症状足以支持临床诊断（临床检查联合标准化问卷），但还需要进行 PSG 以排除 SDB，尤其对于主诉日间嗜睡或睡眠片段化的患者。

根据 AASM 的最新指南，不宁腿综合征的一线治疗为晚间使用多巴胺激动剂（如罗匹尼罗和普拉克索），还可以选择加巴喷汀酯、合用左旋多巴和多巴脱羧酶抑制剂、阿片类药物。尽可能避免使用影响多巴胺能系统的药物（多巴胺拮抗剂、抗精神病药、选择性 5- 羟色胺再摄取抑制剂、三环类抗抑郁药、咖啡因、酒精、尼古丁）。

全身麻醉可能加重不宁腿综合征[382]，而不自主的四肢运动可能会被误认为躁动或谵妄[383]。不宁腿综合征的第一次临床表现可能发生于脊椎麻醉[384]或全身麻醉[384]后，术后不宁腿综合征的发病率似乎比预想的高[382]。为了防止围术期症状加重，不宁腿综合征患者应安排在日间较早时候进行手术。药物治疗应该持续到手术当日。应该避免使用阻断中枢多巴胺递质的药物，如抗精神病药。对此类患者，氯胺酮可能是更好的选择[385]。此外，术中及术后于静脉或皮下使用阿片类和苯二氮䓬类药物可能对不宁腿综合征患者有益。缓解症状的最佳方法是术后尽早活动。对于不能活动的患者，有证据显示加压治疗[386]或者静脉应用镁剂[387]和毒扁豆碱[388]可以缓解不宁腿综合征症状。术前、术中和术后需要监测血液铁和铁蛋白水平以防出现症状性不宁腿综合征，尤其对于有铁流失的手术（如失血）。

致谢

主编、出版者以及 Sebastian Zaremba 和 Matthias Eikermann 医生感谢 Nancy L. Chamberlin 医生在前一版中对此章的贡献。她为此章打下了基础。

参考文献

1. Rosner F, et al. Anesth Analg. 1971;50:298.
2. Rechtschaffen A, et al. Perspect Biol Med. 1998;41:359.
3. Mukherjee S, et al. Am J Respir Crit Care Med. 2015;191(12):1450.
4. Roesslein M, Chung F. Eur J Anaesthesiol. 2018;35(4):245.
5. Hobson JA. Nature. 2005;437(7063):1254.
6. Aserinsky E, Kleitman N. Science. 1953;118(3062):273.
7. Montgomery SM, et al. J Neurosci. 2008;28(26):6731.
8. Kronfeld-Schor N, Einat H. Neuropharmacology. 2012;62(1):101.
9. Kronfeld-Schor NaTD. Biol Rhythm Res. 2008;39(3):193.
10. Hastings MH, et al. J Neuroendocrinol. 2008;20(6):812.
11. Albrecht U. Neuron. 2012;74(2):246.
12. Lane JM, et al. Nat Commun. 2016;7:10889.
13. Danilenko KV, et al. J Biol Rhythms. 2003;18(2):170.
14. Borbely AA. Hum Neurobiol. 1982;1(3):195.
15. Dijk DJ, von Schantz M. J Biol Rhythms. 2005;20(4):279.

16. Hartse KM. *Handb Clin Neurol.* 2011;98:97.
17. Siegel JM. *Nature.* 2005;437(7063):1264.
18. Rial RV, et al. *Neurosci. Biobehav. Rev.* 2010;34(8):1144.
19. De Gennaro L, et al. *Neuroscience.* 2001;107(1):1.
20. Jahnke K, et al. *NeuroImage.* 2012;59(2):1631.
21. Kohsaka S, et al. *Neuroscience.* 2012;202:243.
22. Buckner RL, et al. *Ann N Y Acad Sci.* 2008;1124:1.
23. Alster J, et al. *Brain Inj.* 1993;7(3):191.
24. Lu J, et al. *J Neurosci.* 2006;26(1):193.
25. Pagel JF. *Curr Opin Pulm Med.* 2012;18(6):574.
26. Hallanger AE, et al. *J Comp Neurol.* 1987;262(1):105.
27. Satoh K, Fibiger HC. *J Comp Neurol.* 1986;253(3):277.
28. Lu J, et al. *Nature.* 2006;441(7093):589.
29. Fuller PM, et al. *J Comp Neurol.* 2011;519(5):933.
30. Aston-Jones G, Bloom FE. *J Neurosci.* 1981;1(8):876.
31. Kocsis B, et al. *Proc Nat Acad Sci U S A.* 2006;103(4):1059.
32. Peyron C, et al. *J Neurosci.* 1998;18(23):9996.
33. Kornum BR, et al. *Curr opin Neurobiol.* 2011;21(6):897.
34. Nishino S, et al. *Lancet.* 2000;355(9197):39.
35. Chemelli RM, et al. *Cell.* 1999;98(4):437.
36. Willie JT, et al. *Neuron.* 2003;38(5):715.
37. Fujiki N, et al. *Sleep.* 2003;26(8):953.
38. Adamantidis AR, et al. *Nature.* 2007;450(7168):420.
39. Trivedi P, et al. *FEBS Lett.* 1998;438(1-2):71.
40. Saper CB, et al. *Nature.* 2005;437(7063):1257.
41. Torrealba F, et al. *Neuroscience.* 2003;119(4):1033.
42. Mang GM, et al. *Sleep.* 2012;35(12):1625.
43. Dugovic C, et al. *J Pharmacol Exp Ther.* 2009;330(1):142.
44. Morairty SR, et al. *PLoS One.* 2012;7(7):e39131.
45. Gotter AL, et al. *Sci Rep.* 2016;6:27147.
46. von Economo C. *J Nerv Ment Dis.* 1930;71(3).
47. McGinty DJ, Sterman MB. *Science.* 1968;160(3833):1253.
48. Nauta WJ. *J Neurophysiol.* 1946;9:285.
49. Modirrousta M, et al. *Neuroscience.* 2004;129(3):803.
50. Hassani AK, et al. *Proc Natl Acad Sci U S A.* 2009;106(7):2418.
51. Takahashi K, et al. *Neuroscience.* 2009;161(1):269.
52. Sherin JE, et al. *Science.* 1996;271(5246):216.
53. Lu J, et al. *J Neurosci.* 2000;20(10):3830.
54. Saper CB, et al. *Neuron.* 2010;68(6):1023.
55. Anaclet C, et al. *J Neurosci.* 2012;32(50):17970.
56. Gerashchenko D, et al. *Proc Natl Acad Sci U S A.* 2008;105(29):10227.
57. Boissard R, et al. *Eur J Neurosci.* 2003;18(6):1627.
58. Lu J, et al. *Nature.* 2006;441(7093):589.
59. Johns MW. *Chest.* 1993;103(1):30.
60. Beaudreau SA, et al. *Sleep Med.* 2012;13(1):36.
61. Spira AP, et al. *J Gerontol A Biol Sci Med Sci.* 2012;67(4):433.
62. Sil A, Barr G. *J Laryngol Otol.* 2012;126(4):372.
63. Hesselbacher S, et al. *Open Respir Med J.* 2012;6:20.
64. Beaudreau SA, et al. *Sleep Med.* 2012;13(1):36.
65. Spira AP, et al. *J Gerontol A Biol Sci Med Sci.* 2012;67(4):433.
66. Chung F, et al. *J Clin Anesth.* 2007;19(2):130.
67. Aurora RN, et al. *Sleep.* 2012;35(8):1039.
68. Spruyt K, Gozal D. *Sleep Med Rev.* 2011;15(1):19.
69. Owens JA, et al. *Sleep.* 2000;23(8):1043.
70. Urfer-Maurer N, et al. *Sleep Med.* 2018;48:180.
71. Smarr BL. *J Biol Rhythms.* 2015;30(1):61.
72. Auger RR, et al. *Nat Sci Sleep.* 2013;5:125.
73. Kucharczyk E, et al. *Behav Sleep Med.* 2011;9(4):243.
74. Okun ML, et al. *J Clin Sleep Med.* 2009;5(1):41.
75. Chung F, et al. *Anesthesiology.* 2008;108(5):812.
76. Chung F, et al. *Br J Anaesth.* 2012;108(5):768.
77. Kessler RC, et al. *Sleep.* 2010;33(11):1539.
78. Walters AS, et al. *Sleep Med.* 2003;4(2):121.
79. Richards KC, et al. *J Nurs Meas.* 2000;8(2):131.
80. Wright JG, Feinstein AR. *J Clin Epidemiol.* 1992;45(11):1201.
81. Martin JL, Hakim AD. *Chest.* 2011;139(6):1514.
82. Paquet J, et al. *Sleep.* 2007;30(10):1362.
83. Ancoli-Israel S, et al. *Sleep.* 2003;26(3):342.
84. Henriksen A, et al. *J Med Internet Res.* 2018;20(3):e110.
85. Kushida CA, et al. *Sleep.* 2005;28(4):499.
86. Rechtschaffen A, et al. *A Manual of Standardized Terminology. Techniques and Scoring Systems for Sleep Stages of Human Subjects.* Washington, DC: National Health Institutes; 1977.
87. Berry RB, et al. *For the American Academy of Sleep Medicine. The AASM Manual for the Scoring of Sleep and Associated Events: Rules, Terminology and Technical Specifications.* Darien, IL: American Academy of Sleep Medicine; 2017. Version 2.4.
88. Epstein LJ, et al. *J Clin Sleep Med.* 2009;5(3):263.
89. Kuna ST, et al. *Proc Am Thorac Soc.* 2011;8(1):1.
90. Fleetham J, et al. *Can Respir J.* 2006;13(7):387.
91. Somers VK, et al. *J Am Coll Cardiol.* 2008;52(8):686.
92. Collop NA, et al. *J Clin Sleep Med.* 2007;3(7):737.
93. Kuna ST, et al. *Am J Respir Crit Care Med.* 2011;183(9):1238.
94. Finkel KJ, et al. *Sleep Med.* 2009;10(7):753.
95. Duce B, et al. *J Clin Sleep Med.* 2014;10(7):803.
96. Novelli L, et al. *J Sleep Res.* 2010;19(1 Pt 2):238.
97. White DP. *Am J Resp Crit Care Med.* 2005;172(11):1363.
98. Lindberg E. *Sleep Med Rev.* 2000;4(5):411.
99. Vozoris NT. *Sleep Med.* 2012;13(6):637.
100. Young T, et al. *WMJ.* 2009;108(5):246.
101. Schonbeck Y, et al. *PLoS ONE.* 2011;6(11):e27608.
102. Wang YC, et al. *Lancet.* 2011;378(9793):815.
103. Young T, et al. *N Engl J Med.* 1993;328(17):1230.
104. Kapur V, et al. *Sleep Breath.* 2002;6(2):49.
105. Bryson GL, et al. *Can J Anaesth.* 2012.
106. Stierer TL, et al. *J Clin Sleep Med.* 2010;6(5):467.
107. Weingarten TN, et al. *Br J Anaesth.* 2011;106(1):131.
108. Bamgbade OA, et al. *Int J Gynaecol Obstet.* 2017;138(1):69.
109. Young T, et al. *Am J Respir Crit Care Med.* 2002;165(9):1217.
110. Gottlieb DJ, et al. *Am J Respir Crit Care Med.* 1999;159(2):502.
111. Redline S, et al. *Am J Respir Crit Care Med.* 2010;182(2):269.
112. Carr GE, et al. *Chest.* 2012;141(3):798.
113. Selim B, et al. *Clin Chest Med.* 2010;31(2):203.
114. Tahrani AA, et al. *Am J Respir Crit Care Med.* 2012.
115. Yaffe K, et al. *JAMA.* 2011;306(6):613.
116. Torelli F, et al. *NeuroImage.* 2011;54(2):787.
117. Canessa N, et al. *Am J Respir Crit Care Med.* 2011;183(10):1419.
118. Lal C, et al. *Chest.* 2012;141(6):1601.
119. Balachandran JS, et al. *Am J Cardiol.* 2012;109(1):140.
120. Jennum P. *Kjellberg J. Thorax.* 2011;66(7):560.
121. Block AJ, et al. *N Engl J Med.* 1979;300(10):513.
122. Eikermann M, et al. *Chest.* 2007;131(6):1702.
123. Mak KK, et al. *Sleep Med.* 2010;11(3):268.
124. McNicholas WT, et al. *Am Rev Respir Dis.* 1982;126(4):625.
125. Subramani Y, et al. *Anesth Analg.* 2017;124(1):179.
126. Sasaki N, et al. *Anesthesiology.* 2013.
127. Butler JE. *Respir Physiol Neurobiol.* 2007;159(2):115.
128. Pierce R, et al. *Eur Respir J.* 2007;30(2):345.
129. Chamberlin NL, et al. *J Physiol.* 2007;579(Pt 2):515.
130. Nicholas CL, et al. *Sleep.* 2012;35(5):699.
131. Timm FP, et al. *Sleep.* 2018;41(1).
132. Isono S, et al. *Anesthesiology.* 1997;87(5):1055.
133. Watanabe T, et al. *Am J Respir Crit Care Med.* 2002;165(2):260.
134. Isono S, et al. *Anesthesiology.* 2002;97(4):780.
135. Tagaito Y, et al. *Anesthesiology.* 2010;113(4):812.
136. Shiota S, et al. *Thorax.* 2007;62(10):868.
137. Su MC, et al. *Respir Physiol Neurobiol.* 2008;161(3):306.
138. Redolfi S, et al. *Am J Respir Crit Care Med.* 2011;184(9):1062.
139. Yumino D, et al. *Circulation.* 2010;121(14):1598.
140. Series F, Marc I. *J Appl Physiol.* 1994;77(2):840.
141. Hoffstein V. *Am Rev Respir Dis.* 1984;130(2):175.
142. Graaff Van de WB. *J Appl Physiol.* 1991;70(3):1328.
143. Graaff Van de WB. *J Appl Physiol.* 1988;65(5):2124.
144. Mead J, Loring SH. *J Appl Physiol.* 1982;53(3):750.
145. Schwartz AR, et al. *Am Rev Respir Dis.* 1991;144(3 Pt 1):494.
146. Isono S, et al. *J Appl Physiol.* 1997;82(4):1319.
147. Fogel RB, et al. *J Physiol.* 2003;550(Pt 3):899.
148. Jelev A, et al. *J Physiol.* 2001;532(Pt 2):467.
149. Jordan AS, White DP. *Respir Physiol Neurobiol.* 2008;160(1):1.
150. Gestreau C, et al. *Curr Opin Pulm Med.* 2008;14(6):512.
151. Fogel RB, et al. *J Physiol.* 2005;564(Pt 2):549.
152. Wilkinson V, et al. *Sleep.* 2008;31(4):525.
153. Lo YL, et al. *Thorax.* 2007;62(9):799.
154. Lan MC, et al. *Laryngoscope.* 2015;125(10):2408.
155. Isono S. *Eur Respir J.* 2017;50(3).
156. Safar P. *J Am Med Assoc.* 1958;167(3):335–341.
157. Sato S, et al. *Anesthesiology.* 2017;126(1):28.
158. Stanescu D, et al. *Eur Respir J.* 1996;9(10):2116.
159. Berry RB, Gleeson K. *Sleep.* 1997;20(8):654.
160. Pattinson KT. *Br J Anaesth.* 2008;100(6):747.
161. Szollosi I, et al. *Sleep.* 2006;29(8):1045.
162. Jordan AS, et al. *Am J Respir Crit Care Med.* 2011;184(10):1183.
163. Kushida CA, et al. *Sleep.* 2006;29(3):375.
164. Gay P, et al. *Sleep.* 2006;29(3):381.
165. Giles TL, et al. *Cochrane Database Syst Rev.* 2006;3:CD001106 2006.

166. Schwab RJ, et al. *Am J Respir Crit Care Med.* 1996;154:1106.
167. McDaid C, et al. *Health Technol Assess.* 2009;13(4):143. iii, xi, 1.
168. Weaver TE, et al. *Am J Respir Crit Care Med.* 2012.
169. McEvoy RD, et al. *N Engl J Med.* 2016;375(10):919.
170. Morong S, et al. *Sleep Breath.* 2014;18(4):851.
171. Anandam A, et al. *Sleep Breath.* 2013;17(1):227.
172. Gunbey E, et al. *J Craniofac Surg.* 2015;26(4):1287.
173. Halle TR, et al. *Chest.* 2017;152(6):1214.
174. Lorenzi-Filho G, et al. *Respirology.* 2017;22(8):1500.
175. Kushida CA, et al. *Sleep.* 2006;29(2):240.
176. Corral J, et al. *Am J Respir Crit Care Med.* 2017;196(9):1181.
177. Malhotra A, et al. *Lancet Respir Med.* 2015;3(5):397.
178. Collop NA, et al. *J Clin Sleep Med.* 2011.
179. Randerath WJ, et al. *Eur Respir J.* 2011;37(5):1000.
180. Reckley LK. *Nat Sci Sleep.* 2018;10:105.
181. Kang KT, et al. *JAMA. Otolaryngol Head Neck Surg.* 2017;143(6):561.
182. Schwartz AR, et al. *Am J Respir Crit Care Med.* 2012;185(4):420.
183. Shelton KE, et al. *Am Rev Respir Dis.* 1993;148(2):462.
184. Oliven A, et al. *Eur Respir J.* 2008;32(5):1309.
185. Veasey SC, et al. *Sleep.* 2006;29(8):1036.
186. Morgenthaler TI, et al. *Sleep.* 2006;29(8):1031.
187. Roland PS, et al. *Otolaryngol Head Neck Surg.* 2011;145(suppl. 1):S1.
188. Malhotra A, Owens RL. *Respir Care.* 2010;55(9):1168.
189. Lanfranchi PA, et al. *Circulation.* 1999;99(11):1435.
190. Somers VK, et al. *Circulation.* 2008;118(10):1080.
191. Malhotra A, White DP. *Lancet.* 2002;360(9328):237.
192. Bixler EO, et al. *Am J Respir Crit Care Med.* 2001;163(3 Pt 1):608.
193. Young T, et al. *Arch Intern Med.* 2002;162(8):893.
194. Naughton MT, Lorenzi-Filho G. *Prog Cardiovasc Dis.* 2009;51(4):339.
195. MacDonald M, et al. *J Clin Sleep Med.* 2008;4(1):38.
196. Xie A, et al. *Am J Respir Crit Care Med.* 1950;152(6 Pt 1):1995.
197. Piper AJ. *Sleep Med Rev.* 2011;15(2):79.
198. Kessler R, et al. *Chest.* 2001;120(2):369.
199. Olson AL, Zwillich C. *Am J Med.* 2005;118(9):948.
200. Steier J, et al. *Thorax.* 2009;64(8):719.
201. Sampson MG, Grassino K. *Am J Med.* 1983;75(1):81.
202. Lopata M, Onal E. *Am Rev Respir Dis.* 1982;126(4):640.
203. Phipps PR, et al. *Thorax.* 2002;57(1):75.
204. Shimura R, et al. *Chest.* 2005;127(2):543.
205. Piper AJ, Grunstein RR. *Am J Respir Crit Care Med.* 2011;183(3):292.
206. Resta O, et al. *Respir Med.* 2000;94(3):240.
207. Zavorsky GS, Wilson B. *Respir Physiol Neurobiol.* 2010;170(1):120.
208. Ozsancak A, et al. *Chest.* 2008;133(5):1275.
209. Brown EN, et al. *N Engl J Med.* 2010;363(27):2638.
210. Kochs E, et al. *Anesthesiology.* 1994;80(5):1026.
211. Alkire MT, et al. *Science.* 2008;322(5903):876.
212. Hillman DR, et al. *Anesthesiol Clin.* 2010;28(3):443.
213. Lu J, et al. *J Comp Neurol.* 2006;508(4):648.
214. Tung A, Mendelson WB. *Sleep Med Rev.* 2004;8:213.
215. Nelson LE, et al. *Nat Neurosci.* 2002;5(10):979.
216. Moore JT, et al. *Curr Biol.* 2008;22(21):2012.
217. Harrison NL. *Nat Neurosci.* 2002;5(10):928.
218. Franks NP. *Nat Rev Neurosci.* 2008;9(5):370.
219. Eikermann M, et al. *Brain Res.* 2011;1426:30.
220. Tung A, et al. *Anesthesiology.* 2002;97(4):906.
221. Pal D, et al. *Anesthesiology.* 2011;114(2):302.
222. Brown EN, et al. *Annu Rev Neurosci.* 2011;34:601.
223. Leung LS, et al. *Prog Neurobiol.* 2014;122:24.
224. Guldenmund P, et al. *Br J Anaesth.* 2017;119(4):674.
225. Gogenur I, et al. *Br J Anaesth.* 2008;100(1):45.
226. Gogenur I, et al. *Surg Endosc.* 2009;23(5):1026.
227. Rosenberg J. *Sleep Med Rev.* 2001;5(2):129.
228. Rehberg S, et al. *Anesthesiology.* 2008;109(4):629.
229. Kjolhede P, et al. *J Clin Sleep Med.* 2012;8(4):395.
230. Krenk L, et al. *Br J Anaesth.* 2012.
231. Axelin A, et al. *Eur J Pain.* 2010;14(7):752.
232. Wang D, Teichtahl H. *Sleep Med Rev.* 2007;11(1):35.
233. Kondili E, et al. *Intensive Care Med.* 2012.
234. Gottschlich MM, et al. *J Burn Care Res.* 2011;32(5):535.
235. Mihara T, et al. *Anesth Analg.* 2012.
236. Cheeseman JF, et al. *Proc Natl Acad Sci U S A.* 2012;109(18):7061.
237. Poulsen RC, et al. *Sleep Med Rev.* 2018;37:35.
238. Lewczuk B, et al. *Neuro Endocrinol Lett.* 1999;20(3-4):171.
239. Sessler DI, et al. *Anesthesiology.* 1991;75(6):985.
240. Vandekerckhove M, Cluydts R. *Sleep Med Rev.* 2010;14(4):219.
241. Gupta RM, et al. *Mayo Clin Proc.* 2001;76(9):897.
242. Zaremba S, et al. *F1000Res.* 2016;5.
243. Benumof JL. *Curr Opin Anaesthesiol.* 2004;17(1):21.

244. Neligan PJ, et al. *Anesth Analg.* 2009;109(4):1182.
245. Eikermann M, et al. *Open Respir Med J.* 2010;4:58.
246. Kaw R, et al. *Br J Anaesth.* 2012.
247. Kaw R, et al. *Chest.* 2012;141(2):436.
248. Nagappa M, et al. *Anesth Analg.* 2017;125(6):2030.
249. Bateman BT, Eikermann M. *Anesthesiology.* 2012;116(4):753.
250. Mokhlesi B, et al. *Chest.* 2013;144(3):903.
251. Mokhlesi B, et al. *Obes Surg.* 2013;23(11):1842.
252. Berg G, et al. *Chest.* 2001;120(2):377.
253. Cullen A, Ferguson A. *Can J Anaesth.* 2012.
254. Lakdawala L. *J Perianesth Nurs.* 2011;26(1):15.
255. Nowbar S, et al. *Am J Med.* 2004;116(1):1.
256. Redline S, Strohl KP. *Clin Chest Med.* 1998;19(1):1.
257. Shin CH, et al. *BMC Anesthesiol.* 2017;17(1):71.
258. Memtsoudis SG, et al. *Anesth Analg.* 2018.
259. Mokhlesi B, et al. *Sleep Breath.* 2007;11(2):117.
260. Juvin P, et al. *Anesth Analg.* 2003;97(2):595; table of contents.
261. Corso RM, et al. *Minerva Anestesiol.* 2011;77(1):99.
262. Isono S, et al. *Anesthesiology.* 2005;103(3):489.
263. Myers TR. *Respir Care.* 2007;52(10):1308; discussion 1327.
264. Atkins JH, Mandel JE. *Curr Opin Anaesthesiol.* 2018;31(1):120.
265. Lo YL, et al. *J Clin Sleep Med.* 2015;11(9):1011.
266. Ruscic KJ, et al. *Anesthesiology.* 2018;129(1):37.
267. Simons JC, et al. *Anesthesiology.* 2016;125(3):525.
268. Overdyk FJ. *Anesthesiology.* 2010;113(1):259; author reply 260.
269. Hajiha M, et al. *J Physiol.* 2009;587(Pt 11):2677.
270. Eikermann M, et al. *Anesthesiology.* 2009;110(6):1327.
271. Eikermann M, et al. *Anesthesiology.* 2012;116(1):35.
272. Sundman E, et al. *Anesthesiology.* 2000;92(4):977.
273. Eikermann M, et al. *Am J Respir Crit Care Med.* 2007;175(1):9.
274. Sauer M, et al. *Eur J Anaesthesiol.* 2011;28(12):842.
275. Grosse-Sundrup M, et al. *BMJ.* 2012;345:e6329.
276. Eikermann M, et al. *Anesthesiology.* 2007;107(4):621.
277. Payne JP, et al. *Br J Anaesth.* 1980;52(1):69.
278. Fogel RB, et al. *Thorax.* 2004;59(2):159.
279. Zaremba S, et al. *Effects of CPAP treatment on respiratory function in the recovery room following weight loss-surgery: a cross-over design, randomized controlled trial;* 2013. ATS Abstract #43218 2013.
280. Zhang X, et al. *Front Med (Lausanne).* 2017;4:26.
281. Rao Kadam V, Danesh M. *Sleep Sci.* 2016;9(3):142.
282. Zaremba S, et al. *Anesthesiology.* 2016;125(1):92.
283. Ayas NT, et al. *Ann Am Thorac Soc.* 2018;15(2):117.
284. Chung F, et al. *Anesth Analg.* 2016;123(2):452.
285. Gali B, et al. *Anesthesiology.* 2009;110(4):869.
286. Aurell J, Elmqvist D. *Br Med J (Clin Res Ed).* 1985;290(6474):1029.
287. Freedman NS, et al. *Am J Respir Crit Care Med.* 2001;163(2):451.
288. Parthasarathy S, et al. *Am J Respir Crit Care Med.* 2002;166(11):1423.
289. Gabor JY, et al. *Am J Respir Crit Care Med.* 2003;167(5):708.
290. Cooper AB, et al. *Chest.* 2000;117(3):809.
291. Bosma K, et al. *Crit Care Med.* 2007;35(4):1048.
292. Gehlbach BK, et al. *Sleep.* 2012;35(8):1105.
293. Boyko Y, et al. *J Crit Care.* 2017;37:99.
294. Watson PL, et al. *Crit Care Med.* 2013;41(8):1958.
295. Tainter CR, et al. *Crit Care Med.* 2016;44(1):147.
296. Elbaz M, et al. *Ann Intensive Care.* 2017;7(1):25.
297. Fan EP, et al. *J Crit Care.* 2017;40:11.
298. Patel J, et al. *Anaesthesia.* 2014;69(6):540.
299. Oldham MA, et al. *Crit Care Med.* 2016;44(1):207.
300. Touitou Y. *Exp Gerontol.* 2001;36(7):1083.
301. Govitrapong P, et al. *J Pineal Res.* 1992;13(3):124.
302. Friese RS, et al. *J Trauma.* 2007;63(6):1210.
303. Hardin KA, et al. *Chest.* 2006;129(6):1468.
304. Elliott R, Nathaney A. *Aust Crit Care.* 2014;27(3):151.
305. Paul T, Lemmer B. *Chronobiol Int.* 2007;24(1):45.
306. Mundigler G, et al. *Crit Care Med.* 2002;30(3):536.
307. Olofsson K, et al. *Acta Anaesthesiol Scand.* 2004;48(6):679.
308. Frisk U, et al. *Clin Sci (Lond).* 2004;107(1):47.
309. Perras B, et al. *Intensive Care Med.* 2007;33(11):1954.
310. Riutta A, et al. *Intensive Care Med.* 2009;35(10):1720.
311. Verceles AC, et al. *Intensive Care Med.* 2012;38(5):804.
312. Li CX, et al. *Mol Med Rep.* 2013;7(4):1117.
313. Gazendam JAC, et al. *Chest.* 2013;144(2):483.
314. Djeridane Y, Touitou Y. *Chronobiol Int.* 2003;20(2):285.
315. Morera AL, et al. *Prog Neuropsychopharmacol Biol Psychiatry.* 2009;33(6):1013.
316. Demoule A, et al. *Crit Care.* 2017;21(1):284.
317. Jones C, Dawson D. *Nurs Crit Care.* 2012;17(5):247.
318. Mills GH, Bourne RS. *Crit Care.* 2012;16(4):139.

319. Van Rompaey B, et al. *Crit Care*. 2012;16(3):R73.
320. Ugras GA, et al. *J Neurosci Nurs*. 2015;47(2):104.
321. Tamburri LM, et al. *Am J Crit Care*. 2004;13(2):102.
322. Celik S, et al. *J Clin Nurs*. 2005;14(1):102.
323. Ozsancak A, et al. *Crit Care Clin*. 2008;24(3):517. vi.
324. Kress JP, et al. *Am J Respir Crit Care Med*. 2002;166(8):1024.
325. Trompeo AC, et al. *Minerva Anestesiol*. 2011;77(6):604.
326. Kondili E, et al. *Intensive Care Med*. 2012;38(10):1640.
327. Turner JS, et al. *Crit Care Med*. 1990;18(9):966.
328. Bonafide CP, et al. *Anesthesiology*. 2008;108(4):627.
329. Shapiro BA, et al. *Crit Care Med*. 1995;23(9):1596.
330. Otmani S, et al. *Hum Psychopharmacol*. 2008;23(8):693.
331. Roth T. *J Clin Psychiatry*. 2007;68(suppl 5):13.
332. Hoque R, Chesson AL. *J Clin Sleep Med*. 2009;5(5):471.
333. Shilo L, et al. *Chronobiol Int*. 2000;17(1):71.
334. Ibrahim MG, et al. *Crit Care Resusc*. 2006;8(3):187.
335. Bourne RS, et al. *Crit Care*. 2008;12(2):R52.
336. Lockley SW, et al. *Lancet*. 2015;386(10005):1754.
337. Hatta K, et al. *Bellapart J, Boots R: Br J Anaesth*. 2012;108(4):572.
338. Bellapart J, Boots R. *Br J Anaesth*. 2012;108(4):572.
339. Herring WJ, et al. *Neurology*. 2012;79(23):2265.
340. Hatta K, et al. *J Clin Psychiatry*. 2017;78(8):e970.
341. Trinder J, et al. *Eur J Physiol*. 2012;463(1):161.
342. Imeri L. *Nat Rev Neurosci*. 2009;10(3):199.
343. Faraut B, et al. *Sleep Med Rev*. 2012;16(2):137.
344. Mullington JM, et al. *Prog Cardiovasc Dis*. 2009;51(4):294.
345. Lange T, et al. *Ann N Y Acad Sci*. 2010;1193:48.
346. Sareli AE, Schwab RJ. *Crit Care Clin*. 2008;24(3):613.
347. Spiegel K, et al. *JAMA*. 2002;288(12):1471.
348. Besedovsky L, et al. *Pflugers Arch*. 2012;463(1):121.
349. Irwin M, et al. *FASEB J*. 1996;10(5):643.
350. Benedict C, et al. *Brain Behav Immun*. 2007;21(8):1058.
351. Kaech SM, et al. *Nat Immunol*. 2003;4(12):1191.
352. Schmid SM, et al. *J Clin Endocrinol Metab*. 2007;92(8):3044.
353. Scrimshaw NS, et al. *Am J Clin Nutr*. 1966;19(5):313.
354. Spiegel K, et al. *Lancet*. 1999;354(9188):1435.
355. Sauvet F, et al. *J Appl Physiol (1985)*. 2010;108(1):68.
356. Chen HI, Tang YR. *Am Rev Respir Dis*. 1989;140(4):907.
357. White DP, et al. *Am Rev Respir Dis*. 1983;128(6):984.
358. Phillips B, et al. *South Med J*. 1987;80(1):16.
359. Krause AJ, et al. *Nat Rev Neurosci*. 2017;18(7):404.
360. Weinhouse GL, et al. *Crit Care*. 2009;13(6):234.
361. Ely EW, et al. *JAMA*. 2004;291(14):1753.
362. Potharajaroen S, et al. *Psychiatry Res*. 2018;261:21.
363. Burry L, et al. *BMJ Open*. 2017;7(3):e015420.
364. Luther R, McLeod A. *Nurs Crit Care*. 2017.
365. Longstreth WT, et al. *Sleep*. 2007;30(1):13.
366. Kornum BR, et al. *Curr Opin Neurobiol*. 2011;21(6):897.
367. Billiard M. *Sleep Med Rev*. 2007;11(5):377.
368. Lin L, et al. *Cell*. 1999;98(3):365.
369. Bonnavion P, de Lecea L. *Curr Neurol Neurosci Rep*. 2010;10(3):174.
370. Dauvilliers Y, et al. *Lancet*. 2007;369(9560):499.
371. Kelz MB, et al. *Proc Natl Acad Sci U S A*. 2008;105(4):1309.
372. Burrow B, et al. *J Clin Anesth*. 2005;17(1):21.
373. Mesa A, et al. *Anesthesiology*. 2000;92(4):1194.
374. Dahaba AA, et al. *Anesth Analg*. 2009;108(2):613.
375. Pelaez R, et al. *J Cardiothorac Vasc Anesth*. 2004;18(2):201.
376. Galvin E, et al. *Acta Anaesthesiol Scand*. 2010;54(2):154.
377. Larijani GE, et al. *Anesth Analg*. 2004;98(4):976.
378. Hu S, et al. *Anesth Analg*. 2018;126(1):233.
379. Soltanifar S, Russell R. *Int J Obstet Anesth*. 2010;19(4):440.
380. Aurora RN, et al. *Sleep*. 2012;35(8):1039.
381. Ohayon MM, O'Hara R. *Sleep Med Rev*. 2012;16(4):283.
382. Karroum EG, et al. *Ann Fr Anesth Reanim*. 2010;29(12):920.
383. Shin YK. *South Med J*. 1987;80(2):278.
384. Hogl B, et al. *Neurology*. 2002;59(11):1705.
385. Kapur N, Friedman R. *Anesth Analg*. 2002;94(6):1558.
386. Krishna M. *Anaesthesia*. 2007;62(9):973.
387. Bartell S, Zallek S. *J Clin Sleep Med*. 2006;2(2):187.
388. Alpert CC, et al. *Anesth Analg*. 2005;101(3):726; table of contents.

11 脑生理和麻醉药物的影响

PIYUSH M. PATEL，JOHN C. DRUMMOND，BRIAN P. LEMKUIL

徐咏梅 译 张兵 李文志 审校

要 点

- 大脑代谢率高，脑血流量（cerebral blood flow，CBF）占心输出量的 12% ～ 15%。正常情况下，CBF 约为 50 ml/（100 g·min），其中灰质血流占 80%，白质占 20%。

- 大脑约 60% 的能量消耗用于维持电生理功能。剩余的能量则用于维持细胞稳态活动。

- CBF 与局部脑代谢紧密相关，这一过程被称为神经血管耦合。当大脑特定区域的活动增强时，该区域血流量就会相应增加。相反，抑制脑代谢则会导致血流量的减少。

- 在正常静脉压下，当平均动脉压（mean arterial pressure，MAP）在 65 ～ 150 mmHg 范围内时，CBF 具有自身调节功能，并保持恒定。当 MAP 超出自身调节的限度或范围时，CBF 随 MAP 的变化而变化。MAP 调节的上限、下限和平台的范围及斜率都存在显著的个体差异。

- CBF 也受化学调节。$PaCO_2$ 在 25 ～ 70 mmHg 范围内时，CBF 随 $PaCO_2$ 的变化而变化。当 PaO_2 低于 60 mmHg 时，CBF 显著增加。体温的降低主要通过抑制脑代谢来影响 CBF。

- 全身血管扩张药（如硝酸甘油、硝普钠、肼屈嗪、钙通道阻滞剂）可扩张脑血管，并依赖对 MAP 的调节来增加 CBF。血管收缩药（如去氧肾上腺素、去甲肾上腺素、肾上腺素和多巴胺）对脑循环无直接调节作用，它们通过对动脉血压的调节来影响 CBF。当 MAP 低于自身调节下限时，血管收缩药会升高 MAP，从而增加 CBF。若 MAP 在 CBF 可自身调节范围内，血管收缩药引起的全身动脉血压升高对 CBF 几乎无影响。

- 所有挥发性麻醉药均会抑制脑代谢率（cerebral metabolic rate，CMR），除氟烷外，均会引起脑电图（electroencephalogram，EEG）的爆发抑制。此时，CMR 减少约 60%。挥发性麻醉药对 CBF 的作用呈剂量依赖性。低于 1 MAC 时，CBF 轻度降低。高于 1 MAC 时，挥发性麻醉药直接扩张脑血管，引起 CBF 和脑血容量（cerebral blood volume，CBV）增加。

- 巴比妥类药、依托咪酯和丙泊酚均会降低 CMR，并可引起 EEG 爆发抑制。此时，CMR 减少约 60%。由于神经血管耦合仍得以保留，所以 CBF 降低。阿片类药和苯二氮䓬类药会使 CBF 和 CMR 轻度下降，而氯胺酮可显著增加 CBF，同时伴有 CMR 的适度增加。

- 大脑储备氧和底物的能力有限，并对 CBF 的减少极为敏感。CBF 严重降低［低于 6 ～ 10 ml/（100 g·min）］可致神经元迅速死亡。脑缺血性损害的特征为早期兴奋性中毒和延迟性细胞凋亡。

- 在实验室模型中，巴比妥类药、丙泊酚、氯胺酮、挥发性麻醉药和氙气有神经保护作用，并可减轻缺血性脑损伤。麻醉药物仅对轻度脑缺血性损伤具有持久的保护作用，对中重度的脑损伤没有长期保护作用。麻醉药物对人类的神经保护作用是有限的。依托咪酯会减少局部 CBF，从而加重缺血性脑损伤。

本章将回顾麻醉药物和技术对脑生理的影响，尤其是对脑血流量（CBF）和代谢的影响。最后一部分简要讨论病理生理状态，包括脑缺血和脑保护。本章将重点阐述神经麻醉管理中麻醉药物的选择和合理应用。第 57 章将详细阐述对这些患者的临床管理。神经监测，包括麻醉药物对脑电图（EEG）和诱发反应的影响将在第 39 章阐述。

大脑血液循环的解剖

大脑动脉的血液供应包括供应大脑前部的左、右颈内动脉和供应大脑后部的左、右椎动脉。两侧椎动脉吻合形成基底动脉。而两侧颈内动脉又和基底动脉吻合形成脑底动脉环（即 Willis 环），这样左右前后的动脉之间形成了侧支循环。从 Willis 环又发出灌注全脑的 3 对动脉：大脑前动脉、大脑中动脉和大脑后动脉。后交通动脉和前交通动脉使 Willis 环闭合成环。前部循环和后部循环对 Willis 环的贡献相同。

正常情况下，由于前部循环和后部循环的压力相同，两者内的血液并不混合。同理，跨越 Willis 环的左右侧支血液的混合也非常有限。由 Willis 环发出的血管为大脑相应区域提供血液供应。但是在某一动脉分支发生阻塞的病理情况下，Willis 环能够提供前后或左右血管的侧支循环，将血流输送到灌注减少的大脑区域。

完整的 Willis 环见图 11.1A。但 Willis 环的解剖存在很大的变异性，并且很大一部分个体 Willis 环并不完整[1]。Willis 环的变异种类和所占比例见图 11.1B。

大脑有三套静脉回流系统。皮质浅静脉引流大脑表面的软脑膜的静脉血，皮质深静脉引流更深脑组织结构的静脉血。上述静脉血回流至硬脑膜窦，主要由上矢状窦、下矢状窦、直窦、横窦和乙状窦构成。而硬脑膜窦内静脉血最终回流至左、右颈内静脉。脑静脉循环示意图见图 11.1C。

左、右颈内静脉血流存在明显的不对称。大约 65% 的患者，右颈内静脉血流量大于左颈内静脉；其余患者左颈内静脉占优势[2]。而这种静脉回流模式对颈静脉置管以测量颈静脉血氧饱和度（jugular venous oxygen saturation，SjVO$_2$）产生影响。为确保精确地测量 SjVO$_2$，提倡将导管置入优势侧颈静脉。大多数患者右颈内静脉是优势静脉。

脑脊液的形成和循环

脑脊液主要由侧脑室、第三脑室和第四脑室的脉

络丛产生，来自内皮细胞和新陈代谢活动产生的液体的贡献很小。脑脊液的产生是毛细血管内的液体因为流体静水压的作用进入血管周围间隙，然后主动转运到脑室。脑脊液的重吸收主要借助硬脑膜窦的蛛网膜颗粒。较少部分的脑脊液沿着脑神经和周围神经、周围血管路径和白质神经束跨室管膜流入脑静脉系统。脑脊液总容量约为 150 ml，而每天产生脑脊液总量平均为 450 ml。因此，脑脊液日循环量相当可观。脑脊液的产生也受到昼夜节律的影响，在睡眠期间脑脊液的产生达到高峰[3]。

最近，人们提出了将胶质淋巴途径作为大脑中清除废物手段的概念。从概念上讲，胶质淋巴通路可以被想象成一个类似于体循环淋巴系统的系统（但是注意，除了脑膜，大脑不包含淋巴）。从功能上讲，脑脊液进入动脉周围间隙，而这一间隙以血管和星形胶质细胞的终足为边界。终足上的水通道蛋白促进这种液体交换。脑脊液从动脉周围间隙被运输到脑实质，继而到达静脉周围间隙，再到脑室。以这样的方式，胶质淋巴系统承担了废物处理系统的职责[3]。值得注意的是，动脉周围间隙在睡眠和全身麻醉期间明显增大；因此在这些状态下，胶质淋巴运输和清除废物的能力增强。在麻醉药物中，挥发性药物减弱了胶质淋巴的转运，但右美托咪定对其影响较小[4]。

脑血流量的调节

麻醉药物对脑生理的很多方面产生剂量相关的、可逆的改变，包括 CBF、脑代谢率（CMR）和电生理功能（EEG、诱发反应）。麻醉药物和方法对处于疾病状态的大脑可能产生不利影响，因此在神经外科患者中具有重要的临床意义。但是可以通过调控全麻对 CBF 和 CMR 的影响，改善手术进程和患者的临床预后。

成人大脑约重 1350 g，仅占体重的 2%，而脑血流量占心输出量的 12% ~ 15%。由此可见脑代谢率很高。静息时，脑的平均氧耗量约为 3.5 ml/（100 g·min）。全脑氧耗量（50 ml/min）约占全身氧耗的 20%。CBF、CMR 和其他生理指标的正常值见框 11.1。

脑的能量消耗中约 60% 用于维持电生理功能。大脑需要消耗能量来维持细胞内外离子梯度，以产生在 EEG 上的去极化和复极化电活动，同时，合成、运输和再摄取神经递质也需要消耗能量。其余能量则用于维持细胞的稳态（图 11.2）。大脑各部位 CBF 和 CMR 是不同的，灰质的 CBF 和 CMR 约白质的 4 倍。不同种类的大脑细胞对能量的需求也是不一致的。神经

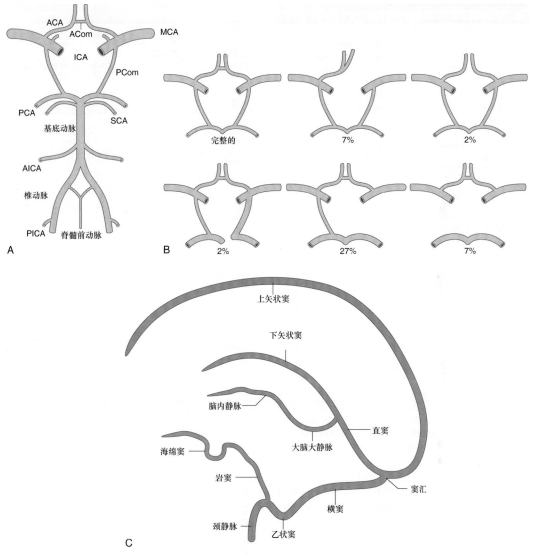

图 11.1　大脑的血液供应及回流解剖。A. 完整的 Willis 动脉环。ACA，大脑前动脉；ACom，前交通动脉；AICA，小脑前下动脉；ICA，颈内动脉；MCA，大脑中动脉；PCA，大脑后动脉；PCom，后交通动脉；PICA，小脑后下动脉；SCA，小脑上动脉。B. Willis 环的解剖变异。每种变异的发生率如图所示，以占成年人的百分数表示。C. 大脑的静脉回流

胶质细胞约占脑容积的一半，但耗能却比神经元还少。神经胶质细胞除了作为大脑的支持网络外，对于神经递质的再摄取、代谢底物和废物的传递与清除以及维持血脑屏障功能也起到重要作用。

　　鉴于产能底物的局部贮存有限，脑依赖血流来提供充分的氧和葡萄糖以满足脑对代谢底物的大量需求。但由于颅骨和脑膜的顺应性较差，限制了颅内空间的变化，使脑血流不能过量增加。大脑具有精细调

节 CBF 的机制，包括化学性、肌源性和神经源性机制，见表 11.1。

脑血流量的肌源性调节（自身调节）

　　传统观点认为，自身调节是指平均动脉压（MAP）在一定范围内波动时，脑循环有调节其血管阻力而维持 CBF 相对恒定的能力。正常人自身调

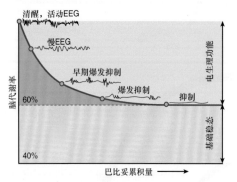

图 11.2 脑电生理功能和脑代谢率（CMR）的相关性。各种麻醉药（包括巴比妥类药）引起剂量相关的脑氧代谢率（$CMRO_2$）和脑血流量（CBF）下降，直至电生理活动消失。此时，电生理活动的能量利用为 0，但维持细胞稳态的能量利用不变。巴比妥类药的增加不引起 CBF 或 $CMRO_2$ 的进一步下降。EEG，脑电图

表 11.1 影响脑血流量的因素

因素	注解
化学性 / 代谢性 / 体液性	
CMR	CMR 的影响假定存在完整的神经血管耦合，机制仍不完全清楚
麻醉药	
温度	
觉醒 / 癫痫发作	
$PaCO_2$	
PaO_2	
心输出量	
血管活性药物	
麻醉药	
血管扩张药	
血管收缩药	
肌源性	
自动调节 / 平均动脉压	自身调节机制易受破坏，在许多病理状态下，CBF 依赖局部压力
流变性	
血液黏度	
神经源性	
颅外交感和副交感通路	作用和临床意义仍不清楚
轴内通路	

讨论见正文。
CBF，脑血流量；CMR，脑代谢率；$PaCO_2$，动脉血二氧化碳分压；PaO_2，动脉血氧分压

节的范围在 70 mmHg（自身调节下限；lower limit of autoregulation，LLA）到 150 mmHg（自身调节上限；upper limit of autoregulation，ULA）之间（图 11.3）[5]。但是自身调节的范围有很大的个体差异。脑灌注压（cerebral perfusion pressure，CPP）是 MAP 与颅内压（intracranial pressure，ICP）的差值。因为通常不测量正常人的 ICP，故难以获得 CPP（CPP = MAP − ICP）。假定仰卧位时正常人的 ICP 是 $5 \sim 10$ mmHg，则以 MAP 表示的 70 mmHg 的 LLA 相当于以 CPP 表示的大约 $60 \sim 65$ mmHg 的 LLA。高于和低于自身调节的限度时，CBF 则呈压力依赖性，与 CPP 的变化呈线性相关。自身调节也受 CPP 变化快慢的影响。在自身调节范围内，动脉压变化过于迅速也可造成 CBF 的短暂变化（$3 \sim 4$ min）。

自身调节的上、下限和平台是为分析的目的而建立的概念。它们不代表生理学中"全或无"反应。上

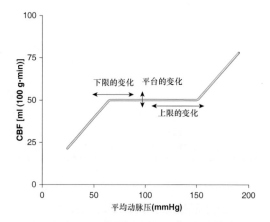

图 11.3 脑自身调节的传统观点。血压在一个较宽的范围内变化时 CBF 维持在正常范围。在低于人类自身调节的下限（MAP $65 \sim 70$ mmHg）和高于上限（MAP 约 150 mmHg）时，脑循环呈现压力依赖性，CBF 随 MAP 的变化而变化。需要注意的是，自身调节平台的范围有很大的个体差异，个体差异的范围由箭头指示。自身调节曲线不应被认为是固定和静态的，而是大脑循环对血压变化的动态变化响应

限、下限和平台范围有很大变异性（见"脑自身调节的当代综合观点"）。

自身调节的确切机制及其与神经血管耦合的重叠关系仍不清楚。根据肌源性假说，CPP 的变化直接引起血管平滑肌张力的改变，这一过程是被动的。一氧化氮（NO）和钙离子通道可能参与调节低血压时的血管舒张。

脑血流量的化学性调节

包括 CMR、PaCO$_2$ 和 PaO$_2$ 在内的一些因素的改变可引起脑生化环境的变化，从而引起 CBF 的继发调节。

脑代谢率

局部 CBF 和代谢紧密耦合。这种耦合不受单一机制调节，而是涉及一个复杂的生理过程，是代谢、神经胶质、神经和血管因素的联合作用。神经元活动增加导致相应部位脑代谢增加，CMR 的增加伴随 CBF 的成比例增加，这就是神经血管耦合。传统观点认为这种耦合是一种正反馈机制，神经元活动增加导致能量需求增加，CBF 随之增加来满足这种需求。但最近的研究数据表明这是一种前馈机制，神经元活动直接

增加 CBF，从而增加能量供给[6]。尽管神经血管耦合的机制仍不完全清楚，但有数据表明与局部代谢产物 [K$^+$、H$^+$、乳酸盐、腺苷和腺苷三磷酸（ATP）] 相关。神经突触活动增加伴随谷氨酸释放，引起多种影响血管张力的介质生成（图 11.4）。神经元活动增加所释放的谷氨酸可以促进一氧化氮（NO）的合成和释放。NO 是一种强效的脑血管扩张剂，在神经血管耦合机制中起重要作用。神经胶质在神经血管耦合中也起重要作用，它们与神经元紧密联系，并成为将神经元活动与脑血流增加相耦合的通路。谷氨酸激活星形胶质细胞上的代谢型谷氨酸受体（mGluR），从而引起花生四烯酸（AA）代谢，继而生成前列腺素和环氧二十碳三烯酸（EETs）。氧调节这些通路所起作用的相对大小。在组织氧张力下降的情况下，腺苷的释放引起血管扩张。因此，血管张力的最终结果取决于多个信号传导通路的相对贡献。此外，支配脑血管的神经释放肽类神经递质，例如血管活性肠肽（VIP）、P 物质、缩胆囊素、生长抑素和降钙素基因相关肽也可能参与到神经血管耦合之中。进行神经外科手术时，CMR 受到包括神经系统功能状态、麻醉药物和温度在内的一些因素影响。

功能状态　睡眠时 CMR 下降，而感官刺激、脑

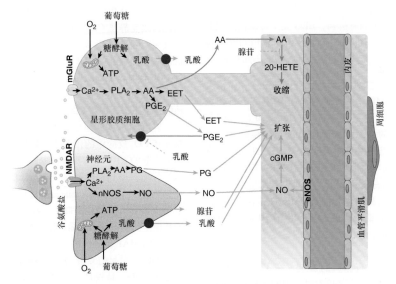

图 11.4　脑神经血管耦合。突触活动引起谷氨酸释放，激活谷氨酸能受体，钙离子流入神经元，触发花生四烯酸（AA）、前列腺素（PG）和一氧化氮（NO）的释放。代谢活动生成腺苷和乳酸。这些因素都导致血管扩张。谷氨酸也激活星形胶质细胞上的代谢型谷氨酸受体（mGluR），引起钙离子进入细胞内、磷脂酶 A$_2$（PLA$_2$）的激活，以及 AA、环氧二十碳三烯酸（EET）和前列腺素 E$_2$（PGE$_2$）的释放。后两种 AA 代谢产物引起血管扩张。相比之下，AA 也能在血管平滑肌中代谢生成 20- 二十碳四烯酸（20-HETE）。20-HETE 是强有力的血管收缩剂。cGMP，环鸟苷酸；eNOS，内皮型一氧化氮合酶；NMDAR，N- 甲基 -D- 天冬氨酸谷氨酸受体；nNOS，神经元型一氧化氮合酶（Modified from Attwell D，Buchan AM，Charpak S，et al. Glial and neuronal control of brain blood flow. Nature. 2010；468（7321）：232-243. ）

力活动或任何原因所致的觉醒都使 CMR 增加。癫痫
发作时，CMR 可能极度增加；在局部脑损伤或全脑昏
迷时，CMR 可能显著降低。

麻醉药物　不同麻醉药物对 CMR 的影响将在本
章的第二部分进行详细论述。总之，除氯胺酮和氧化
亚氮（N_2O）外，绝大多数麻醉药物均抑制 CMR。这
些麻醉药抑制与电生理功能有关的 CMR。一些麻醉药
（包括巴比妥类、异氟烷、七氟烷、地氟烷、丙泊酚
和依托咪酯）随血浆浓度的增加，进行性抑制 EEG 活
动，CMR 也随之下降。但达到 EEG 等电位线时，麻
醉药物血浆浓度进一步增加不会进一步抑制 CMR。静
脉麻醉药不改变与维持细胞稳态有关的 CMR（见图
11.2）。

不同麻醉药使 EEG 完全抑制时的脑氧代谢率
（$CMRO_2$）非常相似，然而，不同麻醉药引起的 EEG
抑制不是同一种生理状态，受抑制药物的影响。给予
巴比妥类药物达到 EEG 抑制时，全脑的 CBF 和 CMR
的抑制程度相同。而异氟烷和七氟烷对 CBF 和 CMR
的抑制在新皮质区比其他部位强。上述两类药物引发
的大脑电生理反应也不同，硫喷妥钠在远далее大于引起
EEG 完全抑制的剂量下很容易记录到刺激正中神经引
起的皮质躯体感觉诱发电位，而应用引起爆发抑制剂
量的异氟烷（约 1.5 MAC）时则很难记录到此诱发电
位。此外，对于不同麻醉药，EEG 完全抑制前出现的
爆发抑制状态也是不同的。麻醉药引起的 EEG 爆发抑
制状态不同可能与其具有的神经保护潜能不同有关。

温度　低温对大脑的影响已有详细论述[7]。温度
每下降 1℃，CMR 下降 6%～7%。除麻醉药外，低
温也能引起 EEG 的完全抑制（在 18～20℃）。但与
麻醉药物不同的是，当达到 EEG 等电位线时，CMR
仍会随温度降低而继续下降（图 11.5），这是因为麻
醉药物仅降低与电生理功能相关的 CMR，而低温既抑
制与电生理功能有关的 CMR，又抑制与维持细胞稳态
有关的 CMR。浅低温优先抑制 CMR 的基本组成。在
18℃时，$CMRO_2$ 低于常温时正常值的 10%，这可能
解释了为何大脑在此时以及更低的温度下能够耐受适
度的循环停止。

高温对脑生理有相反的影响。在 37～42℃时，
CBF 和 CMR 增加。高于 42℃时，脑的氧耗量急剧下
降，提示高热引起的毒性反应导致蛋白（酶）降解。

$PaCO_2$　CBF 直接随 $PaCO_2$ 变化而改变（图 11.6A），
$PaCO_2$ 在生理范围内变化时对 CBF 的影响尤为显著。
在正常生理范围，$PaCO_2$ 每改变 1 mmHg，CBF 即相

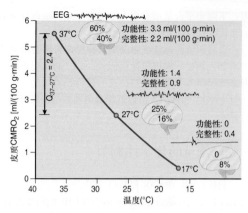

图 11.5　温度降低对大脑皮质的脑氧代谢率（$CMRO_2$）的影响。
低温引起脑代谢活动的两种组成成分的下降（图 11.2）——与神
经元电生理活动有关的成分（功能性）和与维持细胞内稳态有
关的成分（完整性）的下降。这与麻醉药不同，麻醉药只改变
功能性成分。37℃与 27℃时的 CMR 比值 Q10 如图所示。由于
白质代谢更低，脑皮质（即灰质）$CMRO_2$ 大于全脑 $CMRO_2$。
EEG，脑电图（Modified from Michenfelder JD. Anesthesia and the
brain：clinical, functional, metabolic, and vascular correlates. New
York：Churchill Livingstone；1988.）

应改变 1～2 ml/（100 g·min）。在 $PaCO_2$ 低于 25 mmHg
时这种反应减弱。正常情况下，CBF 对 $PaCO_2$ 的敏感
性（$\Delta CBF/\Delta PaCO_2$）与 CBF 的静息水平呈正相关。
因此，改变静息 CBF 的麻醉药物会改变脑循环对 CO_2
的反应。静息 CBF 高时（使用挥发性麻醉药麻醉时），
低碳酸血症引起的 CBF 降低程度更为强烈；相反，静
息 CBF 低时，低碳酸血症引起的 CBF 减少的幅度略有
下降。值得一提的是，正常大脑在所有被研究的麻醉
药的作用下都存在对 CO_2 的反应。

轻度和重度低血压的影响进一步强调了 MAP 在
脑循环 CO_2 反应中的作用[8]。轻度低血压时，高碳酸
血症引起的 CBF 增加显著减少，而低碳酸血症引起的
血管收缩仅受到轻微影响。但当低血压严重时，没有
观察到脑血管对 $PaCO_2$ 的反应（图 11.6A）。$PaCO_2$ 的
水平也调节大脑的自身调节。高碳酸血症时，大脑对
于高血压的自身调节减弱。相反在低碳酸血症时，CBF
在更广的 MAP 范围内进行自身调节（图 11.6B）[9]。

$PaCO_2$ 引起的 CBF 变化依赖于脑细胞外液 pH 值
的变化。NO，特别是神经元产生的 NO，虽并非唯一，
但也是引起 CO_2 血管扩张反应的重要介质[10]。前列
腺素也部分介导了对高碳酸血症的血管舒张反应。因
为 CO_2 可以自由通过脑血管内皮和血脑屏障，所以
$PaCO_2$ 改变时细胞外液 pH 和 CBF 可迅速发生改变。
与呼吸性酸中毒不同，在急性全身代谢性酸中毒时不

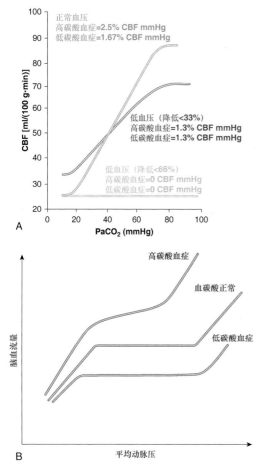

图 11.6 A. CBF 和 $PaCO_2$ 之间的关系。CBF 随 $PaCO_2$ 的增加呈线性增长。$PaCO_2$ 在 25 mmHg 以下，CBF 的进一步降低是有限的。同样，$PaCO_2$ 超过 75～80 mmHg 时，CBF 的增加程度也会衰减。血压显著影响脑血管对 $PaCO_2$ 的反应。中等低血压（MAP 降低 33% 以内）时，脑血管对 $PaCO_2$ 变化的反应显著减弱。而严重低血压（MAP 降低约 66%）时，CO_2 反应则会消失。B. $PaCO_2$ 变化对脑自身调节的影响。高碳酸血症引起脑血管扩张，因此，对高血压的自身调节反应效果较差。相较之下，低碳酸血症会使 CBF 在更广的 MAP 变化范围内发生更明显的自身调节（Modified from Willie[8] and Rickards[9].）

会引起 CBF 的即时变化，这是因为 BBB 可将血管周围间隙的 H^+ 排出。虽然 CBF 随 $PaCO_2$ 的改变而迅速发生变化，但这种变化并不持久。即使动脉血 pH 值仍在增高，随着碳酸盐的排出，脑脊液的 pH 值可在 6～8 h 内逐渐恢复到正常水平（图 57.6）。因此，应特别注意长时间过度通气或通气不足的患者。快速恢复正常的 $PaCO_2$ 会导致严重的脑脊液酸中毒（低碳酸血症后）或碱中毒（高碳酸血症后）；前者同时导致

CBF 增加，以及随之而来的颅内压增加，这取决于当时的颅内顺应性，而后者在理论上有脑缺血的风险。

PaO_2 PaO_2 在 60～300 mmHg 的范围内变化时对 CBF 影响不大。而在 PaO_2 低于 60 mmHg 时，CBF 迅速增加（图 11.7A）。PaO_2 低于 60 mmHg 时，氧合血红蛋白饱和度迅速降低，通过脉搏血氧饱和度仪测定的氧合血红蛋白饱和度与 CBF 是线性反比关系（见图 11.7B）。缺氧时脑血管舒张的调节机制可能与外周或轴索化学感受器启动的神经源性作用以及局部体液因素有关。PaO_2（低氧性缺氧）下降或血红蛋白浓度下降（贫血、血液稀释）均会导致动脉血含氧量减少，从而减少脑氧供。而血液稀释和低氧性缺氧均会导致脑血管扩张和 CBF 增加。在这两个变量中，低氧性缺氧在 CBF 增强方面比血液稀释更有效。因而当缺氧或血液稀释同等程度地减少动脉血氧含量时，缺氧能更好地维持脑氧供（见图 11.7C）。脱氧血红蛋白通过引起 NO 及其代谢物和 ATP 的释放，在缺氧引起 CBF 增加这一过程中发挥核心作用[11]。低氧时 ATP 依赖的 K^+ 通道开放，引起血管平滑肌超极化，导致血管扩张。延髓头端腹外侧（RVLM）是大脑内的氧感受器。低氧刺激 RVLM 会引起 CBF（而非 CMR）增加，RVLM 的病变会抑制 CBF 对缺氧反应的程度。低氧引起的血管扩张反应与高碳酸血症及酸中毒引起的反应具有协同作用。高 PaO_2 时 CBF 轻度下降。在1 个大气压下吸纯氧时 CBF 下降约 12%。

脑血流的神经源性调节

脑血管有广泛的神经支配[12]，神经分布的密度随血管管径的减小而减少。神经源性调节主要体现在较大的脑动脉上。神经支配包括颅内外的胆碱能（副交感和非副交感）、肾上腺素能（交感和非交感）、5-羟色胺能和 VIP 能系统。动物颅外交感神经的影响来自颈上交感神经节，副交感神经支配来自蝶腭神经节。动物轴内途径的神经支配可能来自蓝斑、顶核、中缝背核和 Meynert 大细胞基底核。对 CBF 自身调节和缺血损害的研究已经表明了神经源性调节在功能上的重要性。失血性休克时交感神经张力增高、CBF 下降，其降低的幅度不如使用交感神经节阻断药时明显。休克时，交感神经张力增强，引起脑血管收缩，使脑血流量自身调节曲线下限右移。在这一现象中体液机制和神经机制所发挥的相对贡献大小仍不清楚。但是，神经源性作用肯定存在。因为失血性休克时，去除交感神经支配可使 CBF 增加。此外，人类星状神

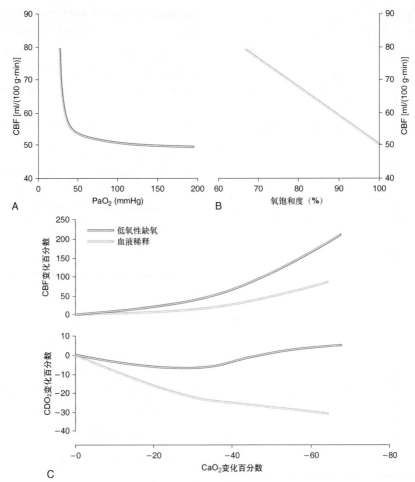

图 11.7 A. CBF 与 PaO$_2$ 之间的关系。PaO$_2$ 在 60 ～ 200 mmHg 的范围内，对 CBF 的影响很小。PaO$_2$ 低于 60 mmHg 会导致血红蛋白去饱和。此时，脑血管显著扩张，CBF 明显增加。B. 血红蛋白饱和度与 CBF 呈线性反比关系，随着饱和度的降低，CBF 逐渐增加。C. 描述了低氧性缺氧或血液稀释对脑氧供（cerebral oxygen delivery，CDO$_2$）减少的影响。无论是缺氧还是血液稀释都会引起 CBF 显著增加；然而，缺氧时 CBF 的反应要大得多（上图）。在相同的动脉血氧含量（CaO$_2$）水平下，缺氧时总脑氧供比血液稀释时维持得更好，因为前者引发的脑脊液增加更明显（Modified from Hoiland et al.[11] and Todd et al.[354-355].）

经节阻滞引起的去交感神经支配能增加 CBF[13]。脑内交感神经被激活时，自身调节上限右移，此作用可对高血压引起的脑脊液升高（在某些情况下可能导致 BBB 破坏）提供一定程度的保护[8]。在实验研究中，改变这些神经源性控制通路会影响标准化缺氧损伤的预后，这可能是通过影响血管张力进而影响 CBF 所致。对人类而言，这些途径的本质和对脑血流的影响尚不明确，如何调控这些途径以达到临床治疗目的尚待系统研究。

血液黏度对脑血流量的影响

血液黏度能够影响 CBF。血细胞比容是血液黏度最重要的决定因素[14]。健康人的血细胞比容在正常范围内（33% ～ 45%）变化时，对 CBF 的影响是很小的。超过这一范围，CBF 的变化非常显著。贫血时脑血管阻力下降，CBF 增加。这不仅是因为血液黏度下降，还与血液携氧能力下降时引起的代偿性反应有关[15]。虽然缺氧和血液稀释都使动脉血氧含量降低，但伴随缺氧的 CBF 增加幅度大于血液稀释[11]。局部脑缺血时，血液黏度下降对 CBF 的影响更加显著，这时携氧能力下降引起的血管扩张反应可能已经达到最大。这种情况下，血液稀释降低血液黏度，可以使缺血区域 CBF 增加。对于局部脑缺血的患者，血细胞比容保持在 30% ～ 34% 可获得最理想的供氧效果。但是，改变急性缺血性卒中患者的血液黏度对降低脑损伤的程度无益。因此，对于有脑缺血危险的患者，除非血细胞比容超过 55%，否则不应把血液黏度作为调控目标。

心输出量

脑血液动力学的传统观点认为，灌注压（MAP 或 CPP）是 CBF 的主要决定因素，心输出量的影响是有限的。而最近的数据表明，心输出量也会影响脑灌注。在一些通过调节下肢负压或输注液体来调节中心血容量的研究中，以经颅多普勒测量的大脑中动脉血流速度（middle cerebral artery flow velocity，MCAfv）作为衡量指标，清晰地得出心输出量与 CBF 之间存在线性关系[8, 16-20]。汇集这些研究的数据进行分析后，得出心输出量降低约 30% 会导致 CBF 减少约 10% 的结论[21]。在硬膜外麻醉下行全髋关节置换术的患者中，即使 MAP 低于 LLA，给予肾上腺素仍能维持 CBF，这可能是由于肾上腺素引起心输出量增加[22]。在急性脑卒中、蛛网膜下腔出血引起的血管痉挛和脓毒症中也观察到 CO 和 CBF 之间的关联。但 CO 与 CBF 的关系尚未得出一致的结论。事实上，在包括创伤性头部损伤、神经外科疾病和心脏外科疾病在内的某些疾病状态下，CO 的增加不会增加 CBF[21]。总而言之，现有数据表明 CO 确实会影响 CBF，尤其是在循环容量减少的情况下和休克状态。

脑自身调节的当代观点综合

脑自身调节的传统观点认为，当 MAP 在自身调节下限和上限之间增加时，CBF 保持恒定。但现有数据表明这一观点现已过时，需要加以修订。如前所述，CBF 和脑血管系统受多种变量的影响。显然，MAP（灌注压）是 CBF 的主要决定因素。但心输出量也逐渐被认为是 CBF 的重要决定因素。而心输出量又取决于足够的循环容量、心脏前负荷、心肌收缩力、后负荷以及心率和心律。心血管疾病的存在，特别是充血性心力衰竭，将限制自身调节机制在应对低血压时维持 CBF 的能力。动脉血气会影响血管紧张度，而高碳酸血症和低氧血症都会减弱自身调节。交感神经系统在脑血管对高血压的反应中具有十分重要

的意义。同时，在低血压期间，交感神经会降低脑血管的扩张能力。多种药物可通过调节交感神经系统活性（β 受体拮抗剂、α₂ 受体激动剂）或直接降低血管舒缩功能（钙通道阻滞剂、硝酸盐、血管紧张素受体阻滞剂、血管紧张素转化酶抑制剂）来影响自身调节。麻醉药通过多种方式调节自身调节，包括抑制代谢、改变神经血管耦合达到更高的血流-代谢率、抑制自主神经活动、直接影响脑血管张力以及改变心脏功能和全身循环张力。

因此，脑血管张力和 CBF 受一个复杂的调节系统控制（图 11.8）。由于许多因素决定脑血液循环对灌注压变化做出反应的能力，之前认为脑自身调节是静态的观点已经站不住脚。相反，应该将大脑自身调节视为一个动态过程，自身调节曲线的形态是以相互依存的方式影响脑血管张力的所有变量的综合结果[8, 23]。因此，当脑血管床扩张或收缩能力耗尽时，在上、下限和平台都可能连续存在血管反应。在对人类研究的可用数据进行回顾时，确定自身调节下限的压力范围从 33 mmHg 到高达 108 mmHg[5]。在健康人接受下肢负压以减少中心血容量和降低血压时，自身调节的平台范围只有 10 mmHg（基线 ±5 mmHg）[24]，而不是传统观点表述的 100 mmHg 的范围。在高于或低于这个狭窄的平台范围时，CBF 随压力变化而变化。即使在这个狭窄的平台范围内，仍可以观察到随着血压升高，CBF 的轻度增加，即平台不是平的。已得出，代表 MAP 变化百分比与 CBF 变化百分比关系的斜率在诱发低血压时是 0.81±0.77，在诱发高血压时是 0.21±0.47。这些数据与之前的说法一致：脑循环适应血压升高的能力远远大于对低血压的适应能力[8]。基于这些最新的观察结果，传统的自身调节观点可能不适用于大多数受试者，因此需要根据最新数据对脑循环控制的框架进行修订[8, 23]。在这方面，作者认为，大脑自身调节应该由一系列自动调节曲线而不是单个静态曲线来表示（图 11.8）。在这些动态自身调节曲线中，自身调节下限和上限以及平台范围和斜率均存在明显不同。

临床意义　维持脑灌注至关重要，确定每名患者 MAP 的目标范围是麻醉管理的关键部分。鉴于脑自身调节能力存在很大的变异性，在大多数患者中难以根据自身调节下限确定目标范围。在适当考虑可能影响脑血管和心血管功能的并存疾病后，最好根据基础压力选择目标范围。为了维持足够的灌注压，传统的全身血管收缩的方法（例如使用 α₁ 受体激动剂）是合理的。但也应考虑维持足够的循环容量和心输出量，

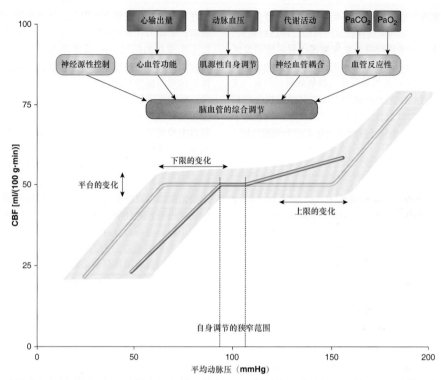

图 11.8　脑血流量（CBF）的综合调节。大脑自身调节的传统观点是，当平均动脉压（MAP）在 65～150 mmHg 范围内变化时，CBF 保持恒定。更现代的观点是，大脑自身调节是一个动态过程，受到许多变量的影响，包括肌源性自身调节、神经血管耦合、动脉 CO_2 和 O_2 张力、自主（神经源性）活动和心血管功能。特别是麻醉药会在多个层面影响自身调节：抑制新陈代谢、改变动脉血气张力、直接调节脑血管扩张、抑制自主神经活动以及调节心血管功能。因此，任何特定时刻的 CBF 都是这些变量综合作用的结果。正因如此，自身调节曲线的上、下限和平台存在相当大的变化。传统的自身调节曲线用浅蓝色表示。蓝色阴影区域表示 CBF 的变化范围。深蓝色的自身调节曲线来自 48 位健康受试者。在这组中，自身调节的下限约为 90 mmHg，而 CBF 保持相对恒定的范围仅为 10 mmHg。$PaCO_2$，动脉二氧化碳分压；PaO_2，动脉氧分压（Modified from Tan et al.，[24] Willie et al.，[8] and Meng and Gelb.[23]）

给予能够增加心输出量的药物可能有价值。这对于心脏功能受损的患者尤为重要。

血管活性药物

　　现代麻醉实践中所使用的许多药物都具有内在的血管活性，包括麻醉药，也包括调整血流流动力学时所使用的多种血管活性药，本部分主要讨论后者。麻醉药的作用将在"麻醉药对脑血流量和脑代谢率的影响"部分进行讨论。

全身性血管扩张药

　　大多数用于降压的药物（包括硝普钠、硝酸甘油、肼屈嗪、腺苷和钙通道阻滞剂）也会引起脑血管扩张，因此 CBF 可增加或维持在降压前水平。此外，

脑血管扩张剂引起低血压时，CBF 仍可保持正常；而出血或非脑血管扩张剂则不能维持正常的 CBF。与直接的血管扩张剂不同，血管紧张素转化酶抑制剂依那普利对 CBF 无明显影响。使脑循环血管舒张的麻醉药物同时会导致脑血容量（cerebral blood volume，CBV）增加，并有可能增加 ICP。缓慢降低血压时，这些麻醉药物对 ICP 的影响较小，这可能反映了当变化发生较慢时，补偿机制（即脑脊液和静脉血的转移）之间的相互作用更为有效。

儿茶酚胺受体激动剂和拮抗剂

　　对儿茶酚胺受体（α_1、α_2、β_1、β_2 和多巴胺受体）具有激动或拮抗作用的许多药物都是临床常用药物。这些药物对脑生理的影响依赖于基础血压、药物引起的血压变化幅度、自身调节机制的状态以及 BBB

的状态。药物可能对脑血管平滑肌有直接作用，或是通过体循环血压改变引起脑血管自身调节反应的间接作用（或两种作用都有）。自身调节机制正常时，如果基础血压超出自身调节的范围，体循环压力升高时 CBF 增加；如果基础血压在自身调节范围内，血压升高不会对 CBF 有明显影响，因为可通过自身调节反应使脑血管收缩（脑血管阻力增加），以维持恒定的 CBF。当自身调节机制受损时，CBF 将随体循环血压的变化而变化。以下部分内容和表 11.2 着重描述的是从血管加压药完整制剂的研究中获得的数据，人和高级灵长类动物研究数据优先。

α₁ 受体激动剂 给予 α_1 受体激动剂（去氧肾上腺素和去甲肾上腺素）会引起 CBF 降低吗？

对人类和灵长类动物的研究并未证实这一观点。颈动脉内注射去甲肾上腺素使 MAP 明显上升，而 CBF 无变化。如果自身调节机制受损或超出其调节范围，去甲肾上腺素可引起 CBF 增加。在一些情况下，CBF 增加与 BBB 异常有关。拟 β 受体药物（去甲肾上腺素有 β_1 受体作用）增加脑代谢[25]的同时增加 CBF，特别是在 BBB 受损，药物容易进入脑实质时，这种作用更加明显（见表 11.2）。在体外循环中给予去氧肾上腺素并不降低 CBF。而在脊髓损伤的相对低血压患者中，给予 α_1 受体激动剂米多君（midodrine）则会增加大脑中动脉（MCA）和大脑后动脉的灌注压和流速[26]。在健康患者[27]以及在沙滩椅体位的手术患者中[28]，给予去氧肾上腺素能维持或增强 MCAfv。

总之，这些数据表明去甲肾上腺素和去氧肾上腺素能维持脑灌注。

传统观点认为使用 α_1 受体激动剂可以维持 CBF 而对脑氧合没有任何不良影响，但这种观点已受到挑战。给予麻醉状态下的患者[29-31]大剂量去氧肾上腺素可轻度降低局部脑氧饱和度（rSO₂），rSO₂ 通过近红外血氧定量法测定。虽然麻黄碱和去氧肾上腺素同等程度地升高动脉压，但前者不降低 rSO₂，可能是因为麻黄碱维持心输出量。对于人类志愿者，去甲肾上腺素引起的动脉血压升高可轻度降低 MCAfv、脑氧饱和度（ScO₂）和 SjVO₂[32]。相比之下，虽然去氧肾上腺素降低了 rSO₂，但增加了 MCAfv，对 SjVO₂ 影响则不大[33]。那么去氧肾上腺素和去甲肾上腺素对脑氧合会产生负面影响吗？有几个因素并不支持这种可能性[34]。首先是方法学。近红外光谱学（NIRS）测定的是大脑特定区域的氧合和去氧合的血液，是动脉、毛细血管和静脉血的混合血液。血管升压药会影响动脉和静脉的张力。即使是大脑局部动脉和静脉容量的微小变化都能影响 rSO₂ 的测量。此外，在目前可用的 NIRS 监测仪所测得的数值中，颅外血掺杂是 rSO₂ 值的重要成分[35]。在这些研究中，这种掺杂比出现 ScO₂ 轻微下降更有意义。在没有直接测量脑组织氧合的方法的情况下，动脉血压升高而 ScO₂ 适度下降不能被视为脑氧合被破坏的证据。此外，SjVO₂ 是脑氧合更全面的测量方式，而去氧肾上腺素不降低 SjVO₂。虽然去甲肾上腺素使 SjVO₂ 降低大约

表 11.2 纯儿茶酚胺受体激动剂和特殊升压物质对脑血流量和脑代谢率影响的最佳评估

激动剂	脑血流量	脑代谢率
纯的		
α_1	0/ −	0
α_2	−	−
β	+	+
β（血脑屏障开放）	+++	+++
多巴胺	++	0
多巴胺（大剂量）	−	? 0
非诺多泮	−	? 0
混合的		
去甲肾上腺素	0/ −	0/ +
去甲肾上腺素（血脑屏障开放）	+	+
肾上腺素	+	+
肾上腺素（血脑屏障开放）	+++	+++

符号的数量代表影响的程度。
因种属不同，数据会有所改变，优先选择来自灵长类的数据。完整讨论见正文。
+，增加；−，减少；0，无影响

3%（最多是轻度下降），但以往的研究显示其增加了 $CMRO_2$。最后，当同时出现 $CMRO_2$ 增加时，去氧肾上腺素引起的 ScO_2 轻度下降并不明显。显然，去氧肾上腺素不能防止脑代谢增强引起的 CBF 增加。

这些研究是在中枢神经系统正常的患者中进行的。尽管可能性不大，但值得注意的是，α_1 受体激动剂可能降低受损大脑的灌注。对于脑损伤患者，给予去氧肾上腺素可增加 CPP 而不降低局部 CBF[36]。给予负荷剂量的去氧肾上腺素，CBF 和 rSO₂ 会发生一过性变化（2～5 min）。但持续输注 α_1 受体激动剂对人类 CBF 和脑氧合几乎没有直接影响[34]。因此使用这些血管升压药维持 CPP 不会对大脑产生不利影响。

α_2 受体激动剂　α_2 受体激动剂既有镇痛作用又有镇静作用。这类药包括右美托咪定和可乐定，后者是特异性不高、效能不强的 α_2 受体激动剂。对人类志愿者进行的两项研究证实了右美托咪定能够降低 CBF。同时，右美托咪定剂量依赖性地降低 MCAfv，最大降低量约为 25%[37]。在健康的志愿者中，右美托咪定 [1 μg/kg 负荷剂量，并以 0.2 μg/（k·h）或 0.6 μg/（k·h）的剂量持续输注] 可使 CBF 减少约 30%[38]。而这两项研究都没测量 CMR。尚不清楚 CBF 的减少是由于右美托咪定的直接血管收缩作用还是由于 CMR 的抑制继发 CBF 的减少。在一项较新的右美托咪定的研究试验中，对健康人的 MCAfv 和 CMR 都进行了测量，发现右美托咪定降低 MCAfv 的同时也降低了 CMR[39]。同样，在健康患者[40]和创伤性脑损伤患者[41]接受右美托咪定镇静时，CBF 的减少与 CMR 的减少相匹配。这些数据说明右美托咪定对 CBF 的作用主要是通过抑制 CMR 所致。CBF 的减少与 CMR 的减少是相称的，并且没有证据表明右美托咪定会导致脑缺血。众所周知，右美托咪定会降低动脉血压，因此对于严重依赖侧支灌注压的患者，尤其是在麻醉恢复阶段，需慎用。

β 受体激动剂　小剂量 β 受体激动剂对脑血管无直接作用，大剂量使用并伴有生理应激时，则会导致 CMR 增加，并伴有 CBF 增加。这些作用可能是由 β_1 受体激活介导。当小剂量使用不引起 MAP 明显变化时，颈动脉内肾上腺素不会改变未被麻醉人体的 CBF。但当大剂量使用导致 MAP 增加时，CBF 和 $CMRO_2$ 均会增加约 20%。最近的一项研究表明，对于在硬膜外麻醉下手术患者的低血压，给予肾上腺素能增加 MCAfv，这可能是由于肾上腺素引起心输出量增加所致（如前所述）[22]。

多巴酚丁胺可使 CBF 增加 20% 以及 CMR 增加 30%。多巴酚丁胺可以增加 CBF，而不受其对血压的影响；CBF 的增加归因于多巴酚丁胺增加心输出量[36]。

有证据表明 BBB 受损可以增强 β 受体激动剂的作用[42]。颈动脉内去甲肾上腺素在正常情况下不影响 CBF 和 CMR，但在应用高渗药物使 BBB 通透性增强时，颈动脉内去甲肾上腺素会增加 CBF 和 CMR。即只有在 BBB 通透性增加时，肾上腺素才会升高 $CMRO_2$[42]。这些结果表明，只有在 BBB 受损时 β 受体激动剂才会增加 CBF 和 CMR。但当给予肾上腺素的剂量并未显著升高 MAP 时，就会出现 CBF 和 CMR 增加。因此，人类 BBB 受损并不是 β 受体激动剂介导的 CBF 和 CMR 增加的必要条件，但可促进 CBF 和 CMR 的增加。

β 受体阻滞剂　β 受体阻滞剂可以降低 CBF 和 CMR 或对两者无影响。在针对人体的两项研究中，静注 5 mg 普萘洛尔[43]或静注 0.75 mg/kg 拉贝洛尔[44]，对 CBF 和脑血流速度均无影响。在纠正开颅术患者麻醉苏醒期高血压时给予拉贝洛尔可使 CBF 轻度降低。艾司洛尔能缩短电惊厥治疗（electroconvulsive therapy，ECT）引起的癫痫发作时间，说明它确实可以透过正常的 BBB。给予 β 肾上腺素能阻滞剂时，体内的儿茶酚胺水平或（和）BBB 的状态会影响这些药物的作用。除了继发于灌注压变化而产生的不良作用外，β 受体阻滞剂对有颅内病变的患者可能不会产生不利影响。

多巴胺能药物　多巴胺可用于治疗血流动力学异常。治疗局部脑缺血时，特别是在血管痉挛时，常用多巴胺增强正常心血管系统的功能，以提升 MAP。但多巴胺对 CBF 和 CMR 的作用还未确定。研究表明，小剂量多巴胺对正常脑血管的主要作用可能是轻度的血管扩张和 CMR 的轻度改变[45]。多巴胺使大脑个别区域（如脉络丛和基底神经节）CMR 增加，但不影响整个皮质血流。即使多巴胺的剂量达到 100 μg/（kg·min），也不引起脑血管收缩[45]。非诺多泮是一种作用于 DA1 受体和 α_2 受体的多巴胺受体激动剂。给予非诺多泮可以引起全身血管舒张和动脉血压下降。人类研究显示，非诺多泮可使全身动脉压降至高于自身调节下限水平，此时即使维持体循环血压，轻度下降（约 15%）的 CBF 也不能升至正常水平[46]。非诺多巴降低 CBF 的原因尚不清楚。

钙通道阻滞剂　钙通道阻滞剂常用于治疗神经损伤患者的急性高血压。脑血管富含钙通道，尤其是 L 型钙通道。因此钙通道阻滞剂引起软膜和脑动脉的血管扩张。在健康人类中，静脉注射尼莫地平不会改变CBF；但是如果考虑到 MAP 的轻微下降和 $PaCO_2$ 的变化，CBF 增加 5%～10%[47]。CMR 和 CO_2 的反应性仍能维持。但对于人类受试者，尼莫地平确实会中等程度地钝化自身调节[48]。在用于治疗蛛网膜下腔出血后脑血管痉挛时，如果 MAP 维持不变，动脉内给予尼莫地平能够增加局部 CBF，这表明尼莫地平是一种脑血管扩张剂[49]。

尼卡地平可能是在围术期血压控制中最常使用的钙通道阻滞剂，因为它的半衰期短且易控制。尼卡地平是一种温和的脑血管扩张剂，并一再被证明能增加CBF 或脑血流速度，同时降低体循环 MAP。在使用尼卡地平时，脑 CO_2 反应性仍能维持良好[50-51]。

氯维地平是第三代二氢吡啶类钙通道阻滞剂，具有超短的半衰期，这是因为它经酯酶介导快速代谢。由于其可控性好，在心脏和神经系统疾病患者群体中的应用显著增加。在健康志愿者中，氯维地平不会增加 MCAfv，但会使 MAP 出现约 25% 的大幅降低[52]。在低血压的情况下，MCAfv 并不增加，这说明氯维地平是一种脑血管扩张剂。像尼卡地平一样，可能在一定程度上减弱了自身调节。使用氯维地平时，CO_2 反应性也保持不变。

现有数据表明，钙通道阻滞剂是中度脑血管扩张剂。因此，它们对 CBF 的净影响取决于全身血管扩张的程度和 MAP。如果维持 MAP 不变，预计 CBF会增加。

血管紧张素 II、血管紧张素转化酶抑制剂和血管紧张素受体拮抗剂　血管紧张素 II（angiotensin II，A II）重新被用于治疗血管扩张性休克，这种休克对传统血管加压药并不敏感。在这些休克状态下，A II 增加了 MAP，减少了对其他血管加压药（包括去甲肾上腺素和血管加压素）的需求。A II 对脑循环的急性作用很少受到重视。紧急给予 A II 会加强脑微血管收缩，但不影响 CBF；这种影响优先于它对血压的影响。但A II 会减轻随着区域代谢增加而发生的局部充血，从而对神经血管耦合产生不利影响[53]。鉴于 CBF 在血压升高时仍能维持，自身调节和 CO_2 反应性似乎仍可以维持[54]。

血管紧张素转化酶抑制剂（ACEI）和血管紧张素受体拮抗剂（ARB）通常用于治疗高血压。在外科病房和神经科 ICU，这些药物用于紧急控制血压。ACEI和 ARB 在高血压时可降低动脉压，但不影响静息时的 CBF，此时自身调节机制仍保留[55]。然而，ACEI和 ARB 的急性给药会降低自身调节下限（实验动物

的自身调节曲线左移）[56]；这一发现在人类中的意义尚不清楚。对于急性脑卒中患者，ACEI 和 ARB 可以降低动脉血压但不显著影响 CBF[57-58]。显然，在动脉压轻度下降的情况下这些药物不会降低 CBF。

年龄

在正常衰老的大脑中，从青年到老年，神经元的丧失是渐进的。健康老年大脑中的神经元丧失约为10%[59]。有髓纤维的丢失导致白质容量减少[60]。相比之下，老化大脑中突触的丢失更为明显。脑内大部分兴奋性突触位于树突棘上。树突分支和容量逐渐减少时，树突棘的数量减少 25%～35%[60]。随着神经纤维网的丧失，在 80 岁时 CBF 和 $CMRO_2$ 下降15%～20%[61]。在健康老年大脑中，脑循环对 $PaCO_2$的变化和缺氧的反应性略有降低[4, 62]。

麻醉药对脑血流量和脑代谢率的影响

这部分主要讨论麻醉药物对 CBF 和 CMR 的影响，并简单提及其对自身调节、CO_2 反应性和 CBV 的影响。对于脑脊液动力学、BBB 和致癫痫性的影响将在后文讨论。

在神经外科麻醉中，麻醉方法和药物对 CBF 的影响机制受到重视。原因是双重性的。首先，脑的能量供应依赖于 CBF。脑缺血时，CBF 的轻微改变都可能会显著影响神经元的预后。其次，调节 CBF 是控制ICP 的主要措施，因为在 CBF 受血管收缩-血管扩张剂的影响发生变化时，CBV 也随之变化[63]。与 ICP相比，CBV 是更关键的指标。在正常大脑中，CBV约为 5 ml/100 g 脑组织。$PaCO_2$ 在 25～70 mmHg 的范围内时，$PaCO_2$ 每变化 1 mmHg，CBV 相应增减约0.049 ml/100 g 脑组织。成人脑重 1400 g，$PaCO_2$ 从25 mmHg 升至 55 mmHg 时，总 CBV 增加 20 ml。实际上，CBV 比 CBF 难测量得多，所以数据相对较少，尤其是关于人类的数据。

虽然 CBV 和 CBF 通常呈平行变化，但 CBV 的变化幅度比 CBF 变化的幅度小（图 11.9）。另外，在某些情况下，CBV 和 CBF 独立变化。比如脑缺血时，CBV 增加而 CBF 明显下降。自身调节机制可防止 MAP升高引起的 CBV 增加。事实上，当 MAP 升高时，脑循环减少，为了维持 CBF 不变，此时 CBV 实际上是下降的。当自身调节受损或超出上限（≈150 mmHg）

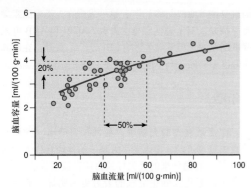

图 11.9 脑血流量（CBF）和脑血容量（CBV）之间的关系。虽然 CBF 和 CBV 呈线性关系，但当 CBF 的变化一定时，CBV 变化的幅度明显小。CBF 增加 50% 只引起 CBV 增加 20%

时，随动脉压的上升，CBF 和 CBV 平行上升（见图 11.8）。MAP 下降时，因脑血管会扩张以维持血流量不变，所以 CBV 会逐渐增加；而 MAP 低于自身调节下限时，CBV 会进一步增加。对于正常的受试者，CBV 的初始增加并不使 ICP 升高，因为可以由颅内其他成分代偿调节（例如静脉血转移至脑外血管，脑脊液转移至脊髓的蛛网膜下腔）。颅内顺应性 * 下降时，CBV 增加会引起脑疝，而 CPP 下降会导致脑缺血。

静脉麻醉药

绝大多数静脉麻醉药会导致 CMR 和 CBF 同时下降。而氯胺酮是个例外，它会引起 CMR 和 CBF 的增加。图 11.10 对静脉麻醉药对人类 CBF 的影响进行了比较[38, 65-77]。

静脉麻醉药维持神经血管耦合，静脉麻醉药降低 CBF 主要是由于降低 CMR 引起的平行性改变。静脉麻醉药对血管张力有直接影响。例如巴比妥类药物可引起离体脑血管平滑肌的松弛，但在体试验表明巴比妥类药物会使 CMR 明显下降。其在 EEG 抑制时的净作用是血管收缩，以及 CBF 的明显下降[78]。总体来说，使用静脉麻醉药时，自身调节和 CO_2 反应性仍能维持。

巴比妥类药物

巴比妥类药物降低 CMR 和 CBF 的作用与剂量相关。麻醉开始后，CBF 和 $CMRO_2$ 均降低约 30%，大

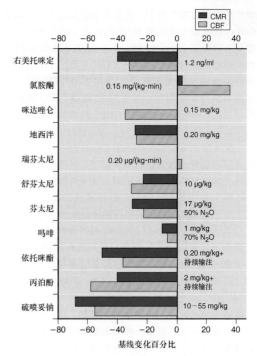

图 11.10 静脉麻醉药对脑血流量（CBF）和脑氧代谢率（$CMRO_2$）的影响。数据来自对人类的研究，以未麻醉对照值变化的百分比表示。右美托咪定的 CMR 值是在 0.5% 异氟烷麻醉背景下测定的（详见正文）。没有咪达唑仑对人类 $CMRO_2$ 影响的数据（Data from references 25, 47-59.）

剂量硫喷妥钠使脑电图完全抑制时，CBF 和 CMR 均降低 50% ~ 60%[78-79]，而进一步增加剂量则不再对 CMR 有影响[78]。这表明在非毒性剂量下，镇静性麻醉药主要影响与脑电生理功能（如神经生理学活动）相关的脑代谢，而对维持细胞稳态的脑代谢影响极小（见图 11.2）。

巴比妥类药对 CBF 和 CMR 的影响会很快出现耐受[80]。在一个严重脑外伤维持"巴比妥昏迷" 72 h 的病例中，用来维持 EEG 爆发抑制的硫戊巴比妥的血浆浓度在第一个 24 h 末增加，并在随后的 48 h 里持续增加[81]。在戊巴比妥深麻醉时，当动脉压低至 60 mmHg，脑血流的自身调节与 CO_2 反应仍得以维持。

丙泊酚

丙泊酚（2,6- 二异丙基苯酚）对 CBF 和 CMR 的

---

* 顺应性是一个被误用的根深蒂固的术语[64]。"顺应性"曲线通常用来描述颅内压力-容积关系（图 57.3），实际上描述的是 $\Delta P/\Delta V$（弹性）而不是 $\Delta V/\Delta P$（顺应性）。这里指的"顺应性下降"，正确的说法应该是"弹性增加"。但是由于现在的文献大多数常使用"顺应性"这一术语，我们在此就保留了这种不正确的说法

作用与巴比妥类药相似。对人类的研究表明，丙泊酚使 CBF 和 CMR 降低[82]。对于健康的志愿者，与清醒状态时相比，手术所需水平的丙泊酚能使 CBF 减少 $53\% \sim 79\%$[83-84]。给志愿者输注丙泊酚到意识消失时，用正电子发射断层扫描术（PET）测定大脑糖代谢，发现全脑代谢率下降 $48\% \sim 58\%$，部分区域下降不一致[85]。与异氟烷-芬太尼、七氟烷-芬太尼麻醉相比较，丙泊酚-芬太尼麻醉降低颅内肿瘤患者的硬膜下压力，并降低动静脉氧含量差（$AVDO_2$）[86]。总结这些人体研究发现，丙泊酚降低 CMR，继而引起 CBF、CBV 和 ICP 的下降。

在人类，使用丙泊酚不影响 CO_2 的反应性和自身调节[87-88]，即使丙泊酚的剂量导致 EEG 爆发抑制[89]，CO_2 的反应性和自身调节作用仍保持。丙泊酚麻醉下，低碳酸血症导致的 CBF 下降幅度将减小，这可能是因为 CMR 下降引起的脑血管收缩限制了低碳酸血症介导的脑血管收缩。

依托咪酯

依托咪酯对 CBF 和 CMR 的作用与巴比妥类药相似。在人类，CBF 和 CMR 几乎同时降低[65, 90]，并伴有 EEG 进行性抑制。硫喷妥钠或依托咪酯麻醉诱导均会引起 MCAfv 下降约 27%[91]。而 CBF 和 CMR 的变化幅度较大。给予成人约 0.2 mg/kg 的依托咪酯时，CBF 和 CMR 分别下降 34% 和 45%[65]。和巴比妥类药一样，当增加剂量使 EEG 完全抑制后，给予更大剂量时 CMR 也不再下降。尽管后一现象在人类并未被证实，但严重脑外伤患者如果仍保持有 EEG 活动，依托咪酯可降低 ICP；如果 EEG 受抑制，则依托咪酯对 ICP 无影响[92]。依托咪酯对全脑 CMR 的抑制比异氟烷和巴比妥类药轻。与巴比妥类药物抑制全脑 CMR 不同，依托咪酯在脑的不同区域对 CMR 的抑制不完全一致，主要为对前脑的抑制。

依托咪酯可降低颅内肿瘤[93]和脑外伤患者[94]的 ICP，但不引起 CPP 下降。而外科手术中 MCA 暂时阻断时，依托咪酯会加重脑组织的缺氧和酸中毒[95]。此外，需注意使用依托咪酯时由酶抑制作用导致的肾上腺皮质功能抑制和助溶剂丙二醇引起的肾损害作用[96]，因而依托咪酯应避免持续使用。

在对人类使用依托咪酯麻醉时，CO_2 反应性仍存在[65, 90]，其对自身调节机制的影响未见报道。肌阵挛和致癫痫发生在"癫痫发生"部分讨论。

麻醉性镇痛药

虽然现有研究结果还不一致，但麻醉性镇痛药可能对正常神经系统的 CBF 和 CMR 影响很小。即便有影响，也只是轻度下降。文献报道的不一致在很大程度上是因为许多研究中的"对照"状态设定为肌肉松弛和镇静状态，通常仅使用 N_2O。在这些可观察到 CBF 和 CMR 明显下降的研究中，麻醉药的功效可能是药物固有作用与觉醒程度降低的共同结果。而觉醒程度降低时，很容易发生 CBF 和 CMR 的下降，这对临床有重要意义。但是，应将其视为镇静或（和）镇痛的非特异作用，而不是麻醉性镇痛药的特异作用。接下来将重点讨论一些研究，在这些研究中对照测量结果不受觉醒现象的显著影响。

吗啡　单独注射吗啡（约 1 mg/kg）对人全脑 CBF 无影响，而 $CMRO_2$ 下降 41%。令人惊讶的是后者明显下降，而 CBF 却没有同时改变。没有其他关于人类单独使用吗啡的临床研究。给予患者 1 mg/kg 和 3 mg/kg 的吗啡以及 70%N_2O 时，CBF 和 CMR 无明显变化[48]。N_2O 可以轻度增加 CBF。而在清醒对照组中，CBF 和 CMR 没有改变，提示大剂量吗啡对 CBF 和 CMR 有轻度至中度的抑制作用。但是应注意的是，吗啡具有组胺释放作用。组胺使脑血管扩张引起 CBV 增加，而 CBF 的变化则会因全身血压的反应而异。

在给予健康志愿者吗啡 2 mg/kg 和 70%N_2O 吸入时，MAP 为 $60 \sim 120$ mmHg 时脑血流的自身调节机制未受影响[97]。

芬太尼　芬太尼 $12 \sim 30$ μg/kg（平均 16 μg/kg）复合 50%N_2O 麻醉时，和清醒状态相比，CBF 轻度下降 21%，CMR 下降 26%。图 11.10 中的芬太尼 -N_2O 的数据来自上述患者。大剂量芬太尼（100 μg/kg）复合地西泮 0.4 mg/kg 使 CBF 下降 25%，其中苯二氮䓬类药物起部分作用（见后面"苯二氮䓬类药"部分），而不是芬太尼本身。镇静剂量的芬太尼 1.5 μg/kg 使额叶、颞叶和小脑 CBF 增加，而与疼痛有关的区域 CBF 下降。CO_2 反应性和自身调节机制亦不受影响，对低氧的充血反应仍存在。

综上所述，对于正常安静状态的大脑，芬太尼引起全脑 CBF 和 CMR 中度降低。与吗啡相似，觉醒状态下芬太尼引起 CBF 和 CMR 更大幅度的下降。

阿芬太尼　给予戊巴比妥钠麻醉状态的犬[98] 320 μg/kg 的阿芬太尼时，犬的 CBF、CMR、CO_2 反应性、自身调节及 CBF 对低氧的反应均不变。目前仍缺乏有关阿芬太尼对人 CMR 影响的报道。给予患者硫喷妥钠诱导后，给予 $25 \sim 50$ μg/kg 的阿芬太尼使 MCAfv 一过性降低，说明 CBF 轻度下降[99]。相比之下，对处在异氟烷 -N$_2$O 吸入维持麻醉状态的患者给予 25 ～ 50 μg/kg 阿芬太尼，MCAfv 无变化[100]。对接受颅骨切除手术的患者进行外科领域评估，给予阿芬太尼没有发生任何不良事件[101-102]。

总之，只要预防了阿芬太尼引起的 MAP 降低，其对脑循环无明显影响。

舒芬太尼　人类研究表明，剂量不同时，舒芬太尼对 CBF 和 CMR 无影响或略有降低。用 10 μg/kg 舒芬太尼[68]诱导时，CBF 下降 29%，CMRO$_2$ 下降 22%。给予志愿者 0.5 μg/kg 舒芬太尼[103]不会影响 CBF。给予 ICP 升高的头部损伤患者 1.0 μg/kg 和 2.0 μg/kg 舒芬太尼后 MCAfv 降低。

可以得出如下结论：舒芬太尼或阿芬太尼对 ICP 无影响，不会引起 ICP 降低。但在对人类的一些研究中发现，舒芬太尼可轻度增加 ICP。舒芬太尼引起 ICP 增加的部分原因可能是舒芬太尼使 MAP 突然下降引起的自身调节的结果[104]，因此给予舒芬太尼和芬太尼时应注意防止 MAP 突然降低。这将使 CPP 降低并可能增加 ICP。CPP 过度下降、ICP 过度升高都可能是有害的。但舒芬太尼引起 ICP 增加的程度很小。此外，在外科手术的情况下，包括颅牵引器压力[101]和脑松弛状态，舒芬太尼对 ICP 没有产生不良影响。因此舒芬太尼不应被视为禁忌，但是使用时应密切注意其对 MAP 的影响。

瑞芬太尼　中等剂量的瑞芬太尼与其他合成的麻醉性镇痛药作用相似（除作用时间明显缩短外）。幕上占位病变的患者开颅手术时给予 1 μg/kg 瑞芬太尼对 ICP 无影响[105]。另一项研究表明，对开颅手术患者给予约 0.35 μg/（kg·min）瑞芬太尼时，CBF 值与中等深度的异氟烷 -N$_2$O 或芬太尼 -N$_2$O[106]麻醉时所测得的值相似，CO$_2$ 反应性仍得以保存。大剂量的瑞芬太尼对 CBF 的影响更为显著。心肺转流术中，使用 5 μg/kg 的瑞芬太尼麻醉，继之以 3 μg/（kg·min）输注，在 MAP 不变的情况下，MCAfv 下降 30%[69]。但较低剂量（2 μg/kg）静注继之以 3 μg/（kg·min）输注时并不影响 MCAfv。同等剂量的瑞芬太尼与舒芬太尼的作用相似。

瑞芬太尼与其他药物合用可能会影响脑的血流动力学。最近对健康志愿者的研究证明，输入低剂量（镇静）瑞芬太尼可以增加 CBF。一项 PET 研究中，给予 0.05 μg/（kg·min）和 0.15 μg/（kg·min）瑞芬太尼后，发现额叶前部、低位顶叶前极和辅助运动皮质的 CBF 增加，小脑、颞叶上部和中脑灰质的 CBF 下降[105]。随着瑞芬太尼剂量的增加，CBF 也显

著增加。Lorenz 等[107]用 MRI 测定 CBF 也得出同样的结果。从人类志愿者[108]的 PET 检查中发现，瑞芬太尼引起边缘系统的局部 CBF 增加。虽然使 CBF 增加的机制尚不清楚，但可能与输注小剂量瑞芬太尼引起的去抑制或副作用的感觉（如温暖、舒适、瘙痒）有关[107]。在瑞芬太尼或芬太尼与 N$_2$O 联用时，CBF 和 CO$_2$ 反应性是相似的[106]。总之，单独使用小剂量（镇静）的瑞芬太尼会使 CBF 轻度升高。增加剂量或与其他辅助麻醉药合用时，CBF 不变或轻度下降。

苯二氮䓬类药物

苯二氮䓬类药物使人的 CBF 和 CMR 平行下降。给予脑外伤患者地西泮 15 mg，CBF 和 CMRO$_2$ 下降 25%。咪达唑仑对人 CBF（而非 CMR）的影响也有相关研究。给予清醒健康志愿者 0.15 mg/kg 咪达唑仑后，CBF 下降 30% ～ 34%[71, 109]。利用 PET 发现相似剂量的咪达唑仑使全脑 CBF 下降 12%，主要出现在与觉醒、注意力和记忆有关的部位[110]。CO$_2$ 反应性仍存在[111]。

现有数据表明苯二氮䓬类药物会引起人 CBF 中等程度的下降，这可能与代谢相关。苯二氮䓬类药物引起 CBF 和 CMR 下降的最大程度介于麻醉性镇痛药（轻度）和巴比妥类药物（显著）之间。如果不引起呼吸抑制（相应 PaCO$_2$ 升高）和低血压，苯二氮䓬类药物用于颅内高压的患者应该是安全的。

氟马西尼是一种具有高度特异性的苯二氮䓬类受体拮抗剂。对未麻醉志愿者的 CBF 没有影响[109, 112]。但氟马西尼可逆转咪达唑仑引起的 CBF、CMR 和 ICP 的降低。在脑肿瘤切除术结束时使用氟马西尼拮抗咪达唑仑后，脑脊液和 CMR 均无变化[113]，但如果脑外伤患者 ICP 未能得到很好控制，给予氟马西尼拮抗咪达唑仑后，ICP 会明显升高[114]。这些后来的研究与动物研究结果一致，氟马西尼不仅逆转了咪达唑仑降低 CBF 和 CMR 的作用，还引起两者明显的短时间升高，CBF 较给予咪达唑仑前高出 44% ～ 56%，ICP 高出 180% ～ 217%。CMR 没有高出对照组的水平，说明 CBF 增高并不与代谢耦合。引起 CBF 升高的原因不清，可能与神经源性唤醒作用有关。对于颅内顺应性降低的患者，应慎用氟马西尼来拮抗苯二氮䓬类的镇静作用。

氟哌利多

尚无单独使用氟哌利多对人 CBF 和 CMR 影响的研究。综合动物实验和对人联合用药时的试验资料[115]，发现氟哌利多无脑血管扩张作用，其对人 CBF 和

CMR 的影响可能很小。偶见 ICP 升高[115]，可能是 MAP 突然下降时通过自身调节引起脑血管扩张所致。

氯胺酮

在所有静脉麻醉药中，氯胺酮是唯一引起 CBF 和 CMR 升高的药物[116]。在动物实验中发现，给予氯胺酮后不同大脑区域 CMR 的变化不同。边缘系统 CMR 明显增加，而皮质部分中度或轻度降低[117]。对人体的 PET 研究表明，亚麻醉剂量的氯胺酮（0.2 ～ 0.3 mg/kg）可使全脑 CMR 增加约 25%[118]。额叶和前扣带回皮质的 CMR 增加最显著。还观察到小脑 CMR 相对降低。市售氯胺酮包含左旋和右旋两种异构体。左旋氯胺酮增加 CMR，而右旋氯胺酮降低 CMR，特别是颞内侧皮质和小脑[119]。CMR 的变化同时伴有 CBF 的变化[120]。给予左旋氯胺酮增加人类全脑和局部 CBF 时不伴有 $CMRO_2$ 同等程度的增加。亚麻醉剂量和麻醉剂量的氯胺酮分别增加全脑 CBF 约 14% 和 36%，但却不改变全脑 $CMRO_2$。正如预期的一样，鉴于 CMR 不变而 CBF 增加，氧摄取率下降[77]。绝大多数研究表明氯胺酮麻醉时自身调节仍可维持[121]，CO_2 反应性仍存在。最近的一项 meta 分析得出结论，在人类中，氯胺酮的使用会增加 CBF，特别在前扣带回、内侧前额叶皮质和枕叶这些区域中。总体而言，现有数据表明氯胺酮确实增加了 CBF，而随之而来的 CMR 增加至多是轻度的。氯胺酮不会增加 CBV[122]。

尚未在人体证实 ICP 会随着 CBF 的增加而增加。整体检查现有数据，发现氯胺酮不会增加非创伤性神经疾病患者[122] 和创伤性脑损伤患者的 ICP[122]。事实上，应用丙泊酚镇静的颅脑损伤患者在给予相对大剂量的氯胺酮（1.5 ～ 5 mg/kg）后，ICP 下降[123]。需要注意的是，在评估氯胺酮对 ICP 影响的大多数研究中，除氯胺酮外，都对患者使用了镇静药物。麻醉用药（地西泮、咪达唑仑、异氟烷 -N_2O、丙泊酚、阿片类和美索比妥）会减弱或消除氯胺酮引起的 ICP 或 CBF 的增加[116, 124-125]。所以氯胺酮不应单独用于颅内顺应性差的患者，但当辅助使用镇静药物时可谨慎使用。

利多卡因

在对未被麻醉志愿者进行的试验中，30 min 内给予 5 mg/kg 利多卡因，然后以 45 μg/（kg·min）持续输注，CBF 和 CMR 分别下降了 24% 和 20%[126]。体外循环时给予犬大剂量利多卡因（160 mg/kg）引起 $CMRO_2$ 下降的程度比给予大剂量巴比妥类药时大得多[127]。此外，利多卡因的膜稳定作用可能降低了维持细胞膜完整性所需的能量。

为了控制开颅手术中由使用针式头部固定器或切皮等操作刺激引起的急性 ICP 升高，给予 1.5 mg/kg 利多卡因和给予 3 mg/kg 硫喷妥钠同样有效，但硫喷妥钠使 MAP 下降更显著[128]。因此，单次剂量的利多卡因可用于预防和治疗急性 ICP 升高，并且能够预防气管内吸痰导致的 ICP 升高。虽然针对人类的试验表明，大剂量利多卡因可引起惊厥发作，但是对于麻醉状态下的人类未见有利多卡因引起惊厥发作的报道。然而在清醒状态下，应限制利多卡因的用量不超过导致惊厥发作的血浆浓度阈值（> 5 ～ 10 μg/ml）。单次给予 2 mg/kg 利多卡因的血浆浓度峰值可达 6.6 ～ 8.5 μg/ml，低于引起惊厥发作的阈值。因此单次给予利多卡因 1.5 ～ 2.0 mg/kg 是恰当的。

吸入麻醉药

挥发性麻醉药

挥发性麻醉药对脑生理的影响方式与静脉麻醉药完全不同，后者通常导致 CMR 和 CBF 同时降低。所有挥发性麻醉药和静脉镇静 - 催眠药一样，引起剂量相关的代谢抑制[129-132]，但挥发性麻醉药还具有对血管平滑肌的直接作用，具有脑血管舒张活性。因此挥发性麻醉药对 CBF 的最终作用取决于 CMR 抑制引起的 CBF 下降与直接脑血管舒张引起的 CBF 增加之间的平衡。0.5 MAC 时，CMR 抑制引起的 CBF 下降占主导，此时与清醒状态相比 CBF 下降；异氟烷、七氟烷和地氟烷在 1.0 MAC 时 CBF 不变，此时 CMR 抑制和血管扩张之间达到平衡；超过 1.0 MAC，血管舒张活性占主导，即使 CMR 明显下降，CBF 也会明显增加（图 11.11[133]）。挥发性麻醉药剂量增加引起的血管扩张导致脑自身调节功能减弱。大剂量的挥发性麻醉药会损害自身调节功能，脑灌注变成压力依赖性（图 11.12）。

挥发性麻醉药在大于 1.0 MAC 时引起的 CBF 增加反映神经血管耦合消失。但是，在应用挥发性麻醉药麻醉时耦合（CBF 的调整与 CMR 的变化呈平行状态）仍持续存在[134-138]。所以结论是挥发性麻醉药使 CBF/CMR 比值改变（增加）。这种改变是剂量相关的，在稳态条件下，增加挥发性麻醉药的剂量会导致 $CBF/CMRO_2$ 比值升高[130, 139]。MAC 水平越高，血液灌注越 "奢侈"。

应用挥发性麻醉药可能产生的严重临床后果来自 CBF 和 CBV 的升高，进而导致 ICP 的升高。常用的挥发性麻醉药中，扩张脑血管效能依次为氟烷≥恩氟烷＞地氟烷≈异氟烷＞七氟烷。

对脑血流量的作用　挥发性麻醉药具有内在的扩张脑血管的性能，这不仅会改变脑自身调节能力，还会使动脉血压呈剂量相关性下降。因此，评价其对

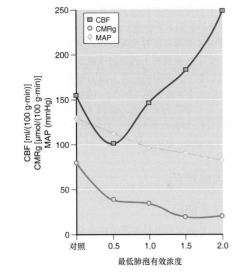

图 11.11　异氟烷麻醉时大鼠运动感觉皮质脑糖代谢率（CMRg）和 CBF 变化之间的关系。异氟烷引起的大多数 CMR 抑制发生在 1 MAC，在这个浓度范围内脑血流量（CBF）不会增加。此后，异氟烷浓度增加不会引起 CMR 进一步下降，而脑血管开始扩张。这些来自 Maekawa 等[133]的数据［±标准差（SD）］表明了代谢耦合在测定异氟烷对 CBF 影响时的重要性。MAP，平均动脉压

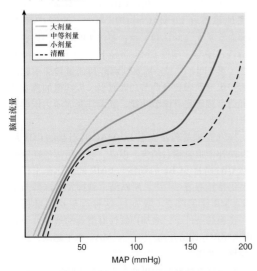

图 11.12　一种典型的挥发性麻醉药浓度逐渐增加对脑血流量（CBF）自身调节功能影响的示意图。剂量依赖性脑血管扩张导致随着 MAP 的上升，自身调节能力减弱。上限和下限都左移

CBF 和 CMR 的作用时应使动脉压维持在同一水平。此外，挥发性麻醉药对脑血管的作用还受其他中枢神经系统活性药物的影响。因此，理解不同对照状态下（清醒、镇静或麻醉）挥发性麻醉药对 CBF 和 CMR 的影响十分重要。而有关挥发性麻醉药对脑血管作用的最佳资料都来自于以非麻醉（清醒）状态为对照的研究。

有关氟烷和恩氟烷对脑血管作用的研究数据很有限。对人体的初步研究表明，即使血压明显下降，应用 1 MAC 氟烷时，CBF 也会显著增高。后有研究发现，对人类而言，当 MAP 维持在 80 mmHg 时，1.1 MAC 氟烷会使 CBF 增加 191%，而 CMR 降低约 10%（图 11.13）[140-141]。与清醒状态相比，1.2 MAC 恩氟烷使 CBF 增加 45%，而 CMR 降低 15%[142]。CBF 的显著增加和 CMR 轻度下降证明氟烷和恩氟烷具有脑血管扩张作用。异氟烷对 CBF 的影响不及氟烷和恩氟烷显著。当血压在正常范围时，1.1 MAC 异氟烷使 CBF 增加约 19%，而 CMR 降低约 45%[137]。

七氟烷和地氟烷均可明显降低患者 CBF（与清醒、非麻醉患者 CBF 对照）。1.0 MAC 七氟烷[143]和地氟烷[142]分别使 CBF 降低 38% 和 22%，分别使 CMR 降

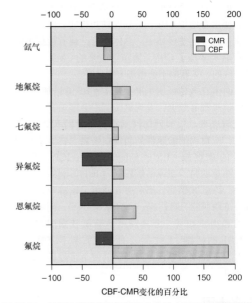

图 11.13　挥发性麻醉药引起的脑血流量（CBF）和脑氧代谢率（CMRO_2）的估算变化。氟烷、恩氟烷和异氟烷的 CBF 是 1.1 MAC 时（维持血压）从人类获得的数据，以清醒对照值的百分比表示[356]。氟烷、恩氟烷和异氟烷的 CMRO_2 是从猫的实验中获得的[130, 140]，以 N_2O 镇静对照值的百分比表示。七氟烷的 CMRO_2 是在 1.1 MAC 麻醉下获得的（兔），以吗啡-N_2O 麻醉对照值的百分比表示[132]。七氟烷的 CBF 是从 1 MAC 麻醉下的患者获得的[143]。地氟烷的数据是从 1 MAC 麻醉下的患者获得的[141]。CMR，脑代谢率

低 39% 和 35%。这些结果表明，异氟烷扩张脑血管的作用强于七氟烷和地氟烷。CBF 由 Kety-Schmidt 技术测定。由于该技术主要测定皮质 CBF，可能明显低估了全脑 CBF 值。对健康人应用 PET 研究表明，七氟烷剂量依赖性地抑制 CMRO_2 和 CBF。在 1 MAC 水平，CMRO_2 和 CBF 分别降低接近 50% 和 50% ～ 60%[83-84]。虽然 CBF 明显下降，但七氟烷不引起 CBV 下降。还有一些人体研究采用经颅多普勒超声测定 MCAfv，结果表明异氟烷、地氟烷与七氟烷的作用差异不大（图 11.14A）[144-147]。因为各试验组的血压不同，所以不可能精确地定量比较挥发性麻醉药之间的差异。关于挥发性麻醉药对 CBF 影响的文献报道也存在差异，原因是选择测量 CBF 的区域不同和挥发性麻醉药对脑的不同部位的影响不均一（见后面"脑血流量和脑代谢率变化的分布"部分）。

氙气的麻醉特性在几十年前就已被发现，但是直到现在氙气才被认定可以用于患者中。氙气的 MAC 为 63%～71%，女性患者的 MAC 值显著降低（51%）[147]。氙气主要通过非竞争性拮抗 NMDA 受体来发挥麻醉作用[148]，但 TREK 两孔 K+ 通道的激活也可能起到一定的作用[149]。对于健康的成年人，1 MAC 氙气会引起皮质和小脑的 CBF 分别下降近 15% 和 35%。有趣的是，CBF 在白质增加了 22%[150]。CBF 下降伴随脑糖代谢率（CMRg）的相应减少，为 26%[151]。动物在氙气麻醉下可保持大脑的自身调节和 CO_2 反应性[152]。在 ICP 增加的实验模型中，在苯巴比妥麻醉

的背景下，使用氙气不会增加 ICP，并且保留了对低碳酸血症和高碳酸血症的反应[153]。氙气扩散入含气的腔隙（如肠内）的情况确实存在，但气体扩散的程度明显小于 N_2O[154]。因此对颅内存留气体的患者，氙气的使用要慎重。上述数据表明其非常适合神经外科麻醉。

对脑代谢率的影响 所有挥发性麻醉药都会降低 CMR。但在特定的 MAC 时，氟烷对 CMRO_2 的影响比其他四种小。七氟烷对 CMRO_2 的影响与异氟烷相似。从现有的不同研究中得到的数据表明，地氟烷对 CMRO_2 的抑制作用较异氟烷轻，尤其是超过 1 MAC 时[131]。虽然目前没有关于所有挥发性麻醉药对人类 CMRO_2 影响的直接比较研究，但可以收集到的数据表明，1 MAC 的异氟烷、七氟烷和地氟烷分别使 CMRO_2 下降 25%[155]、38%[141] 和 22%[156]。在 PET 研究中，氟烷（0.9 MAC）和异氟烷（0.5 MAC）可使 CMRg 分别降低 40% 和 46%[85, 157]。CMRO_2 的下降与剂量相关。在对人类的研究中，异氟烷（可以肯定还有地氟烷和七氟烷）达到临床相关浓度（例如 1.5 ～ 2 MAC）时出现 EEG 完全抑制，此时 CMRO_2 下降最显著[131]。此外，异氟烷的呼气末浓度达到 6% 时不会引起 CMR 的进一步下降，也未表现出代谢毒性。氟烷则不同，在动物实验中，氟烷浓度超过 4 MAC 后达到 EEG 抑制，而进一步增加氟烷的浓度时，CMRO_2 继续降低，此变化与能量负荷的变化一致。后者的变

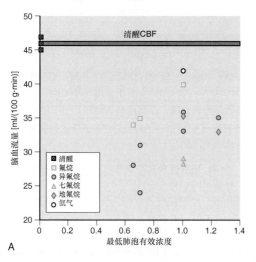

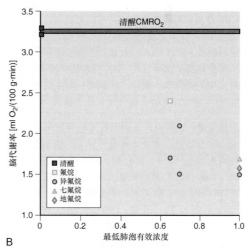

图 11.14 挥发性麻醉药对清醒人类脑血流量（CBF）（A）和脑氧代谢率（CMRO_2）（B）的影响。此图由许多独立研究结果组合而成[72, 130-131, 135-137, 139-146, 356-358]。在这些研究中，PaCO_2 维持在正常范围（35 ～ 40 mmHg）并维持一定的平均动脉压。多数研究中 CBF 是通过放射性氙气洗出技术测量的；这种技术主要测量皮质 CBF，因此可能低估了全脑 CBF。除了物种差异之外，这可能是本图和图 11.13 中挥发性药物对 CBF 影响的数据不一致的原因

化是可逆的，说明氟烷干扰了氧化磷酸化。

挥发性麻醉药对 CBF 和 CMR 的影响与剂量呈非线性关系。氟烷、恩氟烷和异氟烷麻醉时，出现 EEG 变化的同时伴有 $CMRO_2$ 迅速下降[131]，之后 $CMRO_2$ 随剂量增加下降的速度变慢。七氟烷也有这样的作用。在对人类的研究中，逐渐增加七氟烷浓度，1 MAC 的七氟烷麻醉使熵（一种麻醉深度的测量方法）最大程度地下降。随着浓度的增加，下降的程度则变小[158]。

脑血流量和脑代谢率变化的分布　氟烷和异氟烷引起的 CBF 和 CMR 变化的区域分布差异显著。氟烷对大脑各部位影响比较一致，全脑 CBF 增加，CMR 下降。异氟烷引起的变化则不均一。皮质下和后脑的 CBF 增加比新皮质显著[136, 159]；而对 CMR 的影响正相反，异氟烷主要降低新皮质的 CMR，对皮质下影响较小[133]。在人类，1 MAC 七氟烷（彩图 11.15）就会引起皮质和小脑 CBF 下降。随着七氟烷剂量的增加，皮质 CBF 进一步下降。与此相比，七氟烷剂量大于 1.5 MAC 时小脑 CBF 增加[83]。这些效应与异氟烷相似[83, 159]。还没有关于地氟烷局部 CBF 的研究。然而，考虑到其对 EEG 作用相似（说明对皮质 CMR 和 CBF 的作用也相似），CBF 分布存在不均一性的假设也是合理的，有待进一步研究。这些分布差异可能解释了现有文献报道中关于异氟烷脑血流效应存在矛盾的原因。采用测定全脑血流动力学效应的方法比测定皮质的方法变化更大。例如开颅手术患者异氟烷麻醉时，用氙洗出方法测定的 CBF 不会增加[160]。

CBF 作用的时间依从性　动物研究表明，挥发性麻醉药对 CBF 的影响随时间的变化而变化，即先升高，随后明显下降，2.5～5 h 之后恢复至比较稳定的水平（接近麻醉前水平）[161-163]，但其机制尚不清楚。在针对人类的研究中，氟烷、异氟烷、地氟烷和七氟烷麻醉下的 3 h 或 6 h 时，这一现象并不明显[146, 164]。

脑血容量　之所以广泛研究挥发性麻醉药对 CBF 的影响，主要是因为挥发性麻醉药导致的脑血管扩张可能会增加 ICP。但是，影响 ICP 的是 CBV 本身而不是 CBF。颅内血液大多贮于静脉系统。血管扩张引起的 CBF 和 CBV 变化相关联，但 CBF 的变化比 CBV 更显著（见图 11.9）。因此，CBF 的变化不能推测 CBV 和 ICP 的变化。不过，与丙泊酚或戊巴比妥麻醉相比，异氟烷麻醉确实会引起 CBV 的明显增加[63]。对于人类志愿者，1 MAC 的七氟烷会减少局部 CBF 但不会减少局部 CBV；与此相反，丙泊酚既降低局部 CBF 也降低局部 CBV（图 11.16）[84]。此外，CBV 受

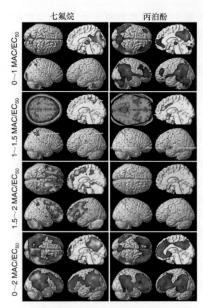

彩图 11.15　在人类中与剂量相关的脑血流量（CBF）再分布。PET 扫描证实七氟烷（左）和丙泊酚（右）麻醉引起剂量相关的 CBF 下降。七氟烷麻醉时，引起剂量依赖性的 CBF 减少（蓝色表示）。七氟烷从 1.5 MAC 增加到 2.0 MAC，导致小脑内 CBF 增加（黄色表示）。随七氟烷麻醉浓度的增加，平均动脉压（MAP）逐渐下降，未对 MAP 进行干预。如果使 MAP 维持在正常范围内，CBF 增加更明显。因此本图显示的 CBF 比七氟烷麻醉时真正的 CBF 低。给予 EC_{50} 剂量丙泊酚定义为预防 50% 的患者对中等大小手术产生体动的血浆浓度。丙泊酚血浆靶浓度为 0 μg/ml、6 μg/ml、9 μg/ml 和 12 μg/ml。丙泊酚麻醉时 CBF 在大脑各部位均一下降，且没有观察到 CBF 的再分布（Modified from Kaisti K，Metsähonkala L，Teräs M，et al. Effects of surgical levels of propofol and sevoflurane anesthesia on cerebral blood flow in healthy subjects studied with positron emission tomography. Anesthesiology. 2002；96：1358-1370.）

$PaCO_2$ 影响，低碳酸血症时 CBV 下降，高碳酸血症时 CBV 升高。但 CBV 的变化程度小于 CBF。总之，这些数据明确表明，虽然麻醉药物和其他干预对 CBF 的影响与对 CBV 的影响一致，但在数量和质量上存在本质上的区别。

CO_2 反应性和自身调节　所有挥发性麻醉药均能很好地维持 CO_2 反应性[145, 165-166]。与所有的血管舒张剂相似，应用挥发性麻醉药物期间，较低的 MAP 仍可维持 CBF，且没有证据表明各种麻醉药之间存在差异。没有直接比较低血压期间使用异氟烷、地氟烷和七氟烷麻醉时对 CBF 影响的研究。相对之下，动脉血压升高时的 CBF 自身调节受损，使脑血管扩张最显著的麻醉药对自身调节影响最大，并且与剂量相关。与其他挥发性麻醉药相比，七氟烷对自身调节的损害最

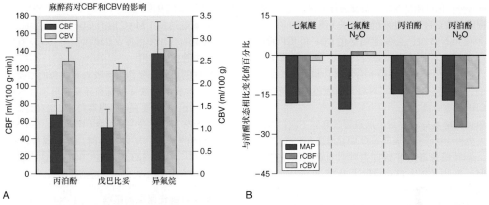

图 11.16　麻醉药对脑血流量（CBF）和脑血容量（CBV）的影响。（A）与异氟烷相比，丙泊酚和戊巴比妥使 CBF 明显下降，但 CBV 轻微下降[151]。（B）虽然七氟烷引起区域 CBF（rCBF）明显下降，但区域 CBV（rCBV）未发生变化。如果血压维持在正常水平，rCBV 可能比清醒状态时更大。而丙泊酚使 rCBF 和 rCBV 都显著减少。这些数据表明麻醉药对 rCBF 的影响程度明显大于对 rCBV 的影响。因此，rCBF 下降不一定导致相同程度的 rCBV 下降。MAP，平均动脉压；N_2O，氧化亚氮

小。最近的研究惊讶地发现，在应用 1.2 ~ 1.5 MAC 七氟烷麻醉时，去氧肾上腺素诱导的 MAP 增加不会导致 MCAfv 的变化[167-168]，失血引起低血压时 CBF 也不变[169]。在高血压的急性发作期间，例如使用喉镜或麻醉深度没达到手术刺激的需要时，对高血压的自身调节反应可能是恰当的。

麻醉药扩张脑血管作用的临床意义　当以 1 MAC 或更低浓度给药时，异氟烷、地氟烷和七氟烷对人脑皮质的血管具有轻度扩张作用。事实上，挥发性麻醉药对 CBF 的净作用是导致 CBF 下降（图 11.14A）。需谨慎地解读这些结果，因为临床上真正感兴趣的关键指标是 CBV。如前所述，尽管 CBF 与 CBV 之间存在直接相关性，但这种关系并不严格为 1∶1。CBV 的变化幅度明显小于 CBF 的变化幅度。并且 CBF 的轻中度下降不一定伴有 CBV 的下降。临床研究进一步证实了这一发现。研究观察到，使用可引起 CBF 下降的浓度的异氟烷患者的 ICP 显著升高（进而 CBV 增加）[170-171]。尽管低碳酸血症减轻了 ICP 的升高，但研究表明过度通气并不能降低异氟烷引起的颅内肿瘤患者的 ICP 升高[172]。在实验性脑损害研究中，挥发性麻醉药明显增加 ICP，而低碳酸血症并不能缓解这种作用[173]。总之，对于颅内顺应性正常的患者，挥发性麻醉药对脑的血流动力学影响轻微。但对于颅内顺应性异常的患者，挥发性麻醉药可能增加 CBV 和 ICP。因此，当患者出现大面积或迅速扩散的脑损害或其他显著的脑生理功能紊乱时，大脑对 CO_2 的反应异常，神经血管耦合受损，此时应谨慎使用挥发性麻醉药。如果出现上述情况（例如一名嗜睡、呕吐的

患者伴有视盘水肿、颅内占位体积大和大脑基底池受压），在打开颅骨和硬膜并能够直接评估麻醉方法的影响之前应主要选用静脉麻醉药。这种情况在择期神经外科手术时相对少见。

对于进行药物治疗或疾病本身已经使 CMR 下降的患者，应用挥发性麻醉药亦应谨慎。如前所述，挥发性麻醉药的脑血管扩张作用在一定程度上可被代谢介导的血管收缩作用所抵消（见图 11.11），但对于 CMR 已经明显下降的患者，挥发性麻醉药主要使脑血管扩张，因而 CBF 增加更显著。例如，当吗啡轻微降低 CMR 后，异氟烷不再引起 CBF 显著增加。但在硫喷妥钠麻醉下，异氟烷显著增加了 CBF[135]。同样，先给予丙泊酚麻醉产生对 CMR 的最大抑制时，给予任何挥发性麻醉药都会导致 CBF 的显著增加[89]。从本质上讲，CMR 先被抑制使挥发性麻醉药的血管扩张作用更明显。这些数据还表明在病理条件下，如创伤性脑损伤，代谢已经降低时，必须谨慎使用挥发性麻醉药。

在相同 MAC 时，异氟烷、地氟烷和七氟烷对人体的血管扩张作用比氟烷弱，因此在颅内顺应性受损的情况下选择挥发性麻醉药时，前者更为合适。颅内顺应性差、血碳酸正常的患者使用氟烷会发生 ICP 升高，但如果氟烷诱导前患者已存在低碳酸血症，ICP 的升高会大幅减少或不升高。不过，多数临床医师更愿意使用异氟烷、地氟烷和七氟烷，因为与氟烷相比，其安全范围更广些。

氧化亚氮

N_2O 引起 CBF、CMR 和 ICP 增加。CBF 和 CMR

增加的部分原因可能是 N_2O 兴奋交感肾上腺系统。其作用的程度与是否合用其他麻醉药有关（图 11.17）[174-175]。当单独使用 N_2O 时，会发生明显的 CBF 和 ICP 的增加。与静脉麻醉药（巴比妥类药物、苯二氮䓬类药物、麻醉性镇痛药和丙泊酚）合用时，脑血管扩张作用减弱，甚至完全被抑制。N_2O 与挥发性麻醉药合用时，CBF 轻度升高。

单独应用 N_2O 或在最小剂量背景麻醉下应用 N_2O 时，人类和动物研究均表明 N_2O 明显增加 ICP 或 CBF。例如，脑肿瘤患者从开始自主呼吸 N_2O 至浓度达到 66% 时，平均 ICP 从 13 mmHg 上升至 40 mmHg[176]。与动物中观察到的相比，人类 CBF 的增加要小得多，但仍然显著[174]。这些作用是 N_2O 本身的作用还是非特异的"二期"觉醒现象，目前仍不清楚。

与静脉麻醉药合用时，N_2O 增加 CBF 的作用显著下降。一项研究表明，颅内肿瘤患者和颅内顺应性差（诱导前平均 ICP 为 27 mmHg）的患者[177] 在巴比妥麻醉下吸入 50% N_2O 并诱导低碳酸血症后，ICP 几乎没有变化。动物和人类的研究都表明单独给予苯二氮䓬类药物可削弱 N_2O 增加 CBF 的作用[107]。麻醉性镇痛药物具有相似的作用。应用 1 mg/kg 吗啡联合 70% N_2O 麻醉时，CBF 与清醒对照值相比无变化[66]。由于吗啡对 CBF 的影响很小，这些数据说明 N_2O 不引起明显的脑血管扩张。虽然有报导称在丙泊酚麻醉的基础上应用 N_2O 会增加儿童 MCAfv[178]，但其他研究并未发现这种增加[175]。

在大多数研究（包括几项对人类的研究）中，挥发性麻醉药达到或超过 1 MAC 时吸入 N_2O，CBF 显著增高[179-180]。用相同 MAC 的 N_2O 代替异氟烷，比较 1.5 MAC 异氟烷和 0.75 MAC 异氟烷复合 65% N_2O 麻醉时，发现后者的 CBF 增加了 43%[181]。一些研究证实，

1 MAC 异氟烷麻醉时的 CBF 低于 N_2O（50% ~ 65%）复合异氟烷达到 1 MAC 时的 CBF[179, 181-182]。这些研究一致说明合并使用挥发性麻醉药时，N_2O 有明显累加的脑血管扩张作用。

N_2O 的血管扩张作用与吸入麻醉药的浓度呈正相关[180]，这表明高浓度氟烷和异氟烷可加强 N_2O 增加 CBF 的作用。但是重要的是观察到，发现对健康的志愿者使用 50% N_2O 不会明显改变 CBV[183]。在 1 MAC 七氟烷麻醉的基础上复合 N_2O 时，没发现任何对 CBV 的影响[84]。虽然 N_2O 能增加 CBF，但这些数据表明其对 CBV 的影响不大，这支持前述结果。

N_2O 对脑代谢率的影响 关于 N_2O 对 CMR 的作用没有一致结论。CBF 与 CMR 平行变化、CBF 增加而 CMR 无变化、CMR 变化时 CBF 无变化等研究结果均有报道。这种分歧是由种属、方法、背景麻醉的深度，以及与同时使用的其他麻醉药物的相互作用等影响因素的不同造成的。最近的一项人类研究表明，在七氟烷或丙泊酚麻醉的基础上应用 70% N_2O 会引起 $CMRO_2$ 一定程度的升高，因此说明 N_2O 确实增加了脑代谢[84]。

N_2O 麻醉时，CBF 对 CO_2 的反应仍保留[184]。

临床意义 尽管研究结果不一，但 N_2O 的血管扩张作用对于颅内顺应性差的神经外科患者具有临床意义。N_2O 的脑血管扩张作用可以被同时使用的静脉麻醉药减弱。相反，在挥发性麻醉药物的基础上应用 N_2O 能轻度增加脑代谢和脑血流。N_2O 曾被广泛用于神经外科，根据经验，放弃使用并不合理。但 ICP 持续升高或者术野张力过大均可能与 N_2O 有关。因为 N_2O 能够迅速进入密闭的气体间隙，当颅内存在密闭气体间隙或发现血管内存在气体时，应避免使用 N_2O。

肌肉松弛药

非去极化肌肉松弛药

目前已知的非去极化肌肉松弛药对脑血管的唯一作用是通过组胺释放实现的。组胺在增加 ICP（脑血管扩张引起）的同时降低 MAP，从而使 CPP 下降。BBB 完整时，这种作用是组胺直接引起脑血管扩张的结果还是继发于 MAP 下降的自身调节反应，目前尚不完全清楚。而氯化筒箭毒碱是组胺释放作用最强的肌肉松弛药。甲筒箭毒、阿曲库铵和米库氯铵仅引起组胺轻度释放，除非将其大剂量应用以迅速达到插管条件，否则这种作用可能无临床意义。在这些药物

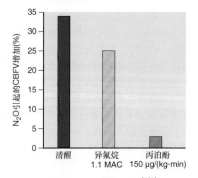

图 11.17 记录三种对照状态［清醒状态[174]、吸入 1.1 MAC 的异氟烷[179]、持续输注丙泊酚 150 μg/(kg·min)[175]］后吸入 60% N_2O 时（血碳酸正常），大脑中动脉的脑血流速度（CBFV）增加的平均百分数

中，顺阿曲库铵的组胺释放作用最弱。神经外科 ICU 的患者在给予 0.15 mg/kg 顺阿曲库铵后没有发现组胺释放[185]。但顺阿曲库铵起效慢，并不适用于快速麻醉诱导。

大剂量维库溴铵对脑肿瘤患者的脑生理没有明显影响。其他氨基甾体类肌肉松弛药即哌库溴铵和罗库溴铵应该也没有对脑生理的直接作用且尚无不良事件的报道。

肌肉松弛药的间接作用可能对脑生理产生影响。因为具有防止咳嗽和屏气（降低中心静脉压，同时降低脑静脉回流的阻力）的作用，所以肌肉松弛药可降低 ICP。

阿曲库铵的代谢产物 N-甲基罂粟碱可能会诱发癫痫。大剂量的阿曲库铵虽可引发觉醒模式的 EEG，但是 CBF、CMR 和 ICP 均无改变（犬实验）[186]。N-甲基罂粟碱不会增加头孢菌素直接用于皮质表面引起的癫痫样脑电活动的严重程度（兔实验）[187]。阿曲库铵对人类诱发癫痫的可能性非常小[188]。

总之，维库溴铵、哌库溴铵、罗库溴铵、阿曲库铵、米库氯铵、顺阿曲库铵、甲筒箭毒和泮库溴铵（如果能防止泮库溴铵引起的急性血压升高）都可以应用于高颅内压的患者。甲筒箭毒、阿曲库铵和米库氯铵的剂量应加以限制，以防止出现低血压。

罗库溴铵在麻醉诱导和术中肌肉松弛中的应用日渐增多。其在非去极化肌肉松弛药中起效最快。使用舒更葡糖时，即使很深程度的神经肌肉阻滞也可以被迅速逆转（见第 27 章和第 28 章）。舒更葡糖对脑血管的作用还没有被评估。

琥珀胆碱

浅麻醉下使用琥珀胆碱使人 ICP 轻度增加（约 5 mmHg）。这个效应可能是肌肉纺锤体发出的传入电位引起脑电活动（以 EEG 改变和 CBF 增加为证据）的结果[189]。正如所估计的那样，这可能是一种觉醒现象，因为犬实验研究显示深麻醉能够防止琥珀胆碱引起的 ICP 增加[190]。维库溴铵的肌肉松弛作用和 0.03 mg/kg 甲筒箭毒的"轴突解聚（defasciculation）"作用也可防止琥珀胆碱引起的 ICP 增加[190]。而其他具有轴突解聚效应的麻醉药物有无此效应尚无人体研究。

尽管琥珀胆碱能增加 ICP，但是仍然可被用于快速顺序诱导麻醉。在 10 例无肌肉松弛但行机械通气的神经外科 ICU 的患者（其中 6 人患有脑外伤）中，给予琥珀胆碱 1 mg/kg 并未引起 ICP 的变化[191]。他们的观察资料非常重要，因为正是这样的患者能否使用琥珀胆碱更易引起争论。假定琥珀胆碱对 ICP 的作用是肌梭传入冲动引起的觉醒现象[189]，那么疾病本身导致的意识障碍就可以抑制这一反应。同许多麻醉药物一样，我们应关心的不是能否使用它，而是如何使用它。当没有禁忌证时，在给药时注意控制 CO_2 张力、血压和麻醉深度，或者在给药前去肌颤，可降低危害性。

麻醉药物对脑生理的其他影响

脑脊液动力学

麻醉药对脑脊液的生成速率和吸收速率均有影响。表 11.3 是常见麻醉药对脑脊液的非定量影响。由于未做人类研究，这些结果均来自动物实验[192-198]。在挥发性麻醉药中，氟烷减少脑脊液的分泌，异氟烷不影响脑脊液的分泌，而恩氟烷和地氟烷则增加了脑脊液的分泌。氟烷和恩氟烷减少脑脊液的吸收，地氟烷不影响脑脊液的吸收，而异氟烷增加了脑脊液的吸收。对颅内顺应性差的患者，理论上应该注意长时间的闭合性颅内操作。在颅内顺应性较差的情况下，增加脑脊液的产生同时减少其重吸收的危害性更大。在犬实验中，恩氟烷增加脑脊液的产生，同时减少其重吸收。除了其对脑损害和低碳酸血症患者的潜在致癫痫性，这是限制恩氟烷临床应用的另一原因。

血脑屏障

在全身大部分毛细血管床中，内皮细胞之间的通道直径约为 65Å。在脑中除了脉络丛、垂体区和极后区等部位，内皮细胞之间的紧密连接使这个孔的面积约减少至 8Å，因而，大分子和大多数离子不能进入脑

表 11.3	麻醉药对脑脊液分泌和吸收速率的影响					
	氟烷	恩氟烷	异氟烷	地氟烷	芬太尼	依托咪酯
分泌	↓	↑	—	↑	↓	↑
吸收	↓	↓	↑	—	↑	↑

向上的箭头表示脑脊液分泌或吸收速率增加，向下的箭头表示减少。表中的结果是非定量的，对脑脊液的影响可能随药物剂量的不同而不同

间质组织（血脑屏障）。这就导致关于麻醉药对 BBB 的影响的研究数量很有限。动物实验中，1% 异氟烷使白蛋白漏出到丘脑，表明 BBB 完整性受损。更高剂量的异氟烷（3%）明显增加的蛋白漏出，不仅在丘脑，还在皮质[199]。这种 BBB 的破坏与甘露醇的作用相当。在脑损伤模型中，有研究表明异氟烷可以加剧损伤大脑的水肿形成[200]，也有研究表明其可减轻损伤大脑的水肿形成[201]。这些作用是异氟烷本身对 BBB 作用的结果还是麻醉对血流动力学的影响，目前还不清楚。麻醉药对 BBB 的潜在调控作用的临床意义也尚不清楚。就作者所知，目前尚无血压正常时麻醉药对人 BBB 功能影响的对比研究。

癫痫发生

关于麻醉药及其辅助药的致惊厥和抗惊厥作用有比较全面的综述[202-203]。几种常用的麻醉药有引发癫痫的可能，尤其对于易感人群而言。值得注意的是，在麻醉和肌松下癫痫很难发现，而如果长时间内底物需求（CMR）超过供给，癫痫将导致神经元损伤[204]。另一个值得注意的问题是，致癫痫作用将持续到麻醉后阶段，往往癫痫在出手术室后发作，而且不如在手术中容易控制。实际上，在麻醉中或麻醉后出现的自发癫痫极为少见。尽管如此，对患者进行可能诱发癫痫的操作时，如果有合适的替代药物，仍应避免使用可能有致癫痫作用的药物。

挥发性麻醉药

临床上，恩氟烷可能导致癫痫发生。与神经外科麻醉相关的是恩氟烷麻醉时低碳酸血症促发癫痫样放电。在 3% 恩氟烷麻醉下，受试者的 $CMRO_2$ 下降 50%，发生癫痫时 $CMRO_2$ 恢复至正常水平[205]，这说明神经血管耦合仍存在。如果维持氧供充足，并无证据说明这种类型的 EEG 活动是有害的。但癫痫发作使脑代谢增加 400%。在有癫痫倾向的患者中，应避免使用恩氟烷，尤其是在高剂量和低碳酸血症的情况下。

癫痫病灶切除术中，可利用恩氟烷激活 EEG 的特性进行癫痫病灶激活和定位，此时 EEG 出现术前不存在的棘波并可持续到术后[206]。但和恩氟烷诱发癫痫相关的不良后果还未见报道。

异氟烷引起 EEG 棘波和肌阵挛，但在实验中没有出现恩氟烷诱导时的癫痫状态。临床应用异氟烷的经验非常多，但目前只报道了两例患者发生无法解释的癫痫，一例发生在术中[207]，另一例发生在术后即刻[208]。因此异氟烷的致癫痫性没有临床意义。事实上，异氟

烷已成功地用于控制顽固性癫痫持续状态[209]。

儿童，包括没有癫痫诱因的儿童，在高浓度七氟烷诱导时也可发生癫痫[210]。两例健康成人在吸入 2 MAC 七氟烷时出现 EEG 爆发抑制并伴有癫痫样放电[211]。癫痫样放电同时伴有 CBF 显著增加，证明神经血管耦合仍存在。颞叶癫痫的患者在吸入 1.5 MAC 七氟烷时出现广泛的阵发性 EEG 活动。值得注意的是阵发性 EEG 活动并不局限于颞叶癫痫病灶，因此七氟烷无助于大脑癫痫病灶的定位[212]。另有报道无癫痫病史的患者在七氟烷麻醉苏醒期发生了强直阵挛性的癫痫活动[213-214]。所有关于七氟烷与癫痫有关的报道中患者均未发生严重后遗症。因此，虽然七氟烷引发癫痫的可能性小，但癫痫患者仍应慎用。

美索比妥

使用美索比妥有时会出现肌肉痉挛，因此常用它来激活癫痫灶进行皮质定位[211]。大剂量使用美索比妥以引起 EEG 爆发抑制的神经外科患者会发生顽固性癫痫[215]。因此，对于起源于颞叶的癫痫患者（通常表现为精神运动异常）或使用大剂量时，美索比妥有引发癫痫的风险。但是尚未有报告指出接受电惊厥治疗的患者单次服用美索比妥后癫痫发作时间延长。

氯胺酮

氯胺酮能诱发有癫痫倾向的患者的癫痫发作[216]。氯胺酮麻醉时用深度电极对癫痫患者进行监测，可以显示孤立的皮质下癫痫样活动，由于它起源于边缘系统和丘脑，所以表面 EEG 可能记录不到这种皮质下的激活。神经功能正常的患者在氯胺酮麻醉后发生癫痫的报道只有两例[217-218]，其中一例癫痫的阈值可能已被氨茶碱降低。但氯胺酮也被用来控制癫痫持续状态。因此，氯胺酮引起的癫痫发作活动无需引起特别关注。

依托咪酯

依托咪酯常引起肌阵挛，但和 EEG 的癫痫样活动无关[219]。目前有一例依托咪酯麻醉后立即出现严重、持久的肌阵挛的报道[220]。依托咪酯还使癫痫患者出现广泛癫痫样 EEG 活动[221]，这类患者应避免使用依托咪酯。但术中可选择性使用小剂量依托咪酯激活癫痫灶，以利于术中定位癫痫灶[222]。在作者的研究中（未发表），使用 0.1 mg/kg 依托咪酯可以选择性激活静止病灶，大剂量则可能会导致广泛激活。

与美索比妥和丙泊酚相比，给予依托咪酯后电惊厥治疗引起的癫痫更持久。在电惊厥治疗期间使用

0.15 ～ 0.3 mg/kg 的依托咪酯不会引起剂量相关的癫痫抑制，这在美索比妥和丙泊酚已经被证明如此。

上述研究并不充分，目前没有令人信服的研究表明依托咪酯对正常人具有致癫性。因此，依托咪酯的使用不应受到限制。实际上，依托咪酯一直用于控制顽固性癫痫持续状态。

丙泊酚

丙泊酚麻醉后可出现异常的身体运动和角弓反张。但是对人类[223]的系统研究虽然发现了偶然的肌张力障碍和舞蹈样动作的发生，却并未证实丙泊酚是促进惊厥的。此外，丙泊酚诱导后的电惊厥治疗癫痫发作比美索比妥诱导后的短[224]，这与抗惊厥效应更为一致。另外，丙泊酚镇静被广泛用于癫痫灶以及其他颅内病灶的"清醒"切除。虽然 EEG 中发现了明显的高振幅 β 波活动[225]，但并没发生预想不到的癫痫。

麻醉性镇痛药

在某些动物种属，麻醉性镇痛药易引起癫痫或（和）边缘系统代谢亢进。对健康志愿者的研究发现，与疼痛处理有关的脑深部结构 CBF 增加[226]，但在人类未见动物中出现的代谢亢进作用。几项无 EEG 记录的报道表明，接受大剂量和小剂量芬太尼的患者都发生了癫痫大发作。但在相对大剂量芬太尼、舒芬太尼和阿芬太尼对人 EEG 影响的系统研究中，未发现神经兴奋活动[227]，"癫痫"可能是过强的肌强直现象。也有一些例外。据报道，行前颞叶切除的患者用芬太尼诱导后出现了复杂部分发作[228]。9 名患者中有 8 名在临床相关芬太尼剂量范围（平均 26 μg/kg）内出现电癫痫活动[228]。另一项研究发现，50 μg/kg 阿芬太尼能增强颞叶癫痫患者的颞叶棘波活动[229]。未经治疗的强直本身也会导致严重的中枢神经系统后果。麻醉引起的僵直过程中，ICP 升高可能是脑静脉充血的结果。

新生儿的麻醉药物神经毒性

此部分内容将在第 78 章详细讨论。

病理状态下的脑生理

脑缺血的病理生理学

临界脑血流量阈值

大脑对能量的利用率高，但能量储备有限。因此，当底物（例如氧、葡萄糖）供给中断时，脑极易受损。在正常情况下，全脑 CBF 维持在约 50 ml/（100 g·min），在 CBF 降低以至脑供氧随之减少的情况下，神经元功能呈现渐进式的损害，而并非"全或无"的方式（图 11.18）。CBF 低于正常水平时，大脑有一个基础储备，因此在 CBF 降至约 20 ml/（100 g·min）之前，EEG 不出现缺血迹象。CBF 在约 15 ml/（100 g·min）水平时，皮质 EEG 呈等电位。只有当 CBF 降至 6 ～ 10 ml/（100 g·min）时，才会迅速出现不可逆的膜衰竭指征（如细胞外的钾离子浓度升高[230]和直接皮质反应丧失）。在 10 ～ 15 ml/（100 g·min）范围内，随着 CBF 降低，能量供给逐渐减少，经过一段时间（可能会延续数小时而非几分钟）后导致膜衰竭和神经元死亡。CBF 降至 6 ～ 15 ml/（100 g·min）的脑区，神经元功能障碍是暂时、可逆的，但若血流不恢复，就会发生神经元死亡。这些缺血区域称为"缺血半暗区"[230-231]。关于"半暗区"内脑梗死进程的研究主要是在灵长类动物的大脑皮质进行的。因麻醉药[232]和种属的不同，发生各种功能减退的实际 CBF 水平也不同。但是在人类，氟烷和 N_2O 麻醉使 EEG 开始发生变化[233]的 CBF 阈值与动物实验的结果是相似的。

脑缺血模型

全脑缺血（如心搏骤停）和不完全性脑缺血（如发生于脑部大血管的阻塞或严重低血压）有什么不同？从临床医师的角度而言，最重要的区别是：不完全性缺血时，残余（即侧支）血流量可能会提供足够的氧以生成 ATP，从而防止发生严重的不可逆的膜衰竭，

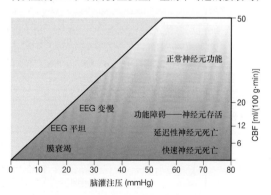

图 11.18　脑灌注、脑血流量（CBF）、脑电图（EEG）与神经元功能状态和生存能力之间的关系。注意 CBF 在 6 ～ 12 ml/（100 g·min）范围内，能量供给是不足以支持电生理活动的（即平坦 EEG），但它能避免进展期的完全膜衰竭和神经元死亡。这些区域被称为"缺血半暗区"[230]。数据来源于对用巴比妥类药麻醉的狒狒[230, 359]和未麻醉的猴[360]的大脑皮质的研究。CBF 和平均动脉压阈值可能因麻醉药和种属不同而不同[232]。

而在常温下全脑缺血时，几分钟便可发生膜衰竭[234]。能量供应障碍程度的差异（图 11.19）[234-235] 使脑对局灶性或不完全性缺血的耐受力比对全脑缺血（如心搏骤停）的耐受力强。

能量衰竭和兴奋性中毒

能量衰竭是发生于脑缺血的主要事件[236]。正常膜离子梯度的维持需要 ATP，能量衰竭迅速导致神经元细胞膜的去极化，以及 Na⁺、Ca²⁺内流。电压依赖性钙通道随后被激活，Ca²⁺流入细胞质。突触前膜去极化导致大量兴奋性神经递质释放入突触间隙，特别是谷氨酸。谷氨酸受体、NMDAR 和 α- 氨基 -3- 羟基 -5- 甲基 -4- 异唑丙酸受体（AMPAR）的激活增加了 Na⁺、Ca²⁺内流（图 11.20）。mGluR 激活后所产生的细胞信号使贮存内质网（ER）的钙通过 1,4,5- 三磷酸肌醇（IP₃）受体释放出来。离子内流伴随水的内流，因此在膜去极化后，神经元水肿迅速发生。过量谷氨酸受体被激活所造成的损害称为兴奋性中毒。

Ca²⁺是细胞内普遍存在的第二信使，是许多酶系统激活必需的辅助因子。快速、不可控的细胞质内钙的增多激活许多细胞过程而引起损害。激活的蛋白酶裂解细胞骨架内的蛋白质（如肌动蛋白）。这些酶还能将大量组成神经元的蛋白质降解。脂酶作用于细胞脂质，损害细胞膜。磷脂酶 A₂ 是一种重要的脂酶，可以导致细胞膜释放脂肪酸（如花生四烯酸）。在环加氧酶和脂加氧酶的作用下，花生四烯酸（AA）代谢为前列腺素和白三烯，并伴随有过氧化物自由基的产生。后

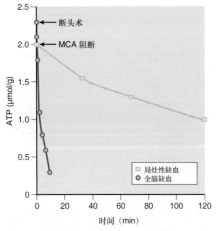

图 11.19 全脑缺血（通过犬头离断而产生[235]）和不完全性局灶性缺血［阻断猴的大脑中动脉（MCA）][234] 时能量供给［腺苷三磷酸（ATP）］衰竭的比较。在有残余 CBF 存在的情况下，能量供给衰竭会明显延迟

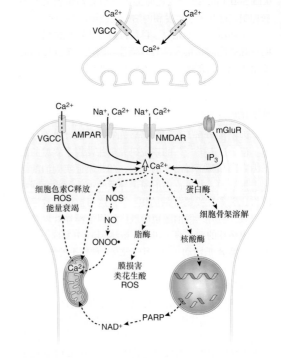

图 11.20 缺血时，腺苷三磷酸（ATP）减少导致神经元去极化和超出正常数量的大量神经递质（特别是谷氨酸）的释放。配体门控通道的过度兴奋和电压依赖性钙离子通道的开放使 Ca²⁺迅速流入神经元，代谢型谷氨酸受体（mGluR）的激活产生 1,4,5- 三磷酸肌醇（IP₃），后者引起 Ca²⁺从内质网（ER）和线粒体中释放。谷氨酸受体的 α- 氨基 -3- 羟基 -5- 甲基 -4- 异唑丙酸受体（AMPAR）门控通道的激活允许过量的 Na⁺内流。过多的游离 Ca²⁺导致多种酶的激活：活化的蛋白酶裂解神经元的细胞骨架；脂酶破坏细胞膜上的脂质并释放花生四烯酸（AA），后者在环加氧酶和脂加氧酶的作用下产生自由基及其他细胞损伤的物质；一氧化氮合酶（NOS）的激活使 NO 释放，产生过氧亚硝基（ONOO·），一种强反应性自由基；激活的内切核酸酶损伤 DNA，使细胞易凋亡。线粒体的损害导致能量的衰竭，自由基产生，细胞色素 C 释放；细胞色素 C 是启动神经元凋亡的通路之一。mGluR，代谢型谷氨酸受体；NAD⁺，氧化的烟酰胺腺嘌呤二核苷酸；NMDAR，N- 甲基 -D- 天冬氨酸受体；PARP，多聚腺苷二磷酸核糖聚合酶；ROS，活性氧；VGCC，电压门控钙通道

者和线粒体损害后生成的其他自由基一起引起脂质过氧化反应和膜损害。前列腺素和 AA 能引起炎症反应，而且是强有力的趋化剂。脑内微血管中血小板的激活及流入损害区的白细胞阻塞血管并加重缺血性损害。

在缺血性神经元损伤中，DNA 的损害也一个重要的问题。AA 代谢、线粒体损害、NO 生成的过氧亚硝基所产生的自由基导致 DNA 的氧化性损伤。激活的内切核酸酶也使 DNA 链断裂。在正常情况下，DNA

损伤使参与 DNA 修复的多聚腺苷二磷酸核糖聚合酶（PARP）被激活。过多的 DNA 遭到损伤后，PARP 的活性急剧增高，并导致 PARP 的底物烟酰胺腺嘌呤二核苷酸（NAD^+）减少。NAD^+ 在能量代谢中是很重要的辅酶，它的减少会加重能量的衰竭。

乳酸形成是脑缺血病理生理过程的另一要素。氧供不足时无氧糖酵解过程会产生乳酸，与之伴随的 pH 值下降导致细胞内环境恶化。缺血前血糖水平的升高会通过提供额外的无氧酵解底物来加速这一过程。

在多数生理状态下，NO 可能是 CBF 改变的一种介质（见前述"脑代谢率"），也与缺血的病理生理相关。事实上，NO 是一种弱自由基，它会引起更具活性的物质（过氧亚硝基）的生成。而且它还是巨噬细胞使用的一种"杀伤性物质"。在脑缺血过程中，NO 的作用有利有弊。在局灶性缺血期，NO 的扩血管作用（可能是内皮源型 NO）会增加侧支循环的 CBF。但是，在缺血后期，NO（可能来源于神经元或巨噬细胞）会导致神经损伤。

总之，许多细胞通路同时激活且未被调控，阻碍了神经元内修复和恢复过程，并最终导致神经元死亡。

神经元死亡的本质

在脑缺血过程中发生的神经元死亡根据性质可分为坏死和凋亡两种。由兴奋性中毒损伤引起的神经元坏死的特征为细胞迅速肿胀、细胞核凝聚和固缩以及线粒体和 ER 水肿，这些坏死神经元的一个特征性改变是嗜酸性细胞质的出现[237]。神经元坏死导致脑局部炎性细胞浸润，造成脑组织大量的附带损害。

神经元凋亡是细胞自杀的一种形式，并已在各种脑缺血模型中得到证实。其特征为：染色质凝聚、细胞膜退化、线粒体水肿和细胞固缩。在凋亡晚期阶段，神经元破碎成数个凋亡小体，随后从脑中被清除[237]。凋亡不引起炎症反应，从而限制了对最初缺血损伤中存活的周边神经元的损伤。

有多种导致凋亡的生化途径。关于损伤的线粒体释放细胞色素 C 启动凋亡的途径研究最多（图 11.21）。细胞色素 C 受线粒体外膜的限制而不能进入细胞质[238]。当线粒体受损，其外膜上的微孔就会将细胞色素 C 释放到细胞质中，并与胱天蛋白酶 -9 及凋亡激活因子（APAF）共同形成凋亡体。胱天蛋白酶 -9（procaspase-9）经过溶蛋白性裂解激活，激活的胱天蛋白酶 -9（caspase-9）又激活胱天蛋白酶 -3，后者能在 DNA 修复中起重要作用的蛋白质底物（如 PARP）清除。炎症信号通路通过肿瘤坏死因子 α（TNF-α）和活化的胱天蛋白酶 -8 也能激活胱天蛋白酶 -3[239]。值得注意的是，对于脑

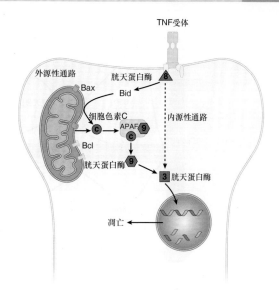

图 11.21　导致神经元凋亡的细胞内过程。位于线粒体内外膜间的细胞色素 C 会在线粒体受损时释放出来。细胞色素 C 与凋亡激活因子（APAF）一起，通过溶蛋白性裂解激活胱天蛋白酶 -9。激活的胱天蛋白酶 -9 又激活了胱天蛋白酶 -3，后者能裂解许多底物，包括 DNA 修复的必需物质。在线粒体中 Bax 促进细胞色素 C 的释放，Bcl 可阻止细胞色素 C 释放。Bid 也可促进细胞色素 C 释放，而胱天蛋白酶 -8 通过肿瘤坏死因子（TNF）激活 Bid。另外，胱天蛋白酶 -8 可直接激活胱天蛋白酶 -3。多聚腺苷二磷酸核糖聚合酶（PARP）是参与 DNA 修复的酶，它的过度激活使细胞内氧化的烟酰胺腺嘌呤二核苷酸（NAD^+）减少。由于 NAD^+ 在能量代谢中发挥重要作用，它的减少加重了能量衰竭

缺血所发生的神经元损伤，很难区分为坏死或凋亡。神经元死亡的本质可能是单纯的神经元坏死或凋亡，或兼而有之。

神经元死亡的时机

关于缺血性损伤的传统观念认为，神经元死亡仅限于缺血期和再灌注早期阶段。但是最近的研究表明，缺血后神经元损伤是一个动态过程，缺血性损伤开始发生后，神经元的死亡将经历一个较长的阶段（图 11.22）[240]。这种神经元的延迟性死亡先后在全脑缺血模型和局灶性脑缺血模型中得到证实。神经元的延迟性死亡程度与缺血性损害的程度相关。严重缺血时，大多数神经元快速死亡。对于较轻微的创伤，在最初损伤中存活下来的神经元会经历延迟性死亡。这一渐进性的神经元死亡导致了在局灶性脑缺血中脑梗死面积的逐渐扩大。在实验性研究中证实，即使在脑缺血后 6 ~ 8 个月仍存在炎症反应，炎症反应从理论上将会进一步造成损伤。

神经元延迟性死亡的发生对于评价神经元保护策

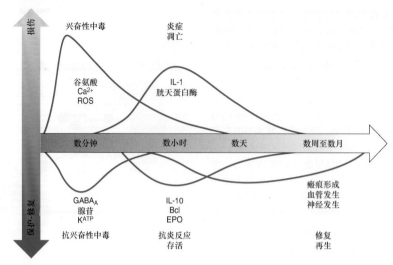

图 11.22　神经元死亡的时间历程。在脑缺血发生后最初几小时, 兴奋性中毒（由谷氨酸介导）损伤导致了缺血后几小时内神经元的死亡。脑组织的损伤激活炎症反应（是受损组织清除和康复的重要过程）, 导致脑组织大量的附带损伤。由炎症反应导致的神经元死亡可持续数天, 在最初发生脑缺血时存活下来的受损神经元可发生凋亡。已证实, 神经元的凋亡在脑缺血发生后, 可持续许多天。很明显, 缺血后神经元的死亡是一个动态过程, 在这一过程中, 神经元在一个较长的阶段内继续死亡。Ca^{2+}, 钙离子；EPO, 促红细胞生成素；$GABA_A$, γ- 氨基丁酸 A；K^{ATP}, 受 ATP 调控的钾离子；IL-1, 白介素 1；IL-10, 白介素 10；ROS, 活性氧（Adapted from Dirnagl U, Iadecola C, Moskowitz M. Pathobiology of ischaemic stroke：an integrated view. Trends Neurosci. 1999；22：391-397.）

略的研究有重要意义。在对缺血后 3 ~ 4 天内损伤程度评估的研究中, 许多方法显示了神经元保护作用, 但这种作用并不持久。近期资料显示, 在较长的缺血后恢复阶段之后对损伤进行评估, 发现脑梗死面积会逐渐扩大, 可以减轻损伤的特异疗法的作用也不再明显[240]。因此, 对于一种特定疗法的长期（> 1 个月）效果的评价是很重要的。

关于脑缺血的病理生理过程的大多数文献都聚焦在神经元损伤。但是, 最近的研究突出了星形胶质细胞、小胶质细胞、血管细胞（例如内皮、平滑肌细胞和周细胞）、基底膜和细胞外基质对脑卒中的作用的重要性。这些独立的成分聚集形成神经血管单位。对神经血管单位的每一种成分所起作用的深入了解不仅是保护大脑免受缺血和创伤性损伤的先决条件, 而且是寻找中枢神经系统再生的治疗方法的前提。

脑保护

尽管研究工作的力度很大, 但能够保护大脑免受缺血性损伤的药物尚未确定。急性缺血性脑卒中时减轻脑损伤的主要措施是溶栓治疗。急性缺血性脑卒中患者早期管理指南中对溶栓治疗进行了综述[241]。建议从出现症状开始到治疗时间少于 3 h 的患者静脉注射阿替普酶（alteplase）。溶栓的禁忌证包括无法识别症状的发作、颅内出血、3 个月内的脑卒中或头部创伤、近期颅内或脊柱手术、胃肠道恶性肿瘤或出血和凝血病[241]。入选患者溶栓窗口可以延长到 4.5 h。

溶栓的狭窄时间窗限制了可能受益于血栓去除的患者数量。近来机械血栓切除术大大扩展了这个窗口。此前, 对于大血管中大块血栓引起的急性缺血性脑卒中, 血管内治疗限制在出现症状后不超过 6 h 的时间内。最近的两项试验表明, 患者从出现症状后的长达 16 h 和 24 h 时进行颈内动脉或近端大脑中动脉血栓切除术后, 神经系统转归有所改善。一个关键的入选要求是存在大量缺血但尚未梗死的可挽救的组织（缺血组织和梗死组织之间严重不匹配, 表明非梗死组织可以挽救）。

DAWN 试验根据临床神经缺陷（美国国立卫生研究院脑卒中量表评分）与梗死组织体积的差异, 使用严格定义的不匹配标准[242]。DEFUSE 3 试验利用成像（计算机断层扫描灌注或 MRI 扩散 - 灌注）来识别缺血组织和梗死组织之间的不匹配[243]。在这两项研究中, 接受血栓切除术的患者转归更好。这些研究将增加急性缺血性脑卒中后适于接受血管内治疗的患者数量。因此, 麻醉科医师参与这些患者的监护的频率将显著增加。

关于脑缺血和脑保护的文献很多，关于这一主题的详细论述远远超过目前讨论的范围。最近发表了许多关于此方面的较好的综述[244-253]。

全脑缺血（心搏骤停）的处理

心搏骤停后维持足够的灌注压是重点。心搏骤停复苏后，低血压可能会加重微循环和血管痉挛程度，加重脑损害。晚期可能会发生颅内高压，其原因为广泛脑水肿（可能是血管源性和细胞毒性）的形成，与脑坏死有关。对于这种颅内高压应用渗透疗法特别有效。

巴比妥类药和钙通道阻滞剂已用于心搏骤停的患者。前者是无效的。在一组发生心搏骤停的患者中（51 人），尼莫地平可改善 CBF 而并不改善神经学预后[254]。另一试验（大约包含 150 名心搏骤停的患者）也未获得尼莫地平有利于神经学预后的结论[255]，但在高级生命支持的启动延迟 10 min 以上的患者中，尼莫地平可改善存活率。但这一单一研究并不能成为尼莫地平用于心搏骤停患者的依据，特别是当利多氟嗪用于心搏骤停的多中心研究得出确切的阴性结果时[256]。再次强调，治疗的目标是维持正常血碳酸值、正常血压、正常 pH 值、避免高氧血症[257]、避免体温过高、预防和治疗癫痫发作。

对于经历心搏骤停后精神状态改变、Glasgow 昏迷评分为 7 或更少的患者，诱发浅低温可有效降低死亡率和发病率[258]。与正常体温相比，进行约 24 h 的 32 ～ 34℃浅低温治疗可改善心搏骤停后的神经功能转归和 6 个月的存活率。诱发浅低温并不难。患者的被动复温过程应缓慢，且要超过 8 h。浅低温组的并发症与正常体温组相似。这是低温用于预防全脑缺血损害的可行性和有效性的最早的研究之一。对于经历缺血缺氧性脑病的新生儿，全身低温（33.5℃）72 h 使死亡率下降[259]。长期随访此研究中的患者证实了浅低温的潜在益处[260]。在许多单位，诱导低温已被加入治疗心搏骤停或新生儿全脑缺氧缺血性脑病的脑并发症的医疗设备中。

局灶性（不完全性）脑缺血的治疗

在讨论个别麻醉药物之前，需要注意的是，麻醉本身具有脑保护作用。其对标准化实验损伤相关的全身应激水平的降低改善了预后，具体原因不明[261-262]。在回顾关于麻醉药脑保护作用的文献时，读者应意识到这样一种可能性：麻醉药之所以显示脑保护性作用，可能是由于在高应激对照状态下（例如 N_2O 镇静）损伤加重。

巴比妥类药　大量动物研究报道，在局灶性脑缺血中，巴比妥类药具有保护作用[263-265]，人类有效的报道只有一项[266]。这一作用主要与降低 CMR 有关，但也可能与 CBF 的重新分布和自由基清除有关[267]。有证据显示降低 CMR 不是其唯一的作用机制[268]。理论上讲，CMR 的降低对一些脑的区域有好处，在这些脑的区域中，氧供不充足，不能满足正常生理需要，但可满足一些正在进行的电生理活动的能量消耗（即 EEG 异常但不是平坦的）。在局灶性缺血的情况下，这些区域面积一般都相对局限，但有动物研究提示它可产生非常显著的保护性作用[263-264]。回顾这些研究可以看出，以前应用的监测和维持体温的方法低于现有的对有意[269-270]和无意低温作用进行分析后得出的标准。在引用的一些研究中，未被认识到的脑低温可能是保护作用的一个因素，因此有可能高估了巴比妥类药的保护作用。虽然最近的研究中使用恰当的温度控制方法，确实显示巴比妥类药具有保护作用[268, 271-272]，但是与早期研究相比，这一作用是较弱的。当巴比妥类药用于短暂性局灶性缺血（如动脉瘤手术中血管的短暂阻断）之前或早期时，对于已麻醉的患者，由巴比妥类药诱发的 EEG 抑制可能仍是一种合理的疗法。但是，必须在考虑了血管闭塞的危险性、患者的心血管状况、医师是否愿意接受可能的苏醒延迟以及客观评价可能的保护作用的大小之后，才能做出采用上述方法的决定。

大量动物和人类研究都不能证实巴比妥类药在全脑缺血（如心搏骤停）时具有保护作用。

由于抑制 CMR 被认为是巴比妥类药物发挥保护作用的机制，传统上使用巴比妥类药物最大程度地降低 CMR（当达到 EEG 的爆发抑制，CMR 的减少几近完全）。但是，动物实验中使用爆发抑制剂量的 1/3 就能产生相同的保护作用（表现为梗死体积减少）[268]，这一发现具有重要的临床意义。各种巴比妥类药（如硫喷妥钠、硫戊巴比妥、美索比妥和戊巴比妥）对 CMR 有相同的作用，并被推测具有相同的脑保护作用。但是，如果该保护机制是药理学作用而非 CMR 的减少，那么推测各种巴比妥类药有相同脑保护作用合理吗？近来一些资料显示，巴比妥类药物的脑保护作用并不相同。对比临床上常用的三种巴比妥类药物，发现美索比妥和硫喷妥钠（而不是戊巴比妥）能在局灶性缺血动物模型中减少损伤[273]。这些资料表明，非代谢抑制机制或代谢抑制机制以外的某些机制可能参与巴比妥类药的保护作用。

挥发性麻醉药　异氟烷也是大脑皮质 CMR 强有力的抑制剂，并且有报道以 EEG 为证据表明异氟烷在人类中有保护作用[232]。与清醒状态或 N_2O- 芬太尼麻醉状态相比，在脑半球缺血[274]、局灶性缺血[275]和全脑缺血[276-277]模型中一致证实异氟烷有脑保护作用。一项具有重要临床意义的临床前研究表明异氟烷的脑保护作用不持久[278]。对缺血后 2 天的损伤进行评估，异氟烷麻醉者损伤明显减轻。但是，14 天后，损伤减轻不明显。这些数据表明，在缺血后的恢复期仍可出现神经元的损害，缺血后不久出现的脑保护作用不能延续较长时间。更新的数据显示，在缺血的严重程度已被控制和缺血后血流完全恢复的情况下，异氟烷仍具有改善神经元存活的作用[279]。异氟烷的脑保护作用与其他挥发性麻醉药没有显著差异。已证实在局灶性[280]和半球缺血[281]的动物模型中，七氟烷可减轻缺血损害，其效果等同于氟烷。地氟烷减轻神经元损伤的作用与异氟烷相似[282]。因此，与清醒状态相比，适当的麻醉本身有脑保护作用[261-262]。但是不同挥发性麻醉药的保护作用并无差别。

氙气 这种惰性气体通过非竞争性作用于 NMDAR 而发挥麻醉作用，所以认为它能为兴奋性中毒损伤提供神经保护作用是符合逻辑的。在活体小鼠局部缺血实验[283]和心肺转流引起的鼠认知功能障碍[284]实验中发现，氙气具有神经保护作用。有趣的发现是，联合应用亚麻醉剂量的氙气和低温或异氟烷[285]能明显减轻实验模型的神经损伤，并改善神经功能。这种保护作用在新生儿窒息模型中，损伤后 30 天仍明显。但是应该注意到，在以成人为对象的试验中，未发现氙气有长期的神经保护作用。以神经保护为目的的氙气特殊应用还有待人类试验的结果。

丙泊酚 临床剂量的丙泊酚可使 EEG 受到抑制。一个案例系列和非正式同行交流材料表明，在动脉瘤[286]和颈动脉内膜剥脱术（CEA）中应用丙泊酚可以提供"保护作用"。丙泊酚麻醉的动物与清醒动物相比，大脑梗死面积明显减少[287]。将丙泊酚与戊巴比妥直接进行比较发现，在两种药物分别麻醉的动物中，局灶性脑缺血造成的脑损伤是相似的[288]。与挥发性麻醉药相似，初期的研究认为，丙泊酚的保护作用不持久[289]。

依托咪酯 依托咪酯已作为一种具有潜在保护作用的药物用于动脉瘤的手术[290]。依托咪酯也能使 CMR 减少，程度与巴比妥类相同。与巴比妥类药相似，依托咪酯也是 GABA_A 受体的激动剂。在局灶性缺血的实验中，与 1.2 MAC 氟烷麻醉对照组相比，使用依托咪酯并未减少损伤的体积。事实上，依托咪

酯组比对照组的损伤大得多。与相当麻醉剂量地氟烷组相比，行暂时性颅内血管阻断的患者使用依托咪酯会导致更严重的组织低氧和酸中毒。依托咪酯（咪唑基）造成损伤加重的原因可能是与 NO 直接结合引起溶血反应的结果[291]，依托咪酯还可直接抑制 NO 合酶。因此，尚无科学依据支持目前使用的依托咪酯具有脑保护作用。事实上，对于局灶性脑缺血，依托咪酯的作用可能是有害的。

钙通道阻滞剂 蛛网膜下腔出血（SAH）后尽快口服尼莫地平（北美尚未允许静脉制剂用于临床），持续 21 天，这是已经确定的临床治疗方案[292]。其他钙通道阻滞剂在 SAH 后减轻血管痉挛但没有改善患者预后，说明尼莫地平的益处是细胞水平的而不是对血管的作用。但是在手术室或其他环境中，与 SAH 不同的是，出现神经性卒中后，尼莫地平或其他钙通道阻滞剂并未成为常规用药。尽管在一些小规模试验中有阳性结果，但并不是在所有脑卒中患者的研究中都证实了尼莫地平的益处[293]。虽然使用钙通道阻滞剂控制血压是合理的，但目前不建议仅以神经保护为目的而使用[241]。

其他麻醉药物 在动物研究中，大量麻醉药物被证实有脑保护作用。但迄今为止，各种药物的大范围随机试验中，尚未证实任何药物对脑卒中患者有脑保护作用。除外使用组织型纤溶酶原激活物（tPA）进行溶栓、机械性血栓切除术、钙通道阻滞剂尼莫地平和尼卡地平用于 SAH，药理学上有脑保护作用的药物在脑缺血患者治疗中均无作用。已经进行了临床试验和那些目前正在用于人类治疗研究的药物的相关具体问题可以在美国圣路易斯的华盛顿大学脑卒中试验登记处［Stroke Trials Registry（www.strokecenter.org/trials/clinicalstudies）］找到。

脑缺血：生理参数的影响

脑灌注压 增加 CBF（能量供给的重要因素）的方法也很重要。在"缺血半暗区"（在"临界脑血流量阈值"部分描述），较小程度的 CBF 改善可能明显延长神经元存活时间。正常高值水平的 CPP 的维持可增加侧支灌注压和维持 CBF[294]，并且还可改善神经功能[295]。相反，低血压可减少 CBF 并加重损伤。在对急性脑卒中患者进行的尼莫地平试验中，血压下降 10%～20% 会使预后不良（死亡或功能丧失）的可能性增加 4 倍[296]，故应强调血压降低对受损大脑的不良影响非常明显。因此，有脑缺血的患者应迅速纠正低血压，使其恢复至正常压力。尽管目标 MAP 应以

患者发病前血压为依据，可现存的数据不足以为人类的治疗提供一个具体的指南[241]。在大多数患者中，MAP维持在 70 ～ 80 mmHg 已足够。现有的数据支持已使用过溶栓药物的脑卒中患者血压降至低于 180/105 mmHg，目的是减少缺血脑组织发生出血的概率[241]。另外，在确保等血容量的情况下提升血压，使 SAH 导致血管痉挛的患者[297]收缩压升高至 180 mmHg 以及外伤性脑损伤患者[298]的 CPP 升至 60 ～ 70 mmHg 是合理的。

二氧化碳分压　高碳酸血症可能引起颅内"盗血"现象，并可恶化细胞内 pH 值。尽管一些研究支持低碳酸血症可以产生所谓的罗氏（Robin Hood）现象和逆转"盗血"现象，但在实验室和临床中尚未得到证实。在获得进一步的研究资料和找到证实对 $PaCO_2$ 调控的灌注反应的方法之前，维持正常二氧化碳分压仍是实践中的标准[298]。

温度　低温已成为循环骤停时一项主要的脑保护措施。它能确切地增强脑组织对缺血的耐受力。在深低温下，这一作用的机制可能是使 CMR 减少。巴比妥类药只能减少与电生理活动相关的 CMR（减少清醒状态下 60% 的 $CMRO_2$），但是低温既可减少电生理能量消耗，又能减少用于维持细胞完整性的能量消耗，并且浅低温可优先抑制后者[299]。最近，大量实验室研究证实，在缺血期轻度的体温降低（2 ～ 4℃）能发挥重要的脑保护作用，并在组织学上得以证实[269-270]。此外，缺血后即刻应用低温技术可提供脑保护作用[300]。

由于实验室中浅低温显著的保护作用，有人提出在手术室中应用浅低温。支持其应用的人认为，低温较易达到，并且不伴随明显的心肌抑制和心律失常。另外，在缺血危险消退后，患者在手术室中很容易复温。一项初步研究结果清晰地表明，在行颅内动脉瘤夹闭的患者，低温有改善神经预后的趋势[301]。不幸的是，后续的动脉瘤术中低温试验（IHAST）并没有显示出任何低温引起的预后改善[302]。但这个试验中大部分患者都是蛛网膜下腔出血分级Ⅰ、Ⅱ、Ⅲ级的患者。另外，暂时夹闭超过 20 min 的患者非常少（5、6 人）。因此产生了以下争论：浅低温对分级较高的动脉瘤患者有益处还是对动脉瘤夹闭复杂程度高以至于需要延长暂时夹闭时间的患者有益处。考虑到降温需要一些时间，需提前做出降温的决定。在高危者中应考虑低温的治疗性应用[297]。

初步试验表明，在脑损伤后应用浅低温能降低 ICP[303]，并改善神经功能预后[304]。尚未发现低温引起的并发症。两个后续多中心、有关颅脑损伤患者低温的试验并未证实初步研究的发现[305-306]。应用浅低

温不能改善长期神经功能转归。

对脑卒中患者（样本量有限）已进行了许多低温技术的临床试验。到目前为止，这些试验已证实在 33 ～ 35℃范围内的低温技术是可行的，即使是对于没有气管内插管和机械通气的患者也是可行的[307]。低温可改善 ICP 和 CPP。但低温常引起一些并发症，特别是血小板减少、心动过缓、心室异位性搏动、低血压和感染。另外，在复温时，即使温度回升缓慢并历时数小时，仍可发生难控制的 ICP 增高。这些副作用说明仍需进行恰当的随机试验来正确评价浅低温对脑卒中患者的保护作用。但目前不推荐对急性脑卒中患者使用低温进行进行神经保护[241]。

对心搏骤停存活者应用浅低温的相关数据得出的结论更加肯定，最近的两项试验表明，在成功进行心搏骤停复苏后应用低温（32 ～ 34℃），6 个月后神经功能得到显著改善[258, 308]。这些研究证明，低温减少缺血性脑损伤是临床有效的，并为高危患者在术中使用低温提供了间接的支持。

相反，在缺血发生时或缺血后，脑温升高会加重损伤[309]。即使温度值升高 1℃ 也能加重损伤。缺血通常会导致零散的神经元坏死，但在体温升高时会引起脑梗死。因此，对已发生缺血和有脑缺血风险的患者应该谨慎避免高温。在手术中高温一般不是问题。在有缺血性脑损伤风险的患者中，目前建议用解热药治疗体温过高[241]。

葡萄糖　在可能发生脑缺血的情况下，限制含葡萄糖液体的输入是目前已经确定的临床治疗方案。这一实践是基于脑和脊髓缺血的动物模型所提供的大量资料。无论发生完全性还是不完全性缺血前，血糖的升高均可导致神经损伤加重。但是，需注意到大部分研究结果来自成年动物，在未成熟动物（如新生儿）中高血糖确切的不良作用研究较少[310]。此外，还应注意的是，只有部分[311-312]而不是所有[313]的人类研究证实了血糖对神经学预后的独立作用。但是对长期预后的研究显示，高血糖（糖尿病和非糖尿病）是预后不良的独立危险因素[312]。在美国国家卫生研究所资助的重组 tPA 脑卒中试验中，高血糖与满意临床预后的概率显著较低相关，并和颅内出血的高发生率相关[314]。这些数据促成了对急性卒中患者使用胰岛素是否有效的随机临床试验。结果显示对急性脑卒中的患者应用胰岛素来控制血糖并未改善脑卒中 3 个月后的预后[315]。这些研究共同的观点是血糖水平升高可能是严重损害（如缺血、外伤）的应激结果，而非原因。另外，一个不可避免的问题是是否应用胰岛素和

在多长时间内将高血糖降至正常水平以减少危险。该问题尚未得到确切的答案。基于将血糖恢复至正常范围（"严格"控制）没有益处的观点，目前的建议是，维持血糖在 140 ～ 180 mg/dl 的范围内是合理的临床目标[241]。

低血糖也与脑损害有关。血糖逐渐下降至约 40 mg/dl 时，EEG 的频率由 α 和 β 波向 δ 和 θ 波转变[316]。当血糖水平低于 20 mg/dl 时可以观察到 EEG（平坦）的抑制。这种持续的低血糖水平会导致癫痫和神经损伤，尤其是在海马部位。

癫痫　癫痫引起 CMR 和 CBF 的显著增加。持续的癫痫活动明显加重已损伤大脑的损伤程度。因此，急性脑卒中时应立即使用合适的抗癫痫药治疗癫痫（见后面"昏迷和癫痫部分"）[241]。

血容量和血细胞比容的调控　在人类脑卒中的研究中并未证实血液稀释是有效的。虽然血液稀释常被用于发生 SAH 伴有血管痉挛的缺血患者中，以增加 CBF，但目前的做法更侧重于维持血容量和诱导血压适度升高，而不是血液稀释。此外，对于在手术室可能发生局灶性缺血的患者，并未证明常规血液稀释的有效性（理论上认为血细胞比容在 30% ～ 35% 最佳）[317]。血细胞比容增加，由于黏度的作用，可减少 CBF[14]。在有可能发生不完全性缺血的操作中［如颈动脉内膜剥脱术（CEA）］，血细胞比容超过 55% 时应考虑术前静脉切开术。

高氧　缺氧已被反复证明能够对各种原因引起的脑损伤患者的预后产生不利影响。为了预防缺氧，补充氧往往会导致相对高氧，PaO_2 远远超过正常值。高氧与血管收缩、微循环血流量减少、活性氧的生成和炎症的增强有关[318]。这使氧过多对受伤大脑具有的潜在不利影响受到关注[319]。

在心搏骤停成功复苏后进入 ICU 的患者中，高氧增加了死亡率[320]。导致死亡率增加的 PaO_2 阈值大于 300 mmHg；PaO_2 在 100 ～ 300 mmHg 范围内不增加死亡率[321]。相比之下，高氧对心搏骤停存活者的长期预后（12 个月）没有明显的影响[322]。颅脑损伤时，内皮和组织水肿可以减少氧向神经元的扩散。高氧改善大脑新陈代谢，但仅体现在大脑中代谢显著下降的区域[323]。但其他研究表明，高氧患者的预后更差[324]［特别是 PaO_2 过高（> 487 mmHg）］，或对长期预后没有影响[325]。急性脑卒中时，鼻导管、氧气面罩和气管内导管给氧与不良结果不相关[326]。同样，对 SAH 患者补充氧气不影响预后[327]。

根据这些相互矛盾的数据，很难得出能够指导临床决策的确定结论。现有的数据不能确定目标 PaO_2，鉴于脑损伤的多样性本质，这并不奇怪。因此，应为每个患者定制氧气供给方法，目标是积极治疗低氧血症，对于氧合在正常范围内的患者中避免高氧（> 300 mmHg）。

麻醉性药物和神经保护的总结

与清醒和轻度镇静状态相比，在麻醉状态下脑组织对缺血损伤的易感性降低。与单纯应用 N_2O-麻醉性镇痛药的麻醉相比，挥发性麻醉药、巴比妥类、丙泊酚、氙气和氯胺酮在实验模型中都显示可以减轻损伤。但是还没有直接的对比研究证实哪一种药物（或联合用药）优于另一种药物。因此基于现有的数据，临床中并没有倡导为了脑保护而应该使用某一特定麻醉药或麻醉方案。

考虑到围术期脑卒中和缺血损伤发生率低，麻醉药对人类神经保护作用的资料和临床试验的缺乏是可以理解的。但可从几个临床研究推断麻醉药具有神经保护作用。在前面提到的 IHAST 动脉瘤临床试验中，出于神经保护的目的，一部分患者接受了追加剂量的硫喷妥钠、依托咪酯或丙泊酚，这些患者的神经预后和没有接受这些麻醉药的患者没有区别[328]。在全身麻醉对比局部麻醉的临床试验中[329]，行 CEA 的患者随机接受全身麻醉或局部麻醉。局部麻醉组患者手术中被轻度镇静但可被唤醒。两组预后无差异，表明全身麻醉状态没有提供保护作用[329]。最后，在最近的一项关于急性脑卒中溶栓的回顾性试验中，麻醉患者比轻度镇静患者预后更差。虽然全身麻醉预后差归因于 CPP 更低[330]，但结果没有证实麻醉药的神经保护作用。总之，这些数据表明麻醉状态下的患者使用辅助药物引起 EEG 爆发抑制不起保护作用，全身麻醉状态没有改善神经学预后。

只有在密切注意维持生理稳态的情况下，麻醉药物在实验研究中的神经保护作用才得以显现出来。事实上创伤或缺血引起的脑损伤的恶化和生理紊乱比药物的轻度保护作用要严重得多。因此考虑到脑保护的问题，应把重点放在维持生理学指标（如灌注压、氧合、正常二氧化碳值、体温管理、控制血糖、预防癫痫发作）在正常范围，而不是放在能减轻脑损伤的药物或麻醉性药物上。

脑卒中后推迟择期手术

麻醉和术后脑梗死范围扩大的危险性并未得到系统研究。脑卒中患者的 CBF 发生明显改变。既有高

CBF 区域, 又有低 CBF 区域, 局部 CBF 和 CMR 约在 2 周后明显稳定[331]。在损伤后的早期阶段, 正常血管舒缩反应的丧失 (如 CO_2 反应性、自身调节) 很普遍。在一小部分脑卒中患者中, 这种改变可持续超过 2 周。CT 造影和脑同位素扫描发现, 在损伤后 4 周仍可存在 BBB 异常[332], 而且在数月内, 组织学上大面积梗死也没有完全结束。脑卒中严重和有神经功能障碍的患者在脑卒中早期行 CEA, 其脑出血风险的风险增加[333]。在最近的一项大型队列研究中, 脑卒中 3 个月内行非心脏手术, 包括新的卒中和心肌梗死在内的心血管不良事件的发生率要高得多; 在脑卒中后 9 个月并发症的发生率才稳定[334]。根据早期 CEA 的经验, 建议在脑卒中后推迟 6 周行 CEA[333]。推迟 6 周对于自身调节、CO_2 反应性、BBB 完整性的恢复可能有一定的保证。

但是脑卒中后延迟进行 CEA 也是有风险的。发生脑卒中的患者再次卒中的可能性是 12%[335]。延迟手术存在颈动脉完全堵塞的风险。此外, 早期 CEA 能恢复 "缺血半暗区" 的脑灌注, 有可能改善长期的功能转归。但是梗死的面积和位置需要加以考虑。与导致轻瘫并仍在消退的大面积梗死相比, 在沉默皮质区的小面积梗死有着更宽的范围。一项小规模的前瞻性研究证实, 对于非致残的脑卒中患者, 脑卒中后 2 周内进行早期 CEA 是安全的[336]。脑卒中后适合行早期 CEA 的患者包括脑梗死面积相对较小、神经功能症状消退 (完全消退或近乎完全消退)、同侧颈动脉狭窄的患者[337]。对于大面积脑卒中并存严重神经功能障碍、意识水平降低、CT 扫描显示中线移位的患者, 行延迟 CEA 较合适。

关于对脑卒中患者进行其他手术的时机, 相关数据缺乏。在获得其他资料之前, 从 CEA 的研究内容推断, 脑血管意外后至少 4 周再进行择期手术是合理的, 最好在 6 周后进行手术, 此时受损伤的神经系统状态趋于稳定[334]。

慢性高血压

对于慢性高血压患者, 将血压降低到什么水平是人们经常关注的问题。至今尚未形成一个公认的标准。但是, 从有利于大脑的角度出发, 将高血压和正常血压患者的 MAP 降低其静息均值的 20% ~ 25% 是合适的。这两种人群使用相同的标准是合理的, 因为慢性高血压的患者自身调节曲线的上限和下限均向右移并轻微扭曲[338]。

降低 20% ~ 25% 的理由如下: 在未麻醉的正常

血压和高血压患者中, MAP 降低 50% 通常会引起可逆的脑低灌注症状[338-339]。虽然人体在短时间、血细胞比容适当、脑血管开放情况下可耐受较大幅度的血压下降, 但作者反对血压过度降低。这种幅度的 MAP 降低会显著增加 CCP 接近或低于自身调节下限的可能性, 从而会降低脑血管储备。已证实 MAP 降低 25% 会使血压正常和高血压患者的 CPP 降至自身调节下限[338]。当 MAP 降低超过基础值的 25%, 即使是没有闭塞性血管疾病者, CBF 值也会低于正常, 但会在引发神经生理功能障碍或损伤的阈值之上 (见图 11.6)。但是, 生理储备的下降已经不允许由于错误或其他原因 (如低血细胞比容、由先天性变异或未发现的脑血管疾病造成的侧支循环不良) 而导致的脑氧供降低的出现。

在动物中已证实, 治疗慢性高血压可使自身调节下限恢复正常[340-341]。在人类中也发现相似的现象, 但有些个体治疗 12 个月也未得到恢复或恢复不完全[338]。在抗高血压治疗中, 自身调节下限恢复的程度可能与药物有关, 但未得到证实。一些药物比其他药物在自身调节下限的恢复上更为有效。特别是血管紧张素转化酶抑制剂可迅速降低血压正常者和高血压患者的自身调节下限[342-343]。

颅内高压

颅内高压的控制将在第 57 章中详细介绍。

脑肿瘤

关于颅内肿瘤生理学的资料很少。用激光多普勒技术测量了颅内肿瘤的 CBF, 和正常脑组织相比, 肿瘤组织 CBF 较低[344]。自身调节偶尔明显。血管对 PaO_2[345] 和 $PaCO_2$[346] 变化的反应在神经胶质瘤患者中一般被保留。丙泊酚减少肿瘤周围区域脑组织的 CBF, CBF 的减少程度与对侧正常大脑半球相似[347]。在肿瘤区域内, 局部 CBF 的测量对判定颅内神经胶质瘤的分级可能是一种有用的预测因素; 高级别的神经胶质瘤有更高的局部 CBF 和 CBV[348]。颅内肿瘤一般都伴有明显水肿, 放射学观察的水肿程度 (代表异常血管渗漏的程度) 与 ICP 增高的严重程度相关, 而 ICP 的增高与插管相关性高血压有关[349]。肿瘤周围区域水肿形成可能是由于血浆蛋白从血管间隙中渗漏, 脑脊液流动受阻导致脑积水, 或是肿瘤引起的静脉受阻导致的淤滞[350]。虽然水肿形成发生的确切机制还不清楚, 但是构成 BBB 的紧密连接蛋白的完整性的丢失、肿瘤表达的血管内皮生长因子使血管通透性增强、肿瘤周围液体中白三烯 C4 表达增加都可能起作用[351]。用甘露醇渗透治疗能使水肿减轻，但对于渗透性增强的 BBB，甘露醇可能扩散到肿瘤周围间隙并导致水肿的反弹[350]。在手术室内快速降低 ICP 时，这种顾虑不用考虑。渗透疗法使神经元细胞体积减少导致神经细胞内"特有"渗透物质的积累，继而神经元内渗透压增加导致重新吸收水进入细胞，试图恢复细胞体积。这个过程也有助于反弹水肿的发生。袢利尿剂，例如布美他尼（bumetanide）可以显著减少"特有"渗透物质的积累[352]。地塞米松仍是治疗肿瘤性水肿的主要方法，它能减轻水肿形成，但对水肿的重吸收没有作用。第 57 章有更详尽的讨论。

昏迷和癫痫

任何原因引起的昏迷都降低脑代谢。在网状激活系统发生损伤的情况下，CMR 的减少可能代表对减弱的功能活动的正常生理性调整。在癫痫全身发作时，CMR 和 CBF 急剧增高[187]。与全身性癫痫发作相关的剧烈活动和脑活动的增强可导致全身性和脑酸中毒，经常伴有动脉氧合下降、$PaCO_2$ 增加、外周乳酸性酸中毒。若全身性癫痫发作持续未减轻，将会发生低血压。若肌肉松弛，并有充分的氧合和通气，就可避免全身酸中毒和低血压，脑酸中毒的严重程度就可减轻。在相对短的持续性癫痫发作过程中，脑组织可满足高代谢的需要[204]。但若癫痫持续更长时间，即使维持有效的通气和灌注压，仍会导致不可逆的神经损害[353]。治疗的目的在于控制癫痫发作、恢复脑代谢需要和脑血流之间的平衡。巴比妥类药、苯二氮䓬类药和其他强效抗惊厥药是合适的。充分通气、维持氧合和血压都是重要的辅助措施。肌肉松弛药应视为单纯的对症治疗，因为它不能改变异常的脑电活动。此外，还有一种担心，即肌肉麻痹可能掩盖癫痫发作活动，特别是当脑电图未被监测时。

癫痫的危害很大，因此重在预防。临床情况各不相同，但是，准备进行皮质切开的患者都有癫痫发作的风险，应考虑围术期预防性使用抗惊厥药。

参考文献

1. Hartkamp MJ, et al. *Stroke*. 1999;30(12):2671.
2. Beards SC, et al. *Anaesthesia*. 1998;53(7):627.
3. Benveniste H, et al. *Neuroscientist*. 2017. 1073858417691030.
4. Zhang N, et al. *Neurosci Biobehav Rev*. 2017;72:168.
5. Drummond JC. *Anesthesiology*. 1997;86(6):1431.
6. Attwell D, et al. *Nature*. 2010;468(7321):232.
7. Michenfelder JD. *Anesthesia and the Brain: Clinical, Functional, Metabolic, and Vascular Correlates*. New York: Churchill Livingstone; 1988.
8. Willie CK, et al. *J Physiol*. 2014;592(5):841.
9. Rickards CA. *Compr Physiol*. 2015;5(4):1585–1621.
10. Toda N, et al. *Can J Physiol Pharmacol*. 2009;87(8):581.
11. Hoiland RL, et al. *Am J Physiol Regul Integr Comp Physiol*. 2016;310(5):R398.
12. Branston NM. *Cerebrovasc Brain Metab Rev*. 1995;7(4):338.
13. Gupta MM, et al. *Br J Anaesth*. 2005;95(5):669.
14. Harrison MJ. *Cerebrovasc Brain Metab Rev*. 1989;1(1):55.
15. Cole DJ, et al. *J Neurol Sci*. 1994;124(1):15.
16. Brown CM, et al. *J Neurol Sci*. 2003;208(1-2):71.
17. Levine BD, et al. *Circulation*. 1994;90(1):298.
18. Ogawa Y, et al. *Anesth Analg*. 2007;105(5):1389.
19. Ogoh S, et al. *J Physiol*. 2005;569(Pt 2):697.
20. van Lieshout JJ, et al. *Stroke*. 2001;32(7):1546.
21. Meng L, et al. *Anesthesiology*. 2015;123(5):1198.
22. Bombardieri AM, et al. *Anesth Analg*. 2016;122(1):226.
23. Meng L, Gelb AW. *Anesthesiology*. 2015;122(1):196.
24. Tan CO. *J Appl Physiol*. 1985. 2012;113(8):1194.
25. Nemoto EM, et al. *Anesth Analg*. 1996;83(6):1262.
26. Phillips AA, et al. *J Cereb Blood Flow Metab*. 2014;34(5):794.
27. Ogoh S, et al. *Clin Physiol Funct Imaging*. November. 2011;31(6):445.
28. Soeding PF, et al. *Br J Anaesth*. 2013;111(2):229.
29. Meng L, et al. *Anesth Analg*. 2011;113(4):751.
30. Meng L, et al. *Br J Anaesth*. 2011;107(2):209.
31. Nissen P, et al. *Neurocrit Care*. 2010;12(1):17.
32. Brassard P, et al. *Br J Anaesth*. 2009;102(6):800.
33. Brassard P, et al. *J Appl Physiol*. 2010;108(6):1472.
34. Drummond JC. *Anesth Analg*. 2012;114(2):478.
35. Davie SN, Grocott HP. *Anesthesiology*. 2012;116(4):834.
36. Joseph M, et al. *Neurosurgery*. 2003;53(5):1044.
37. Zornow MH, et al. *J Cereb Blood Flow Metab*. 1993;13(2):350.
38. Prielipp RC, et al. *Anesth Analg*. 2002;95(4):1052.
39. Drummond JC, et al. *Anesthesiology*. 2008;108(2):225.
40. Farag E, et al. *Eur J Anaesthesiol*. 2017;34(11):732.
41. Wang X, et al. *Brain Inj*. 2013;27(13-14):1617.
42. Artru AA, et al. *J Neurochem*. 1981;36(6):1941.
43. Madsen PL, et al. *Eur J Clin Pharmacol*. 1990;39(3):295.
44. Schroeder T, et al. *Neurol Res*. 1991;13(1):10.
45. Bandres J, et al. *J Neurosurg Anesthesiol*. 1992;4(4):250.
46. Prielipp RC, et al. *Anesth Analg*. 2001;93(1):45.
47. Schmidt J, et al. *Acta Neurochirurgica*. 1991;111:49.
48. Tzeng YC, MacRae BA. *J Appl Physiol*. 1985. 2013;114(7):888.
49. Ott S, et al. *Biomed Res Int*. 2014;2014:970741.
50. Abe K, et al. *Anesth Analg*. 1993;76(6):1227.
51. Kawaguchi M, et al. *Stroke*. 1991;22(9):1170.
52. Lemkuil BP, et al. *J Neurosurg Anesthesiol*. 2016;28(4):337.
53. Capone C, et al. *Am J Physiol Heart Circ Physiol*. 2011;300(1):H397.
54. Kazama K, et al. *Am J Physiol Heart Circ Physiol*. 2003;285(5):H1890.
55. Estrup TM, et al. *J Renin Angiotensin Aldosterone Syst*. 2001;2(3):188.
56. Sigurdsson ST, et al. *J Cereb Blood Flow Metab*. 2014;34(3):467.
57. Nazir FS, et al. *Cerebrovasc Dis*. 2005;19(2):77.
58. Sare GM, et al. *J Hypertens*. 2008;26(6):1058.
59. Pakkenberg B, Gundersen HJ. *J Comp Neurol*. 1997;384(2):312.
60. Morrison JH, Baxter MG. *Nat Rev Neurosci*. 2012;13(4):240.
61. Aanerud J, et al. *J Cereb Blood Flow Metab*. 2012;32(7):1177.
62. Biagi L, et al. *J Magn Reson Imaging*. 2007;25(4):696.
63. Todd MM, Weeks J. *J Neurosurg Anesthesiol*. 1996;8(4):296.
64. Lanier WL, Warner DO. *Anesthesiology*. 1992;77(2):403.
65. Renou AM, et al. *Br J Anaesth*. 1978;50(10):1047.
66. Jobes DR, et al. *Anesthesiology*. 1977;47(1):16.
67. Vernhiet J, et al. *Ann Anesthesiol Fr*. 1977;18(10):803.
68. Stephan H, et al. *Anaesthesist*. 1991;40(3):153.
69. Paris A, et al. *Anesth Analg*. 1998;87(3):569.
70. Cotev S, Shalit MN. *Anesthesiology*. 1975;43(1):117.
71. Forster A, et al. *Anesthesiology*. 1982;56(6):453.
72. Pierce Jr EC, et al. *J Clin Invest*. 1962;41:1664.
73. Takeshita H, et al. *Anesthesiology*. 1972;36(1):69.
74. Stephan H, et al. *Anaesthesist*. 1987;36(2):60.
75. Kofke WA, et al. *Anesth Analg*. 2002;94(5):1229.
76. Zornow MH, et al. *Anesth Analg*. 1990;70(6):624.
77. Langsjo JW, et al. *Anesthesiology*. 2005;103(2):258.
78. Michenfelder JD, et al. *Anesthesiology*. 1974;41(3):231.
79. Astrup J, et al. *Acta Anaesthesiol Scand*. 1984;28(5):478.
80. Gronert GA, et al. *Anesthesiology*. 1981;55(2):110.
81. Sawada Y, et al. *Anesthesiology*. 1982;56(1):53.
82. Vandesteene A, et al. *Anaesthesia*. 1988;43(Suppl):42.
83. Kaisti K, et al. *Anesthesiology*. 2002;96:1358.
84. Kaisti KK, et al. *Anesthesiology*. 2003;99(3):603.
85. Alkire MT, et al. *Anesthesiology*. 1995;82(2):393.

86. Petersen KD, et al. *Anesthesiology*. 2003;98:329.
87. Fox J, et al. *Anesthesiology*. 1992;77(3):453.
88. Craen RA, et al. *J Neurosurg Anesthesiol*. 1992;4:298.
89. Matta BF, et al. *Anesthesiology*. 1995;83(5):980.
90. Cold GE, et al. *Acta Anaesthesiol Scand*. 1985;29(5):490.
91. Kofke WA, et al. *J Neurosurg Anesthesiol*. 1994;6(2):89.
92. Bingham RM, et al. *Br J Anaesth*. 1985;57(9):843.
93. Modica PA, Tempelhoff R. *Can J Anaesth*. 1992;39(3):236.
94. Dearden NM, McDowall DG. *Br J Anaesth*. 1985;57(4):361.
95. Hoffman WE, et al. *Anesthesiology*. 1998;88(5):1188.
96. Levy ML, et al. *Neurosurgery*. 1995;37(2):363.
97. Jobes DR, et al. *Anesthesiology*. 1975;42(1):30.
98. McPherson RW, et al. *Br J Anaesth*. 1985;57(12):1232.
99. Schregel W, et al. *Anaesthesist*. 1992;41(1):21.
100. Mayberg TS, et al. *Anesthesiology*. 1993;78(2):288.
101. Herrick IA, et al. *Anesth Analg*. 1991;72(3):359.
102. From RP, et al. *Anesthesiology*. 1990;73(5):896.
103. Mayer N, et al. *Anesthesiology*. 1990;73(2):240.
104. Werner C, et al. *J Neurosurg Anesthesiol*. 1992;4:313.
105. Wagner K, et al. *Anesthesiology*. 2001;94:732.
106. Ostapkovich ND, et al. *Anesthesiology*. 1998;89(2):358.
107. Lorenz IH, et al. *Neuroimage*. 2002;17(2):1056.
108. Kofke WA, et al. *Anesth Analg*. 2007;105(1):167.
109. Forster A, et al. *Anesth Analg*. 1987;66(4):309.
110. Veselis RA, et al. *Anesthesiology*. 1997;87(5):1106.
111. Forster A, et al. *J Cereb Blood Flow Metab*. 1983;3(2):246.
112. Wolf J, et al. *Br J Anaesth*. 1990;34(8):628.
113. Knudsen L, et al. *Br J Anaesth*. 1991;67(3):277.
114. Chiolero RL, et al. *Intensive Care Med*. 1988;14(3):196.
115. Misfeldt BB, et al. *Br J Anaesth*. 1976;48(10):963.
116. Strebel S, et al. *Anaesthesia*. 1995;50(3):223.
117. Cavazzuti M, et al. *J Cereb Blood Flow Metab*. 1987;7(6):806.
118. Vollenweider FX, et al. *Eur Neuropsychopharmacol*. 1997;7(1):25.
119. Vollenweider FX, et al. *Eur Neuropsychopharmacol*. 1997;7(1):9.
120. Holcomb HH, et al. *Neuropsychopharmacology*. 2001;25(2):165.
121. Schmidt A, et al. *Acta Anaesthesiol Scand*. 2003;47(5):569.
122. Zeiler FA, et al. *J Neurosurg Anesthesiol*. 2016;28(2):123.
123. Albanese J, et al. *Anesthesiology*. 1997;87(6):1328.
124. Mayberg TS, et al. *Anesth Analg*. 1995;81(1):84.
125. Sakai K, et al. *Anesth Analg*. 2000;90(2):377.
126. Lam AM, et al. *Anesthesiology*. 1993;79:A202.
127. Astrup J, et al. *Anesthesiology*. 1981;55(3):263.
128. Bedford RF, et al. *Anesth Analg*. 1980;59(6):435.
129. Michenfelder JD, Milde JH. *Stroke*. 1975;6:405.
130. Todd MM, Drummond JC. *Anesthesiology*. 1984;60(4):276.
131. Lutz LJ, et al. *Anesthesiology*. 1990;73(1):125.
132. Scheller MS, et al. *Anesthesiology*. 1988;68(4):548.
133. Maekawa T, et al. *Anesthesiology*. 1986;65(2):144.
134. Michenfelder JD, Cucchiara RF. *Anesthesiology*. 1974;40(6):575.
135. Drummond JC, et al. *Anesthesiology*. 1986;65(5):462.
136. Hansen TD, et al. *Anesthesiology*. 1988;69(3):332.
137. Lenz C, et al. *Anesthesiology*. 1998;89(6):1480.
138. Drummond JC. *Anesthesiology*. 2018;129(1):187.
139. Heath KJ, et al. *Anesth Analg*. 1997;85(6):1284.
140. Todd MM, et al. *Anesthesiology*. 1982;57:A332.
141. Mielck F, et al. *Br J Anaesth*. 1998;81:155.
142. Sakabe T. *Anesthesiology*. 1989;59(6):532.
143. Mielck F, et al. *Anesth Analg*. 1999;89:364.
144. Johnson J, et al. *Anesth Analg*. 1995;80:S214.
145. Ornstein E, et al. *Anesthesiology*. 1993;79(3):498.
146. Kuroda Y, et al. *Anesthesiology*. 1997;87(3):527.
147. Sanders RD, Maze M. *Curr Opin Anaesthesiol*. 2005;18(4):405.
148. Franks NP, et al. *Nature*. 1998;396(6709):324.
149. Gruss M, et al. *Mol Pharmacol*. 2004;65(2):443.
150. Laitio RM, et al. *Anesthesiology*. 2007;106(6):1128.
151. Rex S, et al. *Anesthesiology*. 2006;105(5):936.
152. Schmidt M, et al. *Anaesthesia*. 2002;57(10):960.
153. Schmidt M, et al. *Acta Anaesthesiol Scand*. 2005;49(4):494.
154. Reinelt H, et al. *Anesthesiology*. 2001;94(3):475.
155. Fraga M, et al. *Anesthesiology*. 2003;98:1085.
156. Milde LN, Milde JH. *Anesth Analg*. 1989;68:S196.
157. Alkire MT, et al. *Anesthesiology*. 1997;86(3):549.
158. Maksimow A, et al. *Anaesthesia*. 2005;60(9):862.
159. Reinstrup P, et al. *Anesthesiology*. 1995;82(2):359.
160. Eintrei C, et al. *Anesthesiology*. 1985;63(4):391.
161. Boarini DJ, et al. *Neurosurgery*. 1984;15(3):400.
162. Warner DS, et al. *Anesthesiology*. 1985;63(3):243.
163. Albrecht RF, et al. *Anesthesiology*. 1983;58(1):26.
164. Fleischer LH, et al. *Anesthesiology*. 1992;77:A167.
165. Madsen JB, et al. *Anesthesiology*. 1987;66(3):332.
166. Drummond JC, Todd MM. *Anesthesiology*. 1985;62(3):268.
167. Gupta S, et al. *Br J Anaesth*. 1997;79:469.
168. Vavilala MS, et al. *Br J Anaesth*. 2003;90(5):636.
169. Lu H, et al. *Anesth Analg*. 1998;87:854.
170. Adams RW, et al. *Anesthesiology*. 1981;54(2):97.
171. Campkin TV, Flinn RM. *Anaesthesia*. 1989;44(1):50.
172. Grosslight K, et al. *Anesthesiology*. 1985;63(5):533.
173. Scheller MS, et al. *Anesthesiology*. 1987;67:507.
174. Field LM, et al. *Br J Anaesth*. 1993;70(2):154.
175. Eng C, et al. *Anesthesiology*. 1992;77(5):872.
176. Henriksen HT, Jorgensen PB. *Br J Anaesth*. 1973;45(5):486.
177. Misfeldt BB, et al. *Br J Anaesth*. 1974;46(11):853.
178. Wilson-Smith E, et al. *Acta Anaesthesiol Scand*. 2003;47(3):307.
179. Lam AM, et al. *Anesth Analg*. 1994;78(3):462.
180. Strebel S, et al. *Acta Anaesthesiol Scand*. 1995;39(5):653.
181. Algotsson L, et al. *Acta Anaesthesiol Scand*. 1992;36(1):46.
182. Reinstrup P, et al. *Br J Anaesth*. 1997;78(4):407.
183. Reinstrup P, et al. *Anesthesiology*. 2001;95(5):1079.
184. Drummond JC, et al. *Anesth Analg*. 1987;66(11):1083.
185. Schramm WM, et al. *Anesth Analg*. 1998;86(1):123.
186. Lanier WL, et al. *Anesthesiology*. 1985;63(6):589.
187. Tateishi A, et al. *Stroke*. 1989;20(8):1044.
188. Standaert FG. *Anesthesiology*. 1985;63(6):577.
189. Lanier WL, et al. *Anesthesiology*. 1994;80(2):392.
190. Stirt JA, et al. *Anesthesiology*. 1987;67(1):50.
191. Kovarik WD, et al. *Anesth Analg*. 1994;78(3):469.
192. Artru AA. *Anesthesiology*. 1984;60(6):575.
193. Artru AA. *Anesthesiology*. 1983;58(6):533.
194. Artru AA. *Anesthesiology*. 1984;60(3):193.
195. Artru AA. *J Neurosurg*. 1984;60(2):252.
196. Artru AA, et al. *Anesthesiology*. 1982;57(4):255.
197. Maktabi MA, et al. *Anesthesiology*. 1993;78(1):72.
198. Artru AA. *J Neurosurg Anesthesiol*. 1993;5(3):178.
199. Tetrault S, et al. *Eur J Neurosci*. 2008;28(7):1330.
200. Thal SC, et al. *PLoS One*. 2012;7(12):e50752.
201. Altay O, et al. *Stroke*. 2012;43(9):2513.
202. Modica PA, et al. *Anesth Analg*. 1990;70(3):303.
203. Modica PA, et al. *Anesth Analg*. 1990;70(4):433.
204. Kreisman NR, et al. *J Cereb Blood Flow Metab*. 1991;11(1):77.
205. Wollman H, et al. *Fed Proc*. 1967;28:356.
206. Flemming DC, et al. *Anesthesiology*. 1980;52(5):431.
207. Hymes JA. *Anesth Analg*. 1985;64(3):367.
208. Harrison JL. *Anesth Analg*. 1986;65(11):1235.
209. Kofke WA, et al. *Anesthesiology*. 1989;71(5):653.
210. Komatsu H, et al. *Ann Acad Med Singapore*. 1994;23(suppl 6):130.
211. Kaisti K, et al. *Anesthesiology*. 1952;91(6):1999.
212. Hisada K, et al. *J Neurosurg Anesthesiol*. 2001;13:333.
213. Hilty CA, Drummond JC. *Anesthesiology*. 2000;93(5):1357.
214. Terasako K, et al. *Anesth Analg*. 2003;96(4):1239.
215. Todd MM, et al. *Anesthesiology*. 1984;61(5):495.
216. Bennett DR, et al. *Neurology*. 1973;23(5):449.
217. Steen PA, Michenfelder JD. *Anesthesiology*. 1979;50(5):437.
218. Hirshman CA, et al. *Anesthesiology*. 1982;56(6):464.
219. Ghoneim MM, Yamada T. *Anesth Analg*. 1977;56:479.
220. Laughlin TP, Newberg LA. *Anesth Analg*. 1985;64:80.
221. Ebrahim ZY, et al. *Anesth Analg*. 1986;65:1004.
222. Gancher S, et al. *Anesthesiology*. 1984;61:616.
223. Samra SK, et al. *Anesthesiology*. 1995;82(4):843.
224. Rampton AJ, et al. *Anesthesiology*. 1989;70(3):412.
225. Drummond JC, et al. *Anesthesiology*. 1992;76(4):652.
226. Firestone LL, et al. *Anesth Analg*. 1996;82(6):1247.
227. Smith NT, et al. *J Clin Monit*. 1985;1(4):236.
228. Tempelhoff R, et al. *J Neurosurg*. 1992;77(2):201.
229. Cascino GD, et al. *J Clin Neurophysiol*. 1993;10(4):520.
230. Astrup J, et al. *Stroke*. 1977;8(1):51.
231. Hossmann KA. *Ann Neurol*. 1994;36(4):557.
232. Michenfelder JD, et al. *Anesthesiology*. 1987;67(3):336.
233. Sundt Jr TM, et al. *Mayo Clin Proc*. 1981;56(9):533.
234. Michenfelder JD, Sundt Jr TM. *Stroke*. 1971;2(4):319.
235. Michenfelder JD, Theye RA. *Anesthesiology*. 1970;33(4):430.
236. Siesjo BK. *J Neurosurg*. 1992;77:169.
237. Lipton P. *Physiol Rev*. 1999;79(4):1431.
238. Fiskum G, et al. *J Cereb Blood Flow Metab*. 1999;19(4):351.
239. Velier JJ, et al. *J Neurosci*. 1999;19(14):5932.
240. Kawaguchi M, et al. *Anesthesiology*. 2000;92(5):1335.
241. Powers WJ, et al. *Stroke*. 2018;49(3):e46–e110.

242. Nogueira RG, et al. *N Engl J Med.* 2018;378(1):11.
243. Albers GW, et al. *N Engl J Med.* 2018;378(8):708.
244. Dirnagl U, et al. *Trends Neurosci.* 1999;22(9):391.
245. Del Zoppo GJ. *Stroke.* 2013;44(1):263.
246. Dirnagl U. *Ann NY Acad Sci.* 2012;1268:21.
247. Heiss WD. *Ann NY Acad Sci.* 2012;1268:26.
248. Hossmann KA. *J Cereb Blood Flow Metab.* 2012;32(7):1310.
249. van der Spuy WJ, et al. *Rev Neurosci.* 2012;23(3):269.
250. Kramer DR, et al. *J Clin Neurosci.* 2016;24:22.
251. Ma Y, et al. *Prog Neurobiol.* 2017;157:247.
252. Martin A, et al. *Ther Adv Neurol Disord.* 2018;11.1756286418774267.
253. Mayor D, Tymianski M. *Neuropharmacology.* 2018;134(Pt B):178.
254. Forsman M, et al. *Anesth Analg.* 1989;68(4):436.
255. Roine RO, et al. *JAMA.* 1990;264(24):3171.
256. No authors listed. *N Engl J Med.* 1991;324(18):1225.
257. Roberts BW, et al. *Circulation.* 2018;137(20):2114.
258. Hypothermia Group after Cardiac Arrest Study Group. *N Engl J Med.* 2002;346(8):549.
259. Shankaran S, et al. *N Engl J Med.* 2005;353(15):1574.
260. Shankaran S, et al. *N Engl J Med.* 2012;366(22):2085.
261. Hoffman WE, et al. *Anesth Analg.* 1991;73(4):460.
262. Hoffman WE, et al. *Anesth Analg.* 1993;76(2):279.
263. Smith AL, et al. *Stroke.* 1974;5(1):1.
264. Michenfelder JD, et al. *Arch Neurol.* 1976;33:345.
265. Nehls DG, et al. *Anesthesiology.* 1987;66:453.
266. Nussmeier NA, et al. *Anesthesiology.* 1986;64:165.
267. Shapiro HM. *Br J Anaesth.* 1985;57:82.
268. Warner DS, et al. *Anesthesiology.* 1996;84:1475.
269. Busto R, et al. *J Cereb Blood Flow Metab.* 1987;7(6):729.
270. Sano T, et al. *Anesthesiology.* 1992;76(2):221.
271. Warner DS, et al. *J Cereb Blood Flow Metab.* 1991;11(5):794.
272. Drummond JC, et al. *Neurosurgery.* 1995;37(4):742.
273. Cole DJ, et al. *Can J Anaesth.* 2001;48(8):807.
274. Baughman VL, et al. *Anesthesiology.* 1988;69:192.
275. Soonthan-Brant V, et al. *Anesth Analg.* 1999;88:49.
276. Mackensen GB, et al. *Anesthesiology.* 2000;93(4):1102.
277. Nellgard B, et al. *Anesthesiology.* 2000;93(2):431.
278. Kawaguchi M, et al. *J Neurosurg Anesthesiol.* 2000;12:385.
279. Sakai H, et al. *Anesthesiology.* 2007;106(1):92.
280. Warner DS, et al. *Anesthesiology.* 1993;79:985.
281. Werner C, et al. *Br J Anaesth.* 1995;75(6):756.
282. Engelhard K, et al. *Br J Anaesth.* 1999;83(3).
283. Homi HM, et al. *Anesthesiology.* 2003;99(4):876.
284. Ma D, et al. *Anesthesiology.* 2003;98(3):690.
285. Ma D, et al. *Ann Neurol.* 2005;58(2):182.
286. Ravussin P, de Tribolet N. *Neurosurgery.* 1993;32(2):236. discussion 240.
287. Gelb AW, et al. *Anesthesiology.* 2002;96(5):1183.
288. Pittman JE, et al. *Anesthesiology.* 1997;87(5):1139.
289. Bayona NA, et al. *Anesthesiology.* 2004;100(5):1151.
290. Batjer HH, et al. *J Neurosurg.* 1988;68:234.
291. Nebauer AE, et al. *Br J Anaesth.* 1992;69(1):58.
292. Pickard JD, et al. *BMJ.* 1989;298(6674):636.
293. No authors listed. *Lancet.* 1990;336(8725):1205.
294. Drummond JC, et al. *Stroke.* 1989;20(11):1538.
295. Young WL, et al. *Anesthesiology.* 1989;71:794.
296. Ahmed N, et al. *Stroke.* 2000;31(6):1250.
297. Connolly ES Jr, et al. *Stroke.* 2012;43(6):1711.
298. Carney N, et al. *Neurosurgery.* 2017;80(1):6.
299. Nemoto EM, et al. *J Neurosurg Anesthesiol.* 1996;8(1):52.
300. Buchan A, Pulsinelli WA. *J Neurosci.* 1990;10(1):311.
301. Hindman BJ, et al. *Neurosurgery.* 1999;44(1):23.
302. Todd MM, et al. *N Engl J Med.* 2005;352(2):135.
303. Shiozaki T, et al. *J Neurosurg.* 1993;79:363.
304. Clifton GL, et al. *J Neurotrauma.* 1993;10(3):263.
305. Clifton GL, et al. *Lancet Neurol.* 2011;10(2):131.
306. Clifton GL, et al. *N Engl J Med.* 2001;344(8):556.
307. Kammersgaard LP, et al. *Stroke.* 2000;31(9):2251.
308. Bernard SA, et al. *N Engl J Med.* 2002;346(8):557.
309. Wass CT, et al. *Anesthesiology.* 1995;83(2):325.
310. Vannucci RC, et al. *J Cereb Blood Flow Metab.* 1996;16(5):1026.
311. Mullner M, et al. *J Cereb Blood Flow Metab.* 1997;17(4):430.
312. Weir CJ, et al. *BMJ.* 1997;314(7090):1303.
313. Matchar DB, et al. *Ann Intern Med.* 1992;117(6):449.
314. Bruno A, et al. *Neurology.* 2002;59(5):669.
315. Gray CS, et al. *Lancet Neurol.* 2007;6(5):397.
316. Auer RN. *Forensic Sci Int.* 2004;146(2-3):105.
317. Archer DP, et al. *J Neurosurg Anesthesiol.* 1994;6(1):51.
318. Dell'Anna AM, et al. *Crit Care.* 2014;18(5):555.
319. de Jonge E, et al. *Crit Care.* 2008;12(6):R156.
320. Kilgannon JH, et al. *JAMA.* 2010;303(21):2165.
321. Elmer J, et al. *Intensive Care Med.* 2015;41(1):49.
322. Vaahersalo J, et al. *Crit Care Med.* 2014;42(6):1463.
323. Vilalta A, et al. *J Neurotrauma.* 2011;28(7):1139.
324. Davis DP, et al. *J Neurotrauma.* 2009;26(12):2217.
325. Brenner M, et al. *Arch Surg.* 2012;147(11):1042.
326. Roffe C, et al. *PLoS One.* 2011;6(5):e19113.
327. Lang M, et al. *Neurosurgery.* 2016;78(4):540.
328. Hindman BJ, et al. *Anesthesiology.* 2010;112(1):86.
329. Group GTC, et al. *Lancet.* 2008;372(9656):2132.
330. Davis MJ, et al. *Anesthesiology.* 2012;116(2):396.
331. Lenzi GL, et al. *J Cereb Blood Flow Metab.* 1982;2(3):321.
332. Olsen TS. *Acta Neurol Scand.* 1986;73(4):321.
333. Rockman CB, et al. *J Vasc Surg.* 2006;44(3):480.
334. Jorgensen ME, et al. Time elapsed after ischemic stroke and risk of adverse cardiovascular events and mortality following elective non-cardiac surgery. *JAMA.* 2014;312(3):269.
335. Rantner B, et al. *Eur J Vasc Endovasc Surg.* 2005;30(1):36.
336. Ballotta E, et al. *Surgery.* 2002;131(3):287.
337. Keldahl ML, Eskandari MK. *Expert Rev Cardiovasc Ther.* 2010;8(10):1399.
338. Strandgaard S. *Circulation.* 1976;53(4):720.
339. Njemanze PC. *Stroke.* 1992;23(12):1743.
340. Vorstrup S, et al. *Stroke.* 1984;15(2):312.
341. Toyoda K, et al. *J Cereb Blood Flow Metab.* 1998;18(3):305.
342. Larsen FS, et al. *Stroke.* 1994;25(10):1985.
343. Waldemar G, et al. *J Hypertens.* 1989;7(3):229.
344. Arbit E, et al. *Neurosurgery.* 1989;24(2):166.
345. Julien C, et al. *Br J Cancer.* 2004;91(2):374.
346. Packard SD, et al. *Neoplasia.* 2003;5(4):330.
347. Rasmussen M, et al. *Anesthesiology.* 2010;112(1):50.
348. Shin JH, et al. *AJR Am J Roentgenol.* 2002;179(3):783.
349. Bedford RF, et al. *Anesth Analg.* 1982;61(5):430.
350. Kaal EC, Vecht CJ. *Curr Opin Oncol.* 2004;16(6):593.
351. Stummer W. *Neurosurg Focus.* 2007;22(5):E8.
352. McManus ML, Strange K. *Anesthesiology.* 1993;78(6):1132.
353. Wasterlain CG. *Epilepsia.* 1974;15(2):155.
354. Todd MM. *Adv Pharmacol.* 1994;31:595.
355. Todd MM, et al. *Am J Physiol.* 1994;267(5 Pt 2):H2025.
356. Murphy FL, et al. *Abstracts Annual Meeting Am Soc Anesthesiol.* 1974;1974:62.
357. Werner C, et al. *Anesth Analg.* 1991;72(2):177.
358. Wollman H, et al. *Anesthesiology.* 1964;25:180.
359. Branston NM, et al. *Exp Neurol.* 1974;45(2):195.
360. Jones TH, et al. *J Neurosurg.* 1981;54(6):773.

12 神经肌肉生理学与药理学

J. A. JEEVENDRA MARTYN，MALIN JONSSON FAGERLUND

刘冬冬 译 潘鹏 李文志 审校

<table>
<tr><td>

要　点

</td><td>

- 神经肌肉接头由神经末梢远端、施万细胞、突触间隙及肌肉终板组成，它们共同形成可供药物作用的受体及底物。神经肌肉传递主要依赖于天然神经递质乙酰胆碱。乙酰胆碱从突触前神经末梢释放后，与位于神经肌肉接头（突触）前膜或者后膜的经典乙酰胆碱受体结合。根据结构组成，乙酰胆碱受体分为常见的肌肉亚型乙酰胆碱受体和多种神经亚型乙酰胆碱受体。
- 肌松药作用位点多样。去极化和非去极化肌松药的主要作用机制和作用位点是对接头后受体产生竞争性或拮抗作用，但这只是神经肌肉药物作用的简单描述。非去极化肌松药通过阻止乙酰胆碱与接头后烟碱乙酰胆碱受体的首选识别位点结合而阻碍神经肌肉的传递。
- 增加非去极化肌松药浓度会出现另一种非竞争性作用的叠加，即离子通道的阻断。肌松药通过作用于突触前膜的乙酰胆碱受体，调节乙酰胆碱的释放，从而增强肌松药在突触后膜上的肌松效应。这一点在实验记录中可表现为，随着刺激频率的增加而出现"衰减"。当突触后膜上的乙酰胆碱受体功能受抑制（如被银环蛇毒素抑制），或乙酰胆碱受体数量减少（如重症肌无力）时，也会出现"衰减"。因此，神经肌肉接头是一个复杂的动态系统，药物作用是一系列因素的综合，药物种类、剂量、神经末梢和肌肉部位的活性、给药后的时间、联合应用麻醉药或其他药物，以及患者的年龄和身体状态等多种因素均能改变肌松药的作用。
- 抗胆碱酯酶药（如新斯的明）可以抑制肌肉胆碱酯酶的活性，增加突触间隙乙酰胆碱浓度，从而竞争性置换非去极化肌松药，逆转其肌松作用。这些抗胆碱酯酶药（如新斯的明）还有其他作用，包括通过别构效应影响神经末梢和受体。单次或者长期使用抗胆碱酯酶药可能损害健康状态良好患者的神经肌肉功能。改良的环糊精（如舒更葡糖）作为一类新型化合物，能通过包裹甾体类肌松药而逆转其肌松作用。
- 与神经递质类似，去极化肌松药（如琥珀胆碱）首先与乙酰胆碱识别部位发生反应，在使终板膜去极化的过程中开放乙酰胆碱离子通道。而与递质不同的是，去极化肌松药不被乙酰胆碱酯酶水解，而是一直保留在接头处。琥珀胆碱用药后不久，一些受体就出现脱敏，此时，即使受体与激动剂结合，离子通道也无法开放，不能让电流通过而引起肌肉膜的去极化。
- 当使用超过常规浓度的去极化肌松药或去极化肌松药在接头部位长时间留存时，则会出现其他的神经肌肉作用。高浓度去极化肌松药也可影响接头前结构。去极化肌松药的接头前和接头后作用加上其对肌肉神经稳态的某些继发作用，导致了所谓"Ⅱ相阻滞"这一复杂现象。某些临床用药（如肉毒杆菌毒素）也能对运动神经产生作用，从而间接影响肌肉。某些产梭菌毒素的全身性感染（如肉毒杆菌感染、气性坏疽）可通过减少神经末梢乙酰胆碱的释放，引起全身麻痹。即使在用药 24 h 或更长时间后，非去极化肌松药也能够影响突触后受体，

</td></tr>
</table>

出现类似去神经支配的表现（化学性去神经支配），表现为突触后乙酰胆碱受体上调。先兆子痫的孕妇给予镁后，乙酰胆碱释放减少，故孕妇或新生儿存在肌无力的风险。在认识到这些作用部位和机制的前提下，我们开始将这些理论知识用于进一步解释这些药物临床应用后的表现。

- 目前研究工作的重点在于调控正常或疾病条件下接头后膜上乙酰胆碱受体的表达。乙酰胆碱受体成熟及未成熟的异构体的出现与否，使其效应更加复杂化。特定病理状态下（如去神经支配、脑卒中、脓毒症、烧伤、身体制动和长期应用肌松药），乙酰胆碱受体表达上调，同时乙酰胆碱受体的未成熟异构体的表达也增加，烟碱 α_7 乙酰胆碱受体（α_7AChR）也重新开始表达。在肌肉无力的病理状态下，未成熟受体（胎儿受体或包含 γ 亚基的受体）功能及药理学特性的改变和烟碱 α_7AChR 的表达，导致肌肉对琥珀胆碱的敏感性增加，并伴有高钾血症及非去极化肌松药抵抗。
- 另一个日益受到关注的领域是对成熟受体及其另外两种受体异构体（突触上未成熟的 γ 亚基和 α_7AChR）表达的调控。未成熟的 γ 亚基和 α_7AChR 的再表达可能与生长因子信号异常有关。
- 将乙酰胆碱受体基因进行突变后，离子通道开放时间延长或出现快速开放，即使受体数量正常，也可能出现类肌无力状态。通常，这种肌无力与无效的去极化或通道开放时间的改变有关，抑或两者都有关。

尽管神经肌肉接头处的胆碱能神经传递是神经系统中研究最广泛的突触，但其作用机制还未完全研究清楚。通过典型的乙酰胆碱受体（acetylcholine receptor，AChR）介导的神经肌肉信号传递模型，可以在一个最简单的层面上分析并理解神经肌肉传递的生理学变化。哺乳动物的神经肌肉接头和烟碱乙酰胆碱受体非常典型，且被广泛应用于对突触的研究。经典神经肌肉接头通路的传导过程中，神经传导以及受体对药物的反应都是可以干预的，相关研究对其过程已经提供了很多详细的信息。例如，研究发现乙酰胆碱受体的质变和量变均可调节神经传导和受体对药物的反应[1-3]。在重症肌无力患者中，乙酰胆碱受体的减少将会导致神经传递效率的下降（因而肌肉无力）[4]，以及受体对神经肌肉松弛药敏感性的改变[3]。另一个例子就是相关神经（接头前）的变化在神经传递和肌松药反应上的重要性[5-7]。然而，肌松药发挥作用的途径并非经典图解所示的单一作用位点。研究显示，肌松药可以产生接头前效应[5]，并且一些肌松药对受体也有类似于激动剂的作用[8]，而另一些肌松药所产生的效应则不能用单纯的突触后反应来解释[9-11]，这些所见为先前无法解释的现象提供了新的突破口。尽管已知肌松药作用于神经肌肉接头处的突触前膜及突触后膜受体，但是新近研究表明肌松药与烟碱及毒蕈碱乙酰胆碱受体发生作用的部位，除了肌肉处，还包括颈动脉窦、心脏迷走神经以及支气管平滑肌等部位[9-13]。

虽然这种多元化的动作-反应现象使神经传导的生理学和药理学更加复杂，但是这些崭新的观点使实验研究所得结论与临床研究更为密切。本文将详细介绍神经肌肉接头的基础生理学和麻醉相关的药理学。读者可以通过几篇综述来深入了解改变神经肌肉接头功能和药理作用的生理和病理过程[14-19]。

神经肌肉传导

神经肌肉的传导机制比较简单直观。神经组织合成乙酰胆碱，并将其储存在一种小而均一的囊泡中。当神经受到刺激时，这些囊泡移动到神经表面，破裂后向神经与肌肉间裂隙释放乙酰胆碱。位于肌肉终板上的乙酰胆碱受体反应性开放钠通道，使肌肉组织去极化。肌肉组织产生的终板电位沿着肌膜传导，使整个肌膜上的钠通道开放，引发一次肌肉收缩[16-17]。然后乙酰胆碱立即与受体分离并被突触间隙的一种酶——胆碱酯酶降解（该酶也存在于突触间隙）。外源性可以激活烟碱乙酰胆碱受体的药物，即激动剂，如去极化肌松药（琥珀胆碱或烟碱），也可以作用于这些受体，并模拟乙酰胆碱的作用，使终板去极化。非去极化肌松药（nondepolarizing muscle relaxants，NDMR）也作用于受体，但其作用机制是阻止乙酰胆碱与受体结合，从而阻止激动剂的去极化作用。由于非去极化肌松药可以阻止激动剂（如乙酰胆碱、卡巴胆碱、琥珀胆碱）的作用，因而也被称作肌肉乙酰胆碱受体拮抗药。其他通常称作逆转因子或神经肌肉松弛拮抗剂（如新斯的明、普洛斯的明）的复合物，通过抑制乙酰胆碱酯酶来抑制乙酰胆碱的水解。累积的未降解的乙酰胆碱可以有效地与非去极化肌松药竞争，从受体上取代后者（即质量作用定律），并拮抗其作用。

形态学

　　神经肌肉接头是神经端和肌肉端传递和接受化学信号的特异结构[15-19]。每一个运动神经元从脊髓前角或髓质直接发出一个大且有髓鞘包被的轴突到神经肌肉接头处（图 12.1A）。运动神经元靠近肌肉时，不断发出分支与众多的肌细胞接触，并与其组成功能性群体，称为"运动单位"（图 12.1B）。这类神经末梢在结构上与其他神经轴突差别很大，当神经末梢到达肌纤维后，即脱髓鞘形成一束终末神经束分布于肌表面，并被施万细胞覆盖。这种排列与肌细胞膜中的突触结构相匹配（图 12.1C）。神经与肌细胞表面之间存在一宽约为 50 nm 的裂隙间隔，称为接头间隙或突触间隙。神经和肌肉之间以蛋白丝紧密联合，该蛋白丝称为基底膜，并由其分隔神经和终板间的突触间隙。肌肉表面有很多褶皱，在肌膜的褶皱中又有许多凹陷，即初级和次级裂隙，因此终板处的肌纤维膜总

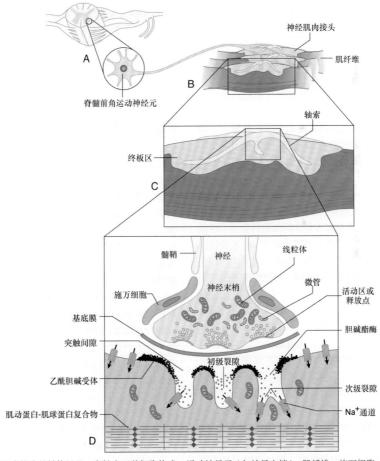

图 12.1　成人神经肌肉接头的结构显示，突触由三种细胞构成：运动神经元（如神经末梢）、肌纤维、施万细胞。（A）运动神经由脊髓的前角或脑干发出。（B）当神经靠近其肌纤维时，在与肌纤维表面接触之前，神经会不断发出分支，支配肌纤维。（C）每块肌肉只接受一个突触。运动神经元脱髓鞘并进一步发出许多分支进入到突触前终端，终止在肌纤维表面。（D）被施万细胞覆盖的神经末梢在膜周围有成簇分布的囊泡使膜增厚，这是活动区，其一端朝向突触，而另一端朝向线粒体和微管。突触的槽（突触间隙）由初级裂隙和很多次级裂隙构成，将神经和肌肉分隔开来。肌肉的表面形成褶皱，褶皱"肩部"的密斑含有乙酰胆碱受体，钠通道存在于裂隙的底部并遍及肌膜。起着稳定神经肌肉接头作用的乙酰胆碱酯酶、蛋白和蛋白聚糖也分布于突触间隙

表面积很大。不同物种和不同类型的肌组织之间，这些皱褶的深度也不相同。虽人类位于肌纤维上的接头实际大小比小鼠大很多，但人类神经肌肉接头相对于自身肌肉大小来说，要比小鼠小许多。人类的神经肌肉接头分布有更多的褶皱，而且褶皱相对较深[14, 17]。传递去极化电流的钠通道分布于这些褶皱的底部（图 12.1D）。乙酰胆碱受体密集分布于这些褶皱"肩部"，每个接头处约有 500 万个。而在皱褶底部，这些乙酰胆碱受体则稀少许多。

神经的营养功能对于神经肌肉正常功能的发育及维持非常重要。出生前，每个肌细胞通常和几个神经接触，并形成突触[14, 19]。出生时，只保留一个终板，其他神经均回缩（见"特殊年龄阶段的神经肌肉接头"部分）。突触结构一旦形成，尤其是终板，则成为永久结构，即使原来的神经死亡，也会有其他神经在原来的区域代替其支配同一区域的肌肉。快肌纤维表面的神经末梢比慢肌纤维表面的神经末梢体积更大、更复杂，其原因尚不明。神经末梢在肌纤维表面的这些差异可能与快 / 慢收缩肌纤维对肌松药的反应不同有关。

由于单个运动单位中的所有肌细胞都被同一个神经元激动，神经发出的电刺激或从前角发出的动作电位，或者任何一种激动剂［包括去极化肌松药（如琥珀胆碱）］均可以导致一个运动单位中的肌细胞同步收缩。这种一个运动单位中所有细胞同步收缩的现象称为肌束震颤，通常这种收缩很明显，在皮肤上可以肉眼观察到。虽然大多数成人每个肌细胞只有一个神经肌肉接头，但也有例外，尤其是眼外肌。与哺乳动物的横纹肌不同，眼外肌是"强直性"肌肉，受多个神经支配，即多个神经肌肉接头汇聚到同一条肌纤维[20-23]。与其他肌肉明显不同的是，即使是成人的眼外肌，也存在成熟和未成熟胎儿受体（见"接头前和接头后烟碱乙酰胆碱受体的生物学"部分），这些受体将不同纤维上的不同突触分隔开[20-22]。与其他横纹肌的快速收缩和松弛不同，眼外肌收缩和松弛均很缓慢，因而可保持比较稳定的收缩或挛缩，其收缩力与所受到的刺激大小成比例。从生理学上说，眼外肌的这种特性可以有效维持眼球位置的稳定。对麻醉科医师来说，应十分重视眼外肌的这种特性，因为去极化肌松药（如琥珀胆碱）对眼外肌的作用相对于大多数骨骼肌不同，不是使眼外肌先收缩后麻痹，而是长时间处于收缩状态，处于收缩状态的眼外肌将眼球压在眶上，使得眼内压升高[22-23]。然而，临床上对琥珀胆碱诱导眼内压升高的临床意义已产生质疑。尽管许多教科书提及应用琥珀胆碱后导致眼内容物脱出的报道，但

这一效应的基础似乎缺乏说服力[24]。临床研究表明，琥珀胆碱诱导可使眼外肌收缩 1 ～ 2 min，并且每条眼外肌均会产生 12 g 以上的张力[23]。因而琥珀胆碱似乎不应该用于开放性眼外伤患者。

旁接头地带为肌肉刚刚离开肌肉的区域，其对神经肌肉接头的功能很重要。旁接头地带中存在各种受体，包括低密度的乙酰胆碱受体以及高密度的钠通道（图 12.1D）。受体的混合存在，增强了旁接头地带对乙酰胆碱受体产生的去极化作用（也就是终板电位）的反应，并将其转化为去极化波，沿肌组织传导，最终引发肌肉收缩。旁接头地带的钠通道密度高于距离接头更远的肌纤维膜组织[25-26]。旁接头地带离神经末梢较近，能受其释放的神经递质的影响。而且，在生命的不同时期，此区域的受体和通道会发生某些特殊变异（即亚型），以回应神经活性的异常下降（见"接头前和接头后烟碱乙酰胆碱受体的生物学"部分）。也有一些乙酰胆碱受体、钠离子或钙通道存在先天异常（即突变）[25-27]。这种变异性有可能导致患者在不同年龄和病理条件下对肌松药产生不同的反应[17, 27]。

量子理论

神经末梢的内容物并非均一一致。如图 12.1C 和图 12.2 所示，囊泡聚集在朝向接头表面的部位，而微管、线粒体以及其他支撑结构则分布在对侧。这些包含神经递质的囊泡沿着电子致密度很高的小而厚的膜，以集簇的形式有序分布，这一区域被称作"活动区"或"释放点"。该增厚区是一些横跨神经末梢突触表面的条带的交叉部分，被认为是囊泡破裂进入突触间隙（见"胞吐过程"部分）之前所附着的结构（活动区）。高分辨率电子显微镜显示，一些小的蛋白颗粒沿着囊泡间的活动区域分布。这些颗粒被认为是一些特殊通道，即电压门控钙通道，该通道可以允许钙离子进入神经细胞，并引起囊泡释放[28-29]。迅速释放的神经递质（200 μs）提示上述电压门控钙通道离释放点很近。蛋白质组学研究表明，至少有 26 种基因编码突触前蛋白，其中的 12 个基因出现突变能导致突触前结构缺陷，进而导致乙酰胆碱释放减少和肌肉无力[30]。这些缺陷可能影响胞吐作用、胞吞作用、活动区和活动旁区的形成、囊泡的运输及神经肽的调节[30]。

在观察骨骼肌的电生理活动时，神经肌肉接头处可以看到小的、自发的去极化电位。与运动神经受到刺激时所产生的终板电位幅度相比，这些神经肌肉接头处的电位幅度只有终板电位的 1/100。除幅度外，这些电位在时程及受药物影响的方式方面与终

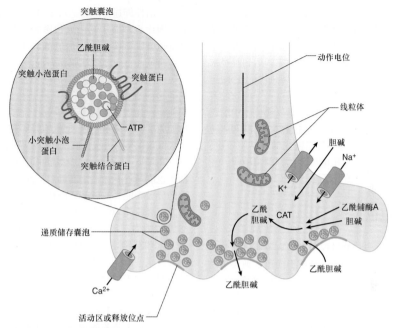

图 12.2　化学突触、运动神经末梢，包括递质合成装置的作用过程。线粒体是细胞内比较大的结构。在乙酰辅酶 A 的作用下，胆碱和乙酸合成乙酰胆碱，然后运输并贮存在有被囊泡中，转移到释放部位。突触前动作电位通过特殊的蛋白质（钙通道）触发钙离子内流，引起囊泡与膜融合并释放递质，囊泡膜从神经膜上脱离并被摄取再利用。每一个囊泡都能够不同程度地释放内容物——从不完全到完全。递质通过扩散、分解和再摄取而被灭活。插图为突触囊泡的放大图。乙酰胆碱以量子的形式与 ATP 共同贮存在囊泡中并被覆囊泡膜蛋白，突触小泡蛋白是构成囊泡膜的一种糖蛋白，突触结合蛋白是囊泡的钙感受器。作为另一种膜蛋白，突触蛋白磷酸化后促使囊泡运输到释放部位。小突触小泡蛋白［囊泡相关膜蛋白（VAMP）］是一种 SNARE 蛋白，其将囊泡与释放部位相连（图 12.3）。CAT，胆碱乙酰转移酶；K^+，钾离子；Na^+，钠离子；Ca^{2+}，钙离子

板电位相似。这些小幅度电位被称作"小终板电位"（miniature end-plate potentials，MEPP）。统计分析得出结论，它们是单位反应，也就是说，MEPP 有最小值，而且所有的 MEPP 都等于最小值或者是最小值的倍数。因为单个乙酰胆碱分子不足以产生如此大的 MEPP，故推想 MEPP 是由大小一致的一组（即量子）神经递质从神经释放时（无刺激时）所产生。刺激所引发的终板电位是几百个囊泡同步释放所产生的去极化的总和。传播到神经末梢的动作电位通过开放电压门控钙通道促使钙离子进入神经细胞，而钙离子内流导致囊泡移行到活动区，并与神经膜融合，将乙酰胆碱释放进入突触间隙[28-29]。释放点位于受体所在突触后表面的正对侧，因此所有的神经递质都被充分利用，这样，肌肉反应直接与神经传导信号相偶联[17, 28]。

突触前受体位点的有序排列有赖于突触两侧分布的黏附分子或特殊细胞表面蛋白，跨过突触间隙相互紧密连接，使得接头前、后的突触结构成为一个整体[14, 19, 31]。神经连接蛋白就是其中一种与突触黏附相关的蛋白，其与突触后膜的神经配蛋白相结合。每

个神经冲动所释放的乙酰胆碱数量庞大，至少有 200 个量子（每个量子约含 5000 个分子）。同时，一次神经冲动释放递质所激活的乙酰胆碱受体也数量庞大，大约为 50 万个分子。通过激活（开放）的乙酰胆碱受体通道，离子流动（主要是 Na^+ 和一些 Ca^{2+}）引起最大的终板去极化，最终形成一个远高于肌肉兴奋阈电位的终板电位。神经肌肉接头是一个强有力的系统，其冲动由比实际需要多得多的神经递质分子产生，而且其引发的反应也比所需要的强烈。同时，每个冲动信号的传送只动用了可用囊泡、受体及通道的一小部分。因此，信号传递具有重要的安全范围，同时也具有强大的储备能力[16-18, 32]。

神经肌肉接头

神经递质在运动神经末梢中的形成

运动神经轴突将电信号从脊髓传递到肌肉，其

具有将电信号转化为化学信号所需的所有生物化学结构。神经末梢中所有用来合成、储存和释放乙酰胆碱以及其他营养因子的离子通道、酶、蛋白质、大分子和膜成分，都是在细胞体生成并由轴突转运到神经末梢（图 12.2）[15, 28-29]。简单的分子，如胆碱、乙酸可从神经末梢的外环境中获得。胆碱通过一个特殊的系统从细胞外液转运到胞质中，乙酸则以线粒体中的乙酰辅酶 A 的形式摄取。胆碱乙酰转移酶将乙酸和胆碱合成为乙酰胆碱，合成的乙酰胆碱先储存在胞质中，然后被运输到囊泡。当动作电位到达神经末梢时，囊泡这一位置有利于乙酰胆碱释放。

神经动作电位

神经产生动作电位的过程中，钠离子通过细胞膜流入细胞，生成去极化电压，开放钙通道，钙离子内流，引起乙酰胆碱释放。神经动作电位是神经递质乙酰胆碱释放的激活因素。神经受刺激后释放的量子数量与细胞外钙离子浓度有很大关系。如果钙离子不存在，即使电刺激使神经去极化也不会引发神经递质的释放。当细胞外钙离子浓度增加 1 倍时，终板电位的量子含量将增加 16 倍[33]。钙离子流将持续存在，直至细胞内的钾外流使膜电位回到正常。神经末梢同时有钙通道和钾通道，钾通道有电压门控钾通道和钙激活性钾通道两种，其功能是限制钙离子内流，从而抑制去极化[26, 32]。钾通道阻滞剂（如 4- 氨基吡啶、四乙铵）可以延长钙离子的流动、延缓或阻止钾离子外流。此种情况下量子释放显著增加[17, 34]。提高神经末梢钙离子浓度可在临床上出现"强直后增强（PTP）"的现象，一般发生在患者用非去极化肌松药后，用持续的高而强直的频率刺激神经时。每一次刺激都会引起钙离子内流，且钙离子无法在神经受到刺激后立即排出，因而在强直阶段出现蓄积。由于神经末梢在强直后的一段时间内所含有的钙离子的量较正常多，这段时间给神经一个刺激会引起超出正常量的乙酰胆碱释放。这些超出正常量的乙酰胆碱可以拮抗肌松药并导致特征性的收缩幅度增加（比如强直后刺激）。

钙离子通过钙通道这一特殊蛋白质进入神经细胞[15, 35]。在多种钙通道中，有两种在神经递质释放过程中比较重要，即 P 通道和 L 慢通道。P 通道只分布在神经末梢，可能负责神经递质的正常释放[13, 35]。在运动神经末梢，钙通道位于活化区的毗邻区域（图 12.2）。这些钙通道是电压依赖性的，通过神经动作电位引起膜电位的改变来控制其开放和关闭。除了钙通道，钾通道也存在于神经末梢，包括电压门控钾通道

和钙激活性钾通道。钾通道限制神经末梢去极化的时间，因而也抑制了钙内流和递质释放[26]。钙内流的改变也可以影响神经递质的释放。Eaton-Lambert 肌无力综合征（不应与重症肌无力混淆）是一种获得性自身免疫病，其病因是体内存在针对神经末梢电压门控钙通道的自身抗体[36]。该疾病是由于钙通道功能受损使神经递质释放减少，去极化不充分，从而导致肌肉无力。Eaton-Lambert 肌无力综合征患者主要表现为对去极化以及非去极化肌松药的敏感性增加[37]。

高于正常浓度的二价无机阳离子（如镁、镉、锰）也能通过 P 通道阻断钙内流而明显地损害神经肌肉的传导功能。这就是硫酸镁治疗先兆子痫时孕妇及胎儿出现肌无力的作用机制。阻断钙内流的药物，例如维拉帕米、地尔硫草、硝苯地平等不会影响 P 通道。这些药物主要影响分布在心血管系统的 L 慢通道。因此，治疗剂量的 L 慢通道阻滞剂不会明显影响乙酰胆碱的正常释放或神经肌肉正常的传导强度。也有一些报道认为，钙通道阻滞剂会增加非去极化肌松药对神经肌肉传导的阻断程度，但作用很小，且并不是每个研究人员都能观察到。可能的解释是神经末梢也含有 L 型钙通道。钙通道对去极化肌松药的影响（如果有的话）尚不清楚。

突触囊泡及再循环

可释放乙酰胆碱的有两个囊泡池，即释放池和储备池，有时也分别称之为 VP1 和 VP2[38-39]。电子显微镜研究已经证明，大多数突触囊泡 VP1 储存在储备池里并拴在微丝网状的细胞骨架上，其组成成分主要为肌动蛋白、突触蛋白（一种肌动蛋白结合蛋白）、突触结合蛋白和血影蛋白[38-39]。VP2 中的囊泡较小，并被限制在非常靠近神经膜的区域，且其在该区域被绑定到活动区域。这些囊泡是通常释放发射器的囊泡。可溶性 N- 乙基马来酰亚胺敏感性附着蛋白受体（soluble N-ethylmaleimide-sensitive attachment protein receptor，SNARE）蛋白使得 P 通道在活性区线性排列。钙离子通过 P 通道进入神经导致囊泡释放[38-39]。SNARE 蛋白参与乙酰胆碱在活动区的停靠、融合与释放。钙离子仅需移动极短的距离（如几个原子半径）就可以与囊泡接触，并激活参与"停靠"过程的位于囊泡壁上的蛋白质（见"胞吐过程"部分）[39]。激活的蛋白质可以和神经膜相互作用形成裂孔，囊泡经由这个裂孔将乙酰胆碱释放放入突触间隙。采用荧光蛋白技术研究可观察到突触囊泡如何与释放点融合，释放其内容物，然后进行自我修补。某些囊泡在自我

修补前处于短暂的开放状态，并未完全塌陷入表膜（"亲吻和逃跑"）。其他囊泡则开放更久并可能不会完全塌陷（"补偿"）。还有一些囊泡在下一个刺激传导过来前一直完全关闭，处于未恢复状态（"搁浅"）[38-39]。

神经末梢的囊泡大多数是比较大的储备囊泡（VP1）。这些囊泡被许多蛋白质牢固地固定于细胞骨架结构上。这些蛋白质包括肌动蛋白、突触蛋白（肌动蛋白结合蛋白）、突触结合蛋白以及血影蛋白[37-38]。储备囊泡可以在神经高强度工作（例如高频率长时间刺激神经）时，从细胞骨架结构移动到释放去顶替那些已破碎的囊泡或参与传递。在这种紧张的情况下，钙离子可以较一般状态下更深地渗透到神经内部，或通过 L 通道内流并激活钙依赖性酶，破坏连接囊泡与细胞骨架结构的突触蛋白，使囊泡移动到释放点。重复刺激需要神经末梢不断补充充满神经递质的囊泡，该过程称为动员。这个词通常指维持神经末梢释放神经递质能力的所有步骤的综合，包括胆碱的获取、乙酸的合成，以及囊泡向释放点的移动。其限速环节可能是胆碱的摄取过程和胆碱乙酰转移酶（合成乙酰胆碱的酶）的活性[15, 29]。

胞吐过程

突触囊泡池中组装的囊泡可直接释放。在动作电位产生和钙内流的过程中，神经递质被释放出来。有关囊泡释放内容物的潜在工作机制的研究取得了一些进展，该过程被称为"胞吐作用"。SNARE 包括（图 12.3A）突触–囊泡蛋白（小突触小泡蛋白）、质膜相关蛋白（突触融合蛋白）以及 25 kd 突触体相关蛋白（synaptosome-associated protein of 25-kd，SNAP-25）[38-39]。目前蛋白质介导的胞吐过程中的膜融合模型如下：当产生动作电位出现钙离子内流时，突触蛋白发生磷酸化，使突触囊泡从其所连接的细胞骨架中游离出来。突触融合蛋白和 SNAP-25 是固定在细胞膜上的复合体。囊泡膜上的小突触小泡蛋白与突触融合蛋白和 SNAP-25 复合体初次接触后组成一个三联体。作为钙离子感受器，突触结合蛋白位于囊泡膜上，能将突触囊泡固定于富含钙通道的突触区域，使其处于稳定的停靠状态[38]。上述三联体促使囊泡靠近下方的神经末梢细胞膜（即活动区）并处于释放就绪状态（图 12.3B）。这种释放位点、钙通道和突触囊泡的紧密接近，以及钙离子感受器的参与，导致在刺激的同时新

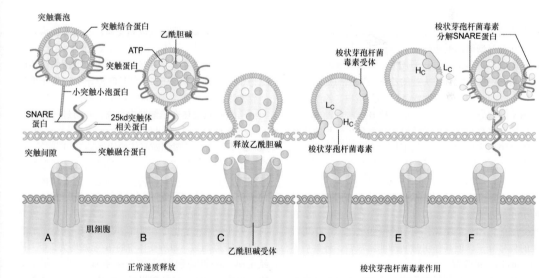

图 12.3 蛋白质介导的膜融合及胞吐过程示意图。（A）乙酰胆碱从囊泡中释放是由 SNARE 蛋白介导。突触结合蛋白是神经钙离子受体，可感受到钙离子内流；小突触小泡蛋白，即囊泡相关蛋白（VAMP），是囊泡上的丝状蛋白。（B）在去极化和钙离子内流时，突触蛋白也出现在囊泡膜上。囊泡上的小突触小泡蛋白解折叠，并与神经末梢膜上的突触融合蛋白及 25 kd 大小的突触体相关蛋白复合物形成三联体复合物。（C）上述三联体复合物的形成促使囊泡在活化区内紧贴神经膜并释放其内容物乙酰胆碱。融合过程完结，囊泡再循环。（D）梭状芽孢杆菌毒素——肉毒杆菌毒素通过抑制乙酰胆碱的释放导致肌肉麻痹。梭状芽孢杆菌毒素由轻链（Lc）和重链（Hc）组成。中毒的第一阶段是毒素和一种迄今尚未明确的受体相互作用。（E）随后是囊泡内毒素的细胞内化及囊泡释放轻链。（F）依据毒素的类型，释放的 Lc 可分解不同的 SNARE 蛋白，进而阻止融合复合物的形成，最终阻断乙酰胆碱的释放。ATP，腺苷三磷酸；SNAP-25，25 kd 突触体相关蛋白

递质暴发性释放（图 12.3C）[37-40]。囊泡释放其部分或全部内容物，有些内容物可以再回收形成新的囊泡，如前所述（"亲吻和逃跑""补偿""搁浅"）[37-40]。

肉毒杆菌神经毒素可选择性地降解一种或全部 SNARE 蛋白，进而阻断囊泡的胞吐作用[41-42]，最终导致肌无力或麻痹。该毒素能够产生部分或完全的化学性去神经效应。肉毒杆菌毒素已用于治疗许多神经性疾病或外科疾病的强直或痉挛症状，并用于多汗症、去皱美容[43-44]。肉毒杆菌毒素由重链、轻链蛋白两部分组成（图 12.3D 和 E）。重链作用于一种位于胞膜上、被称为多聚唾液酸神经节苷的脂质分子，并与囊泡上的突触结合蛋白相互作用，从而进入囊泡。一旦进入囊泡内，轻链蛋白就会通过抑制 SNARE 蛋白功能，使神经肌肉传递失活（图 12.3F）。有报道称，加拿大和美国梭菌感染的发病率增加，其中肉毒梭状芽孢杆菌感染在外伤、药物滥用者和肌肉骨骼移植后的患者中尤为常见[6-7]。因此，梭菌感染后可能发生全身肌肉麻痹。而用于治疗的局部注射通常导致局部麻痹，尽管全身效应亦有报道[7, 45]。

乙酰胆碱酯酶

乙酰胆碱从神经释放后在突触间隙中扩散，与终板上的烟碱乙酰胆碱受体结合，引发肌肉收缩。那些没有立即与烟碱乙酰胆碱受体反应，或与受体结合后又释放的乙酰胆碱递质分子几乎立即被突触间隙中的乙酰胆碱酯酶降解。接头处的乙酰胆碱酯酶是肌肉终板中合成的一种非对称性或 A12 构象蛋白。乙酰胆碱酯酶（酶的分类为 3.1.1.7）是一种 B 型羧酸酯酶。接头外区域也存在低浓度的乙酰胆碱酯酶。这种酶由肌组织分泌出来后通过胶原的细柄附着于肌细胞的基底膜上[15, 37]。大多数神经释放的乙酰胆碱分子在接触接头后受体前都要从这些酶中间经过，而当乙酰胆碱从受体上解离出来后，都不可避免地会遭遇乙酰胆碱酯酶并被其降解。正常情况下，一个乙酰胆碱分子在被降解前只和一个受体作用。乙酰胆碱是一个作用强大的信号分子，但其作用时间却非常短暂，释放后不到 1 ms 就会被降解。

某些先天性和获得性疾病与乙酰胆碱酯酶活性的改变有关。先天性乙酰胆碱酯酶缺如（基因敲除小鼠）可导致运动神经系统的功能紊乱以及神经终末支的缺陷[46]。有研究报道，因先天性乙酰胆碱酯酶功能异常所致的多种综合征可以导致神经肌肉功能紊乱，其症状和体征类似于重症肌无力或肌无力综合征[27, 47]。去神经化能降低接头及接头外的乙酰胆碱酯酶浓度[37]。

其他胆碱酯酶相关的获得性疾病则与乙酰胆碱酯酶的慢性抑制有关。有机磷杀虫剂、神经毒气（如沙林）以及为预防神经气体中毒而进行的长期溴吡斯的明治疗都可以引起慢性乙酰胆碱酯酶抑制[48-49]。胆碱酯酶长期受抑制的症状从乏力到肌无力均可出现，这表明乙酰胆碱酯酶对正常和非正常神经肌肉功能的重要性。最近采用啮齿类动物的研究证实，长期溴吡斯的明治疗相关的肌无力与乙酰胆碱受体的下调和受体非依赖性因素有关[50]。

接头后乙酰胆碱受体

乙酰胆碱受体在多种种属中具有相似性，其在 Torpedo 电鳐上的大量分布极大地方便了这一领域的研究工作。通过获取人类及其他种属乙酰胆碱受体的 mRNA 和 DNA，研究者可以在人工系统（例如蛙卵细胞和不表达该受体的哺乳动物细胞，如 COS 或成纤维细胞）中研究该受体。研究者也可用分子生物技术使乙酰胆碱受体发生变异来模拟病理状态，从而研究在这种人工环境中该受体的功能。通过这些技术以及相关的科技手段，对乙酰胆碱受体的合成、组成和生物学功能以及乙酰胆碱受体的生理学和药理学作用机制已经有了深入的了解[51-53]。接头后烟碱受体有三种类型，一种是接头受体或成熟受体，一种是接头外或未成熟（胎儿型）受体，还有最近发现的神经元 α_7 受体[2, 16, 18]（见"接头前和接头后烟碱乙酰胆碱受体的生物学"部分）。在关于神经肌肉传导中受体作用的一般性讨论中，受体亚型间的差异可忽略。

乙酰胆碱受体在肌细胞内合成，并通过一种特殊的被称作 rapsyn 的 43 kd 的缔合蛋白镶嵌于终板膜上。这种胞质蛋白与乙酰胆碱受体的比例是 1：1[16-19]。该受体由 5 个亚基构成，这 5 个亚基排列成一桶形的圆柱结构，中间围成的孔作为离子通道（主要结构如图 12.4 所示）。受体蛋白的分子量约为 250 kd。成熟受体由 α_1 亚基、β_1 亚基、δ 亚基和 ε 亚基组成。未成熟的接头外受体或胎儿受体则由 α_1 亚基、β_1 亚基、δ 亚基和 γ 亚基组成。每种受体中的 α 亚基均为 2 个。神经元 α_7 乙酰胆碱受体包括 5 个 α_7 亚基[16, 18]。每个亚基由 400 ～ 500 个氨基酸组成。受体蛋白复合物贯穿细胞膜，向外突出于细胞膜外表面，向内深入到细胞质。每个受体的 α_1 亚基或 α_7 亚基上都有乙酰胆碱的结合位点，位于 α 亚基蛋白的细胞外基质上，而且这些位点是受体激动剂及拮抗剂的竞争目标，激动剂和拮抗剂被吸引至此，其中的一个会占据这个位点，该位点距离半胱氨酸残基（α 链特有）很近，在 α

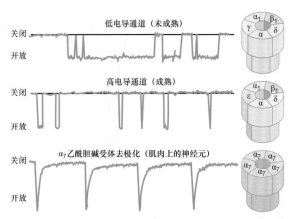

图 12.4　乙酰胆碱受体通道（右）及受体通道开放时的细胞膜片钳电流示意图（左）。成熟受体又称接头受体，由两个 α_1 亚基及一个 β_1 亚基、一个 δ 亚基和一个 ε 亚基组成。未成熟受体，又称接头外受体或胎儿型受体，则由两个 α_1 亚基及一个 β_1 亚基、一个 δ 亚基和一个 γ 亚基组成。因此后者又称为 γ 亚基受体。最近，在肌肉中还发现了一种由五个 α_7 亚基组成的神经元受体。这些亚基围绕在阳离子通道周围。包含 γ 亚基的未成熟受体通道开放时间较长但通道电流幅度低。而包含 ε 亚基的成熟受体去极化状态下通道开放时间短且电流幅度大。ε 亚基取代 γ 亚基可使门控通道转变为开放快、高电导的通道类型。正如所料，乙酰胆碱作用于 α_7 乙酰胆碱受体可产生快速的迅速衰减的内向电流。这些去极化事件对毒蕈碱乙酰胆碱受体拮抗剂阿托品治疗不敏感，但是对能够阻断电流的 α 银环蛇毒素和肌松药敏感。肌松药对这三个亚型的亲和力可能不同，α_7 乙酰胆碱受体是最不容易被阻断的

亚基的 192 ～ 193 位氨基酸处[16-18]。对眼镜蛇中提取的 α 银环蛇毒素进行放射标记，用于受体的定量分析和荧光染色，发现标记物连接于 α 亚基 185 ～ 199 位的肽位点处[54]。最初被描述为乙酰胆碱受体诱发活动（AChR-inducing activity，ARIA）的运动神经元生成的神经调节蛋白 -1β（NRβ -1），通过激活 ErbB 受体诱导亚突触肌细胞核中的 AChR 基因转录[16-19]。

突触后受体的合成与稳定

肌组织从中胚层分化而来，最初表现为肌原细胞。肌原细胞相互融合形成肌管，所以每个肌管都有很多核。当肌管成熟后，肌小节就形成了，后者是肌肉收缩的主要元素，主要由肌动蛋白和肌球蛋白组成[55]。β 整联蛋白对肌原细胞的融合和肌节的形成十分重要[55]。运动神经元轴突会很快地长入正在生长的肌肉组织，而且这些轴突带来的神经源性信号（即生长因子），包括突触蛋白聚糖和神经调节蛋白（NRβ -1、NRβ -2），在肌管成熟变为肌组织的过程中发挥重要作用[19]。突触蛋白聚糖是一种来源于神经组织的蛋白质，可以通过激活肌肉特异性酪氨酸激酶（muscle-specific tyrosine kinase，MuSK）来刺激突触后分化，MuSK 是一种选择性表达于肌组织的酪氨酸激酶。当突触蛋白聚糖释出信号时，原本在肌膜上散在分布的乙酰胆碱受体就会立即在神经下方聚集

成簇。突触蛋白聚糖以及其他生长因子（神经调节蛋白等）也会引发其他重要的肌源性蛋白成簇分布，包括 MuSK、缔合蛋白及 ErbB 蛋白。上述蛋白是接头部位乙酰胆碱受体成熟及保持稳定不可缺少的物质。除了对突触后分化有影响外，突触蛋白聚糖和 MuSK 对突触前分化也有影响。突触蛋白聚糖和 MuSK 诱导逆行性信号，这些信号指导神经元轴突的向外生长和终末分化[19]。目前对神经肌肉接头的突触前的理解远没有对突触后深刻。在出生前和出生后不久，未成熟的含有 γ 亚基的乙酰胆碱受体即被成熟的包含 ε 亚基的受体取代。虽然上述机制还未清楚，但是一种与 ErbB 受体相连接的神经调节蛋白 NRβ -1（也叫作 ARIA）似乎起着一定作用[19, 56]。

神经传导的电生理基础

图 12.5 显示了在终板受体上乙酰胆碱作用所引起的经典去极化活动。正常情况下，通道的裂孔被一些类似圆柱状的物质（即亚基）封住。当激活剂占据两个 α 亚基位点时，蛋白分子就会发生构象变化，即沿着受体中心轴扭转运动，导致受体中心通道开放，进而离子顺着浓度梯度流动。中心通道开放时，胞外钠离子和钙离子发生内流，钾离子外流。这一通道的大小足以通过许多无机阳离子以及一些电中性分子，但其排斥阴离子（如氯离子）。离子运动变化使邻近

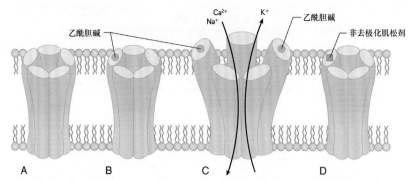

图 12.5 乙酰胆碱或非去极化肌松药对终板受体的作用。(A) 离子通道处于失活状态，乙酰胆碱缺失则通道不开放。(B) 即使一个乙酰胆碱分子（实心圆）结合了受体上两个结合位点中的一个，通道也无法开放。(C) 乙酰胆碱同时与两个 α 亚基的识别位点结合后（实心圆），通道构象改变，通道开放，允许阳离子跨膜通过。(D) 拮抗剂（如非去极化肌松药）的作用（实心方形）。乙酰胆碱与非去极化肌松药竞争受体识别位点的同时，也与乙酰胆碱酯酶作用。可通过抑制乙酰胆碱酯酶的活性来延长乙酰胆碱的寿命及其与受体作用的概率。当两个受体识别位点中的一个被非去极化肌松药占据时，即使另一个识别位点与乙酰胆碱结合，受体也不会开放。Ca^{2+}，钙离子；K^+，钾离子；Na，钠离子

的细胞膜去极化。电流诱发去极化，产生终板电位，使肌肉收缩。同时，向下（即去极化）的电流可被先前描述过的膜片钳电生理技术记录下来（图 12.4）。

一个或者两个激动剂分子从受体上解离下来后，启动离子通道的机械性反向别构（如前所述），离子通道关闭，冲动停止。激活、开放状态下，通过每个开放通道的电流很小，仅数毫安（大约每毫秒 10^4 个离子）。然而，神经释放一次乙酰胆碱通常会同时开放 500 000 个通道，其电流总和足以使终板去极化并引起肌肉收缩。一个通道开放可将神经传来的化学信号转变为电流，形成终板电位，最终引起肌肉收缩。习惯上认为终板电位是分级的，并且可受药物的影响，导致波幅降低、时间延长，但实际上终板电位是无数离子通道同时开放时发生的很多"全或无"事件的总和，药物正是影响这些很小的事件。

如果没有与两个激动剂分子（如乙酰胆碱）结合，受体则处于关闭状态。受体的两个 α 亚基必须同时被激动剂占领，如果只有一个被占领，通道仍是关闭的（图 12.5），这是拮抗剂阻止去极化的基础。非去极化肌松药就是通过结合一个或两个 α 亚基阻止乙酰胆碱与其结合，从而阻止通道的开放。激动剂与拮抗剂相互竞争的结果是传导还是阻断，主要依赖于药物的相对浓度和结合特点（见"药物对突触后受体的作用"部分）。

单个通道也可出现多种构象变化[17, 57]。其可呈现开放或关闭状态，从而影响总体的跨膜电流。但是其功能却不限于此。与正常相比，单个通道单次开放或关闭的时间可长可短，可快可慢，还可出现短暂开放或重复开放（即 flickering），或单次允许通过的离子较平常多或者少。其功能受药物、膜流动性的变化、温度、环境中电解质平衡的改变以及其他物理和化学因素的影响[38-39]。受体通道是一动态结构，与药物相互作用后变化很大，电流通过可发生不同改变。所有这些对通道活性的影响最终都反映在神经肌肉传导及肌肉收缩的强弱上。

药物对突触后受体的作用

非去极化肌松药的经典作用

神经动作电位释放的乙酰胆碱与烟碱乙酰胆碱受体结合产生神经传导作用。所有的非去极化肌松药通过竞争性损害或阻止乙酰胆碱与其受体的结合来减弱或阻断神经传导，其最终结果（阻断或传导）取决于药物相对浓度及对乙酰胆碱受体的相对亲和力。图 12.5 所示为受体系统暴露于乙酰胆碱和非去极化肌松药的情形。一个受体与两分子乙酰胆碱结合，离子通道开放，此处的离子流引起该节段膜去极化；另一个受体与一分子非去极化肌松药结合，即使另一位点被一分子乙酰胆碱占据，离子通道还是处于关闭状态，无离子流产生。第三个受体上的一个 α 亚基与乙酰胆碱结合而另一个不与任何分子结合。可能出现的效应取决于受体上结合的分子，如果是乙酰胆碱，通道将开放，膜去极化；如果是非去极化肌松药，通道则处于关闭状态，膜也不会去极化。如一个或两个非去极化肌松药与受体结合，这时受体对激动剂无反应，亦无电

流产生。在中等浓度非去极化肌松药作用下，任何通过整个终板的电流都会衰减，产生较小的终板电位，如持续时间较长，将会产生神经传导阻滞或神经肌肉麻痹。

正常情况下，乙酰胆碱酯酶会分解乙酰胆碱，并使乙酰胆碱从受体的竞争位置上移除，这样非去极化肌松药就更易于抑制传导功能。但给予胆碱酯酶抑制剂（如新斯的明）后，胆碱酯酶无法分解乙酰胆碱。突触间隙的激动剂会保持较高浓度，此种高浓度可使非去极化肌松药与乙酰胆碱之间的竞争更倾向于乙酰胆碱，即使周围环境中存在非去极化肌松药，受体与两个乙酰胆碱分子结合的概率还是大大增加。胆碱酯酶抑制剂正是通过这种机制来逆转非去极化肌松药的肌松作用。离子通道只有在乙酰胆碱与两个识别位点都结合后才开放，但一个分子的受体拮抗剂即足以阻止受体的去极化作用，这使受体激动剂与拮抗剂之间的竞争更有利于受体拮抗剂（舒张）。精确地讲，如果非去极化肌松药的浓度加倍，则乙酰胆碱的浓度必须是原来的 4 倍才能够与非去极化肌松药相竞争。高浓度的肌松药（受体拮抗剂）产生的肌松作用比低浓度的肌松药产生的肌松作用更难于用胆碱酯酶抑制剂逆转。大剂量使用非去极化肌松药后，只有当接头周围肌松药通过再分布或清除等作用降到较低浓度后，胆碱酯酶抑制剂才能起作用，这是建议不要过早（即在深度阻滞时）使用抗胆碱酯酶的分子基础。与用胆碱酯酶抑制剂逆转肌松的情况相反，对任何浓度的甾体化合物（如维库溴铵和罗库溴铵），环糊精类都会起作用。在这一机制下，只要用量足够大，环糊精（如舒更葡糖）可以逆转任何水平的神经肌肉阻断。

去极化肌松药的经典作用

去极化肌松药（如琥珀胆碱、十烃季铵）最初模拟了乙酰胆碱的作用并因此被视为激动剂，事实上，其在刺激开始后表现为神经传导的阻断作用。琥珀胆碱在结构上与天然配体乙酰胆碱相似，由两个乙酰胆碱分子结合而成，因此其可以模拟乙酰胆碱的作用毫不奇怪。

琥珀胆碱或十烃季铵可与受体结合，开放离子通道，产生电流，使终板去极化。与乙酰胆碱相似，这些激动剂结合通道的时间短暂，单次离子通道开放时间较短，只有 1 ms 或更短。然而由于胆碱酯酶对乙酰胆碱的快速降解作用，突触后膜对乙酰胆碱的反应在数毫秒内结束，终板在其他神经刺激到来之前已恢复至静息状态。与此相反，去极化肌松药对肌肉呈特征性的双相作用，即开始时收缩，随后是持续数分钟甚至数小时的松弛作用。去极化肌松药对胆碱酯酶的

水解作用不敏感，因此只有当该药物在血浆中被清除后，才会开始从接头间隙清除。药物作用的时间主要取决于该药从体内清除的时间。去极化肌松药的整体清除也非常缓慢，尤其是对于胆碱酯酶异常的患者。由于突触间隙的肌松药分子不能被很快清除，故与乙酰胆碱相比，即使血浆胆碱酯酶正常，其也与受体反复作用，几乎是从一受体解离后立即作用于另一受体，使终板反复去极化，通道重复开放。胆碱酯酶缺乏患者的琥珀胆碱效应详见第 27 章。

由于终板被去极化肌松药持续去极化，肌肉迅速由收缩状态转化为松弛状态。肌膜终板边缘的平行位置存在不同的离子通道，即一对化学物质无反应，但在跨膜电压变化时开放的钠通道。与 AChR 相似，该钠通道也是一种钠离子可通过的圆柱形跨膜蛋白。其由两部分组成[58]，如同两个闸门控制钠离子通过。钠离子必须在两个闸门同时开放时才能通过，任何一个关闭将切断电流。两个闸门相继开放，因此该种钠通道有三种功能状态，并可逐渐从一种状态转变为另一种状态（图 12.6）。整个过程如果是由乙酰胆碱引起，则时间很短[58]。去极化肌松药导致的最初反应类似于乙酰胆碱，但由于肌松药不能被迅速水解，终板的去极化作用时间较长。

去极化肌松药引起的终板去极化开始时，引起邻近钠通道的电压闸门开放，产生沿肌肉传导的去极化波，并引起一次肌肉收缩。在电压依赖性闸门开放不久，时间依赖性非激活闸门关闭。肌松药在突触间隙不能被清除，故终板持续去极化。与终板紧密相接的钠通道受终板去极化的影响，其电压依赖性闸门保持开放状态，时间依赖性闸门则处于关闭状态。因钠离子不能通过一个关闭的失活的闸门，故突触周围的肌膜不能去极化。突触旁区通过钠通道的离子流因非激活闸门关闭而停止时，下游通道（突触旁区外）就不受去极化影响。实际上，接头旁区域成为一个缓冲带，可以保护其余肌肉不受终板影响。因此，肌膜被分为三个区：①终板，可被琥珀胆碱去极化；②接头

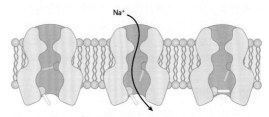

图 12.6　钠（Na⁺）通道示意图。棒型图示代表充当闸门作用的分子部分，上面的棒型图示是电压依赖性的，下面的则是时间依赖性的。图左侧代表静息状态。一旦电压变化激活通道，分子及闸门即产生如图所示（从左到右）的变化。详见正文

旁肌膜，此处钠通道被定格于失活状态；③其余肌膜，钠通道处于静息状态。因为神经脉冲分泌的乙酰胆碱不能激活接头周边的钠通道，神经肌肉传导被阻断，此现象也称为"适应"。在"适应"过程中，当突触处于对神经（递质）无反应的状态时，直接电刺激肌肉也可产生肌肉收缩，原因是肌肉接头周围区域钠通道处于静息可兴奋状态。

眼外肌为张力性肌肉，受多种神经支配，且其大多数肌膜表面具有化学兴奋性[20-23]。尽管眼外肌由多种神经支配，但其同时表达成熟受体和未成熟受体[20, 22]。其不存在"适应"现象。应用琥珀胆碱后，肌肉可处于一种持续收缩状态。此张力将眼球向眼眶压迫，这也部分解释了去极化肌松药导致眼压升高的原因。还有证据表明，眼外肌中含有某种特殊类型的受体，在乙酰胆碱或其他激动剂持续存在时不发生脱敏变化（下文讨论）[21, 23]。单次剂量的琥珀胆碱可引起眼外肌收缩数分钟[23]。是乙酰胆碱受体的未成熟的 γ 亚基还是 α7 亚基在抵抗眼外肌脱敏中起作用，目前还不得而知。

神经肌肉药物的非经典及非竞争性作用

某些药物可与受体相互作用，通过直接作用或通过脂质环境改变神经肌肉传递功能（框 12.1）。这些药物与神经肌肉受体作用，改变或削弱其传导功能，但并不作用于乙酰胆碱的识别位点。这些药物可使受体的动力学特性发生药物诱导性变化，被修饰的通道变得不活泼而不再快速开闭。通道开放变得更加缓慢、开放时间更长，或关闭缓慢且经历多个步骤，或两者并存。离子通道的此种效应可引起离子流相应的变化及终板电位的变形。临床效果依赖于这些分子事件。例如普鲁卡因、氯胺酮、吸入麻醉药，或其他溶解于膜脂的药物可改变离子通道的开闭特性[57, 59]。如果通道开放被阻止，传导功能就被削弱。但如果通道关闭受阻或减慢，传导功能可能会加强。这些药物不符合经典模型。其削弱的神经传导功能不能通过胆碱酯酶抑制剂增加接头周围乙酰胆碱的浓度来拮抗。这些药物与两种重要的临床反应——受体脱敏和通道阻断有关。前者发生于受体分子，而后者发生于离子通道。

脱敏阻断

乙酰胆碱受体因其周围脂质的灵活性和流动性，可以存在多种构象[57-61]。由于静息受体未与激动剂结合，通道处于关闭状态。第二种状态是当两分子激动

框 12.1	能够引起或促进烟碱胆碱受体脱敏的药物

挥发性麻醉药
  氟烷
  七氟烷
  异氟烷
抗生素
  多黏菌素 B
可卡因
醇类
  乙醇
  丁醇
  丙醇
  辛醇
巴比妥盐类
  硫喷妥钠
  戊巴比妥
激动剂
  乙酰胆碱
  十烃季铵
  卡巴胆碱
  琥珀胆碱
乙酰胆碱酯酶抑制剂
  新斯的明
  溴吡斯的明
  二氟磷酸酯（DFP）
  依酚氯铵
局麻药
  辛可卡因
  利多卡因
  丙胺卡因
  依替卡因
酚噻嗪类
  氯丙嗪
  三氟拉嗪
  丙氯拉嗪
苯环利定
钙通道阻滞剂
  维拉帕米

剂同时结合于受体 α 亚基，受体发生构象变化，通道开放，允许离子通过。这些反应是神经肌肉正常传递的基础。然而，也有一些受体与激动剂结合后不发生通道开放的构象变化。此状态称为脱敏（即对激动剂的通道开放作用不敏感）。这些受体与激动剂结合得异常紧密，但此种结合不会导致通道开放。目前，这种脱敏作用发生的机制不明。受体大分子重量是大多数药物及气体重量的 1000 倍，其可为小分子提供许多作用位点。受体蛋白和脂质界面提供了其他潜在的反应点。已知受体蛋白有几种不同构象，乙酰胆碱不能使它们中任意一种的离子通道开放，因此均属于脱敏构象。一些证据表明，脱敏作用伴随受体蛋白的酪氨酸磷酸化[61-62]。

尽管激动剂（如琥珀胆碱）可诱导脱敏，但无论

激动剂存在与否，受体一直处于静息和脱敏之间的转换状态。激动剂可加速受体向脱敏状态转换，或由于其与脱敏受体紧密结合，使受体处于脱敏状态。非去极化肌松药也能与脱敏受体紧密结合，使受体处于脱敏状态。但非去极化肌松药并不是通过与乙酰胆碱竞争受体来发挥这种作用。如果乙酰胆碱促进受体向脱敏状态转变，乙酰胆碱可能会增强拮抗剂的作用。脱敏作用会造成对所得数据的误解。表面上看似正常，但受体对激动剂或拮抗剂的反应已经改变。在应用激动剂后，受体会在数毫秒内发生变化。这可解释为什么应用琥珀胆碱后受体对非去极化肌松药的敏感性会增加。脱敏阻断现象也是Ⅱ相阻滞现象的一部分，即长期使用去极化肌松药后的Ⅱ相阻滞现象（见"Ⅱ相阻滞"部分）。通常Ⅱ相阻滞被认为是一种脱敏阻断现象，然而实际并非如此，因为受体脱敏只是导致Ⅱ相阻滞的许多现象中的一个。

麻醉科医师使用的许多其他药物也能使受体由正常状态转为脱敏状态[58-60]。其中一些药物（框 12.1）可通过降低神经肌肉接头处的安全范围，或者增加非去极化肌松药阻断传导的能力来削弱神经传导功能。此作用与经典的竞争性乙酰胆碱抑制机制不同。脱敏受体的存在表明可用于传导跨膜电流的受体通道较正常少。脱敏受体的产生削弱了神经肌肉的传递效能。如果有较多受体脱敏，剩余的正常受体将不足以使运动终板去极化，神经肌肉的传递将不会发生。即使只有一部分受体脱敏，神经肌肉的传递功能也会受损，机体对传统拮抗剂（如筒箭毒碱或泮库溴铵）会更敏感。

通道阻断

局麻药或钙通道阻滞剂可以阻断钠通道或钙通道，进而阻断钠离子或钙离子流动，因此被称为通道阻断药。同样，临床上应用多种不同浓度的药物都可阻断乙酰胆碱受体的离子流，这是导致受体产生一些特殊现象和药物相互作用的原因。通道阻断有两种类型：开放性通道阻断和闭合性通道阻断[60, 63-64]。在闭合性通道阻断中，某些特定药物占据通道的入口，阻止能够使终板去极化的离子流通过。此过程甚至可以在通道关闭的情况下发生。在开放性通道阻断中，药物分子进入被乙酰胆碱激活后开放的通道中，但并不一定贯穿整个通道。开放性通道阻断是一种功能依赖性阻断，这意味着只有在通道开放时药物分子才可以进入通道中。在开放性和闭合性通道阻断中，正常通过受体的离子流减少，从而导致终板去极化受阻，神经肌肉传递功能被阻断或削弱。然而，由于此作用并

非发生于乙酰胆碱识别位点，故不是乙酰胆碱的竞争性拮抗作用，也不能够通过可增加乙酰胆碱浓度的胆碱酯酶抑制剂缓解症状。增加乙酰胆碱浓度可使通道开放频率增加，因此对功能依赖性阻断剂更加敏感。有证据表明，新斯的明和相关的胆碱酯酶抑制剂可用作通道阻断药[17, 63]。

通道阻断在某些药物（如抗生素、可卡因、奎尼丁、罗哌卡因、三环类抗抑郁药、纳曲酮、纳洛酮和精神毒性药物等）所致的神经肌肉功能改变方面起重要作用。相比之下，肌松药可与乙酰胆碱识别位点相结合并占据该通道。泮库溴铵优先与此识别位点结合。加拉碘铵（临床已经不再使用）在两位点（通道阻断位点和乙酰胆碱阻断位点）的作用相似（戈拉碘铵是由瑞士出生的意大利药理学家 Daniel Bovet 合成。其因在心血管领域及神经肌肉药理学领域的突出贡献，于 1957 年获得生理学或医学诺贝尔奖）。筒箭毒碱是第一种应用于临床的非去极化肌松药，作用居中，临床上低剂量时产生最轻微的传导阻断作用，该药物实质上是识别位点的纯粹拮抗剂；大剂量时，其可进入并阻断通道。十烃季铵和琥珀胆碱作为激动剂可使通道开放，作为小分子，其可进入通道并将其阻断。十烃季铵和其他一些细长型分子可以贯穿整个开放的通道，并进入肌细胞的细胞质。在重症监护治疗病房中长期使用非去极化肌松药是否会导致其占据离子通道甚至进入胞质，目前仍不清楚。

Ⅱ相阻滞

Ⅱ相阻滞是一复杂现象，是肌肉长时间暴露于去极化肌松药时发生的典型消退。这种衰减现象可能是由于琥珀胆碱与特殊的神经元（接头前）乙酰胆碱受体相互作用并产生去极化效果引起的。此时，这些接头前受体被高于通常浓度的琥珀胆碱所阻断。这种由琥珀胆碱引起的衰减至少部分依赖于与胆碱能传递相关的突触前相互作用，这对神经递质动员和释放具有重要意义。然而，重复性神经刺激在肌肉中产生的衰减也可以归咎于接头后乙酰胆碱受体的阻断[65]。

导致Ⅱ相阻滞的原因很多。通道的反复开放导致持续性钾离子外流及钠离子内流，致使膜内外电解质失衡，接头处膜功能遭到破坏。钙离子通过开放性通道进入肌组织，使受体及亚终板结构破裂。随着胞内钠离子增多，膜上钠钾 ATP 酶泵活动增强，将细胞内的钠泵出，细胞外的钾泵入，使膜内外离子恢复平衡，膜电位趋于正常。只要去极化药物存在，受体通道就保持开放状态，从而保证频繁的离子流[66]。

多种因素可影响 Ⅱ 相阻滞进程，包括药物暴露时间、使用药物的种类和浓度及肌肉的类型（即快纤维或慢纤维）。麻醉药物之间以及麻醉药和其他药物之间的相互作用也影响此过程。上述药物均可能具有接头前膜效应，即影响神经递质的释放和运动。诸多因素影响神经肌肉传递，因此 Ⅱ 相阻滞是一个复杂且不断变化的现象。很难预测胆碱酯酶抑制剂逆转去极化肌松药导致的 Ⅱ 相阻滞的效果。因此，尽管可用四个成串刺激或肌强直反应来预测非去极化肌松药的阻断程度，仍建议最好不用胆碱酯酶抑制剂逆转 Ⅱ 相阻滞。

接头前和接头后烟碱乙酰胆碱受体的生物学

肌接头后传统的乙酰胆碱受体和神经乙酰胆碱受体的比较

目前已知的接头后乙酰胆碱受体有三种类型。存在于受神经支配的成人神经肌肉接头的乙酰胆碱受体异构体被称为成人受体、成熟受体或接头受体；另一种异构体发现于 40 年前，肌力减弱时才表达，通常见于胎儿未形成神经支配前，或见于化学或物理因素引起制动后，或出现于上下运动神经元损伤、烧伤、脓毒症后，或导致肌蛋白分解的其他原因（包括脓毒症或全身感染）后[1-3]。与成熟受体或接头受体相反，该异构体称为未成熟受体、接头外受体或胎儿型乙酰胆碱受体。有证据表明，在营养不良状态下肌蛋白分解和消耗时并未见到未成熟受体[67]。基因突变可导致成熟异构体数量的变化，从而引起蛋白质结构亚基的改变。乙酰胆碱受体数量的改变还能引起神经传递的异常（如慢通道及快通道综合征）[27, 47]，由此引起对肌松药反应的异常。

在分子水平，成熟或未成熟受体均由五个亚基组成（图 12.4）[1-3]。成熟接头受体是由两个 α_1 亚基、一个 β_1 亚基、一个 δ 亚基，一个 ε 亚基组成。未成熟接头受体由两个 α_1 亚基、一个 β_1 亚基、一个 δ 亚基和一个 γ 亚基组成。也就是说，未成熟接头受体中 γ 亚基取代了 ε 亚基。γ 亚基与 ε 亚基在氨基酸的同源性上差异极小，但这些差异足以造成受体及其离子通道的生理和药理作用的差异。接头受体通常局限于肌膜的终板区域。未成熟受体或接头外受体可在肌膜的任何位置表达，但接头处表达最少[16]。在某些病理状态或其发展过程中，接头和接头外受体可共存于肌膜的接头周围区域（图 12.7）。

传统肌肉乙酰胆碱受体由 α_1、β_1、δ 及 ε / γ 亚基组成，如前所述。与传统的受体组成不同，新近在制动、脓毒症和去神经病变患者的骨骼肌里发现了乙酰胆碱受体的 α_7 亚基[68-69]。最近两项研究表明，在

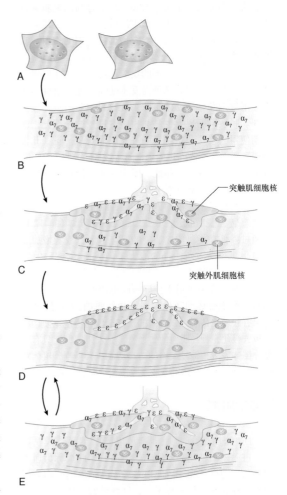

图 12.7　发育成熟的成人肌肉、去神经支配的肌肉或制动肌肉或者炎症引起的消耗性肌肉中乙酰胆碱受体的分布。（A 和 B）在胎儿早期，来自中胚层的单核肌细胞彼此融合形成多核肌管。在被神经支配前，含 γ 亚基的未成熟乙酰胆碱受体和含 α_7 亚基的神经元乙酰胆碱受体分布于整个肌膜。（C）当神经与肌肉接触后，受体在突触处聚集，部分突触外受体消失。（D）神经肌肉接头处含有 ε 亚基的受体取代含有 γ 亚基和 α_7 亚基的受体意味着神经肌肉接头的成熟。虽然成熟的肌细胞是多核的，但缺乏突触外乙酰胆碱受体。（E）即使不是解剖上的去神经支配（如烧伤、制动、长期肌松药治疗、脑卒中、脓毒症等），去神经或其他病理状态也可导致 γ 亚基乙酰胆碱受体的再表达，而且主要表达在接头外区。α_7 乙酰胆碱受体在接头处表达，更可能在接头外表达。如果肌肉制动、消耗状态或炎症能恢复正常，这种受体的改变是可逆的

脓毒症、烧伤和制动后，用蛋白质免疫印迹法、配体结合和基因技术测定，发现肌肉中乙酰胆碱受体 α_7 亚基蛋白的表达增加，在这期间没有发生明显的去神经支配[16, 70]。这些 α_7 亚基乙酰胆碱受体是同价同效基因（即由同样的亚基组成），排列成五聚体（图 12.4）。配体（药物）结合口袋被认为形成于 α_7 亚基装配界面的阴面和阳面。正像预期的那样，内源性激动剂乙酰胆碱结合到 α_7 乙酰胆碱受体上，五个亚基都有结合乙酰胆碱或琥珀胆碱分子的能力[18, 69]。其他激动剂（包括烟碱和胆碱）和拮抗剂（包括肌松药、眼镜蛇毒素和 α 银环蛇毒素）也与 α_7 乙酰胆碱受体结合[18, 69-72]。

与传统的乙酰胆碱受体（α_1、β_1、δ、ε/γ）或脑中神经元 α_7 乙酰胆碱受体相比，肌肉的 α_7 乙酰胆碱受体功能和药理学特性不同。作为乙酰胆碱（和琥珀胆碱）的前体和代谢产物，胆碱对传统的肌肉乙酰胆碱受体是弱激动剂，但对 α_7 乙酰胆碱受体而言是强效激动剂。也就是说，不能使传统乙酰胆碱受体通道开放的胆碱浓度却能够开放 α_7 乙酰胆碱受体通道[69]。此外，即使胆碱持续存在，α_7 乙酰胆碱受体也不发生脱敏[69]。因此，钾离子随着浓度梯度有更大的概率外流，从细胞内（浓度约为 145 mEq/L）流向细胞外间隙，包括血浆（浓度约为 4.5 mEq/L）。源自蜗牛的化学性 α 芋螺毒素 GI 特异性抑制肌肉中的传统乙酰胆碱受体（成熟和未成熟受体），而不抑制 α_7 乙酰胆碱受体。有证据表明 α_7 乙酰胆碱受体在非去极化肌松药抵抗中起着重要作用[73]。在该实验中，野生型小鼠被制动时可形成非去极化肌松药抵抗，而 α_7 乙酰胆碱受体基因敲除的小鼠在同样被制动的情况下不出现抵抗。神经组织中的 α_7 乙酰胆碱受体很容易对胆碱脱敏[69]，这一点不同于肌肉的 α_7 乙酰胆碱受体，后者对胆碱不脱敏。肌肉 α_7 乙酰胆碱受体对其激动剂的亲和力很低，包括泮库溴铵、罗库溴铵、阿曲库铵及 α 银环蛇毒素。上述药物需要较高浓度才可抑制激动剂诱发的离体 α_7 乙酰胆碱受体去极化，或在 α_7 乙酰胆碱受体上调时引起离体或在体的神经肌肉麻痹[69-72]。在传统的乙酰胆碱受体中，拮抗剂只结合一个 α_1 亚基就可以使受体钝化，因为乙酰胆碱激活乙酰胆碱受体需要结合两个 α_1 亚基。而对于 α_7 乙酰胆碱受体而言，即使三个亚基都与拮抗剂（例如肌松药）结合，其剩余的两个亚基仍能够结合激动剂而产生去极化。这种特性也可解释为什么 α_7 乙酰胆碱受体在病理状态中的肌肉和其他组织中表达时，对肌肉松弛剂有一定的抵抗[69-73]。

肌肉 α_7 乙酰胆碱受体的临床药理学特性尚未研究详尽，但其基本药理学作用为研究琥珀胆碱相关性高钾血症提供了一些线索。肌肉的化学或物理性去神经支配不仅导致乙酰胆碱受体数量上调及性质改变（ε 亚基→ γ 亚基），而且上调肌肉 α_7 乙酰胆碱受体表达的数量。琥珀胆碱作为一种合成的乙酰胆碱类似物，包含两个连接在一起的乙酰胆碱分子，能够使传统的乙酰胆碱受体和肌肉 α_7 乙酰胆碱受体发生去极化反应[72]。而且，琥珀胆碱的代谢物胆碱的弱脱敏作用可使 α_7 乙酰胆碱受体去极化。琥珀胆碱和胆碱对上调的 α_7 乙酰胆碱受体的去极化作用，能导致细胞内的钾持续流出和细胞外液剧增（包括血浆），从而引起高钾血症。接头和接头外表达的三种亚型数量及亚基组成上的差异也许可以解释临床观察到的肌松药反应异常，如非去极化肌松药抵抗及琥珀胆碱引起的高钾血症[2, 72-73]。

成熟神经肌肉接头的保持

与其他细胞不同，每个肌细胞都包含多个（通常是数百个）细胞核。每个细胞核均含有表达三种类型受体的基因。电活动、生长因子信号（如胰岛素、突触蛋白聚糖及神经调节蛋白）及神经支配与否等众多因素都控制着三种受体亚型的表达[19, 37]。在发育的胚胎中，随着神经肌肉接头的形成，可清楚地看到这些因素对受体表达的调控。在受到神经支配前，胎儿肌细胞只合成未成熟受体和 α_7 乙酰胆碱受体，这也是前者被称为胎儿型受体的原因。此合成过程几乎由细胞内所有的胞核调控，且受体在肌细胞胞膜各处均有表达（图 12.7）。随着胎儿的发育，肌肉开始由神经支配，肌细胞开始合成成熟受体。这些受体被特异性地植入发育中的（未来的）终板区域[14-19]。神经释放的许多生长因子可影响核附近的受体合成装置。首先，神经营养因子诱导亚突触核增加乙酰胆碱受体的合成。其次，神经产生的电活动使接头外区域的受体受到抑制（图 12.7B 和 C）。神经源性生长因子（包括突触蛋白聚糖及 ARIA/ 神经调节蛋白）使受体聚集于亚突触区域，并促使成熟受体迅速表达[19, 37]。众多研究证实，成熟受体的聚合、表达和稳定至少需要两种生长因子诱导，即突触蛋白聚糖和神经调节蛋白 / ARIA，可能还有降钙素基因相关肽[56, 74-75]。神经调节蛋白和突触蛋白聚糖也可以从肌肉中释放，但是肌源性突触蛋白聚糖在受体的聚集和成熟过程中不是那么重要。ARIA 在神经中合成，其在成熟囊泡排列和触发 γ 亚基转变为 ε 亚基时发挥作用[75]。所有这些生长因子与特定的胞膜和胞质受体蛋白相互作用后磷酸化，从而引起核（基因）转录系统的激活。突触蛋白聚糖通过 MuSK 发挥作用，而神经调节蛋白通过 ErbB 受体起作用（图 12.8）。这些受体调控着接头部位受体亚型转录的数量和质量。一旦转录开始，整个过程就非常稳定，接头处的细胞核会持续表达成熟受体。在某些病理状态诱导的胰岛素抵抗下，乙酰胆碱受体似乎可在接头区域外增殖。制动、烧伤及去神经支配状态下可以观察这类胰岛素抵抗（如生长因子信号减少）[75-78]。在这种情况下，不仅所有的乙酰胆碱受体出现上调，未成熟受体和 α₇ 乙酰胆碱受体亚型也出现从头合成及上调（图 12.7D）[1-3]。这种上调可能与缺乏聚集蛋白和神经调节蛋白的生长因子作用有关，后者通过与胰岛素相同的下游蛋白（如磷酸肌醇 3 激酶）进行信号传递[56, 76-79]。因此突触蛋白聚糖和神经调节蛋白信号可对正常神经肌肉接头处的未成熟乙酰胆碱受体及 α₇ 乙酰胆碱受体的抑制起着十分重要的作用。

胎儿期，在神经支配前，肌细胞膜各处都有乙酰胆碱受体存在。神经支配后，乙酰胆碱受体越来越多地向突触后膜集中。胎儿出生时受体几乎在突触以外的区域消失。神经支配的过程在胎儿期进展相对较缓慢，在婴儿期和童年早期才成熟[14-19]。随着年龄增长，未成熟受体密度逐渐下降，且在肌肉外周部位消

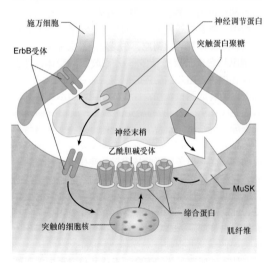

图 12.8　神经肌肉接头成熟过程中，突触蛋白聚糖和乙酰胆碱受体诱发的 ARIA/ 神经调节蛋白依赖性事件。肌肉中的神经建立后，突触蛋白聚糖和神经调节蛋白等生长因子被释放，神经调节蛋白信号对施万细胞的存活很重要，而施万细胞对轴突的支持又是非常重要的。突触蛋白聚糖与其受体 MuSK 相互作用可增加突触蛋白（包括乙酰胆碱受体、缔合蛋白和 ErbB 受体）的聚集。ARIA/ 神经调节蛋白在含有 γ 亚基的未成熟受体转换为含有 ε 亚基的成熟受体的过程中具有重要作用。含有 ε 亚基的成熟受体具有突触特异性，因此不会插入到接头外区域

失。在活跃的、具有正常神经支配的成人肌肉，只有在终板下方和靠近终板的细胞核才指导受体合成，而且只有表达成熟受体的基因处于活跃状态。接头区域以外的细胞核不活跃，因此肌细胞内除了接头周围，其他区域受体不表达。接头周围的乙酰胆碱受体中，所有 γ 亚基到 ε 亚基的转变在出生后继续进行。在啮齿动物中，该转变过程需要约 2 周的时间[14-19]，人类还会更长。α₇ 乙酰胆碱受体在胎儿或新生儿体内消失的时间范围现在还未知。涉及成熟受体和细胞骨架连接的蛋白很多，包括整联蛋白、互养蛋白、肌营养相关蛋白、α 和 β 肌养蛋白聚糖以及缔合蛋白等[14-19]。

未成熟（胎儿型）γ 亚基及 α₇ 亚基乙酰胆碱受体在成人的再表达

在上、下运动神经元去神经支配后及特定的病理状态下（如烧伤、脓毒症、制动、慢性肌肉松弛治疗及肉毒中毒、肌肉电活性丧失），接头外未成熟受体迅速再次出现。用外源性电流刺激去神经支配的肌肉可阻止未成熟受体的出现。已有研究表明，在肌肉活动时进入到肌肉中的钙离子对抑制上述过程具有重要作用[16-17]。在之前列举的那些病理状态下，如果病情危重且持续时间长，接头外受体就会被插入到肌肉整个表面，包括接头周围的部位（图 12.7D）。接头处的细胞核也会持续产生成熟受体，肌肉停止活动后，数小时内即开始合成未成熟受体，但肌细胞膜表面完全被受体覆盖则需要数天。此种受体上调提示，使用去极化和非去极化肌松药后可引起受体上调。α₇ 乙酰胆碱受体的改变似乎与未成熟受体的表达成平行性相关，尽管这一点尚未深入研究。

受体亚基的组成成分（γ 亚基与 ε 亚基）改变也影响了受体的电生理的（功能的）、药理学的及代谢的特点[16-18]。成熟受体代谢较稳定，半衰期为 2 周左右；未成熟受体半衰期不到 24 h。未成熟受体单通道电导较小，平均通道开放时间比成熟受体长 2 ～ 10 倍（图 12.4）。亚基成分的变化也可改变特定配体的受体的敏感性和（或）亲和性。去极化肌松药或激动剂，如琥珀胆碱和乙酰胆碱，更易使未成熟受体产生去极化，出现阳离子流，其所需剂量为成熟受体的 1/100 ～ 1/10[2]。对于烧伤、去神经和制动的患者，非去极化肌松药表现为药物抵抗，药效也被减弱[1, 3]。但是根据最近的研究，非去极化肌松药物抵抗很可能与接头处的 α₇ 乙酰胆碱受体表达有关，这些受体与

非去极化肌松药的亲和力下降[16, 69-73]。有数据显示，一些非去极化肌松药可以使未成熟受体产生部分激动作用，因而药效减弱[8]。接头和接头外区域的成熟乙酰胆碱受体上调可延缓肌松药的扩散，引起对去极化肌松药的抵抗[80]。

对肌松药的敏感性发生改变可只见于身体的某些部位，或某些神经活动少的肌肉（如脑卒中后）。肌松药的敏感性开始发生改变在损伤或住院治疗的 72 h 后。一个或多个肌肉内的乙酰胆碱受体上调时，使用琥珀胆碱最严重的不良反应就是高钾血症[1-3]。在这些情况下，受体大范围地分布于肌细胞膜表面。在激动剂（琥珀胆碱）的作用下，乙酰胆碱通道开放，钾离子从肌肉中释放入血（图 12.9）[2-3]。如肌细胞表面大范围地存在着上调的受体（未成熟受体）通道，且其开放的时间较长，那么从肌肉释放入血的钾离子则显著增加。由此引发的高钾血症可造成包括心室颤动在内的各种高危心脏节律紊乱。此外，提前给予非去极化肌松药也难以阻止高钾血症的发生，因为阻断这些乙酰胆碱受体需要大剂量的非去极化肌松药，而

后者也会引起肌肉麻痹，也就不必再使用琥珀胆碱了[3]。较常规剂量大的非去极化肌松药能削弱血钾的增高，但不能完全阻止。换句话说，在前文所述的脑卒中后 4 天内，并未发现琥珀胆碱引发高钾反应[50]。然而，即使不是在去神经支配的状态下，给予琥珀胆碱也可引起高钾血症和心搏骤停。这见于某些先天性肌营养不良患者，给予琥珀胆碱后其肌膜更容易受损，导致钾离子通过受损的肌膜释放入循环[81]。

接头前乙酰胆碱受体

烟碱乙酰胆碱受体以多种形式存在，而不是仅存在于肌肉中[16, 18]。经典肌肉型烟碱乙酰胆碱受体存在于突触后，而神经型乙酰胆碱受体可能存在突触前及突触后。接头前表达的神经型烟碱乙酰胆碱受体为杂聚肽，仅由 α 亚基和 β 亚基构成。在周围和中枢神经系统、自主神经和颈动脉体内氧感受性细胞上的神经节中，这种烟碱乙酰胆碱受体家族广泛表达。α7 乙酰胆碱受体也存在于免疫细胞中，如巨噬细

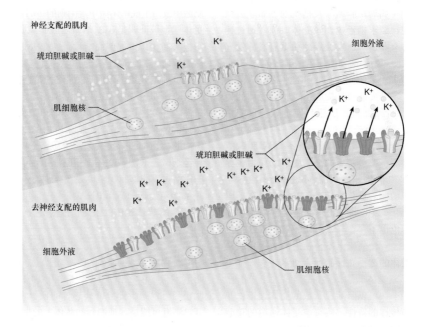

图 12.9　在神经支配（图上半部分）及去神经支配（图下半部分）的肌肉中，琥珀胆碱（SCh）诱发的钾离子（K⁺）释放。在受神经支配的肌肉中，全身给予的琥珀胆碱能够接触到所有肌细胞膜，但由于乙酰胆碱受体（AChR）只存在于接头处，因此去极化只发生在接头处（α₁、β₁、δ/ε）的受体。在去神经支配的肌肉中，肌细胞核不仅表达接头外（α₁、β₁、δ/γ）的乙酰胆碱受体，还在整个肌细胞膜上表达 α7 烟碱乙酰胆碱受体。与局部释放的乙酰胆碱相比，琥珀胆碱全身用药使所有上调的乙酰胆碱受体出现去极化，引起大量细胞内钾离子外流进入循环，导致高钾血症。琥珀胆碱的代谢物胆碱（可能还有琥珀酰单胆碱）也能通过 α7 烟碱乙酰胆碱受体维持这种去极化，促进钾离子的释放并维持高钾血症（From Martyn JAJ，Richtsfeld M. Succinylcholine-induced hyperkalemia in acquired pathologic states：etiologic factors and molecular mechanisms. Anesthesiology. 2006；104：158-169，2006.）

胞、淋巴细胞、中性粒细胞、成纤维细胞和软骨细胞等[16, 18]。不同的基因编码不同的乙酰胆碱受体，离子通道由复杂的亚基（多聚体）构成。已从脊椎动物中克隆出 17 种乙酰胆碱受体基因，其中包括 α 亚基（$\alpha_1 \sim \alpha_{10}$）、β 亚基（$\beta_1 \sim \beta_4$）以及 1 个 γ 亚基、1 个 δ 亚基和 1 个 ε 亚基的不同组合。γ 亚基、δ 亚基和 ε 亚基只见于肌肉组织[16-18]。

药理形态学及分子生物学技术已证明了接头前或神经末梢胆碱能受体的药理学作用，但与突触后膜受体相比，其组成及作用还未完全明确。许多含有多种潜在靶点的药物均可影响神经末梢功能。维持神经肌肉联系的营养功能包括乙酰胆碱和营养因子的释放和再补充，其所需信号需要多种受体介导，接头前的烟碱乙酰胆碱受体就是其中之一。非去极化肌松药可以抑制琥珀胆碱引起的肌束震颤。由于肌束震颤是一个运动单位中的大量肌细胞同时收缩引起的，而只有神经可使所有的肌肉在一个运动单位中活动同步化，很显然琥珀胆碱的作用部位也一定在神经的终末端。由于非去极化肌松药可以抑制肌束震颤，推测非去极化肌松药也同样在接头前受体中发挥作用，极微量的胆碱能受体激动剂（如琥珀胆碱）及拮抗剂（如非去极化肌松药）可在神经末梢影响烟碱受体。前者通过神经末梢去极化，有时通过诱发神经冲动重复发放发挥作用；后者通过抑制激动剂发挥作用[5]。

特定单克隆抗体的使用证明了在神经末梢存在烟碱 α_3 亚基[82]。接头前和接头后乙酰胆碱受体的另一个不同就是一些药物（如 β 银环蛇毒素）只能结合接头前受体，而其他药物（如 α 银环蛇毒素）只能结合接头后受体[65]。此外，众多实验证实胆碱能激动剂和拮抗剂与接头前、后的烟碱受体的作用也存在很多差异[65, 82-84]。例如，筒箭毒碱——于 1942 年首个应用于临床的非去极化肌松药（并未应用在美国或欧洲），与神经节后的烟碱胆碱受体结合的亲和力较低，且在该部位也不存在与乙酰胆碱的竞争性拮抗作用。十烃季铵（一种临床上不再使用的去极化肌松药）是肌肉型受体的选择性抑制剂，而六烃季铵则是自主神经节中烟碱受体的选择性抑制剂[80-85]。此外，筒箭毒碱和六烃季铵可以阻断已开放的受体通道，并具有阻断神经节传递的特性。接头前受体通道的功能特点可能也不相同。例如，河豚毒素作为钠离子流动的特异阻断剂，可阻断乙酰胆碱在运动神经末梢的去极化作用，但对终板却不起作用。

对运动神经末梢中神经元型烟碱受体分子组成的相关信息，目前仍所知较少。虽然某些亚基组成相似，但接头后受体的其他亚基组成却不同。目前已发现 16 种不同的烟碱胆碱受体基因产物，其中只有 12 种（$\alpha_2 \sim \alpha_{10}$ 和 $\beta_2 \sim \beta_4$）在神经元的烟碱受体表达中发挥作用。最令人侧目的是，神经组织中不包含 γ 亚基、δ 亚基和 ε 亚基，只包含编码 α 亚基及 β 亚基的基因。而神经中的 α 亚基及 β 亚基基因与肌肉中又不完全相同。为了强调神经和肌肉中烟碱受体的不同，前者往往用 Nn 而后者用 Nm 表示。由于存在许多不同的亚基，这些亚基可以有多种可能的组合，在运动神经元中还未发现究竟有哪些亚基组合，其生理作用也未完全明确。在体外，神经中烟碱乙酰胆碱受体的表达已经明确，肌松药及其代谢产物可与这类受体中的一部分结合[53, 83-85]。

神经（神经末梢）接头表面的烟碱受体可以感受突触间隙中的神经递质，并通过正反馈系统引起更多的递质释放。在神经系统的其他部位，负反馈系统可以补充正反馈系统，当突触间隙中的递质浓度适当增加时，释放系统将被关闭。现在认为在神经肌肉组织中，非去极化肌松药抑制强直收缩和四个成串刺激是由运动神经末梢突触前的胆碱能自身受体介导的[5, 52]。

引起神经末梢抑制和随后膜电位消退现象（在强直刺激中和四个成串刺激中观测到的）的神经元乙酰胆碱受体亚型被证明是 $\alpha_3\beta_2$ 烟碱乙酰胆碱受体亚型[10, 84]。当接头前受体被类似筒箭毒碱的非去极化肌松药特异性阻断时，神经递质减少并伴有重复刺激，随后发生膜电位消退现象。然而，值得注意的是，单纯阻断接头前乙酰胆碱受体并不是引起消退现象的必要或充分条件，必须注意其伴随的接头前和接头后神经传递安全性的降低[65]。虽然，临床应用的非去极化神经肌肉阻断药物抑制了接头前乙酰胆碱受体和其他的一些神经烟碱乙酰胆碱受体，但临床浓度的琥珀胆碱既不能激活也不能抑制突触前 $\alpha_3\beta_2$ 自体受体[53, 85]。然而，并未在免疫印迹或 mRNA 技术中证明在接头前区域存在 $\alpha_3\beta_2$ 自体受体。因此，该接头前受体尚未被完全证实。

这一观点可能解释了琥珀胆碱诱导的神经肌肉阻滞过程中典型的衰减缺失。在自主神经节中，琥珀胆碱不与 $\alpha_3\beta_2$ 乙酰胆碱受体相互影响[53]。非去极化肌松药可以减少部分瘫痪患者的低氧性通气反应[86]，其机制有可能是其抑制颈动脉体上的烟碱受体[11]。最近，在人类颈动脉体发现了烟碱 α_3、α_7 和 β_2 乙酰胆碱受体[87]。这些受体的抑制是否在缺氧驱动反应的减弱中起着重要作用还有待进一步研究。运动神经末梢还存在其他类型的受体，如阿片受体、肾上腺素受体、多巴胺受体、嘌呤受体以及腺苷受体和内源性激素、神经肽类和许多蛋白质的受体[88-89]。上述受体的生理作用以及麻醉对其影响还不明确。

特殊年龄阶段的神经肌肉接头

新生儿

出生前，乙酰胆碱受体大都围绕在接头处的神经上，在接头外只有少量的乙酰胆碱受体存在。新生儿的突触后膜自身并没有特异化，几乎没有突触皱褶，有宽大的突触间隙和少量的乙酰胆碱受体[14, 19]。出生后早期的乙酰胆碱受体簇为椭圆形斑块（图 12.10）。几天后出现简化的褶皱。随着不断成熟，斑块转化成多孔的卷样结构。由于其他的神经末端萎缩，多神经支配的终板转化成单一神经支配的接头。在成人，神经末梢与乙酰胆碱受体簇完美结合。新生儿与重症肌无力患者的突触后膜在形态学上没有太大差别，乙酰胆碱受体数量减少，并且突触后褶皱也减少。因此，重症肌无力患者及新生儿神经传递效率不高并不奇怪。鉴于这个原因，当给予新生儿和婴儿非去极化肌

松药后，他们的表现与重症肌无力患者相似[90]。在人类，大约在 2 岁会出现成熟的神经肌肉接头[90]。

老年期

随着寿命的增加，与衰老相关的典型变化是体质和力量的逐渐丧失，称为肌肉减少症（sarcopenia）（希腊语：sarco——flesh, penia——poverty），最近受到越来越多的关注[91]。这些肌肉减少性变化与突触的失神经样改变及合成代谢或生长因子信号在肌肉中的变化有关[91-93]。目前已明确证实存在老龄相关的功能性去神经支配、肌肉萎缩和肌无力现象[91-92]。老年相关的形态学变化包括突触后乙酰胆碱受体的长度和面积增加、突触皱褶退化和施万细胞对突触皱褶的更多侵犯。神经末梢变薄，末梢肿胀，神经与突触的相对位置减少（图 12.10）。再加上神经肌肉连接处的形态学改变，随着年龄的增长而发生的功能变化可能包括神经递质释放量的增加及在刺激终板时电位的快速下降[91-93]。尽管这些结构和功能变化是随着年龄的增

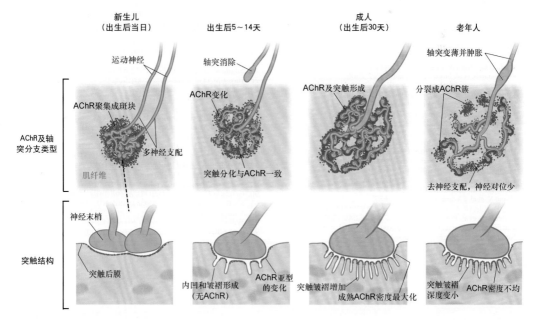

图 12.10 突触后结构的成熟过程。出生当天（新生儿）：出生时，乙酰胆碱受体（AChR）聚集成边界不规则的椭圆形斑块。此时每个接头可能有多个神经末梢支配。生后第 5 ～ 14 天：出生后第 5 ～ 14 天，突触后膜陷入鞘内，形成一个凹陷，并在斑块处形成小的裂孔。这些裂孔反映了由于突触裂缝（没有乙酰胆碱受体）而产生的间隙。在此期间未成熟 γ 亚基型乙酰胆碱受体完全被成熟 ε 亚基型乙酰胆碱受体取代。凹陷和裂缝的数量增加，从而在卷桶形状的突触乙酰胆碱受体接头处形成很多裂隙。这些裂隙相当于突触间隙或皱褶。出生后第 30 天：在出生后第 30 天，神经肌肉接头完全形成，出现较大的卷筒形状。乙酰胆碱受体的密度最大化。突触下区域选择性地转录一系列突触后蛋白质和信号分子，保障了神经肌肉接头的完整性和神经传递的高效性。老年人神经肌肉接头：老年小鼠和人的神经肌肉接头检查显示明显的形态学变化。一些突触发生部分变性，突触染色变淡。突触皱褶深度较小。神经末梢变薄，出现肿胀或球茎状变化，与之同位的突触较少。施万细胞似乎在神经肌肉接头处更多（未显示）

长而发生的，但由于神经传递的安全性极高，在大多数情况下，用握力等简单方法不容易证明[93]。尽管结构和功能的变化与年龄有关，但老年人的整体安全性要比新生儿好[94]。即使老年人出现了这些类似失神经的变化，也没有证据表明这些患者更容易出现琥珀胆碱引起的高钾血症。也没有研究证实由于神经肌肉连接的改变而增加或减少对非去极化阻滞剂的敏感性。由于药代动力学原因，一些非去极化肌松药（如维库溴铵）在老年人作用延长。

参考文献

1. Martyn JA, et al. *Anaesthesia*. 2009;64(suppl 1):1.
2. Martyn JA, Richtsfeld M. *Anesthesiology*. 2006;104:158.
3. Fagerlund MJ, Eriksson LI. *Br J Anaesth*. 2009;103(1):108.
4. Gilhus NE. *Curr Opin Neurol*. 2012;25:523.
5. Bowman WC, et al. *Ann N Y Acad Sci*. 1990;604:69.
6. Frick CG, et al. *Anesthesiology*. 2007;106:1139.
7. Frick CG, et al. *Anesth Analg*. 2012;114:102.
8. Lape R, et al. *Nature*. 2008;454:722.
9. Paul M, et al. *Eur J Pharmacol*. 2002;438:35.
10. Vizi ES, Lendvai B. *Pharmacol Ther*. 1997;73:75.
11. Jonsson M, et al. *Eur J Pharmacol*. 2004;497:173.
12. Sunaga H, et al. *Anesthesiology*. 2010;112:892.
13. Fryer AD, Maclagan J. *Naunyn Schmiedebergs Arch Pharmacol*. 1987;335:367.
14. Li L, et al. *Annu Rev Physiol*. 2018;80:159.
15. Tintignac LA, et al. *Physiol Rev*. 2015;95:809.
16. Lee S, et al. *Anesthesiology*. 2014;120(1):76–85.
17. Sine SM. *Physiol Rev*. 2012;92:1189.
18. Albuquerque EX, et al. *Physiol Rev*. 2009;89:73.
19. Shi L, et al. *Trends Neurosci*. 2012;35:441.
20. Fraterman S, et al. *Invest Ophthalmol Vis Sci*. 2006;47:3828.
21. Büttner-Ennever JA, Horn AK. *Mov Disord*. 2002;17(suppl 2):S2.
22. Kaminski HJ, et al. *Invest Ophthalmol Vis Sci*. 1996;37:345.
23. Lennerstrand G, et al. *Acta Ophthalmol*. 2010;88:872.
24. Vachon CA, et al. *Anesthesiology*. 2003;99:220.
25. Catterall WA. *J Physiol*. 2012;590:2577.
26. Catterall WA, et al. *J Biol Chem*. 2013;288:10742.
27. Engel AG, et al. *Ann N Y Acad Sci*. 2012;1275:54.
28. Heuser JE, Reese TS. *J Cell Biol*. 1981;88:564.
29. Rash JE, et al. *J Electron Microsc Tech*. 1988;10(153).
30. Sieburth D, et al. *Nature*. 2005;436:510.
31. Littleton JT, Sheng M. *Nature*. 2003;423:931.
32. Rich MM. *Neuroscientist*. 2006;12:134.
33. Wang X, et al. *J Neurosci*. 2004;24:10687.
34. Katz B, Miledi R. *Proc R Soc Lond B Biol Sci*. 1979;215:369.
35. Uchitel OD, et al. *Proc Natl Acad Sci U S A*. 1992;89:3330.
36. van Sonderen A, et al. *Curr Treat Options Neurol*. 2013;15:224–239.
37. Naguib M, et al. *Anesthesiology*. 2002;96:202.
38. Sudhof TC. *Neuron*. 2012;75:11.
39. Jahn R, Fasshauer D. *Nature*. 2012;490:201.
40. Heidelberger R. *Nature*. 2007;450:623.
41. Turton K, et al. *Trends Biochem Sci*. 2002;27:552.
42. Restani L, et al. *PLoS Pathog*. 2012;8:e1003087.
43. Schurch B. *Drugs Today (Barc)*. 2004;40:205.
44. Schiavo G. *Nature*. 2006;444:1019.
45. Lange DJ, et al. *Muscle Nerve*. 1991;14:672.
46. Heeroma JH, et al. *Neuroscience*. 2003;120:733.
47. Engel AG, Sine SM. *Curr Opin Pharmacol*. 2005;5:308.
48. Abraham RB, et al. *Anesthesiology*. 2002;97:989.
49. Karwa M, et al. *Crit Care Med*. 2005;33:S75.
50. Richtsfeld M, et al. *Anesthesiology*. 2013;119:412.
51. Kopta C, Steinbach JH. *J Neurosci*. 1994;14:3922.
52. Jonsson M, et al. *Anesthesiology*. 2006;105:521.
53. Jonsson M, et al. *Anesthesiology*. 2006;104:724.
54. Griesmann GE, et al. *J Neurochem*. 1990;54:1541.
55. Gullberg D. *Nature*. 2003;424:138.
56. Missias AC, et al. *Dev Biol*. 1996;179:223.
57. McCarthy MP, Stroud RM. *Biochemistry*. 1989;28:40.
58. Yamaoka K, et al. *Curr Pharm Des*. 2006;12:429.
59. Raines DE. *Anesthesiology*. 1996;84:663.
60. Gage PW. *Biophys Chem*. 1988;29:95.
61. Swope SL, et al. *Ann N Y Acad Sci*. 1995;757:197.
62. Plested CP, et al. *Neurology*. 2002;59:1682.
63. Albuquerque EX, et al. *J Pharmacol Exp Ther*. 1997;280:1117.
64. Maelicke A, et al. *J Recept Signal Transduct Res*. 1997;17:11.
65. Nagashima M, et al. *Anesth Analg*. 2013;116:994.
66. Creese R, et al. *J Physiol*. 1987;384:377.
67. Ibebunjo C, Martyn JAJ. *Anesth Analg*. 2000;91:1243.
68. Fischer U, et al. *Eur J Neurosci*. 1999;11:2856.
69. Tsuneki H, et al. *J Physiol*. 2003;54(7):169.
70. Liu L, et al. *Br J Anaesth*. 2014;112:159.
71. Lindstrom JM. *Ann N Y Acad Sci*. 2003;998:41.
72. Khan MA, et al. *Shock*. 2012;38:213.
73. Lee S, et al. *Alpha7 AChRs play a pivotal role in the immobilization-induced resistance to atracurium in mice*. Abstract A1007; Presented at the ASA Annual Meeting, 2012.
74. Placzek AN, et al. *Mol Pharmacol*. 2004;66:169.
75. Tansey MG, et al. *J Cell Biol*. 1996;134:465.
76. Hirose M, et al. *Am J Physiol*. 2000;279:E1235.
77. Sugita M, et al. *Metabolism*. 2012;61:127.
78. Hirose M, et al. *Metabolism*. 2001;50:216.
79. Samuel MA, et al. *PLoS One*. 2012;7:e456663.
80. Dilger JP. *Anesth Analg*. 2013;117:792.
81. Gronert GA. *Anesthesiology*. 2001;94:523.
82. Tsuneki H, et al. *Neurosci Lett*. 1995;196:13.
83. Chiodini F, et al. *Anesthesiology*. 2001;94:643.
84. Faria M, et al. *Synapse*. 2003;49:77.
85. Martyn J, Durieux ME. *Anesthesiology*. 2006;104:633.
86. Eriksson LI. *Acta Anaesthesiol Scand*. 1996;40:520.
87. Mkrtchian S, et al. *J Physiol*. 2012;590:3807.
88. Santafe MM, et al. *Eur J Neurosci*. 2003;17:119.
89. Wessler I. *Trends Pharmacol Sci*. 1989;10:110.
90. Goudsouzian NG, Standaert FG. *Anesth Analg*. 1986;65:1208.
91. Shafiee G, et al. *J Diabetes Metab Disord*. 2017;16:21.
92. Yang JC, Van Remmen H. *Exp Gerontol*. 2011;46(2-3):193.
93. Willadt, et al. *Ann NY Acad Sci*. 2018;1412:41–53.
94. Sanes JR, Lichtman JW. *Nat Rev Neurosci*. 2001;2:791.

13 呼吸生理学与病理生理学

BRIAN P. KAVANAGH, GÖRAN HEDENSTIERNA

岳子勇 译 崔晓光 审校

要 点	
	■ 体内 CO_2 的排出取决于肺泡通气量，而不是总（每分）通气量。
	■ 慢性阻塞性肺疾病和肺栓塞患者的无效腔通气量显著增加，可达每分通气量的80%以上。
	■ 低肺容量呼吸增加气道阻力，促使气道关闭。
	■ 肺泡通气不足、弥散障碍、通气/血流比值失调及右向左分流都可引起低氧血症。
	■ 几乎所有麻醉药物都能降低骨骼肌张力，导致功能残气量降至接近清醒时的残气量水平。
	■ 功能残气量降低及吸入氧浓度（FiO_2）较高（包括麻醉诱导前预吸氧）都可导致麻醉期间肺不张。
	■ 全身麻醉可导致通气/血流比值失调（气道闭合）和分流（肺不张）。
	■ 静脉血掺杂是由通气/血流比值失调（对 FiO_2 增高有反应）和分流（对 FiO_2 增高无反应）引起的。
	■ 大多数麻醉药能减弱低氧性肺血管收缩（HPV），从而加重通气/血流比值失调。
	■ 呼吸顺应性下降和气道阻力增加将导致麻醉期间呼吸做功增加。

呼吸生理学是麻醉实施的关键

呼吸功能和麻醉实施密不可分。麻醉期间会发生呼吸系统不良事件[1]，其中最严重的并发症为低氧血症。这些并发症包括从气道闭合引起的顽固性低氧血症到阿片类药物或区域麻醉引起的术后呼吸抑制[2-3]。根据在手术室和恢复室的观察数据发现，即使未出现不良后果，全麻仍会对呼吸功能和肺生理产生明显的影响。麻醉科医师在保证患者生命安全时成为领导者，与对麻醉引起的生理改变（例如支气管痉挛的机制[4]、机械通气的影响）认识的提高[5]和监测技术[6]（例如脉搏氧饱和度测定法和 CO_2 描记法）的开拓性进展都有关[7]。最后，从运动耐量[8]、肺活量测定到组织氧合[9]或总氧耗量[8]，这些呼吸功能的综合评估方法对手术及麻醉预后的判断可能有帮助。

健康人的肺生理学

通过研究健康人的正常呼吸功能和机制，可以判断麻醉相关呼吸功能障碍的发生机制。我们简单回顾一下细胞内呼吸消耗 O_2 并产生 CO_2、O_2 和 CO_2 在血液内的运输以及肺内血液氧合并排出 CO_2 的生理过程。

细胞内呼吸

正常的动脉血氧分压（PaO_2）接近 100 mmHg，在线粒体内代谢后，氧分压降至 4～22 mmHg。在细胞质中，葡萄糖（$C_6H_{12}O_6$）经糖酵解途径代谢丙酮酸盐（CH_3COCOO^-）和 H^+，丙酮酸进入线粒体，作为三羧酸循环的起始底物，最终代谢为烟酰胺腺嘌呤二核苷酸（NADH）、腺苷三磷酸（ATP）、CO_2 和 H_2O。NADH 和 H^+ 是氧化磷酸化过程中关键的电子供体，消耗二磷酸腺苷（ADP）和 O_2，生成 ATP 和 H_2O。因此，葡萄糖氧化作用的最终结果是提供能量（最终为 ATP）、H_2O 和 CO_2[10]。

血液中 O_2 的运输

动脉血将 O_2 运输到细胞，运输 O_2 的总量（$\dot{D}O_2$）等于动脉血 O_2 含量（CaO_2）与血流量（心输出量，$\dot{Q}$）

的乘积，即：

$$\dot{D}O_2 = CaO_2 \times \dot{Q}$$

血液中 O_2 的运输有两种形式：与血红蛋白结合的 O_2（容量巨大）及在血浆中溶解的 O_2。动脉血中 O_2 含量等于上述两部分的总和：

$$CaO_2 = [(SaO_2 \times Hb \times Hb 中 O_2 结合能力) + (O_2 的溶解度 \times PaO_2)]$$

其中 CaO_2 为每 100 ml 血液中 O_2 的容积（ml），SaO_2 为血红蛋白氧饱和度，Hb 为每 100 ml 血液中血红蛋白的质量（g），Hb 中 O_2 结合能力为 1.34 ml/g，血浆中 O_2 的溶解度为 0.003 ml/（dl·mmHg），PaO_2 为 O_2 压力（溶解的 O_2）。

O_2 与 Hb 的结合是一个复杂的变构机制。理解血液中 O_2 运输的典型异常（例如一氧化碳中毒、高铁血红蛋白血症）对 O_2 张力、含量和运输的影响，才能对 O_2 与 Hb 的结合过程有更深刻的理解。

三价铁离子（Fe^{3+}）代替二价亚铁离子（Fe^{2+}）与 O_2 结合，形成高铁血红蛋白（MetHb）。MetHb 与 O_2 的结合能力减弱，导致 O_2 含量降低，运输减少。若无肺疾病，则 PaO_2 正常，因而通过 PaO_2 估算 O_2 含量，则 O_2 含量是正常的；但直接测定 O_2 含量，则 O_2 含量是降低的。相反，MetHb 水平升高。在严重病例中，则因 O_2 运输力下降而发展为乳酸酸中毒。同时，尽管 MetHb 的比例很少，但由于 MetHb 是蓝褐色的，患者仍会呈现出蓝色，应用特殊的氧测量法可以测定 MetHb 水平[11-12]。氧疗对于明显的发绀治疗效果并不佳，其治疗为使 MetHb 转化（还原）成 Hb（例如通过亚甲蓝）。形成 MetHb 的医源性原因包括苯佐卡因、氨苯砜及易感人群吸入一氧化氮（NO）。

CO 中毒时，CO 与 Hb 结合，CO 与 Hb 的亲和力比 O_2 高很多（超过 200 倍）。牢固结合的 CO-Hb 主要造成两方面影响[13]：① CO-Hb 形成后使 Hb 可结合 O_2 的位点变少，血液中 O_2 含量因此减少；② CO-Hb 造成 Hb 分子构象改变，与 Hb 结合的 O_2 释放减少，这个作用相当于使 Hb-O_2 解离曲线左移。尽管 CO 与 Hb 的结合并没有减少 O_2 含量和 O_2 运输"总量"，但降低了 O_2 的释放及向细胞内的局部扩散。由于 CO-Hb 与 Hb-O_2 的颜色非常相似，患者血液的颜色（包括肤色）呈鲜红色。与 MetHb 的情况相似，PaO_2（无呼吸系统疾病时）是正常的，计算出来 CaO_2 也是正常的，但 CaO_2 的测定值会下降。严重时，还会出现乳酸酸中毒。最新的脉搏氧饱和度监护仪能区分 CO-Hb 与 Hb-O_2[13]。

最后，波尔效应是指由 CO_2 或者 pH 改变引起的 Hb-O_2 解离曲线移位[14]。与动脉血相比，体循环毛细血管局部 CO_2 生成，PCO_2 增高（pH 相应降低），使 Hb-O_2 解离曲线向右移位，增加 O_2 向组织中释放。在肺毛细血管中则相反，因为 CO_2 排出，PCO_2 降低（pH 相应增高），Hb-O_2 解离曲线向左移位，利于 O_2 与 Hb 结合。

血液中 CO_2 的运输

CO_2 是由线粒体代谢产生，线粒体中 CO_2 的水平最高。运输途径（压力梯度逐渐降低）是从线粒体经过细胞质至小静脉，最后通过混合静脉血经肺泡排出。在血液中，CO_2 的运输主要有三种形式：溶解的 CO_2（产生 $PaCO_2$，约占运输总量的 5%）、碳酸氢根离子（HCO_3^-，约占 90%）和氨基甲酸化的 CO_2（CO_2 与 Hb 分子末端的氨基结合，约占 5%）[10]。动脉血和（混合）静脉血中，CO_2 的正常含量分别约为 21.5 mmol/L 及 23.3 mmol/L。

对于慢性肺疾病患者，吸入 O_2 有时会引起高碳酸血症，尤其吸入过多 O_2 者。传统理论认为增加 PaO_2 会降低呼吸驱动力，现在已经知道这不是关键原因[15]，主要原因是 Haldane 效应及低氧性肺血管收缩（HPV）的损伤。Haldane 效应[16]指充分氧合的血液和缺氧的血液中 CO_2 含量存在差异，其机制有两种：① PaO_2 升高，使氨基甲酸复合物形成能力降低（减少 CO_2 与 Hb 结合），从而增加 CO_2 溶解（PCO_2 升高）；②组氨酸的咪唑基在生理 pH 下是有效的 H^+ 缓冲剂，组氨酸是血红素和血红蛋白链之间的重要连接分子。增加氧分压（PO_2）能增加与 Hb 结合的 O_2 量，导致 Hb 分子结构发生改变，从而改变与血红素连接的组氨酸，降低其对 H^+ 的缓冲能力。因此，更多的自由 H^+（未被缓冲）与 HCO_3^- 结合，释放储存的 CO_2。O_2 升高减弱了 HPV 作用，使通气不足区域的灌注增加，进而减少通气充足区域的灌注（和 CO_2 运输），导致 CO_2 排出效率降低。增加肺泡通气（$\dot{V}_A$）能力受损的患者对 CO_2 升高不能代偿，吸入过多 O_2 会导致 $PaCO_2$ 升高。

肺内氧合

体循环静脉血（中心静脉血）通过右心房进入右心室。不同大静脉中的 O_2 饱和度（SO_2）是不同的：静脉血 SO_2 高说明血流充足、组织氧摄取低，或者两者兼有[17]。与上腔静脉相比，下腔静脉的 SO_2 相对较高，原因可能是相对于氧耗而言，肾和肝的血流较多。在右心室，来自上腔静脉和下腔静脉的中心静脉血（$S_{CV}O_2$）与来自冠状循环的静脉血（通过冠状窦）混合，另外还有少量引流自心肌的静脉血通过心最小静脉流入。所有这些静脉血充分混合后进入肺动脉，称为"混合静脉血"（S_VO_2），因此 $S_VO_2 < S_{CV}O_2$，尽管两者通常呈平行趋势[18]。

通气

通气是指肺吸入和呼出气体的运动。

肺泡通气

新鲜气体以代谢所需要的频率和幅度（潮气量，V_T）周期性地呼吸进入肺，V_T 一般为 7 ～ 8 L/min[19]。吸入的大部分气体进入肺泡，每次潮气量中的一部分气体留在气道内（100 ～ 150 ml），不能参加气体交换。这部分无效腔量（V_D）接近于潮气量的 1/3[20]。解剖无效腔是指"传导性"气道中那部分潮气量，生理无效腔是指未参加气体交换的那部分潮气量（图13.1）。

潮气量（V_T，ml）可以表示为：

$$V_T = V_A + V_D$$

潮气量（ml）与呼吸频率（次／分）的乘积即为每分通气量（$\dot{V}_E$）。每分通气量（$\dot{V}_E$，ml/min）表示为：

$$\dot{V}_E = \dot{V}_A + f \times V_D$$

每分钟达到肺泡和呼吸性细支气管，并参与气体交换的这部分 $\dot{V}_E$ 被称为肺泡通气量（$\dot{V}_A$），约为 5 L/min。因其与肺血流量（即心输出量，5 L/min）接近，所以肺泡总的通气／血流比值约为 1。

无效腔通气

$PaCO_2$ 的维持依赖于 CO_2 生成（$\dot{V}CO_2$，反映代谢活动）和肺泡通气（$\dot{V}_A$）的平衡。如果 $\dot{V}_E$ 不变，V_D 增加，$\dot{V}_A$ 则自然下降，$PaCO_2$ 将升高。所以，如果 V_D 增加，$\dot{V}_E$ 必须相应增加，才能预防 $PaCO_2$ 升高。当使用口罩或面罩时 V_D 增加，这部分增加的 V_D 被称为"设备无效腔"（可高达 300 ml，气道解剖 V_D 为 100 ～ 150 ml）[21]。

传导性气道容积增加（例如支气管扩张）仅轻度增加总的 V_D。大量肺泡的血液灌注中断时，V_D 显著增加，例如肺栓塞（图 13.1）。实际上，大面积肺栓塞时，V_D/V_T 能达到 0.8（正常值的 2.7 倍）。此时，为了维持正常的 $\dot{V}_A$（5 L/min），$\dot{V}_E$ 需要增加至接近 20 L/min（也是 2.7 倍）。除了低 $PaCO_2$ 引起的呼吸困难外，$\dot{V}_E$ 增加也会引起明显的呼吸困难。

阻塞性肺疾病导致吸入气体流向通气充足但灌注不良的肺组织，使这部分肺组织的通气／血流比升高（高 $\dot{V}_A/\dot{Q}$）[22]，相当于增加了 V_D/V_T（图 13.1）。严重的慢性阻塞性肺疾病（chronic obstructive pulmonary disease，COPD）患者 V_D/V_T 甚至达到 0.9，这类患者需要非常大的通气量（30 ～ 50 L/min）以维持正常的

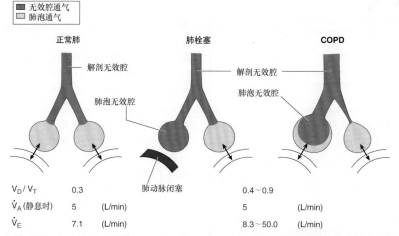

	无效腔通气	肺泡通气

	正常肺		肺栓塞	COPD	
V_D/V_T	0.3			0.4～0.9	
$\dot{V}_A$（静息时）	5	(L/min)		5	(L/min)
$\dot{V}_E$	7.1	(L/min)		8.3～50.0	(L/min)

图 13.1 正常肺和患病肺的无效腔通气和肺泡通气。无论是血流中断，还是相对于灌注而言肺泡通气增加，都会导致无效腔（V_D）增加。如果 V_D 增加，为了维持 $\dot{V}_A$，必须大幅度增加每分通气量。V_D/V_T，无效腔量与潮气量比值；$\dot{V}_A$，肺泡通气量；$\dot{V}_E$，每分通气量。$\dot{V}_E = \dot{V}_A + f \times V_D$。双向箭头表示 CO_2 正常交换。COPD，慢性阻塞性肺疾病（From Hedenstierna G. Respiratory measurement. London：BMJ Books；1998：184；see also book review of Respiratory Measurement in Thorax 1998；53：1096.）

$PaCO_2$，当通气储备减弱时则难以维持。上述患者表现为 $\dot{V}_A$ 降低，而 $\dot{V}_E$ 常常增加。一个重要的代偿机制是 $PaCO_2$ 增加时，较低水平的 $\dot{V}_A$ 可维持 CO_2 排出稳定（框 13.1）。

静态肺容积——功能残气量

正常呼气末肺泡内气体总量称为功能残气量（functional residual capacity，FRC；图 13.2），正常值为 3 ～ 4 L，是由向内的力量（肺）和向外的力量（胸壁）平衡产生的。向内的力量是肺组织的"弹性回缩力"，源自有弹性的肺纤维组织、会收缩的气道平滑肌和肺泡表面张力。向外的力量由肋骨、关节和胸壁肌肉的被动回缩力产生。FRC 随身高和年龄（肺弹性组织减少）的增加而增大，女性和肥胖人群则减小[19, 23]。

呼气末肺内保留一部分气体（即 FRC）很重要，原因有两个：①膨胀一个张开的（已充气的）的肺要比膨胀一个完全萎陷的肺容易得多。这是因为肺完全萎陷导致肺泡只有液体（高表面张力）界面，而部分膨胀的肺泡则是气-液（低表面张力）界面；②尽管肺的灌注具有时相性的，但是频率很快，流量波动却很小，形成几乎持续的血流。通气则不同，频率明显

框 13.1　肺泡气体方程式

肺泡氧分压（PAO_2）

$$PAO_2 = PiO_2 - \frac{PACO_2}{R} + \left(PACO_2 \times FiO_2 \times \frac{1-R}{R} \right)$$

PiO_2 是吸入氧分压，$PACO_2$ 是肺泡 CO_2 分压（假定等于动脉 PCO_2）。R 是呼吸交换率（正常范围 0.8 ～ 1.0），FiO_2 是吸入氧分数。括号内是通过肺泡毛细血管内膜的 O_2 吸收大于 CO_2 清除的补偿。
没有补偿项的简化方程如下：

$$PAO_2 = PiO_2 - \frac{PACO_2}{R}$$

肺泡通气
肺泡通气（$\dot{V}_A$）表示为：

$$\dot{V}_A = f \times (V_T - V_{DS})$$

f 为呼吸频率，V_T 为潮气量，V_{DS} 为生理无效腔。
肺泡通气也可以表示为：

$$\dot{V}_{CO_2} = c \times \dot{V}_A \times F_ACO_2$$

$\dot{V}_{CO_2}$ 为 CO_2 清除量，c 为转换常数，F_ACO_2 为肺泡 CO_2 浓度。如果 $\dot{V}_A$ 用 L/min 表示，$\dot{V}_{CO_2}$ 用 ml/min 表示，F_ACO_2 用 $PACO_2$（mmHg）表示，c = 0.863，重新整理如下：

$$\dot{V}_A = \frac{\dot{V}_{CO_2} \times 0.863}{PACO_2}$$

相对慢，波动幅度也大很多。在呼吸过程中，如果肺完全（或大部分）萎陷，血液流经闭合的肺泡（不含 O_2）后 SO_2 会非常低（等同于混合静脉血），这部分血液与肺的全部血液混合后可导致每次呼气后血液中 O_2 严重低饱和。

呼吸力学

学习呼吸力学让我们知道吸入气体在肺内如何分布，以及量化肺部疾病的严重程度。整体呼吸阻抗包括弹性（顺应性的倒数）、阻力及惯性。

呼吸系统顺应性

肺像一个弹性气球，正压（内部）或者负压（外部）可以使肺膨胀。正常情况下，肺保持膨胀状态，因为尽管内部的压力（肺内压）是 0，但外部的压力（例如，胸膜腔压力）为足够的负压。使肺膨胀的净压，即气道压（正数）（P_{AW}）与胸膜腔压力（负数）（P_{PL}）的差值被定义为跨肺压（P_{TP}）。即：

$$P_{TP} = P_{AW} - P_{PL}$$

很明显，P_{AW} 增加则 P_{TP} 增加。降低 P_{PL}（经常是负值，使其变得更小）同样增加 P_{TP}。

顺应性（弹性的倒数）表示在一定水平的 P_{TP}（压力，cmH_2O）下所能达到的膨胀程度（容积，L），通常为 0.2 ～ 0.3 L/cmH_2O[24]。与大多数弹性结构相似，虽然高 P_{TP} 能使肺膨胀更大，但施加的压力与其导致的容积增大之间的关系是曲线型的（图 13.3）[24]。肺顺应性依赖于肺容积，当 FRC 极高或极低时，顺应性最差（图 13.3）。在以肺顺应性下降为特征的肺疾病中（例如 ARDS、肺纤维化、肺水肿），压力-容积（P-V）曲线变得平坦且右移（图 13.4）[24]。相反，虽然肺气肿患者的弹性组织减少，但是肺组织总量（通过 CT 影像显示）减少意味着顺应性增加[25]，P-V 曲线左移，并变得陡峭（图 13.4）[24]。

胸壁的阻力在自主呼吸时并不会被注意到，因为呼吸"泵"本身就包括了胸壁。只有在呼吸肌完全松弛时才能测量胸壁力学[26]，而在机械通气时，呼吸肌完全松弛。随着 P_{AW} 使肺膨胀，胸壁的特性决定了 P_{PL} 的变化。在这种情况下，P_{PL} 每增加 1 单位引起的肺容量变化即为胸壁顺应性。和肺顺应性类似，胸壁顺应性在肥胖、胸壁水肿、胸腔积液、肋椎关节病变时降低[26]。

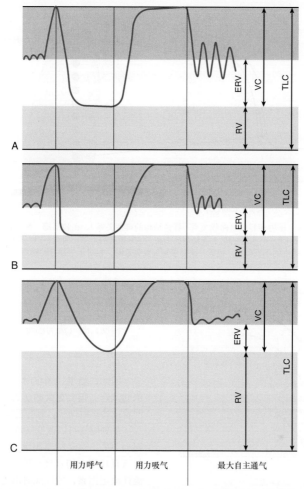

图 13.2 （A）健康人正常肺的通气和肺容积。（B）限制性肺疾病患者。（C）慢性阻塞性肺疾病（COPD）患者。限制性肺疾病时，肺活量（VC）降低，呼气流速增加（即用力呼气曲线比正常曲线坡度陡）。COPD 时，残气量（RV）增加，VC 下降，用力呼气流速减慢。ERV，补呼气量；TCL，肺总量（From Hedenstierna G. Respiratory measurement. London：BMJ Books；1998：184；see also book review of Respiratory Measurement in Thorax 1998；53：1096.）

呼吸系统阻力

气道

阻力阻碍气流进入（或者离开）肺组织。阻力主要由气道（大气道和小气道）阻力组成，小部分由吸气（和呼气）过程中肺和胸壁组织的移动组成[27]。驱动压力能够克服阻力。在自主呼吸时，驱动压力是 P_{PL}；正压机械通气时，施加在气管导管（P_{AW}，"来源"）和肺泡（P_{ALV}，"目标"）的压力是不同的。阻力（R）等于驱动压力（ΔP）除以形成的气流（F）：

$$R = \frac{\Delta P}{F}$$

气道阻力约为 1 cmH$_2$O/（L·s），患阻塞性肺疾病时（例如，COPD、哮喘）增加，严重哮喘时甚至升高 10 倍[28]。使用内径为 8（或 7）mm 的气管导管时，将使阻力增加 5（或 8）cmH$_2$O/（L·min）[29]。无论应用何种导管，当气流为层流（平滑、流线型）时，阻力增加与导管长度成正比，与导管直径成反比（4 次方）。

以下两个原因能解释为什么气流产生的大部分阻力（接近 80%）发生在大气道里[27]：①随着支气管

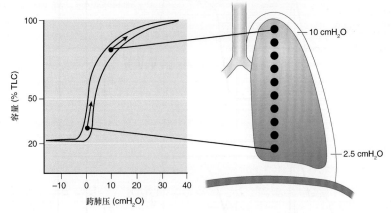

图 13.3　肺的压力-容积关系。压力和容积呈曲线关系（弹性结构的典型关系）。在肺顶端，胸膜腔的压力较低（比大气压低很多）。站立时，肺顶端的跨肺压（$P_{PT} = P_{AW} - P_{PL}$）要比基底部高。这导致肺的上部（曲线平坦，顺应性差）和肺的下部（曲线陡，顺应性好）对应压力-容积曲线上的不同位置。因此，跨肺压增加量固定时，相对于上部分的肺而言，下部分的肺膨胀得更好（即通气更好）。TCL，肺总量

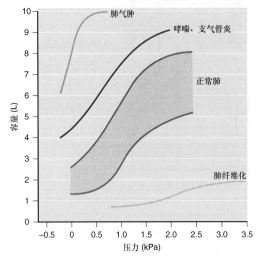

图 13.4　健康人和肺疾病患者的压力-容积曲线。肺纤维化时曲线变得平坦，说明压力变化和呼吸做功增加的幅度很大。哮喘或者支气管炎时，压力-容积曲线发生（向上方）平移，说明肺容积增加，但是顺应性没有变化。肺气肿时，曲线坡度变得更陡，说明弹性组织减少，顺应性可能增加。但是，在肺气肿、哮喘或者支气管炎时，气道阻力增加，呼吸做功也增加，顺应性增加产生的优势因此抵消（From Hedenstierna G. Respiratory measurement. London：BMJ Books；1998：184；see also book review of Respiratory Measurement in Thorax 1998；53：1096.）

逐渐分支，阻力被平行分散，终末细支气管的总横截面积增大，甚至达到气管水平的 10 倍；②大气道较粗、不规则或有分支，气流常常是湍流，不是层流。当气流为层流时：

$$F_{(lam)} = \frac{\Delta P}{R}$$

相反，当气流为湍流时：

$$F_{(turb)} = \frac{\Delta P}{R^2}$$

因此，当半径固定时，如果发生湍流，为达到相似的流速，需要更大的压力，需要做更多的功。如果严重或持续时间长，则容易发生呼吸衰竭。

多种因素可以改变气流阻力：①随着肺容积增加，阻力下降。这是肺容积增加（正压或者自主呼吸）使气道直径增大的直接结果。由于气道直径是阻力的关键性决定因素，所以此时阻力降低至很小的水平。呼气时恰好相反（图 13.5）。但是肺容积达到残气量（residual volume，RV）时（例如麻醉状态），压缩的肺组织内气道同时变狭窄，阻力呈指数增加。主动或者被动通气时，这些影响显而易见。②主动通气还有其他影响。用力呼气会压缩小气道（不包括软骨组织）[27]。另外，用力呼气还导致 COPD 患者的小气道气流发生湍流，腔内压力骤降，细支气管变得狭窄[30]，导致呼出气流受限，多次呼吸后，最终发展成"动态性过度充气"[31]。COPD 患者为了更容易呼吸，有时会采取对抗阻力的呼吸方式（或者"缩唇呼吸"）。原理是通过增加呼气阻力减慢呼气流速。呼气流速减慢会降低驱动呼气的压力梯度（即肺泡内压力最高，至口腔压力逐渐降低）。沿着气管树存在一个点，在这个位置，气道内的压力刚好降低到小于气道外的压力（等于胸膜腔压力）。这个点从可塌陷的小气道移向口腔，移向不可塌陷的软骨性气道（图 13.6），能预防小气道塌陷，

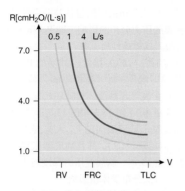

图 13.5　不同流速时气体阻力和肺容量的关系。肺容量下降时，气流阻力增加。当肺容量低于功能残气量（FRC）时，阻力增加的幅度更大。而且，气体流速越高，阻力越大。当肺容量极度降低时，阻力接近于中到重度哮喘时的数值［6～8 cmH₂O/（L·s）］。RV，残气量；TCL，肺总量

而小气道对维持正常的气体交换至关重要[32]。

大气道（即咽、喉和气管）位于胸廓外。吸气时，胸腔内气道受到的管腔外压力（即 P_{LP}）低于管腔内压力；相反，胸廓外的气道受到的管腔内压力低于管腔外压力（即大气压）[27]。这一特征与吸气导致的向下的牵拉一起作用，使胸廓外大气道变得狭窄。如果之前已经存在气道狭窄（例如甲状腺增大或者肿瘤、声带麻痹、会厌炎），则会严重降低气道横截面积。

组织

尽管直观上并不明显，但肺组织的阻力等于施加于肺组织的压力除以肺组织的运动速度。在人体，有多种方法测定肺组织阻力，包括使用体积描记法（P-V 曲线下面积相当于克服全肺阻力所做的功）和食管压力法（P-V 曲线下面积相当于克服"组织"阻力所做的功）来考虑压力–容积（P-V）曲线的特性[33]。也可以用数学方法模拟肺对不同呼吸频率的反应[34]。肺

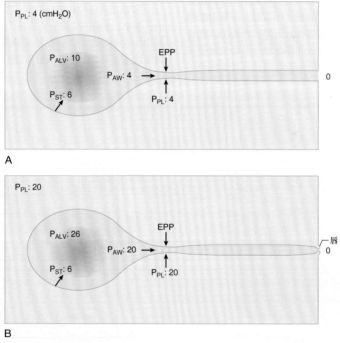

图 13.6　"等压点"（EPP）概念和气道动态压缩。（A）在正常条件下轻度用力呼吸，在一些呼吸肌的作用下，胸膜腔压力（P_{PL}）为正值——4 cmH₂O（0.4 kPa）。肺泡弹性回缩力（P_{ST}）（6 cmH₂O）和胸膜腔压力共同形成肺泡压（P_{ALV}）（10 cmH₂O），从而产生呼气气流。在朝向气道开放的下游某个位置，气道压（P_{AW}）降低了 6 cmH₂O，管腔内压力和胸膜腔、管腔外压力相等，这就是EPP。从这个点到口腔，气道管腔内压力低于管腔外压力，气道可能被压缩。（B）通过"缩唇呼吸"稳定气道。呼气阻力增加，为保持呼气气流，需要增加呼气做功。因此，与正常状态相比，胸膜腔压力有所增加（$P_{PL} = 20$ cmH₂O）。因为肺容积相同，肺泡弹性回缩力（P_{ST}）和早期相等。如果呼气流速与正常呼吸时是相同的，则压力沿呼吸道降低的幅度也与正常呼吸一致。此时 EPP 的位置也和正常呼吸一样，没有达到稳定气道的作用。通过增加肺容积，增加肺泡弹性回缩力（P_{ST}），或者通过降低呼气流速，都能使 EPP 向口腔方向移动，减少气道闭合，沿气道的压力梯度下降也会减慢

组织的阻力约占全部呼吸阻力的 20%，在慢性肺疾病时，可以增加 3 倍或者 4 倍[35]，在浅快呼吸时则降低[36]。最后，成人呼吸窘迫综合征（adult respiratory distress syndrome，ARDS）患者的胸壁阻力增加[37]。

气体和组织的惯性或加速度

呼吸总阻力的最后一个组成部分是惯性，或者说是在吸气或呼气时，气体和组织的加速度。但惯性所占比例很小，而且无论是否有肺部疾病，在正常呼吸时几乎测不到惯性。尽管如此，在快速机械通气时组织的惯性很大[38]，在以浅、快为特征的呼吸中，例如脱机失败或者高频振荡通气，惯性就显得很重要。

吸入气体分布

吸入的气体在肺内并非均匀分布。自然吸气时，更多的气体进入那些扩张最多的肺单元中。静息状态下，底部（重力依赖区）的充盈比顶部（非重力依赖区）要少一些。因此，底部有更大的扩张能力。在吸气过程中，大部分气体进入底部区域（仰卧位时更多的气体进入肺背部，而右侧卧位时则进入处于低位的

右肺）[39]。如此分布的原因包括肺顺应性及体位对肺扩张的胸膜腔压力分布的影响（即 P_{PL} 压力梯度）。这些改变与吸入气体的性质无关。

直立位时，与肺尖相比，肺底的 P_{PL} 负值较小。因为全肺的肺泡压（P_A）是相等的，肺尖的开放 P_{TP} 更大，因此在吸气开始前，与肺底相比，肺尖膨胀更大（顺应性更小）（图 13.3 和图 13.7）。在吸气时，膈肌的收缩使整个胸膜表面的 P_{PL} 大幅度降低（因为正常肺的流体样反应[39]），并且肺底膨胀程度大于肺尖（图 13.3 和图 13.7）。胸膜腔压力梯度与重力的方向一致，所以通气的分布受体位影响。

肺密度、重力和肺组织与胸腔形状的一致性[40]造成肺底的局部 P_{PL} 负值略小，因此形成 P_{PL} 压力梯度。因为正常肺组织的密度约为 0.3，所以高度每下降 1 cm，P_{PL} 增加 0.3 cmH_2O，肺损伤或肺水肿时，P_{PL} 增加更多。甚至在实验室失重状态下，通气分布呈不均匀性降低[41]，但 P_{PL} 压力梯度并没有消失，因此非重力因素（例如组织、气道）也发挥作用[42]。

尽管在仰卧位和俯卧位时，肺的垂直高度是一致的，但 P_{PL} 在俯卧位时的垂直压力梯度较小[43]，可能是因为在仰卧位时，纵隔挤压肺底部组织，而俯卧位时纵隔压在胸骨上，不压迫肺组织[44]。1974 年 Bryan

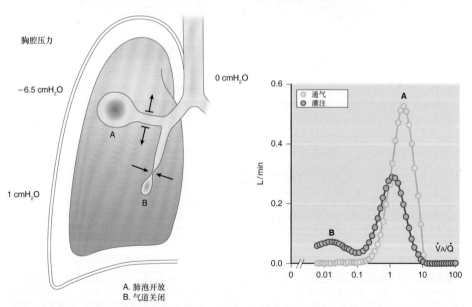

图 13.7　局部肺泡和气道容积示意图，左图示肺上部分（A）和下部分（B）。肺最顶端和最底端存在胸膜腔压力（P_{PL}）梯度 [− 6.5 − 1 = − 7.5（cmH_2O）]。气道压（P_{AW}）为大气压，或者自始至终为 0 cmH_2O。因此，在肺的上部分 $P_{AW} > P_{PL}$，气道持续开放。相反，在肺较低部分 $P_{PL} > P_{AW}$，导致气道闭合。闭合气道远端肺泡内气体随后被吸收，气道闭合可能进一步加重。右图是多种惰性气体清除技术得到的通气 / 血流比值分布图。可以看到，肺上部分肺泡开放和通气，形成"正常"的通气和血流（A）。另外还有一部分肺泡血流大于通气（B），形成低 $\dot{V}_A/\dot{Q}$。这与呼吸时气道间歇性闭合一致

预测[44]在俯卧位时吸入气的分布更加均匀，氧合作用更佳，并已被实验证实[45-46]。

在低流量呼吸（例如，休息）时，气体分布主要受顺应性差异而非气道阻力差异的影响。在肺膨胀开始时，（已充气的）肺尖顺应性略低，所以气体优先进入肺底部；相反，在高流量时，阻力（而非顺应性）是决定气体分布的关键因素。肺尖部阻力较小，膨胀程度较大，所以增加气体流速使得通气在肺内分布均等，正如 ^{133}Xe 在人体内分布所示（图 13.8）[47-48]。这在运动和紧张时显得尤为重要，因为此时可以利用更多的肺泡-毛细血管表面。

气道闭合

呼气使气道变得狭窄，深呼气时甚至导致气道闭合。呼气时使部分气道关闭，余下的低于 FRC 且高于 RV 之间的气体量称为闭合气量（CV），CV 和 RV 的总量称为闭合容量（CC，即气道发生闭合时肺的总容积）[49]。在呼气时发生气道闭合很常见，P_{PL} 升高会增加气道闭合，尤其用力呼气时。当 P_{PL} 超过 P_{AW} 时，气道（如果能塌陷）将会闭合，而且经常在肺底部最先开始，因为底部的 P_{PL} 最大（图 13.7）。

对麻醉科医师而言，这一重要原理主要涉及三个方面：①气道闭合与年龄相关。年轻人呼气达到或者接近 RV 时才发生气道闭合，而老年人在呼气时较早发生气道闭合（即肺容量较高时）。因为随着年龄增加，P_{PL} 的平均值变得更加趋于"正数"（即大气压，

等于 P_{AW}）。到 65～70 岁时，达到甚至高于 FRC 时也会发生气道闭合[50]，导致在正常呼吸时，下垂部分的肺组织也会发生气道闭合。这可能是氧合作用随着年龄增加而降低的最主要原因。②仰卧位时 FRC 比直立位时低，但闭合容量不变。因此 45 岁时仰卧位呼气量为正常 V_T（从 FRC）可达到闭合容量，但 70 岁时仰卧位即发生持续的气道闭合（图 13.9）。③ COPD 患者气道闭合时的肺容积增加，而气道水肿时可能会使之加重，增加支气管张力[49]。

气体弥散

在大气道和中等大小的气道中，气体呈成团流动（即对流），即在驱动压力梯度作用下，气体分子按照一定的平均速度整体流动。气流流经多个级别的支气管，净阻力逐级减小。第 14 级支气管后，气道与肺泡合并，参与气体交换（呼吸性细支气管）。横截面积大量增加（气管 2.5 cm^2，第 23 级支气管 0.8 m^2，肺泡表面积 140 m^2）[51]，总阻力骤降。气体分子的总数是不变的，所以气流速度迅速下降，气体进入肺泡时流速极小（0.001 mm/s），到达肺泡膜时为 0。气流进入肺泡的速度比 O_2 和 CO_2 扩散速度慢一些，因此，扩散（而非对流）对末端气道和肺泡的气体运输是必要的。甚至屏气数秒后，在口腔仍能检测到 CO_2，这是快速扩散和心脏搏动（即混合）的共同作用结果。

正常呼吸时，正常肺的肺泡内气体能完全混合。但是如果肺泡扩张（如肺气肿），弥散的距离太长以至于难以使气体充分混合，可能会造成肺泡膜表面的气体层富含 CO_2，而肺泡中心的气体富含 O_2，出现

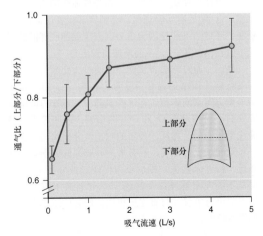

图 13.8　吸气流速改变时肺上部与肺下部组织的通气分布。低流速使大量的气流进入肺下部，但流速较高（例如在运动）时气体分布更加均匀，保证了在气体交换时能够更有效地利用全部肺泡毛细血管膜（假设肺血流分布相似）

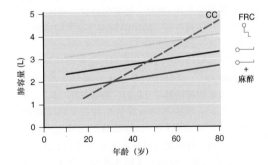

图 13.9　静息状态下的功能残气量（FRC）和闭合容量（CC）。FRC 随着年龄增长而增加（因为肺弹性组织减少），而仰卧位时，FRC 在此基础上减少（由于腹腔内容物导致的膈肌抬高），仰卧位麻醉时 FRC 会进一步减少。CC 也随着年龄增加而增加，而且急速增加，导致在直立位（大于 65 岁）和仰卧位（大于 45 岁）大于 FRC 时就发生气道闭合。CC 和 FRC 之间的关系解释了血液氧合会随着年龄的增长而下降的原因

"细微的"通气分布不均匀[52]。

灌注

肺循环与体循环不同，肺循环压力比体循环压力低 5～10 倍，且血管更短更宽。特别低的血管阻力有两方面的重要影响：①与全身毛细血管的稳定血流相比，肺毛细血管中的血流是波动性的[53]；②由于不受高的静水压影响，毛细血管壁和肺泡壁可以足够薄，改善气体扩散（即交换）的同时又限制了血浆或者血液渗漏到肺泡中。但肺动脉（或肺静脉）压突然增加会导致毛细血管断裂[54]，缓慢增加（即持续数月甚至数年）则促使血管重构[55]，血管重构或许能预防肺水肿[56]（或许也能预防肺损伤[57]），但气体扩散可能受损。

肺血流分布

肺血流取决于驱动压力和血管阻力，在整体肺组织中，上述因素（和血流）是不均一的。传统的肺灌注观念强调重力因素的重要性[58]，但非重力因素也很重要。

肺血流分布：重力因素的影响

血液是有重量的，所以血压受重力影响。成年人的肺（从肺底到肺尖）约高 25 cm，所以站立时，肺底部的静水压力比肺尖部高 25 cmH_2O（即约 18 mmHg）。在心脏水平，平均肺动脉压约为 12 mmHg，肺尖的肺动脉压接近于 0。所以，肺尖的血流（相比于肺底）比较少。正压通气时，肺尖的肺泡压迫其周围的毛细血管，导致局部没有血流。

在肺动脉压的重力性分布和肺泡扩张作用的基础上，West 等[59] 将肺组织分成 I～III 区（图 13.10）。肺泡灌注依赖肺动脉压（P_{PA}）、肺静脉压（P_{PV}）和肺泡压（P_{ALV}），肺组织的分区就是建立在这个原理基础上的。在肺尖（I 区），肺动脉压比肺泡压低，因此没有血流。机械通气时，I 区会出现上述情况，而 P_{PA} 降低则会进一步加重 I 区无灌注。当 I 区无灌注时，无灌注的肺泡增加无效腔量（V_D）。肺尖下部的区域为 II 区，P_{PV} 低于肺泡压（P_{ALV}），除了有血流时，此区域的静脉塌陷就好像"血管瀑布"。尽管大多数时候 P_{ALV} 大于 P_{PV}，但当 P_{PA} 大于 P_{ALV} 时（即间歇地、发生在心脏收缩期）则会有灌注。继续往下是 III 区，

$$肺血管阻力(PVR) = \frac{P_{PA} - P_{LA}}{\dot{Q}_T}$$

（仅在肺 III 区是正确的）

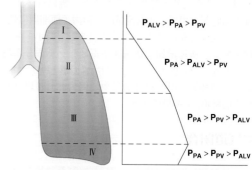

图 13.10　肺血流垂直分布图。I、II、III、IV 区的位置已标出。I 区只有通气没有灌注。II 区肺动脉压大于肺泡压，肺静脉压最小，驱动压等于 $P_{PA} - P_{ALV}$。III 区肺动脉压和静脉压都超过了肺泡压，因此驱动压为 $P_{PA} - P_{PV}$。在肺底，肺血流下降，可能是因为肺间质压力升高，压迫肺泡外血管。P_{ALV}，肺泡压；P_{LA}，左心房压力；P_{PA}，肺动脉压；P_{PV}，肺静脉压；$\dot{Q}_T$，心输出量

该区域有两个重要的不同点：① P_{PA} 和 P_{PV} 持续大于 P_{ALV}，因而在心脏收缩期及舒张期（吸气和呼气时）此区域都有灌注。②重力因素作用的结果是随着向肺底部的移动，P_{PA} 和 P_{PV} 同等程度增加。因此，在 III 区，通过单纯增加 P_{PA} 与 P_{PV} 压力梯度，重力因素是无法影响血流的。尽管如此，但接近肺底部的血液重量较大，有可能会使血管扩张，从而降低血管阻力，增加血流[58]。随后有实验证实，在肺底部或者说是 IV 区，灌注也降低。可能是因为重力因素压缩肺底部的肺组织（血管也在其中），从而增加血管阻力[60]。

最后，通过志愿者试验，即通过改变喷气式飞机的飞行模式而增加或者消除重力影响[61]，进一步证实了重力因素的作用。在这些试验中，零重力能降低屏气时心脏搏动对 O_2 和 CO_2 的影响，表明零重力使灌注更加均匀。相反，最新的呼出气分析试验（在和平号空间站上）证实，在微重力时肺灌注的不均匀性降低，但并未消失，提示重力促使血液分布不均匀，但又不能完全解释这个问题[62]。尽管关于重力的确切影响仍有争议，与直立位相比，仰卧位时重力的影响仍然较小。

肺血流分布：非重力因素的影响

一些重要的实验重新考虑了重力的影响。在同一

重力水平上，每单位肺组织里，肺尖的血流量比肺底少[63]。因此，微球分析方法证实，在相同重力平面上肺血流量存在显著差异，无论患者处于俯卧位或仰卧位，肺高度似乎都不足血流分布的10%[64]。此外，水平方向的不均匀性要比垂直方向的不均匀性更明显（图13.11）[65]。其他实验也表明，中央区域（与外周相比）肺组织的灌注更占优势[66]，呼气末气道正压（PEEP）可逆转这种分布[67]。尽管因肺血管呈放射状，外周的血管较长，可以解释这种中心–周围差异，但也有专家认为该因素影响并不显著[64]。最后，有研究认为是由于肺不同区域中局部血管阻力不同[68]。

血流的不均匀分布可能比重力的影响更重要[69]。灌注不均匀模式意味着在任何给定的区域内，相邻组织之间都可能存在血流的"空间相关性"（相似性）。

尽管研究肺灌注的方法复杂，观点也很多[70]，但综合数据表明，重力以外的其他因素造成了灌注分布的不均匀性。

低氧性肺血管收缩

低氧性肺血管收缩（hypoxic pulmonary vasoconstriction，HPV）是使血流从低氧的肺区域向氧合更好的区域转移的一种代偿机制[71]。无论是通气不足还是吸入气体 PO_2 低导致的肺泡氧分压（PAO_2）降低，都是HPV的最大刺激因素，在越小的肺区域表现越明显。低氧混合静脉血的刺激作用较弱[72-73]。虽然对于人类而言，与静脉麻醉药物相比，传统的挥发性麻醉药对HPV的抑制作用更强，较先进的挥发性麻醉药，如七氟烷[74]和地氟烷[75]则对HPV的抑制作用相对小。应用静脉麻醉时，一侧肺给予 FiO_2 为1.0的气体，对侧肺则给予低氧的混合气体（FiO_2 为

0.05～0.12），低氧侧肺的灌注量降低至心输出量的30%[76]。持续HPV导致血管重构，形成肺动脉高压。高海拔地区的居民[77]或者有慢性缺氧性肺疾病的患者可发展成肺动脉高压。

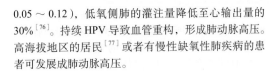

肺功能的临床评估

肺活量测定——肺总量及其组成

最大吸气后肺内的气体量为肺总量（total lung capacity，TLC；通常为 6～8 L）。COPD时可因为肺泡过度膨胀或肺泡壁破裂、弹性组织丧失（如肺气肿）导致TLC增大（图13.4）[78]。在极端情况下，TLC可增加至 10～12 L。限制性肺疾病时，TLC反映肺纤维化程度，TLC降低，甚至低至 3～4 L（图13.4）[78]。

最大呼气后，肺内仍有部分气体，即RV（约2 L）。因为在肺泡塌陷前末梢气道（< 2 mm）已经闭合，一部分气体潴留并避免肺泡排空，所以局部肺泡没有进一步发展为塌陷[79]。同时这也限制了胸壁、胸腔及膈肌被进一步压缩。预防肺组织塌陷的重要性前文已经阐述（图13.6）。

尽力吸气后呼出的最大气体量为肺活量（vital capacity，VC；4～6 L），为TLV和RV的差值。VC在限制性和阻塞性肺疾病时都降低。在限制性肺疾病时，VC下降反映肺容量减少，例如肺纤维化的压缩（萎缩）造成的肺容量减少。在阻塞性肺疾病时，通过损害（和降低）VC，或同时通过（比例较小地）增加FVC，长期潴留在肺内的气体使RV增大[78]。

潮气量（V_T，通常为 0.5 L）指静息状态下，从呼气末（FRC，2.0 L）开始吸气的气体量。随着通气增加，例如运动时，V_T 增加，FRC可能降低约0.5 L。

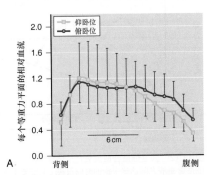
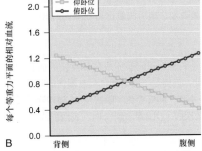

图 13.11　仰卧位和俯卧位时（腹侧和背侧）的血流分布图。不管体位如何，从腹部到背部血流分布相似，说明血流分布是由解剖结构决定的，而不是由重力因素决定的。俯卧位（或仰卧位）时血流分布的变化（即非重力性的不均匀）远大于俯卧位与仰卧位（即重力性的不均匀）之间血流分布的差异（From Glenny RW，Lamm WJ，Albert RK，Robertson HT. Gravity is a minor determinant of pulmonary blood flow distribution. J Appl Physiol. 1991；71：620-629. ）

但在气道梗阻时，呼气受阻，尚未达到正常静息状态的肺容量时就开始了吸气运动，因此呼气末容量增加[78]。这种气体潴留降低了狭窄气道中的气流阻力，但由于肺组织过度膨胀和不利的机械条件，总的呼吸做功增加。

随着年龄增加，肺弹性组织减少，FRC 增加，与向外的胸壁力量相反，肺弹性回缩力降低，肺容量增加。COPD 时，慢性气体潴留，弹性组织显著减少，FRC 随着年龄发展的速度可能加快[19]。肺纤维化疾病患者 FRC 下降[78]，有时低至 1.5 L（图 13.4）。肺切除也会降低 FRC，但是剩余的肺组织会扩张，补充部分容量，称为代偿性肺气肿（见第 53 章）。

弥散量——肺泡-毛细血管膜间弥散

测定一氧化碳弥散量（DL_{CO}）的实验融合了许多呼吸生理学的重要现象。此处将对实验方法和影响其解读的因素进行阐述。在肺内，O_2 和 CO_2 被动弥散：O_2 从肺泡气体进入血浆和红细胞，与血红蛋白结合；CO_2 则相反，从血浆进入肺泡。在一定时间内，通过肺泡毛细血管膜弥散的气体总量即为弥散量，可以用下面的公式表示：

$$弥散量 = \frac{(SA \times \Delta P \times Sol)}{h \times \sqrt{MW}}$$

其中 SA 表示与气体接触的肺泡膜表面积，ΔP 表示气体进出血液的分压梯度，Sol 表示气体在细胞膜的溶解度，h 表示膜的厚度，MW 表示气体分子量。

弥散量（有时也叫弥散系数）评估中检测气体用 CO。在最大呼气后，吸入低浓度（0.3%）CO 气体，达到 TLC，使稀释的 CO 气体尽可能充满肺。屏气后深呼气至 RV。呼出和吸入中 CO 数值上的差值等于灌注的血液（即 Hb）所摄取的量或保留在肺内（RV）的量。若 CO 与可保留在肺内的不可溶气体（如 He）一起吸入，则可测量保留在肺内的 RV。

表面积

肺泡和毛细血管间能够完成气体交换的面积即为表面积。因此，前提是一个有通气和有灌注的肺（即非无效腔）。在小肺、肺纤维化（限制性）、肺切除后或者肺组织受损的疾病（例如肺气肿）时，表面积减小。

膜厚度

膜厚度增加，CO 转运降低，因为弥散距离增加降低弥散能力，且 O_2（和 CO_2）在纤维组织中的溶解度低于在血浆中的溶解度。毛细血管中血液的容量

与膜厚度对弥散的影响很难区别，但 O_2 和 CO 相互竞争结合血红蛋白，因此，改变 FiO_2，然后测定 CO 的弥散量，就有可能区分开两者（见 Hughes 等的综述）[80-81]。

压力梯度

气相（肺泡）和液相（毛细血管）中 O_2 或者 CO_2 的分压差（ΔP）越大，弥散的速度越快。毛细血管中混合静脉血的 PO_2 为 40 mmHg（5.3 kPa），肺泡 PO_2 为 100 mmHg（13.3 kPa），因此驱动压力（ΔP）是 60 mmHg（8 kPa）。

血液流经毛细血管时，摄取 O_2，释放 CO_2。由于毛细血管中氧分压逐渐升高，氧气弥散速度缓慢下降，当肺泡-毛细血管壁两侧压力相等时，弥散速度降至 0。静息时，经常在毛细血管长度的 25%～30% 时出现压力平衡状态，在剩余的毛细血管中几乎无气体交换（图 13.12）。但在运动或者应激（即高心输出量）时，流经毛细血管的血流速度加快，达到平衡状态所需要的毛细血管长度增加。肺泡-毛细血管膜增厚也能延迟弥散平衡，如果增厚严重，则可阻碍弥散达到平衡状态，从而增加低氧血症的可能。如果混合静脉血中 PO_2（$P_{mv}O_2$）低于正常，则驱动压增加，通过与肺泡内 O_2 达到平衡而获得部分补偿。驱动压表示为：

$$\Delta P = (PaO_2 - P_{mv}O_2)\ mmHg$$

大部分溶解在血浆中的氧气都弥散到红细胞中，与 Hb 相结合。饱和度为 98% 的 1 L 血液（Hb150 g/L）（正常动脉血）携带 200 ml 氧化血红蛋白。相比之下，溶解的氧气只有 3 ml（PaO_2 100 mmHg）。血浆中与

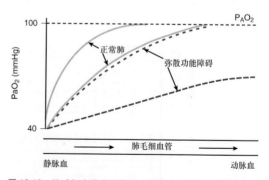

图 13.12　肺毛细血管血液氧合。健康人，氧分压在肺泡和毛细血管血液之间达到平衡的时间很快（只需要小于 30% 的肺毛细血管长度）；但在运动时，血流速度加快（即转运时间缩短），经过大部分毛细血管距离才能达到平衡，可以通过增粗和增加毛细血管抵消这种影响。如果弥散受损，达到平衡所需的距离就更长，在运动时到毛细血管末端仍不能达到平衡

Hb 结合的氧气不会产生压力，这一点非常重要，因为在达到压力平衡前，这将允许更多的氧气通过肺泡-细胞膜弥散入血。贫血（或之前接触 CO）时弥散量降低，红细胞增多症时弥散量增加。

分子量和溶解度

分子的弥散速度与其分子量（MW）的平方根成反比，分子越大，弥散速度越慢。O_2 是较轻的气体（MW32），CO_2 是较重的气体（MW44）。但弥散也与其在组织中的溶解度成正比，CO_2 的溶解度几乎是 O_2 的 30 倍。总的结果是 CO_2 的弥散速度是 O_2 的 20 倍[82]。所以，肺部疾病不会影响到 CO_2 的弥散。

术中呼吸运动

麻醉期间的呼吸功能

无论患者是自主呼吸还是机械通气，麻醉都损伤肺功能。大多数受试者麻醉后血液氧合能力受损[83]，因此术后供 O_2（FiO_2 常为 $0.3 \sim 0.5$）几乎成为惯例。轻-中度低氧血症（SaO_2 为 $85\% \sim 90\%$）较常见，持续几秒钟甚至数分钟。有时很严重，约 20% 的患者 SaO_2 低于 81% 的时间长达 5 min[84]。甚至在麻醉相关死亡索赔案件中，50% 以上的案件与麻醉期间低氧血症有关[2]。离开手术室后，麻醉期间造成的肺功能改变持续存在：小手术后 1% ～ 2% 的患者可观察到典型的临床肺部并发症，胸部或较大的上腹部手术后则可高达 20%[85]。麻醉造成的影响使确定围术期呼吸功能障碍的原因和临床治疗方法至关重要。

该部分将描述麻醉及机械通气对肺功能的影响。这部分的叙述顺序与血液氧合和 CO_2 排出的顺序一致。因此，麻醉时最先观察到的现象可能是肌肉张力消失，接着是外向力量（即呼吸肌）和内向力量（即肺弹性组织）之间的平衡发生改变，导致 FRC 降低。这可引起或伴随肺弹性回缩力增强（顺应性下降）和呼吸系统阻力增加。FRC 下降影响肺组织膨胀，导致肺不张（吸入高浓度氧气时肺不张加剧）和气道闭合。通气分布和通气 / 血流比值改变，血液氧合作用和 CO_2 排出受阻。

麻醉期间的肺容量和呼吸力学

肺容量

从直立位变为仰卧位时，静息肺容量（即 FRC）减少接近 1 L，麻醉诱导后 FRC 进一步下降约 0.5 L[86]。FRC 由约 3.5 L 降至 2 L，接近 RV。无论是控制呼吸还是自主呼吸[87-88]，无论是吸入麻醉还是静脉麻醉[89]，均将导致 FRC 下降（约 20%），这是氧合作用下降的主要因素（后面进行讨论）。全麻期间肌肉松弛不会进一步降低 FRC。

FRC 下降的解剖学基础尚不明确。一项纳入 3 例志愿者的试验，通过二维断层扫描发现麻醉和肌肉松弛导致的膈肌向头侧移位与 FRC 降低有关[90]。该项研究结果具有重要意义。最近用 CT 扫描进行的实验也证实膈肌向头侧移位，同时胸部横截面积降低[89, 91]。但其他数据则提示几乎不会对膈肌造成影响，因为膈肌的前部分可能向尾侧（不是头侧）移动[92]。单独 CT 检查证实，除非有严重的阻塞性肺疾病，否则膈肌均向头侧移位。尽管关于 FRC 降低在解剖学方面仍有争议，但 FRC 降低的机制似乎与呼吸肌张力消失有关。内向作用力（肺回缩力）和外向作用力（胸壁回缩力、胸壁肌肉、膈肌）维持平衡，产生 FRC。例如，氯胺酮麻醉时保留肌张力，FRC 不降低[89]。因为患者常常是仰卧位，所以 FRC 已经降低，老年患者更是如此。此时，麻醉的影响更加明显（图 13.9）。如图所示，假设体重不变，则 FRC 随着年龄增加而降低。

呼吸系统顺应性和阻力

在麻醉期间，呼吸系统（包括肺和胸廓）的静态顺应性由平均 95 ml/cmH$_2$O 降至 60 ml/cmH$_2$O[93]。大部分研究表明，与清醒时相比，麻醉期间肺顺应性降低。汇总大量研究的综合数据也证实，静态顺应性平均值的下降与麻醉有关，从接近 190 ml/cmH$_2$O 降至约 150 ml/cmH$_2$O[93]。呼吸阻力变化的数据仍不清楚。尽管大部分研究表明麻醉增加呼吸阻力，尤其是机械通气时[93]，但尚无研究对肺容量和气流速度（都明显影响阻力）进行校正，可能是因为容量（即 FRC）减少仅引起阻力变化（图 13.13）。

麻醉期间肺不张和气道闭合

在一篇经典文章中，Bendixen 等[94]提出了"肺不张"的概念，认为其是导致麻醉期间氧合作用受损和呼吸顺应性下降的原因[94]。此研究中，在麻醉患者和实验动物身上均观察到顺应性逐渐下降，伴随着氧合逐渐降低，被解读为渐进性的肺不张。但有其他研究发现在麻醉诱导时突然发生顺应性和 PaO_2 下降，而常规胸部 X 线扫描无法显示肺不张。

CT 扫描技术提高了我们对麻醉导致的肺不张的

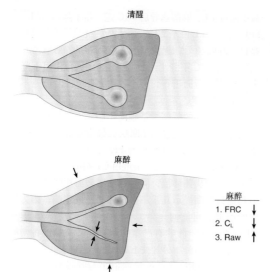

清醒

麻醉

麻醉
1. FRC　↓
2. C_L　↓
3. Raw　↑

图 13.13　麻醉导致膈肌向头侧移位及胸廓横截面积减小。这种影响造成 FRC 降低。通气量下降（肺不张和气道闭合）引起顺应性（C_L）下降。FRC 降低导致的气道直径减小可能会升高气道阻力（Raw）

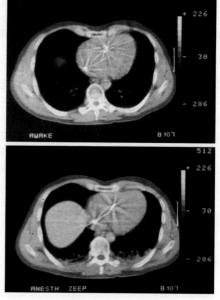

图 13.14　受试者在清醒（上图）和麻醉期间（下图）胸廓横截面积的 CT 影像。清醒时，肺充气良好（心脏内可见肺动脉导管影）。麻醉期间，肺下垂部分会发生肺不张（见图中灰色 / 白色不规则区域）。右肺中间大面积的灰白色区域是由肝及膈肌上移导致的

本质的认识，这项技术还提示麻醉期间双肺底部密度迅速增加（数据截止到 1990 年，Moller 等描述）[84, 95]。对不同种类动物肺密度的形态学研究支持肺不张的诊断。图 13.14 是一例肺不张的 CT 影像。

　　约有 90% 的麻醉患者发生肺不张，而且与麻醉选择无关[96]。在自主呼吸和肌松状态，无论是静脉麻醉还是吸入麻醉后都会发生肺不张[89]。靠近膈肌位置的肺不张常占全肺 5% ～ 6%，并且极易超过 20%。塌陷的肺组织总量更大，因为肺不张的区域主要由肺组织构成，而这部分肺组织的 20% ～ 40% 是由正常膨胀的肺泡构成（其余为气体）。因此在手术开始前，麻醉维持期间有 15% ～ 20% 的肺不张。从肺底到肺尖，肺不张逐渐减少，肺尖保持通气（图 13.15）。胸科手术和心肺转流术后，肺不张的程度更加严重（超过肺容量的 50%），可持续数小时[97]。腹部手术对肺不张几乎无影响，但腹部手术后肺不张可持续数天[98]。

　　肺不张是导致低氧血症的一个重要原因。肺不张的程度与肺内分流的大小具有显著而密切的相关性（R = 0.81），肺不张以 CT 扫描显示的膈肌上方的肺组织的百分比表示，分流以通过多种惰性气体清除技术（MIGET）测定的心输出量百分比表示[96]。结合 CT 扫描和单光子发射计算机断层成像（SPECT），分流增加的位置即为肺不张区域（图 13.16）[99]。除分流外，肺不张可能是感染集中的区域，很容易导致肺

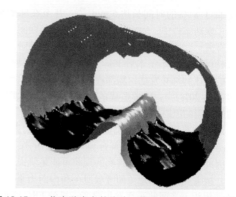

图 13.15　一位麻醉患者的胸腔三维重建图像。图像显示双肺底部的肺组织发生肺不张。朝向肺尖方向（在此图的远端），肺不张的程度轻微下降（Data from Reber A, Nylund U, Hedenstierna G. Position and shape of the diaphragm: implications for atelectasis formation. Anaesthesia. 1998; 53: 1054-1061.）

部并发症[100]。

　　除麻醉（和手术类型）外，很难预测肺不张的发展。肺不张的程度通常与体重指数（BMI）及吸氧浓度直接相关[87,89]。此外，无论年龄[96]还是 COPD[101]都无法预测肺不张的程度和范围。COPD 时，气道闭合早于肺泡闭合（所以能预防肺泡闭合）。或者，与

同一肺段通气和灌注的CT扫描和垂直分布

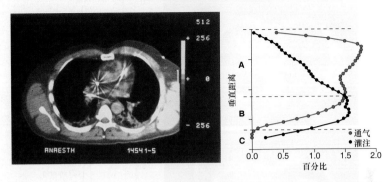

图 13.16　肺不张和通气-血流分布。左图是一名麻醉患者的胸廓横截面的 CT 影像，显示底部（背部）肺不张。右图显示了整个区域的通气和血流分布。大部分通气都在上方肺组织（A 区）（与没有肺不张的清醒患者完全相反），其通气远远超过了局部的灌注水平，导致上方肺组织通气浪费（即无效腔）。下部肺（B 区）的通气减少（可能是因为气道间断性闭合），局部灌注增加，导致此区域低 $\dot{V}_A/\dot{Q}$，引起低氧血症。在更低的区域（C 区）由于肺不张，完全没有通气，但仍有一些灌注，产生分流。距离肺顶端越远，灌注越好，但在最低的区域灌注下降（Data from Hedenstierna G. Alveolar collapse and closure of airways：regular effects of anaesthesia. Clin Physiol Funct Imaging. 2003；23：123-129.）

胸壁组织相比，肺组织（弹性回缩力）减少较多，故有利于预防肺不张。

麻醉期间肺不张的预防

多种干预措施有助于预防肺不张[95]，甚至复张塌陷的肺组织，如下所述。

呼气末气道正压

许多研究证实，呼气末气道正压（PEEP）（10 cmH_2O）能使肺不张区域部分复张（图 13.17）。仍有一些肺不张较顽固，可能需要更高的 PEEP 和吸气压力[89]。高水平的 PEEP 会产生复杂的影响。PEEP 的大小与低氧血症改善程度之间并无成比例的相关性。PEEP 在很多时候存在一个临界值。另外增加 PEEP 后 SaO_2 可能下降，原因有两个：① PEEP 导致 P_{PL} 增加，静脉回流减少，尤其是低氧血症时，心输出量和氧输送量（DO_2）降低，混合静脉血氧含量（$C_{\bar{V}}O_2$）降低。存在肺内分流（如肺不张）时，混合静脉血直接汇入肺静脉血，造成动脉血氧饱和度下降。②增加 PEEP 会导致肺血流从通气的、扩张的区域（PEEP 使肺泡扩张）向肺不张（PEEP 未能使肺泡扩张）的区域再分布（图 13.18）[102]。在这种情况下，与无 PEEP 相比，下垂部分肺组织的血流量占全肺血流量的比例增加[58]。最终，停用 PEEP 后，麻醉导致的肺不张迅速再次出现[89]。因此，Hewlett 等[103]在 1974 年警告不要"常规麻醉中不加选择地使用 PEEP"。

为避免抑制循环，PEEP 的大小仅仅够使塌陷的肺泡复张即可。没有心肺疾病的标准体重患者（BMI < 25 kg/m²）与不应用 PEEP 的患者相比，PEEP 为 7 cmH_2O 可复张大部分肺，使肺泡维持开放，改善氧合[104]。因此不需要强制性的肺复张策略。非腹部手术时可见这种影响，腹部手术时是否有类似的保护作用尚有待观察。

肺复张策略

逆转肺不张建议采用叹气呼吸或大 V_T[10]。但肺不张的改善程度与 V_T 增加或 P_{AW} 高达 20 cmH_2O 的叹气呼吸并不一致[105]。肺不张初步开放时要求 P_{AW} 达 30 cmH_2O，更完全的逆转则要达 40 cmH_2O（图 13.19）。在健康肺，上述复张潮气量相当于肺活量，因此被称为肺活量法（尽管是通过 P_{AW} 正压达到）。如果持续应用肺活量法，会造成明显的血流动力学影响。事实上，应用 40 cmH_2O 的 P_{AW} 复张肺泡，持续 7 ～ 8 s，能成功复张绝大部分麻醉导致的肺不张[106]。

减少气体吸收

无论 PEEP 还是肺活量法都可以完全复张麻醉导致的肺不张，但为了预防肺不张快速复发，需要持续应用某个水平 PEEP[107]。但是，如果肺泡是开放的，N_2（一种不溶解于血液的气体，不能被吸收入血）能"撑住"肺泡。所以，麻醉的患者接受肺活量法后，用 60% N_2 + 40% O_2 的混合气体行机械通气，再次肺不张的倾向降低，复张肺泡 40 min 后，只有 20% 再

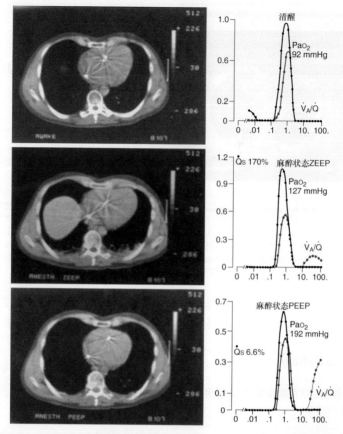

图 13.17　健康人在清醒状态，无 PEEP 的麻醉状态［零呼气末正压（ZEEP）］、PEEP 为 10 cmH₂O 时的麻醉状态（PEEP）下的 CT 影像和 $\dot{V}_A/\dot{Q}$ 再分布。清醒时无肺不张，$\dot{V}_A/\dot{Q}$ 比值较小（上图），反映间歇性气道闭合。应用 ZEEP 的麻醉中，肺不张可以在肺底部见到（膈肌被推向头侧）。低 $\dot{V}_A/\dot{Q}$ 被肺不张和大量分流代替，另外，轻度"增高"的 $\dot{V}_A/\dot{Q}$ 比值（中图）曲线反映肺上部无效腔。麻醉中应用 PEEP 时，塌陷的肺组织复张，分流减少。而且，高 $\dot{V}_A/\dot{Q}$ 比值（下图）曲线显著增加，可能反映在肺上部无灌注区肺泡的进一步扩张

次发生肺不张[107]。

　　相同的原理适用于麻醉诱导期肺预充氧过程。"预充氧"的目的是在麻醉诱导过程中，即在麻醉科医师较好地管理机械通气和氧合，确保气道安全之前，预防氧饱和度下降（即低于 O₂ 的安全阈值）。传统方法是应用 FiO₂ 1.0。尽管这样常能维持较好的 SaO₂，但肺不张仍不可避免。临床研究证实，与诱导期应用 100% 的 O₂ 相比，应用 30% 的 O₂ 能避免肺不张的形成[108]。随后，研究比较了诱导期吸入 100%、80% 和 60% 的 O₂，发现吸入 100% O₂ 时普遍存在肺不张，吸入 80% O₂ 时减少，吸入 60% O₂ 时更少（图 13.20）。但较少的肺不张换来的是氧饱和度下降的安全时限缩短[109]。

　　另一种替代方法是持续气道正压（CPAP）。应用 CPAP 10 cmH₂O，FiO₂ 达到 100% 时也不会发生明显的肺不张[110]。这可能是将氧饱和度降低和肺不张风险降到最小的一种理想方法，但尚未经过反复验证。

维持肌张力

　　因为膈肌和胸壁失去肌张力会增加肺不张的风险，所以维持肌张力的方法可能有益。氯胺酮静脉注射不影响肌张力，是唯一不引起肺不张的特殊麻醉药。如果联合应用肌松药物，则和其他麻醉药一样引起肺不张[90]。氯胺酮在特殊情况下是一种非常有用的麻醉药，但广泛应用方面仍存在挑战。

　　有一种试验方法是通过膈肌起搏恢复呼吸肌张力。这种方法通过刺激膈神经实现，能适度降低肺不张，但方法复杂，效果有限[111]。

术后肺不张

　　麻醉和手术后低氧血症很常见。麻醉诱导前吸入

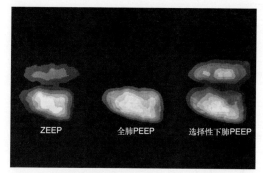

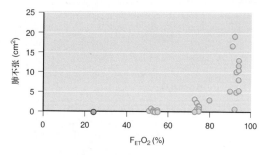

图 13.18　麻醉患者侧卧位时的肺血流分布 γ 摄像图。使用零呼气末正压（ZEEP）机械通气时，灌注（占心输出量的 60% ～ 70%）主要分布在下侧肺组织。双肺都使用 PEEP（10 cmH_2O）后，下侧肺的灌注更好，上侧肺几乎没有灌注（即无效腔显著增加）。相反，如果选择性地对下侧肺应用 PEEP，将使灌注向上侧肺再分布。当然，图像显示的是灌注的肺组织（不是全部的、解剖学上的肺组织，右侧卧时上侧肺将会增大）（From Hedenstierna G，Baehrendtz S，Klingstedt C，et al. Ventilation and perfusion of each lung during differential ventilation with selective PEEP. Anesthesiology. 1984；61：369-376.）

图 13.20　不同浓度 O_2 预充氧后，患者肺不张的情况。尽管变异较大，但在充分预充氧时，增加 FiO_2 会增加麻醉后肺不张的可能性。图中呼出氧浓度（$F_{ET}O_2$）25% 附近的圆圈代表使用 30% O_2 进行麻醉诱导时所得到的数据（From Rothen HU，Sporre B，Engberg G，Wegenius G，Reber A，Hedenstierna G. Prevention of atelectasis during general anaesthesia. Lancet. 1995；345：1387-1391.）

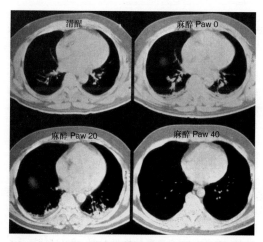

图 13.19　患者清醒时和麻醉时不同气道压力的 CT 影像。影像显示清醒患者脉管系统正常，没有肺不张（左上图）。麻醉时（P_{AW} = 0 cmH_2O，右上图）可见双侧底部肺不张，P_{AW} = 20 cmH_2O 时，肺不张仍存在，P_{AW} = 40 cmH_2O 时肺不张被逆转（右下图）。因此，复张肺时需要用肺活量法（From Rothen HU，Sporre B，Engberg G，Wegenius G，Hedenstierna G. Re-expansion of atelectasis during general anaesthesia：a computed tomography study. Br J Anaesth. 1993；71：788-795.）

氧气和气管导管拔出前吸引气道（负压）都会加重术后低氧血症。绷带固定以及疼痛导致的咳嗽受限都会引起术后肺不张。也有一些方法用来尝试处理术后肺不张导致的低氧血症。吸入 100% 的 O_2 联合肺活量法并无效果，可能是因为虽然肺活量法使肺复张，肺泡却没有持续开放（事实是不含 N_2 的 O_2 促进肺泡塌陷）[111]。低浓度氧（40%O_2 与 60%N_2 混合气）联合肺活量法可保持肺泡持续开放直到麻醉结束[106]。心肺转流术后，与吸入 100%O_2 比，吸入含 50%O_2 的空气（即 N_2），机械通气后能维持更长时间的氧合[113]。拔管前吸入 100%O_2 会增加肺不张的发生率[112]，处理肺不张引起的低氧血症时，CPAP 替代吸入 100%O_2，预后更好[114]。

▍气道闭合

间歇的气道闭合减少了受累肺泡的通气。如果灌注持续存在，或没有降低至与通气相同的水平，这部分肺将会成为低 $\dot{V}_A/\dot{Q}$ 区域。随着年龄增长，气道闭合倾向增加（图 13.9）[49]，低 $\dot{V}_A/\dot{Q}$ 区域的灌注也增加[115]。麻醉降低 FRC 约 0.5 L[87]，因此以潮气量通气时，气道闭合会增加[116-117]。事实上，因为气道闭合，未发生肺不张的区域通气减少（图 13.21）。而且，这些区域通气比灌注少（即低 $\dot{V}_A/\dot{Q}$ 区域），导致麻醉期间氧合受损。综上所述，肺不张和气道闭合可以解释 75% 的氧合作用受损[88]。另外，CV-ERV 反映了大于 FRC 时发生气道闭合的数量（ERV 表示补呼气量），该值随着麻醉诱导而增加，并且低 $\dot{V}_A/\dot{Q}$ 与气道闭合程度之间具有良好相关性[88]。总之，简单的肺三室模型（正常 $\dot{V}_A/\dot{Q}$ 区域、气道闭合区域、肺不张区域）可很好地解释导致麻醉期间氧合作用受损的因素（图 13.21）。

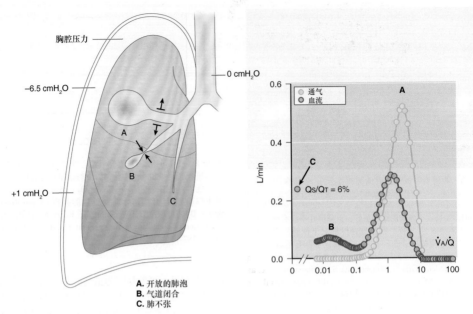

图 13.21　麻醉期间通气和血流的三室模型。上部分肺的肺泡和气道都是开放的（A 区），中间部分的肺和气道间断性闭合（B 区），最底部肺组织出现肺不张（C 区）。右图是相应的通气-血流分布情况（多种惰性气体清除技术），曲线 A 反映通气和血流较好，曲线 B 反映间断性气道闭合。另外，肺不张区域存在肺内分流（曲线 C）。Q_S/Q_T，静脉血掺杂或分流比例

麻醉期间通气和血流的分布

通气分布

应用同位素技术，通过对麻醉状态下仰卧位患者的观察，发现吸入气体可以从肺靠下的部位向肺靠上的部位再分布。应用放射性物质标记的气溶胶和 SPECT 技术，显示通气主要向肺靠上部分形成再分布，同时肺靠下部分的通气逐渐减少，在更低部分的肺组织则完全没有通气，这与 CT 所观察到肺不张吻合（图 13.16）[100]。

患者麻醉后侧卧位[118]和仰卧位[119]时，肺复张策略可增加下垂部分肺的通气，将通气分布恢复到清醒状态。因此，总 FRC 恢复至清醒水平，气体分布也将恢复至清醒水平。原因是：肺不张区域复张、闭合气道再开放、已经开放的（上部分的）肺区域进一步扩张，降低了局部顺应性，减少了额外通气量。

肺血流的分布

通过注射同位素标记的大颗粒白蛋白和 SPECT 技术，人们研究了肺血流的分布[99]。在麻醉期间，从较高处到较低处，肺灌注逐渐增加。在肺最低的位置，灌注轻微减少，通过同步 CT 观察发现这部分有肺不张（图 13.16）。PEEP 将阻碍静脉血回流至右心，

降低心输出量。PEEP 也影响肺血流阻力，尽管这对心输出量的影响很小。另外，PEEP 促使血流向较低处肺再分布[59, 119]，减少较高处肺的血流（增加无效腔）。较低处肺血流增加可能加重肺不张区域的分流[102]。

低氧性肺血管收缩

在离体的肺组织，一些吸入（而非静脉）麻醉药物能抑制 HPV[120]。由于多个参数同时改变，HPV 的人体研究很复杂。因此 HPV 对心输出量、心肌收缩力、血管张力、血容量分布、pH、PCO_2 和肺呼吸力学改变的反应就很容易被混淆。尽管如此，研究发现在心输出量无明显改变时，最低肺泡有效浓度（MAC）为 2 时，异氟烷和氟烷可抑制 50% 的 HPV 反应（图 13.22）[121]。

麻醉期间的通气 / 血流比值

无效腔、分流与通气-血流的关系

CO_2 清除

麻醉损伤 CO_2 清除及血液氧合能力。呼吸受抑制

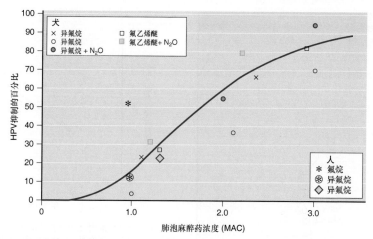

图 13.22　吸入麻醉药对低氧性肺血管收缩（HPV）的影响。吸入麻醉药为 1 MAC 时，可抑制 20% ～ 30% 的 HPV；吸入更高浓度的麻醉药时，HPV 将急剧下降。其结果是在吸入麻醉期间，本应减少的分流（即无通气区域的灌注）得不到减少。MAC，最低肺泡有效浓度（From Marshall BE. Hypoxic pulmonary vasoconstriction. Acta Anaesthesiol Scand Suppl. 1990；94：37-41.）

引起的每分通气量（$\dot{V}_E$）下降，或者 $\dot{V}_E$ 不变，V_D/V_T 增加，都可导致 CO_2 清除能力下降。单肺灌注记录已证实解剖无效腔无变化，增加的 V_D/V_T 是肺泡，已由 MIGET 扫描确认（图 13.23）[10]。这种较高的 $\dot{V}_A/\dot{Q}$ 可能是因为肺上部区域的肺泡压力可能超过肺血管压力（Ⅰ区），从而影响肺泡间隔中的小角血管的罐注所致[84]。由此造成的 CO_2 清除能力受损通过增加通气量可以轻易纠正，在常规的机械通气的麻醉过程中，极少产生这种问题。

氧合作用

高龄、肥胖及吸烟患者，麻醉期间动脉氧合能力受损更加严重[122-123]。按照标准的氧分流方程式估算，麻醉期间静脉血掺杂也增大，约达心输出量的 10%。但这只是估算的平均值，并且仅考虑低氧血症是由分流引起的。事实上导致低氧血症的原因包括"真性"分流（即无通气肺有灌注）、某些区域的通气差、某些区域通气但灌注大于通气（低 $\dot{V}_A/\dot{Q}$ 区域）。这些影响统称为静脉血掺杂（venous admixture）。分流方程式（框 13.2）假设所有流经肺的血流去向为以下两者中的任意一个：其一（无分流部分）的血液均有氧合，另一个（分流部分）的血液均存在分流。

分流方程式（或静脉血掺杂）可以表示为[124]：

$$\frac{\dot{Q}_S}{\dot{Q}_T} = \frac{(C_cO_2 - C_aO_2)}{C_cO_2 - C_{\bar{v}}O_2}$$

假设肺末端毛细血管血流达到最大程度的氧饱和

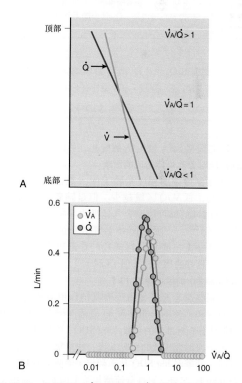

图 13.23　全肺通气（$\dot{V}_A$）和血流（$\dot{Q}$）的垂直分布（A）及通气-血流（$\dot{V}_A/\dot{Q}$）分布（B）的示意图。$\dot{V}_A/\dot{Q}$ 分布以比值等于 1 为中心，它相当于通气和血流曲线交叉的部位。在肺上部，通气比血流稍大，导致 $\dot{V}_A/\dot{Q} > 1$。相反，在肺下部，血流比通气大，这就是 $\dot{V}_A/\dot{Q}$ 较低的原因（$\dot{V}_A/\dot{Q} < 1$）。肺下部通气适度增加，而血流增加更大

框 13.2 静脉血掺杂（分流）方程式的推导

$$Ca \times \dot{Q}_T = (Cc' \times \dot{Q}_c) + (C_{\bar{v}} \times \dot{Q}_S) \quad (1)$$

$$\dot{Q}_c = \dot{Q}_T - \dot{Q}_S \quad (2)$$

将方程式（2）（流经肺的全部血流）代入方程式（1）（全肺的氧运输）得出：

$$Ca \times \dot{Q}_T = [Cc' \times (\dot{Q}_T - \dot{Q}_S)] + (C_{\bar{v}} \times \dot{Q}_S)$$

重新整理，即：

$$\frac{\dot{Q}_S}{\dot{Q}_T} = \frac{Cc' - Ca}{Cc' - C_{\bar{v}}}$$

Cc'、Ca 和 $C_{\bar{v}}$ 分别是肺末端毛细血管、动脉血、混合静脉血的氧含量。$\dot{Q}_T$ 代表心输出量，$\dot{Q}_c$ 代表肺毛细血管血流，$\dot{Q}_S$ 代表分流

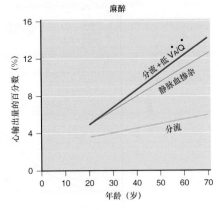

图 13.24 麻醉期间年龄对氧合的影响。随着年龄增加，分流和低 $\dot{V}_A/\dot{Q}$ 之和显著增加（与静脉血掺杂程度一致）。分流随年龄增加而增加，虽然有意义，但是不显著（From Gunnarsson L, Tokics L, Gustavsson H, Hedenstierna G. Influence of age on atelectasis formation and gas exchange impairment during general anaesthesia. Br J Anaesth. 1991；66：423-432.）

（因此，此时 $S_cO_2 = 1$），溶解的 O_2 量可以忽略，可以与 $C_{\bar{v}}O_2$ 相区别，假设 $C_{\bar{v}}O_2$ 很小（$C_{\bar{v}}O_2 = C_{\bar{v}}O_2$）：

$$\frac{\dot{Q}_S}{\dot{Q}_T} = \frac{(1 - SaO_2)}{(1 - S_{\bar{v}}O_2)}$$

因此根据 SaO_2 和 $S_{\bar{v}}O_2$ 的变化，可以轻松估算出干预措施对分流可能造成的影响。

静脉血掺杂的程度依赖于吸入氧浓度（FiO_2）。FiO_2 越高，低 $\dot{V}_A/\dot{Q}$ 区域越少。但是随着 FiO_2 增加，低 $\dot{V}_A/\dot{Q}$ 区域的肺可能因为气体吸收而发生塌陷，变成分流区[125]。一项包含 45 名麻醉受试者的研究表明，真性分流与低 $\dot{V}_A/\dot{Q}$ 区灌注的总量和静脉血掺杂之间具有良好的相关性（图 13.24）[97]。"氧分流"或者静脉血掺杂的推导见框 13.2。

年轻健康志愿者使用硫喷妥钠和甲氧氟烷麻醉时，通气和血流的分布使 $\dot{V}_A/\dot{Q}$ 值范围增大，后者可以用灌注分布标准差的对数（log SD$\dot{Q}$）的增加量来表示。另一项例数相近的研究发现，使用氟烷和肌松药麻醉时，麻醉时 log SD$\dot{Q}$ 几乎翻倍（清醒时 0.43，麻醉时 0.80）。另外，真性分流增加至平均 8%。对中年（37～64 岁）手术患者的一项研究得出相似的结果，即清醒时分流为 1%，而麻醉时平均 9%，分布范围也增大（log SD$\dot{Q}$：清醒时 0.47，麻醉时 1.01）。肺功能严重受损的老年患者，无论是否应用氧化亚氮，应用氟烷和肌松药麻醉时，都将导致 $\dot{V}_A/\dot{Q}$ 显著增大（log

SD$\dot{Q}$：清醒时 0.87，麻醉时 1.73）。而且，分流增加至平均 15%，同时患者间的差异也很大（0～30%）。因此，麻醉中经常可以看到 $\dot{V}_A/\dot{Q}$ 失调加重，表现为 log SD$\dot{Q}$ 和分流增加，参阅 Hedenstierna 的论著[83]。

麻醉期间自主通气通常减少，因此吸入麻醉药[126]或者巴比妥类药物[127]能降低机体对 CO_2 的敏感性。这种反应呈剂量相关性，麻醉加深时通气进一步降低。麻醉也会降低机体对缺氧的反应，可能是颈动脉体化学感受器受影响所致[128]。

麻醉对呼吸肌功能的影响已得到更为深入的理解[129]，但其影响并不一致。麻醉加深时胸廓运动减小[130]，对 CO_2 通气反应主要由肋间肌完成[131-132]，但在氟烷麻醉时，CO_2 重复吸入未明显增加胸廓运动。因此，麻醉期间 CO_2 通气反应能力下降主要归因于肋间肌的功能受到抑制。

影响麻醉期间呼吸功能的因素

自主呼吸

大多数关于肺功能的研究是在接受麻醉并行机械通气的患者或者动物身上完成的，关于自主呼吸的研究相对较少。无论是否应用肌松药[90-91]，麻醉时 FRC 降低的程度都是一样的。保留自主呼吸的麻醉患者和应用肌松药的患者发生肺不张的程度几乎一致[133]。而且，正如 Froese 和 Bryan[90] 的文章中所报道的，

无论是保留自主呼吸，还是应用肌松药，即使膈肌从静止位运动方式不同，全身麻醉状态下膈肌向头侧移位的程度也是相同的。自主呼吸时，膈肌底部运动幅度最大；而应用肌松药时，膈肌顶部运动幅度最大。

所有这些发现均存在如下问题：自主呼吸和机械通气时局部通气是否有差别？机械通气是否导致灌注良好的肺底部通气降低，从而恶化了该区域的$\dot{V}_A/\dot{Q}$？但是，几乎没有证据支持肌松药会恶化正常肺（与受损伤的肺相比）的气体交换。少数几项关于$\dot{V}_A/\dot{Q}$分布的研究也没有得到支持结论。Dueck 等[134]发现，无论是自主呼吸还是机械通气，麻醉期间绵羊的$\dot{V}_A/\dot{Q}$失调均恶化。log SD$\dot{Q}$显示了不匹配的增加幅度（清醒时为 0.66，吸入麻醉时，保留自主呼吸为 0.83，机械通气为 0.89）。麻醉期间分流从 1%（清醒时）增加至 11%（麻醉时，保留自主呼吸）或者 14%（麻醉时，机械通气）。通过对麻醉患者的研究发现，分流和 log SD$\dot{Q}$从清醒时的 1% 和 0.47 分别增加至麻醉状态保留自主呼吸时的 6% 和 1.03，以及机械通气时的 8% 和 1.01[83]。因此，麻醉对气体交换的影响大部分发生在自主呼吸时，肌松药和机械通气很少或者不会进一步恶化对气体交换的影响。

增加吸入氧浓度

迄今为止的研究，使用的吸入氧浓度（FiO$_2$）约为 0.4。Anjou-Lindskog 等[135]研究发现，静脉麻醉下行择期肺手术的中年至老年患者，从麻醉诱导期到手术开始前吸入空气（FiO$_2$ = 0.21），尽管 log SD$\dot{Q}$从 0.77 增加至 1.13，但分流增加很少，从 1% 增加到 2%。当 FiO$_2$增加至 0.5 时，分流则增加（从 3% 增加到 4%）。另一项关于老年人氟烷麻醉的研究中[83]，FiO$_2$从 0.53 增加到 0.85，也导致分流量增加，从占心输出量的 7% 增加至 10%。因此，FiO$_2$增加可引起分流增加，可能是因为 FiO$_2$增加会减弱 HPV[121]，或者低$\dot{V}_A/\dot{Q}$区的肺组织进一步发展成肺不张和分流[125]。

体位

仰卧位和麻醉的共同作用导致 FRC 显著降低。Heneghan 等研究直立位时麻醉诱导对 FRC 的影响[136]，发现半卧位和仰卧位时氧合没有差异。降低心输出量和加重血流的不均匀分布，可超过任何体位的影响。半卧位时，较低部位的肺组织灌注（可能有通气或未通气）实际上可能已经增加了。已证实，侧卧位时不同位置（高低）的肺组织之间的呼吸力学、静息肺容

量及肺不张形成均有差异[137]，这种差异导致$\dot{V}_A/\dot{Q}$更加紊乱，氧合严重受损。而且，个体间还存在极大的不可预测的差异[138]。采用同位素技术证实，麻醉期间使用肌松药的患者在侧卧位时$\dot{V}_A/\dot{Q}$失调加重[139]，在俯卧位时得到改善[140]。另外，俯卧位时，灌注在垂直方向的分布差异也变得不明显[68]，反映血管结构有局部差异，这种差异促使背部组织灌注良好，无论其是否处于低垂部位。最终，俯卧位时麻醉患者的通气分布可能更加均匀[141]。

年龄

老年患者的氧合作用下降[10]。但成人肺不张的形成并不随年龄增加而加重，少数几项针对麻醉期间婴儿的 CT 研究显示，肺不张的程度非常严重[96]。另外在 23 ~ 69 岁，分流与年龄无关。但$\dot{V}_A/\dot{Q}$失调随年龄增加而加重，在清醒和麻醉期间，低$\dot{V}_A/\dot{Q}$区域的灌注增加。小于 50 岁时，麻醉期间气体交换受损的最主要原因是分流，而大于 50 岁时，$\dot{V}_A/\dot{Q}$失调（即 log SD$\dot{Q}$增加）则变成越来越主要的原因（图 13.24）。因为 log SD$\dot{Q}$和年龄的关系在麻醉时和清醒状态下是一致的，故可以说，麻醉使$\dot{V}_A/\dot{Q}$失调恶化的程度相当于患者衰老了 20 岁。

肥胖

肥胖损害氧合作用[142-143]的主要原因是 FRC 下降，导致气道闭合的倾向大大增加[144]。另外，吸入高浓度氧时，闭合气道远端的肺泡将会快速发生肺不张[87, 109]。与正常体重患者相比，肥胖患者肺不张似乎更严重（图 13.25）[144-145]。

麻醉诱导时应用 CPAP 能预防 FRC 降低，减少肺不张形成，维持氧合[123, 146-147]。事实上，肥胖患者"安全窗口期"（麻醉诱导前吸入 O$_2$后，氧饱和度下降的起始时间）明显降低，通过 PEEP 和 CPAP[148]增加肺容量、增加可向毛细血管弥散的 O$_2$储备，可能会延长"安全窗口期"。

应用高浓度氧气（通常接近 100%），使麻醉和手术期间维持氧饱和度在一个可接受的水平。这可能是最简单的方法，但不一定是最好的，这也可能是促使进一步形成肺不张的原因[108]。如果分流大于 30%（在这样的患者中就会出现这种情况），增加吸入氧浓度时动脉氧合增加并不明显[149]。曾有人提倡应用 PEEP，因为 PEEP 可以减少肺不张[122, 144, 146]，但也会产生不良反应，例如误吸倾向、心输出量下降、使

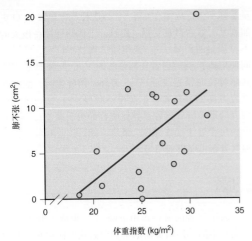

图 13.25　全麻期间体重指数（BMI）与肺不张程度之间的关系。随着 BMI 增加，肺不张程度增加（尽管变异率很大）（From Rothen HU，Sporre B，Engberg G，Wegenius G，Hedenstierna G. Re-expansion of atelectasis during general anaesthesia：a computed tomography study. Br J Anaesth. 1993；71：788-795.）

血流向剩余的塌陷肺组织形成再分布。以接近肺活量的通气量进行机械通气，使塌陷的肺组织复张，随后应用 PEEP，继续机械通气，可作为另一个选择。患者 BMI 为 40 kg/m² 或者更高时，肺充气到 55 cmH₂O 的气道压，能复张所有已经塌陷的肺组织[150]。但是，如果仅依靠单纯的复张方法，肺开放仅仅能维持几分钟。若想维持肺开放，则需要在复张后应用 10 cmH₂O 的 PEEP。但单独的 10 cmH₂O PEEP 却不足以使肺开放[150]。体位对肺容积有明显的影响，在手术允许的情况下，应给予一定程度的考虑[151]。

并存肺疾病

吸烟和慢性肺疾病患者在清醒状态时气体交换即已受损，与健康人相比，麻醉导致的氧合功能降低也会更加明显[10]。令人注意的是，通过 MIGET 计算发现，与肺组织正常的患者相比，中度气流受限的吸烟者分流较少。因此，轻-中度支气管炎患者在行肺手术或者腿部血管重建术时，仅发现很少的分流，log SDQ̇ 却增加[83]。通过 MIGET 和 CT 对慢性支气管炎患者进行研究，发现麻醉期间没有或者极少发生肺不张，也没有分流或者分流极少[101]；但观察到灌注比例显著增加，导致失调程度明显加重，形成低 V̇ₐ/Q̇ 区。因此与肺健康患者相比，其动脉氧合功能明显受损，但原因与健康患者不同。这些患者没有发生肺不张和分流，可能是由于肺慢性过度充气，后者改变了

肺的力学特征，也改变了肺和胸廓之间的相互作用，降低了肺泡塌陷的趋势。但应该牢记，阻塞性肺疾病患者的低 V̇ₐ/Q̇ 区域可能很大，后者可能随着时间转变成吸收性肺不张。因此，麻醉期间阻塞性肺疾病对肺不张形成的保护作用可能并不会维持很长时间。术中或术后，继发于气道闭合的气体缓慢吸收可能导致许多低 V̇ₐ/Q̇ 区最终发展为肺不张。

区域麻醉

区域麻醉对通气的影响取决于区域麻醉的类型和运动阻滞的范围。包括所有胸段和腰段的广泛阻滞时，吸气容积降低 20%，补呼气量接近零[152-153]。但是，即使蛛网膜下腔或硬膜外腔阻滞意外扩散到颈段时，膈肌功能常仍可保留[152]。熟练地进行区域麻醉对肺气体交换的影响很小。在蛛网膜下腔和硬膜外麻醉时，动脉氧合及 CO₂ 清除都很好地维持。这与发现 CC 和 FRC 的关系不变的结论相一致[154]，而且在硬膜外麻醉时，MIGET 评估发现通气 / 血流比值也不变[83]。

低氧血症和高碳酸血症的原因

在前面我们讨论了通气、气体分布以及支配气体分布、弥散和血液灌注的呼吸力学。所有肺功能的组成部分都会影响血液氧合，还会明显影响 CO₂ 清除，但弥散除外。关于低氧血症和 CO₂ 潴留（或称高碳酸血症，或碳酸过多）的不同机制在前文均有涉及，在这里将近一步详细讨论。

低氧血症的原因包括通气不足、V̇ₐ/Q̇ 失调、弥散障碍和右向左分流（表 13.1）。尽管 V̇ₐ/Q̇ 失调和分流会导致高碳酸血症，但常见的原因仍是通气不足（表 13.2）。高代谢状态（例如发热、恶性高热、甲状腺危象）或应用生成 CO₂ 的药物，例如使用 NaHCO₃ 时，V̇CO₂ 增加。

通气不足

如果与代谢需求相比通气比例不足，CO₂ 清除就会不彻底，肺泡、血液和组织内的 CO₂ 就会蓄积。通气不足常被定义为通气导致 PaCO₂ 大于 45 mmHg（6 kPa）。因此，假如代谢需求或者无效腔通气大幅度增加，即使每分通气量已经很大，仍会发生通气不足。

肺泡 PCO₂ 升高减少了肺泡内氧气的空间。肺泡 PO₂（PAO₂）可以通过肺泡气体方程式计算（框 13.1）。

表 13.1　低氧血症的原因

干扰	PaO$_2$（吸空气）静息时	PaO$_2$（吸氧气）静息时	PaO$_2$（吸空气）运动时（相对于静息时）	PaCO$_2$
通气不足	降低	正常	无变化或进一步降低	升高
通气 / 血流失调	降低	正常	无变化或轻度升高或降低	正常
分流	降低	降低	无变化或进一步降低	正常
弥散障碍	降低	正常	轻度降低到明显降低	正常

表 13.2　不同肺疾病导致低氧血症的机制

疾病	通气不足	弥散障碍	通气 / 血流失调	分流
慢性支气管炎	（+）	—	++	—
肺气肿	+	++	+++	—
哮喘	—	—	++	—
纤维化	—	++	++	+
肺炎	—	—	++	++
肺不张	—	—	—	++
肺水肿	—	+	+	++
肺栓塞	—	—	++	+
急性呼吸窘迫综合征	—	—	+	+++

+++，最重要；++，重要；+，相关；—，不重要

简化的方程式可以表示为：

$$PAO_2 = PiO_2 - \left(\frac{PACO_2}{R} \right)$$

假设呼吸交换率（R）是 0.8（静息时基本合理），PAO$_2$ 则可估算。在理想的肺中，PaO$_2$ 和 PAO$_2$ 相等。例如，如果 PiO$_2$ 为 149 mmHg（19.9 kPa），PaCO$_2$ 为 40 mmHg（5.3 kPa），则 PaO$_2$ 为 99 mmHg（13.2 kPa）。如果发生通气不足，PaCO$_2$ 增加至 60 mmHg（8 kPa），且无其他气体交换障碍，则 PaO$_2$ 将降至 74 mmHg（9.9 kPa）。很明显，通过增加 PiO$_2$（即增加 FiO$_2$）可以很容易克服通气不足导致的 PaO$_2$ 下降。如果 PAO$_2$（用方程式估计的值）和测得（真实）的 PaO$_2$ 存在差异，说明除了通气不足之外，还有其他导致低氧血症的原因存在。这些原因将在后面讨论。

通气-血流比例失调

理想的气体交换，通气和血流必须在肺全部区域相匹配。静息时，从肺尖至肺底，通气和血流均逐渐增加。但血流增加幅度大于通气增加幅度，肺最顶端和最底端 5 cm 范围内相比，通气相差 3 倍，血流相差 10 倍。这种差别导致在肺中段某处的 $\dot{V}_A/\dot{Q}$ 平均值接近 1，$\dot{V}_A/\dot{Q}$ 比值有一定范围（在肺底为 0.5，在肺尖为 5；见图 13.23 上图，血流分布简图见图 13.11）。

另一种表现通气和血流匹配关系的方法是建立与 $\dot{V}_A/\dot{Q}$ 比值相应的通气和血流分布多室分析。可以通过 MIGET 实现[155]。简单来说，MIGET 是基于持续静脉注射多种（常为 6 种）惰性气体，这些气体在血液中的溶解度不同。当血液通过肺毛细血管时，不同的气体通过肺泡排出，呼出量间接反映它们在血液中的溶解度。溶解度低的气体会快速离开循环血液，差不多被完全清除和呼出（例如硫六氟化物）；溶解度高的气体几乎全部留在血液中，不会被呼出（例如丙酮）；中等溶解度的气体将会中等程度地（呼出或）留在血液内（例如氟烷）。

因此，动脉血中不同气体的浓度也会不同，溶解度越高，气体浓度越高。溶解度可以通过动脉血和混合静脉血中气体浓度的比值计算。同样，浓度的比值（即呼出气：混合静脉血）也能计算，并可测定每种气体的排出量。知道了每种气体的溶解量、排出量和溶解度，就可以绘制 $\dot{V}_A/\dot{Q}$ 对应的血流连续分布图。图 13.23 中的下图即为健康人的例子，其通气和血流非常匹配，$\dot{V}_A/\dot{Q}$ 局限在 1 左右。MIGET 对于检测不同的 $\dot{V}_A/\dot{Q}$ 失调具有较高的分辨能力，但不能确定具体分布位置。一些反映失调程度的变量是可以计算

的，在表 13.3 中已经给出。下文将讨论 $\dot{V}_A/\dot{Q}$ 失调的一些例子。

如果通气和血流不匹配，气体交换将受影响。影响氧合最常见的原因是 $\dot{V}_A/\dot{Q}$ 失调。低 $\dot{V}_A/\dot{Q}$ 会降低氧合作用，因为通气太少，以至于无法使血液充分氧合。氧合受损的程度取决于 $\dot{V}_A/\dot{Q}$ 失调的程度。事实上，即使肺组织局部的 $\dot{V}_A/\dot{Q}$ 正常（$0.5 \sim 1$），血液也不会完全达到氧饱和。因此 PaO_2 和肺泡 PO_2 不会完全相等，PAO_2 与 PaO_2 差值为 $3 \sim 5$ mmHg（$0.4 \sim 0.7$ kPa）是正常的。$\dot{V}_A/\dot{Q}$ 失调越严重，PAO_2 与 PaO_2 的差值就越大。$\dot{V}_A/\dot{Q}$ 失调可以解释所有严重阻塞性肺疾病患者低氧血症的原因[115]。COPD 的患者常常被认为存在分流（有灌注，但无通气），但用更加精细的技术（例如 MIGET）检测时，大多数情况下又不存在分流。事实上，阻塞性肺疾病患者的分流很可能是疾病中的一个重要复杂因素（图 13.26）。

严重哮喘患者应用 MIGET 检查时，低 $\dot{V}_A/\dot{Q}$ 呈独特的双峰图形（图 13.26）[156]。原因可能是水肿（或黏液栓，或痉挛）导致气道闭合，其远端的肺泡仍可以通过旁路通气（即肺泡孔、支气管间交通），否则这些区域就会存在分流（无通气但有灌注），其结果是导致 $\dot{V}_A/\dot{Q}$ 出现又一个高峰，这就解释了双峰分布的原因。这些旁路通气可能就是 COPD 时不常存在真性分流的部分原因。当然如果用标准分流方程式解释低氧血症，很难区分导致低氧血症的原因究竟是低 $\dot{V}_A/\dot{Q}$ 还是分流（被称为"静脉血掺杂"更加确切）。

气道梗阻分布不均，$\dot{V}_A/\dot{Q}$ 的变异很大。实际上，通气会从气道阻力高的区域向其他区域再分布。于是，与灌注相比，这些区域就形成了过度通气，导致高 $\dot{V}_A/\dot{Q}$。这样的区域在肺尖很常见，$\dot{V}_A/\dot{Q}$ 甚至达到 5；阻塞性肺疾病时，这个数值可能达到 100 甚至更高，使其很难与真正的无效腔相鉴别。这就是导致阻塞性肺疾病时生理无效腔增加的原因。高 $\dot{V}_A/\dot{Q}$ 和气道无效腔的影响是相似的，即通气似乎不参与气体交换（"无效通气"）。因此，患有 COPD 的患者，既有低 $\dot{V}_A/\dot{Q}$（影响氧合作用），又有高 $\dot{V}_A/\dot{Q}$（模拟无效腔，

影响 CO_2 排除）。但 MIGET 是一个复杂的、更适合于科研的方法，临床上计算无效腔依赖于 CO_2 排出量。用 CO_2 推导无效腔见框 13.3。

所有 COPD 患者都存在不同程度的 $\dot{V}_A/\dot{Q}$ 失调，能解释大多数患者的低氧血症。通气不足也是低氧血症的一个促进因素，但是弥散障碍和分流很少引起低氧血症。在严重 COPD 时，尤其是肺气肿时，弥散容量（或转运试验）明显降低。在这些病例中，弥散容量下降并不是因为肺泡-毛细血管膜增厚，而是由于毛细血管血容量下降和弥散面积减少。

肺疾病会影响肺血流，通过阻碍局部血流导致 $\dot{V}_A/\dot{Q}$ 失调。因为 $\dot{V}_A/\dot{Q}$ 失调、弥散障碍和分流，累及血管的系统性疾病会导致严重的肺功能障碍。肺纤维化时出现低氧血症大部分原因是 $\dot{V}_A/\dot{Q}$ 失调[157]。另外，弥散障碍（尤其是运动时，作用更明显）和不同程度的分流也会导致低氧血症（见后文）。

肺栓塞通过三种途径导致 $\dot{V}_A/\dot{Q}$ 失调。①血管床闭塞，导致局部极高的 $\dot{V}_A/\dot{Q}$，表现为无效腔增加。②闭塞的血管床迫使血液向其他已通气的区域流动，导致这些区域形成低 $\dot{V}_A/\dot{Q}$。③如果 P_{PA}（肺动脉压）显著增加，任何分流的倾向都会增加[158]。急性肺动脉栓塞患者[159]的低氧血症主要是由 $\dot{V}_A/\dot{Q}$ 可变性增加引起的，已被实验证实[160]。

当肺炎涉及大面积实变、水肿和肺不张（即全部未充气）时，出现明显分流和肺部分通气，都会导致 $\dot{V}_A/\dot{Q}$ 失调（图 13.26）[149]。细菌性肺炎时，HPV 受到抑制，这是低氧血症恶化的重要机制[161-162]。

$\dot{V}_A/\dot{Q}$ 对 CO_2 清除的影响

通常误认为即使 $\dot{V}_A/\dot{Q}$ 影响氧合作用，其对 CO_2 清除的影响也很微小。事实上，相比于血液的氧合作用，CO_2 清除更加受限于 $\dot{V}_A/\dot{Q}$[82]。但很少因此导致高碳酸血症，因为 $\dot{V}_A$ 极小的增加也会快速纠正 $PaCO_2$。如果肺泡通气完全受损，且无法增加，则 $\dot{V}_A/\dot{Q}$ 失调加重会升高 $PaCO_2$。

表 13.3	在清醒的没有心肺疾病和在全麻肌肉松弛的情况下通气-血流关系的平均值						
	$\dot{Q}$mean	log SD$\dot{Q}$	$\dot{V}$mean	log SD$\dot{V}$	分流（%Q_T）	无效腔（%V_T）	PaO_2/FiO_2（kPa）
清醒	0.76（0 $\sim$ 33）	0.68（0.28）	1.11（0.52）	0.52（0.15）	0.5（1.0）	34.8（14.2）	59.5（8.1）
麻醉	0.65（0.34）	1.04（0.36）	1.38（0.76）	0.76（0.31）	4.8（4.1）	35.0（9.9）	50.9（15.2）

log SD$\dot{Q}$，血流分布标准差的对数；log SD$\dot{V}$，通气分布标准差的对数；$\dot{Q}$mean，$\dot{V}_A/\dot{Q}$ 的血流分布平均值；$\dot{V}$mean，$\dot{V}_A/\dot{Q}$ 的通气分布平均值（Gunnarsson L，Tokics L，Gustavsson H，Hedenstierna G. Influence of age on atelectasis formation and gas exchange impairment during general anaesthesia. Br J Anaesth. 1991；66：423-432）

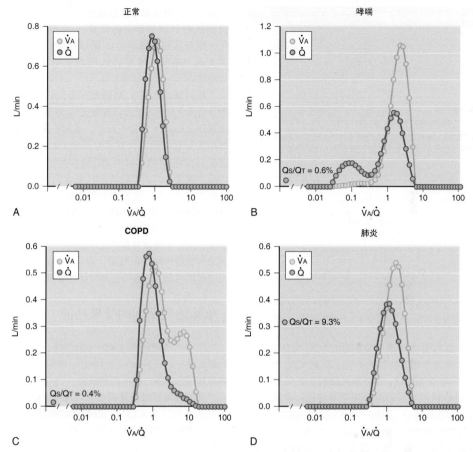

图 13.26 正常肺、哮喘、慢性阻塞性肺疾病（COPD）和肺炎时的通气-血流分布。（A）健康受试者通气和血流匹配较好，$\dot{V}_A/\dot{Q}$ 集中在 1。这时 CO_2 排出和血液氧合都达到最佳。（B）哮喘患者 $\dot{V}_A/\dot{Q}$ 分布范围较广，有些区域的通气相对血流是过剩的（$\dot{V}_A/\dot{Q}$ 比值达 10，甚至更高），并且还存在一个 $\dot{V}_A/\dot{Q}$ 比值集中在 0.1 的特殊低 $\dot{V}_A/\dot{Q}$ 区域。旁路通气可以合理解释这一现象，旁路通气使其他闭合的气道仍保持一定程度的气体交换。哮喘患者不存在分流。（C）慢性支气管炎患者的通气类型和哮喘患者几乎没什么差别，但有一个更明显的 "高 $\dot{V}_A/\dot{Q}$"，增加了无效腔通气。不存在分流，图中所示的 $\dot{V}_A/\dot{Q}$ 模型不会导致显著的低氧血症。（D）大叶肺炎的主要表现就是完全分流（实变、有灌注、极少通气的肺叶），$\dot{V}_A/\dot{Q}$ 分布范围非常窄

弥散障碍

肺血管疾病和肺纤维化时，肺泡毛细血管膜严重增厚，从而发生弥散障碍，导致低氧血症。即使在静息状态下，弥散也会减慢，可能需要增加整个毛细血管的长度，才能使毛细血管血液达到完全氧饱和。另一方面，这意味着假如 O_2 达到平衡所需的灌注时间和距离允许，弥散屏障增厚就不会导致低氧血症（图 13.12）。但当储备量耗尽时，PaO_2 开始下降。这在肺纤维化患者中很容易观察到，这类患者的 PaO_2 在静息时正常，运动时则显著降低[82, 115]。心脏水平的右向左分流恶化或者加重，例如房间隔缺损，也会导致

这种运动诱发的低氧血症。这是因为，由于 P_{PA} 增高，静息时的左向右分流变成了右向左分流（或轻微的右向左分流增加）。

右向左分流

如果血液流经肺而未与通气肺泡相接触，则血液不会发生氧合，也不会清除 CO_2，这种情况称为分流。分流降低 PaO_2，升高 $PaCO_2$。健康人有很小的分流（占心输出量的 2% ～ 3%），这是心肌中的静脉血通过心脏最小静脉汇入左心房引起的。病理状态下，分流范围可从心输出量的 2% 升至 50%。

低氧血症，但是对分流导致的低氧血症作用很小。尽管低 $\dot{V}_A/\dot{Q}$ 区域的肺泡通气很少，但确实存在肺泡通气，提高这部分肺泡内 O_2 的浓度可以通过增加 FiO_2 来实现。相反，增加的 O_2 却无法进入真性（解剖）分流区。

解剖分流和低 $\dot{V}_A/\dot{Q}$ 通常并存，其净效应常被称为分流比（按照标准分流方程式）。该情况下，低 $\dot{V}_A/\dot{Q}$ 的部分会对 FiO_2 增加有反应，解剖（真性）分流的区域则无反应。因此分流都会降低 PaO_2（无论 FiO_2 是多少）。当估算的分流比增加到 25% 时，对 FiO_2 增加的反应就变小；当增加到 30% 甚至更高时，反应就变得微乎其微[149]。分流血液和混合静脉血具有相同的 PO_2，肺终末毛细血管 PO_2 正常的血液与分流血液混合，净效应就是造成了这种对 FiO_2 增加的不同反应。如果分流占全肺血流量的比例足够大，则增加 FiO_2 可以增加物理溶解的氧气量，但是这部分氧气太少，以至于难以测量，这种分流即为顽固分流。

单肺通气期间的呼吸功能

单肺手术期间维持氧合充满挑战。一侧肺无通气但仍有灌注，在术后一段时间内，肺的完整性和通气/血流比值仍需要一段时间来恢复[163]。

单肺麻醉和通气技术意味着只有一侧肺通气、提供血液氧合并清除 CO_2。无通气肺的持续灌注将导致分流及 PaO_2 降低（图 13.27）。可采取相应措施降低这种分流[164-165]。

单肺通气期间，有两个主要因素导致氧合受损：①无通气肺持续存在血流；②通气肺发生肺不张，导

框 13.3　生理无效腔方程式的推导

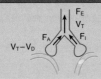

一次呼气潮气量中 CO_2 的呼出量 $= F_ECO_2 \times V_T$

它既来自有灌注的肺，也来自无灌注的肺

来自灌注肺的 CO_2 呼出量 $= F_ACO_2 \times V_A = F_ACO_2 \times (V_T - V_D)$

吸入气体来自非灌注肺（无效腔）的 $CO_2 = F_ICO_2 \times V_D$

因此：

$$F_ECO_2 \times V_T = F_ACO_2 (V_T \cdot V_D) + (F_ICO_2 \times V_D)$$

重组后：

$$\frac{V_D}{V_T} = \frac{F_A - F_E}{F_A - F_I}$$

如果 $F_I = 0$，P 替代 F，Pa 替代 P_A，以 CO_2 为例，

$$\frac{V_D}{V_T} = \frac{PaCO_2 - P_ECO_2}{PaCO_2}$$

F_E、F_A、F_I 分别表示呼气混合气、肺泡气和吸入气浓度；V_T、V_D、V_A 分别表示潮气量、无效腔量、有灌注的肺泡的潮气量

分流与 $\dot{V}_A/\dot{Q}$ 失调常混淆。尽管 $\dot{V}_A/\dot{Q}$ 为 0 时（有一些灌注但无通气）就构成分流，但低 $\dot{V}_A/\dot{Q}$ 和分流有两个明显的重要区别：①分流的解剖与低 $\dot{V}_A/\dot{Q}$ 有区别。低 $\dot{V}_A/\dot{Q}$ 区以气道和血管狭窄为特征，导致一些区域通气和血流减少，而另一些区域相应增加。例如阻塞性肺疾病和血管疾病。分流是局部通气完全终止引起，常为塌陷（肺不张）或者实变（例如肺炎）的结果。哮喘和 COPD 不涉及分流[115]，即使有分流，也是并发症。②增加吸入氧浓度可改善低 $\dot{V}_A/\dot{Q}$ 导致的

双肺通气　　　　　　　　　　　单肺通气

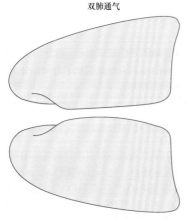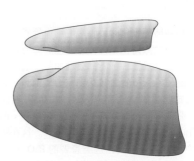

图 13.27　麻醉中行双肺通气和单肺通气时分流的分布。暗区表示分流区，双肺通气时分流位于下面的肺，而单肺通气时，下面的肺以及上面的整个肺都有分流

致局部分流及低 $\dot{V}_A/\dot{Q}$ [138]。肺复张策略可以确定通气侧肺不张的原因[166]。连续增加通气肺的气道峰压和 PEEP，PaO_2 明显增加，表明通气肺的肺不张是导致低氧血症的重要原因。这种情况下，若把血液灌注从通气肺转移到无通气肺，不但不会改善氧合，还使氧合恶化。

复张还会影响 V_D。单肺麻醉期间复张策略能改善氧合，同时也会降低 V_D [167]。CO_2 曲线在呼气期（Ⅲ期）的斜率变得平坦，表明吸入气在肺内分布更均匀，肺泡排空更同步。因此，使塌陷肺泡再复张会产生继发效应（可不是在复张即刻发生的），即通气分布更加均匀，无效腔也减少。这个效应有利于应用小潮气量通气。与单独一次复张策略相比，持续增加 P_{AW}（通气肺设定最佳 PEEP）的方法能使顺应性增加 10%，但稍微恶化氧合，可能是血液从通气肺向无通气（未受压迫）肺再分布引起[168]。有综述介绍了单次复张和应用最佳 PEEP 的基本原理[169]。

复张也可用于无通气肺。加压对无通气肺氧合的影响可以通过动脉内 O_2 传感器监测，动脉内 O_2 传感器提供即时和连续的 PaO_2 监测[170]。加压后 PaO_2 升高，说明血液从无通气肺向通气肺移动。无通气肺发生完全吸收性肺不张可能也有相似的效应[171]。

吸入一氧化氮（NO，肺血管舒张药）和静脉注射阿米三嗪（肺血管收缩药）分别单独应用或两者联合应用已有研究。单独应用 NO 对氧合作用的影响很小[172]，但是联合应用阿米三嗪时，氧合得到改善[173-174]。在剂量不影响 P_{PA} 或心输出量时，单独应用阿米三嗪也能改善氧合[175]。尽管吸入 NO 能增加肺充分通气区域的灌注（提高 $\dot{V}_A/\dot{Q}$），但是阿米三嗪能增强 HPV，减少无通气（即分流）区域的灌注（减小分流），还可能促使血液流向肺通气区域。选择性肺血管扩张也有报道[176-177]。

肺血管扭曲和 HPV 会造成机械性梗阻，详细分析后显示，血流从无通气肺转移（尽管未完全转移）的重要决定因素是 HPV[178]。另外，患者体位会影响分流的程度[179]。

气腹

腹腔镜手术是通过向腹腔内注射 CO_2 气体实现的。气腹的影响是双方面的。一方面，高碳酸血症性酸中毒[180-181]的影响包括心肌收缩力下降、心肌对儿茶酚胺导致肺血管收缩和全身血管扩张引起的心律失常作用敏感[182]。术后对呼吸的影响也会持续较长时间[183]。另一方面，气腹造成的物理影响也很重要。

包括 FRC 和 VC 下降[184]、肺不张[185]、呼吸顺应性下降[186]和吸气峰压升高[187]。尽管如此，CO_2 气腹时分流减少，动脉氧合明显改善[188]。肺不张增多和分流减少是两个相反的结论，说明高碳酸血症性酸中毒时 CO_2 增强 HPV，导致血流从塌陷的肺组织向其他区域有效转移。实际上，近期的研究表明，如果向腹腔内注入空气，相比于向腹腔内注入 CO_2，会发生更严重的分流[189]。

心脏手术后肺功能

心脏手术会引起严重的术后肺不张[190]，可能是由于双肺均发生塌陷。肺不张的自然恢复过程缓慢，到术后 1 天或 2 天，残留的分流仍可达 30%[97, 191]，但是术毕采取复张策略是可行的。在某些病例中，由于开胸的促进作用，气道压力 30 cmH2O 持续 20 s 即足够[97]。复张策略（PEEP 为 0 时）能使 PaO_2 和呼气末肺容积（EELV）短暂升高；单独应用 PEEP 时，EELV 增加，但 PaO_2 没有变化。但复张策略后再使用 PEEP 能大幅度持续提高 PaO_2 和 EELV[192]。单独应用 PEEP 时，EELV 增加的幅度明显大于动脉氧合增加的幅度，这说明相比于使膨胀不全的肺复张，PEEP 更有利于使已经开放的肺保持扩张。

一项关于间断 CPAP 和持续无创压力支持通气的正面对比研究得到了有意思的结论。压力支持后，肺不张的影像学证据减少，床旁肺功能测试得到的氧合结果没有差异[193]。尽管作者认为无创压力支持通气没有临床效果，但不同的 FiO_2 可导致不同的肺不张倾向。达到中等程度气道压（46 cmH2O）的复张策略似乎不会影响肺血管阻力或者右心室后负荷[194]，这是心脏手术后一个非常重要的问题。尽管如此，在这种情况下仍应慎重考虑右心室负荷和射血，尤其是存在右心室储备下降或者三尖瓣关闭不全时。最后，现在很多心脏手术都是在"非体外"下进行的，对术后肺功能的影响降低，术后肺内分流减少，住院时间相对缩短[195]。

保护性通气

在过去的几年里，出现了"保护性通气"的概念。其基于三个呼吸支持方法：①小潮气量（假设能降低肺内压力和张力）；②肺复张策略（假设能复张所有塌陷肺泡）；③ PEEP（假设能在麻醉和手术期间，维持肺泡再开放）[196]。在重症监护治疗病房已经采用上述方法，可能会有人问，健康者麻醉下行机械通气时，这些方法是否同样有效。对于小潮气量，合理的潮气量为 6 ~ 8 ml/kg 体重，通常建议与正常人清醒时自主呼吸的潮气量一致。对于肺复张策略和 PEEP，打开肺泡并维持肺开放状态也很合理，甚至很重要。肺复张策略和 PEEP 都能达到这个目的。

"保护性通气"的目的是减少术后肺部并发症，但各种研究的结果差异较大[196-197]，且哪种方法最重要仍需进一步研究。此外，保护性通气的概念包括从麻醉诱导到麻醉维持期间，术后是否仍保留任何积极作用尚不明确[198]。术中出现的肺不张在术后可能还会持续数天[199]，可能因此导致术后肺部并发症。因此，进一步完善呼吸支持策略的重点可能在于麻醉维持和术后阶段。

术后理疗

术后理疗虽然存在诸多争议[200]，但当认真完善其流程后[201]，其对肺复张（胸部 CT 可见）的作用显著，例如运动后使用流量瓶吸氧[201]。事实上，术后尽早做较大的呼吸运动或许能预防术后肺部并发症。是否需要特殊的用力呼吸装置来辅助深呼吸仍不确定。

术中吸入高浓度氧气

有研究证实，麻醉期间或术后数小时内吸入高浓度氧气（80%O_2）将改善伤口愈合，减少术后并发症[202]。基于大量实验数据，世界卫生组织（WHO）提出了围术期吸入高浓度氧气的指南[203]。但该指南遭到了批评[204]，而且指南发布后出现的大量研究并不支持使用含高浓度氧气的气体[205-206]。因此，随着活性氧形成，细胞反应可抵消动脉氧分压升高的潜在优势[207]。

睡眠对呼吸的影响

睡眠对呼吸的很多方面都有重要影响，可能最重要的就是通气[208]。睡眠降低 V_T 及吸气驱动力。V_E 下降约 10%，并与睡眠阶段相关，在快速眼动（REM）睡眠阶段 V_E 降低最为显著。肺容量（即FRC）也降低[209]，这一现象在刚进入睡眠后立刻发生，FRC 在 REM 睡眠阶段降低至最低值（静息时的 10%）[210]。健康志愿者进行 CT 检查，发现睡眠期间FRC 下降伴随着肺低垂部位通气减少[211]。已经证实麻醉患者 FiO_2 从 0.3 增至 1.0 时，通气同样出现下降，

快速发生肺不张。在正常睡眠时，吸入高浓度氧气可能也会导致肺不张。

参考文献

1. von Ungern-Sternberg BS, et al. *Lancet*. 2010;376:773.
2. Cook TM, et al. *Anaesthesia*. 2010;65:556.
3. Cheney FW, et al. *Anesthesiology*. 1991;75:932.
4. Woods BD, Sladen RN. *Br J Anaesth*. 2009;103(suppl 1):i57.
5. Pinsky MR. *Curr Opin Crit Care*. 2007;13:528. 2007.
6. Buhre W, Rossaint R. *Lancet*. 2003;362:1839.
7. Moonesinghe SR, et al. *Anesth Analg*. 2011;112:891.
8. Hennis PJ, et al. *Br J Anaesth*. 2012;109:566.
9. Poeze M, et al. *Intensive Care Med*. 2000;26:1272.
10. Nunn JF: *Nunn's Applied Respiratory Physiology*. 4th ed. London: Butterworth Heinemann; 1993.
11. Caboot JB, et al. *Pediatr Pulmonol*. 2012;47:808.
12. Shamir MY, et al. *Anesth Analg*. 2012;114:972.
13. Hampson NB, et al. *Am J Respir Crit Care Med*. 2012;186:1095.
14. Bohr C, et al. *Arch Physiol*. 1904;16:401.
15. Hanson CW, et al. *Crit Care Med*. 1996;24:23.
16. Jensen FB. *Acta Physiol Scand*. 2004;182:215.
17. Barratt-Boyes BG, Wood EH. *J Lab Clin Med*. 1957;50:93.
18. Chawla LS, Zia H, et al. *Chest*. 2004;126:1891.
19. Quanjer PH, et al. *Eur Respir J Suppl*. 1993;16:5.
20. Astrom E, et al. *Eur Respir J*. 2000;16:659.
21. Broughton SJ, et al. *Physiol Meas*. 2006;27:99.
22. Wilschut FA, et al. *Eur Respir J*. 1999;14:166.
23. Roca J, et al. *Respir Med*. 1998;92:454.
24. Grassino AE, Roussos C. Static properties of the lung and chest wall. In: Crystal RG, West JB, Weibel ER, Barnes PJ, eds. *The Lung: Scientific Foundations*. 2nd ed. Philadelphia: Lippincott-Raven; 1997:1187.
25. Goldin JG. *Radiol Clin North Am*. 2002;40:145.
26. Van Lith P, et al. *J Appl Physiol*. 1967;23:475.
27. Pedley TJ, Kamm RD. Dynamics of gas flow and pressure-flow relationships. In: Crystal RG, West JB, Weibel ER, Barnes PJ, eds. *The Lung: Scientific Foundations*. 2nd ed. Philadelphia, 1997, Lippincott Raven.
28. Slats AM, et al. *Am J Respir Crit Care Med*. 2007;176:121.
29. Holst M, et al. *Intensive Care Med*. 1990;16:384.
30. O'Donnell DE, et al. *Am Rev Respir Dis*. 1987;135:912.
31. Calverley PM, Koulouris NG. *Eur Respir J*. 2005;25:186.
32. Mead J, et al. *J Appl Physiol*. 1967;22:95.
33. Bachofen HJ. *Appl Physiol*. 1968;24:296.
34. Kaczka DW, et al. *J Appl Physiol*. 1997;82:1531.
35. Verbeken EK, et al. *J Appl Physiol*. 1992;72:2343.
36. Bachofen H, Scherrer M. *J Clin Invest*. 1967;46:133.
37. Tantucci C, et al. *Am Rev Respir Dis*. 1992;145:355.
38. Frostell C, et al. *J Appl Physiol*. 1983;55:1854.
39. Milic-Emili J. Ventilation distrbution. In: Hammid Q, Shannon J, Martin J, eds. *Physiologic Bases of Respiratory Disease*. BC Decker: Hamilton; 2005.
40. Hubmayr RD. *Am J Respir Crit Care Med*. 2002;165:1647.
41. Guy HJ, et al. *J Appl Physiol*. 1994;76:1719.
42. Prisk GK. *J Appl Physiol*. 2000;89:385.
43. Ganesan S, et al. *Respir Physiol*. 1989;78:281.
44. Bryan AC. *Am Rev Respir Dis*. 1974;110:143.
45. Mayo JR, et al. *J Thorac Imaging*. 1995;10:73.
46. Petersson J, et al. *J Appl Physiol*. 2004;96:1127.
47. Bryan AC, et al. *J Appl Physiol*. 1964;19:395.
48. Bake B, et al. *J Appl Physiol*. 1974;37:8.
49. Milic-Emili J. et al. *Eur J Appl Physiol*. 2007;99:567.
50. Teculescu DB, et al. *Lung*. 1996;174(43).
51. Haefeli-Bleuer B, Weibel ER. *Anat Rec*. 1988;220:401.
52. Adaro F, Piiper J. *Respir Physiol*. 1976;26:195.
53. Dawson CA, Linehan JH. Dynamics of blood flow and pressure-flow relationships. In: Crystal RG, West JB, Weibel ER, Barnes PJ, eds. *The Lung: Scientific Foundations*. 2nd ed. Philadelphia: Lippincott-Raven; 1997:1503.
54. Bachofen H, et al. *Am Rev Respir Dis*. 1993;147:997.
55. Jeffery PK. *Proc Am Thorac Soc1*. 2004:176.
56. Townsley MI, et al. *Circ Res*. 1995;77:317.
57. Kornecki A, et al. *Anesthesiology*. 2008;108:1047.
58. Hughes JMB. In: Crystal RG, et al., ed. *The Lung: Scientific Foundations*. 2nd ed. Philadelphia: Lippincott-Raven; 1997:1523.

59. West JB, et al. *J Appl Physiol.* 1964;19:713.
60. Hughes JM, et al. *Respir Physiol.* 1968;4:58.
61. Michels DB, West JB. *J Appl Physiol.* 1978;45:987.
62. Verbandt Y, et al. *J Appl Physiol.* 2000;89:2407.
63. Reed JH Jr, Wood EH. *J Appl Physiol.* 1970;28:303.
64. Glenny RW, et al. *J Appl Physiol.* 1991;71:620.
65. Glenny RW, et al. *J Appl Physiol.* 1999;86:623.
66. Hakim TS, et al. *J Appl Physiol.* 1987;63:1114.
67. Hedenstierna G, et al. *J Appl Physiol.* 1979;47:938.
68. Hlastala MP, et al. *J Appl Physiol.* 1996;81:1051.
69. Glenny RW, Robertson HT. *J Appl Physiol.* 1991;70:1024.
70. Glenny R. Counterpoint. *J Appl Physiol.* 2008;104(1533);5–6; discussion.
71. Sylvester JT, et al. *Physiol Rev.* 2012;92:367.
72. Marshall BE, et al. *Intensive Care Med.* 1994;20:379.
73. Moudgil R, et al. *J Appl Physiol.* 2005;98:390.
74. Kerbaul F, et al. *Br J Anaesth.* 2000;85:440.
75. Kerbaul F, et al. *Can J Anaesth.* 2001;48:760.
76. Hambraeus-Jonzon K, et al. *Anesthesiology.* 1997;86:308.
77. Sartori C, et al. *Respir Physiol Neurobiol.* 2007;159:338.
78. Pellegrino R, et al. *Eur Respir J.* 1997;10:468.
79. Leith DE, Mead J. *J Appl Physiol.* 1967;23:221.
80. Hughes JM, Bates DV. *Respir Physiol Neurobiol.* 2003;138:115.
81. Aguilaniu B, et al. *Eur Respir J.* 2008;31:1091.
82. West JB. *Respiratory Physiology—The Essentials.* Baltimore: Williams & Watkins; 1990.
83. Hedenstierna G. *Thorax.* 1995;50:85.
84. Moller JT, et al. *Lancet.* 1998;351:857.
85. Kroenke K, et al. *Chest.* 1993;104:1445.
86. Wahba RW. *Can J Anaesth.* 1991;38:384.
87. Rothen HU, et al. *Br J Anaesth.* 1998;81:681.
88. Westbrook PR, et al. *J Appl Physiol.* 1973;34:81.
89. Hedenstierna G, Edmark L. *Intensive Care Med.* 2005;31:1327.
90. Froese AB, Bryan AC. *Anesthesiology.* 1974;41:242.
91. Reber A, et al. *Anaesthesia.* 1998;53:1054.
92. Warner DO, et al. *Anesthesiology.* 1996;85:49.
93. Don H. *Int Anesthesiol Clin.* 1977;15:113.
94. Bendixen HH, et al. *N Engl J Med.* 1963;269:991.
95. Duggan M, Kavanagh BP. *Anesthesiology.* 2005;102:838.
96. Gunnarsson L, et al. *Br J Anaesth.* 1991;66:423.
97. Tenling A, et al. *Anesthesiology.* 1998;89:371.
98. Lindberg P, et al. *Acta Anaesthesiol Scand.* 1992;36:546.
99. Tokics L, et al. *J Appl Physiol.* 1996;81:1822.
100. van Kaam AH, et al. *Am J Respir Crit Care Med.* 2004;169:1046.
101. Gunnarsson L, et al. *Eur Respir J.* 1991;4:1106.
102. Musch G, et al. *Anesthesiology.* 2004;100:323.
103. Hewlett AM, et al. *Br J Anaesth.* 1974;46:495.
104. Ostberg E, et al. *Anesthesiology.* 2018.
105. Rothen HU, et al. *Br J Anaesth.* 1993;71:788.
106. Rothen HU, et al. *Br J Anaesth.* 1999;82:551.
107. Rothen HU, et al. *Anesthesiology.* 1995;82:832.
108. Rothen HU, et al. *Lancet.* 1995;345:1387.
109. Edmark L, et al. *Anesthesiology.* 2003;98:28.
110. Rusca M, et al. *Anesth Analg.* 2003;97:1835.
111. Hedenstierna G, et al. *Anesthesiology.* 1994;80:751.
112. Benoit Z, et al. *Anesth Analg.* 2002;95:1777–1781.
113. Sinha PK, et al. *J Cardiothorac Vasc Anesth.* 2006;20:136.
114. Squadrone V, et al. *JAMA.* 2005;293:589.
115. Agusti AG, Barbera JA. *Thorax.* 1994;49:924.
116. Hedenstierna G. *Clin Physiol Funct Imaging.* 2003;23:123.
117. Dueck R, et al. *Anesthesiology.* 1988;69:854.
118. Hedenstierna G, et al. *Anesthesiology.* 1984;61:369.
119. Hulands GH, et al. *Clin Sci.* 1970;38:451.
120. Marshall BE. *Effects of Anesthetics on Gas Exchange.* London: Kluwer Academic; 1989.
121. Marshall BE. *Acta Anaesthesiol Scand.* 1990;94(suppl):37.
122. Pelosi P, et al. *Anesthesiology.* 1999;91:1221.
123. Coussa M, et al. *Anesth Analg.* 2004;98:1491; table of contents.
124. Walley KR. *Am J Respir Crit Care Med.* 2011;184:514.
125. Dantzker DR, et al. *J Physiol.* 1974;242:72P.
126. Sakai EM, et al. *Pharmacotherapy.* 2005;25:1773.
127. von Ungern-Sternberg BS, et al. *Br J Anaesth.* 2007;98:503.
128. Ide T, et al. *Anesthesiology.* 1999;90:1084.
129. Sasaki N, et al. *Anesthesiology.* 2013;118:961.
130. Morton CP, Drummond GB. *Br J Anaesth.* 1994;73:135.
131. Warner DO, Warner MA. *Anesthesiology.* 1995;82:20–31.
132. Warner DO, et al. *J Appl Physiol.* 1994;76:2802.
133. Strandberg A, et al. *Acta Anaesthesiol Scand.* 1986;30:154.
134. Dueck R, et al. *Anesthesiology.* 1984;61:55.
135. Anjou-Lindskog E, et al. *Anesthesiology.* 1985;62:485.
136. Heneghan CP, et al. *Br J Anaesth.* 1984;56:437.
137. Klingstedt C, et al. *Acta Anaesthesiol Scand.* 1990;34:315.
138. Klingstedt C, et al. *Acta Anaesthesiol Scand.* 1990;34:421.
139. Landmark SJ, et al. *J Appl Physiol.* 1977;43:993.
140. Mure M, et al. *Am J Respir Crit Care Med.* 1998;157:1785.
141. Nyren S, et al. *Anesthesiology.* 2010;112:682.
142. Yoshino J, et al. *Acta Anaesthesiol Scand.* 2003;47:742.
143. Brooks-Brunn JA. *Chest.* 1997;111:564.
144. Pelosi P, et al. *Anesth Analg.* 1998;87:654.
145. Eichenberger A, et al. *Anesth Analg.* 2002;95;1788; table of contents.
146. Cressey DM, et al. *Anaesthesia.* 2001;56:680.
147. Gander S, et al. *Anesth Analg.* 2005;100:580.
148. Berthoud MC, et al. *Br J Anaesth.* 1991;67:464.
149. Melot C. *Thorax.* 1994;49:1251.
150. Reinius H, et al. *Anesthesiology.* 2009;111:979.
151. Mynster T, et al. *Anaesthesia.* 1996;51:225.
152. Warner DO, et al. *Anesthesiology.* 1996;85:761.
153. Yamakage M, et al. *Acta Anaesthesiol Scand.* 1992;36:569.
154. McCarthy GS. *Br J Anaesth.* 1976;48:243.
155. Roca J, Wagner PD. *Thorax.* ;49. ; 1994:815.
156. Rodriguez-Roisin R, Roca J. *Thorax.* 1994;49:1027.
157. Agusti AG, et al. *Am Rev Respir Dis.* 1991;143:219.
158. Manier G, Castaing Y. *Thorax.* ;49. ; 1994:1169.
159. Santolicandro A, et al. *Am J Respir Crit Care Med.* 1995;152:336.
160. Altemeier WA, et al. *J Appl Physiol.* 1998;85:2337.
161. Light RB. *Semin Respir Infect.* 1999;14:218.
162. Light RB. *Am Rev Respir Dis.* 1986;134:520.
163. Benumof JL. *Anesth Analg.* 1985;64:821.
164. Karzai W, Schwarzkopf K. *Anesthesiology.* 2009;110:1402.
165. Hedenstierna G, Reber A. *Acta Anaesthesiol Scand.* 1996;40:2.
166. Tusman G, et al. *Ann Thorac Surg.* 2002;73:1204.
167. Tusman G, et al. *Anesth Analg.* 2004;98:1604; table of contents.
168. Mascotto G, et al. *Eur J Anaesthesiol.* 2003;20:704.
169. Slinger PD, et al. *Anesthesiology.* 2001;95:1096.
170. Ishikawa S, et al. *Br J Anaesth.* 2003;90:21.
171. Pfitzer J. *Br J Anaesth.* 2003;91:153; author reply -4.
172. Schwarzkopf K, et al. *Anesth Analg.* 2001;92:842.
173. Moutafis M, et al. *Anesth Analg.* 1997;85:1130.
174. Silva-Costa-Gomes T, et al. *Br J Anaesth.* 2005;95:410.
175. Moutafis M, et al. *Anesth Analg.* 2002;94:830; table of contents.
176. Dembinski R, et al. *Minerva Anestesiol.* 2004;70:239.
177. Schilling T, et al. *Anesth Analg.* 2005;101:957; table of contents.
178. Friedlander M, et al. *Can J Anaesth.* 1994;41:26.
179. Choi YS, et al. *J Thorac Cardiovasc Surg.* 2007;134:613.
180. McMahon AJ, et al. *Lancet.* 2000;356:1632.
181. Neudecker J, et al. *Surg Endosc.* 2002;16:1121.
182. Gutt CN, et al. *Dig Surg.* 2004;21:95.
183. Bablekos GD, et al. *Arch Surg.* 2006;141:16.
184. Hirvonen EA, et al. *Anesth Analg.* 1995;80:961.
185. Andersson LE, et al. *Anesthesiology.* 2005;102:293.
186. Makinen MT, et al. *Can J Anaesth.* 1998;45:865.
187. Sharma KC, et al. *Chest.* 1996;110:810.
188. Andersson L, et al. *Acta Anaesthesiol Scand.* 2002;46:552.
189. Strang CM, et al. *Minerva Anestesiol.* 2013;79(6):671.
190. Hachenberg T, et al. *Acta Anaesthesiol Scand.* 1992;36:800.
191. Hachenberg T, et al. *Anesthesiology.* 1997;86:809.
192. Dyhr T, et al. *Acta Anaesthesiol Scand.* 2004;48:187.
193. Pasquina P, et al. *Anesth Analg.* 2004;99:1001; table of contents.
194. Reis Miranda D, et al. *Br J Anaesth.* 2004;93:327.
195. Tschernko EM, et al. *J Thorac Cardiovasc Surg.* 2002;124:732.
196. Futier E, et al. *N Engl J Med.* 2013;369(5):428.
197. Las Vegas investigators. *Eur J Anaesthesiol.* 2017;34(8):492.
198. Hedenstierna G. *Anesthesiology.* 2015;123(3):501.
199. Lindberg P, et al. *Acta Anaesthesiol Scand.* 1992;36(6):546.
200. Pasquina P, et al. *BMJ.* 2003;327:1379.
201. Westerdahl E, et al. *Chest.* 2005;128:3482.
202. Greif R, et al. *N Engl J Med.* 2000;342(3):161.
203. Allegranzi B, et al. *Lancet Infect Dis.* 2016;16(12):e288.
204. Hedenstierna G, et al. *Anesthesiology.* 2017;126(5):771.
205. Staehr-Rye AK, et al. *Br J Anaesth.* 2017;119(1):140.
206. Kurz A, et al. *Br J Anaesth.* 2015;115(3):434.
207. Turrens JF. *J Physiol.* 2003;552(Pt 2):335.
208. Douglas NJ, et al. *Thorax.* 1982;37:840.
209. Hudgel DW, Devadatta P. *J Appl Physiol.* 1984;57:1319.
210. Ballard RD, et al. *J Appl Physiol.* 1990;68:2034.
211. Appelberg J, et al. *Chest.* 2007;131:122.

14　心脏生理学

LENA S. SUN，NICHOLAS A. DAVIS

岳子勇　译　席宏杰　审校

> **要　点**
> - 心动周期是指一次心搏过程中心脏一系列的电和机械活动。
> - 心输出量由心率、心肌收缩力，以及前负荷和后负荷决定。
> - 多数心肌细胞由肌原纤维组成，肌原纤维为柱状束，是心肌细胞收缩的基础。
> - 收缩的基本工作单位是肌节。
> - 缝隙连接是细胞间小分子电偶联的基础。
> - 心脏动作电位分为四期。
> - 普遍存在的第二信使 Ca^{2+} 是心脏兴奋收缩偶联的关键。
> - 钙诱导的钙火花是局限性的钙离子释放在时间上和空间上模式化的活动表现，其对于兴奋收缩偶联以及自律性、收缩性的调节至关重要。
> - β 肾上腺素受体兴奋可产生变律、变力、舒张和变传导作用。
> - 影响心脏活动的激素可由心肌细胞合成和分泌，或由其他组织合成转运至心脏。
> - 心脏反射是心脏与中枢神经系统之间的快反射环路，可以调节心脏功能并维持生理学稳态。

"人都会犯错误，也会被欺骗。"William Harvey 在 1628 年出版的《动物心血运动解剖论》中对医生同行们表达了委婉的否定。在该书中，他提出了心脏作为血液循环中央泵的概念，这摈弃了遵循了数个世纪的 Galen 的解剖教义[1-2]。现代的心脏生理学不仅包括上述观点，还包括心肌细胞的细胞学和分子生物学概念以及神经和体液因素对心脏功能的调节。本章侧重于心脏的生理学，先讨论整体心脏生理学，再深入到心脏细胞生理学，最后简要讨论调控心脏功能的各种因素。

心脏的基本解剖结构由两个心房及两个心室组成，它们构成两个相互独立但又连续的循环系统。肺循环是低阻力和高容量的血管床，其接受右心排出的血液，主要功能是双向气体交换。左心排出的血液提供给体循环，其功能是输送氧气（O_2）和营养物质，并清除各组织床中的二氧化碳（CO_2）及代谢产物。

整体心脏生理学

为了掌握整体心脏的机械性能，首先要了解心动周期的每个阶段以及影响心室功能的决定性因素。

心动周期

心动周期是一次心脏跳动过程中一系列的电和机械活动。图 14.1 展示了单个心动周期中用心电图描绘的电活动及其对应的机械活动。左心房和左心室的压力变化与主动脉血流和心室容积变化具有时间相关性[3]。

特殊的心脏起搏组织具有自律性和节律性。由于窦房结能以最大频率产生电冲动，心动周期起始于窦房结。窦房结是正常的起搏点。

电活动及心电图

体表心电图代表起搏点和特殊传导系统的电活动。心电图是由心脏产生并在体表位置记录到的电势差。动作电位起始于窦房结，由特殊传导系统传导至两个心房，引起心房收缩并在心电图上表现为 P 波。在房间隔和室间隔接合处，心房的特殊传导组织汇聚在房室结，连接于希氏束。房室结传导相对较慢，心房和心室收缩的延迟通常发生于此，PR 间期表示在房室结水平房室收缩之间的延迟。电脉冲通过大的左右束支从远端希氏束传导至浦肯野纤维，后者是特殊传

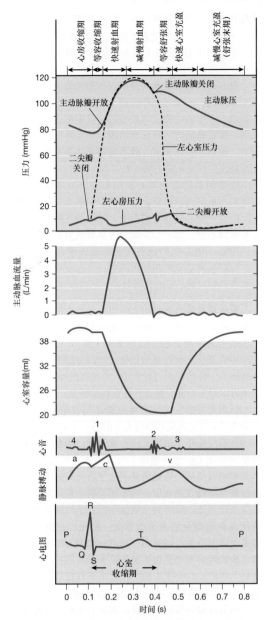

图 14.1　在单个心动周期内电活动及机械活动。图中显示了主动脉及心房的血流、心室容量、静脉搏动及心电图（Berne RM, Levy MN：The cardiac pump. In Cardiovascular physiology, ed 8, St Louis, 2001, Mosby, pp 55-82.）

导系统中的最小分支。最终电信号从浦肯野纤维传导至每一个心肌细胞，心肌去极化在心电图上显示的就是 QRS 波群。去极化后就是心室复极化，在心电图上表现为 T 波[4]。

机械活动

心动周期的机械活动始于血液由体循环和肺循环返回到左、右心房。血液在心房内充盈，心房压力增加至超过心室内压力，房室瓣开放，血液被动地流入心室，此时心室流入量大约占心室总充盈量的 75%[5]。心房主动收缩将剩余的血液注入心室。心房收缩的开始与窦房结的去极化及 P 波同时发生。心室充盈，房室瓣向上移位，心室收缩始于三尖瓣和二尖瓣的关闭，对应于心电图上 R 波的终止。心室收缩的第一期被称为等容收缩期。冲动通过房室区并由左右束支传到浦肯野纤维，引起心室肌的收缩和心室内压力递增。当心室内压力超过肺动脉和主动脉压时，肺动脉瓣和主动脉瓣开放，心室射血，为心室收缩的第二期。

心室射血期分为快速射血期和减慢射血期。在快速射血期，射血速度最快，肺动脉压和主动脉压上升也最快。在减慢射血期，随着收缩期的进展，血流及大动脉压力的变化逐渐减少。血液射出后，室内压下降，心室舒张，肺动脉瓣及主动脉瓣关闭。心室舒张的最初阶段是等容舒张期，这一期伴随着心室肌复极化，心电图上 T 波结束。心室舒张的最后时期，室内压快速下降，直至低于左、右心房的压力，此时房室瓣重新开放，心室重新充盈，又重复下一周期。

心室结构和功能

心室结构

心肌的特殊结构是心脏发挥泵功能的基础。心肌束螺旋状分层分布使左心室呈椭圆形（图 14.2）。心肌肌束的走向在外层是纵向的，中间为环状，内层又变为纵向。由于左心室是椭圆形的，室壁的厚度也不同，导致左心室横断层面的半径也不同。这些局部的差别使左心室适合不同的负荷状况[6]。此外，上述解剖也使左心室射血呈螺旋状，即由基底部开始，至心尖结束。左心室这种复杂结构允许心肌进行最大程度的收缩，使室壁增厚，产生收缩力。同时左心室扭曲的解除可为左室舒张期的充盈提供抽吸机制。由于左心室游离壁和室间隔有相同的肌束组织，在正常心脏收缩时室间隔向内移动。局部室壁厚度通常用于临床评估心肌做功指数，如通过围术期超声心动图或磁共振成像来评估。

与左心室泵血需要抵抗较高的体循环压力不同，右心室泵血需要抵抗的是较低的肺循环压力，因此右心室壁很薄。与左心室的椭圆形相反，右心室为月牙形，因而右心室的收缩力学更为复杂。右心室的流入

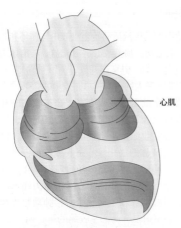

心肌

图 14.2 肌束（From Marieb EN. Human Anatomy & Physiology. 5th ed. San Francisco：Pearson Benjamin Cummings；2001：684.）

和流出收缩并非同步发生，大部分收缩力似乎是依靠以左心室为基础的室间隔收缩力。

复杂的胶原纤维基质形成支持心脏和周围血管的骨架，且具有足够强度抵抗伸展拉力。胶原纤维主要由厚的 I 型胶原纤维构成，其与薄的 III 型胶原纤维横向连接，III 型胶原纤维是另一种主要类型的胶原纤维[7]。含有弹性蛋白的弹性纤维与胶原纤维接近，使心肌富有弹性[8]。

心室功能

心脏提供动力向整个心血管系统输送血液、提供营养并带走代谢废物。由于右心室解剖学的复杂性，传统收缩功能的描述通常限于左心室。心脏的收缩特性取决于负荷条件和收缩力。前负荷及后负荷是相互依赖的外在因素，支配着心脏的做功。

舒张期是指心室的舒张，存在四个不同阶段：①等容舒张期；②快速充盈期，即左心室充盈同时左心室压发生变化；③减慢充盈期；④心房收缩最后充盈期。等容舒张期是能量依赖性的。在张力增加的舒张期（第 2 期到第 4 期），充盈时心室内存在压力，这一过程心肌不产生收缩力，心室不断充盈。等容舒张期不发生心室充盈，心室的最大充盈量出现在第二阶段，而第三阶段只增加总的舒张期容量的约 5%，最后阶段由于心房收缩，心室容量可增加 15%。

有几个指标可以评价舒张功能。应用最为广泛的评价等容舒张期舒张功能的指标是计算左心室压力下降的最大速率（−dP/dt），或者等容相左心室压下降的时间常数（τ）。超声心动图测定主动脉瓣关闭到二尖瓣开放之间的间隔时间和等容舒张期时间及左心室壁变薄的峰率，也可用来评价张力增加的舒张期的舒张功能。用压力-容量关系来评估心室顺应性也可确定这一阶段的舒张功能[9-10]。

很多因素影响舒张功能：收缩期容量负荷、被动的室壁硬度、心室的弹性回缩、舒张两个心室的相互影响、心房的性能及儿茶酚胺。收缩期功能异常会减弱心脏射血能力，舒张期功能异常会降低心脏充盈能力。目前已经认识到，舒张功能异常是充血性心力衰竭病理生理变化的主要原因[11]。

收缩期及舒张期的心室间相互作用是反馈调整每搏输出量的内在机制。收缩期心室的相互作用包括室间隔对两侧心室功能的影响。室间隔在解剖上连接左右两侧心室，每个心室做功时其将成为负荷的一部分，因此一侧心室的任何改变都能表现在另一心室上。在舒张期心室的相互作用中，左心室和右心室的扩张将影响对侧心室的充盈效果，从而改变其功能。

前负荷及后负荷 前负荷指在舒张末期心脏收缩开始之前的心室负荷。Starling 最早描述了肌节长度和心肌收缩力之间存在的线性关系（图 14.3）。在临床实践中代表左心室容量的指标，如肺动脉楔压或中心静脉压用于评估前负荷的大小[5]。经食管超声心动图技术可以对左心室容量进行更直观的测量。

后负荷是指左心室开始收缩之后收缩期的负荷。主动脉顺应性是决定后负荷大小的另一个重要因素[3]。主动脉顺应性是主动脉适应心室收缩力的能力。主动脉壁的变化（扩张和僵硬）可改变主动脉的顺应性，从而影响后负荷。病理条件下改变后负荷的实例是主动脉狭窄和慢性高血压，两者都阻碍心室射血，进而使后负荷增加。瞬间的主动脉阻抗或主动脉压力与血流比是精确测量后负荷的方法。但是，在临床上测定主动脉阻抗是有创操作。超声心动图可以通过测量增长最快时的主动脉血流来估算主动脉阻抗，这种方法是无创的。在临床实践中，如果不存在主动脉瓣狭窄，收缩压的测量足以估算后负荷的数值。

前负荷和后负荷分别被认为是心室舒张末期和左心室射血期心室壁的张力。室壁张力是一个有用的概念，它包含前负荷、后负荷及收缩所需的能量。室壁张力和心率可能是导致心室氧需求变化的两个最相关的参数。Laplace 定律说明，室壁张力（σ）等于心室内压力（P）乘以心室半径（R）再除以室壁的厚度（h）[5]：

$$\sigma = P \times R / 2h$$

左心室的椭圆形使其可保持最小张力，而心室由

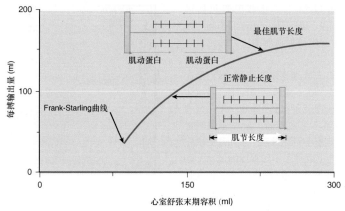

图 14.3 Frank-Starling 曲线。图中显示了肌节长度和心肌张力变化的关系。心脏舒张末期容积的增加相当于心肌伸展长度的增加，因此根据 Starling 定律，每搏输出量也增加

椭圆形变为球形时，室壁张力增加。椭圆的长轴和短轴比值减小表示心脏从椭圆形转变为球形。

左心室肌的厚度是室壁张力重要的调节因素。例如，主动脉瓣狭窄时后负荷增加，收缩期射血时心室必须产生更高的压力来克服增加的后负荷。为了提高做功，心室厚度增加（左心室肥厚）。尽管为克服主动脉瓣狭窄必须增加左心室压力，但是根据 Laplace 定律，左心室壁厚度的增加将使室壁张力减小（图 14.4）[12]。在衰竭的心脏，左心室半径增加，从而增

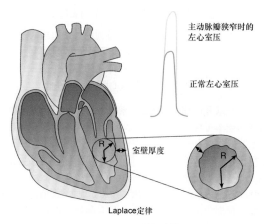

图 14.4 主动脉瓣狭窄时，左心室压力增加，而为保持室壁张力在可控范围，左心室代偿性肥大。根据 Laplace 定律，室壁张力＝心室内压力 × 半径 ÷（2× 室壁厚度），因此，室壁厚度的增加抵消了心室内压力的增长，使室壁张力保持在可控水平（From Opie LH. Ventricular function. In：Heart Physiology From Cell to Circulation. 4th ed. Philadelphia：Lippincott-Raven；2004：355-401.）

大了室壁张力。

Frank-Starling 机制 Frank-Starling 机制是心肌的内在特性，伸展心肌的肌节可以提高心肌的收缩能力（图 14.3）。Otto Frank 于 1895 年首先在骨骼肌记录到这种情况，即张力的改变直接影响肌肉长度的变化。在心脏，压力的改变引起容量的改变[13]。1914年，E. H. Starling 以离体心肺为模型观察到："肌纤维由静止到收缩状态转变时，其长度的改变可释放机械能"[14]。如果将一条心肌在等长状态下装在肌肉槽内，以固定频率刺激，肌节长度的增加引起抽搐张力增加。Starling 的结论是，抽搐张力的增加是肌束相互作用增强的结果。

电子显微镜技术证实，肌节长度（2.0 ～ 2.2 μm）与肌动蛋白和肌球蛋白横桥的数量呈正相关。肌节有一个最适长度，在这个长度上相互作用是最大的。这个观念基于以下假设：横桥数量的增加等同于肌肉性能的增加。上述理论虽然适用于骨骼肌，但心肌的张力-长度关系更为复杂。比较骨骼肌与心肌张力-长度关系时，可以注意到，即使心肌肌节长度为正常的80%，张力也只减少 10%[13]。有关 Frank-Starling 机制的细胞学基础在本章后面还要进行研究和讨论。通常在临床上讨论左心室舒张末容积（left ventricular end-diastolic volume，LVEDV）和每搏输出量的关系时应用 Starling 定律。Frank-Starling 定律在心力衰竭时也是适用的[15]。但是，损伤或心力衰竭后的心室重塑可能会改变 Frank-Starling 机制。

收缩性 每一条 Frank-Starling 曲线都代表了心脏的一种收缩性或变力状态，即在任一舒张末期状态时的心肌做功。改变心肌收缩性的因素可构成一组

Frank-Starling 曲线（图 14.5）[12]。这些因素包括运动、肾上腺素能神经刺激、pH 变化、温度、药物（如洋地黄）。左心室产生并维持射血所需压力的能力是心脏固有的变力状态。

在离体的肌肉，最大收缩速度（即 Vmax）是在零负荷的条件下确定的。在不同负荷情况下，将离体乳头肌缩短速度绘制成图就可得到 Vmax。在完整的心脏上，由于零负荷是不可实现的，所以无法测量Vmax，但在离体心肌细胞中可以做到。有几种方法在测量完整心脏的收缩性上取得了不同程度的成功。绘制压力-容量环的方法虽然要求进行左心插管，但这是目前测定完整心脏收缩性最好的方法（图 14.6）[12]。压力-容量环相当于间接测量肌肉的力（压力）和长度（容量）的 Starling 关系，临床上最常用的能代表心室收缩功能的非创伤性指标是射血分数，可通过超声心动图、血管造影术、放射性核素心室造影术进行评估：

射血分数 =（LVEDV − LVESV）/LVEDV（其中 LVESV 是左心室收缩末容积）

心脏做功　心脏做功分为外部做功和内部做功。外部做功用于克服压力射血，内部做功用于改变心脏的形状，为心脏射血做准备。内部做功表现不出心脏的效能，室壁张力直接和内部做功成正比[16]。

外部做功或每搏做功等于每搏输出量（SV）与心脏射血时产生的压力（P）的乘积。

每搏做功 = SV×P 或（LVEDV − LVESV）×P

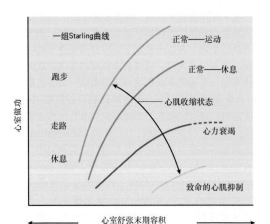

图 14.5　一组 Starling 曲线。曲线左移表示收缩状态的增强，向右移则表示收缩力的减弱（From Opie LH. Ventricular function. In：Heart Physiology From Cell to Circulation. 4th ed. Philadelphia：Lippincott-Raven；2004：355-401.）

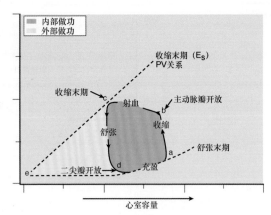

图 14.6　压力-容量（PV）环。a 点描述等容收缩开始，主动脉瓣在 b 点开放，随后开始射血（b→c），二尖瓣在 d 点开放，随之心室充盈。a、b、c、d 四点确定为外部做功，在 e、d和 c 点进行内部做功，压力-容量平面积是内部和外部做功的总和（From Opie LH. Ventricular function. In：Heart Physiology From Cell to Circulation. 4th ed. Philadelphia：Lippincott-Raven；2004：355-401.）

心室外部做功和内部做功都要耗氧。在心肺转流期间左心室引流不畅的情况可以说明内部做功的临床意义。心肺转流术中，虽然外部做功是由滚轮泵提供，但如果左心室引流不畅，会导致室壁张力及内部做功增加，心肌缺血仍可能发生。

心脏收缩性可由下面的公式评价[10]：

心脏效率 = 外部做功 / 等量的氧耗量

正常的左心室结构是纵向排列的外层包绕着环状排列的中间层，在此基础上，心脏射血时呈螺旋状运动做功效率最高。心力衰竭时，由于室壁张力增大，导致氧耗增加，心室扩张导致心脏的效率降低[13]。

心率及收缩力-频率关系　在离体心肌，增加刺激的频率可导致收缩力增大，这个关系称为"阶梯现象"或收缩力-频率关系[10,17]。固定长度的离体心肌，每分钟给予 150 ～ 180 次刺激时可达到最大收缩力。因此，增加刺激频率可增加收缩力，降低刺激频率则减小收缩力。但当刺激频率变得极高时，收缩力也减小。根据收缩力-频率关系，只有起搏器设置在某心率范围内才能产生正性肌力作用。在衰竭的心脏，应用收缩力-频率关系增加心肌收缩力的效果不佳[10]。

心输出量

心输出量是单位时间内心脏泵出的血量（$\dot{Q}$），由四个因素决定：两个内在因素——心率和心肌收缩力，两个与心血管功能性相关的外在因素——前负荷和后负荷。

心率是指每分钟心搏的次数，主要由自主神经系统调节。若心室在舒张时具有足够的充盈，则心输出量随心率增加而增加。收缩力可以定义为不依赖于负荷状态的收缩性能的内在水平。由于收缩力与心脏负荷状态无法分离开，很难定义完整心脏的收缩力[10, 17]。例如，Frank-Starling 关系被定义为基于前负荷的改变，收缩性能也发生改变。活体的心输出量可以应用 Fick 原理测定（其原理概述见图 14.7）[3]。

Fick 原理的依据是质量守恒定律，肺静脉输送的氧含量（q_3）等于通过肺动脉（q_1）和肺泡（q_2）输送到肺毛细血管的氧含量。

经肺动脉输送到肺毛细血管的总氧含量（q_1）等于总的肺动脉血流量（$\dot{Q}$）乘以肺动脉血氧浓度（$CpaO_2$）：

$$q_1 = \dot{Q} \times CpaO_2$$

从肺静脉运送出的氧含量（q_3）等于肺静脉总血流量（$\dot{Q}$）乘以肺静脉血氧浓度（$CpvO_2$）：

$$q_3 = \dot{Q} \times CpvO_2$$

肺动脉 O_2 浓度等于混合静脉血 O_2 浓度，肺静脉 O_2 浓度等于外周动脉血 O_2 浓度。氧耗量是指从肺泡

输送到肺毛细血管的 O_2 量（q_2），由于 $q_1 + q_2 = q_3$，所以：

$$\dot{Q}(CpaO_2) + q_2 = \dot{Q}(CpvO_2)$$
$$q_2 = \dot{Q}(CpvO_2) - \dot{Q}(CpaO_2)$$
$$q_2 = \dot{Q}(CpvO_2 - CpaO_2)$$
$$\dot{Q} = q_2 / (CpvO_2 - CpaO_2)$$

因此，如果 $CpaO_2$、$CpvO_2$ 和氧耗量（q_2）是已知的，就可得出心输出量。

指示剂稀释技术是测量心输出量的另一种方法，也是根据质量守恒定律。两种最常用的指示剂稀释技术是染料稀释法和热稀释法。图 14.8 说明了染料稀释法的原理[3]。

心脏细胞生理

细胞结构

从细胞水平看，心脏由三种重要成分组成：心肌组织（收缩性心肌细胞）、传导组织（传导性细胞）和细胞外结缔组织。一组心肌细胞及其结缔组织支撑网或细胞外基质组成一个心肌纤维（图 14.9）。相邻的心肌纤维通过胶原相连，细胞外基质是由成纤维细胞合成，其成分是胶原和其他主要基质蛋白。胶原是

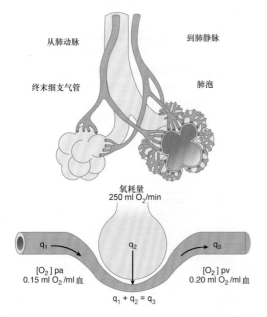

图 14.7 图中显示了根据 Fick 方程测定心输出量的原理。如果肺动脉中的氧浓度（$CpaO_2$）、肺静脉中的氧浓度（$CpvO_2$）和氧耗量均为已知，则可计算出心输出量。pa，肺动脉；pv，肺静脉（Berne RM，Levy MN：The cardiac pump. In Cardiovascular physiology, ed 8, St Louis, 2001, Mosby, pp 55-82. ）

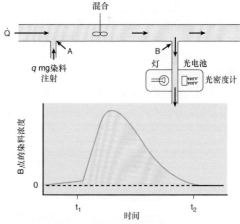

图 14.8 该图描述了使用染料稀释技术测定心输出量的原理。在这一模型中假定没有再循环血流。在 A 点将已知量的染料（q）注入血流 $\dot{Q}$（ml/min），在 B 点通过光密度计以一恒定速率抽出混合的样本。一定时间内染料浓度的变化通过曲线描述。流量可以通过从上游注入的染料总量除以下游浓度曲线下面积来测得（Berne RM，Levy MN：The cardiac pump. In Cardiovascular physiology, ed 8, St Louis, 2001, Mosby, pp 55-82. ）

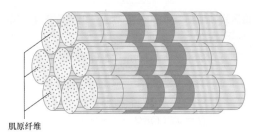

图 14.9　心肌细胞的组成。肌原纤维占心肌细胞的 50%，其他成分包括线粒体、细胞核、肌质网和细胞液

心肌坚硬程度的主要决定因素。基质蛋白之一弹性蛋白是弹性纤维的主要成分。弹性纤维使心肌具有弹性[8]。其他的基质蛋白包括糖蛋白或蛋白聚糖和基质金属蛋白酶。蛋白聚糖带有短的糖链，包括硫酸乙酰肝素、软骨素、纤维连接蛋白、层粘连蛋白。基质金属蛋白酶是可降解胶原和其他细胞外蛋白的酶。合成所引起的细胞外基质蛋白的蓄积与基质金属蛋白酶对其进行降解之间的平衡决定了心脏的机械特性和功能[8]。

心肌细胞结构及功能

　　单个的收缩性心肌细胞是长度介于 20 μm（心房肌细胞）和 140 μm（心室肌细胞）之间的大细胞。肌原纤维占收缩性心肌细胞成分的 50%，其他成分是线粒体、细胞核、肌质网和细胞溶胶（细胞液）。肌原纤维柱状束组成心肌的收缩成分，每个收缩成分之间均有收缩蛋白、调节蛋白及结构蛋白。收缩蛋白占心肌蛋白的 80% 左右，余下的是调节蛋白和结构蛋白[18-19]。心肌收缩的基本单位是肌节（本章后面 "收缩成分" 中将会详述）。

　　肌膜或外部质膜将细胞内外间隔开。其通过广泛的横向或 T 型管状网络围绕着心肌细胞并进入肌原纤维内部，形成了特殊的细胞间连接[20-21]。

　　横管或 T 型管与膜内系统及在钙代谢中起重要作用的肌质网相接。钙离子代谢是心肌细胞兴奋收缩偶联（excitation-contraction coupling，ECC）的关键。肌质网进一步分为纵型（纵管系统）和连接型的肌质网。纵管系统参与钙的摄取，触发肌肉舒张。连接型的肌质网内有大量钙离子释放通道［雷诺丁受体（RyR）］，受到去极化刺激后，钙离子释放通道将肌质网中储备的钙离子释放出来，通过肌膜上的钙通道形成钙离子流。钙离子释放通道不仅可释放钙离子，也形成支架蛋白，固定着许多关键的调节蛋白[22]。

　　肌膜下面是线粒体，其楔在细胞内肌原纤维之间。线粒体内包含促进腺苷三磷酸（ATP）合成的酶类，它们是心肌细胞的能量加工厂。另外，线粒体也有积聚钙离子的作用，进而有助于调节胞质钙离子浓度。在细胞核内几乎可以发现所有的遗传信息。在肌膜内除细胞器、收缩性结构和蛋白质以外，就是细胞液，其形成充满液体的微环境。

　　心肌细胞间有三种不同的细胞间连接：缝隙连接、点状桥粒、片状桥粒（或者是筋膜连接）（图 14.10）[20, 23]。缝隙连接主要用于电偶联及细胞间小分子物质的转送，而桥粒样连接属于机械性连接。点状桥粒形成的黏附点用于固定细胞的细丝骨架，而筋膜黏附形成的黏附点用于固定收缩结构。缝隙连接由与相邻细胞的细胞质间隔直接相连的质膜丛构成。由保守蛋白的多基因家族编码的间隙连接蛋白构成缝隙连接。哺乳动物心脏的主要间隙连接蛋白异形体是间隙连接蛋白43；其他间隙连接蛋白，特别是间隙连接蛋白 40、45 和 37 也有表达，但表达量较少[22-23]。

　　传导性心肌细胞或浦肯野细胞是可传导动作电位

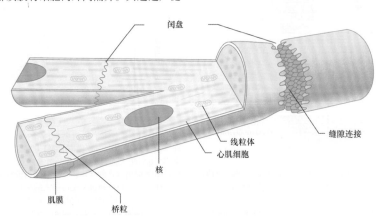

图 14.10　包绕心肌细胞的肌膜高度分化形成闰盘，与相邻细胞的终末细胞相接触。闰盘包括缝隙连接、点状和片状桥粒

的特殊细胞。这些细胞含有少量的肌原纤维和明显的细胞核，并有大量的缝隙连接。心肌细胞从功能上可分为：①兴奋系统；②兴奋收缩偶联系统；③收缩系统。

兴奋系统

始发于特殊传导组织的细胞动作电位传递到每个细胞引起细胞内的活动，并通过肌膜兴奋系统引发细胞的收缩。

动作电位　离子流通过质膜引发去极化（膜电位负值减少）及复极化（膜电位负值增加）。带有离子选择小孔（电压门控通道）的膜蛋白对其进行调节。依据膜电位变化，离子通道开启及关闭小孔，所以这些通道属于电压门控通道。在心脏上，已发现钠、钾、钙、氯通道与动作电位有关。

心脏的动作电位可分为两种类型：①快反应动作电位，由浦肯野细胞系统和心房肌细胞、心室肌细胞形成；②慢反应动作电位，由窦房结和房室结中的起搏细胞形成。图 14.11 描述了浦肯野系统典型的动作电位[10]。K^+ 跨膜电化学梯度决定了静息膜电位。膜电位发生去极化主要是由于 Na^+ 内流，引发了一次极快的膜电位上升（0 期）。在去极化过程中，当膜电位达到了临界水平或阈值，动作电位被广泛传导。快速超射后，紧接着就是瞬时的复极化（1 期），1 期主要

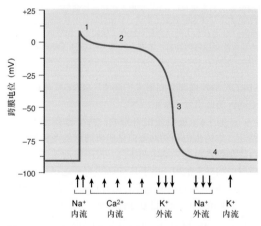

图 14.11　心室肌的动作电位分期和主要的伴随电流。初始期（0）峰值和超射（1）是由快速 Na^+ 内流引起的。平台期（2）是由 L 型 Ca^{2+} 通道介导的慢 Ca^{2+} 电流引起。复极化（3）是由外向型 K^+ 电流引起的。4 期，静息电位（Na^+ 外流、K^+ 内流）是通过 Na^+-K^+-ATP 酶维持。主要通过 Na^+-Ca^{2+} 交换将 Ca^{2+} 排出。在特殊的传导系统中，4 期会发生自发性的去极化，直到达到可引发 Na^+ 通道开放的电位水平（From LeWinter MM, Osol G. Normal physiology of the cardiovascular system. In Fuster V，Alexander RW，O'Rourke RA，eds. Hurst's the Heart. 10th ed. New York：McGraw-Hill；2001：63-94.）

是瞬时外向钾电流 i_{to} 的激活引起的短暂有限的复极化；平台期（2 期）有通过 L 型钙通道进行的 Ca^{2+} 内流和通过一些钾通道进行的 K^+ 外流——内向整流 i_k、延迟整流 i_{k1} 和 i_{to}。当三种外向钾离子流中的 K^+ 外流超过了 Ca^{2+} 内流，就发生复极化（3 期），即恢复膜的静息电位。在快反应动作电位中，心脏舒张期（4 期）有极少量的离子流。

对比之下，在心脏舒张期（4 期），表现出慢反应动作电位的起搏细胞可发生自发的心脏舒张期去极化，并产生自主性心脏节律。4 期发生的起搏是源自三种内向电流增加及两种外向电流减少。引起自发性起搏细胞活动的三种内向电流是由两种钙通道介导的钙内流 i_{CaL} 和 i_{CaT}，以及一种混合性阳离子流 I_f[24]。两种外向电流是延迟整流钾电流 i_k 和内向整流钾电流 i_{k1}。与快反应动作电位相比，慢反应动作电位 0 期较缓和，没有 1 期，2 期与 3 期没有明显区别[25]。在窦房结细胞中，起搏点的 I_f 电流是决定舒张期去极化持续时间的主要因素，它是由超极化激活环核苷酸门控通道的四个亚型（HCN1～4）编码[26]。

在心肌动作电位中，Ca^{2+} 进入细胞内和 Na^+ 从细胞内移出引发了离子的不均衡分布。通过耗能的逆浓度梯度的 Ca^{2+} 向细胞外主动转运，Na^+ 向细胞内转运，这种 Na^+-Ca^{2+} 交换恢复了细胞内外离子的均衡分布。

兴奋收缩偶联

参与兴奋收缩偶联的结构包括肌膜、横管系统、肌质网和肌丝（图 14.12A）[27]。兴奋收缩偶联过程始于质膜的去极化和兴奋沿着心肌细胞肌膜的传导。

广泛存在的第二信使 Ca^{2+} 在心脏兴奋收缩偶联中起重要作用（图 14.12B）[25]。参与兴奋收缩偶联的 Ca^{2+} 循环触发并终止肌纤维收缩。收缩系统的激活依赖于细胞液中游离 Ca^{2+} 的增加及其随后与收缩蛋白的结合。

Ca^{2+} 通过质膜上的通道进入 T 型管聚积，通过电压门控 L 型钙通道（二氢吡啶受体）内流的钙触发了肌质网内 Ca^{2+} 的释放[28]，随即引发钙火花。钙火花被认为是心肌 ECC 的基本 Ca^{2+} 信号事件。钙火花的发生伴随着一串肌质网 RyR 的开放，以一种局部再生的方式释放 Ca^{2+}。钙火花反过来又激活了钙离子释放通道，诱发肌质网内终末池中 Ca^{2+} 的进一步释放，使得细胞内钙离子（iCa^{2+}）大量增加。这些时间和空间上模式化的局部钙释放的激活又触发了肌纤维的收缩。细胞内钙离子的增加是暂时的，因为 Ca^{2+} 将会通过以下方式移出：肌质网内的钙泵腺苷三磷酸酶主动摄取；通过 Na^+-Ca^{2+} 交换将 Ca^{2+} 从细胞液中移出；Ca^{2+} 与蛋

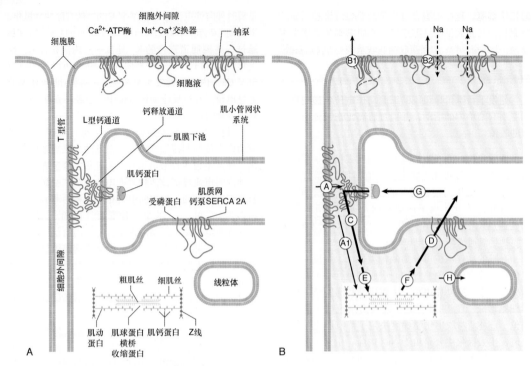

图 14.12 （A）该图描述了心脏兴奋收缩偶联的构成。钙池用**黑体**字注释。（B）该图显示的是细胞外（箭头 A、B1、B2）和细胞内钙离子流（箭头 C、D、E、F、G）。箭头的粗细代表钙离子流的量。垂直的箭头描述了钙离子转运的能量学：向下的箭头代表钙离子被动转运，向上的箭头代表钙离子主动运输。钙离子通过 L 型钙通道从细胞外进入细胞内触发了肌质网中钙离子的释放。只有一小部分直接激活了收缩蛋白（A1）。箭头 B1 描述了钙离子通过细胞膜上钙泵和 Na^+-Ca^{2+} 交换主动转运到细胞外。钠泵把通过 Na^+-Ca^{2+} 交换进入细胞内的 Na^+（虚线）泵出细胞液。肌质网调节钙离子从终末池外流（箭头 C）和肌小管网状系统的钙摄入（箭头 D）。箭头 G 代表钙离子在肌质网内的播散。钙离子通过与肌钙蛋白 C 高亲和力的结合位点结合（箭头 E）和分离（箭头 F）来激活和抑制收缩蛋白的相互作用。箭头 H 描述了钙离子进出线粒体来缓冲胞液内的钙离子浓度（From Katz AM. Calcium fluxes. In：Physiology of the Heart. 3rd ed. Philadelphia：Lippincott-Raven；2001：232-233.）

白质相结合[29]。钙火花还与高血压、心律失常、心力衰竭、肌营养不良等病理生理性疾病有关[30-32]。

肌质网提供了解剖基础，它是 Ca^{2+} 循环的主要细胞器，也是细胞内 Ca^{2+} 的贮存库。肌质网对 Ca^{2+} 循环释放及再摄取，调节细胞液中的 Ca^{2+} 浓度并且将兴奋与收缩偶联。肌质网膜上 L 型钙通道与 RyR 邻近，利于 Ca^{2+} 诱导的 Ca^{2+} 释放。RyR 的起始位置是从 SR 膜到 T 型管膨大的部分，此处有 L 型钙通道[19, 29, 33]。

肌质网也与 Ca^{2+} 再摄取有关，Ca^{2+} 的再摄取可触发肌肉松弛或终止收缩。肌质网 / 内质网 Ca^{2+}-ATP 酶（SERCA）是依赖 ATP 的泵，其将释放的 Ca^{2+} 主动泵回肌质网。约 90% 的 SR 蛋白由 SERCA 组成，静息时被受磷蛋白所抑制。受磷蛋白是一种 SR 膜蛋白，脱去磷酸后具有活性。β 肾上腺素刺激或其他刺激通过各种酶发生磷酸化作用抑制受磷蛋白的活性，并释放其抑制作用。受磷蛋白磷酸化抑制作用消失及

SERCA 活性增强之间形成正反馈。SERCA 对 Ca^{2+} 的主动再摄取引发了舒张[19, 29, 33]。

一旦 Ca^{2+} 被肌质网再摄取，将被储存至下一次循环。集钙蛋白和钙网蛋白是肌质网中的两种贮存蛋白。集钙蛋白是一高电荷蛋白，位于邻近 T 型管的肌质网中的终末池中。由于其与 Ca^{2+} 释放通道相邻，一旦 Ca^{2+} 释放通道受到刺激，贮存的 Ca^{2+} 能够迅速释放。细胞液中的 Ca^{2+} 也通过肌质膜上钙泵和 Na^+-Ca^{2+} 交换被移出。钙调蛋白是一种重要的感受器并且调节细胞内 Ca^{2+}[21]。

Ca^{2+} 调节失误 由于 Ca^{2+} 在心脏信号传导中的普遍性，Ca^{2+} 调节的变化可能与许多不良后果相关。在衰竭的心脏中，肌质网的 Ca^{2+} 泄漏增加，这可能与从细胞中移出 Ca^{2+} 相关。肌质网的 Ca^{2+} 泄漏导致心脏收缩力显著降低及衰竭心脏的正性肌力作用降低[34-35]。衰竭的心脏中出现 β 肾上腺素受体蛋白激酶 A（PKA）

激活的解偶联及 Ca^{2+} 调节异常[34]。PKA 是一种 cAMP 依赖性蛋白激酶，是 β 肾上腺素受体激动剂激活的关键效应蛋白，可刺激跨膜 Ca^{2+} 内流及其在肌质网中的整合，从而导致收缩功能和舒张功能增加。钙调神经磷酸酶是一种 Ca^{2+} 依赖的信号分子，通过激活 T 细胞途径的核因子调节基因表达，与心肌肥厚相关[34-35]。除了钙调神经磷酸酶，钙-钙调蛋白依赖性蛋白激酶 Ⅱ 也与 Ca^{2+} 稳态密切相关，其长时间激活可能会导致心律失常。

收缩系统

收缩成分 最基本的收缩单位是肌节。一个肌节定义为一个 Z 线区域（Z 是德语 Zuckung 的简写，译为收缩），Z 线将肌节循序连接起来。每个肌节包含一个中心 A 带，A 带被来自 Z 线两侧的一半 I 带分隔开，Z 线将 I 带分成两部分。肌节图见图 14.13[10]。每个肌节内有两种主要的收缩蛋白（见下文"收缩蛋白"部分）和一种非收缩蛋白——肌巨蛋白[29]。两种收缩蛋白分别是构成细肌丝的肌动蛋白和构成粗肌丝的肌球蛋白。肌动蛋白肌丝和肌巨蛋白都连接在 Z 线上，肌球蛋白却没有真正到达 Z 线，由第三种肌丝蛋白——肌巨蛋白将肌球蛋白粗肌丝连接到 Z 线。收缩过程中肌球蛋白粗肌丝头和肌动蛋白细肌丝相互作用并且彼此发生了滑行，肌节两端的 Z 线会更加靠近[36-37]。

家族性肥厚型心肌病是一种遗传性常染色体肌节疾病[38]，是发生猝死的最常见原因。其临床特征为左心室肥大和肌细胞 / 肌纤维排列紊乱。已证实至少 8 种编码肌节蛋白的基因发生突变是上述紊乱发生的分子学基础。这些基因分别编码 β 心肌球蛋白重链、心肌钙蛋白 T（TnT）、α 原肌球蛋白、心肌球蛋白结合蛋白 C、调节肌球蛋白轻链、心肌钙蛋白 I（TnI）、α 心肌动蛋白和肌巨蛋白[38]。

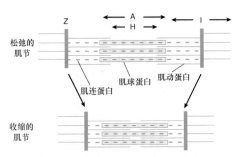

图 14.13 收缩的基本单位是肌节。该图分别描述了一个收缩和松弛的肌节。Z 线位于肌节的两端。A 带是肌球蛋白和肌动蛋白肌丝重叠的部分。I 带位于 A 带的每一边且只含肌动蛋白。H 区位于 A 带的中央且只含肌球蛋白

收缩蛋白 心肌细胞内的收缩结构是由收缩蛋白和调节蛋白构成[21, 39-40]。细肌丝肌动蛋白和粗肌丝肌球蛋白是两种主要的收缩蛋白。肌动蛋白含有两条螺旋链。原肌球蛋白是一种双链 α 螺旋调节蛋白，缠绕在肌动蛋白周围并且构成了肌动蛋白细肌丝的核心。肌球蛋白粗肌丝由 300 个肌球蛋白分子组成，每个肌球蛋白分子有两个功能结构域——体部 / 细丝和有两个裂片的肌球蛋白头部。肌球蛋白头部由一条重链和两条轻链组成。头部重链有两个结构域，其中较大的部分在肌动蛋白裂口处与肌动蛋白相互作用，并且有一个肌球蛋白 ATP 酶定位的 ATP 结合袋；较小的弹性较好的部分和两个轻链相连接。沿着原肌球蛋白有规律的间隔可发现调节肌钙蛋白异三聚复合体。这种异三聚肌钙蛋白由三种蛋白组成：肌钙蛋白 C（TnC），即 Ca^{2+} 受体；TnI，一种肌动蛋白和肌球蛋白相互作用的抑制物；TnT，其将肌钙蛋白复合体和原肌球蛋白联系在一起。原肌球蛋白调节蛋白是另一种调节蛋白，位于肌动蛋白细肌丝末端并在末端加帽，以防止任何细肌丝的过度拉长[36-37]。

肌细胞收缩和舒张 静止时，无横桥循环，也无收缩力，是由于肌球蛋白头部和细肌丝的联系被阻断或者只是微弱地和肌动蛋白连在一起（图 14.14）[18]。由于钙离子和 TnC 结合，增加了 TnC – TnI 的相互作用并降低了对 TnI –肌动蛋白相互作用的抑制，进而形成横桥循环。上述过程是由 Ca^{2+} 和 TnC 结合导致原肌球蛋白变构、允许肌球蛋白头部和肌动蛋白结合引起。横桥循环包括肌球蛋白头部和肌动蛋白的分离以及肌球蛋白和另一个肌动蛋白利用 ATP 酶水解 ATP 获得能量再次结合的过程。ATP 结合到肌球蛋白头部的核苷酸袋导致了 ATP 酶的激活[33, 36-37]，ATP 水解和肌球蛋白头部变构易化了肌球蛋白头部和肌动蛋白的结合及肌球蛋白头部动力的形成。在此模型基础上，可以明显看出横桥循环的速率依赖于肌球蛋白 ATP 酶的活性[40]。横桥循环的关闭主要是由细胞液钙离子降低引起的。

由于细胞液内 Ca^{2+} 浓度恢复到静息水平需要消耗 ATP，肌细胞舒张是一个耗能的过程。细胞内 Ca^{2+} 浓度降低是通过 SERCA 将 Ca^{2+} 主动重吸收回肌质网和 Na^+-Ca^{2+} 交换排出 Ca^{2+} 实现的。上述变化导致了结合在 TnC 上的 Ca^{2+} 释放和肌球蛋白–肌动蛋白横桥分离。肌细胞舒张依赖于横桥循环动力学、Ca^{2+} 对 TnC 的亲和力及 Ca^{2+} 再摄取机制的活性。增强横桥循环动力学、降低 Ca^{2+} 对 TnC 的亲和力及 Ca^{2+} 再摄取机制活性增强均可促进肌细胞舒张[29]。

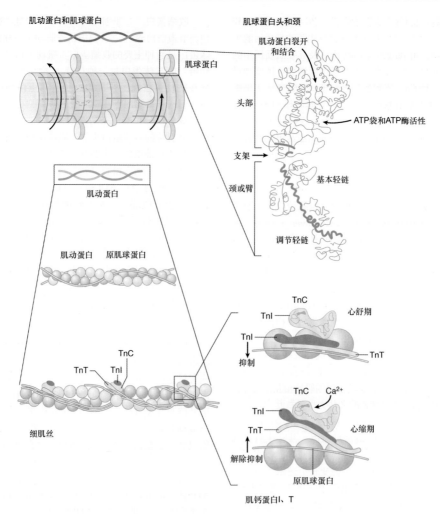

图 14.14　收缩系统的分子结构。肌钙蛋白 C、I、T（TnC、TnI、TnT）；ATP，腺苷三磷酸（From Opie LH. Ventricular function. In：Heart Physiology From Cell to Circulation. 4th ed. Philadelphia：Lippincott-Raven；2004；209-231.）

　　肌巨蛋白是一种大分子的环状蛋白质，是肌节内的第三种肌丝。一个肌巨蛋白分子跨越半个肌节。结构上，肌巨蛋白由一个不可伸展的固定片段和一个可伸展有弹性的片段构成。其两个主要功能涉及肌肉的集合和弹性。肌巨蛋白是心肌在心室低容量下被动特性的主要决定因素[41]。

　　Frank-Starling 机制说明心室舒张末期容量的增加会增强心肌的收缩能力[42-43]。在细胞水平，Frank-Starling 机制的主要基础是 Ca^{2+} 敏感性的长度依赖性变化[44-46]。这种 Ca^{2+} 敏感性的变化涉及如下几种可能的机制：作为肌丝间距改变的一种功能，涉及横桥与肌动蛋白结合的正性协同作用，依赖于弹性蛋白-肌

巨蛋白的张力[40, 44]。

　　细胞骨架蛋白　细胞骨架就是细胞质中的蛋白质框架，其用来连接、固定或限制细胞内的结构成分[18, 21]。微丝（肌动蛋白细丝）、微管和中间细丝是在细胞质中发现的三类细胞骨架蛋白。微丝蛋白就是肌动蛋白细丝，根据位置分为肌节肌动蛋白细丝和皮质肌动蛋白细丝，肌节肌动蛋白细丝是已述的收缩系统中的细肌丝。皮质肌动蛋白细丝位于细胞表面质膜下并且与抗肌萎缩蛋白、黏着斑蛋白、锚蛋白等几种微丝蛋白相连。微管是由 α 微管蛋白及 β 微管蛋白二聚体聚合形成，其在细胞内转运和细胞分区方面具有主要作

用[47]。微管末端与细胞结构相附着，使微管扩张和收缩，从而推动细胞周围结构。中间丝相对不易溶解，已经证明其在维持正常线粒体功能和活动中起重要作用。心肌细胞中的结蛋白中间丝可将细胞核与质膜连接并且对细胞间收缩力产生的压力和张力传导起重要作用[48]。在细胞内，细胞骨架是为酶 / 蛋白质活动及相互作用提供了微环境的组织结构。

家族性肥厚型心肌病是一种遗传性肌节疾病，而家族性扩张型心肌病（FDCM）实际上是一种细胞骨架蛋白疾病。FDCM 的遗传学基础包括 X 染色体连锁的两种基因（dystrophin 和 G4.5）和常染色体连锁的四种显性基因（actin、desmin、lamin A/C 和 δ -sarcoglycan）[18]。

心脏功能的调控

心脏功能的神经调节

自主神经系统是由在心脏功能调节方面发挥着相反作用的两部分组成[49]。交感神经系统的神经递质是去甲肾上腺素，具有正性变时（心率）、变力（收缩力）和松弛（舒张）效应。副交感神经系统对心房发挥直接抑制效应，对心室发挥负性调节作用。副交感神经系统的神经递质是乙酰胆碱。去甲肾上腺素和乙酰胆碱都与反复穿膜 7 次形成的 G 蛋白偶联受体相结合，进行细胞内信号转导，进而发挥效应（图 14.15）[50]。静息状态下，心脏有较强的副交感活动和较弱的交感活动。因此，在静息状态下心脏主要受到副交感神经调节。但在运动或紧张状态下，交感神经的影响变得更为突出。

副交感神经通过迷走神经对心脏发挥支配作用。室上组织比心室接受更多的迷走神经支配。副交感神经作用的主要靶效应器是心脏的毒蕈碱受体[51-52]。毒蕈碱受体的激活抑制了起搏细胞活动，减慢房室传导，直接降低心房的收缩力，对心室收缩力发挥抑制效应。现已克隆出 5 种毒蕈碱受体[53]，在哺乳动物心脏中发现的主要是 M_2 受体。M_3 受体被证实存在于

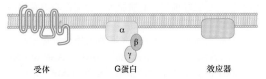

图 14.15 G 蛋白偶联受体，包括受体、异源三聚体、G 蛋白和效应器（Reprinted with permission from Bers DM. Cardiac excitation-contraction coupling. Nature 2002；415：198-205. Copyright MacMillan Magazines Ltd.）

冠状动脉循环中。此外，有心脏中存在非 M_2 受体的报道。总之，M_1、M_3、M_5 受体与 $G_{q/11}$ 蛋白偶联并激活磷脂酶 C- 二酰甘油 - 磷酸肌醇系统，以传导细胞内信号。另一方面 M_2 和 M_4 受体与百日咳毒素敏感的 G 蛋白 $G_{i/o}$ 相偶联，抑制腺苷酸环化酶。M_2 受体与特定 K^+ 通道相结合可影响钙通道活性、I_f 电流、磷脂酶 A_2、磷脂酶 D 和酪氨酸激酶。

与迷走神经支配相反，心脏的交感神经支配对心室的影响多于心房。去甲肾上腺素从交感神经末梢释放出来，作用于心脏上的肾上腺素受体。两类主要的肾上腺素受体是 α 和 β 受体，均是 G 蛋白偶联受体，通过特定的信号级联，进行细胞内信号转导（图 14.16）。

β 受体可被进一步分为 $β_1$、$β_2$ 和 $β_3$ 亚型[54]。虽然大多数哺乳动物的心脏含有 $β_1$ 受体和 $β_2$ 受体，但许多哺乳动物心室内也存在 $β_3$ 受体。每一 β 受体亚型对心脏功能的调节因种属不同而异。在人类，$β_1$ 受体是心房和心室的主要受体亚型。相当一部分 $β_2$ 受体存在于心房，并在左心室也发现了近 20% 的 $β_2$ 受体。目前对 $β_3$ 受体了解较少，但已有文献报道其存在于人类的心室中。尽管事实上 $β_1$ 受体所占比例大于 $β_2$ 受体，但两种亚型的相对密度与其对心脏的影响不成比例，主要是由于与 $β_1$ 受体相比，$β_2$ 受体与环腺苷酸（cAMP）信号转导通路的结合更紧密。被 $β_1$ 受体和 $β_2$ 受体激活的信号通路包括兴奋型 G 蛋白（Gs）、腺苷酸环化酶的激活、cAMP 的积聚、cAMP 依赖性蛋白激酶 A 的激活，以及关键性靶蛋白的磷酸化，这些蛋白包括 L 型钙通道、受磷蛋白和 TnI。

$β_1$ 受体和 $β_2$ 受体均与 G_s-cAMP 信息传递系统偶联。另外，$β_2$ 受体与非 G 蛋白依赖性信息传递系统偶联，调节心脏功能；也与抑制型 G 蛋白（Gi）偶联，激活非 cAMP 依赖性信息传递系统。正如图 14.17 所示，β 受体的激活既可增强收缩功能，也可增强舒张功能。

α 受体的两个主要受体亚型是 $α_1$ 受体和 $α_2$ 受体。$α_1$ 受体、$α_2$ 受体还可被进一步分成不同的亚型。$α_1$ 受体是 G 蛋白偶联受体，包括 $α_{1A}$、$α_{1B}$ 和 $α_{1D}$ 亚型。$α_1$ 受体亚型是基因分离的结果，在结构、G 蛋白偶联、组织分布、信号传导、调节和功能方面存在差别。$α_{1A}$ 受体和 $α_{1B}$ 受体均发挥正性肌力作用。但由 $α_1$ 受体介导的正性肌力作用对心脏影响相对轻微。$α_1$ 受体与磷脂酶 C、磷脂酶 D 和磷脂酶 A_2 偶联，进而提高细胞内 Ca^{2+} 浓度并增加心肌纤维对 Ca^{2+} 的敏感性。

心肌肥厚主要由 $α_{1A}$ 受体介导[55-56]。肥厚心肌对

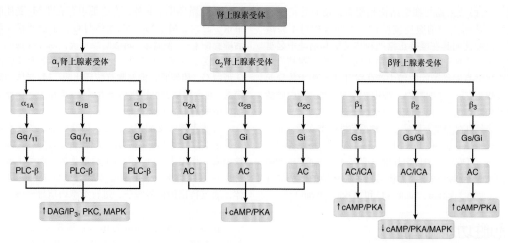

图 14.16 涉及 G 蛋白及效应器的心脏内肾上腺素受体信号级联反应包括腺苷酸环化酶（AC）、L 型钙电流（iCA）和磷脂酶 β（PLC-β）。细胞内信号是二酰甘油（DAG）、三磷酸肌醇（IP₃）、蛋白激酶 C（PKC）、环腺苷酸（cAMP）、蛋白激酶 A（PKA）及丝裂原活化蛋白激酶（MAPK）。Gq/₁₁，异源三聚体 G 蛋白；Gi，抑制性 G 蛋白；Gs，刺激性 G 蛋白

α₁ 受体激动剂的反应涉及 G_q 信号传导机制介导的蛋白激酶 C 和丝裂原活化的蛋白激酶的激活。已知有三种 α₂ 受体：α_{2A}、α_{2B} 和 α_{2C}。在哺乳动物的心脏，心房内的 α₂ 受体在去甲肾上腺素释放的突触前抑制中发挥作用。这些突触前的 α₂ 受体属于 α_{2C} 亚型。

心脏功能的神经性调节与肾上腺素受体的不同种类及亚型及其信号通路之间的复杂相互作用相关。心血管内科疾病靶向治疗涉及对肾上腺素受体药理学知识的基本理解和临床应用。

心功能的体液调节

许多激素对心脏发挥直接和间接的作用（表14.1）。对心脏活动有影响的激素可由心肌细胞合成及分泌，或由其他组织产生转运至心脏，作用于心肌细胞上的特殊受体。这些激素受体大部分是细胞膜 G 蛋白偶联受体（GPCR）。非 GPCR 包括：利尿钠肽受体（即鸟苷酸环化酶偶联受体），糖／盐皮质激素受体（与雄激素、醛固酮相结合，是核锌指转录因子）。激素可以在正常心脏生理条件下发挥作用，也可只在病理条件下发挥作用，或两种条件下都起作用。关于激素对心脏的作用的新认知大部分都来源于慢性心力衰竭相关的内分泌改变[57]。

在正常心脏，心脏激素是由心肌组织分泌到循环的多肽。利尿钠肽[58-59]、醛固酮[60] 和肾上腺髓质激素[61] 都可由心肌细胞分泌。肾素-血管紧张素系统中的效应激素血管紧张素 Ⅱ 也由心肌细胞分泌[62-63]。肾

素-血管紧张素系统是心血管生理中最重要的调节机制之一，是心肌发育和功能的关键调节激素。血管紧张素 Ⅱ 作用于两个单独的受体亚型：AT₁ 和 AT₂，二者均存在于心脏中。正常成人心脏中主要表达 AT₁ 受体亚型。刺激 AT₁ 受体将产生正性变时、变力效应。作用于 AT₁ 受体，血管紧张素 Ⅱ 也会调节心肌和成纤维细胞的发育和增殖并引发生长因子、醛固酮和儿茶酚胺的释放。AT₁ 受体与心肌肥大和心力衰竭的发展直接相关，对心肌重塑也产生负面影响。相比之下，AT₂ 受体发生相反的调节作用，一般起抑制增殖的作用。因为 AT₂ 受体在胎儿心脏中大量表达并随发育减少，故而在成人心脏表达较少。心肌损伤或缺血时AT₂ 受体表达上调，但其在心脏的确切作用有待于进一步证实。

治疗心力衰竭时，应用血管紧张素转化酶抑制剂来阻断肾素-血管紧张素系统的益处源于 AT₁ 受体活性被抑制。除肾素-血管紧张素系统外，其他激素，如醛固酮[60]、肾上腺髓质激素[64-66]、利尿钠肽[58-59]、血管紧张素[67-69]、内皮素[70] 及血管升压素[71-72] 在心肌发育、心肌纤维化、心肌肥大、充血性心力衰竭的发展过程中也发挥致病性作用。

心肌受到牵拉刺激时，心房和心室分别释放心房钠尿肽（ANP）和 B 型利尿钠肽（BNP）。ANP 和 BNP均与利尿钠肽受体结合产生第二信使 cGMP，是压力或容量超负荷引起的血流动力学变化所引发的心脏内分泌反应的一部分。他们也参与了胚胎期心血管系统的发育[58-59]。在慢性心力衰竭患者中，血清 ANP 和

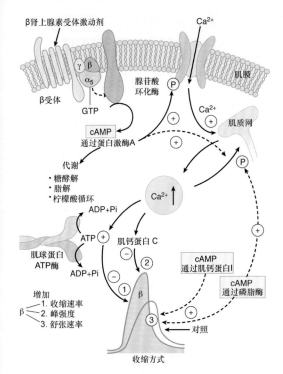

图 14.17 β 肾上腺素受体信号系统引起心率增加、心肌收缩和舒张功能增强。ADP，腺苷二磷酸；ATP，腺苷三磷酸；cAMP，环腺苷酸；GTP，鸟苷三磷酸；Pi，磷脂酰肌醇（From Opie LH. Receptors and signal transduction. In：Heart Physiology From Cell to Circulation. 3rd ed. Philadelphia：Lippincott-Raven；1998：195.）

BNP 水平的升高可作为死亡率的预测指标[73]。

肾上腺髓质激素是最近发现的血管活性物质，最初由嗜铬细胞瘤组织分离而来。肾上腺髓质激素使 cAMP 积聚，直接引发正性变时变力效应[61, 64-65]。虽然随种属及部位不同而变化，但肾上腺素髓质激素可增加一氧化氮的产生，表现出强力扩血管作用。

醛固酮是心脏产生的类固醇之一，其生理学作用仍不确定。其与盐皮质激素受体相结合并增加心肌蛋白的表达或（和）增强心肌蛋白的活性，维持离子动态平衡或调节 pH 值，如 Na^+/K^+-ATP 酶、Na^+-K^+ 协同转运蛋白、Cl^--HCO_3^- 和 Na^+-H^+ 反向转运体[60]。醛固酮通过诱发两心室纤维化改变心肌结构，因此引起心肌收缩功能的损害。

其他激素，如生长激素[74]、甲状腺激素[75]和类固醇性激素（见下文）通过直接或间接影响核受体也起到强心的作用。

性类固醇激素与心脏的关系

绝经前女性的心脏收缩强于同龄男性，绝经后女性停止激素替代疗法则会导致心脏收缩功能降低。心脏功能的性别差异（性别两态性）及其对损伤和疾病状态的适应反应是部分通过性类固醇激素介导的。事实上，健康的绝经前女性心血管疾病的风险比男性低，提示了性激素调节心脏功能的机制[76]。

研究最多的性类固醇激素是雌二醇 -17β（E_2）及其有生物学活性的代谢产物。它们结合并激活心脏上的两个雌激素受体亚型：ERα 和 ERβ。对黄体酮、睾酮（另外两种性类固醇激素）和芳香酶的研究并不多，芳香酶可将睾酮转化为雌激素。黄体酮和睾酮分别结合并激活心脏上的黄体酮受体和雄激素受体。性类固醇激素作用于其受体，对突触后靶细胞产生作用，并影响突触前的交感肾上腺素功能。心肌细胞不仅是性类固醇激素作用靶点，而且是这些激素的合成和代谢部位[77]。

E_2 源于睾酮，主要经肝代谢为羟雌二醇、儿茶酚雌二醇和甲氧雌二醇。其也可在血管平滑肌细胞、心脏成纤维细胞、内皮细胞和心肌细胞代谢。心肌细胞含有调节基因表达的细胞核性类固醇激素受体及调节性类固醇激素的非基因效应非细胞核受体。在转录活动中，它们与许多不同的共调节因子相互作用传递信息到组织，并表达暂时的特异性。这些细胞特异性的辅激活物和辅阻遏物被认为是激素相关受体[78]。性类固醇激素可不改变基因表达而快速激活信号通路（图 14.18）。例如，激活血管内皮一氧化氮合酶可以介导血管舒张。绝经前女性比同龄男性收缩压低的可能原因是雌激素的血管扩张效应。男性芳香酶介导下睾酮转化为雌激素，以维持正常的血管张力。另外，性类固醇激素作用于核受体和非核受体，在没有配体的情况下，性类固醇激素受体也能够激活生长因子途径发送快速信号。

心脏电生理功能具有性别差异。雌激素对钙通道的调节作用可能是心脏复极化有性别差异的原因。例如，女性静息心率更快，同样也更易患有长 Q-T 间期综合征[79]。雌激素通过激活 ERβ 受体，对大鼠心肌梗死后缺血再灌注损伤提供保护作用。相比之下，在同一模型中睾酮作用则相反。芳香酶也具有保护作用，可能是其作用使雌激素增加、睾酮减少。

心脏生理学性别差异应该涉及男性和女性性类固醇激素的细胞生理学，男性和女性的心肌细胞、血管平滑肌细胞和内皮细胞本质上的差异，以及心脏生理学的自主调节方面的性别差异。

表 14.1　激素对心脏功能的影响

激素	受体	心脏活性	伴随 CHF 增加（＋）或降低（一）
肾上腺髓质激素	GPCR	＋变力作用 /＋变时作用	＋
醛固酮	胞质或核 MR		＋
血管紧张素	GPCR	＋变力作用 /＋变时作用	＋
内皮素	GPCR		＋
利尿钠肽	GCCR		
ANP（ANF）			＋
BNP			＋
神经肽 Y*	GPCR	一变力作用	＋
抗利尿激素	GPCR	＋变力作用 /＋变时作用	＋
血管活性肠肽 †	GPCR	＋变力作用	无
雌激素	ER α /ER β	间接作用	无
睾酮	AR	间接作用	无
黄体酮	PR	间接作用	无
甲状腺激素	NR	＋变力作用 /＋变时作用	一
生长激素	IGF-1	＋变力作用 /＋变时作用	一

ANF，心房利钠因子；ANP，心房钠尿肽；AR，雄激素受体；BNP，B 型钠尿肽；CHF，充血性心力衰竭；ER，雌激素受体；GCCR，鸟苷酸环化酶偶联受体；GPCR，G 蛋白偶联受体；IGF-1，胰岛素生长因子 1；MR，盐皮质激素受体；NR，核受体；PR，黄体酮受体

* Data from Grundemar L，Hakanson R. Multiple neuropeptide Y receptors are involved in cardiovascular regulation. Peripheral and central mechanisms. Gen Pharmacol. 1993；24：785-796；and Maisel AS，Scott NA，Motulsky HJ，et al. Elevation of plasma neuropeptide Y levels in congestive heart failure. Am J Med. 1989；86：43-48.

† Data from Henning RJ，Sawmiller DR. Vasoactive intestinal peptide：cardiovascular effects. Cardiovasc Res. 2001；49：27-37.

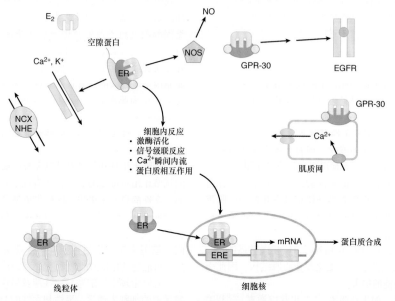

图 14.18　位于雌激素受体（ER）和雌激素结合受体 GPR-30 上的细胞核和非细胞核信号途径。细胞核 ER 通过与靶基因启动中的 ER 反应元件（ERE）相结合影响了靶基因转录。E$_2$，雌激素；EGFR，表皮生长因子受体；NCX，Na^{2+}-Ca^{2+}交换体；NHE，Na$^+$-H$^+$交换体；NO，一氧化氮；NOS，一氧化氮合酶（From Du XJ，Fang L，Kiriazis H. Sex dimorphism in cardiac pathophysiology：experimental findings，hormonal mechanisms，and molecular mechanisms. Pharmacol Ther. 2006；111：434-475.）

心脏反射

心脏反射是心脏和中枢神经系统之间的快反射环路，其作用是调节心脏功能和维持生理学稳态。特定的心脏感受器通过不同路径引发生理学效应。心脏感受器通过走行于迷走神经中的有髓或无髓传入神经纤维与中枢神经系统相连。在心房、心室、心包及冠状动脉内均存在心脏感受器，大血管和颈动脉则有心外感受器存在。交感和副交感神经的传入信号在中枢神经系统被处理。传入信号经中枢处理后，通过传出纤维传递到心脏或全身循环系统并引发特殊的效应。心血管系统对传出刺激发生的反应随年龄及引起反射的条件的持续时间而异。

压力感受器反射（颈动脉窦反射）

压力感受器反射的作用是维持动脉血压。这一反射可通过负反馈环路围绕预设值来调节动脉血压（图14.19）[80-81]。慢性高血压引起血压基础值改变后，压力感受器反射可重新调整预设的动脉血压值。颈动脉窦和主动脉弓的环状和纵向的牵张感受器监测动脉血压变化。上述牵张感受器传来的冲动通过舌咽神经及迷走神经将信号发送到延髓心血管中枢的孤束核。延髓心血管中枢包括两个功能不同的区域：侧面区和边缘区负责升压，中心和尾部区域负责降压。中心区和尾部区也可整合来自下丘脑和边缘系统的冲动。通常，全身血压高于 170 mmHg 就会兴奋牵张感受器。降压系统的反应包括交感神经活性降低而引起的心肌收缩力下降、心率减慢及血管张力下降。此外，副交感神经兴奋可进一步减慢心率和降低心肌收缩力。低血压则引发相反效应。

压力感受器反射在在急性失血和休克时起到重要的作用。当血压低于 50 mmHg 时，压力反射弧将丧失功能。激素状态和性别不同可改变压力感受器反射[82]。吸入麻醉药（特别是氟烷）可抑制这种反射对心率的影响[83]。同时使用钙通道阻滞剂、血管紧张素转化酶抑制剂和磷酸二酯酶抑制剂将削弱压力感受器反射引发血压升高的效应。削弱这一效应的原因是其对周围循环系统的直接影响，更主要的是对中枢神经系统信号传导通路（Ca^{2+}、血管紧张素）的干扰[84]。由于压力感受器反射的减弱，慢性高血压患者围术期易出现循环不稳定的情况。

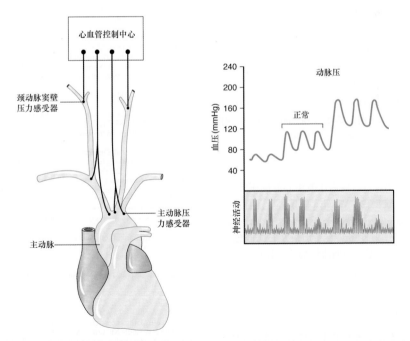

图 14.19　压力感受性反射的解剖学结构。位于颈动脉窦和主动脉壁的压力感受器感受到了循环中动脉压的变化。通过迷走神经将这些信号传入延髓的传入感觉区。髓质效应器部分发出信号调节外周血管紧张度和心率。血压升高引起反射活动增强（右图），最终使血压降低（From Campagna JA，Carter C. Clinical relevance of the Bezold-Jarisch reflex. Anesthesiology. 2003；98：1250-1260.）

化学感受器反射

化学敏感细胞位于颈动脉和主动脉上,对 pH 值和血氧分压的变化敏感。当动脉氧分压低于 50 mmHg 或酸中毒时,化学感受器发出神经冲动沿颈动脉窦神经(舌咽神经的一条分支)和第 10 对脑神经(迷走神经)传至延髓化学感受区,该区域刺激呼吸中枢加强呼吸驱动力。另外,副交感神经系统激活可引起心率减慢和心脏收缩减弱。持续缺氧将直接刺激中枢神经系统,并因此引起交感神经活动增强。

Bainbridge 反射

Bainbridge 反射[85-87] 由位于右心房壁和腔静脉心房交界处的牵张感受器引发。右侧充盈压升高通过迷走神经将信号传至位于延髓的心血管中枢,进而抑制副交感神经活动,导致心率加快。心房的伸展对窦房结的直接影响也可引起心率加快。心率的变化取决于受刺激前的基础心率。

Bezold-Jarisch 反射

Bezold-Jarisch 反射是左心室壁内的化学和机械感受器感受到作用于心室的有害刺激,引起低血压、心动过缓和冠状动脉扩张的三联反应[80]。被激活的感受器通过无髓鞘的迷走神经 C 型传入纤维传递信号。这些纤维反射性增加了副交感神经张力。由于引起心动过缓,Bezold-Jarisch 反射被认为是一种保护心脏的反射。这种反射与一系列心血管系统的生理学反应有关,如心肌缺血或心肌梗死、溶栓、血管重构或晕厥。由内生的 ANP 或 BNP 激活的利尿钠肽受体可以调节 Bezold-Jarisch 反射。因此,Bezold-Jarisch 反射在心肌肥大或心房颤动患者中不是很明显[88]。

Valsalva 操作

闭住声门用力呼气,胸内压及中心静脉压升高,静脉回流减少。该操作(Valsalva 操作)后,心输出量及血压将会降低,压力感受器感受到这一变化并通过兴奋交感神经反射性引起心率加快及心肌收缩增强。当声门打开时,静脉血回流增加并引起心收缩力增强和血压升高。动脉血压升高又被压力感受器感受到,从而激活副交感神经到心脏的传出通路。

Cushing 反射

Cushing 反射是由颅内压升高导致脑缺血引起。延髓舒血管中枢缺血引发交感神经系统的活动,出现心率加快、动脉血压升高、心肌收缩力增强等以改善脑灌注。血管张力增加时,压力感受器随即引起反射性心动过缓。

眼心反射

眼心反射通过对眼球加压或牵拉眼周围组织引起。牵张感受器位于眼外肌,一旦受到刺激,牵张感受器将通过睫状长神经和睫状短神经发出传入信号,睫状神经在睫神经节并入三叉神经眼支。三叉神经会将这些冲动传入到半月神经节,从而导致副交感神经张力增加及心率减慢。这种反射在眼外科手术中的发生率为 30% ～ 90%。抗毒蕈碱药物(如格隆溴铵或阿托品)的应用可减少眼科手术时心动过缓的发生。

参考文献

1. Harvey W. *On the Motion of the Heart and Blood in Animals* [Willis R, Trans]. *Scientific Papers: Physiology, Medicine, Surgery, Geology*, vol. 38. P. F. Collier & Son; 1910.
2. Shultz SG. *News Physiol Sci.* 2002;17:175–180.
3. Berne RM, Levy MN. The cardiac pump. In: *Cardiovascular Physiology*. St. Louis: Mosby; 2001:55–82.
4. Berne RM, Levy MN. Electrical activity of the heart. In: *Cardiovascular Physiology*. St. Louis: Mosby; 2001:7–32.
5. Katz AM. The heart as a muscular pump. In: *Physiology of the Heart*. Philadelphia: Lippincott-Raven; 2001:408–417.
6. Takayma Y, Costa KD, Covell JW. *Am J Physiol Heart Circ Physiol.* 2002;282:H1510.
7. Katz AM. Structure of the heart. In: *Physiology of the Heart*. Philadelphia: Lippincott-Raven; 2001.
8. Opie LH. Heart cells and organelles. In: *Heart Physiology From Cell to Circulation*. Philadelphia: Lippincott-Raven; 2004:42.
9. Little WC. Assessment of normal and abnormal cardiac function. In: Braunwald E, ed. *Heart Disease*. 6th ed. Philadelphia: Saunders; 2001:479.
10. LeWinter MM, Osol G. Normal physiology of the cardiovascular system. In: Fuster V, Alexander RW, O'Rourke RA, eds. *Hurst's the heart*. 10th ed. New York: McGraw-Hill; 2001:63.
11. Zile MR, Brutsaert DL. *Circulation.* 2002;105:1387.
12. Opie LH. Ventricular function. In: *Heart Physiology From Cell to Circulation*. Philadelphia: Lippincott-Raven; 2004:355.
13. Frank O. *Z Biol.* 1895;32:370.
14. Starling EH. *Linacre Lecture on the Law of the Heart*. London: Longmans Green; 1918.
15. Holubarsch CT, et al. *Circulation.* 1996;94:683.
16. Katz AM. The working heart. In: *Physiology of the Heart*. Philadelphia: Lippincott-Raven; 2001:418.
17. Opie LH. Mechanisms of cardiac contraction and relaxation. In: Braunwald E, ed. *Heart Disease*. 6th ed. Philadelphia: Saunders; 2001:443.
18. Roberts R. Principles of molecular cardiology. In: Alexander RW, O'Rourke RA, eds. *Hurst's the heart*. 10th ed. New York: McGraw-Hill; 2001:95.
19. Opie LH. Myocardial contraction and relaxation. In: *Heart Physiology From Cell to Circulation*. Philadelphia: Lippincott-Raven; 2004:221.
20. Severs NJ. *Bioessays.* 2000;22:188.
21. Katz AM. Contractile proteins and cytoskeleton. In: *Physiology of the Heart*. Philadelphia: Lippincott-Raven; 2001:123.
22. Yeager M. *J Struct Biol.* 1998;121:231.
23. Severs NJ. *Adv Myocardial.* 1985;5:223.
24. DiFrancesco D. *Circ Res.* 2010;106:434.
25. Fill M, Copella JA. *Physiol Rev.* 2002;82:893.
26. Baruscotti M, Difrancesco D. *Ann N Y Acad Sci.* 2004;1015:111.
27. Kumar NM, Gilula NB. *Cell.* 1996;84:381.
28. Katz AM. The cardiac action potential. In: *Physiology of the Heart*. Philadelphia: Lippincott-Raven; 2001:478.
29. Katz AM. Calcium fluxes. In: *Physiology of the Heart*. Philadelphia: Lippincott-Raven; 2001:478.
30. Katz AM, Lorell BH. *Circulation.* 2000;102:69–74.

31. Cheng H, Lederer WJ. *Physiol Rev.* 2008;88:1491.
32. Cheng H, et al. *Cell Calcium.* 1996;20:129.
33. Bers DM. *Nature.* 2002;415:198.
34. Luo M, Anderson ME. *Circ Res.* 2013;113:690–708.
35. Hajjar RJ, Ishikawa K, Thum T. Molecular and cellular biology of the heart. In: Fuster V, Harrington RA, Narula J, Eapen ZJ. eds. Hurst's The Heart, 14e New York, NY: McGraw-Hill.
36. Opie LH. Excitation-contraction coupling. In: *Heart Physiology From Cell to Circulation.* Philadelphia: Lippincott-Raven; 2004:159.
37. de Tombe PP. *J Biomech.* 2003;36:721.
38. Bonne GL, et al. *Circ Res.* 1998;83:580.
39. Solaro RJ, Rarick HM. *Circ Res.* 1998;83:417.
40. Fuchs F, Smith SH. *News Physiol Sci.* 2001;16:5.
41. Trinick J, Tskhovrebova L. *Trends Cell Biol.* 1999;9:377.
42. Moss RL, Fitzsimons DP. *Circ Res.* 2002;90:11.
43. Alvarez BV, et al. *Circ Res.* 1999;85:716.
44. Konhilas JP, et al. *Circ Res.* 2002;90:59.
45. Konhilas JP, et al. *J Physiol.* 2002;544:225.
46. Fukuda N, et al. *Circulation.* 2001;104:1639.
47. Capetanaki Y. *Trends Cardiovasc Med.* 2002;12:339.
48. Howard J, Hyman AA. *Nature.* 2003;422:753.
49. Opie LH. Receptors and signal transduction. In: *Heart Physiology From Cell to Circulation.* Philadelphia: Lippincott-Raven; 2004:187.
50. Rockman HA, et al. *Nature.* 2002;415:206.
51. Mendelowitz D. *News Physiol Sci.* 1999;14:155.
52. Brodde OE, Michel MC. *Pharmacol Rev.* 1999;51:651.
53. Dhein S, et al. *Pharmacol Res.* 2001;44:161.
54. Kaumann AJ, Molenaar P. *Naunyn Schmiedebergs Arch Pharmacol.* 1997;355:667.
55. Endoh M. *Neurochem Res.* 1996;21:217.
56. Arteaga GMT, et al. *Ann Med.* 2002;34:248.
57. van der Horst IC, et al. *Neth Heart J.* 2010;18:190.
58. Cameron VA, Ellmers LJ. *Endocrinology.* 2003;144:2191.
59. de Bold AJ, et al. *Cardiovasc Res.* 1996;31:7.
60. Delcayre C, Silvestre JS. *Cardiovasc Res.* 1999;42:7.
61. Martinez A. *Microsc Res Tech.* 2002;57:1.
62. Dinh DT, et al. *Clin Sci.* 2001;100:481.
63. Schuijt MP, Jan Danser AH. *Am J Hypertens.* 2002;15:1109.
64. Kitamura K, et al. *Microsc Res Tech.* 2002;57:3.
65. Minamino N, et al. *Microsc Res Tech.* 2002;57:28.
66. Smith DM, et al. *Biochem Soc Trans.* 2002;30:432.
67. Mello De WC. *J Mol Med.* 2001;79:103.
68. Opie LH, Sack MN. *Circ Res.* 2001;88:654.
69. Scicchitano P, et al. *Molecules.* 2012;17:4225.
70. Kramer BK, et al. *J Mol Med.* 1997;75:886.
71. Chandrashekhar Y, et al. *J Mol Cell Cardiol.* 2003;35:495.
72. Walker BR, et al. *Am J Physiol.* 1988;255:H261.
73. Giannakoulas G, et al. *Am J Cardiol.* 2010;105:869.
74. Palmeiro CR, et al. *Cardiol Rev.* 2012;20:197.
75. Danzi S, Klein I. *Med Clin North Am.* 2012;96:257.
76. Clerico A, et al. *Am J Physiol Heart Circ Physiol.* 2011;301:H12–H20.
77. Mendelsohn ME. *Science.* 2005;308:1583.
78. Du XJ, et al. *Pharmacol Ther.* 2006;111:434.
79. Pham TV, Rosen MR. *Cardiovasc Res.* 2002;53:740.
80. Campagna JA, Carter C. *Anesthesiology.* 2003;98:1250.
81. Parlow JL, et al. *Anesthesiology.* 1999;90:681.
82. Huikuri HV, et al. *Circulation.* 1996;94:122.
83. Keyl C, et al. *Anesth Analg.* 2002;95:1629.
84. Devlin MG, et al. *Clin Exp Pharmacol Physiol.* 2002;29:372.
85. Crystal GJ, Salem MR. *Anesth Analg.* 2012;114:520.
86. Hakumaki MO. *Acta Physiol Scand.* 1987;130:177.
87. Ludbrook J. *Annu Rev Physiol.* 1983;45:155.
88. Thomas CJ, Woods RL. *Hypertension.* 2003;41:279.

15 胃肠道生理学和病理生理学

LAURIE O. MARK，A. SASSAN SABOURI

赵延华 周姝婧 译 俞卫锋 审校

要点

- 胃肠道是包括口腔到肛门的长管道，其主要功能是运动、消化、吸收、排泄和循环。胃肠道的每个组成部分都有特定的功能。
- 胃肠道管壁分层（从最外层到最内层）包括浆膜层、纵肌层、环状肌层、黏膜下层和黏膜层。黏膜层包括（从最外层到最内层）黏膜肌层、固有层和上皮。
- 胃肠道由自主神经系统支配。外部神经系统由交感神经和副交感神经组成，对于胃肠道的运动功能，交感神经主要发挥抑制性作用，副交感神经主要发挥兴奋性作用。肠神经系统控制其运动、分泌和血流。
- 混合性运动和推进性运动是胃肠道内和沿胃肠道的两种主要运动。每种运动形式在疾病状态下其机制都有显著的改变，并且有多种方法可以评估这些改变。
- 全身麻醉对胃肠道的影响是多方面的，从给药到血液动力学副作用都可以改变胃肠道的功能。尤其是阿片类药物对肠道有不良影响，目前人们正努力减少胃肠道手术中阿片类药物的使用。
- 血流动力学改变、肠道操作和开腹手术可对胃肠道的解剖和功能产生重大影响，包括术后肠梗阻、炎症状态、肠系膜缺血和肠道肌肉的完整性被部分或完全中断。
- 横结肠近端以上胃肠道的神经支配来自腹腔神经丛，而降结肠及其以下肠道的神经支配则来自下腹神经丛。
- 腹腔神经丛可以通过不同途径阻断，包括经股、术中、内镜超声引导和腹腔灌洗。
- 硬膜外麻醉能抑制交感神经介导的胃肠反射，减少术后肠梗阻的发生。
- 使用区域麻醉技术和避免使用全身阿片类药物的疼痛管理策略有助于降低术后恶心呕吐的发生率。
- 胃肠道手术术后加速康复（ERAS）方案和循证实践有助于保护胃肠道的自然生理，并有助于缩短住院时间。
- ERAS方案强调：理想的围术期疼痛控制，营养，避免不必要的导管、通路和引流管，体温，液体管理，以及早期下床活动。

引言

本章的目的是了解胃肠道解剖的各个组成部分及其各自的功能。对胃肠道正常状态的理解有助于理解其在常见不同疾病状态下如何受到影响。本章接着讨论麻醉科医师的围术期注意事项，包括各种麻醉药物和外科手术对肠功能和生理的影响。本章的其余部分将着重于胃肠道的神经支配，以及在治疗胃肠道疾病和实施手术时如何使用各种区域麻醉和疼痛管理策略。

胃肠道解剖和功能

胃肠道约占人体总重量的5%。它的主要功能是运动、消化、吸收、排泄和循环。本节由两部分组成，第一部分讨论胃肠道各部分的基本解剖和神经分布，第二部分讨论食管、胃、小肠和大肠的具体解剖和功能。胰腺、肝和胆道将在第16章中介绍。

胃肠道各部位的管壁均有多层，但各层的功能因器官而异。从最外层到最内层是浆膜层、纵肌层、环状肌层、黏膜下层和黏膜层。黏膜层（从最外层到最内层）包括黏膜肌层、固有层和上皮。浆膜层是由光滑的薄层结缔组织和细胞组成，分泌浆膜液，用于包围空腔和减少肌肉运动之间的摩擦。纵肌层收缩会使肠段的长度缩短，而环状肌层收缩使肠腔的直径变小。这两层一起收缩使肠道运动。位于这些平滑肌层之间的是调节肠道平滑肌的肌间神经丛（Auerbach 神经丛）。黏膜下层有黏膜下神经丛（Meissner 丛），它将信息从上皮传递到肠道和中枢神经系统。黏膜层包括一薄层平滑肌，称为黏膜肌层，它的功能是移动绒毛；固有层包含血管、神经末梢、免疫细胞和炎症细胞；上皮层的作用是感知胃肠道内容物和分泌消化酶、吸收营养物质以及排出代谢产物。

胃肠道受自主神经系统支配，这是由具有交感神经和副交感神经成分的外部神经系统和肠神经系统组成的。外源性交感神经系统主要为抑制性，当它受到刺激，可以减少或停止胃肠道的运动。其节前纤维起源于脊髓 $T_5 \sim L_2$ 节段。它们进入神经节的交感神经链，与神经节后神经元形成突触。然后到达肠道，在那里终止于肠道神经系统，主要的神经递质是去甲肾上腺素，血管活性肠肽（VIP）也能传递交感神经信号。外源性副交感神经系统主要是兴奋性的，因为它可激活胃肠道的运动和功能。副交感节前纤维起源于脊髓的髓质和骶部。迷走神经纤维支配食管、胃、胰腺、小肠和大肠的上半部分。盆神经纤维支配大肠的后半部分、乙状结肠、直肠和肛门，主要的神经递质是乙酰胆碱。

肠神经系统是胃肠道的独立神经系统，控制胃肠道运动、分泌和血流。肠神经系统由两个神经丛组成：肌间神经丛（Auerbach 神经丛）和黏膜下神经丛（Meissner 丛）。肌间神经丛通过肠神经元、Cajal 间质细胞（产生胃肠道固有电活动的起搏细胞）和平滑肌细胞控制胃肠道的运动。黏膜下神经丛控制吸收、分泌和黏膜血流。这两个神经丛对交感神经和副交感神经的刺激都有反应。交感神经刺激是抑制性的，所以会增加胃肠壁的张力；而副交感神经刺激是兴奋性的，会引起肠收缩和运动。此外，肠神经系统有多种反射。例如，当有交感神经刺激时，肠壁的张力增加，括约肌收缩，兴奋性乙酰胆碱的释放量反射性减少。其机制是通过激活 α_2 受体抑制乙酰胆碱的释放，通过激活 β 受体收缩括约肌和放松肠肌。这两步共同作用，减缓胃肠道内容物的运送。

下一节将简要讨论胃肠道各部分的解剖和功能，只涵盖食管、胃、小肠和大肠的相关内容。胃肠道解剖和功能的概述见表 15.1。

食管是连接咽部和胃的肌性管道，它是食物进入消化系统的首个通道。长 18 ～ 25 cm，从 C_6 椎体水平的下咽部一直延伸到 T_{11} 椎体水平的胃食管交界处[1]。食管分为颈段、胸段和腹段三段，食管颈段长 4 ～ 5 cm，由前方的气管、后方的脊柱、两侧的颈动脉鞘和甲状腺包围。食管胸段从胸骨上窝到膈裂孔，位于气管后方；在气管隆嵴水平，向右偏移为主动脉

表 15.1　胃肠道各部位的位置和功能

各部位	位置	功能
食管	自 C_6 延伸至 T_{11} 椎体水平	把食物从咽部推进胃部
胃	左上腹腔，上方为膈肌，后方为胰腺，外侧为大网膜	从食管接收食物并开始消化，通过物理和化学机制把食物分解成食糜
十二指肠	位于胃以下部位，长 25 ～ 30 cm	化学消化食糜，利于小肠吸收
空肠	位于十二指肠和回肠之间	吸收食糜中的营养物质
回肠	位于空肠和盲肠之间	进一步吸收营养物质
盲肠	右下腹腔，回肠下外侧	食糜与细菌混合形成粪便
升结肠	从盲肠向上延伸至肝右下缘，90° 转弯成为横结肠	蠕动波使粪便向上移动，细菌消化粪便，肠道进一步吸收营养物质、水和维生素
横结肠	从右到左横过腹腔，位于胃的下方	形成粪便
降结肠	沿腹腔左侧下行	在排泄前储存粪便，进一步吸收水分、营养物质和维生素
乙状结肠	左下腹腔	在排泄前储存粪便
直肠	后盆腔，行走于骶尾骨前表面	在排泄前储存粪便。直肠扩张会激活牵张受体，使肛门内括约肌放松并允许排便

弓留出空间，走行于左主支气管的后下方；从 T_8 到膈裂孔（T_{10}），走行于主动脉的前面。食管腹段从膈裂孔延伸至胃贲门。食管的上 1/3 由横纹肌组成，其余 2/3 为平滑肌。食管有两个高压区：食管上括约肌和食管下括约肌。食管上括约肌位于环状软骨水平，由环咽肌、下缩肌和食管壁肌组成，静息时食管上括约肌压力为 30～200 mmHg。食管上括约肌的开闭与咽部向下推进食物相协调。食管下括约肌由内部的食管环肌和外部的膈肌形成，受交感神经和副交感神经支配，静息时食管下括约肌压力为 10～45 mmHg[2]。

胃呈"J"形扩张，分为四个区域：贲门、胃底、胃体和胃窦。胃有三个主要功能：储存大量食物（高达 1.5～2 L），将食物与胃液混合形成食糜并分解为颗粒，缓慢排空进入小肠。近端胃是未消化食物的贮存器，产生平滑、强直的收缩。远端胃通过高幅度收缩对食物进行研磨、混合并滤过食物颗粒。胃中有助于消化的主要细胞类型包括黏膜细胞（抵抗强酸性的盐酸）、壁细胞（分泌盐酸）、主细胞（分泌胃蛋白酶）和 G 细胞（分泌胃泌素）。这些细胞的分泌物一起分解并一定程度上将食物消化成食糜，并且在食物进入小肠之前将其分解为适当大小的颗粒（直径 2 mm 或更小）[2]。

十二指肠是小肠的起始段也是最短的一段，长 25～30 cm，在胰腺周围形成一个"C"形环。其主要功能是对来自胃的食糜进行化学性消化，为吸收做准备。胰腺、肝和胆囊分泌的消化酶通过壶腹分泌进入十二指肠中部[2]。

空肠是小肠的第二段，其主要功能是吸收营养。经十二指肠消化的食糜进入空肠，在此进行混合并循环以与空肠壁接触，便于营养物质的吸收。空肠壁有很多皱褶以增加其表面积并允许最大限度地吸收营养。当食糜进入回肠时，几乎 90% 的营养被吸收[2]。

回肠是小肠的最后一段。其作用是吸收维生素 B_{12} 和没有被空肠吸收的其他消化产物。回肠终止于回盲瓣，这是一种防止结肠内容物回流到小肠的环状肌肉。结肠扩张时回盲瓣收缩，回肠扩张时回盲瓣松弛[2]。

大肠由盲肠、阑尾、升结肠、横结肠、降结肠、乙状结肠和直肠组成。简而言之，盲肠是大肠的起始部，呈囊袋状，来自小肠的食糜在此与细菌混合形成粪便。升结肠将粪便沿着右侧向上推送至横结肠，升结肠壁吸收水分、营养和维生素。横结肠是大肠中最长的一段，横穿腹腔，它通过收缩来混合粪便，细菌在此发酵废物，水和营养进一步被吸收。随后，粪便进入降结肠，在其被进一步运送前一直储存于此，然后在腹腔左侧向下运送到乙状结肠。同样，降结肠壁进一步吸收水分和营养。乙状结肠呈"S"形，储存粪便，然后将粪便从降结肠运送到直肠和肛门进行清除。大肠的最后一段是直肠，粪便在直肠中储存直至排出。当粪便积聚时，对直肠壁施加压力。牵拉受体被激活，导致肛门内括约肌松弛，从而完成排便过程[2]。

健康和疾病状态下的食物运送时间

本节讨论食管、胃、小肠和大肠的运动，重点讨论各种疾病状态如何影响消化道的运动和转运的机制，以及如何评估消化道的运动。

混合性运动和推进性运动是胃肠道内和沿胃肠道的两种主要运动。混合性运动使肠道内容物始终保持适当和彻底的混合，而推进性运动包括胃肠道某些节段的周期性收缩（蠕动），使其内容物沿肠道向下推进。

食物的输送源于其被吞咽进入食管。首先，口咽将食物向后和向下推进，而鼻咽部的肌肉能阻止食物进入鼻腔。当准备吞咽时，舌头挤压并将食物卷进后咽部。会厌保护性向上移动覆盖在喉和气管上方，以防止食物被误吸。吞咽动作会抑制呼吸中枢以防止食物被误吸，但抑制时间非常短暂，所以不易察觉。食物经食管上括约肌进入食管，然后食管上括约肌收缩以防止食物反流回咽部。食管上括约肌产生的压力为 30～200 mmHg。食管蠕动两次将食物经过下括约肌推进到胃部，食管下括约肌产生的压力为 20～60 mmHg。传入神经纤维传导至迷走神经背侧复合体，终止于食管横纹肌或肠神经系统神经的传出纤维被激活。乙酰胆碱的释放使肌肉收缩，而 VIP 和一氧化氮（NO）则使肌肉放松。食管下括约肌通过肌源性和神经激素机制对食管的扩张做出相应的反应。

食管疾病多种多样。病因可分为解剖性、机械性和神经源性，其中许多疾病状态涉及两种或三种病因。解剖性疾病包括憩室、裂孔疝和慢性胃酸反流相关的改变。这些解剖学异常阻断了食物进入胃的正常途径，进而改变了食管的压力区。这可能会带来危险的后果，因为食管压力可能会增加到足以克服上括约肌和下括约肌的静息压力，从而导致反流。机械性病因包括贲门失弛缓症、弥漫性食管痉挛和下括约肌压力过高。这些疾病也有神经源性病因，但其结果都是食管不能适当放松以允许食物进入胃部。在贲门失弛缓症，平滑肌无法松弛和向下推进食物，下括约肌张力增加，不能完全放松。这会导致吞咽困难、反流和明显疼痛。在弥漫性食管痉挛，肌肉收缩不协调，从而使得食物不能适当向下推进。下括约肌压力过高是指平均压力为 45 mmHg 或更高，导致吞咽困难和胸痛。神经源性疾病，如卒中、迷走神经切断或激素缺乏，会改变神经通路，感觉和反馈通路被切断。神经源性食管病变的常见症状是吞咽困难。

在评估食管功能时，重要的是选择一项具有适当临床相关性的检测，确定是运动性问题还是解剖异常。如果怀疑是运动性问题，那么最好进行食管压力检测。一种特殊导管可用于检测食管不同节段的压力变化。首先记录下括约肌的压力；然后将导管拉回到食管并测量不同节段的压力，同时评估吞咽期间的食管运动功能；最后记录上括约肌的压力，然后拔出导管。如果怀疑是解剖异常，则最好进行上消化道钡餐检查，评估吞咽过程和观察食管内面的解剖异常。

在讨论通过胃和小肠转运食物之前，了解它们在禁食状态下的行为是很重要的。移行性复合运动仅见于禁食状态，由始于胃终止于回肠末端的规律电活动波组成[3]。迷走神经刺激释放胃动素，触发移行性复合运动引起胃肠蠕动。它们每45～180 min 出现一次，由四个时相组成。Ⅰ相是平静期；Ⅱ相包括动作电位增加和平滑肌低幅度收缩；Ⅲ相最为活跃，电活动和机械活动达峰值，平滑肌规律、高幅度收缩；Ⅳ相活动减弱，进入下一次移行性复合运动的Ⅰ相。移行性复合运动的意义在于，它可将剩余的未消化食物沿胃肠道向前推进，也将细菌从小肠转移到大肠。进食会中断这一过程，下面会讨论这个问题。

如前所述，胃是呈"J"形的囊袋，能储存大量食物，混合和分解食物形成食糜，并减慢食物进入小肠的排空过程。固体食物在进入十二指肠前必须分解成1～2 mm的颗粒，从胃排空需要3～4 h。液体的排空比固体快。胃的运动受内在和外在神经调节的控制。副交感神经刺激通过迷走神经增加收缩的次数和力度，而交感神经刺激通过内脏神经抑制胃的收缩。内在神经系统协调胃的运动。神经激素也在发挥作用，因为胃泌素和胃动素会增加收缩的强度和频率，胃抑肽会抑制收缩。

胃的排空由神经和激素机制以及摄入食物的成分控制。胃扩张、胃泌素和NO会促进排空。十二指肠扩张使胃张力降低以减慢胃排空，食物脂肪含量增加引起胆囊收缩素释放，进一步抑制胃运动。

能减缓胃排空的胃动力障碍会增加胃反流的发病率。这些疾病可能是药物相关性、神经源性或者是危重病的结果。能减慢胃排空的药物包括服用阿片类药物（将在本章后面讨论）和使用血管活性药物。血管活性药物增加儿茶酚胺浓度，导致交感神经被激活，从而减少胃运动。这些药物通常在术中使用或用于危重患者以维持血压。导致胃动力下降的神经系统疾病包括迷走神经病变和胃瘫。最后，胃动力下降常见于严重病变的患者如高血糖、颅内压升高和需要机械通气者。尝试使用红霉素和甲氧氯普胺等药物增加胃动力已经取得了一些成功。

评价胃动力最普遍的检测是胃排空试验。患者在试验前禁食至少4 h，然后摄入已经紧密结合放射性示踪剂的食物，通常是卵白蛋白。在接下来的60～120 min 内进行连续或频繁的成像，测定50%摄取食物的排空时间。值得注意的是，虽然胃排空闪烁成像长期以来一直是标准检查，但它受到多种因素的影响，包括膳食成分和数据采集参数[4]。胃动力研究也可以与小肠动力研究相结合，如小肠测压试验。这将在下文讨论。

小肠通过运动将胃内容物与消化酶加以混合，进一步减小颗粒大小并增加其可溶性。但是小肠的主要功能是使其内容物与肠黏膜尽可能发生接触，以便在进入大肠之前最大限度地吸收水分、营养素和维生素。同样，小肠也有混合性收缩和推进性收缩。环形肌和纵行肌以协调的方式进行分节运动。当两端相邻肠段收缩时，中间肠段被隔离。然后，该肠段的中间部分发生收缩，肠段被进一步分割隔离。这些肠段中间继续收缩，循环往复。分节运动使得肠道内容物在小肠内停留足够长的时间，以便将必需的营养物质加以吸收入血。该过程主要由肠神经系统控制，由外周神经系统调节运动。

在考虑小肠动力异常时，根据可逆性和不可逆性病因加以鉴别可能有所帮助。对于可逆性病因，应该首先想到机械性梗阻。在此情况下，小肠平滑肌无法克服这种生理性梗阻，疝、恶性肿瘤、粘连和扭转都是例子。细菌过度生长应该是另一个需要考虑的因素。大肠中含有丰富的细菌，但小肠的细菌数量通常不到100 000/ml。小肠内细菌过度生长会引起吸收功能的改变从而导致腹泻，这种情况可以用抗生素治疗。其他可逆性原因包括肠梗阻、电解质异常和严重疾病。不可逆性原因可分为结构性或神经性。存在结构性病因的情况下，小肠平滑肌可能有异常从而不能正常收缩，见于硬皮病和结缔组织病等疾病。炎性肠病患者的黏膜结构异常，导致营养物质吸收减少。短肠综合征被认为是存在结构性异常，因为大部分小肠结构都缺失。对于小肠部分切除的患者，其剩余部分小肠可能无法代偿其功能，从而导致腹泻、营养不良和体重下降。神经性病因可以产生一种假性梗阻，在这种情况下内在和外在的神经系统会发生改变，以致肠道只能产生微弱或不协调的收缩。这会导致腹胀、恶心、呕吐和腹痛的症状。无论病因如何，小肠动力障碍都会对营养吸收产生不利影响，导致营养不良。

最常用的小肠动力测试是小肠测压。此项检查对不明原因恶心、呕吐、腹痛和无明显原因梗阻的患者有用。与食管测压的方法类似，该测试是使用带压力传感器的细导管来评估小肠的收缩。该检查项目包括三个时间段：禁食期、餐中期和餐后期。正常情况下，记录时间为禁食 4 h、进食、餐后 2 h。异常结果分为肌源性和神经源性原因。对于肌源性病变，未见移行性复合运动或 III 相的收缩幅度非常低（正常情况下 III 相的幅度为 40 mmHg）。对于神经源性病变，小肠的收缩幅度虽足够，但是会出现收缩不协调（肠神经病变）或餐后反应不当，这意味着餐后肠道动力不足（外源性神经病变）。据报道，这种压力测试导致 8%～15% 的不明原因恶心、呕吐和腹痛患者的诊断发生变化[5]。

大肠的作用是储存尚未排泄的废物和不可消化的物质，并吸收剩余的电解质和水。大肠在调节排便和大便稠度方面起着至关重要的作用。回肠扩张会使回盲瓣松弛，肠内容物进入结肠，随后的盲肠扩张会使其收缩。结肠的收缩与肠道其他部分不同。环形肌和纵形肌仍有混合性运动和推进性运动的同时，结肠也表现出巨大的移行性复合运动。巨大的移行性复合运动沿大肠产生团块移动。在健康状态下，这些复合运动在 24 h 内出现 6～10 次，平均幅度为 115 mmHg，移行速度约 1 cm/s，每次持续约 20 s[6]。这些复合运动以及混合性和推进性运动，有助于将肠道内容物推进到直肠。起源于乙状结肠的巨大移行性复合运动会产生便意。直肠扩张以及 VIP 和 NO 的释放将促进肛门内括约肌的松弛和排便。

结肠运动障碍表现为两个主要症状：肠道习惯改变和间歇性腹部痉挛。与结肠运动障碍相关的最常见疾病是肠易激综合征（irritable bowel syndrome，IBS）和炎性肠病（inflammatory bowel disease，IBD），两者都是临床诊断。罗马 II 标准将 IBS 定义为腹痛 / 不适以及以下三个特征中的至少两个：排便可缓解疼痛或不适，疼痛的发作与排便频率异常（每天超过 3 次或每周少于 3 次）有关，疼痛的发作与大便形式的改变有关[7]。在以腹泻为主的 IBS 中，自发性的巨大移行性复合运动的频率和幅度增加，这种增加与症状的严重程度成正比。在以便秘为主的 IBS 中，巨大移行性复合运动的幅度和频率降低。严重情况下，巨大移行性复合运动可能完全消失。此外，结肠整体收缩活动减弱，导致结肠扩张和疼痛感。这种现象会因应激而加重，表现为明显的运动功能障碍和内脏超敏反应，以及血浆去甲肾上腺素增加刺激交感神经系统，从而更加减弱结肠的运动能力。在 IBD 中，炎症性黏膜压迫结肠壁，混合性和推进性运动以及强直收缩受到抑制，但仍存在巨大移行性复合运动。巨大移行性复合运动的频率增加，其巨大的压力效应进一步压迫炎症性黏膜，从而导致出血、黏液分泌和严重糜烂。

结肠动力的评估方法

对于肠易激综合征和炎性肠病患者并不常规评估巨大移行性复合运动，仅对确诊患者进行评估，以帮助了解致病的生理和机制。但是，也有评估大肠功能和解剖结构的测试。例如，下消化道系列检查包括钡剂灌肠。钡剂勾勒出肠道的轮廓，在 X 线片上可见。这样可以检测结肠和直肠的解剖异常。

全麻对肠道功能的影响

麻醉药对胃肠道的影响是多方面的，包括血流动力学和生理变化。本节将分为几个部分来分别介绍全麻药的各种成分及其各自对胃肠道的影响。着重关注术前镇静、麻醉诱导、催眠药、吸入麻醉药、肌松药及其拮抗药对胃肠道的影响。阿片类药物将在另一节讨论。请注意，此处的讨论适用于健康状态。

患者术前往往精神紧张和交感兴奋，胃肠道活动的抑制与交感神经刺激分泌的去甲肾上腺素量成正比。因此术前越焦虑，抑制作用越大。良好的睡眠习惯和行为方法有助于缓解焦虑，但这些可能还不够，患者通常在术前服用苯二氮䓬类药物（通常是咪达唑仑）来缓解焦虑。咪达唑仑通过增强神经递质 GABA 对 GABA-A 受体的效应而发挥作用。Castedal 等的一项研究用胃十二指肠空肠测压法观察了咪达唑仑对小肠运动的影响[8]。绝大多数研究变量不受咪达唑仑的影响，但有一个显著的变化是，十二指肠近端和远端移行性复合运动的 III 相持续时间延长，移行性复合运动缩短 27%。对此尚无明确的解释，但有几个因素值得考虑。其一，咪达唑仑的镇静作用可能是移行性复合运动改变的原因，因为移行性复合运动在清醒状态和睡眠状态之间存在差异。其二，咪达唑仑的抗焦虑作用减少了交感神经的刺激，从而对肠道的抑制减少而运动增加。但是在临床上，并未见到小肠运动的真正差异。咪达唑仑被广泛用术前用药，具有良好的耐受性。

全身麻醉导致所有保护性反射消失。这是通过多种药物实现的，包括阿片类药物、催眠药和神经肌肉阻滞药。如前所述，阿片类药物的作用将在下一节讨论。挥发性麻醉药通过各种机制影响肠道功能，包括抑制自发性活动和肠组织氧合的变化。挥发性麻醉药可抑制胃、小肠和结肠的自发性、电活动性、收缩性和推进性活动，这在动物和人类的诸多研究中已得到证实。术后小肠功能首先得以恢复，其后至术后约 24 h 胃功能恢复，然后术后 30 ～ 40 h 结肠功能恢复。不同的挥发性麻醉药之间有细微的差别。值得注意的一个区别是，与其他吸入麻醉药相比，地氟烷浓度的快速增加会导致交感神经系统更大程度的激活，这与外科手术过程中交感神经系统的过度激活相结合，会抑制胃肠功能和动力。在一项比较地氟烷和异氟烷的研究中，与异氟烷相比，地氟烷浓度快速增加对交感神经和肾素–血管紧张素系统活性以及血压和心率的增加有显著的影响。然而，这种效应是短暂的，因为只有当浓度迅速增加，这种效应才会出现，否则交感神经刺激的激增会迅速减弱。这种短暂的现象不太可能对肠道功能产生持久的影响[9]。挥发性麻醉药也剂量依赖性影响内脏循环和氧合，这是对肠道功能已知的影响。在一项对马进行异氟烷维持麻醉的研究中，当异氟烷浓度达到 2% 时，微灌注和肠组织氧合降低[10]。在 Muller 等进行的人体研究中，评估了地氟烷和异氟烷在结直肠手术期间对肠组织氧合的影响。结果发现，地氟烷和异氟烷对肠道组织氧合有相似的影响。但是，在进行切除和吻合的缺血期间，异氟烷组患者的反应性充血得以保留[11]。这可能对术后患者重获协调和有序的肠道功能具有重要意义，并且可能有助于确定术中用挥发性麻醉药还是全凭静脉麻醉药物来维持。挥发性麻醉药抑制肠道的自发性活动并影响血流，但是胃肠道副作用与使用挥发性麻醉药之间没有明确的关系。同时，在临床应用中，地氟烷、异氟烷和七氟烷对肠道功能的影响没有什么区别。

除了用挥发性麻醉药物进行麻醉维持，也可以应用全凭静脉麻醉。其中，丙泊酚是最常用的药物。与七氟烷–瑞芬太尼相比，术中应用丙泊酚–瑞芬太尼可增加肠道运动[12]。尚无不良胃肠道反应的报道，但确实会更多地引起外科医生的不满。Jensen 等的一项研究观察了开放手术后的肠道恢复情况，比较异氟烷/氧化亚氮、丙泊酚/空气、丙泊酚/氧化亚氮，没有发现整体恢复和肠道功能的差异[13]。即使在结直肠癌患者中，静脉注射丙泊酚和瑞芬太尼或七氟烷吸入麻醉复合芬太尼，炎症反应也没有差异[14-15]。关于丙泊酚对胃肠平滑肌的影响，目前数据较少；许多文献报道了丙泊酚对肠道功能恢复的影响，结果多样且相互矛盾。

氧化亚氮在血液中的溶解性是氮气的 30 倍，因此，从血液扩散到含有气体的空腔的速度比那些空腔中已经存在的氮气的扩散速度要快。这在肠道中尤为重要，因为肠道扩张与肠道中已经存在的气体量、氧化亚氮的使用时间及其浓度有关。尽管已经证实氧化亚氮会引起扩张，长时间腹部手术或肠道已经扩张时应谨慎地避免使用氧化亚氮，但最近的 ENIGMA 试验并未将使用氧化亚氮与任何显著的不良结局相关联[16]。

神经肌肉阻滞药松弛肌肉，为外科创造良好的手术条件。神经肌肉阻滞药只影响骨骼肌，因此胃肠运动保持完整。但应特别提及去极化神经肌肉阻滞药琥珀胆碱。琥珀胆碱与乙酰胆碱相似，因为它松弛肌肉前先会先引起肌肉收缩，就是我们所看到的肌束颤动。这种收缩增加胃内压力，可能会使胃内压大到高于食管下括约肌的张力，导致胃内容反流。误吸是我们必须要关注的问题，但这并不是说不能使用琥珀胆碱。患者的状态，包括体质、插管难度、禁饮食状态和合并疾患应该是评估误吸风险的决定因素。

使用抗胆碱酯酶药新斯的明以逆转肌肉松弛，会通过增加副交感神经活动而增加收缩的频率和强度，从而增加肠蠕动。对于刚吻合好的肠道来说，这可能是一个值得关注的问题，因为肠道活动增加会导致吻合口裂开。同时给予抗胆碱能药物格隆溴铵或阿托品可部分抵消这一影响，这些药物用于减轻新斯的明引起的心动过缓。舒更葡糖钠没有出现这种效果，不会增加肠道活动，对于脆弱的肠道吻合口来说使用舒更葡糖钠进行肌松拮抗可能是一种更为谨慎的选择。有一些数据支持使用新斯的明治疗术后肠梗阻，但心动过缓、呕吐和腹部痉挛的副作用可能会限制其应用。

胃肠道手术会产生剧烈的应激反应，可能会导致术后肠功能障碍。麻醉治疗的目标应该是减轻应激反应，优化血流动力学和容量状态，并保持正常体温[17-18]。目前没有证据表明可以推荐特定的麻醉和镇痛药物以避免胃肠道副作用。

阿片类药物对肠功能的影响

阿片类药物的使用及其作用（有利的和不利的）已引起广泛关注。人们希望只使用辅助技术和非阿片类药物，但是，阿片类药物常常是控制围术期疼痛所必需的药物。阿片类药物的主要不良反应是胃肠道运动减少和便秘，这与阿片类药物的耐受无关。阿片类药物通过中枢和外周受体（即 μ、δ、κ 受体）发挥作用。中枢效应主要是介导镇痛并产生有利效果，而外周效应是不良反应。肌间神经丛和黏膜下神经丛有大量的外周 μ 受体。肌间神经丛内这些 μ 受体的激活对控制运动的神经通路有双重作用，蠕动收缩的兴奋性通路受抑，抑制性通路也受抑。这些抑制会增加胃肠平滑肌的活动及其静息期肌张力，包括回盲瓣和肛门内括约肌的张力。这会使肠道产生痉挛和非节律性或推进性运动。这些受体的激活还会抑制乙酰胆碱的释放和促进氧化亚氮的释放，从而抑制推进性运动[19]。这些效应的共同作用会延缓胃排空和减慢食物在肠道内的转运。黏膜下神经丛内这些受体的激活会减少营养物质的分泌，增加液体的吸收。再加上运动能力下降，大便在肠道中停留的时间会更长，随着更多的水分被吸收，大便变得坚硬和干燥，导致便秘[20]。其他不良反应包括恶心、厌食、消化不良、腹痛、排便过度用力和排便不尽。

为了减轻或避免阿片类药物引起的肠道功能障碍，目前已经做了并且正在做出许多努力。泻药、大便软化剂和胃肠动力药（如甲氧氯普胺和新斯的明）的应用，在缓解阿片类药物引起的便秘方面取得了一些成功。换用不同的阿片类药物也可以作为一种潜在的治疗选择。Tassinari 等进行了一项 meta 分析，强有力的证据表明替换阿片类药物能缓解便秘，特别是将吗啡替换为透皮芬太尼[21]。另一种选择是阿片类药物与肠内阿片受体拮抗剂联合使用。纳洛酮是首个使用的拮抗剂。它是一种非选择性的竞争性阿片受体拮抗剂。虽然它对肠道外周受体的作用产生了逆转肠道运动抑制的有利结果，但它的非选择性特征意味着它也作用于中枢受体，并逆转了阿片类药物的镇痛作用。因此，纯外周阿片受体拮抗剂的研究受到了新的关注。甲基纳曲酮是一种外周 μ 阿片受体拮抗剂，不透过血脑屏障。在健康志愿者中，使用甲基纳曲酮可防止吗啡给药后食物在胃肠道内转运时间的延迟[22]。随后的系统评价表明，甲基纳曲酮和阿维莫泮在逆转阿片类药物引起的胃肠转运时间增加和便秘方面优于安慰剂[23-25]。然而，长期疗效和安全性尚未明确。进一步的研究正在进行之中。

开腹手术、缺血、肠造口、吻合术对胃肠道生理和功能的影响

即使是为了纠正胃肠道病理状态，手术本身亦会显著影响胃肠道的生理和功能，并容易导致术后肠梗阻。最近，术后肠梗阻的标准定义被确立为"术后肠道运动暂时性失调，使得肠道内容物不能有效转运和（或）不能耐受摄食"[26]。肠道操作是术后肠梗阻的主要诱发因素。其他因素包括制动、体液转移和隐性失液导致电解质不平衡，以及补液过量引起肠壁肿胀。在开腹手术中，肠道的手术操作会引起一定程度的创伤，从而启动术后肠梗阻的整个过程。简单的术后肠梗阻（无穿孔、出血、腹膜炎等并发症）可分为两个阶段。第一阶段是早期的神经源性病变，第二阶段是炎症期。总体来说，简单的术后肠梗阻持续约 3 ～ 4 天[26]。

对肠道进行外科手术可导致术后早期出现神经源性病变，开放手术比腹腔镜手术更广泛。这种手术操作激活交感神经系统，增加抑制性神经的传入，导致推进性运动减少和胃肠道运动几乎完全停止。该过程手术后持续 3 ～ 4 h。

晚期炎症期也是由肠道的外科手术导致的。外科操作增加对肌间神经丛的交感刺激，促进白细胞聚集至肠道的"创伤"部位。细胞因子、趋化因子和白细胞进一步释放，吞噬作用始于创伤部位并最终扩散到整个胃肠道。这种炎症级联反应使通透性增加，使得肠道内细菌移位，从而进一步加剧炎症过程。但是，这种炎症反应并不总是进展为腹膜炎，因为肥大细胞和中性粒细胞能非常有效地消除腹腔内的转移细菌。这一过程发生在肠道操作后约 3 h，并在接下来的 24 h 内继续蔓延至手术肠段和胃肠道的其余部分。它最终会减弱，这种简单的肠梗阻通常 3 ～ 4 天会得以缓解[27-28]。

肠系膜缺血如果不治疗，死亡率为 100%。当肠道氧供不足以满足氧需时，就会发生这种情况。缺血累及小肠和大肠，分为闭塞性和非闭塞性缺血。肠系膜缺血的病因包括：绞窄、栓塞（常见于心房颤动患者）、主动脉手术或主动脉夹闭期间的并发症、创伤、药物、动脉粥样硬化和炎症性疾病。肠系膜缺血有四个阶段。第一个阶段是肠道血流量突然被阻断的过度活跃期，这会导致剧烈疼痛和蠕动过度，可能伴有血便。第二阶段为麻痹期，表现为大范围小肠麻痹。第三阶段出现液体、蛋白质和电解质通过肠壁渗透入腹膜。如果肠道坏死，会出现腹膜炎。第四阶段是休克期。终末器官受损明显，引发血流动力学改变，患者病情危重。治疗包括通过血管重建使闭塞血管再通和可能的肠段切除[29]。

肠段切除对剩余肠段的影响各不相同。胃肠功能障碍的程度取决于被切除肠段的比例。结肠主要吸收水分，全结肠切除不会影响生命质量。但是，切除小肠对胃肠道的影响要明显得多。小肠负责吸收维生素和营养。如果至少有 1/3 的小肠残留，其吸收功能即可被适当维持。空肠是消化和吸收营养物质的主要部位。空肠切除后，回肠通常能够代偿其功能。回肠吸

收维生素 B_{12} 和胆盐。如果回肠被切除（尤其是超过 100 cm），剩下的小肠将无法代偿其功能的丧失，将导致严重的吸收不良和腹泻。未被吸收的胆盐进入结肠，刺激脂肪和水的分泌。小肠切除会增加胃动力，但这取决于切除的部位和被切除肠段的长度。如果回肠末端和回盲瓣被切除，肠内容物转送速度就会加快[30]。

肠吻合术会显著改变肠功能，因为破坏了肠道的正常运动。部分性肠切除通常能保留肠道的活动波，完全性肠切除则会破坏肠道的活动波。由于被切除肠道的远端部分不再接收到来自十二指肠近端的信号或者对此做出反应，肠道运动的连续性丧失。被切除肠道的远端部分必须依靠自身固有的慢波运送肠内容物。肠壁肌层的无限接近可减弱这种效应。吻合口处存在运动不同步现象，但长期研究表明，随着时间的推移最终会出现合适的移行性复合运动。肠道运动功能得以恢复的机制仍不确定。肠切除和吻合术对小肠内稳态影响不大，不会引起明显的消化或吸收不良反应[2]。

胃肠系统痛觉

腹腔内脏疼痛及其相关症状在胃肠道围术期较为常见。为了解胃肠道痛觉，必须详细了解腹部内脏神经支配的解剖和生理学。

腹部内脏神经支配

腹腔内脏痛觉信号通过交感神经和副交感神经自主神经纤维传递[31-32]，壁层腹膜、腹壁肌肉和皮肤由胸腹神经腹支支配，该支神经属于躯体感觉系统。

支配上腹部脏器（包括肝、胃、胰腺、小肠和近端结肠）的交感神经纤维起源于脊髓 $T_5 \sim L_2$ 节段。这些节前纤维以灰质交通支的形式离开脊髓，进入椎旁的交感神经链。这些纤维通过内脏神经终止于椎前（膈下）神经节并且发出腹腔神经丛，与大量神经节后纤维（主要是无髓鞘纤维）形成突触，节后纤维支配脏器（图 15.5）[33]。下腹部脏器（包括降结肠、乙状结肠和直肠、膀胱和输尿管下段）的神经支配起源于 $T_9 \sim L_3$，形成肠系膜下和腹下神经节及神经丛。

交感传入纤维传递内脏疼痛，而交感传出神经抑制肠蠕动和胃扩张并引起胃肠血管收缩[33]。

副交感神经系统通过迷走神经支配结肠脾曲近端的腹腔脏器。一些迷走纤维经过椎前纤维（腹腔神经丛）。副交感节后神经元位于肌间和黏膜下神经丛。内脏传入的副交感神经纤维传递饱腹、恶心和腹胀的感觉，而传出的副交感神经纤维促进分泌、括约肌松弛和蠕动等功能[34-36]。

结肠、直肠、内生殖器和外生殖器以及膀胱由脊髓 $S_2 \sim S_4$ 的纤维支配，这些纤维形与盆神经伴行（图 15.1）[37-40]。

腹部内脏器官支配神经的特征是：① 几乎都是有髓的 $A\delta$ 和无髓的 C 纤维；② 具有"双重功能"（传递感觉诱发电位的感觉功能和调节自主神经的传入功能）[42]；③ 神经、神经节和神经丛之间有丰富的联系；④ 没有一条完整而独立的神经；⑤ 解剖学上有相当大的变异；⑥ 内脏支配神经受腹腔内病变的影响；⑦ 内脏神经分布广泛而且其效应易于放大。一旦受到刺激，就很难停止（自我恶化）[41-46]。

综上所述，胃肠道至近端横结肠由腹腔神经丛支配，降结肠和胃肠道远端由下腹下神经丛支配。尽管每个器官看似都是由特定的脊髓节段支配，但神经纤维之间保持频繁的相互交通（表 15.2）。

腹腔神经丛解剖

腹腔神经丛通常由两或三支内脏神经组成：

内脏大神经（胸上神经）源自 $T_5 \sim T_9$ 脊神经（神经纤维可上抵 T_1，下至 T_{11}）。内脏大神经通常位于 T_{12} 椎体的前外侧。它穿过膈脚，进入后腹膜腔，于此处汇入腹腔神经丛。

内脏小神经源自 $T_9 \sim T_{11}$ 脊神经。有 30% 的病例无此神经。内脏小神经形成两个或多个腹腔神经节，位于腹腔动脉干起点和肾动脉之间的主动脉外侧。

每侧腹腔神经节的大小和数目有很大的变异。它们通常呈椭圆形，宽度 0.5 ～ 4.5 cm 不等。

这些神经节融合形成一条细小的神经丛，从 T_{12} 椎体下缘延伸至 L_2 椎体下缘。它们大多紧邻腹腔动脉干[46]。

神经丛和相关的神经结构与主动脉、下腔静脉、奇静脉系统、淋巴结、乳糜池和膈脚均位于椎前的腹膜后间隙内（彩图 15.2）。

腹部内脏痛

尽管内脏源性腹痛在围术期很常见，但是我们对控制这种疼痛的知识和实践非常有限[47]。

内脏痛与躯体痛在许多方面是不同的，并不是所有的器官对刺激都有类似的反应，有些器官更敏感。例如，胰腺比胃更敏感。组织破坏、缺血和炎症并不

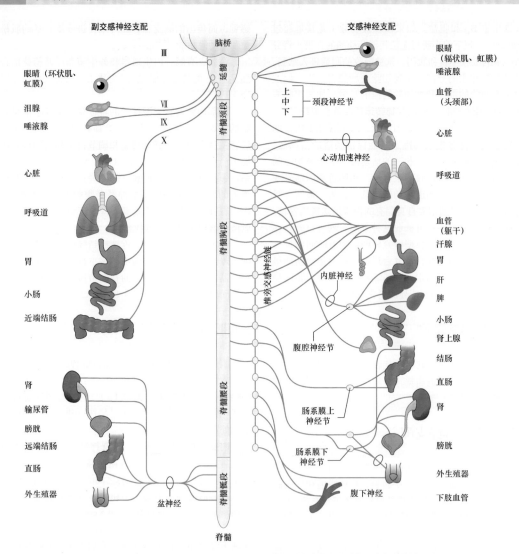

图 15.1 胃肠道交感神经和副交感神经支配示意图。胃肠道至直肠的大部分脏器的交感神经来自腹腔神经丛（From Glick DB. The autonomic nervous system. In：Miller RD，ed. Miller's Anesthesia. 7th ed. Philadelphia：Elsevier；2010.）

总是会引起疼痛[48]。内脏和浅表结构之间最显著的区别在于内脏疼痛的定位不准确，可引发强烈的情绪反应，可放射到其他部位伴有强烈的局部区域或肌肉痉挛和自主神经不稳定[49-51]。

内脏疼痛的牵涉性是由于内脏和躯体感觉一起传入脊髓和中枢神经系统。同样，内脏疼痛可能有躯体因素。这些感觉传入的混合可以改变内脏炎症部位远端的疼痛感觉，或者一个腹腔脏器的疼痛可以牵涉另一脏器[40]。

内脏疼痛与情绪波动密切相关。肠易激综合征被

认为与肠-脑相互作用和自主神经失调有关[52]。

研究发现输注脂肪酸可减轻诱发性悲伤情绪，而且还观察到大脑处理情绪部分的神经活动增强[53]。益生菌有利于应激相关性疾病，如焦虑、抑郁以及常见的合并症和某些肠道疾病[54]。

内脏疼痛治疗

阿片类药物仍然是治疗内脏疼痛的主要药物，尽管其使用受到诸多副作用的限制，如肠道动力下降

表 15.2　胃肠道内脏神经支配[47]

脏器	交感支配	副交感支配
肝和胆道	由 $T_5 \sim T_{10}$ 发出经腹腔神经丛支配	迷走神经
胃	由 $T_7 \sim T_9$ 发出经腹腔神经丛支配	迷走神经
胰腺	由 $T_6 \sim T_{10}$ 发出经腹腔神经丛支配	迷走神经
小肠	由 $T_9 \sim L_1$ 发出经腹腔神经丛支配	迷走神经
盲肠、升结肠、横结肠	由 $T_9 \sim L_1$ 发出腹腔神经丛支配	迷走神经
降结肠	由 $T_9 \sim T_{12}$ 发出经腹腔神经丛支配	由 $S_2 \sim S_4$ 发出经盆神经支配
乙状结肠、直肠	由 $T_{11} \sim L_1$ 发出经下腹下神经丛支配	由 $S_2 \sim S_4$ 发出经盆神经支配

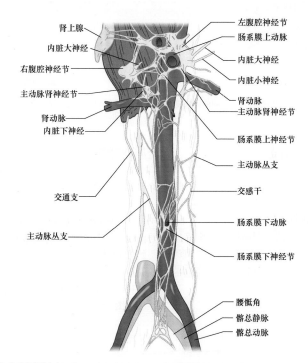

彩图 15.2　腹腔交感干的解剖（Redrawn from http：//commons.wikimedia.org/wiki/File：Gray847.png#mediaviewer. ）

和便秘、镇静、恶心和呕吐。此外，长期使用麻醉性镇痛药会导致阿片类药物诱发性痛觉过敏和耐受[55]。有人建议使用对乙酰氨基酚、非甾体抗炎药和 5- 羟色胺，但结果并不明确[56]。

内脏疼痛阻滞技术

以下区域麻醉技术可阻断腹部内脏产生的伤害性疼痛传入（图 15.3）：

1. 脊椎麻醉至少达到 T_5 水平。
2. 硬膜外麻醉阻滞 $T_5 \sim T_{12}$ 皮肤感觉。
3. 椎旁阻滞包括 $T_5 \sim L_2$ 脊髓节段。
4. 选择性阻滞 $T_5 \sim L_2$ 交感神经链。
5. 腹腔 / 内脏神经阻滞。

根据区域阻滞技术的类型和阻滞范围，其对胃肠道生理的影响有所不同。值得注意的是，上述区域麻醉技术可同时阻滞交感神经系统，而副交感神经系统的作用通常不受影响。

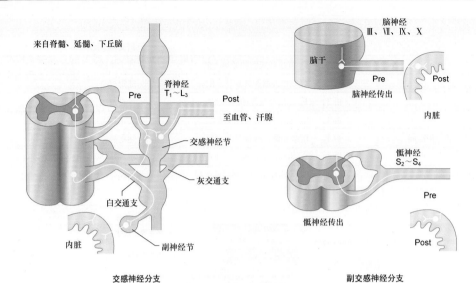

图 15.3　胃肠道内脏交感神经的区域麻醉技术。不同的区域技术可在不同的水平阻断胃肠道的交感神经。Pre，节前神经元；Post，节后神经元（From Glick DB. The autonomic nervous system. In：Miller RD，ed. Miller's Anesthesia. 7th ed. Philadelphia：Elsevier；2010.）

内脏 / 腹腔神经丛阻滞

内脏 / 腹腔神经丛阻滞可通过以下多种方法实现。

腹腔内局部麻醉或腹腔灌洗

腹腔内滴入局部麻醉药即可阻断腹腔内脏疼痛。Boddy 等近期的 meta 分析发现，腹腔镜手术中行腹腔区域麻醉总体是有益的，虽然没有持续的镇痛效果，但也没有明显的并发症和副作用[57]。

后入路和经膈脚腹腔神经丛阻滞

为了安全实施该阻滞，特别是溶解性阻滞，通常需要放射影像学、荧光透视或计算机断层扫描技术的辅助。

这种方法需要一种特殊的阻滞针，通常是长 15 cm 口径 20 G 或 22 G 的 Chiba 针。患者俯卧或侧卧位，阻滞针经左侧第 12 肋尖端下方插入，以 45° 角置入以触及 L_1 椎体外侧，深度为 7 ～ 9 cm。随后，针几乎完全转 5° ～ 10°，并前进到 11 ～ 14 cm 的深度。在这种情况下，有时可以通过阻滞针感觉到主动脉的搏动（图 15.4）。

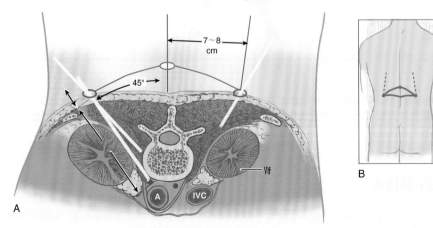

图 15.4　（A）后路示意图，在 T_{12} 水平插入 20 ～ 22 G 15 cm 的腰麻针（Chiba 针）阻滞腹腔神经丛。（B）患者体位和体表标志（From Wedel DJ，Horlocker TT. Nerve blocks. In：Miller RD，ed. Miller's Anesthesia. 7th ed. Philadelphia：Elsevier；2010.）

对于缺乏第 12 肋、肋骨明显下移或其他先天性畸形的患者，不能准确地确定椎体水平。

前入路腹腔神经丛阻滞

开腹后向上牵拉肝左叶，向下和向左轻拉胃，从而暴露和牵拉小网膜。手术者的示指从切口最高点伸入腹腔，通过小网膜触碰到搏动的主动脉。指尖移到椎体处将主动脉推移至左侧，与腔静脉分开。将一根细的 22 G 腰麻针沿手指插入下腔静脉和主动脉之间腹膜后椎体前疏松组织中。仔细回抽后注入稀释过的局部麻醉药。针尖应该靠近膈肌，在腹腔干起点上方的中线位置。Lillemoe 在 1992 年描述过类似方法，用于胰腺癌患者术后疼痛治疗：暴露小网膜后，将左手示指和中指放在主动脉的两侧并且向下牵拉，直到确定胰腺的上缘，然后在主动脉的两侧注入 20 ml 溶液（图 15.5）[58]。

超声内镜引导下腹腔神经丛阻滞

最近发现，超声内镜（endoscopic ultrasound, EUS）可以观察和接近腹腔神经节，现在可以直接对腹腔神经丛进行阻滞注射。患者左侧卧位，清醒镇静。超声内镜可以从胃小弯的后侧在纵向平面上看到主动脉。沿主动脉向远端追踪至腹腔干，在腹腔干周围注药。meta 分析显示超声内镜引导腹腔神经丛阻滞安全且有效（图 15.6）[59]。

内脏神经丛的技术问题

没有既定的标准技术。重要的是要完全阻断内脏神经支配中的所有冲动的传输，因为这些冲动广泛传播并且通过很细的神经即可恢复传输功能。

但是，内脏神经和腹腔神经丛阻滞的成功并不能被任何客观迹象所证实。低血压并不一定会出现。如果患者确实有上腹部疼痛，通常在阻滞后几分钟内产生镇痛效果。疼痛未能缓解并不仅仅是由于阻滞技术不当，还因为内脏神经丛（如腹下神经丛）也参与内脏疼痛的形成。

对局麻药有效阻滞的持续时间知之甚少。阻滞多数是局部麻醉药和损毁疗法共同作用的结果。联合其他主要的区域麻醉技术（如腹壁阻滞）时，为了避免毒性副作用，须减少局麻药剂量。

内脏疼痛阻滞的并发症

并发症发生率为 0.5% ~ 32%，这取决于阻滞方法，因为放射影像学方法会降低并发症的发生率（框 15.1）。

内脏容量血管的扩张会引起低血压。蛛网膜下腔注射多发生于后路阻滞，注射酒精可导致截瘫。

腹膜后淋巴结损伤会引起乳糜胸。

最严重的并发症是血管损伤、血栓形成和腹膜后

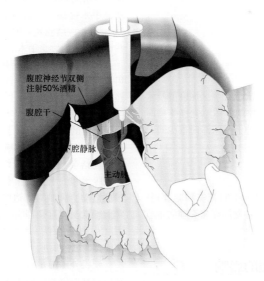

图 15.5　腹腔神经丛阻滞（前路）。20 ~ 22 G 腰麻针行术中腹腔神经丛阻滞，在腹腔干水平的主动脉两侧进行注射（Redrawn from Lillemoe KD, Cameron JL, Kaufman HS, et al. Chemical splancnicectomy in patients with unresectable pancreatic cancer. A prospective randomized trial. Ann Surg. 1993；217；447-457.）

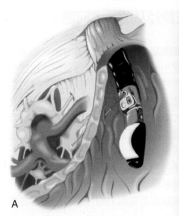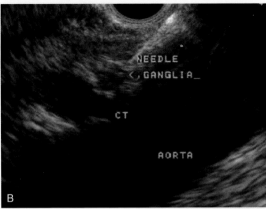

Fig.15.6 Endoscopic ultrasound-guided celiac plexus block；（A）Ultrasound beams use lesser curvature of the gastric fundus as media to visualize the celiac trunk.（B）Ultrasonic image of celiac ganglia and needle during performance of endoscopic ultrasound-guided celiac plexus block. CT，Celiac trunk.（From Levy M，Wiersema M. EUS-guided celiac plexus neurolysis and celiac plexus block. Gastrointest Endosc. 2003；57（7）：923-930.）（由于授权限制，本图保留英文）

框 15.1　腹腔神经丛阻滞的并发症
低血压
腹泻
血管内注射与血管损伤
蛛网膜下腔或硬膜外注射与截瘫
肾损伤
气胸
乳糜胸
周围结构损伤与腹膜后血肿
腹膜炎和脓肿

血肿[60]。

内脏疼痛阻滞的适应证

缓解开腹手术后疼痛

中枢神经轴索（central neuroaxial）区域麻醉技术（如硬膜外镇痛或椎旁镇痛）控制躯体感觉性疼痛时通常同时阻滞内脏疼痛。腹腔神经丛阻滞时很少同时进行任何其他的区域麻醉技术。

癌痛

内脏/腹腔神经丛阻滞已用于胆管癌和胰腺癌。内脏疼痛治疗的这一适应证将在慢性疼痛管理的章节（第 51 章）中进行详细讨论。

区域麻醉对胃肠生理的影响

区域麻醉对胃肠道的影响程度取决于阻滞的类型和程度。硬膜外镇痛，特别是胸段硬膜外镇痛已广泛应用于各种胃肠道手术。文献对胃肠道手术后胸段硬膜外镇痛的临床疗效进行了广泛的综述，本章的重点是其对胃肠道生理的影响。

对胃肠道动力及术后肠梗阻的影响

如前所述，术后肠梗阻在腹部大手术患者中非常普遍。术后肠梗阻是腹腔手术后胃肠运动功能暂时性障碍，包括胃肠道失去正常协调运动[61]、非机械性肠梗阻、抑制性反射和炎症介质被激活、肠道操作、电解质紊乱、使用阿片类药物、交感神经过度活动伴手术疼痛、术后疼痛[62-66]。胃转运时间可延长 24～48 h，结肠转运时间可延长 48～72 h。其中一些影响可能持续至手术后 3～4 天[67-68]。

术后肠梗阻的主要病理生理是神经免疫相互作用，这种作用是建立在胃肠道内外免疫系统与自主神经系统的双向交流基础上的[69]。

肠道操作和术后疼痛相关性应激反应是导致术后肠梗阻的关键因素。手术应激反应是机体对手术刺激产生的多方面神经体液反应，可能与许多并发症有关，包括全身炎症反应综合征，这与全身炎症反应、肾上腺素和去甲肾上腺素的释放有关。这种交感神经过度活动会抑制胃肠道的活动，并通过激活 α 和 β 肾上腺素受体直接抑制胃肠平滑肌，从而导致术后肠梗阻[70]。研究证明，经硬膜外给予局麻药或阿片类药物能抑制这些反应[71-73]。

硬膜外阻滞是将局麻药注入硬膜外腔，阻断交感神经介导的胃肠反射传入和传出，但副交感神经的支配不受影响。交感神经和副交感神经系统之间的这种不平衡会改善胃肠道血流和吻合口黏膜灌注。这种效应能控制疼痛并且减少对阿片类药物的需求[74-78]。

然而，值得注意的是，严重低血压（收缩压降低50%以上）可能与局部灌注恶化有关[79-80]。血管活性药物，如去甲肾上腺素，可以减弱这种作用并且改善结肠灌注[81]。

总之，硬膜外镇痛可有效降低术后肠梗阻的发生率。一项 Cochrane 综述显示，与阿片类药物方案相比，硬膜外给予局麻药可减少术后肠梗阻的发生至术后 36 h[82]。

对肠吻合口裂开的影响

交感神经纤维被阻滞后副交感神经的活动将会不受控制，临床医生担忧由此引起的胃肠道活动和肠腔内压力增加会导致吻合口瘘并可能发生破裂[83]。但是，动物研究未能显示硬膜外麻醉和全身麻醉下吻合口破裂压力的任何差异[84]。事实上，可以认为，随着胃肠道血流和组织氧合的改善，神经轴（neuroaxial）阻滞实际上可以降低吻合口破裂的风险。但是，胃肠道手术和剖腹手术后神经轴阻滞对肠吻合口瘘的影响尚无文献支持[81, 85]。

对营养的影响

胃肠道手术后早期的特点是全身应激反应和分解代谢。这种影响加上缺乏营养，导致术后虚弱无力和肌肉萎缩。如前所述，硬膜外镇痛已被证明可减少阿片类药物的需求和术后肠梗阻的发生，这反过来会促进肠内营养[86]。因此，硬膜外镇痛能阻断传入刺激、抑制内分泌代谢反应以及改善分解代谢，是胃肠道大手术术后加速康复（ERAS）方案中的方法，可以促进经口摄入营养[87]。

对术后恶心呕吐的影响

疼痛管理在术后恶心呕吐治疗中起着重要作用[88]。避免全身性应用阿片类药物和使用硬膜外镇痛有助于减少恶心呕吐的发生。但是应用区域麻醉时，应注意未受影响的迷走神经活动过度活跃、局麻药全身毒性、低血压和其他用药情况。

脊椎麻醉（脊髓麻醉）后恶心和呕吐的发生风险最高，可见于 20% 的患者。脊椎麻醉（特别是在 $T_6 \sim L_1$ 被阻滞的情况下）可引起交感神经支配阻断而迷走神经活动不受影响，导致胃肠蠕动过度、恶心和呕吐[89]。此外，胸段硬膜外镇痛或脊椎麻醉导致的全身性低血压在非常严重的情况下会引起脑缺血，从而导致恶心和呕吐[90]。

对胃肠道血流量和容积的影响

脊椎麻醉或硬膜外麻醉引起的动脉低血压程度与阻滞程度、局部麻醉药用量和基础血流动力学水平直接相关[91]。腰段硬膜外麻醉时，麻醉药作用节段的动脉和静脉扩张。内脏近端的血管床的血管收缩将内脏系统的血容量转移到全身循环中，应激容量和血压得以维持。胸段硬膜外镇痛引起肠系膜血管显著舒张和动脉低血压，而肠道血流量和耗氧量维持不变。一项使用标记红细胞的研究证实，阻滞 $T_4 \sim T_5$ 感觉的硬膜外麻醉可增加胸内和内脏血管床的血容量。使用缩血管药物会减少内脏血容量，但会增加胸腔内的血容量。作者估计，胸段硬膜外镇痛时使用缩血管药物会导致大约 1 L 的血液从内脏区域转移到胸部和全身循环[92]。输液或使用肾上腺素能激动剂明显增加应激容量。输注液体可增加总（应激和非应激）血容量，而肾上腺素能激动剂可将现有血容量从非应激性区域转移到应激性区域[93]。在许多情况下，使用 α 肾上腺素能激动剂可能比输注液体更有益。由于静脉对肾上腺素能刺激比动脉敏感得多，所以在正常血压患者中，小剂量的 α 肾上腺素能激动剂会收缩静脉（增加应激性容量），而不会影响动脉或损害组织灌注。

胃肠道手术术后加速康复的生理基础

ERAS 是一个跨学科、多模式的概念，旨在通过同时应用多种干预措施，加速术后恢复和降低总体发病率。ERAS 代表了围术期干预的模式转变。它用循证实践取代并重新审视传统实践[94]。

胃肠道手术的 ERAS 强调了围术期治疗方案应着重关注[95-96]：

1. 区域麻醉
2. 避免使用阿片类药物
3. 多模式镇痛
4. 营养与术前碳水化合物
5. 选择性肠道准备
6. 优化补液
7. 体温控制
8. 早期拔除引流管和导管
9. 早期下床活动
10. 早期恢复进食

使用 ERAS 方案可缩短住院时间[97]。

ERAS 的生理基础

围术期疼痛控制

关于区域麻醉、减少阿片类药物用量的麻醉方式、多模式镇痛的各个层面已有讨论。多项研究评估了疼痛控制对术后结局的影响，并且是许多外科手术（包括胃肠道手术）ERAS 方案中不可分割的部分[99-100]。硬膜外镇痛对呼吸和心血管系统均可产生有利的生理作用，这可能是硬膜镇痛作为 ERAS 方案重要部分的原因[101-102]。

术前糖负荷与术后早期肠内营养

在动物研究中的有力证据表明，喂食的动物比禁食的动物更能耐受应激。围术期口服碳水化合物可使胰岛素敏感性提高 50%。这意味着术后胰岛素抵抗减少 50%，也会改善肠屏障功能障碍。此外，发生高血糖事件的风险较小，蛋白质和瘦体重的保留率也有所改善[103, 105]。肠内喂养与预防细菌移位[104]或肠屏障衰竭有关[105]。碳水化合物负荷将细胞代谢转变为合成代谢状态，这将有益于术后营养支持[106-108]。

大多数美国国内协会和国际协会现在推荐术前禁食固体食物 6 h，禁饮清饮料（包括碳水化合物饮料）2 h[109-112]。

为了维持代谢和营养平衡，建议患者术后早期进食。对大肠癌手术后患者的一项小规模研究表明，术后立即进食不会导致体内氮的净流失[113]。

温度控制

除了对凝血、心脏、呼吸和神经功能的不利影响外，低温（< 35℃）还会引发全身热调节性血管收缩反应。因此，低体温可减少皮肤血流，导致组织缺氧和体液免疫防御系统衰竭[114-116]。低温会使手术部位感染的发生率增加 3 倍[117]。

鼻胃管

腹部大手术后常规使用鼻胃管是为了胃减压，从而防止吻合口漏，促进肠功能的早期恢复。然而，常规使用胃管一直受到质疑，因为这对患者来说非常不舒服，并且存在发生肺部并发症、肠功能恢复延迟和伤口感染率增加的相关风险[118]。此外，胃管的存在与胃液分泌和胃动力的增加有关，这是机体对异物的生理反应。

肠道准备

胃肠道大手术的肠道准备的实施是为了减少术后与肠道感染性内容物相关的并发症[119]，聚乙二醇是最常用的药物。其不良生理效应包括患者运动能力下降、体重减轻、血浆渗透压增加、尿素和磷酸盐减少、血浆钙和钾降低[120]。这些影响与禁食一起会给患者带来非常不愉快的体验。

常规进行肠道准备备受质疑。事实上，最近的研究表明，在择期结直肠手术前可以不进行机械性肠道准备[121-122]。

引流

放置腹腔引流管是为了防止腹腔积液的累积，快速发现术后出血，诊断吻合口瘘，并引流腹腔脓肿。然而，在腹部大手术后仅为了预防常规放置引流管的做法最近受到质疑。这些引流并非无害，它们可能与细菌污染、伤口感染、切口疝、肠梗阻和瘘管形成、出血有关[123]。尚无足够的证据支持结直肠吻合术后常规引流可以防止吻合口漏或任何其他相关并发症[124]。

液体管理

所有择期手术的患者都要经历一个术前禁食期，这会导致液体不足。一般来说，它不足以产生大量的液体转移，但可能刺激抗利尿激素、心房钠尿肽的产生和肾素–血管紧张素–醛固酮系统的激活，交感神经活动增加。这种相对低血容量在接受肠道准备、腹泻或呕吐、暴露于高温或鼻胃管引流量大的患者中也更为明显。

最近的禁饮食（NPO）指南允许患者在手术前 2 h 前进食清亮液体[125]。术中液体管理应考虑到术前液体不足、区域麻醉技术的影响、出血和第三间隙丢失。然而，静脉输液必须谨慎且小心，因为不受控制的快速的盐和水的输注会增加毛细血管静水压，引起组织和肠水肿，并对吻合口的完整性产生不利影响。优化液体管理应侧重于增加组织灌注和氧供，以及调节激素和炎症反应[126]。

运动和早期下床

推荐术后早期下床以预防和治疗术后肠梗阻[127-128]。早期下床活动有助于肠功能的恢复。然而，研究表明，术后早期下床并不总是有助于胃肠肌电活动的恢复；至少与活动的程度没有相关性[129]。但是，早期下床活动具有许多其他优点，特别有助于预防术后血栓栓塞和肺部并发症[130-131]。

致谢

主编和出版者感谢 Matthias F. Stopfkuchen-Evans 博士和 Simon Gelman 博士为本著作前一版中这一专题的章节所做的贡献，为本章的撰写奠定了基础。

参考文献

1. Agur A, et al. *Grant's Atlas of Anatomy*. Baltimore: Lippincott Williams & Wilkins; 2005.
2. Andreoli TE, Carpenter CCJ, Cecil RL. *Andreoli and Carpenter's Cecil Essentials of Medicine*. Philadelphia: Saunders; 2007. Print.
3. Quiqley EM, et al. *Braz J Med Biol Res*. 1998;31:889–900.
4. Seok JW. *J Neurogastroenterol Motil*. 2011;17(2):189–191.
5. Patcharatrakul T, Gonlachanvit S. *J Neurogastroenterol Motil*. 2013;19(3):395–404.
6. Sarna SK. *Colonic Motility: From Bench to Bedside*. San Rafael: Morgan & Claypool Life Sciences; 2010.
7. Thompson W, et al. *Gut*. 1999;45(suppl 2):II43–II47.
8. Castedal M, et al. *Aliment Pharmacol Ther*. 2000;14(5):571–577.
9. Weiskopf RB, et al. *Anesthesiology*. 1994;80(5):1035–1045.
10. Hopster K, et al. *Vet J*. 2015;205(1):62–68.
11. Muller M, et al. *Anaesthesia*. 2002;57(2):110–115.
12. Desmet M, et al. *Acta Anaesthesiologica Scandinavica*. 2016.
13. Jensen AG, et al. *Can J Anaesth*. 1992;39(9):938–943.
14. Tylman M, et al. *Minerva Anestesiol*. 2011;77:275–282.
15. Lee TL, et al. *Anesthesia & Analgesia*. 1999;89(5):1246–1249.
16. Leslie K, et al. *Anesth Analg*. 2011;112(2):387–393.
17. Patel S, et al. *J Anaesthesiol Clin Pharmacol*. 2012;28(2):162–171.
18. Woerlee GM. *Common Perioperative Problems and the Anaesthetist. Developments in Critical Care Medicine and Anaesthesiology*. Vol. 18. Springer Netherlands; 1988.
19. Galligan J, Akbarali H. *Am J Gastroenterol Suppl*. 2014;2(1):17–21.
20. Leppert W. *Contem Oncol (Pozn)*. 2012;16(2):125–131.
21. Tassinari D, et al. *J Palliat Med*. 2008;11:492–502.
22. Yuan CS, et al. *Clin Pharmacol Ther*. 1997;61: 467–475.
23. McNicol E, et al. *Pain Med*. 2008;9:634–659.
24. McNicol E, et al. *Cochrane Database Syst Rev*. 2008;(2):CD006332.
25. Keller D, Stein SL. *Clin Colon Rectal Surg*. 2013;26(3):186–190.
26. Delaney C, et al. In: Bosker G, ed. *Clinical Consensus Update in General Surgery*. Roswell(GA): Pharmatecture, LLC; 2006.
27. Kumar C, Bellamy M. *Gastrointestinal and Colorectal Anesthesia*. New York: Taylor & Francis; 2006. Print.
28. Zeinali F, et al. *Can J Surg*. 2009;52:153–157.
29. Holzheimer RG, et al., eds. *Surgical Treatment: Evidence-Based and Problem-Oriented*. Munich: Zuckschwerdt; 2001.
30. Jeejeebhoy KN. *CMAJ*. 2002;166(10):1297–1302.
31. McSwiney BA. *Annu Rev Physiol*. 1944;(6):365–390.
32. Cervero F. *Physiol Rev. Jan*. 1994;74(1):95–138.
33. Scratchered T, Grundy D. *Br. J Anesth*. 1984;56:3–18.
34. Procacci P, et al. *Prog Brain Res*. 1986;67:21–28.
35. Paintal AS. *Prog Brain Res*. 1986;67:3–19.
36. Jänig W, Morrison JFB. *Prog Brain Res*. 1986;67:78–114.
37. Kuntz A. *The Autonomic Nervous System*. Philadelphia: Lea & Febiger; 1953.
38. Bornica JJ. *Anesthesiology*. 1968;29:793–813.
39. Gebhart GF. *Gut*. 2000;47(suppl 4):iv54–iv55; discussion iv8. PMID 11076915.
40. Altschuler SM, et al. *J Comp Neurol*. 1989;283(2):248–268.
41. Sengupta JN, Gebhart GF. Mechanosensitive afferent fibres in the gastrointestinal and lower urinary tracts. In: Gebhart GF, ed. *Visceral Pain*. Seattle: IASP Press; 1995:75–98.
42. Langley JN. *Brain*. 1903;(26):1–16.
43. Michell GAC. *Anatomy of the Autonomic Nervous System*. Livingstone: Edinburgh; 1953.
44. Sengupta JN, Gebhart GF. *J Neurophysiol*. 1994;71(6):2046–2060.
45. Al-Chaer ED, Traub RJ. *Pain*. 2002;96(3):221–225.
46. Renck H. Management of abdomino-visceral pain by nerve block techniques. *H Mediglobe*. 1992.
47. Sikandar S, Dickenson AH. *Curr Opin Support Palliat Care*. 2012;6(1):17–26.
48. Fields HL, Liebeskind JC. *Pharmacological Approaches to the Treatment of Chronic Pain: New Concepts and Critical Issues*. Seattle: 1994:11–30.
49. Procacci P, Zoppi M, Maresca M. Visceral sensation. In: Cervero F, Morrison JFB, eds. *Progress in Pain Research*. Amsterdam: Elsevier; 1986:39:21–28.
50. Hardy JD, et al. *J Clin Invest*. 1950;29(1):115–140.
51. Gebhart GF. *Visceral Pain, Progress in Pain Research and Management*. Seattle: IASP Press; 1995:3–23.
52. Mayer EA. *Am J Med*. 1999;107(5A). 12S–9S.
53. Van Oudenhove L, et al. *J Clin Invest*. 2011;121(8):3094–3099.
54. Mayer EA. *Nat Rev Neurosci*. 2011;12(8):453–466.
55. Chu LF, et al. *Clin J Pain*. 2008;24(6):479–496.
56. Castro-Lopes J, Raja SN, Schmelz M. *Pain 2008 Refresher Course Syllabus*. Seattle: IASP Press; 2008:381–389.
57. Boddy AP, et al. *Anesth Analg*. 2006;103(3):682–688.
58. Lillemoe KD, et al. *Ann Surg*. 1993;217:447–457.
59. Puli SR, et al. *Dig Dis Sci*. 2009;54(11):2330–2337.
60. Rana MV, et al. *Curr Pain Headache Rep*. 2014;18(2):394.
61. Liu SS, et al. *Anesthesiology*. 1995;83(4):757–765.
62. Leslie JB, et al. *Adv Prev Med*. 2011:1–10.
63. Yukioka H, et al. *Br J Anaesth*. 1987;59:581–584.
64. Wilder-Smith CH, et al. *Anesthesiology*. 1999;91:639–647.
65. Ingram DM, Sheiner HJ. *Br J Surg*. 1981;68:572–576.
66. Nimmo WS, et al. *Br J Clin Pharm*. 1975;2:509–513.
67. Desborough JP. *Br J Anaesth*. 2000;85(1):109–117.
68. Guha A, et al. *Eur J Anaesthesiol*. 2002;19(09):652.
69. Boeckxstaens GE, de Jonge WJ. *Gut*. 2009;58:1300.
70. Desborough JP. *Br J Anaesth*. 2000;85(1):109–117.
71. Kehlet H. *Br J Anaesth*. 1989;63:189–195.
72. Carli F, et al. *Br J Anaesth*. 1991;67:729–734.
73. Kouraklis G, et al. *Int Surg*. 2000;85:353–357.
74. Liu S, et al. *Anesthesiology*. 1995;82(6):1474–1506.
75. Holte K, Kehlet H. *Br J Surg*. 2000;87(11):1480–1493.
76. Shi WZ, et al. *Acta Anaesthesiol Scand*. 2014;58(8):923–932.
77. Steinbrook RA. *Anesth Analg*. 1998;86(4):837–844.
78. Guay J, et al. *Anesth Analg*. 2016;123(6):1591–1602.
79. Steinbrook RA. *Anesth Analg*. 1998;86:837–844.
80. Carpenter RL. *Reg Anesth*. 1996;21:13–17.
81. Michelet P, et al. *Chest*. 2005;128(5):3461–3466.
82. Jorgensen H, et al. *Cochrane Database Syst Rev*. 2000;4:CD001893.
83. Holte K, Kehlet H. *Reg Anesth Pain Med*. 2001;26:111–117.
84. Schnitzler M, et al. *Reg Anesth*. 1992;17:143–147.
85. Ryan P, et al. *Eur J Surg*. 1992;158:45–49.
86. Holte K, Kehlet H. *Clin Nutr*. 2002;21(3):199–206.
87. Lewis KS, et al. *Am J Hosp Pharm*. 1994;51(12):1539–1554.
88. Watcha MF, White PF. *Anesthesiology*. 1992;77(1):162–184.
89. Carpenter RL, et al. *Anesthesiology*. 1992;76(6):906–916.
90. Freise H, Fischer LG. *Curr Opin Anaesthesiol*. 2009;22(5):644–648.
91. Clemente A, Carli F. *Minerva Anestesiol*. 2008;74(10):549–563.
92. Stanton-Hicks M, et al. *Anesthesiology*. 1987;66(3):317–322.
93. Holte K, et al. *Anesthesiology*. 2004;100(2):281–286.
94. Ljungqvist O. *JPEN J Parenter Enteral Nutr*. 2014;38(5):559–566.
95. Varadhan KK, et al. *Clin Nutr*. 2010;29(4):434–440.
96. Ljungqvist O, et al. *JAMA Surg*. 2017;152(3):292–298.
97. Nygren J, et al. *Current Opinion in Clinical Nutrition and Metabolic Care*. 2003;6:593–597.
98. Pöpping DM, et al. *Ann Surg*. 2014;259(6):1056–1067.
99. Hughes MJ, et al. *JAMA Surg*. 2014;149(12):1224–12230.
100. Khan SA, et al. *Surg Endosc*. 2013;27(7):2581–2591.
101. Popping DM, et al. *Arch Surg*. 2008;143:990–999; discussion 1000.
102. Popping DM, et al. *Ann Surg*. 2014;259:1056–1067.
103. Soop M, et al. *Br J Surg*. 2004;91(9):1138–1145.
104. Wildhaber BE, et al. *J Surg Res*. 2005;123(1):8–16.
105. Mosenthal AC, et al. *Crit Care Med*. 2002;30(2):396–402.
106. Wang ZG, et al. *Br J Surg*. 2010;97:317–327.
107. Yuill KA, et al. *Clin Nutr*. 2005;24:32–37.
108. Bardram L, et al. *Lancet*. 1995;345(8952):763–764.
109. Smith MD, et al. *Cochrane Database Syst Rev*. 2014;8:CD009161.
110. American Society of Anesthesiologists Committee. *Anesthesiology*. 2011;114:495–511.
111. Soreide E, et al. *Acta Anaesthesiol Scand*. 2005;49:1041–1047.
112. Spies CD, et al. *Anaesthesist*. 2003;52:1039–4.
113. Soop M, et al. *Br J Surg*. 2004;91:1138–1145.
114. Hart SR, et al. *Ochsner J*. 2011;11(3):259–270.
115. van Oss CJ, et al. *J Reticuloendothel Soc*. 1980;27(6):561–565. PubMed.
116. Sheffield CW, et al. *Wound Repair Regen*. 1996;4(3):339–345.
117. Kurz A, et al. *N Engl J Med*. 1996;334(19):1209–1215.

118. Nelson R, et al. *Br J Surg*. 2005;92(6):673–680.
119. Nichols RL, Condon RE. *Surg Gynecol Obstet*. 1971;132(2):323–337.
120. Bucher P, et al. *Dis Colon Rectum*. 2004;47(8):1397–1402.
121. Slim K, et al. *Gastroenterol Clin Biol*. 2002;26:667–669. 8–9.
122. Guenaga KF, et al. *Cochrane Database Syst Rev*. 2005;1:CD001544.
123. Jesus EC, et al. *Cochrane Database Syst Rev*. 2004;4:CD002100.
124. Merad F, et al. *Surgery*. 1999;125(5):529–535.
125. Practice guidelines for preoperative fasting and the use of pharmacologic agents to reduce the risk of pulmonary aspiration: application to healthy patients undergoing elective procedures an updated report by the American Society of Anesthesiologists Task Force on Preoperative Fasting and the Use of Pharmacologic Agents to Reduce the Risk of Pulmonary Aspiration. *Anesthesiology*. 2017;126 (3):376–393.
126. Scott MJ, et al. *Acta Anaesthesiol Scand*. 2015;59(10):1212–1231.
127. Story SK. *Chamberlain RS Dig Surg*. 2009;26(4):265–275.
128. Brieger GH. *Ann Surg*. 1983;197:443–449.
129. Waldhausen JH, Schirmer BD. *Ann Surg*. 1990;212(6):671–677.
130. Wenger NK. *Cardiovascular Clinics*. 1978;9(3):107–115.
131. Parker HG, et al. *Surg Clin N Am*. 1976;56(3):667–672.

16 肝生理学、病理生理学与麻醉处理

DOLORES B. NJOKU，HOVIG V. CHITILIAN，KATE KRONISH

曹学照　刘金锋　译　马虹　审校

> **要　点**
>
> - 肝是最大的腹腔脏器，具有很多重要的生理功能，包括代谢功能和解毒功能。
> - 肝血流约占心输出量的25%。其中，25%～30%的血液由肝动脉供应，其余70%～75%的血液由门静脉供应。它们各为肝提供一半的氧供。
> - 根据独立的血流供应和血液、胆汁的流出通路，可将肝分为8个肝段。肝切除术中切除每个肝段时可以不损坏其他肝段的血流和胆汁排出。
> - 腺泡是肝的基本功能单位。它围绕着供应肝窦的从门静脉系统到中心静脉的血流。腺泡中的肝细胞根据其与门静脉系统或中央静脉的距离而被划分成不同区域。1区或门静脉周围的肝细胞更接近门静脉系统，并接受氧含量高和营养丰富的血液。3区或静脉周围的肝细胞更接近中心静脉，并接受氧含量低的血液。不同区域的肝细胞具有不同的解剖学功能。
> - 肝在碳水化合物、蛋白质、脂质和胆汁代谢中起着不可或缺的作用。它还负责蛋白质的合成。白蛋白是肝产生的最丰富的血浆蛋白。
> - 药物和毒素的排泄由肝细胞完成。首先将分子极化，再与其结合，使其更具有亲水性。经胆汁排泄的药物可通过肝肠循环重吸收，从而延长作用时间。
> - 用于评估肝胆系统功能的常规实验室检查可明确肝胆病理改变的分类：肝炎、肝胆功能异常或蛋白质合成不足。特定的诊断需要结合临床背景和影像学资料。
> - 慢性肝病引起的肝硬化可导致门静脉高压和肝衰竭。肝衰竭最终可导致严重的多器官功能障碍以及凝血功能障碍、血小板减少、循环高动力状态、食管静脉曲张、肝性脑病、肝肺综合征、肺动脉高压和肝肾综合征。肝衰竭最终的治疗方法是肝移植。
> - 吸入麻醉药剂量依赖性引起平均动脉压降低和心输出量下降，导致门静脉血流减少。除氟烷外，异氟烷、七氟烷、地氟烷均可保持肝动脉的自主调节能力，维持肝血流量。
> - 晚期肝病影响许多药物的消除，包括维库溴铵、罗库溴铵、吗啡、哌替啶和苯二氮䓬类药物。因此肝衰竭时，应该调整药物剂量。
> - 急性肝炎或肝衰竭患者禁忌行择期手术。慢性肝炎患者可安全接受择期手术。应在围术期维持肝灌注，避免使用肝毒性药物。Child-Turcotte-Pugh分级和终末期肝病评分模型可用于预测围术期死亡风险。

肝解剖

　　肝是人体第二大器官，其主要功能是维持机体稳态。肝可将胃肠道和其他器官联系在一起。肝负责物质代谢、合成、免疫和调节血流动力学功能。因此，肝功能异常对全身器官系统都有着明显影响，给麻醉管理带来了严峻的挑战。对于麻醉医生来说，牢牢掌握肝解剖学、生理学和病理生理学知识十分关键。

手术解剖、肝血流和胆道系统

成人肝重 600 ～ 1800 g，是人体最重的器官之一。健康女性的肝重 603 ～ 1767 g[1]，健康男性的肝重 968 ～ 1860 g[2]。在新生儿、婴儿和儿童中，肝也是最大的器官之一，其重量与体重的比值随着年龄增长而降低。因此，肝在 3 ～ 3.5 kg 的新生儿中可达 150 ～ 170 g[3]，大约占体重的 5%。相比之下，成人肝只占体重的 2% ～ 2.5%。

肝血流约占心输出量的 25%[4]。肝通过肝动脉和门静脉进行动脉和静脉系统双重供血（图 16.1）。其中 25% ～ 30% 的血液由肝动脉提供，70% ～ 75% 的血液由门静脉提供。80% 的肝动脉起源于腹腔干，其余来自肠系膜上动脉。肝总动脉发出胃十二指肠动脉分支后，进入肝门，进一步分为肝左动脉和肝右动脉，分别供应肝的左侧和右侧。胆囊血供来自于肝右动脉发出的分支—胆囊动脉[4]。肝动脉在肝中的分支流经门静脉后回流入肝窦（毛细血管）。肝氧供主要来源于属于静脉系统的门静脉。胃肠道、胰腺和脾的血流通过门静脉流至肝。门静脉由肠系膜上静脉、脾静脉和肠系膜下静脉汇合形成，也接受胃、胆囊和胰

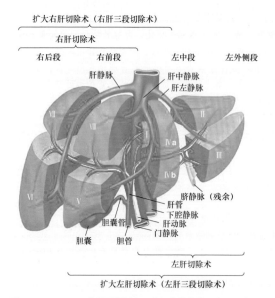

扩大右肝切除术（右肝三段切除术）

右肝切除术

右后段　　右前段　　　　　　左中段　　　左外侧段

肝静脉　　　　　　　肝中静脉
　　　　　　　　　　肝左静脉

脐静脉（残余）
肝管
下腔静脉
肝右静脉
胆囊管　　门静脉
胆囊　　胆管

左肝切除术

扩大左肝切除术（左肝三段切除术）

图 16.1　Couinaud 节段肝解剖和正常门静脉结构示意图。括号内的文字显示部分肝切除时切除的肝段（Modified from Venook AP, Curley SA. Management of potentially resectable colorectal cancer liver metastases. http://www.uptodate.com/contents/management-of-potentially-resectable-colorectal-cancer-liver-metastases.）

十二指肠静脉血液回流。门静脉进入肝门后，像肝动脉一样分为左、右门静脉，供应肝的两侧[4]。随后门静脉继续与肝动脉并行分布到整个肝，最后与肝动脉一起汇入肝窦。

肝的静脉血通过肝静脉直接流入下腔静脉。肝右静脉和肝中静脉分别接受肝右半部分和肝中部的血液，而肝左静脉接受肝左半部分的血液。肝产生的胆汁经胆道系统排出，经 Vater 壶腹流入十二指肠。肝内胆管通常与门静脉伴行，流入左右肝总管，最终形成胆总管（图 16.1）[4]。

从历史的视角来看，对肝解剖的研究已经从基于器官的表面解剖进展为其功能组织研究。传统认为，肝根据其表面特征通常分为四个叶：右叶、左叶、方叶、尾状叶。从肝的前面观察，左叶和右叶被镰状韧带分开。从肝的下方观察时，方叶背侧是肝门，右侧是胆囊窝，左侧是圆韧带[4]。尾状叶前缘是肝门，右侧为下腔静脉，左侧为韧带静脉裂隙。19 世纪后期，James Cantlie 发现右半肝和左半肝有独立的门静脉循环，因此肝的功能中线是在门静脉分支处，沿着胆囊床和下腔静脉（"Cantlie 线"），位于镰状韧带的外侧。Cantlie 线定义了肝血管的分水岭并描述了其对肝手术切除的意义[5]。随着肝手术的进展，肝解剖学的描述也得以发展，进一步根据血管分布和胆汁引流将肝分成多个肝段。每个肝段都有自己独立的血流进出系统和胆汁引流系统，因此手术切除某个肝段并不会影响其相邻肝段。Couinaud 分类是目前最常用的分类体系（图 16.1）[6]。在 Couinaud 模型中，肝分为八个区段，在肝门静脉分叉处沿肝中静脉将肝分为左、右两叶。肝右、肝中、肝左静脉将肝垂直分为右后叶、右前叶、左内叶和左外叶四个部分。门静脉的分支将四个区段水平划分为八个区段。在这个体系中，尾状叶称为肝段Ⅰ，其余部分以顺时针方向命名。肝段Ⅱ和肝段Ⅲ位于肝左静脉的内侧，肝段Ⅱ高于肝段Ⅲ。肝段Ⅳ位于肝中静脉和肝左静脉之间，分为Ⅳa（上）和Ⅳb（下）子段。肝段Ⅷ（上）和肝段Ⅴ（下）位于肝中静脉和肝右静脉之间，肝段Ⅵ（上）和肝段Ⅶ（下）位于肝右静脉和肝边缘[6]。在临床实践中，增强 CT 扫描和术中超声用于了解每名患者的实际解剖结构以及制订适当的肝切除手术方案。为了将描述肝切除的命名标准化，国际肝胆胰协会于 2000 年根据 Couinaud 分段法发布了共识术语，称为 Brisbane 2000 术语[7]。这个术语已经获得了广泛关注，但尚未被统一采用[8-9]。

细胞解剖学

肝小叶和腺泡

　　肝的细胞结构具有支持血液解毒和营养物质代谢的功能。组织学上，肝实质可分为解剖单位（肝小叶）或功能单位（腺泡）。肝小叶是肝实质的基本结构单位（图 16.2），通常呈六角形，每个角处有门静脉管，中心有肝静脉（中央静脉）。每个门静脉管包括淋巴管、神经纤维和肝门系统。每个肝门系统由胆管、肝动脉和门静脉组成。从功能的角度来看，腺泡是肝的最小单位（图 16.3A），它由中心的门静脉管和周围的中心静脉组成。整个腺泡内，富含氧和营养物质的血液经肝窦从门静脉系统流向中央静脉（见图 16.3B）。肝窦细胞壁由肝窦内皮细胞组成，细胞间有直径 50 ～ 150nm 的窗孔。这些窗孔允许代谢物、血浆蛋白、药物分子、脂蛋白和其他溶质通过并进入到肝窦周围的 Disse 间隙内，而血管内的血细胞不能进入。大分子和潜在的免疫原性肽通过肝窦内皮细胞的跨细胞作用进入 Disse 间隙[10]。一旦进入 Disse 间隙，分子可被肝细胞摄取。

肝细胞

　　肝 75% ～ 80% 的细胞是肝细胞[11]。除了合成维持代谢平衡所必需的多种蛋白质，以及参与继发于缺血再灌注、病毒、细菌感染和中毒的急性反应外，肝细胞还负责药物、蛋白质、碳水化合物、脂质和血红素的代谢。肝细胞通过异构等离子体膜极化促进其多种功能的发挥。基底外侧膜（窦周隙膜）部分与 Disse 间隙直接接触，而膜的尖端部分构成排出胆汁的胆小管[12]。根据肝细胞与门静脉的距离远近将肝细胞分

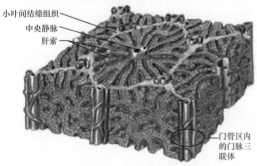

小叶间结缔组织
中央静脉
肝索
门管区内的门脉三联管

JOHN A.CRAIG—AD

图 16.2　肝小叶。肝由一系列六边形小叶排列而成，每个小叶由一系列肝索（板）组成，肝窦贯穿其中。每个小叶围绕一条中央静脉，并以六个外周门静脉系统为界（低倍镜）

成不同的区域：1 区在门静脉周围，3 区在中央静脉周围（静脉周围或中央周围），2 区在两者中间（中间区）。3 区肝细胞离门静脉最远，因此其血供氧含量低且营养物质少[13]。不同区域的肝细胞代谢功能不同（图 16.3C）。这种代谢分区提高了碳水化合物、氨基酸、脂质和异生素代谢的效率。门静脉周围区域（1区）肝细胞是有氧代谢的主要部位，如糖原合成和硫酸化。静脉周围（3 区）肝细胞是无氧代谢、糖酵解和葡糖醛酸化的主要场所，但是 3 区肝细胞对缺氧最敏感[13]。

肝星形细胞

　　肝星形细胞（hepatic stellate cell，HSC）占肝细胞的 8% ～ 10%[14]。这些特殊细胞存在于肝窦内皮细胞（liver sinusoidal endothelial cell，LSEC）和肝细胞中的 Disse 间隙内。在正常肝组织内，肝星形细胞处于静止状态。在肝损伤的情况下，由肝细胞、肝窦内皮细胞、白细胞和 Kupffer 细胞释放的细胞因子和趋化因子可以激活这些细胞。星状细胞增殖并分化为成肌纤维细胞，参与肝炎和肝纤维化的病理过程[15]。

髓样细胞

　　肝中的髓样细胞包括 Kupffer 细胞（也称组织固有巨噬细胞，占 20% ～ 30%），树突细胞和髓样抑制细胞。乍看这些细胞不如肝细胞和肝窦内皮细胞那么重要。然而，Kupffer 细胞占非实质细胞 20% ～ 30%，但占所有组织巨噬细胞的 80% ～ 90%[16]。Kupffer 细胞存在于肝门和小叶肝窦内，可吞噬感染性和非感染性颗粒。这些颗粒一旦被吞噬就不能在肝中诱导促炎反应。因此，这些细胞通过降解毒素下调破坏肝稳态的潜在促炎性因子，在固有免疫和适应性免疫中发挥关键作用[17]。

　　髓样细胞中的树突细胞和髓样抑制细胞含量最少。肝树突细胞存在于正常肝门静脉区，可提高肝对吞噬颗粒的耐受性[18]。髓样抑制细胞可抑制肝的免疫应答。在急性肝炎中，可减轻炎症反应并限制组织损伤。然而其免疫抑制功能可导致某些病理状况的不良后果。在慢性病毒性肝炎中，它们可以促进病毒存活。髓样抑制细胞也可抑制对肝肿瘤的免疫反应[17]。

淋巴细胞

　　肝中淋巴来源的细胞包括自然杀伤（NK）细胞、

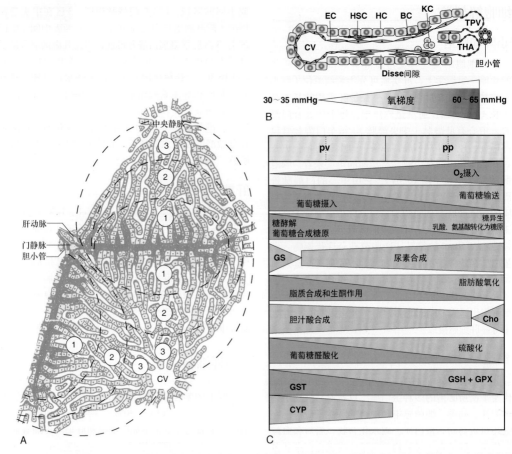

图 16.3 （A）肝腺泡血液供应。上图表示腺泡和肝细胞分区。肝细胞可以根据门脉三联体（PT）到中央静脉（CV）的肝窦的走行划分为三个区域。1 区为门静脉周围区——肝细胞接近门静脉系统；3 区为静脉周围、中央周围或小叶周围区——肝细胞接近中央静脉。2 区（中间区）肝细胞位于两者之间。（B）肝窦示意图。肝窦细胞壁由肝窦上皮细胞（EC）组成，由控制溶质进入 Disse 间隙的小孔隔开。Disse 间隙包含肝星形细胞（HSC），以肝细胞（HC）质膜的基底外侧（窦状隙）部分为界。质膜的顶部构成胆小管（BC）。富含氧气和营养的血液从终末门动脉（THA）和门静脉（TPV）经肝窦流至中央静脉（CV）。随着肝窦的走行，氧浓度呈梯度改变。Kupffer 细胞（KC）是肝固有巨噬细胞，存在于肝窦中。（C）肝细胞分区。肝窦内的肝细胞的主要代谢途径因其距离门静脉系统或中央静脉的远近而不同。图中列出了门静脉旁（pp）肝细胞和静脉旁（pv）肝细胞的主要代谢途径。Cho，胆固醇合成；CYP，细胞色素 P450 酶；GPX，谷胱甘肽过氧化物酶；GS，谷氨酰胺合成；GST，谷胱甘肽转移酶（［B and C］From Kietzmann T. Metabolic zonation of the liver：the oxygen gradient revisited. Redox Biol. 2017；11：622-630.）

NK T 细胞（NKT）、黏膜相关恒定 T 细胞和 γδT 细胞，以及主要组织相容性（MHC）限制性 CD4⁺T 细胞、CD8⁺T 细胞和 B 细胞。这些细胞分布在肝实质中，并在固有免疫（NK 细胞、NK T 细胞、黏膜相关恒定 T 细胞和 γδT 细胞）和适应性免疫（主要组织相容性限制性 CD4⁺T 细胞、CD8⁺T 细胞和 B 细胞）反应中起关键作用。这些免疫细胞通过提高肝细胞对异物的耐受性以维持肝稳态。但这些 MHC 限制性细胞也可以扩大反应以促进异物的清除，并从淋巴结和脾等肝外来源募集更多细胞[17]。

肝生理学

药物代谢

　　绝大多数麻醉药物都在肝中代谢。多种酶将药物分子转化为水溶性更高的（亲水性）分子或化合物以促进其排泄。根据它们介导的反应类型，将这些酶分为参与第一相代谢的酶或参与第二相代谢的酶。第一相代谢的酶由细胞色素 P450 酶家族组成，主要通过氧化、还原或水解将亲脂性药物分子转换为亲水性分子。非 CYP450 酶包括单胺氧化酶、醇脱氢酶和醛酮还原酶。第二相代谢是由第一相代谢产物和内源性亲水性分子结合来增加其水溶性。极性分子可能只经过第二相代谢，而无第一相代谢。最常见的第二相代谢反应是葡糖醛酸化，即药物化合物与葡糖醛酸结合。该反应通过尿苷 5′- 二磷酸葡糖醛酸基转移酶家族代谢。其他参与第二相代谢的酶包括磺基转移酶（SULT）、谷胱甘肽转移酶（GST）和儿茶酚胺 -O-甲基转移酶[19]。第三相代谢通过分子运输体将化合物排泄到肝窦或小管内的胆汁中，分子运输体是跨膜蛋白，可协助大分子或离子穿过细胞膜。大多数跨膜蛋白是利用 ATP 主动转运分子的 ATP 结合盒（ATP-binding cassette，ABC）转运蛋白超家族的一部分。常见的 ABC 转运蛋白包括多药耐药蛋白（multidrug resistance protein，MDR）、囊性纤维化跨膜通道调节因子和多药耐药相关蛋白（multidrug resistance-related protein，MRP）。

一些口服药物在进入全身循环之前会在肠道或肝中经过广泛代谢，这种代谢被称为首过效应，也是这些药物口服生物利用度较低的原因[20]。

药物代谢受许多因素影响，包括代谢酶的遗传多态性、年龄、性别、妊娠、肝病及复合用药。新生儿的第一相代谢和第二相代谢酶的表达和功能减低。与男性相比，女性中某些 CYP450 酶的活性增加。药物代谢酶和转运蛋白的遗传多态性可导致某些药物（如华法林）的药代动力学差异很大。部分携带特定的 CYP450 多态性的患者，其药物代谢率降低。复合给药也会影响药物代谢。许多常见的药物可作为肝药酶诱导剂或抑制剂在药物代谢不同阶段发挥作用[20]。表 16.1 列出了一些常用的药物，可经过三相代谢后排泄，也可作为各阶段酶抑制剂或诱导剂。

有关肝摄取率的进一步讨论，请参阅药代动力学章节。

蛋白质代谢

肝负责蛋白质、氨基酸和肽的合成与降解。80% ～ 90% 的循环蛋白在肝中合成，包括激素、凝血因子、细胞因子和趋化因子。因此肝在人体各功能中

表 16.1　Ⅰ、Ⅱ和Ⅲ相代谢途径的常见底物、抑制剂和诱导剂			
酶	底物	抑制剂	诱导剂
Ⅰ 相			
CYP3A	咪达唑仑，丁螺酮，非洛地平，洛伐他汀，依来曲坦，西地那非，辛伐他汀，三唑仑	酮康唑，克拉霉素，伊曲康唑，沙奎那韦，氟康唑，葡萄柚汁，替拉那韦 / 利托那韦	苯妥英钠，利福平，圣约翰草，依非韦仑，依曲林，萘夫西林，泼尼松
1A2	阿洛司琼，咖啡因，度洛西汀，褪黑素，雷美替安，他克林，替扎尼定	环丙沙星，依诺沙星，氟伏沙明，口服避孕药，苯丙醇胺	孟鲁司特，苯妥英钠，香烟的烟草成分
2C8	瑞格列奈，紫杉醇	吉非罗齐，氟伏沙明，酮康唑，甲氧苄啶	利福平
2C9	塞来昔布，华法林，苯妥英钠	胺碘酮，氟康唑，咪康唑，氧雄龙，卡培他滨，依曲韦林，氟伐他汀，甲硝唑，磺吡酮，替吉环素	卡马西平，利福平，阿瑞匹坦，波生坦，苯巴比妥，圣约翰草
Ⅱ 相			
UGT	胆红素，酚类，雌二醇，阿片类，羧酸	紫杉醇，咪达唑仑，环孢素，酮康唑，苯巴比妥，苯妥英钠	胆红素，苯巴比妥，利福平
SULT	酚类，醇类，胺类	类黄酮，甲芬那酸，水杨酸，氯米酚，达那唑	维 A 酸，甲氨蝶呤
NAT	对氨基苯甲酸，对氨基水杨酸，对氨基谷氨酸，磺胺二甲嘧啶，异烟肼，肼屈嗪，磺胺类	咖啡酸，七叶亭，槲皮素，染料木黄酮，东莨菪亭，香豆素	雄激素，氨茶碱
GST	环氧类，醌类，亚砜，酯类，过氧化物	苯酚，醌类，维生素 C 衍生物，多巴胺，视黄酸	西兰花，卷心菜，甘蓝小包菜和葡萄柚的提取物
Ⅲ 相			
P-gp	地高辛，洛哌丁胺，长春碱，他林洛尔	胺碘酮，阿奇霉素，环孢素，地尔硫䓬，屈奈达隆，红霉素，伊曲康唑，酮康唑，洛匹那韦 / 利托那韦，奎尼丁，维拉帕米	阿伐麦布，卡马西平，苯妥英钠，利福平，圣约翰草，替拉那韦 / 利托那韦

From Almazroo OA，Miah MK，Venkataramanan R. Drug metabolism in the liver. Clin Liver Dis. 2017；21：1-20. Elsevier.

起着关键作用。白蛋白是肝合成的主要蛋白质，占血浆总蛋白的 50% 以上。白蛋白负责运输脂质和激素并维持血容量。肝在蛋白质降解中起着重要作用。氨基酸通过脱氨基或转氨基进行分解代谢，两种反应都可产生氨，随后氨经肝尿素循环转化为尿素，再随尿液经肾排出[21]。

碳水化合物代谢

肝主要负责储存和释放葡萄糖以满足身体的需要。进食后，肝通过糖原合成来储存葡萄糖。一旦糖原储存完成，肝就会将多余的葡萄糖转化为脂肪。禁食状态下，肝通过分解糖原（糖原分解）或通过从碳水化合物前体产生葡萄糖（糖异生）的方式为机体提供葡萄糖[22]。

脂质代谢

肝在脂质代谢中起关键作用。非酯化脂肪酸可以由脂肪酶介导的复合脂质分解或硫酯酶介导的脂酰辅酶 A 水解产生[23]。这些脂肪酸可经口服后进入肝，或者可以在脂肪组织分解后进入肝。在肝中，脂肪酸氧化主要受两个因素调节——肝的脂肪酸供应（通过脂解作用）和微粒体酯化的量[23]。碳水化合物代谢也影响脂质代谢，因为在碳水化合物代谢中形成的乙酰辅酶 A 可用于合成脂肪酸。脂肪酸可以进行生物转化，为机体提供能量。肝也可以将氨基酸和碳水化合物的中间产物转化为脂肪并将其运输到脂肪组织。

胆汁和肝肠循坏

成人肝每天产生 400 ～ 600 ml 胆汁。胆汁促进毒素的排泄以及膳食脂肪的吸收，是分子量大于 300 ～ 500 D 且不易被肾排泄的化合物的主要排泄机制。胆汁排泄许多内源性和外源性化合物，包括胆汁酸、胆红素、磷脂、胆固醇、药物、毒素、类固醇激素和不溶性卟啉类化合物。框 16.1 列出了从胆汁排泄的药物、化学物质，以及它们的代谢产物。胆汁的另一个主要功能是助消化以及吸收膳食脂肪、胆固醇、维生素[24]。胆汁总量的 95% 是水，其余成分为胆汁酸、磷脂、胆固醇、胆红素以及其他外源性和内源性物质。胆汁酸两种主要形式是胆酸和鹅脱氧胆酸。胆酸是肝细胞通过胆固醇合成的，随后两者结合以降低肝毒性和增加溶解度，然后分泌到胆小管内。胆汁从

胆小管流入较大的胆管，然后流入肝管。肝内胆管壁由胆管细胞组成，可改变胆汁的体积和组成。胆管最终形成左右肝管，并汇合到肝总管中。胆汁浓缩并储存在胆囊中，胆囊通过胆囊管与胆道相连。肝总管和胆囊管连接形成胆总管，通过 Oddi 括约肌（肝胰括约肌）与十二指肠相连接[24]。摄入食物后，十二指肠中的脂肪酸刺激胆囊收缩素（cholecystokinin, CCK）的释放，引起胆囊收缩和 Oddi 括约肌松弛，使胆汁释放到十二指肠。胆汁酸乳化膳食脂肪并促进其吸收。释放到十二指肠中的绝大多数（95%）胆汁酸在回肠末端被重吸收并被肝重新利用。这种回收胆汁酸的途径称为肝肠循环（enterohepatic circulation, EHC）[25]。肝肠循环可以影响经胆汁排泄药物的药代动力学和药效学，如提高其生物利用度，减少排泄及改变其血浆浓度曲线。肝肠循环对药物性质的影响取决于排泄入肠腔的药物的生理活性（药物前体或活化形式），肠道重吸收的能力，以及药物通过肝后进入胆汁还是进入循环系统。肝肠循环可以使某些再循环的药物达到血浆浓度的二级和三级峰值[26]。

肝在凝血系统中的作用

肝在凝血系统中起关键作用。肝合成除凝血因子 Ⅲ（促凝血酶原激酶）、Ⅳ（钙离子）和 Ⅷ（vWF

框 16.1 经胆汁排出的药物、化学物质及其代谢产物

胺碘酮[114]	雌酮[115]	酚磺肽[113]
氨苄西林[113, 116]	依折麦布[110]	酚酞[117]
青霉素[118]	2- 氟 -β 丙氨酸[119]	苯妥英钠[117]
胆红素[120]	庆大霉素[118]	匹氨西林[118]
溴甲酚绿[121]	格列本脲[5]	利福米特[113]
磺溴酞钠[122]	格列齐特[123]	利福霉素[113]
头孢克肟[124]	丙米嗪[125]	罗哌美克[126]
头孢曲松[127]	吲哚菁绿[122]	孟加拉玫瑰红[121]
头孢他啶[128]	吲哚美辛[125]	螺内酯[113]
头孢噻肟[113]	伊立替康[125]	磺胺甲噁唑[113]
头孢孟多[118]	毛花苷 C[118]	舒林酸[113]
头孢唑林[118]	劳拉西泮[130]	舒巴坦[116]
鹅去氧胆酸[122, 125]	氯丙西泮[6]	替马沙星[131]
氯霉素[118]	甲氨蝶呤[113]	睾酮[125]
金霉素[118]	甲硝唑[117]	四环素[113, 118]
克林霉素[117]	美洛西林[132]	甲砜霉素[113]
地美环素[118]	吗啡[133]	托芬那酸[134]
地西泮[113]	霉酚酸[135]	托瑞米芬[136]
洋地黄毒苷[113]	吗替麦考酚酯[137-138]	曲格列酮[139]
地高辛[113]	去甲替林[125]	曲伐沙星[7]
多西环素[118]	新生霉素[131]	熊去氧胆酸[122, 125]
红霉素[113]	奥替普拉[140]	丙戊酸[125]
雌二醇[125]	哌替啶[113]	华法林[133]

Roberts MS, Magnusson BM, Bruczynski FJ. Enterohepatic circulation. Clin Pharmacokinet. 2002; 41; 751-790, Table II, page[767].

以外的所有凝血因子。它还合成调节凝血和纤溶的蛋白质，如 S 蛋白、C 蛋白、纤溶酶原激活物抑制剂和抗凝血酶Ⅲ。此外，肝还可以通过肝网状内皮系统去除活化的凝血和纤维蛋白溶解产物。许多凝血因子依赖维生素 K 激活。依赖维生素 K 的凝血因子 Ⅱ、Ⅶ、Ⅸ、Ⅹ 以及 C 蛋白和 S 蛋白通过翻译后修饰变为活性状态。简言之，将这些蛋白质氨基末端的谷氨酸转化为 γ-羧基谷氨酸，并和钙离子结合，形成活化复合物所必需的磷脂桥接位点[27]。华法林可通过抑制 γ 羧化作用而发挥抗凝作用。除了这些维生素 K 依赖性因子外，肝细胞还可以合成凝血因子 Ⅴ和Ⅷ、纤维蛋白原、抗凝血酶、$α_2$ 纤溶酶抑制剂和纤溶酶原[28]。相反，凝血调节蛋白、组织纤溶酶原激活物、组织因子血浆抑制剂、vWF 和尿激酶不在肝中合成，而是在内皮细胞中合成。其中尿激酶在内皮细胞、巨噬细胞和肾上皮细胞中表达。组织纤溶酶原激活物存在于肝网状内皮系统，主要从血流排出[29]。

血红素代谢、胆红素和卟啉症

肝参与血红素合成和代谢。80% ～ 90% 的血红素在骨髓中合成，作为合成血红蛋白的底物。其余大部分的血红素在肝中产生，主要用于合成细胞色素 P450 酶。骨髓中血红素合成的速率与铁利用率成正比，但肝中血红素合成的速率与体内游离血红素成正比[30]。血红素以甘氨酸和琥珀酰辅酶 A 为原料，并以卟啉原作为中间体进行八步级联反应而合成，称为 Shemin 途径。涉及血红素合成反应中的任何酶的缺乏都会导致卟啉症的出现。卟啉症的具体类型及其临床表现取决于缺乏的特定酶和其累积的底物。最常见的卟啉症是急性间歇性卟啉症，发病率为每 10 万人有 5 ～ 10 人。卟啉症由胆色素原脱氨酶缺乏引起，这种酶可催化胆色素原转化为羟甲基胆烷。患者通常具有足够的酶以维持血红素的稳态，然而，内源性或外源性激动剂诱导 Shemin 途径，超过肝系统负荷，导致前体不断蓄积，最终引起临床症状。常见的诱因包括红霉素、甲氧苄啶、利福平、苯妥英钠和巴比妥类药物。发作时临床症状包括严重的局部腹痛（> 90% 的病例）、恶心、呕吐和意识不清。低钠血症发生率为 40%。常见尿液颜色变为深红色（特别是暴露于光线下）。治疗措施包括去除诱因，给予止痛药，碳水化合物和血红素[30]。

胆红素是血红素分解代谢的产物。主要来源于被脾、肝和骨髓中的巨噬细胞吞噬的衰老的红细胞。游离血红素被血红素加氧酶转化为胆红素，产生一氧化

碳和铁离子。未结合的胆红素不溶于水，体内循环时与白蛋白紧密结合。肝细胞通过葡糖醛酸转移酶将其与葡糖醛酸结合，从而使胆红素转化为水溶性。然后将结合胆红素分泌到胆小管并随胆汁排出。在结肠中，胆红素被细菌分解、代谢，并转化为尿胆原。尿胆原可经肝肠循环重吸收或从尿液和粪便中排出，使尿液和粪便具有特征性的颜色[31]。

激素的肝调节

肝通过激素合成或降解调节内分泌功能。肝细胞合成激素或激素原，如铁调素、胰岛素样生长因子和血管紧张素原。除这些激素外，血小板生成素也由肝细胞和肝窦内皮细胞合成。这些激素和激素原在人体中具有特殊的作用。例如铁调素（hepcidin）通过诱导铁调素受体——铁转运蛋白的降解来维持铁稳态以及调节肠道铁吸收、血浆铁浓度和组织铁的分布[32]。胰岛素样生长因子促进机体生长，特别是儿童骨骼生长[33]。血管紧张素原是所有血管紧张素蛋白的前体，它可调节全身血压以及体内水、钠组成[34]。血小板生成素通过刺激巨核细胞的产生和分化来调节血小板的生成[35]。除激素合成外，肝也通过灭活激素调节内分泌功能，如甲状腺素、醛固酮、抗利尿激素、雌激素、雄激素和胰岛素。

肝评估

临床评估

肝疾病一般无症状或体征，直至晚期才出现。肝病可能表现为轻微的非特异性症状，如食欲不振、易疲劳、睡眠习惯改变或者轻微的性格改变。肝病主要的危险因素包括酗酒、服用违禁药物、性滥交、输血、职业性暴露于肝毒性环境、暴发性黄疸、遗传疾病（如血色素沉积症、$α_1$ 抗胰蛋白酶缺乏和肝豆状核变性）。晚期肝病患者可能有一些非特异性症状，包括瘙痒、易产生瘀斑、尿液或粪便颜色改变等。晚期肝病患者体格检查可发现黄疸、巩膜黄染、腹水、蜘蛛痣、黄斑瘤、扑翼样震颤和肝掌。

标准实验室检查

用于评估肝胆状态的一系列标准检查常被称为"肝功能检查"（表 16.2）[36]。确切地说，这些试验都

表 16.2　肝血液检查和肝胆疾病的鉴别诊断

血液检查	主要疾病		
	胆红素过量（溶血）	肝细胞损伤	胆汁淤积
转氨酶	正常	升高，可能正常，或者晚期下降	正常，晚期可能升高
血清白蛋白	正常	降低，急性暴发性肝衰竭时可能正常	正常，晚期可能减少
凝血酶原时间 *	正常	延长	正常，晚期可能延长
胆红素（主要存在形式）	非结合型（结合型也轻度升高）	结合型	结合型
碱性磷酸酶	正常	正常，肝浸润性疾病可能升高	升高
γ- 谷氨酰转肽酶 5′- 核苷酸酶	正常	正常	升高
血尿素氮	正常，肾功能不全时可升高	正常，严重肝病和正常的肾功能可降低	正常
BSP/ICG 染料	正常	染料残留	正常或染料残留

* 可与国际标准化比值互换使用。
BSP/ICG：磺溴酞钠和吲哚菁绿

不能测量出任何特异性肝功能。但它们可表明肝胆病理改变的大致分类：肝炎、肝胆功能异常或者蛋白质合成不足。

肝细胞损害的检测

转氨酶

　　肝细胞损害是引起丙氨酸转氨酶（ALT）和天冬氨酸转氨酶（AST）血清水平升高的最常见原因。这两种酶以前分别称为血清谷丙转氨酶和血清谷草转氨酶，都参与糖原异生过程。ALT 主要存在于肝细胞质内，而 AST 的同工酶广泛存在于肝外组织的细胞质和线粒体内，这些肝外组织包括心脏、骨骼肌、大脑、肾、胰腺、脂肪组织和血液。因此，仅 AST 升高常提示非肝性损伤，但 ALT 和 AST 同时升高通常表明肝损伤。偶有肌肉损伤可引起 AST 和 ALT 同时升高[37]。

　　实践指南基于临床征象和 AST、ALT 升高程度评估肝酶的异常。人群中性别和体重指数（body mass index，BMI）的正常范围不同，因此建立 AST 和 ALT 的正常参考范围更加复杂。然而，大量研究表明，即使 AST、ALT 的数值轻度高于正常值的上限，也会导致死亡率增加。因此，一些临床医生认为应该降低 AST、ALT 的正常值的上限[38]。

　　ALT 和 AST 的升高水平有时可进行定性描述：从轻度（> 100 IU/L）到极重度（> 2000 IU/L）。转氨酶升高的程度可帮助鉴别诊断。任何引起肝细胞损害的病变都可引起 ALT 和 AST 的轻度升高。重度增高通常反映了急性肝细胞缺血。极重度增高则提示大面积肝坏死，典型原因如暴发性病毒性肝炎、严重的药物诱导性肝损害、休克肝[51]。然而，转氨酶水平很难揭示肝细胞损害的程度，例如慢性肝炎导致的严重肝衰竭的患者，由于有活性的肝细胞残留很少，所以其转氨酶水平可能正常。

　　AST/ALT 的比值可能帮助判断肝病的病因。大多数肝损伤中 ALT 值高于 AST 值。但当 AST/ALT 比值 > 1，也有报道比值 > 4 时，表明是典型的肝豆状核变性疾病和酒精性肝病。伴有轻微纤维化的慢性肝炎 AST/ALT 比值低，但当肝纤维化严重时比值 > 1。虽然，AST/ALT 比值不足以作为单一的预测指标，但可同其他无创性检查方法共同使用，用于预测慢性肝炎患者的纤维化程度[39]。

乳酸脱氢酶

　　乳酸脱氢酶（lactate dehydrogenase，LDH）是肝细胞损伤的非特异性指标。LDH 重度升高提示肝细胞大面积损害，可见于缺血、药物性肝衰竭（如对乙酰氨基酚过量使用），这些患者也会伴有 AST 和 ALT 的升高。LDH 和碱性磷酸酶（alkaline phosphatase，AP）同时升高提示肝恶性浸润性疾病。非肝疾病也会导致 LDH 水平升高，如溶血、横纹肌溶解、肿瘤坏死、肾梗死、急性脑血管意外和心肌梗死[37]。

谷胱甘肽 -S- 转移酶

　　谷胱甘肽 -S- 转移酶（Glutathione-S-Transferase，GST）是检测肝损害的敏感性指标，其半衰期（60～90 min）短于 AST 和 ALT。肝细胞损害后，血清 GST 快速升高，而连续测定血清 GST 可以帮助监测疾病恢复情况[40]。AST 和 ALT 存在于肝门周围的肝细胞内（腺泡 1 区），而 GST 存在于整个腺泡区[41]。小叶中央区 / 静脉周围的肝细胞群对缺氧性损伤和对乙酰氨

基酚毒性最敏感，因此，特别是在肝损伤早期，GST
是更敏感的指标。

胆汁淤积性疾病

碱性磷酸酶

　　碱性磷酸酶（AP）同工酶存在于许多组织内，包括肝、骨骼、肠道和胎盘。在肝内，AP 存在于肝内胆小管膜中。AP 轻度增高可能是正常的，因为 AP 随着性别、年龄、血型和吸烟情况而有所变化[42]。导致 AP 升高的非肝原因包括骨骼异常，如 Paget 病、骨软化和骨肿瘤，正常生长的儿童，妊娠晚期，脓毒症，肾功能不全和用药。肝胆源性 AP 升高最常见的原因是胆汁淤积，典型表现为高于正常上限值的 2 ～ 4 倍。胆汁淤积的患者很少会出现 AP 值重度升高（高于正常上限值 10 倍）[51]。AP 也会在肝细胞疾病（如肝炎）中出现轻微升高。ALT 与 AP 比值可鉴别胆汁淤积症（ALT：AP ＜ 2）与肝细胞损伤（ALT：AP ＞ 5）[38]。

　　胆汁淤积导致 AP 升高的原因可能是肝内或肝外胆道梗阻，常见的原因包括原发性胆汁性肝硬化、胆总管结石和肝恶性肿瘤压迫肝内小胆管。AP 半衰期约为 1 周。AP 可在胆道梗阻早期仍保持正常，也会在梗阻解除后数天依然升高[37]。

　　电泳可确认 AP 同工酶升高的原因，但这个检查方法昂贵且不常用。多数临床医师采用其他证明胆汁淤积的方法来确认肝源性 AP 升高的原因。胆汁淤积时，5′- 核苷酸酶和 γ- 谷氨酸转肽酶也会与 AP 同时升高。这些酶同时升高有助于确认 AP 升高是否为肝源性。

血清胆红素

　　血清胆红素是评价肝分泌功能应用最广泛的指标。胆红素在血清分析中可分为直接或间接胆红素。直接胆红素为水溶性，可直接与测量试剂反应。虽然直接胆红素与结合性胆红素水平相关，间接胆红素与非结合性胆红素水平相关，但这两个术语并不是同义词。间接胆红素试验通常会低估非结合性胆红素的水平。区分结合性胆红素和非结合性胆红素是鉴别诊断的关键。尿液中出现胆红素也可以帮助鉴别临床病因。胆红素尿通常提示结合性高胆红素血症，因为只有水溶性的结合性胆红素才能从肾排出（图 16.4）[37]。

　　非结合性胆红素升高可能是由于过量的血红素分解或者肝无法结合胆红素。溶血反应是最常见的原因之一，红细胞裂解产生大量非结合性胆红素，超过了肝结合能力。大量溶血会引起两者均升高，但只表现为非结合性胆红素升高。Gilbert 综合征是一种良性病变，表现为肝酶葡糖苷酸转移酶水平低，伴有轻度或间歇性非结合性胆红素升高。许多药物也会导致非结合性高胆红素血症。非结合性胆红素水平过高具有神经毒性，特别是对婴儿。

　　结合性高胆红素血症发生是由于肝细胞分泌过多的结合性胆红素或肝胆管内胆汁淤积。这可能是由于遗传性胆红素分泌障碍或胆汁淤积（肝内或肝外）。肝内胆汁淤积是由于炎症或浸润过程压迫肝内胆小管，而肝外胆汁淤积是由于胆道梗阻如结石或胰腺肿物。原发性硬化性胆管炎可累及肝内或肝外胆管[43]。

肝合成蛋白的评估

血清白蛋白

　　血清白蛋白可以用于评估慢性肝病和肝细胞功能状态（即蛋白质合成）。但是这种方法特异性低。低白蛋白血症除白蛋白合成率降低外，还有许多其他原

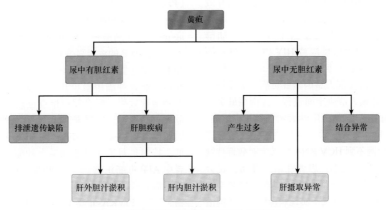

图 16.4　黄疸的鉴别诊断取决于尿液中是否有胆红素

因，包括白蛋白降解增加、血浆总量增加、白蛋白经肾丢失和白蛋白分布不均匀。由于血清中的白蛋白半衰期是 20 天，因此血清白蛋白浓度并不能很好地反应肝合成功能的急性改变。前白蛋白是肝合成的另一种蛋白质，也参与转运和结合。前白蛋白的半衰期明显短于白蛋白。由于合成前白蛋白所需的必需氨基酸比例很高，与反映肝合成功能相比，前白蛋白水平更能反映蛋白质营养状况[37]。

凝血酶原时间

肝源性凝血因子水平也可用于评估肝合成功能。肝合成大量凝血因子，因此当严重肝损害时，凝血酶原时间（prothrombin time，PT）会发生变化。凝血因子的半衰期从凝血因子Ⅶ的 4 h 到纤维蛋白素原的 4 天不等，但均短于白蛋白。因此，发生严重肝功能不全时，相比于白蛋白，凝血酶原时间［或国际标准化比值（INR）］能更快速地反映急性肝衰竭。凝血酶原时间也可用于检测肝功能的恢复情况，一般早于临床症状改善。但是，PT/INR 延长不是肝疾病的特异性指标。它也可以反映维生素 K 缺乏、华法林作用或遗传缺陷[37]。

特殊疾病诊断试验

除了上述实验室检查外，一些针对性的检查也可以帮助诊断特殊肝胆疾病。包括：①病毒、自身免疫病的血清学检测；②基因检测；③肿瘤标记物的检测。病毒标记物包括抗体、抗原和遗传物质，可用于诊断肝炎病毒（A、B、C、D、E）和疱疹病毒（如巨细胞病毒和 EB 病毒）所致的肝炎。通过对乙型肝炎表面抗原以及表面抗体和核心抗体的测量，可以鉴别急性或慢性乙型肝炎的患者以及因感染或接种疫苗而免疫的患者（表 16.3）。HBV DNA 测定可用于监测治疗效果以及急性肝炎治愈后慢性乙型肝炎的进展[44]。

建议对有高风险行为和暴露于 HCV 者（如静脉药物使用史、长期溶血反应或 HIV 感染）进行丙型肝炎病毒检测，这是不明原因肝病评估的一部分。1945—1965 年出生的美国人是丙型肝炎病毒的流行人群，美国指南推荐该人群以全面进行一次丙型肝炎病毒筛查，要检测 HCV 抗体，阳性表示已有病毒感染。HCV RNA 核酸检测进一步诊断活动性感染。治疗完成至少 12 周后检测不到 HCV RNA 定义为对病毒持续应答的治疗有效[45]。目前，患者在治疗开始前也会接受 HCV 基因型测试。新型直接抗病毒药物对于大多数基因型和大多数临床情况下实现病毒持续应答的治疗有效。因此，很快基因型测试将不作为常规检测[46]。

表 16.3 乙型肝炎病毒血清学的解读

乙型肝炎病毒血清学	解读
乙型肝炎表面抗原（HBsAg）	急性或慢性感染
乙型肝炎表面抗体（Anti-HBs）	因感染或接种疫苗而获得免疫
乙肝病毒 IgM 型核心抗体（Anti-HBc IgM）	既往感染或正在感染
乙肝病毒 IgG 型核心抗体（Anti-HBc IgG）	急性感染
结果的解读	
HBsAg（−） Anti-HBs（＋） Anti-HBc IgG（＋）	因康复获得免疫
HBsAg（−） Anti-HBs（＋） Anti-HBc IgG（−）	通过疫苗获得免疫
HBsAg（＋） Anti-HBs（−） Anti-HBc IgM（＋）	急性乙型肝炎
HBsAg（＋） Anti-HBs（−） Anti-HBc IgG（＋） Anti-HBc IgM（−）	慢性乙型肝炎
HBsAg（−） Anti-HBs（−） Anti-HBc IgG（−）	无免疫，潜在易感

快速 HCV 抗体试验和即时 RNA 试验可用于社区高风险人群检查，以及无法进行实验室检查的远程服务。HCV 核心抗原（HCVcAg）可以诊断活动性丙型肝炎感染，作为单一试验具有高灵敏度和特异性，但不作为常规检测。HCVcAg 测定因其快速简便，特别适用于诊断失访风险高的人群，但还不能现场即时检验[47]。

肝恶性肿瘤的标志物包括甲胎蛋白（alpha fetoprotein，AFP）和由维生素 K 缺乏或拮抗剂Ⅱ（PIVKA-Ⅱ）诱导的蛋白质[48-50]。AFP 是在肝、胎儿卵黄囊和胃肠道中合成的糖蛋白，其正常值小于 20 ng/ml。在肝细胞癌（hepatocellular carcinoma，HCC）患者中，AFP 的浓度显著升高，通常大于 1000 ng/ml。AFP 在睾丸生殖细胞肿瘤中也升高，但在前列腺癌和其他胃肠道肿瘤中很少升高。AFP 可监测 HCC 的进展和治疗效果。联合超声检查也被广泛用于 HCC 高危人群的筛查。但近来 AFP 对 HCC 的监测作用受到质疑，有研究表明，AFP 作为 HCC 筛查工具敏感度低，特别是对于小肿瘤和单个肿瘤。40% 的 HCC 患者中 AFP 可能正常[51-52]。PIVKA-Ⅱ 也称为脱-γ-羧基凝血酶原（DCP），是高度特异性的 HCC 生物标志物[48, 50]。PIVKA-Ⅱ 半衰期比 AFP 短，可用于监测治疗效果和复发情况。PIVKA-Ⅱ 也与低生存率有关。

AFP 和 PIVKA-II 联合应用可进一步提高诊断 HCC 的敏感性和特异性[53]。

肝病的治疗与预后检测

实验室检查可以帮助明确肝功能异常的类型，甚至可以确定具体病原。此外，其中的一些标记物可用于评估疾病严重程度，监测疾病进展和治疗，并预测死亡率。单一指标，如血常规中血小板减少是肝硬化的早期症状，提示肝功能降低和门静脉高压引起的脾隔离[54]。将一些标记物组合起来创建评分系统可以提高单项检查的灵敏度和特异性。例如，终末期肝病模型（MELD）评分（一项联合 INR、胆红素和肌酐的计算方法）以评估肝硬化患者经颈静脉肝门体分流术（TIPS）手术的死亡风险。目前，由于与患者死亡率相关，MELD 评分可作为肝移植名单的参考。标准检测（如 INR、乳酸、血小板计数以及新的定量试验）已被用于预测肝移植后的短期预后[55]。结合 AFP、MELD 和肿瘤大小的 HCC-MELD 评分可以预测 HCC 患者肝移植后的存活率[56]。胆红素升高预示急性或慢性肝病预后不良，AP 和胆红素联合应用可预测原发性胆汁性肝硬化预后。

肝纤维化的无创血清学检测

多模型联合无创检测已被用于评估肝纤维化严重程度，其目的在于无需肝活检即可进行疾病分期（从轻度纤维化到肝硬化）。尽管肝活检仍是诊断的金标准，但有其局限性，如取样误差、具有主观性、疼痛、出血和价格昂贵[54]。这些模型包括各种标准检测的联合，如转氨酶、血小板计数和 INR 以及细胞外基质的血清标志物，如 α_2 巨球蛋白、载脂蛋白 A_1 和透明质酸。新的商业化检查测试了一系列与纤维化相关的胶原直接标志物[39, 57-58]。

肝定量试验

肝定量功能试验是指通过测定各种肝代谢物质的清除率来评估肝细胞功能。常用的物质是磺溴酞钠和吲哚菁绿（ICG）。清除率测定只是粗略的评估，可能受被测定物质肝外吸收或清除、血流变化（门体分流）以及其他因素的影响。ICG 主要被肝摄取，肝外摄取和代谢少，其清除动力学以 ICG 的血浆清除率（plasma disappearance rate，PDR）表示，可经皮无创测量。这个试验对肝功能早期变化十分敏感，可用于指导临床治疗。它通过估计功能性肝细胞的量来预测肝部分切除术后的预后情况；也可用于肝移植术后的

肝功能的早期检测。然而，与其他高摄取率的物质一样，ICG 清除率依赖于肝血流量，因此反映了肝血流量和肝细胞功能的变化。事实上，ICG 也可用于肝血流量特异性检测。ICG 血浆清除率的降低可能代表肝细胞功能减弱、肝血流量的减少，或者两者都有。磺溴酞钠是另一种可用于测量肝清除率的高摄取率物质。磺溴酞钠可导致严重的全身反应，因此不再使用[59]。

肝代谢药物的能力也可以通过咖啡因清除率、半乳糖清除能力、氨基比林呼气试验和一乙基甘油二甲基苯胺（MEGX）试验来测定[37, 60-62]。咖啡因清除率可以无创测定，如受试者口服咖啡因后 24 h 测定唾液中咖啡因的代谢产物。MEGX 是利多卡因的主要代谢产物，经静脉注射利多卡因后可在血清中测定。MEGX 可用于评估肝部分切除术后患者的肝功能，对 ICU 内的肝功能不全患者有一定的预后价值。研究发现，MEGX 可独立预测慢性丙型肝炎患者的不良预后，相比于标准肝功能试验，MEGX 鉴别诊断更加敏感[63]。但由于肝定量试验价格昂贵且耗时，目前仍基本限于试验研究并且需要进一步验证。

肝血流量测定

肝血流量测定方法分为三类：清除率测定法、指示剂稀释测定法和直接测量法。

清除率测定法

根据 Fick 定律，清除率测定法通过计算完全被肝清除物质的清除速率来测定肝血流量。高清除率的物质包括 ICG、普萘洛尔、利多卡因和放射性标记胶体颗粒。清除率测定法的局限性是需要假定肝细胞功能正常。在肝病中，肝清除这些物质的能力可能会显著降低，因为肝功能不全通常和肝血流的改变有关[64]。

双胆酸盐试验以口服或静脉给药的方式来测量胆酸盐的清除率。口服胆酸盐经过大量首过消除，可以用来计算门静脉循环血流。静脉注射胆酸盐可以测定全身循环的清除率，从而可以量化门静脉和体循环之间的分流程度，并可以计算疾病严重程度指数。该指数与肝活检的纤维化程度相关，可以预测肝硬化的风险和临床不良预后[63, 65]。

指示剂稀释测定法

与清除率测定法不同，指示剂稀释测定法测定肝血流量不受肝病的影响。将一定量的放射性标记物（如碘标记的白蛋白）注入门静脉系统和肝动脉，通过肝静脉持续测量该物质浓度，然后通过指示剂稀释

曲线来计算肝血流量。该方法所用指示剂不能被肝清除[4]。指示剂稀释技术假定肝灌注均匀，因此分流患者的结果可能会改变。该方法虽然有创，但仍然是主要的检测方法[64]。

直接测量法

电磁探头或超声探头可以直接测定通过门静脉和肝动脉血流量。这些技术是有创的，并且容易出现误差。植入探头的外科操作本身也会改变肝血流量。探头植入后固定不动，通过遥感技术测定肝血流量。植入式多普勒探头有时用于肝移植术后早期，也用于肝动脉或门静脉血栓高危患者中[64]。

放射学方法

放射学技术在诊断肝疾病中起着关键作用。脾动脉造影可以评估脾静脉和门静脉，也有助于识别静脉曲张和血栓。门静脉造影利用三维 CT 技术生成门体侧支血管分布图。这些无创性影像技术特别适用于手术前的评估，如肝移植前[66]。

常规廉价的超声诊断肝硬化具有较高的敏感性和特异性。肝硬化的超声征象包括表面结节、肝大、尾状叶肥大以及门静脉高压征象，如腹水、脾大和门静脉内径增大。多普勒超声可显示门静脉血流减少和血液逆流[56, 67-68]。超声弹性成像是一种无创的测量肝硬度（liver stiffness, LS）的方法，可以用来评估肝纤维化。超声探头发射横波穿过肝，然后测量波的传播。这种瞬态弹性成像是可重复的，并且适合在诊室内操作。当瞬态弹性成像在肥胖患者和腹水患者成像困难时，可以使用磁共振弹性成像。硬度是一种与纤维化组织学分期相关的连续测量指标，具有较高的敏感性和特异性[67, 69-70]。血清试验与弹性成像联合应用可明显提高诊断肝纤维化的准确性。尽管这些检查还没有取代肝活检，但在临床中已广泛应用。

慢性肝病患者和慢性乙型肝炎病毒携带者患 HCC 的风险增加，需要定期筛查癌症。超声是目前世界上应用最广泛的肝癌筛查工具。采用多相增强 CT 和 MRI 对疑似肝癌的局灶性肝病变进行诊断，具有较高的敏感性和特异性。正常肝实质仅 25% 的血流量来自肝动脉（其余来自门静脉），而 HCC 细胞的血流量主要来自肝动脉。对比增强成像显示 HCC 在动脉期表现为密度增高，在门静脉期消失。肝成像报告和数据系统（LI-RADS）是慢性肝病患者肝损伤放射学分类的标准化工具。使用 LI-RADS 提高了放射诊断的准确性，减少了肝活检的需要。事实上，即使在肝癌患者

肝移植治疗之前，也很少使用证实性肝活检[54, 71-72]。

肝病理生理学

胆汁淤积性疾病

胆汁淤积是胆汁生成或流动障碍引起的，主要特征为血清 AP 和 γ- 谷氨酰转移酶（GGT）升高，伴有或不伴有胆红素升高。胆汁淤积可以表现为急性或慢性疾病，可影响多达 20% 的人群[73]。胆汁流动障碍导致血清和肝细胞中胆盐浓度升高。由于胆盐在肝中蓄积，导致肝细胞膜溶解，AP 和 GGT 释放入血，使其血清浓度增加[74]。在肝细胞的细胞质中发现血清 AST 和 ALT 轻度增加。随着疾病的进展，结合胆红素的血清浓度增加，引起黄疸[31]。大多数胆汁淤积症是良性的，但严重和长期胆汁淤积可导致肝硬化。

胆汁淤积的体征和症状包括疲劳、瘙痒、尿液颜色变深和粪便颜色变浅。实验室检查 AP 升高可能是筛查无症状患者的首要指征。评估包括病史和体格检查以及腹部超声检查。腹部超声检查用于区分肝外还是肝内胆汁淤积。肝外胆汁淤积由肝外胆管的机械性梗阻引起，多为结石、狭窄或肿块导致胆管扩张。内镜逆行胰胆管造影（endoscopic retrograde pancreatography, ERCP）可以确诊和治疗。如果病因尚不清楚，可以使用内镜超声或磁共振胰胆管造影术进一步明确导致梗阻的胆管病变[75]。正常的影像学检查可以发现肝内胆汁淤积。肝内胆汁淤积症有多种病因，包括免疫介导、感染、药物诱导、副肿瘤和缺血。评估首先需要测定抗线粒体抗体（AMA）滴度以排除原发性胆汁性胆管炎，进一步评估可能需要 ERCP 和肝活检。

原发性胆汁性胆管炎

原发性胆汁性胆管炎（primary biliary cholangitis, PBC）以前称为原发性胆汁性肝硬化。PBC 是一种自身免疫性疾病，其特点是肝内胆管细胞的破坏和 AMA 的存在。它是最常见的胆汁淤积性肝病之一[76]。发病率约为 20/1 000 000 ～ 490/1 000 000，其中美国发病率最高[77]。超过 90% 的患者是女性，平均患病年龄在 60 岁左右。诊断依据是 AP 的升高超过正常上限的 1.5 倍，持续时间大于 24 周以及 AMA 滴度大于 1：40[76]。这些患者的肝活检显示小叶间胆管病变。高达 60% 的患者在诊断时可能无症状。如果患者出现症状，最常见的是疲劳和瘙痒。大部分患者可能并存

其他自身免疫性疾病，如干眼症和雷诺现象。PBC 可能与骨质减少以及高脂血症有关[76]。由于对线粒体抗原不耐受，导致自身免疫介导的胆管上皮细胞（胆管细胞）破坏，继而发展为 PBC。PBC 可导致肝硬化和肝衰竭，肝移植是最终的治疗方法。

治疗措施包括熊去氧胆酸（UDCA）药物治疗。UDCA 是一种胆汁酸，被认为可以通过改变胆汁酸池和减轻炎症反应而发挥作用。UDCA 治疗对 60% ～ 70% 的 PBC 患者有效，血清 AP 和胆红素水平得到改善，并且延缓肝硬化和肝移植的病情进展。对 UDCA 治疗效果欠佳的患者发生并发症和肝衰竭的风险增加。这些患者服用奥贝胆酸（法尼醇 -X 受体激动剂）可降低血清 AP 的水平。当 UDCA 单独用药无效时，可联合应用贝特类药物和皮质类固醇[78-83]。

原发性硬化性胆管炎

原发性硬化性胆管炎（primary sclerosing cholangitis, PSC）是一种罕见的免疫介导的胆汁淤积症，最常见于 30 ～ 40 岁男性。其特征是胆管的炎症反应和纤维化。大多数原发性硬化性胆管炎患者也患有溃疡性结肠炎。大约一半的患者诊断时无症状。原发性硬化性胆管炎最常见的临床症状是疲劳和瘙痒。血液检查显示胆汁淤积。患者也可能有高丙种球蛋白血症和血清中自身抗体升高。诊断依据是胆管造影显示多灶性狭窄和节段性胆管扩张，并且排除其他可能的病因，包括细菌性胆管炎、胆总管结石和手术胆道损伤[84]。原发性硬化性胆管炎患者发生肝胆癌的风险增加。该疾病进行性发展，胆道纤维化引起肝硬化并最终导致终末期肝病（ultimately end-stage liver disease, ESLD）。肝移植是唯一有效的治疗方法。

肝硬化

肝硬化是多种肝损伤的常见病理终点。在美国，它是第 14 位最常见的死亡原因，患病率为 0.3%[85]。西方国家最常见的肝硬化病因是酒精性肝病、丙型肝炎和非酒精性脂肪肝。在亚太地区，最常见的病因是乙型肝炎[86]。肝硬化相关的发病率和死亡率主要原因是门静脉高压。慢性肝病促进肝细胞的凋亡和再生，由此产生的炎症反应可导致肝实质损伤和纤维化，引起肝血管畸形和阻塞。这些结构改变引起肝门静脉血流的阻力增加并引起门静脉高压。由于肝内皮功能障碍，肝血管阻力进一步增加导致血管扩张剂（主要是 NO）释放减少和血管收缩剂（即血栓素）表达增

多[87]。门静脉高压及血管生成因子的释放导致胃食管静脉曲张和门体分流增加。随着门静脉高压的发展，局部释放的 NO 和前列腺素引起内脏循环血管的扩张，进一步增加门静脉流入，加剧门静脉高压。内脏血管舒张也导致全身性低血压，进而增加交感神经张力，激活肾素-血管紧张素-醛固酮系统，使抗利尿激素释放增加，导致腹水和肝肾综合征（hepatorenal syndrome，HRS）。肝硬化和门静脉高压的其他并发症包括自发性细菌性腹膜炎、肝性脑病、HRS、门静脉性肺动脉高压（PoPH）、肝硬化心肌病和 HCC[88]。

肝硬化患者的实验室检查可发现 ALT、AST、AP、GGT 和血清胆红素升高。低白蛋白血症和 PT 延长是肝合成功能障碍的指标。虽然肝活检是诊断肝硬化的金标准，但对于有病史、接受实验室检查和放射学诊断的患者来说，肝活检并不是必需的。怀疑患有肝硬化的患者，腹部超声检查有助于 HCC 和门静脉高压的诊断和评估。血清学研究和超声也可用于肝纤维化的评估[89]。

肝硬化患者依据是否存在门静脉高压、胃食管静脉曲张和合成功能障碍以及严重程度进行危险分层[90]。肝硬化有两个阶段——代偿期和失代偿期。失代偿期肝硬化临床表现为腹水、静脉曲张出血和（或）肝性脑病。代偿期肝硬化则没有这些临床症状。代偿期肝硬化患者中位生存期超过 12 年，失代偿期肝硬化患者中位生存期约为 2 年[91]。代偿期肝硬化患者可根据门静脉高压程度进一步分级。门静脉高压定义为肝静脉压力梯度（HVPG）大于 5 mmHg。HVPG 超过 10 mmHg 的患者可有明显门静脉高压临床症状。与轻度门静脉高压（HVPG 为 5 ～ 10 mmHg）患者相比，他们发生静脉曲张、肝功能失代偿、术后失代偿和 HCC 的风险增加[92-94]。虽然 HVPG 是检测门静脉高压的金标准，但因其是有创操作，并不常规使用。应用超声的瞬时弹性成像技术检测 LS 值是一种无创检测临床显著门静脉高压的方法。LS 值超过 20 kPa 可有效区分轻度的和有临床症状的门静脉高压[95]。肝多普勒超声也可能帮助诊断。在超声成像中出现门体侧支或门静脉血流逆转可诊断为明显门静脉高压[96]。明显门静脉高压患者中，出现胃食管静脉曲张提示预后较差[97]。

代偿性肝硬化患者无胃食管静脉曲张，可通过治疗潜在的病因来预防疾病进展[90]。静脉曲张患者接受非特异性 β 受体阻滞药治疗（如普萘洛尔、噻吗洛尔）、卡维地洛或内镜下静脉曲张结扎术来预防曲张静脉出血。非特异性 β 受体阻滞药治疗可降低 HVPG[98-100]。

急性静脉曲张出血是一种急症，处理措施包括气道保护、容量复苏和内镜下静脉曲张结扎术。同时服用

抗生素（头孢曲松 1 g/24 h）和输注血管加压药（生长抑素、奥曲肽、特利加压素）可以改善预后。一旦病情稳定，针对再出血风险高的患者应提前实施 TIPS[90]。

腹水

腹水是失代偿性肝硬化的标志。出现腹水的患者 1 年死亡率为 20%[100]。出现腹水的患者发生其他并发症的风险增加，包括自发性细菌性腹膜炎和急性肾损伤（acute kidney injury，AKI）。治疗措施包括限制钠盐饮食、非特异性 β 受体阻滞药以降低门静脉压力、利尿药（螺内酯、呋塞米）。米多君可用于治疗难治性腹水。TIPS 可以改善未进行肝移植的难治性腹水患者的生存率[86]。

肾衰竭和肝肾综合征

终末期肝病的住院患者有 40% 会发生肾衰竭。肾衰竭是疾病晚期的临床症状，提示肝衰竭预后不良。70%～80% 的病例是由血容量不足或细菌感染引起的。肝肾综合征（HRS）不常见，而且预后较差[101-102]。HRS 是排他性诊断，其特征为无明显病因（休克、肾毒性药物、阻塞、肾实质疾病）的 AKI，对扩容及停用利尿药无反应。AKI 定义为 48 h 内肌酐升高大于或等于 0.3 ml/dl 或在 7 天内升高 50% 以上[103]。根据发病快慢和损伤程度，HRS 分为 1 型和 2 型。1 型表现为病情进展迅速，2 周内血清肌酐增加 1 倍，它通常与诱因因素有关，预后较差。治疗 HRS 旨在增加肾灌注压。对于重症患者，可使用去甲肾上腺素与白蛋白联合输注[104]。对于病情稳定的患者，可给予特利加压素或米多君与奥曲肽联合白蛋白治疗。药物治疗无效时应透析。肝移植是治疗 HRS 的最终方法[105]。

肝性脑病

肝性脑病（hepatic encephalopathy，HE）是继发于肝功能不全或门体分流的脑功能障碍，是肝硬化失代偿的标志。30%～40% 的肝硬化患者和 50% 的门体分流患者可出现肝性脑病[106]。其临床表现是逐渐进展的，从人格的轻微改变到定向障碍、嗜睡、昏迷。扑翼样震颤通常出现在早期到中期[107]。肝性脑病的严重性可使用 West Haven 标准进行分级，病情从一级到四级，一级症状轻微，四级则出现昏迷（表 16.4）[108]。常见的肝性脑病诱发因素包括感染、静脉曲张出血和利尿药过量。诊断需排除引起脑功能障碍的其他原因及应用临床诊断标准。治疗包括去除诱

表 16.4　肝性脑病分级——West Haven 标准

分级	说明
I	轻微意识丧失，注意力减弱，睡眠紊乱
II	嗜睡，行为改变，扑翼样震颤
III	昏睡，意识模糊，定向力障碍，行为失常
IV	昏迷

Modified from Table 2, Page 719 in: Vilstrup H, Amodio P, Bajaj J, et al. Hepatic encephalopathy in chronic liver disease: 2014 practice guideline by the American Association for the Study of Liver Diseases and the European Association for the Study of the Liver. Hepatol. 2014; 60: 715-735.

因、应用乳果糖（一种不可吸收的双糖）。利福昔明可预防复发[108]。

肺部并发症

肝肺综合征（hepatopulmonary syndrome，HPS）、门静脉性肺动脉高压（portopulmonary hypertension，PoPH）和肝性胸腔积液（hepatic hydrothorax，HH）是肝硬化和晚期肝病患者可能出现的肺部并发症。据报道，在考虑肝移植的评估中，有多达 30% 的患者并存有肝肺综合征，它是与肝病严重程度无关的独立死亡危险因素[109]。肝肺综合征是指坐位呼吸空气时异常的肺泡-动脉血氧分压差（≥ 15 mmHg）。它是由肝硬化时肺内血管扩张引起的，其严重程度由 PaO_2 决定：大于 80 mmHg 为轻度，60～80 mmHg 为中度，50～60 mmHg 为重度，小于 50 mmHg 为极重度[110]。患者休息或劳累时可能出现呼吸困难。大约 25% 的患者有斜卧呼吸（从仰卧位到站立时呼吸困难）或直立位低氧血症（从仰卧位到站立时 PaO_2 下降超过 5% 或 4 mmHg）。疾病晚期，患者可能会出现杵状指和发绀。应用脉搏血氧饱和度仪筛查患者（室内空气下 $SpO_2 < 96\%$），并根据 PaO_2 值进行诊断。对比增强的经胸超声心动图（TTE）可显示肺内血管扩张。尚无药物治疗可以改变肝肺综合征患者的预后。吸氧可使 SpO_2 维持在 88% 以上。肝移植是唯一有效的治疗方法[111]。因此，严重肝肺综合征（PaO_2 50～60 mmHg）患者属于终末期肝病模型（MELD）例外评分。尽管经验丰富的医疗中心可以降低风险，但危重肝肺综合征患者（$PaO_2 < 50$ mmHg）在肝移植后出现并发症和死亡的风险仍然很高[111-112]。

肺动脉高压是门静脉高压导致的肺动脉高压[113]。有 5% 的患者在准备进行肝移植评估时发现，如果不进行治疗，1 年生存率为 46%[114-115]。诊断依赖右心导管检查，平均肺动脉压（mPAP）大于 25 mmHg，肺血管阻力（PVR）大于 240 dynes/（s·cm⁵），肺动

脉楔压小于 15 mmHg。肺门高压分为轻度（mPAP：25～35 mmHg）、中度（mPAP：35～45 mmHg）和重度（mPAP > 45 mmHg）[110]。该疾病的病理生理仍有待阐明。通常使用 TTE 测定患者右心室收缩压（RVSP）。RVSP > 50 mmHg 的患者应进行右心导管检查以确诊并确定肺门高压严重程度。肺门高压的治疗采用磷酸二酯酶 -5 抑制剂、前列环素类似物和内皮素受体拮抗剂以降低 PVR。mPAP 大于 45 mmHg 是肝移植的绝对禁忌证。对于治疗有效的肺门高压属于 MELD 例外[110]。

肝性胸腔积液在肝硬化患者中的患病率为 5%～10%[116]。由腹水从腹腔通过膈肌缺损进入到胸膜腔而引起，最常见于右侧。患者可能出现呼吸困难、咳嗽、胸部不适、低氧。胸片和胸腔穿刺用于诊断。药物治疗包括限钠和利尿。难治性肝性胸腔积液用 TIPS 治疗。对于 TIPS（经颈静脉肝内门体分流术）无效的患者，可以选择 VATS（胸腔镜手术）进行胸膜固定术[117]。

肝细胞癌

HCC 是最常见的原发性肝恶性肿瘤，也是全球癌症死亡的第三大常见原因。HCC 男性发病率高于女性，亚洲和非洲发病率较高，美国发病率也有所上升[118]。慢性肝病是 HCC 病情进展的最重要危险因素。乙型肝炎、丙型肝炎、血色素沉着症、嗜酒、非酒精性肝病、糖尿病和肥胖都会增加 HCC 的发病风险[119]。建议所有肝硬化患者每隔 6 个月进行超声筛查，也可以检测血清 AFP。可以应用动态 MRI 或四相多探头 CT 检测对 1 cm 以上肿物进行无创性诊断。影像学不典型的结节应进行经皮活检[120]。根据肿瘤大小、邻近组织的浸润程度、有无转移、肝功能和患者的身体状况进行分期，但目前没有公认的分期方法。其中根据肿瘤、结节、转移进行分期和 Barcelona 分期（BCLC）是最常用的两种分期方法[120]。

手术切除是 HCC 的明确治疗方法。然而，HCC 确诊时通常已在疾病晚期。对于保留了肝功能并且为局限性和孤立性的肝肿瘤患者，手术切除治疗的 5 年生存率为 40%～75%[121]。肝功能不全、肿瘤局限于肝和肿瘤大小满足特定要求的患者可选择肝移植[122]。不适合肝切除或肝移植的患者可选择非手术治疗包括射频消融、经动脉化疗栓塞和全身治疗[120]。

麻醉药的肝作用

吸入麻醉药

（另见于挥发性麻醉药的药代动力学相关章节）

吸入麻醉药对肝的影响主要是改变了肝灌注血流。肝血流量是门静脉血流量和肝动脉血流量的总和。通过肝动脉缓冲反应维持肝血流量，门静脉血流量的减少可通过肝动脉血流量的增加来代偿[123]。吸入麻醉药可降低平均动脉压和心输出量，导致门静脉血流量剂量依赖性的减少。除氟烷外，异氟烷、七氟烷和地氟烷均可保持肝动脉缓冲反应，进而维持肝血流量[124-126]。

氙气是一种可以用作麻醉药的惰性气体[127]。它具有良好的麻醉效能，包括极低的血气分配系数（0.115）和维持血液动力学稳定[128-129]。在一个猪的实验模型中研究了氙气麻醉时猪肝灌注情况。使用放射性微球示踪观察到氙气麻醉与丙泊酚对肝灌注影响没有差异[130]。然而，第二项使用 ICG 的研究表明，使用氙气和氯胺酮麻醉的猪门静脉血流量减少了 17%，而肝动脉灌注血流或肝功能无显著差异[131]。与丙泊酚相比，在猪模型中使用氙气麻醉肝静脉氧含量更高[132]。目前尚不清楚这些研究的发现是否有临床意义。氙气麻醉已成功用于 4 例肝移植[133]。

一般来说，静脉麻醉药，如丙泊酚、硫喷妥钠、依托咪酯和美索比妥不会对肝产生不良影响。此外，肝硬化患者中这些药物的药代动力学没有明显变化[134-137]。肝硬化患者可能对中枢神经系统的抑制作用更敏感。使用放射性标记微球、多普勒、电磁流量计测定动物和人体的器官血流量，发现丙泊酚可以增加肝血流量和耗氧量[138-141]。但在使用 ICG 清除率测量肝血流量的研究中发现丙泊酚减少肝血流量[142-143]。丙泊酚自身可干扰 ICG 的清除，影响了这些研究结果[141, 144]。临床上，丙泊酚对肝功能没有不良影响。咪达唑仑在肝功能不全患者的消除受到影响，导致镇静作用延长[145]。右美托咪定在肝损害患者消除减少，需要减少用药量[146]。

在肝硬化患者中，吗啡、哌替啶和阿芬太尼的代谢减慢，作用时间延长[147-149]。在轻度肝功能不全患者中，芬太尼、舒芬太尼和瑞芬太尼的药代动力学与正常对照组相比没有变化[150-152]。

肝功能不全患者假性胆碱酯酶水平降低可延长琥珀胆碱和米库氯铵的作用时间[153-154]。因为经 Hoffman 消除，顺阿曲库铵的恢复时间没有变化[155]。

氨基类固醇神经肌肉阻滞剂（维库溴铵、罗库溴铵、泮库溴铵）在肝硬化患者中分布容积增加。此类药物起效慢、作用时间长，需要谨慎给药和实施 TOF（四个成串刺激）监测[156-158]。舒更葡糖（sugammadex）能逆转罗库溴铵在肝功能不全患者中的神经肌肉阻滞作用[159]。新斯的明逆转也不受肝功能障碍影响。

有五项研究探讨了硬膜外麻醉对肝血流的影响。其中四项研究使用 ICG 血浆清除率和经胃肝静脉多普勒测量，显示腰椎或胸椎硬膜外麻醉导致肝血流量减少。在另一项研究中，输注胶体和多巴胺可恢复血流[160-162]。麻黄碱或去甲肾上腺素维持平均动脉压可进一步减少肝血流量。与这些研究结果不同，Kortgen 等的研究表明，胸椎硬膜外麻醉增加了肝血流量（应用 ICG 血浆清除率方法），而腰椎硬膜外麻醉导致肝血流量减少[163]。这些发现的临床意义尚不确定。

肝病患者的非肝部手术

肝病患者的术前评估应包括明确疾病的严重程度和有无肝功能障碍相关的合并症。考虑到死亡风险，急性肝炎或急性肝衰竭患者禁忌实施择期手术[164]。无肝硬化和明显肝功能障碍的情况下，慢性肝病患者一般不会增加择期手术的风险。接受非肝部手术的肝硬化患者术后发病率和死亡率高于无肝硬化患者[165]。一些样本量小、无对照的、跨越 30 年的研究发现死亡率为 1% ～ 50%。这些患者死亡率与肝病严重程度、合并症和外科手术方式相关[165]。最大的肝硬化患者院内死亡率研究使用的数据来自全国住院患者样本。它将从 1998 年到 2005 年间接受了四类手术（胆囊切除术、结肠切除术、冠状动脉旁路移植术和腹主动脉瘤修复手术）之一的 22 569 例肝硬化患者与 280 万对照人群对比。结果发现，4214 例肝硬化患者存在门静脉高压。与对照组相比，肝硬化患者手术期间的院内死亡风险增加 3 ～ 8 倍。严重肝病患者的死亡风险更高，根据不同的手术操作增加 12 ～ 23 倍不等。接受冠状动脉旁路移植术的患者死亡风险最大[166]。一项台湾的研究显示，与 97 128 例对照组肝硬化患者相比，24 282 例接受非肝部手术肝硬化患者的 30 天死亡风险增加 2 倍以上（1.2% vs. 0.7%）。患有病毒性肝炎、黄疸、腹水、胃肠道出血和肝昏迷的肝硬化患者死亡率进一步增加[167]。

Child-Turcotte-Pugh（CTP）评分和 MELD 评分可用于评价接受非肝手术的肝硬化患者的发病率和死亡率[168-172]。CTP 评分包括五个指标：肝性脑病程度、腹水程度、INR、血清白蛋白和总胆红素（表 16.5）。根据 CTP 评分将患者分为三级：A 级（5 ～ 6 分）、B 级（7 ～ 9 分）和 C 级（> 10 分）[173]。CTP 分级越高，死亡风险越高。最近的一项研究发现，每个 CTP 分级相关的死亡风险已有所下降。接受腹部手术的肝硬化患者早期回顾性研究发现，CTP 评分 A、B、C 级的死亡风险分别为 10%、30%、73% ～ 82%[174-175]。最近一组研究中，194 例患者接受 212 项普通外科手术，

表 16.5　Child-Turcotte-Pugh（CTP）评分

	评分		
	1	2	3
腹水	无	轻微	中度
胆红素	< 2 mg/dl	2 ～ 3 mg/dl	> 3 mg/dl
白蛋白	> 3.5 g/dl	2.8 ～ 3.5 g/dl	< 2.8 g/dl
凝血酶原时间			
延长时间（s）	< 4	4 ～ 6	> 6
国际标准化比值	< 1.7	1.7 ～ 2.3	> 2.3
脑病	无	1 ～ 2 级	3 ～ 4 级
总分	CTP 分级	手术死亡率	
5 ～ 6	A	2% ～ 10%	
7 ～ 9	B	12% ～ 31%	
10 ～ 15	C	12% ～ 82%	

通过回顾性研究预测基于 Child-Turcotte-Pugh（CTP）评分的术后 30 天死亡率。最近的研究报道的死亡率较低。
From Pugh RN, Murray-Lyon IM, Dawson JL, et al. Transection of the oesophagus for bleeding oesophageal varices. Br J Surg. 1973；60（8）：646-649. https://doi.org/.

与 CTP 评分 A、B、C 级对应的 30 天死亡率分别为 6%、13%、53%[169]。腹腔镜手术患者的风险更低（A 级：2%；B 级：12%；C 级：12%），这表明围术期护理和手术技术的改进提高了肝硬化患者手术安全性[170]。CTP 评分的缺点是肝性脑病和腹水的分级是主观的。此外，CTP 评分没有考虑手术风险的其他预测因素，如手术类型或肝硬化病因[176]。

如上所述，MELD 评分根据患者的 INR、血清肌酐、血清胆红素和肝疾病的病因计算（图 16.5）[177]，是终末期肝病患者死亡风险的有效测量方法，也是移植肝分配系统的基础[178]。许多研究已经证实 MELD 评分可以很好地预测肝硬化患者腹部、骨科和心脏手术的风险[168, 179-181]。一项大型回顾性研究证实，MELD 评分可很好地预测接受腹部、骨科和心脏手术肝硬化患者 30 天、90 天、1 年和 5 年死亡率。MELD 评分低于 8 分的患者 30 天死亡率为 5.8%，MELD 评分高于 20 分的患者 30 天死亡率超过 50%[182]。将血清钠

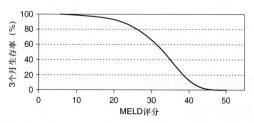

图 16.5　终末期肝病模型（MELD）评分可评估 3 个月生存率

加入 MELD 评分（MELD-Na）以及联合血清钠和患者年龄（综合 MELD 或 iMELD）可以提高 MELD 预测生存率的准确性[183-184]。使用 MELD-Na 和 iMELD 可以更准确地预测非肝手术后的死亡率，但需要更多研究证实[169, 185-186]。

比较 CTP 与 MELD 预测能力的研究产生了相互矛盾的结果，这可能是由于样本量小以及主要测量结果和外科手术过程的差异。对心脏和普通外科患者的小型研究发现，CTP 和 MELD 评分均很好地预测术后死亡率[168-169]。一项针对接受非肝腹部手术的肝硬化患者的研究发现，MELD 评分比 CTP 评分能更好地预测术后 90 天内的死亡率或肝功能失代偿[180]。最近的一项研究发现，在择期全麻手术的肝硬化患者中，两者都不能很好地预测死亡率和肝功能失代偿[171]。有人建议，肝硬化患者进行非肝手术风险分层时，应将以上两种评分与其他检查联合应用[187]。

除了肝硬化严重程度和特定的外科手术外，与肝硬化患者术后发病率和死亡率增加相关的危险因素还包括急诊手术、美国麻醉科医师协会（ASA）分级、肾功能不全、男性和高龄[168, 170, 188]。

除了确定肝硬化严重程度外，术前评估还应明确与肝硬化相关的合并症及严重程度，包括肝性脑病、肺部疾病、心脏病和肾功能不全（见前面的讨论）。术前实验室评估应包括全血细胞计数以评估贫血、血小板减少症和白细胞增多症。此外，应检测 INR、纤维蛋白原、血清电解质、肌酐、葡萄糖、转氨酶、胆红素和白蛋白。

肝胆手术的麻醉管理

经颈静脉肝内体分流术　经颈静脉肝内门体分流术（transjugular intrahepatic portosystemic shunt, TIPS）是一种血管内的介入手术，经颈静脉入路，建立肝内的位于肝静脉及门静脉之间的人工分流通道（图 16.6），目的是降低门静脉高压[189]。TIPS 主要适应证是静脉曲张出血的二级预防和难治性腹水的治疗[190]。高危患者（HVPG > 20 mmHg）急性静脉曲张破裂出血，内镜介入的 TIPS 可减少再出血[191]。手术禁忌证包括充血性心力衰竭、三尖瓣反流和中重度肺动脉高压。在手术过程中，导管一般通过右颈内静脉进入肝静脉分支，然后用针穿过肝静脉进入门静脉，扩张通道并置入支架。术后 HVPG 应小于 12 mmHg。主要并发症，如腹腔内出血等，发生率为 1% ~ 2%[192]。

TIPS 可以择期或急诊实施手术。术前评估应明确肝功能不全的程度和相关的发病率。晚期肝病患者可能处于高循环动力状态。可能伴有明显的腹水及功能残气量减少、肝性脑病或肝肺综合征。当患者处于仰卧位时，可能会进一步损害肺功能。患者还可能并存肾功能不全、凝血异常和血小板减少症。实验室检查应筛查贫血、血小板减少症、凝血功能障碍、低钠血症、肌酐和高钾。患者血红蛋白浓度小于 7 ~ 9 mg/dl，INR 大于 2，血小板计数小于 50 000/µl 时应输血[193]。手术可在局麻、镇静或全麻下进行，应考患者的敏感度、是否耐受仰卧位以及手术时间。有明显腹水或近期静脉曲张破裂的患者优先选择全麻快速诱导以保护气道。在肝内分流和支架扩张过程中可能发生术中疼痛。在 150 例接受全凭静脉麻醉（TIVA）的 TIPS 患者中，术后 ICU 入院率为 6.6%，主要原因是术中血流动力学不稳定。考虑到气道保护、患者仰卧位和术中疼痛，研究者推荐所有 TIPS 均应实施全身麻醉[194]。术后并发症包括由于静脉回流增加引起的心力衰竭、造影剂肾病、溶血性贫血和脓毒症[195-196]。

肝切除术　肝切除术最常见的适应证是治疗继发性转移（即结肠癌肝转移）、原发性肝癌、胆道恶性肿瘤和肝良性肿物[197]。肝切除术是沿着肝的功能肝段进行切除，根据血液供应和胆道引流的分布，肝分为八个功能肝段。左肝由肝段Ⅱ、Ⅲ、Ⅳ组成，而右

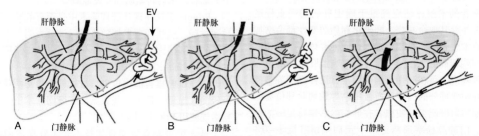

图 16.6　经颈静脉肝内门体分流术。支架（一个或多个）通过一根金属丝穿过颈内静脉进入肝静脉（A），食管静脉曲张（EV）明显扩张。然后将金属丝和支架伸入门静脉（B），血液就可以通过门静脉进入肝静脉，绕开扩张的食管静脉以减压（C）（Reproduced with permission from University of Michigan Health System：www.med.umich.edu/1libr/topics/liver09.htm/（not able to access/TG 9-21-18）

肝由肝段 V、Ⅵ、Ⅶ、Ⅷ组成。肝段 Ⅰ 是尾状叶（见图 16.1）。右肝切除术包括切除肝段 V～Ⅷ，左肝切除术包括切除肝段 Ⅱ～Ⅳ。肝右切除术也称为扩大右半肝切除术或右三叶切除术，涉及肝段Ⅳ～Ⅷ的切除，伴或不伴肝段 Ⅰ 的切除。扩大左肝切除术（肝左三叶切除术）包括 Ⅱ～V 肝段和Ⅷ肝段[198]。死亡率和发病率与手术切除范围密切相关。美国外科医师学会-国家外科质量计划项目数据库报告了 5 年内 4881 例肝部分切除术患者进行了回顾性分析，该手术 30 天死亡率和发病率分别为 1.9% 和 13.1%。接受扩大肝切除术（肝叶切除术或三叶切除术）患者的死亡率和发病率分别增加到 5.8% 和 22.5%[199-200]。其他影响因素包括医疗中心的手术例数、患者年龄、心脏病史、肺部或肾疾病、失血、腹水以及肝功能降低[199-200]。

位于外周肝段（Ⅱ～Ⅵ）小的（< 5 cm）、孤立性病变最适合在有经验的医疗中心实施腹腔镜肝切除术[201-202]。据报道，有经验的医疗中心进行了更大范围的肝切除。一项关于 83 组配对病例（2900 例患者）的 meta 分析显示，与开腹肝切除术相比，接受腹腔镜肝切除术患者的并发症、输血、失血和住院率显著降低[203]。迄今为止，唯一一项比较腹腔镜肝切除术与开腹肝切除术的随机对照试验发现，对于切除少于三个连续肝段的结直肠癌肝转移来说，腹腔镜肝切除术患者术后并发症显著减少［19% vs. 31%，95% 置信区间（CI）1.67～21.8，P = 0.021］。虽然住院时间明显缩短，但失血量和死亡率没有差异[204]。腹腔镜转为开腹手术通常是由于术中出血，据报道发生率为 6%～14%。危险因素包括高 BMI、高龄、糖尿病、高血压和巨大肿瘤[205-206]。最近的一项观察性回顾性研究阐述了机器人辅助在肝切除术中的作用[207]。一项 meta 分析评价了 2010—2014 年发表的比较腹腔镜和机器人肝切除术的七项研究，发现腹腔镜手术可明显减少失血量和缩短手术时间，但在转为开腹手术发生率、术后复发率、住院时间方面无明显差异[208]。

患者的术前评估应侧重于确定肝病的严重程度及是否并存其他合并症。肝硬化和脂肪变性都会增加肝切除术患者的死亡率。手术适应证要依据手术切除后预期残留肝的大小[209-210]。预期残留肝不足的患者手术风险高，可在肝切除前 1 周进行选择性门静脉栓塞。肝病变部分的门静脉血流中断导致切除部位萎缩和预期残留肝肥大，使患者在肝切除后维持足够的肝大小。门静脉栓塞通常适用于预期残留肝低于 20% 的无肝硬化患者和预期残留肝小于 40% 的肝硬化患者[120, 211]。应根据上述内容进一步进行术前评估和风险评估。肝切除术前的实验室检查应包括全血细胞计数、血清电解质、肝生化、白蛋白、凝血系统以及病变类型和筛查。

减少血液丢失的策略

肝切除的术中失血量增多与发病率和死亡率增加有关[212-214]。有很多术前因素与输血风险增加有关，包括术前贫血、肝外手术、腹腔暴露、肝大部切除（> 3 个节段）、肿瘤大小、血小板减少症、肝硬化和反复手术[215-217]。现已证明，对于大出血风险高的患者，使用急性等容血液稀释和术中洗涤细胞回输等技术可以减少异体输血[218-221]。

目前已采用多种方法来减少开放性肝切除术中的失血量，一些大型医学中心的肝切除术的失血量通常小于 500 ml[213, 222-223]。这些方法包括使用暂时性肝血管闭塞和术中维持低中心静脉压（central venous pressure，CVP）[224-225]。

外科医生可以利用肝血管闭塞技术，限制流向肝的血流量来减少出血。虽然在简单的肝切除术中不常规使用，但可能用于更复杂的肝切除术，因而有必要熟悉这些技术。最常用的血管闭塞技术是通过夹持肝十二指肠韧带来阻断肝动脉和门静脉，也称为 Pringle 手法，是于 1908 年首次应用的阻断肝总血流量来控制肝创伤出血的一种手段（图 16.7A）[226]。这种操作的弊端是可能出现肝缺血再灌注损伤[227]。为了减轻这种损伤，外科医生通常使用间歇性夹闭，即每夹闭 15～20 min，松开 5～10 min，使总缺血时间少于 120 min[228]。但也有研究显示肝可耐受更长的累计缺血时间[229]。在一项单中心随机对照试验中，在 Pringle 手法前给予七氟烷预处理 30 min，可明显减少术后转氨酶升高以及连续血流阻断超过 30 min 引起的并发症[230]。随后的三个随机对照试验中发现，在 Pringle 手法之后（后处理）或在间歇性动脉夹闭时给予七氟烷，术后转氨酶和并发症减少[231]。

Pringle 手法在现代肝切除术中是否有效减少失血受到质疑。虽然两项早期随机对照试验表明与无血流阻断的病例相比，间歇性 Pringle 手法的失血量明显减少，但是最近三项随机对照试验发现并无益处[232-236]。最近三项试验报告的中位失血量远低于最初两项研究报告的失血量。目前这些数据证实肝切除术中没有必要常规使用 Pringle 手法[236-237]。

另一种可能有效的替代技术是半肝血流阻断技术。此操作为夹紧供应正在切除半肝的门静脉和肝动脉的分支，以减少对残余肝的缺血性损伤（图 16.7B 和 C）[238]。与 Pringle 手法相比，半肝血流阻断技术尚

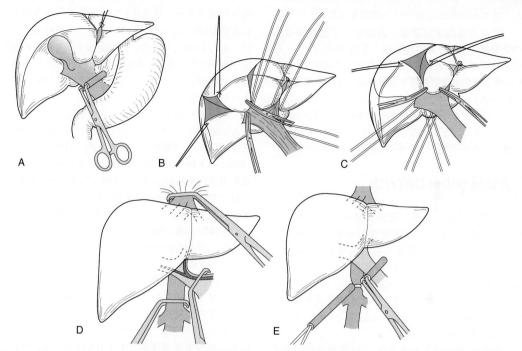

图 16.7 （A～E）肝手术中的血管闭塞术。肝切除过程中减少出血的血管闭塞术包括 Pringle 手法（A），需夹闭肝十二指肠韧带以阻塞肝动脉和门静脉血流入肝。选择性肝血管阻断（B 和 C）包括夹闭被切除半肝的供血。全肝血管阻断（D）是通过夹闭肝上下两侧的下腔静脉和肝十二指肠韧带实现的。另一种技术是夹闭肝下侧下腔静脉和肝十二指肠韧带（E）（From Otsubo T. Control of the inflow and outflow system during liver resection. J Hepatobiliary Pancreat Sci. 2012；19：15-18.）

未显示可减少失血[239-242]。全肝血管断，包括阻断肝上腔静脉、肝下腔静脉，以及门静脉和肝动脉（图16.7D）[243]。由于静脉回流减少以及发病率增加，全肝血管阻断可导致严重的低血压。与 Pringle 手法相比，它没有显示出任何益处，但其通常适用于肿瘤侵犯到下腔静脉的患者。在这种复杂的肝切除术中，将其与低温门静脉灌注和静脉旁路相结合，以降低低血压和肝缺血的风险，但是报告的死亡率仍然很高[244-245]。为了避免全肝血管阻断的血液动力学效应，外科医生采用选择性肝血管阻断，夹紧肝静脉而不包括下腔静脉[246]。一些研究表明，选择性肝血管阻断引起的并发症少于全肝血管阻断，但是其对技术要求很高，且在简单肝切除术中作用有限[247-248]。

低中心静脉压

虽然 Pringle 手法阻断肝血流，但肝静脉内的逆行血流仍然可以导致大量静脉出血。肝静脉压力与腔静脉压力直接相关，因此维持低 CVP（＜5 mmHg）可以尽量减少术中失血量[249]。回顾观察性研究表明，控制 CVP 低于 5 mmHg 可以减少失血量，而且无重大不良并发症[250-253]。两项随机对照试验比较 CVP＜5 mmHg 的患者和自由给药的患者，结果显示低中心静脉压可以减少术中失血量及输血量[254-255]。但这些研究都存在显著偏倚。此外，在一些试验中的估计失血量虽有统计学差异，但无临床意义[256]。尽管肝切除术的标准操作是维持低 CVP，但一些研究发现 CVP 与术中失血量无关。供体肝切除术患者的回顾性研究中，CVP 与术中失血量之间没有相关性。这一发现可能是由于活体肝供体是肝正常的健康患者[257-258]。最大的一项由 900 多名患者组成的研究发现虽然 CVP 与估计失血量之间没有相关性，但几乎所有患者的 CVP 均低于 10 mmHg，大多数患者 CVP 在 4～6 mmHg 范围内变化[258]。

肝切除术期间多种技术均可降低 CVP。最常见的方法是限制术中液体的输注速率为 1 ml/（kg·h）。根据需要使用血加压药来维持收缩压大于 90 mmHg 和尿量大于 25 ml/h。虽然很少需要，但如果不能有效的限制液体量，可使用硝酸甘油或吗啡进行扩张血管，或使用呋塞米进行利尿[250-251、254-255、259]。尽管缺少充足的数据来推荐某种特定的方法，也可以使用米力农、反 Trendelenburg 体位以及硬膜外麻醉[256, 260-262]。

除了之前的干预措施，夹闭肝下下腔静脉可在 CVP 升高的情况下减少出血量（见图 16.7E）[263]。许多随机对照试验表明在可耐受夹闭患者或 CVP 大于 5 mmHg 的患者中阻断肝下下腔静脉，失血量及输血量均显著减少[262, 264-268]。对 714 例患者进行的 meta 分析显示，阻断肝下下腔静脉使术中失血量显著减少（均数差−353 ml），术后并发症发生率无显著差异。值得注意的是，在 meta 分析中，两组的 CVP 值没有差异[269]。

其他减少失血量的方法

两组多中心、随机、安慰剂对照试验研究了在肝切除患者中，预防性使用重组因子Ⅶa（rFⅦa）后能否减少输血。研究发现预防性应用 rFⅦa 对死亡率、输注红细胞或不良事件的发生没有益处[270-271]。对 214 例接受部分肝切除术的患者进行的单一随机对照试验（82% 的病例）发现，在手术切开前静脉输注氨甲环酸 500 mg，然后每隔 6 h 输注 250 mg，持续 3 天，可以减少输血和失血[272]。

最近 Cochrane 数据库分析了 67 项减少肝切除术失血方法的随机临床试验，发现所有试验都存在偏倚风险。多个试验的低质量的证据表明"钳夹和挤压"肝实质切除技术比射频切除术不良事件更少。也有低质量证据表明术中低 CVP 管理可使失血量、手术时间和总住院时间减少[273]。

麻醉管理

这些病例的麻醉管理应根据患者的合并症、手术方式（开腹或腹腔镜）、预期的切除范围和血管阻断操作的需要进行调整。应根据预期的出血程度建立足够的静脉通路。如果预期出现大量失血，可以进行红细胞回收，也可考虑使用急性等容血液稀释。除了标准的 ASA 监测之外，在预期大量失血或者需要血管闭塞操作的情况下，应使用直接动脉压监测。尽管一些大型医疗中心不常规使用 CVP 监测，但中心静脉导管可以用于输血以及 CVP 监测[274-275]。外周静脉压力监测可作为一种替代方案。有研究证明肝切除术的患者肘前静脉的压力与 CVP 相关[276-277]。每搏变异度（stroke volume variation，SVV）作为 CVP 的替代方案，用于肝切除患者的容量管理。一项对接受供体肝切除术的患者进行的研究显示，SVV 值≤ 6% 提示出血量超过 700 ml[278]。两项接受开腹或腹腔镜肝切除术的研究发现，患者的目标 SVV 值高于 12% ～ 15%，出

血量相当于或优于维持低 CVP[279-280]。一项应用米力农降低 CVP 的研究中，SVV 9% 可产生良好的手术视野，而与 CVP 无相关性，这可能由于米力农的松弛效应引起的[281]。存在心脏危险因素的患者应考虑使用经食管超声心动图，但存在明显食管静脉曲张的情况下应用要谨慎。

在大量病例中，肝切除可能会引起出血，甚至发展为凝血障碍。没有足够的证据推荐常规使用血栓弹力图（TEG）。一项随机对照试验发现，对患有凝血疾病[INR > 1.8 和（或）血小板计数 < 50×10⁹/L]的肝硬化患者进行有创操作时，与依据常规实验室检查相比，TEG 指导输血能够明显减少血液制品的用量。但只有一半参与实验的患者其手术过程中出血风险高于 3%[282]。

在疼痛管理方面，胸段硬膜外镇痛是控制肝切除术疼痛的一种非常有效的手段[283-284]。但由于肝切除术后凝血功能障碍和血小板减少症的发生以及硬膜外血肿的相关风险，胸段硬膜外镇痛仍然存在争议[276, 285-288]。根据切除肝组织的大小，有 21% ～ 100% 的肝切除患者术后出现凝血功能障碍和血小板减少症。INR 在术后 1 ～ 2 天达到峰值，而血小板计数在术后 3 ～ 4 天时最低。这些值通常在术后 4 ～ 5 天回到基线。但在一些患者中，INR 可能持续升高长达 1 周，导致硬膜外导管拔除延迟或需要输注 FFP（新鲜冰冻血浆）以拔除硬膜外导管[276, 285-289]。另一个问题是凝血功能障碍患者的硬膜外导管意外移位，据报道发生率约为 7%[276, 286]。凝血功能障碍的程度受切除范围的影响。在 759 例接受肝切除术的患者中，接受肝大部切除术（> 2 个节段）的患者凝血功能障碍的发生率为 39.1%，而接受肝部分切除术（≤ 2 个节段）的患者凝血功能障碍的发生率为 21.3%[289]。其他与术后凝血功能障碍相关的独立因素包括先前存在的肝硬化、术前 INR ≥ 1.3、术前血小板计数 < 150 000/μl、估计失血量≥ 1000 ml、手术持续时间[285, 287-289]。目前尚无病例报道硬膜外血肿的并发症，这可能是因为硬膜外血肿相当罕见，已发表病例的数量可能不足以检测其发生率[290-291]。

大量腹水的患者应考虑快速诱导。全身麻醉的维持可以选择吸入麻醉药和静脉麻醉药。没有高质量的临床证据表明一种特定药物优于另一种药物[292-294]。无论采用何种方法，麻醉药用量应做到个体化，同时考虑肝病患者常用麻醉药的药代动力学和药效动力学的改变。麻醉科医师应该了解在手术过程中可能使用的血管闭塞方法及其对血流动力学的影响。在开腹和腹腔镜肝切除术期间，Pringle 手法导致平均动脉压和全身血管阻力增加、心输出量降低[295-296]。在开腹肝切除术中，门静脉钳夹导致左心室舒张末期容积减少

（即左心室前负荷）。在腹腔镜肝切除术中，由于气腹的建立，PTC（经皮肝穿刺胆管造影）也增加左心室收缩末期压力（即左心室后负荷）[297]。

肝手术后加速康复

多项随机对照试验研究比较了接受开腹和腹腔镜肝切除的患者使用术后加速康复（enhanced recovery after surgery，ERAS）和传统治疗后的恢复情况[250, 298-301]。虽然存在 ERAS 共识指南，但这些试验在 ERAS 要素的数量和性质方面存在差异[302]。大多数纳入了术前教育、早期肠内营养和早期运动。肝切除手术实施 ERAS 方案已被证实可以减少轻症不良事件、住院时间、住院费用并改善患者的生活质量。Cochrane 发表的一项 meta 分析指出 ERAS 方案减少轻症不良事件、住院时间和住院费用，但所有研究均存在很大的偏倚风险且证据的质量很低[303]。

致谢

主编和出版者感谢 Phillip S. Mushlin 博士和 Simon Gelman 博士在本书的前一版中为此章节做出的贡献，为本章奠定了基础。

参考文献

1. Molina DK, et al. *Am J Forensic Med Pathol*. 2015;36(3):182.
2. Molina DK, DiMaio VJM. *Am J Forensic Med Pathol*. 2012;33(4):368.
3. Pryce JW, et al. *BMC Clin Pathol*. 2014;14:(18).
4. Abdel–Misih SRZ, Bloomston M. *Surg Clin North Am*. 2010;90(4):643.
5. van Gulik TM, van den Esschert JW. *HPB (Oxford)*. England; 2010;12:81.
6. Juza RM, Pauli EM. *Clin Anat*. 2014;27(5):764.
7. Strasberg SM. *J Hepatobiliary Pancreat*. 2005;12(5):351.
8. Strasberg SM, Phillips C. *Ann Surg*. 2013;257(3):377.
9. Bismuth H. Revisiting liver anatomy and terminology of hepatectomies. *Ann Surg*. 2013;257(3):383.
10. Poisson J, et al. *J Hepatol*. 2017;66(1):212.
11. Blouin A, et al. *J Cell Biol*. 1977;72(2):441.
12. Treyer A, Müsch A. *Physiol*. 2013;3(1):243.
13. T K. Metabolic Zonation of the Liver: The Oxygen Gradient Revisited; 2018. PubMed - NCBI. https://phstwlp2.partners.org:2052/pubmed/28126520.
14. Geerts A. *Semin Liver Dis*. 2001;21(3):311.
15. Tsuchida SL, Friedman T. Mechanisms of Hepatic Stellate Cell Activation; 2018. PubMed - NCBI. https://phstwlp2.partners.org:2052/pubmed/28487545.
16. Li P, et al. *Mol Immunol*. 2017;85:222.
17. Robinson MW, et al. *Cell Mol Immunol*. 2016;13(3):267.
18. Lau AH, Thomson AW. *Gut*. 2003;52(2):307.
19. Njoku DB. *Int J Mol Sci*. 2014;15(4):6990.
20. Almazroo OA, et al. *Clin Liver Dis*. 2017;21(1):1.
21. Trefts E, et al. *Curr Biol*. 2017;27(21):r1151.
22. Adeva–Andany MM, et al. *Biosci Rep*. 2016;36(6).
23. Nguyen P, et al. *J Anim Physiol Anim Nutr (Berl)*. 2008;92(3):272.
24. Boyer JL. *Compr Physiol*. 2013;3(3):1035.
25. Roberts MS, et al. *Clin Pharmacokinet*. 2002;41(10):751.
26. Malik MY, et al. *Drug Metab Rev*. 2016;48(2):281.
27. Borowski M, et al. *J Biol Chem*. 1986;261(4):1624.
28. Dimova EY, Kietzmann T. *Thromb Haemost*. 2008;100(6):992.
29. Cesarman–Maus G, Hajjar KA. *Br J Haematol*. 2005;129(3):307.
30. Stein PE, et al. Update Review of the Acute Porphyrias; 2018.PubMed – NCBI. https://phstwlp2.partners.org:2052/pubmed/?term=27982422.
31. Sticova E, Jirsa M. *World J Gastroenterol*. 2013;19(38):6398–6407.
32. Ganz T, Nemeth E. *Biochim Biophys Acta*. 2012;1823(9):1434.
33. Yakar S, et al. *J Clin Invest*. 2002;110(6):771.
34. Lu H, et al. *Hypertens Res*. 2016;39(7):492.
35. Jelkmann W. *Eur J Gastroenterol Hepatol*. 2001;13(7):791.
36. Habib S, et al. Approach to jaundice and abnormal liver function test results. In: Sanyal AJ, et al., ed. *Zakim and Boyer's Hepatol: A Textbook of Liver Disease*. 7th ed. Philadelphia, PA: Elsevier; 2018:99–116.
37. Pratt DS. Liver chemistry and function tests. In: Feldman M, et al. ed. *Sleisenger and Fordtran's Gastrointestinal and Liver Disease: Pathophysiology, Diagnosis, Management*. 10th ed. Philadelphia: Saunders; 2016:1243–1253.
38. Kwo PY, et al. *Am J Gastroenterol*. 2017;112(1):18.
39. Eminler AT, Ayyildiz T, Irak K, et al. AST/ALT ratio is not useful in predicting the degree of fibrosis in chronic viral hepatitis patients. *Eur J Gastroenterol Hepatol*. 2015;27(12):1361.
40. Maina I, et al. *Jrnl App Lab Med*. 2016;1(2):119.
41. Redick JA, et al. *J Biol Chem*. 1982;257(24):15200.
42. Siddique A, Kowdley KV. *Clin Liver Dis*. 2012;16(2):199.
43. Fargo MV, et al. *Am Fam Physician*. 2017;95(3):164.
44. Liang TJ, Hepatitis B. The virus and disease. *Hepatology*. 2009;49(suppl 5):13.
45. AASLD/IDSA HCV Guidance Panel. *Hepatology*. 2015;62(3):932.
46. Fourati S, et al. *J Int AIDS Soc*. 2018;21(suppl 1):e25058.
47. Freiman JM, et al. *Ann Intern Med*. 2016;165(5):345.
48. Ajisaka H, et al. *J Surg Oncol*. 2003;84(2):89.
49. Fujioka M, et al. *Hepatology*. 2001;34(6):1128.
50. Sugimoto H, et al. *Liver Int*. 2003;23(1):38.
51. Wong RJ, et al. *Clin Liver Dis*. 2015;19(2):309.
52. Song P, et al. *World J Gastroenterol*. 2016;22(1):262.
53. Yuen M, Lai C. *Best Pract Res Clin Gastroenterol*. 2005;19(1):91.
54. Tapper EB, Lok AS. *N Engl J Med*. 2017;377(23):2296.
55. Bolondi G, et al. *World J Gastroenterol*. 2016;22(26):5936.
56. Guerrini GP, et al. *Prog Transplant*. 2018;28(1):63.
57. Lin C, et al. *Intern Med*. 2008;47(7):569.
58. Younossi ZM, et al. *Hepatology*. 2018;68(1):349.
59. Sakka SG. *Curr Opin Crit Care*. 2007;13(2):207.
60. Denaro CP, et al. *Ther Drug Monit*. 1998;20(1):78.
61. Jover R, et al. *Am J Gastroenterol*. 1997;92(10):1905.
62. Wahlländer A, et al. *J Hepatol*. 1990;10(2):129.
63. Everson GT, et al. *Hepatology*. 2012;55(4):1019.
64. Chow PKH, et al. *J Surg Res*. 2003;112(1):1.
65. Helmke S, et al. *Curr Opin Gastroenterol*. 2015;31(3):199.
66. Kang HK, et al. *Radiographics*. 2002;22(5):1053.
67. Sharma S, et al. *World J Gastroenterol*. 2014;20(45).
68. Iranpour P, et al. *Ultrasonography*. 2016;35(1):3.
69. Barr RG, et al. *Radiology*. 2015;276(2):845.
70. Younossi ZM, et al. *Hepatology*. 2018;68(1):349.
71. Tang A, et al. *Radiology*. 2018;286(1):29.
72. Bialecki ES, Di Bisceglie AM. *HPB (Oxford)*. 2005;7(1):26.
73. Pollock G, Minuk GY. *J Gastroenterol Hepatol*. 2017;32(7):1303.
74. Popper H, Schaffner F. Pathophysiology of cholestasis. *Hum Pathol*. 1970;1(1):1.
75. EASL. *J Hepatol*. 2009;51(2):237.
76. Lleo A, et al. *Hepatol Int*. 2017;11(6):485.
77. Boonstra K, et al. *J Hepatol*. 2012;56(5):1181.
78. Trivedi HD, et al. *Frontline Gastroenterol*. 2017;8(1):29.
79. Poupon RE, et al. *N Engl J Med*. 1991;324(22):1548.
80. Corpechot C, et al. *Hepatology*. 2008;48(3):871.
81. Hirschfield GM, et al. *Gastroenterol*. 2015;148(4):61.e8.
82. Lens S, et al. *Liver Int*. 2014;34(2):197.
83. Rautiainen H, et al. *Hepatology*. 2005;41(4):747.
84. Karlsen TH, et al. *J Hepatol*. 2017;67(6):1298.
85. Scaglione S, et al. *J Clin Gastroenterol*. 2015;49(8):690.
86. Tschochatzis EA, et al. *Lancet*. 2014;383(9930):1749.
87. Garcia–Pagan JC, et al. *J Hepatol*. 2012;57(2):458.
88. Runyon BA. *Hepatology*. 2013;57(4):1651.
89. De Robertis R, et al. *World J Gastroenterol*. 2014;20(23):7231.
90. Garcia–Tsao G, et al. *Hepatology*. 2017;65(1):310.
91. D'Amico G, et al. *J Hepatol*. 2018;68(3):563.
92. Ripoll C, et al. *Gastroenterology*. 2007;133(2):481.
93. Ripoll C, et al. *J Hepatology*. 2009;50(5):923.
94. Abraldes JG, et al. *Clin Liver Dis*. 2014;18(4):779.

95. Shi KQ, et al. *Liver Int*. 2013;33(1):62.
96. Vilgrain V, et al. *Gastrointest Radiol*. 1990;15(3):218.
97. Zipprich A, et al. *Liver Int*. 2012;32(9):1407.
98. Gluud LL, Krag A, et al. *Cochrane Database Syst Rev*. 2012;8:CD004544.
99. Shah HA, et al. *J Hepatol*. 2014;60(4):757.
100. D'Amico G, et al. *Gastroenterology*. 2006;131(5):1611.
101. Carvalho GC, et al. *Ann Hepatol*. 2012;11(1):90.
102. Martin–Llahi M, et al. *Gastroenterology*. 2011;140(2):496.e4.
103. Angeli P, et al. *J Hepatol*. 2015;62(4):968.
104. de Mattos AZ, et al. *Ann Hepatol*. 2016;15(4):474.
105. Boyer TD, et al. *Liver Transpl*. 2011;17(11):1328.
106. Nolte W, et al. *Hepatology*. 1998;28(5):1215.
107. Montagnese S, et al. *Metab Brain Dis*. 2004;19(3–4):281.
108. Vilstrup H, et al. *Hepatology*. 2014;60(2):715.
109. Swanson KL, et al. *Hepatology*. 2005;41(5):1122.
110. Krowka MJ, et al. *Transplantation*. 2016;100(7):1440.
111. Iyer VN, et al. *Hepatology*. 2013;57(6):2427.
112. Schiffer E, et al. *Am J Transplant*. 2006;6(6):1430.
113. Simonneau G, et al. *J Am Coll Cardiol*. 2013;62(suppl 25):34.
114. Krowka MJ, et al. Portopulmonary hypertension: Results from a 10–year screening algorithm. *Hepatology*. 2006;44(6):1502.
115. Swanson KL, et al. *Am J Transplant*. 2008;8(11):2445.
116. Malagari K, et al. *Hepatogastroenterology*. 2007;52(62):558.
117. Machicao VI, et al. *Hepatology*. 2014;59(4):1627.
118. GBD 2016 Risk Factors Collaborators. *Lancet*. 2017;390(10100):1151.
119. Forner A, et al. *Lancet*. 2018;391(10127):1301.
120. Heimbach JK, et al. *Hepatology*. 2018;67(1):358.
121. Poon RT, et al. *Ann Surg*. 2002;235(3):373.
122. Mazzaferro V, et al. *N Engl J Med*. 1996;334(11):693.
123. Lautt WW. *Am J Physiol*. 1985;249(5 Pt 1):549.
124. Gelman S, et al. *Anesthesiology*. 1984;61(6):726.
125. Frink EJ Jr, et al. *Anesthesiology*. 1992;76(1):85.
126. Hartman JC, et al. *Can J Anaesth*. 1992;39(8):877.
127. Cullen SC, Gross EG. *Science*. 1951;113(2942):580.
128. Goto T, et al. *Br J Anaesth*. 1998;80(2):255.
129. Wappler F, et al. *Anesthesiology*. 2007;106(3):463.
130. Schmidt M, et al. *Anaesthesia*. 2001;56(12):1154.
131. Iber T, et al. *Minerva Anestesiol*. 2008;74(10):511.
132. Reinelt H, et al. *Acta Anaesthesiol Scand*. 2002;46(6):713.
133. Wilke HJ, et al. *Transplant Proc*. 2011;43(7):2683.
134. Servin F, et al. *Br J Anaesth*. 1990;65(2):177.
135. Pandele G, et al. *Anesthesiology*. 1983;59(2):123.
136. van Beem H, et al. *Anaesthesia*. 1983;38(Suppl):61.
137. Duvaldestin P, et al. *Acta Anaesthesiol Scand*. 1991;35(2):159.
138. Carmichael FJ, et al. *Anesthesiology*. 1993;79(5):1051.
139. Wouters PF, et al. *Anesth Analg*. 1995;81(1):125.
140. Zhu T, et al. *Can J Anaesth*. 2008;55(6):364.
141. Meierhenrich R, et al. *Anaesthesia*. 2010;65(11):1085.
142. Leslie K, et al. *Anesth Analg*. 1995;80(5):1007.
143. Runciman WB, et al. *Br J Anaesth*. 1990;65(3):353.
144. Sear JW, et al. *Br J Anaesth*. 1994;72(4):451.
145. MacGilchrist AJ, et al. *Gut*. 1986;27(2):190.
146. Weerink MAS, et al. *Clin Pharmacokinet*. 2017;56(8):893.
147. Mazoit JX, et al. *Anesth Analg*. 1987;66(4):293.
148. Klotz U, et al. *Clin Pharmacol Ther*. 1974;16(4):667.
149. Ferrier C, et al. *Anesthesiology*. 1985;62(4):480.
150. Haberer JP, et al. *Br J Anaesth*. 1982;54(12):1267.
151. Chauvin M, et al. *Anesth Analg*. 1989;68(1):1.
152. Dershwitz M, et al. *Anesthesiology*. 1996;84(4):812.
153. Devlin JC, et al. *Br J Anaesth*. 1993;71(2):227.
154. Viby–Mogensen J, Hanel HK. *Acta Anaesthesiol Scand*. 1978;22(4):371.
155. De Wolf AM, et al. *Br J Anaesth*. 1996;76(5):624.
156. Lebrault C, et al. *Anesthesiology*. 1985;62(5):601.
157. Khalil M, et al. *Anesthesiology*. 1994;80(6):1241.
158. Duvaldestin P, et al. *Br J Anaesth*. 1978;50(11):1131.
159. Fujita A, et al. *Acta Anaesthesiol Taiwan*. 2014;52(2):54.
160. Tanaka N, et al. *Anesth Analg*. 1997;85(2):286.
161. Meierhenrich R, et al. *Anesth Analg*. 2009;108(4):1331.
162. Trepenaitis D, et al. *Medicina (Kaunas)*. 2010;46(7):465.
163. Kortgen A, et al. *Eur J Anaesthesiol*. 2009;26(2):111.
164. Friedman LS. *Trans Am Clin Climatol Assoc*. 2010;121:204. discussion 205.
165. de Goede B, et al. *Best Pract Res Clin Gastroenterol*. 2012;26(1):47.
166. Csikesz NG, et al. *J Am Coll Surg*. 2009;208(1):96.
167. Lin CS, et al. *Br J Surg*. 2013;100(13):1784.
168. Farnsworth N, et al. *Am J Surg*. 2004;188(5):580.
169. Neeff HP, et al. *Surgery*. 2014;155(4):623.
170. Telem DA, et al. *Clin Gastroenterol Hepatol*. 2010;8(5):7. quz e58.
171. Hoteit MA, et al. *World J Gastroenterol*. 2008;14(11):1774.
172. Pantel HJ, et al. *J Gastrointest Surg*. 2016;20(8):1511.
173. Pugh RN, et al. *Br J Surg*. 1973;60(8):646.
174. Garrison RN, et al. *Ann Surg*. 1984;199(6):648.
175. Mansour A, et al. *Surgery*. 1997;122(4):6.
176. Kiamanesh D, et al. *Br J Anaesth*. 2013;111(suppl 1):50.
177. Malinchoc M, et al. *Hepatology*. 2000;31(4):864.
178. Kamath PS, et al. *Hepatology*. 2001;33(2):464.
179. Suman A, et al. *Clin Gastroenterol Hepatol*. 2004;2(8):719.
180. Befeler AS, et al. *Arch Surg*. 2005;140(7):4. discussion 655.
181. Northup PG, et al. *Ann Surg*. 2005;242(2):244.
182. Teh SH, et al. *Gastroenterol*. 2007;132(4):1261.
183. Biggins SW, et al. *Gastroenterology*. 2006;130(6):1652.
184. Luca A, et al. *Liver Transpl*. 2007;13(8):1174.
185. Cho HC, et al. *Eur J Gastrointest Hepatol*. 2011;23(1):51.
186. Kim DH, et al. *ANZ J Surg*. 2014;84(11):832.
187. Bhangui P, et al. *J Hepatol*. 2012;57(4):874.
188. Kim TH, et al. *Liver Int*. 2015;35(3):713.
189. Boyer TD, Haskal ZJ. *Hepatology*. 2010;51(1):306.
190. Parker R. *Clin Liver Dis*. 2014;18(2):319.
191. Monescillo A, et al. *Hepatology*. 2004;40(4):793.
192. Suhocki PV, et al. *Semin Intervent Radiol*. 2015;32(2):123.
193. Chana A, et al. *BJA Education*. 2016;16(12):405.
194. DeGasperi A, et al. *J Clin Monit Comput*. 2009;23(6):341.
195. Modha K, et al. *Cardiovasc Intervent Radiol*. 2018;41(4):564.
196. Suhocki PV, et al. *Semin Intervent Radiol*. 2015;32(2):123.
197. Dimick JB, et al. *Arch Surg*. 2003;138(2):185.
198. Aragon RJ, Solomon NL. *J Gastrointest Oncol*. 2012;3(1):28.
199. Kneuertz PJ, et al. *J Gastrointest Surg*. 2012;16(9):1727.
200. Chang CM, et al. *Medicine (Baltimore)*. 2014;93(12):e59.
201. Wakabayashi G, et al. *Ann Surg*. 2015;261(4):619.
202. Abu Hilal M, et al. *Ann Surg*. 2018;268(1):11.
203. Ciria R, et al. *Ann Surg*. 2016;263(4):761.
204. Fretland AA, et al. *Ann Surg*. 2018;267(2):199.
205. Cauchy F, et al. *Br J Surg*. 2015;102(7):785.
206. Goh BK, et al. *Surg Endosc*. 2015;29(9):2636.
207. Nota CL, et al. *HPB (Oxford)*. 2016;18(2):113.
208. Montalti R, et al. *World J Gastroenterol*. 2015;21(27):8441.
209. Capussotti L, et al. *Eur J Surg Oncol*. 2005;31(9):986.
210. Reddy SK, et al. *Hepatology*. 2012;56(6):2221.
211. van Lienden KP, et al. *Cardiovasc Intervent Radiology*. 2013;36(1):25.
212. Kamiyama T, et al. *J Am Coll Surg*. 2010;211(4):443.
213. Aramaki O, et al. *J Hepatobiliary Pancreat Sci*. 2014;21(8):585.
214. Katz SC, et al. *Ann Surg*. 2009;249(4):617.
215. McNally SJ, et al. *HPB (Oxford)*. 2012;14(4):236.
216. Nanashima A, et al. *Surg Today*. 2013;43(5):485.
217. Janny S, et al. *HPB (Oxford)*. 2015;17(4):357.
218. Fujimoto J, et al. *Arch Surg*. 1993;128(9):1065.
219. Matot I, et al. *Anesthesiol*. 2002;97(4):794.
220. Jarnagin WR, et al. *Ann Surg*. 2008;248(3):360.
221. Frankel TL, et al. *J Am Coll Surg*. 2013;217(2):210–220.
222. Imamura H, et al. *Arch Surg*. 2003;138(11):1206. discussion 1206.
223. Grazi GL, et al. *Ann Surg*. 2001;234(1):71.
224. Huntington JT, et al. *J Surg Oncol*. 2014;109(2):81.
225. Jiang B, et al. *Hepatol Res*. 2018;48(8):635.
226. Pringle JHV. *Ann Surg*. 1908;48(4):541.
227. Kim YI. *J Hepatobiliary Pancreat*. 2003;10(3):195.
228. Hoekstra LT, et al. *Dig Surg*. 2012;29(1):35.
229. Torzilli G, et al. *Ann Surg*. 2012;255(2):270.
230. Beck–Schimmer B, et al. *Ann Surg*. 2008;248(6):909.
231. Beck–Schimmer B, Breitenstein S, Bonvini JM, et al. *Ann Surg*. 2012;256(5):5.
232. Man K, et al. *Ann Surg*. 1997;226(6):3.
233. Man K, et al. *Br J Surg*. 2003;90(2):183.
234. Capussotti L, et al. *Br J Surg*. 2006;93(6):685.
235. Lee KF, et al. *Br J Surg*. 2012;99(9):1203.
236. Lee KF, et al. *World J Surg*. 2018.
237. Hanyong S, et al. *Eur J Surg Oncol*. 2015;41(2):243.
238. Makuuchi M, et al. *Surg Gynecol Obstet*. 1987;164(2):155.
239. Figueras J, et al. *Ann Surg*. 2005;241(4):582.
240. Liang G, et al. *HepatoGastroenterology*. 2009;56(91–92):745.
241. Fu SY, et al. *Am J Surg*. 2011;201(1):62.
242. Ni JS, et al. *J Gastrointest Surg*. 2013;17(8):1414.
243. Huguet C, et al. *Surg Gynecol Obstet*. 1978;147(5):689.
244. Belghiti J, et al. *Ann Surg*. 1996;224(2):155.
245. Azoulay D, et al. *Ann Surg*. 2015;262(1):93.

246. Elias D, et al. *Br J Surg.* 1995;82(11):1535.
247. Smyrniotis VE, et al. *Am J Surg.* 2002;183(2):173.
248. Smyrniotis VE, et al. *World J Surg.* 2003;27(7):765.
249. Melendez JA, et al. *J Am Coll Surg.* 1998;187(6):620.
250. Jones RM, et al. *Br J Surg.* 1998;85(8):1058.
251. Smyrniotis V, et al. *Am J Surg.* 2004;187(3):398.
252. Bui LL, et al. *HPB (Oxford).* 2002;4(1):5.
253. Chen H, et al. *J Gastrointest Surg.* 2000;4(2):162.
254. Wang WD, et al. *World J Gastroenterol.* 2006;12(6):935.
255. Liu Y, et al. *Chin–Germ J Clin Oncol.* 2008;7:7.
256. Hughes MJ, et al. *HPB (Oxford).* 2015;17(10):863.
257. Chhibber A, et al. *Liver Transpl.* 2007;13(4):537.
258. Kim YK, et al. *Acta Anaesthesiol Scand.* 2009;53(5):601.
259. Melendez JA, et al. *J Am Coll Surg.* 1998;187(6):620.
260. Ryu HG, et al. *Am J Transplant.* 2010;10(4):877.
261. Sand L, et al. *Acta Anaesthesiol Scand.* 2011;55(9):1106.
262. Rahbari NN, et al. *Ann Surg.* 2011;253(6):1102.
263. Otsubo T, et al. *Surgery.* 2004;135(1):67.
264. Chen XP, et al. *Langenbecks Arch Surg.* 2006;391(3):209.
265. Kato M, et al. *World J Surg.* 2008;32(6):1082.
266. Zhu P, et al. *Br J Surg.* 2012;99(6):781.
267. Zhou YM, et al. *Medicine (Baltimore).* 2016;95(27):e4159.
268. Ueno M, et al. *Surgery.* 2017;161(6):1502.
269. Fancellu A, et al. *J Gastrointest Surg.*2018;22(5):941.
270. Lodge JP, Jonas S, Oussoultzoglou E, et al. *Anesthesiology.* 2005;102(2):269.
271. Shao YF, et al. *Am J Surg.* 2006;191(2):245.
272. Wu CC, et al. *Ann Surg.* 2006;243(2):173.
273. Moggia E, et al. *Cochrane Database Syst Rev.* 2016;10;CD010683.
274. Wax DB, et al. *Eur J Surg Oncol.* 2016;42(10):1608.
275. Niemann CU, et al. *Liver Transpl.* 2007;13(2):266.
276. Choi SJ, et al. *Liver Transpl.* 2007;13(10):1414.
277. Stephan F, et al. *Acta Anaesthesiol Scand.* 2008;52(3):388.
278. Kim YK, et al. *Transplant Proc.* 2011;43(5):1407.
279. Ratti F, et al. *HPB (Oxford).* 2016;18(2):136.
280. Dunki–Jacobs EM, et al. *Ann Surg Oncol.* 2014;21(2):473.
281. Lee J, et al. *Anesth Analg.* 2017;125(2):423.
282. De Pietri L, et al. *Hepatol.* 2016;63(2):566.
283. Schreiber KL, et al. *Reg Anesth Pain Med.* 2016;41(4):460.
284. Ali M, et al. *Br J Anaesth.* 2010;104(3):292.
285. Matot I, et al. *Anesth Analg.* 2002;95(5):81.
286. Tsui SL, et al. *Anaesth Intensive Care.* 2004;32(5):630.
287. Yuan FS, et al. *J Clin Anesth.* 2012;24(5):398.
288. Elterman KG, Xiong Z. *J Anesth.* 2015;29(3):367.
289. Jacquenod P, et al. *Anesth Analg.* 2018;126(4):1142.
290. Christie IW, McCabe S. *Anaesthesia.* 2007;62(4):335.
291. Cook TM, et al. *Br J Anaesth.* 2009;102(2):179.
292. Ko JS, et al. *Transpl Int.* 2010;23(7):736.
293. Toprak HI, et al. *Transplant Proc.* 2012;44(6):1635.
294. Ko JS, et al. *Liver Transpl.* 2008;14(8):1150.
295. Decailliot F, et al. *Br J Anaesth.* 2001;87(3):493.
296. Delva E, et al. *Anesth Analg.* 1987;66(9):864.
297. Decailliot F, et al. *Anesth Analg.* 2005;100(3):864.
298. Ni CY, et al. *Eur J Surg Oncol.* 2013;39(6):542.
299. Qi S, et al. *J Clin Lab Anal.* 2018:e22434.
300. He F, et al. *Clin Transl Oncol.* 2015;17(9):694.
301. Liang X, et al. *Surg Endosc.* 2018;32(6):2746.
302. Melloul E, et al. *World J Surg.* 2016;40(10):2425.
303. Bond–Smith G, et al. *Cochrane Database Syst Rev.* 2016;2:CD011382.

17 肾解剖学、生理学、药理学和功能评估

RICHARD M. PINO, ABRAHAM SONNY

樊玉花 徐咏梅 译 郭悦平 李文志 审校

<table>
<tr><td>要 点</td><td>

- 血浆中的分子必须依次通过毛细血管内皮细胞窗孔、肾小球基底膜（glomerular basement membrane，GBM）和滤过裂隙膜，才能越过滤过膜进入小管液。毛细血管内皮限制细胞的通过，而 GBM 限制白蛋白和更大的分子通过，GBM 上含有带负电荷的糖蛋白，能阻止其他带负电荷的蛋白质通过。因此，滤过屏障具有分子大小和电荷双重选择性。上皮细胞通过产生几个关键的信号分子和膜受体的内吞作用来维持毛细血管床的完整性。

- 肾小球滤过率（glomerular filtration rate，GFR）的首要决定因素是肾小球滤过压，它取决于肾动脉灌注压以及入球小动脉与出球小动脉之间的张力平衡。随着入球小动脉压力或血流量下降，一些介质，如儿茶酚胺、血管紧张素 II 及精氨酸升压素（arginine vasopressin，AVP）收缩出球小动脉，以维持肾小球滤过压，其结果是 GFR 增加。

- 管球反馈是肾自身调节作用的主要机制。当 GFR 增加时，转运至远端肾小管的 NaCl 增加。致密斑感受到氯化物浓度增加，触发肾素-血管紧张素级联释放。由于出球小动脉收缩，GFR 增加，其结果是入球小动脉反馈式收缩。自身调节功能使肾在动脉血压大幅波动的情况下仍能调节水和溶质的平衡。肾小管对水的重吸收与管周毛细血管静水压密切相关并决定了尿流率。任何原因引起的低血压都可以导致尿流率下降，只有当动脉血压接近正常水平时，尿流率才能逐渐恢复。

- 肾小管有强大的重吸收水和 NaCl 的能力。肾每天能产生 180 L 不含蛋白质的肾小球超滤液，其中 99% 的水分和 99% 的 Na 被肾小管重吸收。肾浓缩尿液的能力至少取决于以下三个步骤的相互作用：①由逆流机制和尿素再循环产生高渗性髓质间质；②小管液在髓袢中先浓缩再稀释；③ AVP（也称为抗利尿激素）增加远端小管后半部分和集合管对水的通透性。球旁器为血压、盐和水的稳态提供重要的调控系统。

- 交感-肾上腺轴、肾素-血管紧张素-醛固酮系统和 AVP 之间相互作用，通过增强血管收缩和水盐潴留，对低血压和低血容量做出反应。在高血压和高血容量时，前列腺素类和利尿钠肽类物质增强血管扩张和水盐排出。

- 血浆渗透压被严格控制。神经垂体分泌 AVP 的渗透压阈值是 280～290 mOsm/kg。即使轻度脱水也会导致快速的抗利尿反应，且尿渗透压会由 300 mOsm/kg 增加到 1200 mOsm/kg，血管内容量的降低刺激 AVP 的分泌。

- 血清肌酐浓度反映肌肉产生肌酐和肾清除肌酐之间的平衡，这种平衡依赖于 GFR。肌酐产生率随着肌肉量、体力活动、蛋白质摄入和分解代谢而变化。当这些过程都处于平衡状态并且肾功能稳定时，血清肌酐是一个评估 GFR 的有效指标。血清肌酐与 GFR 之间呈倒指数关系，血清肌酐加倍意味着 GFR 减半。

</td></tr>
</table>

引言

肾是精细的结构–功能关系的典型代表，借此调节血管内容量、渗透压、酸碱及电解质平衡，并排泄代谢和药物的终产物。肾还能分泌激素，这些激素与维持体液内环境稳态（肾素、前列腺素、激肽）、骨代谢（1,25- 二羟胆钙化醇）及红细胞生成（促红细胞生成素）有关[1]。除了这些在健康状态较好患者中的多种作用，几乎每一种全身疾病都会影响肾功能。本章将介绍肾的正常解剖和生理学以及肾功能临床评估的基本知识。

肾组织构成

肾单位

肾的基本单位是肾单位（图 17.1 和 17.2）。肾单位由血管网组成，邻近一系列具有不同生理功能的小管，小管内液体流入集合管形成尿液。正常肾大约有 100 万个肾单位。尽管肾只占总体重的 0.5%，但接受约 20% 的心输出量，占人体总耗氧量的 7%[2]。入球小动脉从肾动脉发出，分支广泛，以供应肾和管周毛细血管网。肾疾病可能由这些血管、肾小球和管状成分的病变引起（见第 42 章）。麻醉科医师了解这些因素对减少围术期肾功能下降很重要。

肾分为外层、皮层和内层髓质，皮层接受肾血流量（renal blood flow，RBF）的 85% ~ 90%（图 17.1）。皮层内有肾小球（图 17.2 和彩图 17.3），即入球小动脉形成的毛细血管网。肾小球毛细血管内皮细胞窗孔是红细胞的屏障，但允许血浆蛋白和较小分子通过（图 17.4）。肾小球的糖萼是一种阴离子屏障，可排斥大分子和白蛋白，通过实验研究和肾小球基底膜（glomerular basement membrane，GBM）阴离子位点改变后出现蛋白尿而了解到这一点[3-4]。在发育过程中，毛细血管内皮陷入上皮细胞，形成脏层上皮细胞簇，具有足样形态，称为足细胞，富含肌动蛋白细胞骨架。这些足细胞固定在 GBM 上，紧密交错并包裹肾毛细血管（图 17.5）。滤过裂隙膜超微结构是拉链状复合物，横跨于足细胞的足突之间[5]。另有上皮细胞及其血管外基质构成壁层上皮，排列成囊状结

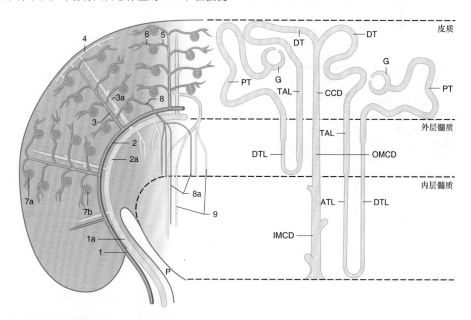

图 17.1　**肾单位和肾血管的解剖关系**。图的左侧表示肾血管系统分布于内层髓质、外层髓质和皮质。动脉以实线表示，静脉以中空线表示。肾动脉分为叶间动脉（1）、弓形动脉（2）和小叶间动脉（3）。入球小动脉（5）在外层皮质（7a）发出侧支形成肾小球毛细血管丛，出球小动脉（6）形成皮层毛细血管网（未表示）。在近髓区（7b），出球小动脉形成直小血管，与长的髓袢（8、8a、9）紧密伴行。静脉回流系统包括星状静脉（4）、小叶间静脉（3a）、弓状静脉（2a）和叶间静脉（1a）。ATL，髓袢升支细段；CCD，皮质集合管；DT，远端小管；DTL，髓袢降支细段；G，肾小球；IMCD，内层髓质集合管；OMCD，外层髓质集合管；PT，近端小管；TAL，髓袢升支粗段（Modified from Kriz W，Bankir L. A standard nomenclature for structures of the kidney. The Renal Commission of the International Union of Physiological Sciences（IUPS）. Kidney Int. 1988；33［1］：1-7.）

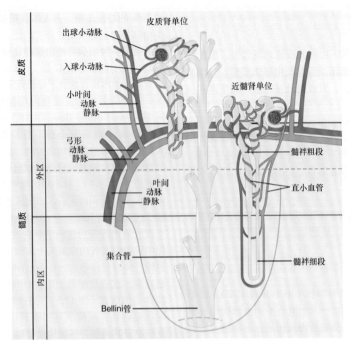

图 17.2　血管和管状结构之间的关系示意图（Redrawn from Hall JE. Guyton and Hall Textbook of Medical Physiology. 13th ed. Philadelphia：Elsevier；2016.）

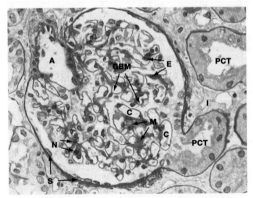

彩图 17.3　肾小球。入球小动脉（A）进入肾小球，并分成许多毛细血管（C），与肾小球基底膜（GBM）相邻。肾小囊腔内衬的鳞状上皮细胞（S）连接具有刷状缘的立方形近曲小管（PCT）。E，内皮细胞核；M，系膜；N，系膜细胞核（From Young B，Woodford P，O'Dowd G. Urinary system. In：Wheaton's Functional Histology. A Text and Colour Atlas. 6th ed. Philadelphia：Elsevier Churchill Livingstone；2014.）

构，称为肾小囊腔，这是肾小管系统的开始。

　　肾的血管系统是独特的，因为它有两个毛细血管床。肾小球毛细血管离开肾小球后形成出球小动脉，继而由 10 ～ 25 条管周毛细血管交织成网状结构，称

为直小血管。直小血管在髓袢升支周围吻合成肾静脉后离开肾（图 17.2）。

　　内皮细胞和上皮细胞合成蛋白质，这些蛋白质是肾滤过屏障 GBM 的重要组成部分（图 17.5）[6]。GBM 富含阴离子糖胺聚糖硫酸肝素、Ⅳ型胶原和层粘连蛋白[6-7]。上皮细胞通过产生包括血管内皮生长因子[8]和信号蛋白质与受体家族在内的几个关键分子来维持该毛细血管床的完整性。跨膜蛋白 nephrin 维持裂隙膜的完整性依赖于裂孔隔膜蛋白和浆膜成分的内吞作用[7, 9-10]。足细胞的足突、裂隙膜和肌动蛋白细胞内支架组织之间的相互作用以 nephrin 和相关蛋白为中心[11]。当这些因素成为肾疾病的病因时，需要在实验研究中阐明它们的作用。[7, 11]

肾小管

　　肾接受总心输出量 20% 的血液，但摄取氧气相对较少。肾动静脉氧差仅为 1.5 ml/dl。但是，肾皮质和髓质之间在血流量、氧供和氧耗方面存在显著差异（表 17.1）。髓质仅接受 6% 的 RBF，平均氧分压（PO_2）为 8 mmHg。因此，尽管总 RBF 相对充足，髓质仍可能出现严重的缺氧。代谢活跃的髓质区髓袢升

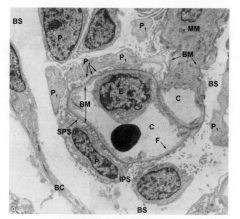

图 17.4 **肾小球的电子显微照片。** 数个肾小球毛细血管（C）衬有开窗的内皮细胞。足细胞（P）发出足突（P_1、P_2）附着在肾小球基底膜（BM）上。肾小球系膜细胞（M）支持毛细血管环。肾小囊腔（BS）的一侧是足细胞，另一侧是壁层上皮细胞。E，毛细血管核；IPS，足细胞间间隙；MM，肾小球系膜基质；SPS，足细胞下空间（From Young B, Woodford P, O'Dowd G. Urinary system. In：Wheaton's Functional Histology. A Text and Colour Atlas. 6th ed. Philadelphia：Elsevier Churchill Livingstone；2014.）

支粗段特别容易受到损伤[12]。

肾小管系统的成分命名是基于光学显微镜观察的形态。该系统始于近曲小管，是肾单位壁层上皮的延续（彩图 17.3）。高密度的线粒体、表面积较大的顶端细胞膜（称为刷状缘）和基底细胞膜是肾小管的标志，表明它需要很高的能量。在正常肾中，Na^+/K^+-ATP 酶消耗 80% 的能量，以维持渗透梯度来重吸收过滤后的分子（图 17.6）[2]。尽管有如此高的能量需求，但肾

小管系统仅占有 10%～15% 的 RBF，是低血压后急性小管坏死的关键病因（见第 42 章）。

近曲小管的远端短而直的部分连接髓袢降支细段的较薄上皮。形成 180° "U" 形小管上升到皮层，并最终成为髓袢升支粗段和远曲小管（图 17.2）。70%～80%的肾单位开始于皮质，并具有短髓袢，仅进入髓质的外缘。其余的近髓肾单位始于肾皮质-髓质交界处，具有细长的髓袢，并向下延伸到髓质的最远端。远端肾小管的末端是肾小球旁器，由致密斑的上皮细胞（借助光学显微镜图像）、入球小动脉的细胞和系膜细胞组成（彩图 17.7）。球旁器对于维持血压至关重要，见后述。肾单位的最远端是集合管，它将超滤液排入肾盂，然后排入输尿管。

尿液的形成

尿液是由三个过程的相互作用形成的：肾小球滤过、肾小管重吸收和肾小管分泌。

肾小球滤过

肾小球滤液的形成取决于 Starling 力的平衡，它可以调节通过滤过膜的液体量[13]。此过程的中心环节是入球和出球小动脉之间的压力差（图 17.8）。肾小球毛细血管的静水压为 60 mmHg，是大多数毛细血管床的 3 倍。压力差使血浆跨过内皮和上皮的滤过屏障（表 17.2），压力下降会减少滤过，而压力升高可能会导致肾损害，所以需要维持压力的微妙平衡。肾小球滤过率（glomerular filtration rate，GFR）取决于肾小球毛细血管压，它与肾小囊腔的静水压和肾小球

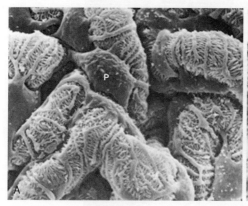

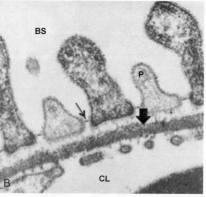

图 17.5 （A）足细胞（P）及其足突的扫描电子显微照片。（B）足突（P）、肾小球基底膜和肾小球毛细血管的电子显微照片。裂孔隔膜（细箭头所示）跨越足突。粗箭头指向肾小球基底膜的致密板。BS，肾小囊腔；CL，肾小球毛细血管腔（Modified from Gartner LP. Urinary system. In：Textbook of Histology. 4th ed. Philadelphia：Elsevier；2017.）

表 17.1　肾血流量在皮质和髓质的分布

	皮质	髓质 *
肾血流量百分比	94	6
肾血流量［ml/（g·min）］	5.0	0.03
PO_2（mmHg）	50	8
O_2 摄取率（VO_2/DO_2）	0.18	0.79

* 肾髓质仅接收总肾血流量的一小部分，并且流速极慢。因此组织氧分压极低，髓质几乎摄取了氧供的 80%。因此，总肾血流量和皮质肾血流量有非常轻微的减少都可能会导致肾髓质缺血和缺氧。DO₂，氧供；O₂，氧气；PO₂，氧分压；VO₂，耗氧量（Data from Brezis M，Rosen S，Epstein F. The pathophysiological implications of medullary hypoxia. Am J Kidney Dis. 1989；13：253-258.）

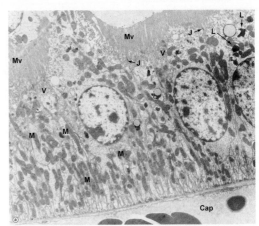

图 17.6　**近曲小管**。近曲小管上皮的顶端表面有长的微绒毛（Mv），即在光学显微镜下所看到的刷状缘。基底表面的细胞质充满了线粒体（M），反映了维持基底侧面 Na⁺/K⁺-ATP 酶所需的高氧需求。Cap，管状毛细血管；J，紧密细胞间连接；L，溶酶体；V，囊泡（From Young B，Woodford P，O'Dowd G. Urinary system. In：Wheaton's Functional Histology. A Text and Colour Atlas. 6th ed. Philadelphia：Elsevier Churchill Livingstone；2014.）

毛细血管内的胶体渗透压相对抗（图 17.8 和 17.9）。健康者的肾小囊腔胶体渗透压是可以忽略的，因为 GBM 限制蛋白质通过。正常 GFR 大约为 180 L/d。

肾小球滤过率的介质控制

肾小球毛细血管压力的控制非常精细。激素、多肽和自分泌物与肾中的受体相互作用，以确保维持 RBF 和 GFR（图 17.10）。

α 肾上腺素能作用　入球小动脉和出球小动脉的血管平滑肌细胞具有压力依赖性的收缩或松弛能力。当血压升高时，这一机制可以防止压力性利尿。轻度刺激 α 肾上腺素能可收缩出球小动脉以维持 GFR（图

17.11）。强烈的 α 肾上腺素能激活通过收缩入球和出球小动脉降低滤过分数，以防止流量引起的 GFR 降低。这就是在脓毒症期间使用去甲肾上腺素可以保持利尿的原因。在休克期间内源性肾上腺素能激活或使用 α 受体激动剂可能会加重肾灌注不足并降低 GFR，

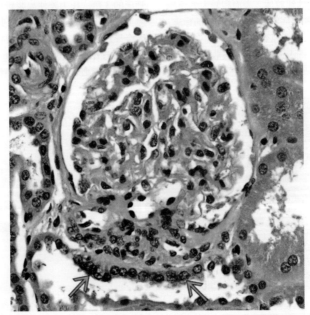

彩图 17.7　**致密斑**（箭头所示）。致密斑细胞是远端小管的一个特殊部分，该部分与球旁器相邻（From Genitourinary and male genital tract. In：Lindberg MR，Lamps LW，eds. Diagnostic Pathology：Normal Histology. 2nd ed. Philadelphia：Elsevier；2018.）

表 17.2 正常肾循环中的压力和血管阻力的估计值

血管	血管压力（mmHg）		总肾血管阻力的百分比
	起点	终点	
肾动脉	100	100	≈ 0
叶间、弓形和小叶间动脉	≈ 100	85	≈ 16
入球小动脉	85	60	≈ 26
肾小球毛细血管	60	59	≈ 1
出球小动脉	59	18	≈ 43
管周毛细血管	18	8	≈ 10
叶间、弓形和小叶间静脉	8	4	≈ 4
肾静脉	4	≈ 4	≈ 0

From Hall JE. Guyton and Hall Textbook of Medical Physiology. 13th ed. Philadelphia：Elsevier；2016.

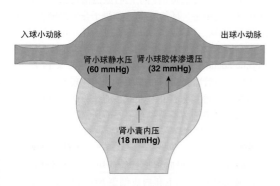

$$\underset{(10 \text{ mmHg})}{净滤过压} = \underset{(60 \text{ mmHg})}{肾小球静水压} - \underset{(18 \text{ mmHg})}{肾小囊内压} - \underset{(32 \text{ mmHg})}{肾小球胶体渗透压}$$

图 17.8 引起肾小球毛细血管滤过的力（Redrawn from Hall JE. Guyton and Hall Textbook of Medical Physiology. 13th ed. Philadelphia：Elsevier；2016.）

理解这一点很重要。肾相对缺乏 β_2 受体，因此肾上腺素的释放通过 α 受体或血管紧张素的活化引起明显的血管收缩。

肾素-血管紧张素 受肾上腺素能刺激，球旁器从致密斑细胞和集合管的主细胞中释放出酶——肾素[14]。肾素（称为血管紧张素酶原更恰当）将肝合成的糖肽血管紧张素原转化为血管紧张素 I。血管紧张素转化酶（Angiotensin-converting Enzyme，ACE）存在于多种细胞类型中[12]，包括白细胞和平滑肌。肾和肺的血管内皮细胞是 ACE 的主要来源，ACE 将血管紧张素 I 转化为血管紧张素 II[12, 15-17]。

血管紧张素 II 激发具有相反作用的两条途径（图 17.12）。主要受体是 AT$_1$，存在于近端肾小管细胞、髓袢升支粗段、致密斑、远端小管和集合管的管腔上

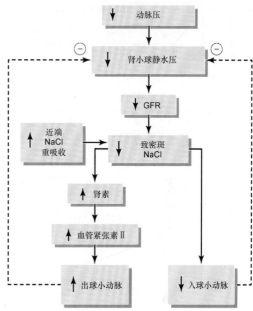

图 17.9 肾动脉压降低期间肾小球静水压和肾小球滤过率（GFR）自身调节的致密斑反馈机制（Redrawn from Hall JE. Guyton and Hall Textbook of Medical Physiology. 13th ed. Philadelphia：Elsevier；2016.）

血管收缩系统	血管舒张系统
交感肾上腺系统 肾素-血管紧张素系统 醛固酮 抗利尿激素	前列腺素 激肽 心房钠尿肽
↓肾血流量 ↓肾小球滤过率 ↓尿量 ↓钠排泄	↑肾血流量 ↑肾小球滤过率 ↑尿量 ↑钠排泄

图 17.10 肾神经激素调节系统。↓，下降；↑，增加（Modified from Sladen RN. Effect of anesthesia and surgery on renal function. Crit Care Clin. 1987；3（2）：380-393.）

皮表面[14, 18]。血管紧张素 II -AT$_1$ 相互作用通过收缩血管来维持全身血压，并促进肾小管转运机制以便重吸收钠和水[14-15, 19]。血管紧张素 II 与非经典受体（如 AT$_7$）的结合拮抗上述作用，通过一氧化氮（nitric oxide，NO）引起血管舒张，前列腺素介导利钠和利尿，减少氧化应激[19]。

血管紧张素 II 是一种强有力的出球小动脉血管收缩剂，可增加压差并增强过滤[18]。由血容量不足或全身性低血压而导致 RBF 或灌注压轻度至中度降低

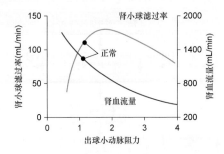

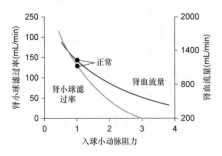

图 17.11　入球小动脉阻力或出球小动脉阻力的变化对肾小球滤过率和肾血流量的影响（Redrawn from Hall JE. Guyton and Hall Textbook of Medical Physiology. 13th ed. Philadelphia：Elsevier；2016.）

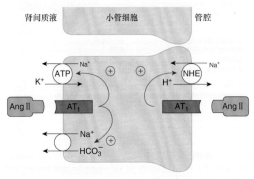

图 17.12　血管紧张素 Ⅱ（Ang Ⅱ）增加近端小管钠重吸收的直接作用。Ang Ⅱ刺激管腔膜上的钠-氢交换（NHE），并刺激基底外侧膜上的 Na^+/K^+-ATP 酶转运蛋白和钠-碳酸氢盐协同转运。ATP，腺苷三磷酸（Redrawn from Hall JE. Guyton and Hall Textbook of Medical Physiology. 13th ed. Philadelphia：Elsevier；2016.）

时，可以保持 GFR。血管紧张素 Ⅱ 也可促进全身血管收缩，约为对肾作用的 1/10。由出血、利尿或钠丢失/限制引起的血容量不足刺激肾素分泌，正压通气、充血性心力衰竭、脓毒症或肝硬化腹水所引起的灌注减少也会刺激肾素分泌。血管紧张素 Ⅱ 反馈到球旁

器，抑制肾素分泌，它还刺激磷脂酶 A_2 触发血管舒张性前列腺素的合成。

前列腺素和激肽　肾内前列腺素通过扩张近髓血管并维持皮质内血流在内源性肾保护中起重要作用[20]。前列腺素之所以被称为自分泌物，是因为它和真正的激素不同，它们产生的量微小，在局部作用后很快失效。由于它们的结构以 20-碳脂肪酸为基础，因此也被称为类二十烷酸（eicosanoids），*eicosa* 是希腊语 20 的前缀。

磷脂酶 A_2 存在于细胞膜的内部脂质层中，并通过形成主要前体花生四烯酸来调控前列腺素的产生。它受到缺血、低血压、去甲肾上腺素、血管紧张素 Ⅱ 和精氨酸升压素（arginine vasopressin，AVP）的刺激。引起和介导应激反应的因子同时激活前列腺素，从而保护肾免受损害。环加氧酶-1 作用于花生四烯酸，形成包括 PGD_2、PGE_2 和 PGI_2（前列环素）的血管扩张性前列腺素[21]。血管扩张是通过激活环腺苷一磷酸（cyclic adenosine monophosphate，cAMP）来拮抗儿茶酚胺、血管紧张素 Ⅱ 和 AVP 的作用实现的。前列腺素在降低血管紧张素 Ⅱ 对入球小动脉和系膜细胞的血管收缩作用方面可能特别重要，前列腺素合成抑制剂（例如非甾体抗炎药）可能会干扰这种代偿机制，并导致髓质缺血。

激肽直接起到血管扩张的作用，并刺激磷脂酶 A_2、前列环素的产生和内皮细胞 NO 的形成[22]。激肽是通过丝氨酸蛋白酶激肽释放酶裂解激肽原而产生的。超过 90% 的肾激肽释放酶是由皮质内远曲小管产生，浓度从皮质到髓质逐渐降低[22]。控制缓激肽水平的肾激肽酶被 ACE 抑制剂抑制，这是血管性水肿的原因[23]。

精氨酸升压素　垂体后叶产生 AVP，也称为抗利尿激素（ADH），高渗透压或血容量不足会刺激其释放[24]。AVP 释放的最强刺激因素是由主动脉弓和颈动脉窦压力感受器介导的全身低血压状态，它远强于其他的刺激因素，可使血浆 AVP 水平超过正常值的 10～1000 倍。在此高浓度下，AVP 成为血管收缩剂，特别是对肾外层皮质作用最强。AVP 可激动位于血管平滑肌细胞、肾小球系膜细胞和直小血管细胞上的 V_{1A} 受体，并通过磷脂酰肌醇途径促使血管收缩[25]。AVP 是出球小动脉的极强收缩剂，因而它可有效维持肾小球滤过压，与儿茶酚胺和血管紧张素不同，AVP 的血浆浓度即使处于高水平，也几乎对入球小动脉无作用[26]。与髓质集合管上的 V_2 受体的结合刺激腺苷酸环化酶形成 cAMP，从而增强主细胞的水通道蛋白

2 以增加水的重吸收（图 17.13）[24, 27]。麻醉药除了通过引起动脉血压、静脉容量、血清渗透压的改变影响 AVP 分泌外，对 AVP 的分泌无直接作用。外科创伤是 AVP 分泌的主要激动因素。这一应激性反应无论是由疼痛引起还是由血管内容量的改变引起，都具有很大影响，并在外科手术后持续 2～3 天。

利尿钠肽　利尿钠肽通过激活环鸟苷酸，在磷脂酶 C 结合的受体处阻断去甲肾上腺素和血管紧张素 II 的作用，从而舒张血管平滑肌。心房钠尿肽（atrial natriuretic peptide，ANP）[28] 由心房肌细胞释放，是对心房壁拉伸和心房容量增加的反应，脑钠肽（B 型利尿钠肽）在脑室扩张时释放，而 C 型由大血管内皮细胞释放。尿舒张肽（urodilatin）由远端小管和集合管上皮分泌，是对平均动脉压和血容量增加的反应。

即使在 RBF 未升高或动脉压降低时，利尿钠肽仍可引起 GFR 和肾小球滤过分数的快速持续增高。利尿钠肽可引起入球小动脉的扩张（伴或不伴出球小动脉的收缩）、拮抗内皮素（由血管内皮细胞产生的内源性血管收缩肽），抑制肾素分泌，并减少血管紧张素激活的醛固酮。这些肽还抑制醛固酮在肾上腺皮质中的释放，并阻断其在远端小管和集合管中的作用。此外，它们通过对大脑和垂体的作用抑制 AVP 的分泌，从而导致利尿作用增强。NaCl 被重吸收，促进利

尿[29]。这些作用对于增加少尿患者（例如患有急性肾衰竭和慢性肾衰竭的患者）的尿量很重要。

醛固酮　醛固酮是皮质类固醇，在高钾血症或低钠血症时，由肾上腺皮质的球状带分泌[30]。血管紧张素 II 和促肾上腺皮质激素也可促使其释放。醛固酮作用于髓袢升支粗段、远端小管的主细胞和集合管，增加钠的主动重吸收和水的被动重吸收，直至血容量扩张。管壁的钠潴留可增强它们对血管收缩物质的反应。与交感神经性血管紧张素 II 对低血容量的迅速反应不同，醛固酮从分泌到发挥钠重吸收的作用会延迟 1～2 h。

醛固酮与位于远端小管主细胞膜上的受体形成复合物（图 17.14）。醛固酮-受体复合物进入细胞核，引发胞质内 mRNA 转录。这一转录过程合成了构成顶端细胞膜上钠通道的蛋白，增强了基底外侧细胞膜上 Na^+/K^+-ATP 酶泵[31]。醛固酮增加 Na^+ 与 K^+ 交换，使 Na^+ 由小管液转运至管周毛细血管。慢性腹水导致

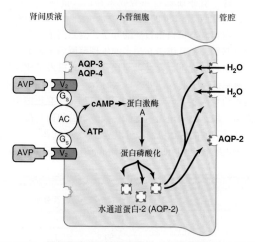

图 17.13　**精氨酸升压素的作用机制。** 精氨酸升压素（AVP）与受体（V_2）结合，该受体与 G 蛋白（Gs）偶联以激活腺苷酸环化酶（AC），并刺激环腺苷酸（cAMP）的形成。然后激活蛋白激酶 A，使细胞内蛋白磷酸化，允许水通道蛋白 2（AQP-2）在膜的管腔侧形成水通道。不受 AVP 控制的其他水通道蛋白（AQP-3、AQP-4）允许水在基底外侧细胞膜处离开细胞。ATP，腺苷三磷酸（Redrawn from Hall JE. Guyton and Hall Textbook of Medical Physiology. 13th ed. Philadelphia：Elsevier；2016.）

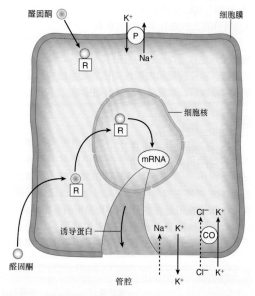

图 17.14　**醛固酮的作用。** 醛固酮进入远端肾小管细胞质并附着于受体，然后迁移至细胞核，在细胞核中诱导信使核糖核酸（mRNA）的形成。mRNA 诱导蛋白质的合成，该蛋白质增强了顶端（腔）膜对钠和钾的渗透性。钠的重吸收激活基底外侧膜 Na^+/K^+-ATP 酶泵，细胞内钾的浓度升高，并随其浓度梯度而进入管腔。醛固酮的净作用是钠的重吸收和钾的丢失。CO，协同转运蛋白（＝协同载体）；P，Na^+/K^+-ATP 酶泵；R，受体（From Wingard LB，Brody TM，Larner J，et al. Diuretics：drugs that increase excretion of water and electrolytes. In：Wingard LB，Brody TM，Larner J，et al., eds. Human Pharmacology：Molecular-To-Clinical. London：Wolfe Publishing Ltd；1991：249，Fig. 19.4.）

血管内容量减少，造成长期的醛固酮分泌，最终引起钾缺乏和低钾性碱中毒。

多巴胺能系统

多巴胺能（DA）受体至少有两个亚型[32]。DA₁受体既可见于肾和内脏的脉管系统，还可见于近端小管。激动 DA₁ 受体可激活 cAMP，引起肾血管舒张、RBF 和 GFR 增加、利钠以及利尿。在近端小管，多巴胺抑制刷状缘膜上的钠-氢逆向转运体系。在髓质的髓袢升支粗段，多巴胺还可抑制基底外侧膜上的 Na^+/K^+-ATP 酶泵。

DA₂ 受体位于节后交感神经的突触前末梢，它的激活抑制突触前小泡内去甲肾上腺素的释放，使血管扩张。多巴胺能系统起到整合内源性血管扩张-尿钠增多系统的作用，还维持正常血压。内源性多巴胺主要激活 DA₂ 受体，协同增强 DA₁ 受体的活性，并抑制肾小管的 Na^+/K^+-ATP 酶活性（特别是钠摄取增多时）。多巴胺还可对抗去甲肾上腺素、血管紧张素 Ⅱ 和醛固酮的保钠作用。内源性 ANP 通过将细胞内"静息的"DA₁ 受体募集向质膜，促使肾多巴胺能系统发挥作用，并增强多巴胺的积累[32-33]。

盐负荷加重时尿中多巴胺的排泄增加。多巴胺能活性降低是特发性水肿的发病机制，表现为直立位水盐潴留。有证据显示内源性多巴胺能系统在代偿性肝硬化时被激活，并帮助维持肾的钠排泄[32-33]。

腺苷

腺苷作为信号分子存在于所有组织和细胞外间隙。它在缺氧、炎症和急性细胞损伤等细胞窘迫状况中发挥作用[34]。细胞外腺苷主要通过激活四种腺苷受体发挥其生物学作用，这些受体通过调节腺苷酸环化酶活性引起细胞内 cAMP 水平的减弱或激活。cAMP 的这种调节会影响在大多数细胞功能中起重要作用的腺苷一磷酸、腺苷二磷酸（ADP）和腺苷

三磷酸（ATP）的产生[34]。腺苷通过管球反馈参与 RBF 的调节，并保护肾免于缺血[35]。在缺血期间，细胞外腺苷增加 5 倍。在动物模型中，腺苷受体可有效预防或治疗缺血性急性肾损伤（acute kidney injury, AKI）[35]。

一氧化氮

内源性 NO 是一种有效的血管平滑肌舒张剂。它产生于许多肾单位节段，包括皮质和髓袢升支粗段[36]。在氧化应激期间，会产生活性氧（reactive oxygen species, ROS），包括超氧化物（O_2^-）、过氧化氢（H_2O_2）和羟基（OH）。在正常条件下，NO 可使这些 ROS 的影响降至最低。NO 在三羧酸循环中的多个点起作用，并提高了肾内氧气利用的效率[36]。NO 抑制近端小管顶端 Na^+/H^+ 协同转运和基底外侧 Na^+/K^+-ATP 酶活性，还通过阻断 $Na^+/K^+/2Cl^-$ 协同转运蛋白抑制髓袢升支粗段中钠的重吸收，对皮质集合管的钠通道有直接作用，以抑制钠的转运[36-37]。髓袢升支粗段上皮细胞产生的 NO 可以缓冲髓质循环中交感神经受刺激和血管紧张素 Ⅱ 引起的血管收缩[38]。O_2^- 对肾小管活性具有拮抗作用，而内源性 NO 抵消了 O_2^- 的血管收缩作用。

肾小管系统生理学

肾小管系统通过重吸收来补偿大量的肾小球滤过，因此仅 1.5 L/d 的液体作为尿液排出。肾小管还可保留和调节可自由过滤的分子，例如离子、葡萄糖和氨基酸，使其维持在适当的生理范围内（表 17.3）。在大多数情况下，肾会以与饮食中 Na^+ 摄入量相匹配的速率排泄所摄入的 95% 以上的 Na^+[39]。近曲小管重吸收约 65% 的 Na^+、Cl^- 和水（图 17.15）。在近曲小管的第一段，钠通过与氨基酸、碳酸氢盐和葡萄糖的协同转运和逆向转运机制跨过顶端管腔移动（图 17.16）。这种重吸收使 Cl^- 的浓度从初始滤液中的 105 mEq/L 增

表 17.3　不同物质在肾的滤过、重吸收和排泄速率				
	滤过量	重吸收量	排泄量	滤过负荷重吸收百分比
葡萄糖（g/d）	180	180	0	100
碳酸氢盐（mEq/d）	4320	4318	2	＞99.9
钠（mEq/d）	25 560	25 410	150	99.4
氯（mEq/d）	19 440	19 260	180	99.1
钾（mEq/d）	756	664	92	87.8
尿素（g/d）	46.8	23.4	23.4	50
肌酐（g/d）	1.8	0	1.8	0

From Hall JE. Guyton and Hall Textbook of Medical Physiology. 13th ed. Philadelphia：Elsevier；2016.

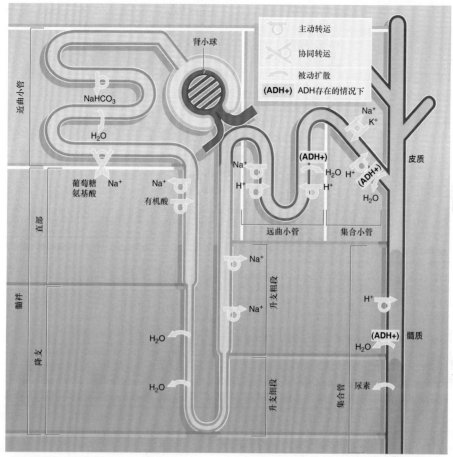

图 17.15　**肾小管不同部位的主要活动。**小管产生浓缩尿液的能力依赖于逆流倍增机制产生的肾髓质的高渗透压。这取决于 NaCl 在不可渗透水的髓袢升支粗段的主动转运、精氨酸升压素（抗利尿激素，ADH）对集合小管和集合管的作用、被动扩散产生的高浓度尿素、水通过直小血管被重吸收到高渗性髓质中（Redrawn from Young B，Woodford P，O'Dowd G. Urinary system. Wheaton's Functional Histology. A Text and Colour Atlas. 6th ed. Philadelphia：Elsevier Churchill Livingstone；2014.）

加到 140 mEq/L，并有利于其通过细胞间连接扩散到间隙中。近曲小管清除了包括代谢废物的有机酸和碱，例如胆汁盐和尿素，以及多种外源分子。这种清除作用具有额外的临床重要性，因为药物被肾清除（例如 β 内酰胺类抗生素），需要调整药物剂量以达到治疗水平或预防其他器官的毒性。图 17.17 概述了肾小管系统中不同物质的浓度相对于血浆和肾小球滤液中浓度的变化。

髓袢

髓袢由降支细段、升支细段、升支粗段和通向远曲小管的皮质部分组成。致密斑（图 17.1）是一个紧密排列的细胞区域，覆在远端小管内壁上，与升支粗段在此处交汇。髓袢的主要功能是在间质通过逆流系统吸收 40% 滤过的钠和 25% 滤过的水来维持渗透压梯度（见下文）[39]。对水的不同渗透性、离子的转运和尿素载体提供了浓缩尿液的间质环境（图 17.15）。髓袢降支的小管可自由渗透水，并允许重吸收约 20% 滤过的水。髓质和皮质粗段都对水不通透，具有浓缩尿液的功能。尿素包含 90% 的废氮，它由特定的转运蛋白通过渗透作用被动吸收进入肾小管中。肾小管管腔中尿素浓度的增加有利于尿素向间质移动，从而在顶端产生极高的间质渗透压，接近 1200 mOsm/kg。由于肾小管对尿素的渗透性不如水，大部分尿素都会排泄到尿液中。

与近曲小管细胞一样，升支粗段细胞具有高代谢活

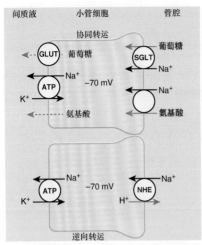

图 17.16   **继发性主动转运的机制**。上面的细胞显示葡萄糖和氨基酸以及 Na^+ 通过肾小管上皮细胞的顶侧协同转运，随后是通过基底外侧膜的易化扩散。下面的细胞显示 H^+ 从细胞内部穿过顶膜并进入管腔的逆向转运。Na^+ 沿着钠钾泵在基底外侧膜建立的电化学梯度进入细胞，并提供了将 H^+ 从细胞内部转运到管腔的能量。ATP，腺苷三磷酸；GLUT，葡萄糖转运蛋白；NHE，钠氢交换机；SGLT，钠-葡萄糖协同转运蛋白（Redrawn from Hall JE. Guyton and Hall Textbook of Medical Physiology. 13th ed. Philadelphia：Elsevier；2016.）

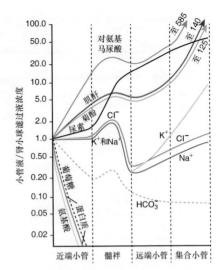

图 17.17   相对于血浆和肾小球滤液，不同物质在小管系统中不同点的平均浓度的变化。值 1.0 表示小管液的浓度与血浆中的浓度相同，小于 1.0 表示该物质比水更易重吸收，而大于 1.0 表示该物质的重吸收程度小于水或分泌到肾小管（Redrawn from Hall JE. Guyton and Hall Textbook of Medical Physiology. 13th ed. Philadelphia：Elsevier；2016.）

性。该段中的 $Na^+/K^+/2Cl^-$ 协同转运蛋白从管腔吸收 Na^+、Cl^- 和 K^+。阳离子（带正电荷的）袢利尿剂（如呋塞米）的机制是抑制这种协同转运蛋白，相对于间质，肾小管管腔带正电荷，允许除 Na^+ 和 K^+ 外的 Mg^{2+} 和 Ca^{2+} 等阳离子经细胞旁途径重吸收，基底膜上依赖 ATP 酶的 Na^+/K^+ 泵将重新吸收 25% 滤过的 Na^+ 和 K^+。

远端小管和致密斑

远端小管的第一部分形成了球旁器的致密斑。NaCl 协同转运蛋白将离子从管腔移入细胞，Na^+/K^+-ATP 酶将 Na^+ 移出细胞，通过这些过程，在远端小管的第一部分约 5% 的 Na^+ 被重吸收[39-40]，噻嗪类利尿剂可以抑制这种协同转运蛋白（图 17.16）。氯化物的移动是被动的。远端小管以及后面介绍的集合管对水的通透性受 AVP 的调节（图 17.18）。随着 AVP 的增加，小管变得更具通透性，水被吸收。

集合小管

集合小管是远端小管的延伸，并具有相同的 Na^+ 吸收功能。集合小管内衬的两种细胞类型是主细胞和两种闰细胞。主细胞依靠 Na^+/K^+-ATP 酶吸收 Na^+ 和 K^+。这些细胞是保钾利尿剂（如螺内酯，一种醛固酮的竞争抑制剂）的作用部位。另一种机制是利尿剂（例如阿米洛利）阻断 Na^+ 通道。

A 型闰细胞利用 H^+-ATP 酶和 H^+/K^+-ATP 酶转运蛋白，对抗较大的浓度梯度主动分泌由碳酸酐酶形成的 H^+，而 HCO_3^- 在基底外侧膜被吸收。相反，B 型闰细胞将 H^+ 从基底外侧转移出细胞，而 HCO_3^- 则被排泄到管腔中。这些细胞对于维持酸碱平衡、钠重吸收和血管容量至关重要[41]。

集合管

髓质集合小管的远端汇合为集合管，后者决定尿液的最终成分。集合管的主细胞是功能可高度调节的上皮细胞。AVP 控制水重吸收。尿素通过转运蛋白重吸收到髓质间质中，从而提高渗透压，有助于尿液浓缩。集合管也可以逆浓度梯度分泌氢来调节酸中毒。

肾自身调节

尿液的形成受复杂的自身调节严格控制，小管流

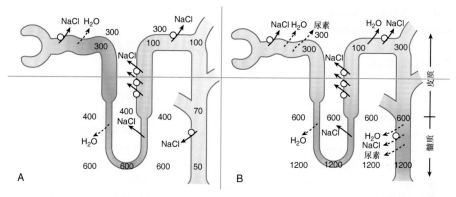

图 17.18　**精氨酸升压素对尿液形成的影响。**（A）精氨酸升压素（AVP）处于低水平时，髓袢升支的液体被稀释，并在远端小管和集合小管进一步稀释，这是通过不断重吸收溶质（表示为毫摩尔/升）而水不被重吸收实现的。（B）当 AVP 高时，尿液浓缩。随着水在远端小管和集合小管被重吸收，离开髓袢的液体变得更加浓缩。在高 AVP 水平下，尿液的渗透压（表示为毫渗量）与肾髓质间隙液中的渗透压相同（Modified from Hall JE. Guyton and Hall Textbook of Medical Physiology. 13th ed. Philadelphia：Elsevier；2016.）

量发生变化时自身调节可保持 RBF、GFR 和小管重吸收率不变。这种自身调节通过两种机制保护肾免受高血压的继发伤害——RBF 的自身调节和管球反馈[42]。

肾血流量的自身调节

与其他血管床一样，入球小动脉的平滑肌具有内在的收缩能力，可以使血压升高，称为肌源性反应。在平均动脉压范围为 70 ~ 130 mmHg 的情况下，自身调节可在 3 ~ 10 s 内补偿压力变化[43]。

肾血流量自身调节的肌源性机制

通过增加近端肾小管细胞和髓袢的重吸收率防止液体流失而使血压升高时，管球平衡代偿 GFR 的增加。这个过程更适合于缓慢的动脉压变化（> 20 s），并且在持续降低压的过程中对维持 GFR 和 RBF 更为关键（图 17.19）[43]。GFR 的增加促进 NaCl 向远端小管输送。Cl⁻ 浓度的增加由致密斑感知，并触发肾素-血管紧张素级联反应，通过血管紧张素 II 收缩入球小动脉从而降低 GFR。该触发信号是由致密斑通过旁分泌信号传导方式从系膜细胞复合体传送到血管平滑肌。致密斑、球旁器的其他成分和血管之间没有细胞间连接[44]。GFR 成比例的重吸收增加防止远端小管节段的扩张。

管球反馈

管球反馈的动态范围是 NaCl 浓度 15 ~ 60 mmol/L，最大反应是在大于 60 mmol/L 时[44]。在肾小管中，超过 99% 的水和大多数溶质被吸收，通过间质并以 124 ml/min

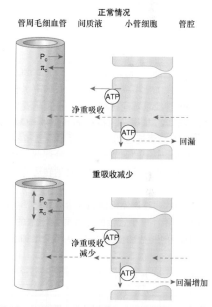

图 17.19　正常情况下近端和管周毛细血管的重吸收（上），以及由静水压（Pc）增加或胶体渗透压（πc）下降引起的管周毛细血管重吸收减少的情况下，近端和管周毛细血管的重吸收。随着管周毛细血管的重吸收减少，溶质和水会通过肾小管上皮细胞的紧密连接回漏到管腔，因此溶质和水的净重吸收会降低。ATP，腺苷三磷酸（Redrawn from Hall JE. Guyton and Hall Textbook of Medical Physiology. 13th ed. Philadelphia：Elsevier；2016.）

的速度进入毛细血管。如大多数毛细血管床所示，液体的输送取决于静水压和胶体压的平衡（图 17.8）。血管内压力（13 mmHg）和间质胶体渗透压（15 mmHg）对抗重吸收，而间质的静水压（6 mmHg）、血管内胶体渗透压（32 mmHg）和毛细血管表面积大有利于重吸收。

血浆渗透压的维持

定义

在对此过程进行描述之前，应先了解容积渗透摩尔浓度和重量渗透摩尔浓度的定义。重量渗透摩尔浓度是指每千克溶剂的溶质渗透摩尔（Osm/kg），而容积渗透摩尔浓度是指每升溶液中溶质的渗透摩尔（Osm/L）。渗透压受水含量、温度和压力变化的影响。容积渗透摩尔浓度略小于重量渗透摩尔浓度，因为总溶剂重量不包括任何溶质。临床上，容积渗透摩尔浓度和重量渗透摩尔浓度值非常相似，二者通常可以互换使用。依据实验室数据——2 [Na$^+$（mmol/L）] + 2 [K$^+$（mmol/L）] + BUN（mg/dl）/2.8 + 葡萄糖（mg/dl）/18——进行床旁计算是以容积渗透摩尔浓度为单位。临床实验室用渗透压计测定的结果以重量渗透摩尔浓度表示。

渗透压调节

血浆渗透压被严格调节至 275 ～ 300 mOsm/L。渗透压急性改变（低渗或高渗）时，大脑中水的转移可导致严重的神经系统症状和死亡。正常患者可以稀释和浓缩尿液，使尿渗透压维持在 40 ～ 1400 mOsm/L 的范围内[45]。血浆渗透压的维持与肾小管系统和集合管对钠浓度和水平衡的调节有关，这种调节与直小血管通过肾小管对水通透性的差异和对钠转运的控制为肾小管供血相一致（图 17.20）。它取决于至少三个过程的相互作用：通过逆流机制和尿素再循环产生高渗性髓质间质，髓袢中小管液的浓缩和接下来的稀释，以及远端小管和集合管的最后部分中 AVP 增加水通透

性的作用。

远端小管和髓袢的作用

渗透，即溶剂分子自发地通过选择性渗透膜进入净溶质浓度较低的区域以平衡两侧溶质浓度的净运动，发生在近端小管。近端小管的溶质和水会被同等程度地重吸收，从而使小管液与血浆等渗。相反，髓袢组织维持髓质间质的高渗性，可达到 1200 mOsm/L。主要过程是从髓袢粗段管腔主动转运 Na$^+$ 以及协同转运 K$^+$ 和 Cl$^-$，髓袢粗段中水不能渗透到间质中，允许的浓度梯度为 200 mOsm/L。

髓质间质

髓袢的逆流倍增效应使髓质间质变成高渗状态，通过图解的方式能够更好地理解（图 17.21）。主要机制是升支重吸收 NaCl 而对水没有通透性。降支可自由渗透水，水沿渗透梯度扩散到间质中，并且在髓袢转弯处小管液渗透性逐渐增高。离开髓袢进入远曲小管的尿液被稀释（约 100 mOsm/L），原因是上皮细胞能够主动转运 NaCl 而不允许水分子通过。在集合小管，水的重吸收依赖于 AVP（ADH）的作用，因为上皮通常对水没有通透性。在 AVP 的作用下，大量水重吸收到皮质间质中，并通过管周毛细血管转移（图 17.18）。

直小血管

肾的直小血管或直小动脉是一系列平行于近髓肾单位髓袢的直毛细血管（图 17.22）。只有 5% 的 RBF 通过直小血管缓慢流动。随着毛细血管下降进入髓质，溶质从间质进入，血液变得更浓缩。反过来，直小血管升支中的高浓度溶质有利于水从小管升支进入。肾小管通透性和直小血管的相互作用共同在皮质（300 mOsm/L）、近髓区域（600 mOsm/L）和髓质深层（1200 mOsm/L）造成垂直分布的渗透梯度。

尿素的作用

健康人会排出尿素滤过负荷量的 20% ～ 50%。进入小管系统的尿素浓度与其肾前血浆浓度和 GFR 有关。尿素占髓质间质渗透压的 40% ～ 50%。尿素可自由渗过近曲小管，而髓袢、远端小管和集合管对尿素的渗透性很低（图 17.23）。由于 AVP 的作用水重吸收增加时，小管中尿素浓度也逐渐增加。在这种高浓度下，由 AVP 激活的特定尿素转运蛋白可促进尿素扩散到组织液中。

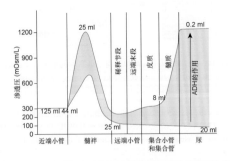

图 17.20　在高水平和低水平的精氨酸升压素［此处由抗利尿激素（ADH 一词替代）］的作用下，通过不同的小管节段（每分钟毫升数）时，小管液渗透压的变化（Redrawn from Hall JE. Guyton and Hall Textbook of Medical Physiology. 13th ed. Philadelphia: Elsevier; 2016.）

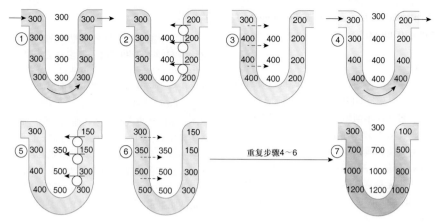

图 17.21　髓袢的逆流倍增系统，造成高渗（mmol/L）的肾髓质（Redrawn from Hall JE. Guyton and Hall Textbook of Medical Physiology. 13th ed. Philadelphia：Elsevier；2016. ）

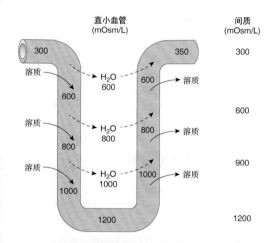

图 17.22　**直小血管的逆流交换**。血浆流经直小血管环的降支时，渗透压（mmol/L）变得更高，因为水从血液中扩散出来，而溶质从间质液流入血液。在升支，溶质扩散回间质液，水扩散回直小血管（Redrawn from Hall JE. Guyton and Hall Textbook of Medical Physiology. 13th ed. Philadelphia：Elsevier；2016. ）

尿素和水同时从内层髓质集合管中移出，可保持小管液中尿素的高浓度。随着髓质间质中尿素浓度的增加，尿素会通过髓袢细支扩散，并在排出之前再次经过升支系统。这种再循环促进了髓质中渗透压的增加。

血管内容量的肾调控

低血容量

　　围术期常见因出血、胃肠道丢失或术前禁食导致低血容量的患者。低血容量引起的细胞外容量减小会

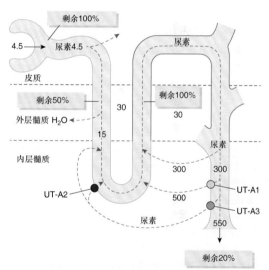

图 17.23　从髓质集合管重吸收的尿素再循环到组织液中。尿素在尿素转运蛋白 UT-A2 的帮助下扩散到髓质细段，到达远端小管，最后通过尿素转运蛋白（UT-A1 和 UT-A3）返回到集合管。这种再循环有助于使尿素停留在肾髓质中，有助于其维持高渗（mmol/L）环境。粗线表示不易渗透尿素的节段（Redrawn from Hall JE. Guyton and Hall Textbook of Medical Physiology. 13th ed. Philadelphia：Elsevier；2016. ）

增加交感神经输出、激活肾素-血管紧张素-醛固酮系统，并释放 AVP。最初，GFR 和钠滤过负荷下降，在交感神经系统激活、血管紧张素Ⅱ以及肾血管收缩导致的管周毛细血管压下降的共同作用下，近端小管钠的重吸收由 66% 增加到 80%。流入髓袢升支粗段、远端小管和集合管的钠也相应减少，但醛固酮能促进这些部位对钠的重吸收。在 AVP 的作用下，集合管重吸收

大量水分，使尿液高度浓缩（渗透压为 600 mOsm/kg），但几乎不含钠（10 mEq/L）。

高血容量

交感神经系统和血管紧张素 II 活性降低以及 ANP 释放的共同作用可以导致 GFR 和钠滤过负荷增加。随着管周毛细血管静水压不断增加，这些反应引起近端小管对钠的重吸收率从 67% 降至 50%。血浆醛固酮浓度的下降使髓袢升支粗段到集合管部分对钠的重吸收能力下降。ANP 分泌或 AVP 缺乏可以降低集合管对水分的吸收，产生大量富含钠（80 mEq/L）的稀释尿液（渗量压为 300 mOsm/kg）。

肾功能的临床检查 [46-47]

尿量

尿量的测量很简单，在没有实验室数据的情况下，尿量一直作为传统的术中和术后肾功能的临床评估指标。根据共识，少尿被定义为尿流率小于 0.5 ml/(kg·h)，通常被解释为肾功能不全的征兆 [48]，最初于公元 100 至 200 年之间由 Galen 和 Ephesus 描述。根据对美国和欧洲麻醉科医师的调查，有 77% ~ 83% 的麻醉科医师认为，尿量是最广泛应用的指导静脉输液增加容量的指标之一 [49]。但研究表明，少尿不一定与肾衰竭有关 [50]。麻醉下的胸外科患者，不论输注多少液体，术中尿量减少 [< 1 ml/(kg·h)] 与术后肾功能不全无关 [51]。尽管传统上将少尿视为低血容量和继发肾灌注减少的迹象，但围术期少尿并不总是异常的，尤其是在没有其他低灌注迹象的情况下。考虑到近来推行的术后加速康复方案对液体的限制，有必要允许适度的少尿 [52]。目标尿量不会影响术后 30 天的死亡率，并且少尿不是死亡率的可变危险因素 [53]。少尿一直与 AKI 相关，也许是指导输液的更好阈值 [54]。

在围术期少尿几乎不可避免。它可由低血压引起，作为血管内容量不足的（适当的）肾前性反应，或是对手术应激的生理反应 [55]，这是一种相对状况，取决于预期的尿流量，可能与 GFR 的关系很小（如果有的话）。当动脉血压和血管内容量恢复正常水平时，尿量就会恢复正常。完全性、突发性的尿流中断（无尿）提示是肾后性梗阻。对于留置导尿管的患者，必须首先排除因位置不当、血液凝块或扭结导致的导管阻塞，一旦确定原因，应立即纠正。如果导管是开放的，则必须根据手术过程考虑手术区域的阻塞。

肌酐

肌肉中的磷酸肌酸将高能磷酸转移至 ADP，产生收缩所需的 ATP 和肌酸。肌酐来自肝中肌酸的代谢。因为肌酐可以被肾小球自由滤过，可溶于水，分布于全身体液中，并且不被肾小管重吸收，故血清肌酐浓度是 GFR 的合理反映。肌酐产生率随着肌肉量、体力活动、蛋白质摄入和分解代谢而变化。低 GFR 往往会高估肾功能，因为肌酐几乎不分泌。血清肌酐与 GFR 呈倒指数关系，也就是说，血清肌酐加倍意味着 GFR 减半。正常的血清肌酐范围为 0.5 ~ 1.2 mg/dl。必须考虑肌肉质量，因为对于营养不良、恶病质的患者，正常的肌酐水平可能提示 GFR 降低。

血尿素氮

氨基酸在肝中通过脱氨作用形成尿素，通过精氨酸循环，尿素转化为氨。它不是 GFR 的指标，因为它会被肾小管快速重吸收。从胃肠道重吸收血液、使用类固醇和脓毒症可能会增加血尿素氮（blood urea nitrogen，BUN），而营养不良或肝疾病则可能导致 BUN 减少。BUN 与血清肌酐的正常比值为 10 : 1 ~ 15 : 1。BUN 与肌酐的比值可用于诊断肾前性肾衰竭和急性肾小管坏死（见第 42 章）。

肾清除率的测定技术

清除率是一段时间内去除一种特定物质的血浆容量的药代动力学测量。经典的肾生理试验使用植物多糖，它可以被肾小球自由滤过，而不会被肾小管分泌或重吸收。I^{131} 碘肽酸盐具有与菊粉相同的肾特性，用于放射线研究以评估清除率 [56]。

在常规临床实践中，一直采用 GFR[尿肌酐（mg/dl）× 尿液体积（ml）/ 血浆肌酐（mg/dl）]。传统的收集期为 24 h，但由于有时无法收集尿液，可以使用较短的时间间隔进行估算。在规定的时间内仔细收集一定量的尿液，并测量肌酐浓度。然后与在尿流中点采集的血液样本进行比较。GFR 可能在血清肌酐升高超过正常水平之前显著降低，并且可能不准确，这是因为肾小管分泌可变、肾外清除和生成速率可变。由于以上原因，基于年龄、性别和种族因素，通常使用肾疾病饮食调整（Modification of Diet in Renal Disease，MDRD）或慢性肾疾病流行病学协作（Chronic Kidney Disease Epidemiology Collaboration，CKD-EPI）公式来计算估值 GFR（estimated GFR，eGFR）[57]。

两种方法均须根据性别、年龄和种族进行标准化处理，均基于稳定的肌酐稳态产量，存在 AKI 而肌酐清除率不断变化时并不准确。MDRD 公式已标准化为平均体表面积为 $1.73\ m^2$ 的成人。对于小于 60 ml/（min·$1.73\ m^2$）的值，CKD-EPI 公式更为精确。临床实验室会在报告 eGFR 时说明使用了哪种方法。极端的肌肉质量、怀孕、饮食摄入和并存疾病是导致 eGFR 错误的因素。当根据肾功能给药时，肌酐清除率更为准确[58]。

肾小管功能的测量

当存在少尿时，肾小管功能检查可能有助于区分脱水（肾前性氮质血症）与急性肾小管坏死。脱水时，肾小管正常发挥作用，保留 Na^+ 和水以维持血容量。正常血浆渗透压为 $280\sim300\ mOs/kg$，当脱水时尿液渗透压可增加至 $450\ mOs/kg$ 以上。急性肾小管坏死是一种病理状态（见第 42 章），此时肾小管的浓缩能力不足。非少尿时，钠和水可能随尿液丢失。

评估肾小管浓缩能力的最常见方法是钠排泄分数（FE_{Na}），即测量钠清除率占肌酐清除率的百分比。FE_{Na} 由同时采集的血液和尿液样本计算得出：

$$FE_{Na}＝（尿钠/血浆钠）/（尿肌酐/血浆肌酐）\times100$$

麻醉药对肾功能的影响

所有全身麻醉药物都会降低心输出量和动脉血压，其结果是导致 GFR 降低和术中尿量减少[59]。一些药物也可降低 RBF，但滤过分数通常是增加的，这提示由血管紧张素引起的出球小动脉收缩可以限制 GFR 的降低，而 GFR 降低在麻醉苏醒后会恢复。任何导致低血压的麻醉方法都会改变管周毛细血管的静水压梯度，从而引起尿量减少，即使是在肾自身调节存在的情况下。除非术前就存在肾功能异常，或长时间血容量不足、肾毒性损伤加重或上述情况的组合（这些情况会加重肾功能不全），否则永久性肾损伤很少发生[60]。挥发性麻醉药会导致 RBF 和 GFR 轻度至中度降低，主要是由于它们对心肌的抑制作用和舒张血管的作用[61]，预先静脉补液可以削弱这些作用。与挥发性麻醉药相比，阿片类药物能更明显地抑制儿茶酚胺、血管紧张素 Ⅱ、醛固酮及 AVP 的释放。氯胺酮可能通过激活交感神经而增加 RBF 但降低尿量。在失血性血容量不足时，它可以维持 RBF[62]。

目前挥发性麻醉药分解为游离的氟离子导致肾小管损伤后引起 AKI 的潜在作用已成为历史[63]。较老的挥发性药物异氟烷产生的氟化物峰值最小（$<4\ \mu m/L$）[64]。七氟烷在大鼠中的最初研究报道了

因为化合物 A 的形成而产生肾毒性，该化合物是由七氟烷在低流量下通过二氧化碳吸收剂降解而形成的乙烯醚[65]。甚至在并存中度肾功能不全的患者中，地氟烷、七氟烷或丙泊酚均未显示出临床上明显的肾损伤[66]。

越来越多的证据支持麻醉药可以改善肾和其他器官的缺血-再灌注损伤[67]。在动物模型中，与戊巴比妥或氯胺酮相比，挥发性麻醉药地氟烷、七氟烷、异氟烷和氟烷减轻了血清肌酐的升高[68]。该机制与细胞保护因子的生成有关，也与缺血-再灌注时促炎细胞因子和趋化因子活化的抑制有关。有实验证实，丙泊酚可通过抑制氧化应激通路来防止肾缺血再灌注损伤[69]。

机械通气对肾功能的影响

机械通气和呼气末正压（positive end-expiratory pressure，PEEP）可能会通过改变血流动力学而导致 RBF、GFR、钠排泄和血流率降低[70]。气道和胸膜内压力的增加导致静脉回流、心脏充盈压和心输出量降低。正压通气增加下腔静脉压力和肾静脉压力，并可通过增加管周毛细血管压力来增加肾小管对钠的重吸收。心输出量和体循环动脉压力的降低可通过颈动脉和主动脉压力感受器使肾交感神经张力增强，引起肾血管收缩、抗利尿、抗利钠作用。心房容量受体通过减少 ANP 分泌，对心房充盈压的下降做出反应，引起交感神经张力增加，激活肾素和 AVP。

肾素-血管紧张素-醛固酮系统无疑会增强肾对正压通气的反应。PEEP 升高会降低心输出量、RBF、GFR 和尿量，并增加肾素和醛固酮。尽管肾功能下降的程度取决于平均气道压力，但在容积控制通气和压力支持通气之间，肌酐清除率和 FE_{Na} 并无差异[71]。在急性呼吸窘迫综合征中使用的允许性高碳酸血症可能会促进肾血管收缩[70]。

控制性降压

麻醉中使用控制性降压时，GFR 和尿流率明显下降是很常见的。尽管较早的研究表明，患者可以很好地耐受低血压麻醉而不会永久性损害肾功能，但最近一项回顾性分析表明，平均动脉压低于 60 mmHg $11\sim20\ min$，或低于 55 mmHg 10 min 以上与急性肾损伤是相关的[72]。控制性降压时使用的血管扩张剂对 RBF 的影响不同。给予硝普钠可降低肾血管阻力，但会引起肾血液分流。此外，给予硝普钠可引起肾素-血

管紧张素激活、儿茶酚胺释放，此时如果突然停药，将引起反跳性高血压。硝酸甘油降低 RBF 的作用比硝普钠弱[73]。选择性 DA_1 受体激动剂非诺多泮在降低血压的同时不会引起 RBF 显著下降[74]。对于在人工降压下行脊柱手术的患者，尼卡地平可增加肌酐清除率并减少 FE_{Na} 的增加[75]，对于并存肾功能不全并接受机器人辅助前列腺癌根治术的患者，尼卡地平能改善其肾功能[76]。

致谢

作者和出版者感谢 David McIlroy 博士和 Robert N. Sladen 博士出色完成了上一版本章内容，它是这一版的基础。

参考文献

1. Jelkmann W. *J Physiol*. 2011;589:1251–1258.
2. Hansell P, et al. *Clin Exp Pharmacol Physiol*. 2014;40:123–137.
3. Washinzawa K, et al. *Pediatr Nephrol*. 1993;7:1–5.
4. Raats CJ, et al. *Kidney Int*. 2000;57:385–400.
5. Rodewald R, Karnovsky MJ. *J Cell Biol*. 1974;217:423–433.
6. Farquhar MG. *J Clin Invest*. 2006;116:2090–2093.
7. Neal CR. *Front Endocrinol*. 2015:6–9.
8. Schrijvers BF, et al. *Kidney Int*. 2004;65:2003–2017.
9. Inoue K, Ishibe S. *Am J Physiol Renal Physiol*. 2015;309:F398–F405.
10. Pulamen T, et al. *J Am Soc Nephrol*. 2002;13:1766–1772.
11. New LA, et al. *Curr Opin Nephrol Hypertens*. 2014;23:420–430.
12. Wu C-H, et al. *Arterioscler Thromb Vasc Biol*. 2018;38:e108–e116.
13. Koeppen BM, Stanton BA. Glomerular filtration and renal blood flow. In: Koeppen BM, Stanton BA, eds. *Renal Physiology*. 4th ed. Philadelphia: Mosby Elsevier; 2007:31.
14. Navar LG, et al. *Hypertension*. 2011;57:355–362.
15. Wilson BA, et al. *Am J Physiol Regul Integr Comp Physiol*. 2014;307:R487–R489.
16. Herichova I, Szantoova K. *Endocr Regul*. 2013;47:39–52.
17. Sparks MA, et al. *Compr Physiol*. 2014;4:1201–1228.
18. Li C, et al. *Am J Physiol Renal Physiol*. 2011;300:F1255–F1261.
19. Chappell MC. *Compr Physiol*. 2012;2:2733–2752.
20. Hao C-M, Breyer MD. *Ann Rev Physiol*. 2008;70:357–377.
21. Kim G-H. *Electrolyte and Blood Pressure*. 2008;6:35–41.
22. Scicli AG, Carretero OA. *Kidney Int*. 1986;29:120–130.
23. Baram M, et al. *J Allergy Clin Immunol Pract*. 2013;1:442–445.
24. Kortenoeven ML, et al. *Am J Physiol Renal Physiol*. 2015;15:F280–299.
25. Bayless PH. Posterior pituitary function in health and disease. *Clin Endocrin Metabolism*. 1983;12:747–770.
26. Edwards RM, et al. *Am J Physiol*. 1989;256:F526–F534.
27. Olesen ET, Fenton RA. *Am J Physiol Renal Physiol*. 2017;312:F744–F747.
28. de Bold AJ. *Can. J. Physiol. Pharmacol*. 2011;89:527–531.
29. Inoue T, et al. *Cardiovasc Res*. 2001;15:470–480.
30. Heras MM, et al. *J Diabetes Metab*. 2012;3:171.
31. Genuth SM. The adrenal glands. In: Berne RM, Levy EM, eds. *Physiology*. 4th ed. St Louis: Mosby; 1998:930–964.
32. Choi MR, et al. *Biomed Res Int*. 2014.
33. Sansoè G, et al. *Dig Dis Sci*. 2002;247:392–400.
34. Eltzschig HK. *Anesthesiology*. 2009;111:904–915.
35. Bauerle JD, et al. *J Am Soc Nephrol*. 2011;22:14–20.
36. Evans RG, Fitzgerald SM. *Curr Opin Nephrol Hypertens*. 2005;14:9–15.
37. Ortiz PA, Garvin JL. *Am J Physiol Renal Physiol*. 2002;282:F777–F784.
38. Cowley AW Jr, et al. *Am J Physiol Renal Physiol*. 2015;308:F179–F197.
39. Palmer LG, Schnermann J. *Clin J Am Soc Nephrol*. 2015;10:676–687.
40. McCormick JA, Ellison DH. *Compr Physiol*. 2015;5:45–98.
41. Roy A, et al. *Clin J Am Soc Nephrol*. 2015;10:305–324.
42. Carlström M, et al. *Physiol Rev*. 2015;95:405–511.
43. Burke M, et al. *Curr Vasc Pharmacol*. 2014;12:845–858.
44. Komlosi P, et al. *Acta Physiol Scand*. 2004;181:463–469.
45. Rose BD. Regulation of plasma osmolality. In: Rose BD, ed. *Clinical Physiology of Acid-Base and Electrolyte Disorders*. 4th ed. New York, NY: McGraw-Hill; 1994:261–273.
46. Winter WE. *The Kidney*. In: *Laposata's Laboratory Medicine Diagnosis of Disease in Clinical Laboratory*. 2nd ed. New York, NY: McGraw Hill; 2014:385–396.
47. Prowle JR, Forni LG. Functional biomarkers. In: Ronco C, Bellomo R, Kellum JA, Ricci Z, eds. *Critical Care Nephrology*. 3rd ed. Philadelphia: Elsevier, Inc; 2019:141–145.
48. Kunst G, Ostermann M. *Brit J Anaesth*. 2017;119:1075–1077.
49. Cannesson M, et al. *Critical Care*. 2011;15:R197.
50. Kheterpal S, et al. *Anesthesiology*. 2007;107:892–902.
51. Matot I, et al. *J Thorac Cardiovasc Surg*. 2013;146:461–466.
52. Makaryus R, et al. *Brit J Anaesth*. 2018;120:376–383.
53. van der Zee EN, et al. *BMC Anesthesiol*. 2017;17:22.
54. Matot I, et al. *Arch Surg*. 2012;147:228–234.
55. Sladen RN. *Anesthesiol Clin North America*. 2000;18:739–752. viii.
56. Seegmiller JC, et al. *Adv Chronic Kidney Dis*. 2018;25:84–92.
57. http://www.niddk.nih.gov/health-information/communication-programs/nkdep/laboratory-evaluation/glomerular-filtration-rate/estimating.
58. Hermsen ED, et al. *Pharmacotherapy*. 2009;29:649–655.
59. Priano LL. Effects of anesthetic agents on renal function. In: Barash PG, ed. *Refresher Courses in Anesthesiology*. Philadelphia: Lippincott; 1985:143–156.
60. Fukazawa K, Lee T. *J Am Soc Nephrol*. 2014;25:884–892.
61. Gelman S, et al. *Anesth Analg*. 1984;63:557–565.
62. Priano LL. *Anesth Analg*. 1982;61:853–862.
63. Mazze RI, et al. *Anesthesiology*. 1971;35:247.
64. Mazze RI, et al. *Anesthesiology*. 1974;40:536–542.
65. Higuchi H, et al. *Anesth Analg*. 2000;91:434–439.
66. Ebert TJ, Arain SR. *Anesthesiology*. 2000;93:1401–1406.
67. Motayagheni N, et al. *Am J Physiol*. 2017;46:380–389.
68. Lee HT, et al. *Anesthesiology*. 2004;101:1313–1324.
69. Li Y, et al. *Cell Physiol Biochem*. 2015;37:14–26.
70. Kuiper JW, et al. *Crit Care Med*. 2005;33:1408–1415.
71. Botha J, et al. *Crit Care Resusc*. 2005;7:303–309.
72. Thompson GE, et al. *Anesthesiology*. 1978;48:91–96.
73. Colley PS, Silvarjan M. *Anesth Analg*. 1984;63:503–510.
74. Aronson S, et al. *J Cardiothorac Vasc Anesth*. 1991;5:29–32.
75. Park C, et al. *Clin Spine Surg*. 2017;30:E954–E958.
76. Huh H, et al. *J Int Med Res*. 2014;42:427–435.

18 药理学基础

TAE KYUN KIM，SHINJU OBARA，KEN B. JOHNSON
李凯 译 赵国庆 审校

要 点	■ 药代动力学描述了药物剂量与血浆或效应室浓度随时间变化的关系。对于麻醉药物而言，药物的分布与清除（代谢与排泄）过程决定了这一关系。

- ■ 静脉药物的时间进程是分布容积与清除率的函数。分布容积和清除率、药代动力学参数是通过数学公式计算出来的，这个公式是在给予已知剂量的药物后，测量不同时间点的血液或血浆浓度而得出的。
- ■ 前端动力学是指心排血量的改变会显著影响麻醉药物起效时间和持续时间的药代动力学。静脉输注即时半衰期是指在停止长时间输注药物后，达到某个血浆药物浓度的时间，反映了终末动力学的特点。
- ■ 滞后效应是指血浆浓度改变与药效变化的时间差。滞后效应包括了药物经血浆弥散到效应部位，药物进入效应位点以及触发药效的时间总和。
- ■ 药效动力学描述了药物对机体的作用，尤其是药物浓度与药理作用的关系。
- ■ 效应室浓度是通过数学推导得出的虚拟药物起效位点的浓度。该方法不能体现药物作用机制（如药物–受体间相互作用）。
- ■ 一种麻醉药物在不同效应室浓度时，表现出不同药物作用（如镇痛、呼吸抑制、丧失喉镜反射以及脑电图的改变）。
- ■ 会引起药效改变的浓度范围被称为药效区间。当浓度超出药效区间时，不会引起药效改变。低于药效区间没有效应，高于药效区间也不会产生额外效应。
- ■ 麻醉是药物间相互作用的实践过程。很难通过单一药物实现麻醉，需联合应用多种药物达到催眠、镇痛和肌肉松弛的状态。催眠剂、镇痛剂和肌肉松弛剂会彼此影响，因此存在其他药物时，其药效不同于单独应用。
- ■ 药代动力学及药效动力学阐述了药效强度与药效历程的特点。但复杂的数学模型限制了其在临床中的应用。随着计算机模拟技术的发展，最终实现了对患者体内显效药物的实时监视。
- ■ 特殊人群：**合理**选择药物剂量一定要考虑到患者的很多人口学特征及用药史。这些因素包括年龄，体质，性别，阿片类药物、苯二氮䓬类药物或酒精长期应用史，心、肺、肝、肾疾病，失血量及脱水程度。
- ■ 患者的某些特征（如肥胖、年龄）会影响麻醉药物的作用，但某些特征（如长期阿片类药物服用史、肝肾衰竭）的影响依然有待阐明。

引言

　　药理学基本原理是麻醉科医师知识体系的基石。本章节描述了麻醉用药实践中所体现的临床药理学主要原理。该章节共分为三个部分：药代动力学、药效动力学以及患者特征的重要性。药代动力学反映了药物应用与效应室药物浓度的关系。核心概念包括分布容积、药物清除率以及药物在血浆与组织间的转运。药代动力学介绍了决定药代动力学的生理过程以及反映剂量-浓度关系的数学模型。

　　药效动力学反映了药物浓度与药物效应的关系。单独应用一种药物实施麻醉并不常见。大多数的麻醉是复合应用多种药物从而达到镇痛、镇静、肌肉松弛的效果。该部分讲述了药效动力学间的相互作用及其对麻醉效果的影响。

本章结尾部分简要阐述了患者的人口学特征及其对麻醉的影响。在实施麻醉过程中，为了确定准确的药物剂量往往需要考虑以下因素：年龄，体质，性别，是否长期应用阿片类药物、苯二氮䓬类药物或酒精，有无心、肺、肝、肾疾病，失血量及脱水程度。其中重点阐述了体质及年龄，因为二者不仅影响大多数麻醉药物的药理学，而且是药代动力学及药效动力学改变的典型。

药代动力学基本概念

药代动力学描述了药物剂量与血浆或效应室浓度随时间变化的关系。药物的吸收、分布与消除（代谢和排泄）过程决定了这一关系。静脉给药没有吸收过程，而其他给药方式都有吸收过程。静脉给药后的时间进程是分布容积和清除率的函数。通过药代动力学参数可评估药物分布容积以及清除率。这些药代动力学参数可以组成一个数学公式，反映给予某个剂量的药物后，全血或血浆药物浓度随时间的变化。

分布容积

药物在水箱中稀释是药物在血浆和组织中分布的简化模型。分布容积（volume of distribution，Vd）是已知剂量的药物有足够时间在水箱内完全混合后达到某一浓度时的水箱表观容积（图 18.1）。若所注射药物立即扩散且无降解，则其分布容积可以用给药剂量（例如 mg）与所测浓度（例如 mg/L）的简单关系来表示，并通过公式 18.1 表示。

$$分布容积 = \frac{给药剂量}{浓度} \qquad (18.1)$$

已知水箱容积的条件下，任意单次剂量后的药物浓度均可通过计算得出。人体不像一个水箱，药物注射入体内后即开始了清除。为了体现这一过程，在图 18.1 的基础上，增加了一个水龙头表示药物的体内清除（图 18.2）。考虑到药物清除以及浓度改变，公式 18.1 定义的分布容积更正为某个特定时间点的剂量除以对应的药物浓度。

$$分布容积 = \frac{时点剂量（t）}{时点浓度（t）} \qquad (18.2)$$

在单室模型中，如果药物的清除符合一级反应过程（即清除与对应时刻的浓度成比例），则通过公式 18.2 计算得出的分布容积为一个常数（图 18.3，也见图 18.2）。当静脉给药后，少量药物停留在血管内，大部分药物会分布至周围组织中。这种分布通常可以用与中央室（血液或血浆容积）相连的额外分布室（周边分布容积）来表示。周边分布容积增加了总分布容积（图 18.4）。在计算分布容积时，血浆浓度较易测得，而外周组织浓度很难测得。

图 18.4 展示的两室分别代表血浆和周围组织的容积。周边室表示药物在外周组织中的分布。为了更好地描述体内药物分布，可能会用数个周边室来表示。周边室的大小表示药物的组织溶解度与血液或血浆溶解度的相对比，药物在周边组织中的溶解度比血液中高出越多，周边室分布容积越大。

图 18.4 还反映了一个非常重要的信息，即药物不仅可分布于外周组织以增加分布容积，同时可以与周边室的组织相结合。这一过程会进一步降低中央室所测得的药物浓度。因此，药物总分布容积甚至大于二者容积之和。事实上，一些麻醉药物具有巨大的分布容积（如芬太尼的表观分布容积高达 4 L/kg）显著高于血管内容积（0.07 L/kg）或细胞外液容积（0.2 L/kg）。

因为存在额外的分布容积，所以药物的总分布容积可随时间发生变化，同时与给药方式（如单次给药或持续输注）之间也存在函数关系。单次或持续输注某种静脉麻醉药后，药物浓度和分布容积随时间变化的模拟图如图 18.5 所示。单次给药后，假设初始分布容积为 1 L，而 10 min 后，由于血药浓度下降，其分布容积增加至 14 L。这反映了药物在外周组织中的分布以及血药浓度的下降。持续输注后，假设初始分布容积也是 1 L，数小时后，当血药浓度达到稳态时，其分布容积也增加至 5 L。这就是稳态分布容积，即

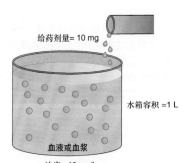

图 18.1　单室模型分布容积的示意图。右上方水管处流出的蓝色液滴表示追加的药物剂量，当其进入水箱后，均匀地分布在水箱中

（图内文字）
给药剂量 = 10 mg
水箱容积 = 1 L
血液或血浆
浓度 = 10 mg/L
0 时间点时药物剂量 = 10 mg
分布容积 = 10 mg/(10 mg/L) = 1 L

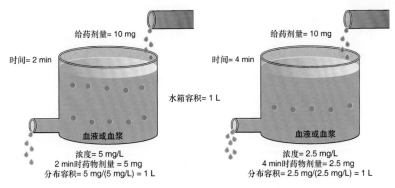

图 18.2　药物清除的一室模型符合一级反应过程（药物剂量以每 2 min 减少 50% 的速度代谢）。在单次给药 10 mg 后 2 min（左图）和 4 min（右图），水箱内的药物浓度从 5 mg/L 下降到 2.5 mg/L。为了方便理解药物清除过程，两个时间点的药物分布容积均为 1 L

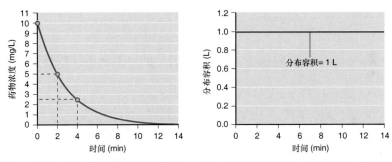

图 18.3　模拟了单箱（单室）模型中，单次注射给药后，浓度（左图）及分布容积（右图）随时间的变化。分布容积始终保持不变

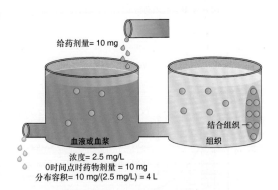

图 18.4　双室模型示意图。总分布容积为两室之和。周边室中的棕色椭圆形代表与药物相结合的组织。单次注射 10 mg 药物后，测得的血液或血浆内的药物浓度为 2.5 mg/ml（译者注：原文如此，应为 2.5 mg/L）。根据图 18.1 可得出分布容积为 4 L

中央室和周边室表观分布容积之和。

清除率

　　清除率反映了药物从血浆／血液中移除的速度。药物的清除包含两个过程：全身清除（从水箱清除）

及室间清除（水箱之间）（图 18.6）。全身清除是指药物永久地从体内移除，既可以是原型药物的清除，也可以是将原型药物转化为代谢产物。室间清除是指药物在血浆及周围组织间的转移。在本章中，为了方便澄清，室与水箱这两个词可相互替换。

　　清除率的单位是流量，即单位时间内被完全清除药物的容积（例如 L/min）。不要把清除率与清除速度（如 mg/min）相混淆。清除速度不是描述随时间推移所清除药量的准确方法。例如在一级反应过程中，血药浓度高时药物清除速度高，血药浓度低时清除速度低。而清除率不依赖于药物浓度，因此是一个较好的评估指标。

　　为了阐释这一观点，可参照图 18.7。如图所示，通过已知的分布容积和测得的药物浓度可以计算出任意时间点的药物总量。尽管都是 1 min 时间，时间窗 A 的药物浓度改变较时间窗 B 更大。时间窗 A 和时间窗 B 的药物清除速度分别为 28.4 mg/min 和 10.4 mg/min。二者有所不同，但都不可用作评估药物从体内清除的参数。正是由于清除速度的局限性，才衍生出清除率的概念，从而用一个数据描述药物浓度的下降，如图

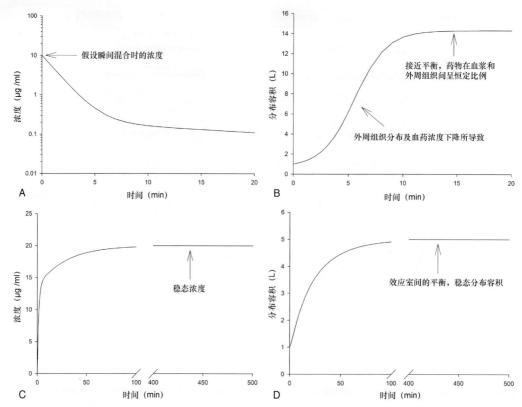

图 18.5 模拟双室模型中，给药后的药物浓度和表观分布容积随时间的变化。图 A 和图 C 代表药物浓度随时间的变化。图 B 和图 D 代表表观分布容积随时间的变化

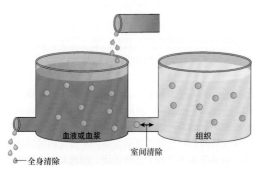

图 18.6 药物在双室模型中从中央室（血液或血浆）内清除的两种形式：全身清除和室间清除

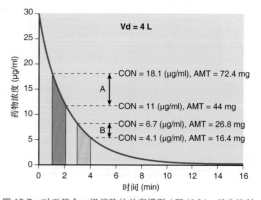

图 18.7 对于符合一级消除的单室模型（图 18.2），单次注射给药后的药物浓度的变化。虚线分别标出了 1 ~ 2 min（时间窗 A）与 3 ~ 4 min（时间窗 B）内的药物浓度变化。每个时间窗起始浓度和终止浓度（CON）用于计算被清除的药物总量（AMT）。Vd 为药物的分布容积

18.7 所示。

　　为了方便讨论，假设浓度是药物从水箱内清除的驱动力。浓度越高，清除的药物量则越多。为了使清除速度标准化，需要根据浓度对药物清除量进行校正。例如，将时间窗 A 的药物清除速度（28.4 mg/min），根据中间时点的药物浓度（14.2 μg/ml）校正，得出清除率

为 2 L/min。当时间窗 B 的药物清除速度（10.4 mg/min），根据中间时间点的药物浓度（5.2 μg/ml）校正，其清

除率也是 2 L/min。如果时间间隔无限缩小，近似为零，则清除率的定义就变成了：

$$清除率 = \frac{\dfrac{dA(t)}{dt}}{C(t)} \tag{18.3}$$

其中 dA（t）/dt 表示某个特定时间（t）的药物清除速度，C（t）为对应的药物浓度。将公式 18.3 中分子与分母都进行微积分，可以得到：

$$清除率 = \frac{\displaystyle\int_0^\infty dA(t)}{\displaystyle\int_0^\infty C(t)\,dt} \tag{18.4}$$

因为 $\displaystyle\int_0^\infty dA(t)$ 等于药物清除的总量，而 $\displaystyle\int_0^\infty C(t)$ 为各个时间点浓度的曲线下面积（area under curve，AUC），得出的衍生方程如下：

$$清除率 = \frac{剂量}{AUC} \tag{18.5}$$

长时间输注后，药物的浓度会达到一个稳态浓度，此时，药物的清除速度 $\left[\dfrac{dA(t)}{dt}\right]$ 也与给药速度（输注速度）保持平衡。清除率达到一个稳态，可通过公式 18.3 获得如下结果：

$$清除率 = \frac{输注速度}{C_{ss}} \tag{18.6}$$

其中 C_{ss} 表示达到稳态时的血浆药物浓度。

为了阐释清除率和分布容积之间的关系，下图代表了某个单位为 mg，清除率为 1 L/min 的药物，单室水箱代表了分布容积。假设给药后，药物立即在水箱内充分混合且均匀分布。分布容积为 4 L，药物总量为 64 mg，任意给定时间的药物清除率都与此时的药量成正比。药物清除速度符合一级消除动力学。注射药物后，药物立即均匀分布于 4 L 分布容积的水箱中（图 18.8）。由于清除率为 1 L/min，则每分钟可清除分布于 1/4 容积的药物。第 1 分钟可清除 16 mg 药物。剩余 48 mg 药物将再次均匀分布于该水箱中。下一分钟将再清除 1/4 容积的药物量，即第 2 分钟可清除 12 mg 药物。此过程每分钟重复 1 次。因此如公式 18.7 所示，清除容积内所含药量与整个分布容积中总药物量的比值保持恒定。

$$\frac{16\ mg}{64\ mg} = \frac{12\ mg}{48\ mg} = \frac{9\ mg}{36\ mg} = \frac{药物被清除的容积}{分布容积} \tag{18.7}$$

如公式 18.8 所示，这个比值，就是清除速度常数（k）。

$$\frac{CL}{Vd} = k \ or \ CL = Vd \times k \tag{18.8}$$

其中 CL 是以容积 / 时间（L/min）为单位的清除率，Vd 是以升（L）为单位的分布容积，k 是以时间

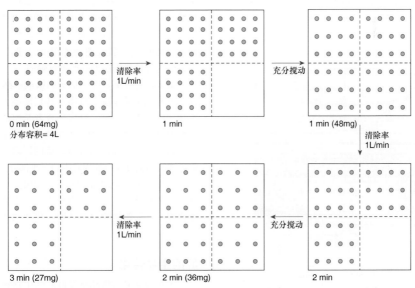

图 18.8 清除率、分布容积和清除速度常数之间的关系示意图。在容积为 4 L 的单水箱中加入 64 mg 的药物，其清除率为 1 L/min。在任意给定时间内药物清除比例与水箱内药物量成正比，也被称为一级消除动力学。在 1 min 时间间隔内，4 L 总量中，其中 1 L 容量内的所有药物均被清除。药物量在第 1、第 2、第 3 分钟分别减少 16 mg、12 mg、9 mg

倒数为单位（min^{-1}）的一级清除率常数。

清除率的生理学模型

药物在代谢器官内的清除可用图 18.9 表示。这个模型代表了所有参与药物清除的代谢器官。根据质量守恒定律，药物流出代谢器官的速度等于药物进入器官的速度减去代谢速度。清除速度（dA/dt）可以表示为 $Q（C_{in} - C_{out}）$，用 C_{in} 代替公式 18.3 中的 C（t），清除率可以表示为：

$$清除率 = \frac{Q（C_{in} - C_{out}）}{C_{in}} \qquad (18.9)$$

其中 Q 是代谢器官的血流量，C_{in} 是流入代谢器官的药物浓度，C_{out} 是流出代谢器官的药物浓度。器官内所清除的药物比例可以用 $\frac{（C_{in} - C_{out}）}{C_{in}}$ 的比值来表示，也就是所谓的摄取率（extraction ratio，ER）。清除率可以看作器官血流量与 ER 的乘积。故公式 18.9 可以简化为：

$$清除率 = \frac{Q（C_{in} - C_{out}）}{C_{in}}$$

$$= Q \times \frac{C_{in} - C_{out}}{C_{in}} = Q \times ER \qquad (18.10)$$

总清除率等于所有代谢器官，比如肝，肾和其他组织的清除率之和。

肝的清除率已经被阐明。比如，清除率、肝血流量和摄取率三者间的关系可用图 18.10 表示[1]。对于摄取率近似为 1 的药物（如丙泊酚），肝血流量的

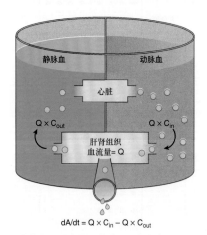

图 18.9　药物摄取示意图。其中，Q 代表血流量，C_{in} 和 C_{out} 分别代表流入和流出代谢器官的药物浓度。A 代表药物总量，dA/dt 是药物清除速度

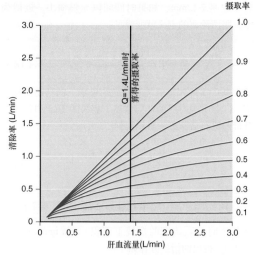

图 18.10　肝血流量（Q）、清除率与摄取率间的关系：高摄取率药物的清除率接近肝血流量；低摄取率药物的清除率几乎不受肝血流量变化的影响（From Wilkinson GR, Shand DG. Commentary：a physiological approach to hepatic drug clearance. Clin Pharmacol Ther. 1975；18：377-390.）

变化也会引起清除率的等比例改变。对于 ER 低的药物（如阿芬太尼），清除率与肝血流量无关。若药物几乎 100% 被肝所摄取，则表明肝对于该药物有十分强大的代谢能力。在这种情况下，代谢的限速因素是肝的血流量，此类药物被称为"流量限制型"。因此，由于麻醉药物对循环系统的影响，或由术中出血或其他情况造成额外体液丢失引起的循环血量改变，都会减少肝血流量，从而影响肝依赖性药物的清除。然而，中等程度的肝代谢功能改变几乎不会影响清除率，因为肝的代谢能力是严重过剩的。

很多药物（如阿芬太尼）的摄取率都显著低于 1。这些药物的清除率受到肝摄取和代谢能力的限制，被称作"能力限制"型。肝疾病或者是酶诱导，都会改变肝对药物的代谢能力，进而改变清除率。然而，由麻醉药物或内脏血流对肝血流量的影响，都不会改变清除率，因为肝仅能处理其中的一小部分药物。

大多数麻醉药物是经过肝代谢的，但瑞芬太尼、琥珀胆碱和艾司洛尔是在血浆或组织中通过酯类水解而代谢，泮库溴铵通过肾清除。代谢和清除率之间的关系十分复杂。

肝的生物转化

大多数麻醉药物都是经过肝的生物转化而被清除的。生物转化的合成通路在很多生化教材中都有详细阐述。简而言之，肝通过氧化、还原、水解及结合作

用代谢药物。氧化与还原主要在细胞色素 P450 系统中进行。这些酶能够被某些药物（比如，St. John 草的中药治疗）所诱导产生，从而增加肝的内在代谢能力。其他药物（比如，某些钙通道阻滞剂和抗生素）或者肝疾病能够抑制这些酶。氧化代谢的过程包括羟基化、脱烷基、脱氨基、脱硫基、环氧化及脱卤作用。虽然葡萄糖醛酸化过程需要 P450，但是水解及结合往往在 P450 系统以外进行。结合作用是对疏水分子添加极性基团，从而转化为水溶性分子，有利于代谢物经肾排泄。经肝代谢后的代谢产物一般无活性，但某些药物（如吗啡、咪达唑仑）的代谢产物具有与原型药物相等的效应。上述代谢途径均有遗传多样性，这就导致了人群的药物清除率存在一些差异。

药代动力学模型

为了对比不同的药物以及描述药物代谢，药代动力学专家创造了药代动力学模型，用于描述药物浓度与时间的函数关系。这些模型可用于不同给药方式（如单次给药/持续输注），估算药物浓度随时间的变化。目前已有多种药代动力学模型，其中包括复杂的生理学模型以及较为常用的房室模型。

生理学模型

生理学模型以器官和组织的生理学及解剖学数据为基础。需要监测流入及流出器官的血药浓度、器官血流量以及器官药物分布容积。几乎不可能获得人体所有器官的数据，在动物模型中也非常困难。即使获得了，该数据只能用于评估机体每个器官的分布容积及代谢率。这些单个器官模型还要再融合为整体器官的生理学模型[2]。该复合模型十分复杂且难于计算。在预测血药浓度随时间变化的关系时，它们可能并不优于单室模型。如果旨在弄清如何给药才能达到有治疗作用的血药浓度，房室模型通常就足够了。

房室模型

房室模型与生理学模型都基于同样的基本概念，但前者更为简化。房室药代动力学模型根据经验所得，他们是基于已知给药剂量后的实测药物浓度所衍生的拟合方程式。药代动力学模型是描述容积和清除率随时间改变特点的模型。那些受欢迎的药代动力学模型，都是将非直观的指数形式转化为图 18.11 所示的更为直观的房室形式。

常用的描述麻醉药物的房室模型可能是一室，二

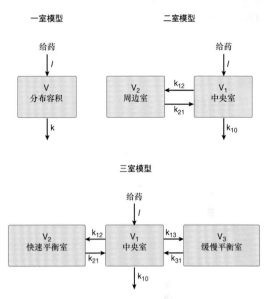

图 18.11　一室、二室和三室乳突型模型

室或三室，取决于描述血浆与浓度的公式中的所需指数的数目（如图 18.11）。指数很难应用且临床意义不大，因此被转化为虚拟容积和清除率。例如三室模型中，有一个中央室和两个周边室，所有容积之和即为稳态分布容积。药物被清除出中央室即为中央清除，中央清除代表了代谢和排泄两个过程。中央室与周边室之间的清除则为室间清除。微观速度常数以 k_{ij} 表示，其定义为药物从房室 i 转移至房室 j 的速度。例如，k_{10} 是药物从中央室转至体外的微观速度常数。室间微观速度常数（k_{12}，k_{21} 等）描述了药物在中央室和周边室间的转运。各周边室至少有两个微观速度常数，一个代表药物流入，另一个代表药物流出。图 18.11 为两室和三室模型中的微观速度常数。

零级和一级动力学

药物消除有以下两种方式：零级和一级消除动力学。在零级动力学消除中，药物以一个固定的速度代谢。在一级消除动力学中，代谢速度与现存药量呈一定比例。代谢速度可用以下公式表示：

$$\frac{dA(t)}{dt} = -k_0 \text{ 是零级动力学} \qquad (18.11)$$

$$\frac{dA(t)}{dt} = -k_1 E(t) \text{ 是一级动力学} \qquad (18.12)$$

A（t）是 t 时刻的药量，dA（t）为 t 时刻的药物改变量。− k_0 是零级消除动力学的速度常数。单位是单位

时间内的质量（如 mg/min）。− k_1 是一级消除动力学的速度常数。单位是时间的倒数（如 min^{-1}）。大多数麻醉药物为一级消除动力学。当代谢过程饱和时，消除动力学可从一级变为零级。

单室模型

对于符合一级清除动力学的单室模型，某个时刻的药物剂量可以用公式 18.13 表示。

$$A(t) = A_0 e^{-kt} \tag{18.13}$$

其中 A_0 是初始药量（即首剂量），k 是一级消除动力学的速度常数，且 k 必须大于 0。在公式中，药物剂量呈指数形式的下降。

分布容积（Vd）是药物浓度和室内总药量的函数。将公式 18.13 的左右两侧都除以 Vd，可以得出如下公式：

$$\frac{A(t)}{Vd} = \frac{A_0}{Vd} e^{-kt} \tag{18.14}$$

从公式 18.15 可以衍生出药物浓度：

$$C(t) = C_0 \times e^{-kt} \tag{18.15}$$

其中 C（t）是 t 时刻的药物浓度，C_0 为初始药物浓度。

将等式两边同时取自然对数，将得到以下公式：

$$\log C(t) = \log C_0 - kt \tag{18.16}$$

该方程的图形是一条斜率为 − k，截距为 $\log C_0$ 的直线。为了得出浓度下降一半的所需时间，将公式 18.16 中的 $\log C(t)$ 替换为 $\log C_0/2$，则可得到以下公式：

$$\log \frac{C_0}{2} = \log C_0 - kt \tag{18.17}$$

解方程可得到

$$t_{1/2} = \frac{0.693}{k} \tag{18.18}$$

其中 $t_{1/2}$ 即为消除半衰期。

多室模型

单次静脉给药后，血浆药物浓度随时间的变化趋势，类似图 18.12 中的曲线，这一曲线符合绝大多数静脉药物单次注射后的特点。首先，药物浓度会随时间持续下降。其次，初始下降十分明显，后期逐渐变缓，直至符合线性对数关系。对于多数药物而言，此过程可以明确地分为三个时期，见图 18.12。"快速分布期"（深蓝线）是从单次注射后即刻开始的。此时

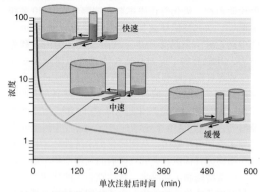

图 18.12　芬太尼药代动力学的液压模型。药物注射入中央室后，分布至两个周边室或进行清除。水箱体积与分布容积成正比，管道横截面积与清除率成正比（From Youngs EJ, Shafer SL. Basic pharmacokinetic and pharmacodynamic principles. In: White PF, ed. Textbook of Intravenous Anesthesia. Baltimore: Williams & Wilkins; 1997.）

期的特点是药物从血浆迅速进入快速平衡组织。通常情况下，接下来的 1 s 是"缓慢分布期"（浅蓝线），此时药物从快速平衡组织进入缓慢平衡组织或返回血浆。终末期（灰线）经半对数处理后呈直线。终末期通常被称为清除期，因为此时药物浓度降低的原因是药物从体内的清除。终末清除期的特征是血浆浓度低于组织浓度，药物在血浆及周围组织中的相对分布比例维持不变。在这一终末期，药物从快速或慢速分布容积返回血浆，并最终从血浆中代谢或排泄。

单次给药后呈现显著的三个时期是三室模型的典型特点[3]。流体力学模型可描述此模型特征。此模型有三个水箱，从左到右依次表示缓慢平衡周边室、中央室（注入药物的血浆）以及快速平衡周边室。水平管道代表室间清除率或代谢清除率（用引流出纸面的排出管道表示）。每个水箱的容积代表每个腔室的分布容积。管道间的交叉区域代表了芬太尼的全身清除与室间清除。水箱中的液面高度代表药物浓度。

通过这种液压模型，我们可以研究单次注射后的药物浓度随时间的下降过程。最初阶段，药物通过室间清除从中央室进入两个周边室，或者通过代谢性清除彻底退出模型。因为药物可以有三个不同的去向，中央室的浓度会迅速下降。在这个过渡区域，中央室的浓度下降至低于快平衡室，二者之间的液体流向发生了逆转。在蓝线与红线之间的过渡区域，最快平衡室内发生了变化。此时，中央室的浓度低于快速平衡室，液体的流动方向出现逆转。这个过渡时期（浅蓝线）后，血浆内的药物仅有两个去向：进入缓慢平衡室或者从管道排出。从快速平衡室内返回血浆的药物

能够部分抵消这一过程。净效应是，一旦快速平衡室达到平衡，中央室浓度下降的速度就会显著变缓。

当中央室的浓度低于快速平衡室和缓慢平衡室时（灰线），降低血浆浓度的唯一途径就是代谢清除，即排出管道。从两个周边室返回中央室的药物大大缓解了血浆药物浓度的降低。

曲线随时间呈持续下降的趋势，而曲线的斜率持续增加（曲线形态见图 18.12），可以用一组负指数的总和来表示。根据药代动力学，反映血浆浓度随时间变化的指数关系公式为：

$$C(t) = Ae^{-\alpha t} + Be^{-\beta t} + Ce^{-\gamma t} \qquad (18.19)$$

其中，t 为给药后时间，C（t）是单次给药后的药物浓度，A、α、B、β、C 及 γ 为药代动力学模型的参数。A，B，C 为系数，α，β，γ 为指数。单次注射给药后，公式 18.19 中的 6 个参数都大于 0。

最小指数往往有着特别含义。这个指数决定了最终对数-线性曲线的斜率。医学文献所指的药物半衰期，除特别说明外，都是终末半衰期。某些文献有时将初始分布阶段的半衰期称为分布半衰期。终末半衰期是单次注射药物后，药物浓度降低 50% 的最高时限。通常情况下，浓度下降 50% 的时间要比这个最高时限更短。

麻醉药代动力学的特殊性

前端动力学

前端动力学描述了给药后即刻的静脉药效。药物从血浆进入周围组织的速度会影响药物的血浆峰浓度。在给药后的前几分钟内，进入外周组织中的药量通常超过消除药量。例如，单次推注丙泊酚后，其在周围组织中的蓄积以及随着时间的消除量如图 18.13 所示。在最初的 4 min 内，分布于外周组织的药量大于消除药量。4 min 后，该关系发生逆转。

利用房室模型，一个重要的假设就是单次静脉注射的药物快速地在中央室中混匀，并且在注射即刻达到峰浓度而不会在周围组织中发生分布或清除。为了达到模拟的目的，假设循环速度无限快，从而推算出初始时刻的初始浓度及分布容积。当然，这并不是真实的。假设药物从上肢静脉注射，而初始药物浓度经桡动脉测得，药物出现在动脉体系中的时间是注射后 30 ～ 40 s。这一延迟过程正是药物通过上臂静脉、心脏、大血管、外周动脉循环所需的时间。更为复杂的模型（如再循环模型）[4] 能够有趣地解释延迟问题，并描述单次诱导注射药物后的起效时间及持续时间（图 18.14）。

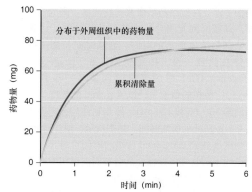

图 18.13　给予 53 岁，身高 177 cm（5 英尺 10 英寸），体重 77 kg（170 磅）的男性患者，单次静脉注射 2 mg/kg 丙泊酚后，按照药代动力学模型参数[32]（译者注：此处原文参考文献标为 32，但应该是 3）的模拟曲线周围组织中丙泊酚的累积量（深蓝线），累积清除量（浅蓝线）。药物为丙泊酚

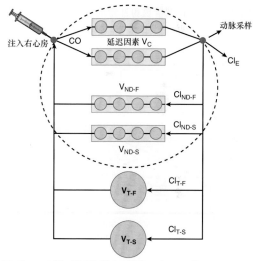

图 18.14　再循环模型解释了心排血量（CO）、输送延迟、肺摄取（延迟因素 V 和 C）以及非分布性混合路径（V_{ND} 和 Cl_{ND}）。虚线圆形以内的各个成分都是准确模拟中央分布容积所必需的。在大多数情况下，并不需要如此复杂的模型，简单地认为药物注入即刻已完成与中央室的混合已经足够接近实际了。Cl_{ND-F}，快速非分布性清除；Cl_{ND-S}，慢速非分布性清除；Cl_{T-F}，快速组织清除；Cl_{T-S}，缓慢组织清除；V_{ND-F}，快速非分布性容积；V_{ND-S}，缓慢非分布性容积；V_{T-F}，快速组织容积；V_{T-S}，缓慢组织容积[2]（From Krejcie TC, Avram MJ, Gentry WB. A recirculation model of the pulmonary uptake and pharmacokinetics of lidocaine based on analysis or arterial and mixed venous data from dogs. J Pharmacokinet Biopharm. 1997；25：169-190.）

终末动力学

通过分析分布容积和清除率，终末动力学是一个描述持续给药后静脉药效的有效工具。终末动力学描述了停止持续给药后血浆药物浓度下降的情况。例如，衰减时间是指停止持续给药后，预计达到某个血浆药物浓度所需的时间。衰减时间与输注持续时间存在函数关系。持续靶控输注（target-controlled infusions, TCI）后的衰减时间就是一个例子（图18.15）。模拟的情况是，以 4 μg/ml 的浓度维持输注丙泊酚 30、60 和 120 min，停止输注后，药物浓度达到 0.5 μg/ml 的所需时间。如图所示，输注时间越长，药物浓度达到 0.5 μg/ml 所需的时间也越长。这个例子说明了药物在持续输注后会在周围组织中产生蓄积作用，而该作用会延长衰减时间。

衰减时间的另外一个作用就是用于同类药物间的比较（如阿片类药物）。作为参照，衰减时间是持续输注时间的函数。用这种办法，衰减时间被定义为在停止持续输注前，达到一定靶浓度的所需时间。以某些特定的阿片类药物或镇静药物为例，50% 或 80% 衰减时间，见图 18.16。值得注意的是，如果输注时间较短，则两种麻醉药物的衰减时间会非常接近。一旦

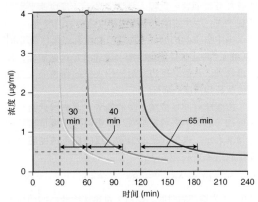

图 18.15　以 4 μg/ml 的浓度维持输注丙泊酚后 30、60、120 min 的衰减时间。一旦停止输注，达到 0.5 μg/ml 的血浆浓度分别需要 30、40、65 min。模拟衰减时间采用了常用的药代动力学模型［From Schnider TW, Minto CF, Gambus PL, et al. The influence of method of administration and covariates on the pharmacokinetics of propofol in adult volunteers. Anesthesiology. 1998；88（5）：1170-1182.］

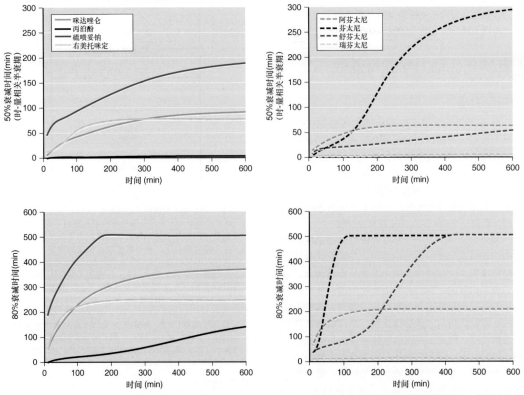

图 18.16　某些镇静药（左）与阿片类药物（右）的 50% 与 80% 衰减时间。纵轴代表达到目标衰减时间所需的时间。横轴代表持续输注时间。所有的衰减时间是根据文献报道的每种镇静或镇痛剂的药代动力学模型进行模拟的（Data from references 5, 43, 57, and 68-70.）

输注持续时间超过 2 h，则衰减时间会有显著差异。常用的衰减时间是 50% 衰减时间，也被称为时–量相关半衰期[5]。"时–量" 一词是指持续输注，"半衰期"即 50% 衰减时间。

滞后效应

滞后效应是指血浆浓度变化与药效变化间的时间差。滞后效应是药物从血浆弥散到活性位点的时间及在活性位点产生药效的时间的总和。图 18.17 模拟了单次注射不同剂量的丙泊酚及其对脑电双频指数的影响。值得注意的是，不同剂量达到最大效应的时间都是一致的（血浆峰浓度后约 1.5 min）。不同剂量间仅有效应强度与持续时间的差异。其中最重要的规律是当药物浓度变化时（如，在诱导期与苏醒期间），药效的改变总是比药物浓度的改变更为滞后。这种药物浓度与药效的时间差称作滞后效应，并因此产生两个药物浓度对应一个药效或者一个浓度对应两个药

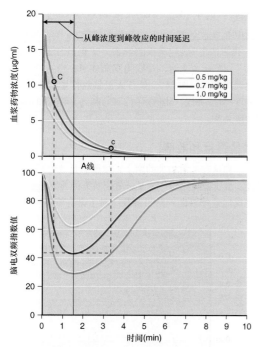

图 18.17 滞后效应的示意图。上图代表三种丙泊酚剂量所对应的血浆浓度。下图代表了基于脑电双频指数值（BIS）的预测效果。这些示意图都是基于线性药代动力学的假设：无论药物剂量多少，均在同一时刻达到药效高峰（A 线）及血浆峰浓度。药效达峰时间同为 1.5 min。尽管血浆药物浓度 C 和 c 有所不同，但 BIS 一致。本图展示了血浆浓度与 BIS 之间的滞后效应。此示意图根据文献的药代动力学及药效动力学模型（Data from references 32 and 57.）

效的情况。图 18.17 反映了不同的药物浓度 C 和 c 对应了相同的脑电双频指数值（bispectral index scale，BIS）。为了消除血浆药物浓度与药效间的滞后效应，将血浆浓度与药效一一对应起来，就在中央室的基础上构建了效应室。动力学中的微观速率常数，如 k_{1e} 和 k_{e0}，可以用于描述这种生物过程。k_{1e} 表示药物从中央室进入效应室，k_{e0} 表示药物从效应室清除。关于效应室，有两个重要的假设：①从中央室进入效应室的药物总量可以忽略不计，反之亦然；②效应室没有容积。

血浆与效应位点间的典型关系可以用效应位点模型来表示，见图 18.18。药物效应位点与血浆室通过一级反应过程相联系。效应室浓度与血浆药物浓度关系的公式为：

$$\frac{dCe}{dt} = k_{e0} \times (Cp - Ce) \qquad (18.20)$$

其中 Ce 是效应室浓度，Cp 是血浆药物浓度，k_{e0} 是药物清除的速度常数。常数 k_{e0} 代表药效增加和降低的速度（图 18.19）。

总之，传统的药代动力学名词 "半衰期" 对于

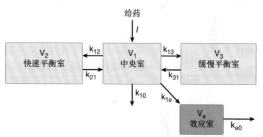

图 18.18 在三室模型基础上，加入了效应室以解释动脉药物浓度升高、降低与药物起效、失效之间，平衡延迟的原因。假设效应室的容积可以忽略不计

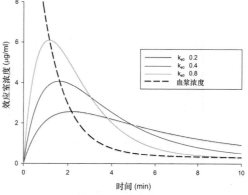

图 18.19 k_{e0} 改变的影响。随着 k_{e0} 的降低，药效达峰时间相应延长（Data from references 32，57，67.）

很多临床医师很重要，但不能很好地描述麻醉药物的临床作用，因此对麻醉实践的意义十分有限。与之相比，本章所讨论的药代动力学原则（如分布容积、清除率、消除、前端动力学、终末动力学、时-量相关半衰期、生物相）都是描述药物如何发挥麻醉作用的。

药效动力学原理

简而言之，药代动力学讲述了机体对药物的影响，而药效动力学说明了药物对机体的作用。也可以简单理解为，药效动力学阐明了药物浓度与药理作用的关系。

用于描述浓度-效应关系的模型与药代动力学模型非常类似。它们都是基于观察结果而建立的数学模型。为了建立药效动力学模型，需要同时监测血浆药物水平和特定的药物效应。例如，某一个体单次给药后的血浆药物浓度与边缘频率间的关系见图 18.20。边缘频率是较易获得的脑电图（electroencephalogram，EEG）的量化指标。血浆浓度达峰后不久，边缘频率下降至最低值，随着血浆浓度下降到近乎 0，边缘频率也返回基础值。

将一些患者的数据整合，用点标记测得的药物浓度及观察到的药物效果（标准化为人群最大效应的百分比），可以得到一个反映滞后现象的环形图（图18.21）。曲线中的上升支代表药物浓度的升高（箭头所示）。在上升曲线中，药物效应的增加滞后于药物浓度的升高。在下降曲线中，药物效应的消退滞后于药物浓度的降低。

为了建立药效动力学模型，利用建模技术压扁滞后环，使之能够反映血浆浓度与药物效应之间的滞后时间。利用模型技术，用 $t_{1/2}k_{e0}$ 评估滞后时间，50%药物有效率（C_{50}）评估效应室浓度（Ce）。大多数麻

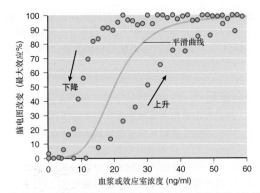

图 18.21　不同个体的血浆浓度与标准化的边缘频率值（用最大效应的百分比表示）（蓝圈）。黑色箭头所示为滞后于药物浓度升高与下降的滞后环的上升支与下降支。蓝线代表来自压扁滞后环产生的药效动力学模型

醉药物的浓度-效应关系曲线都是 S 形曲线。反映这种关系的标准方程被称为"Hill 方程"（公式 18.21），也可称为"S 形 E_{max} 关系"：

$$\text{Effect} = E_0 + (E_{max} - E_0) * [C^g / (C_g^{50} + C^g)] \quad (18.21)$$

其中 E_0 为初始效应，E_{max} 是最大效应，C 为药物浓度，γ 代表浓度-效应关系的斜率。γ 也被称为"Hill 系数"。当 $\gamma < 1$ 时，曲线为双曲线型；当 $\gamma > 1$ 时，曲线为 S 型。图 18.22 是芬太尼镇痛作用在效应室的浓度-效应曲线。此例阐明了 C_{50} 和 γ 所体现的浓度-效应关系。

效价强度和效能

和这种关系相关的两个重要概念是效价强度和效能。效价强度是指产生某一效应所需的药物剂量。C_{50} 是反应效价强度的常用参数。对于具有浓度-效应关

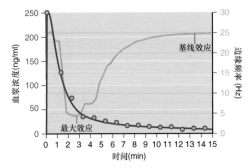

图 18.20　某个患者，单次给药后血浆药物浓度变化（深蓝色曲线）及其对应脑电图边缘频率（浅蓝色曲线）的变化。注意边缘频率的变化滞后于血浆浓度的变化

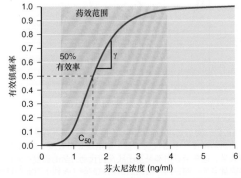

图 18.22　芬太尼镇痛作用的药效动力学模型。绿色区域为药效范围，在此浓度范围内，浓度的变化能够引起相应的药效变化。高于或低于药效范围均不会导致药效的改变。C_{50} 代表 50% 有效镇痛时的药物浓度。γ 为药效范围内曲线的斜率

系的药物，浓度-效应曲线左移（C_{50}小），药物的效价强度将更高；如果曲线右移，则相反。以图 18.23 为例，作为芬太尼的衍生物，镇痛 C_{50} 最小的是舒芬太尼（0.04 ng/ml），最大的是阿芬太尼（75 ng/ml），因此，舒芬太尼比阿芬太尼的效价强度更强。

效能衡量药物一旦占据受体后产生某种效应的效果。即使作用于同一受体的相似药物，其产生效应的程度也可能不同。比如，同样是与 G 蛋白偶联受体结合，某些药物就能够在占据受体后激活更多的第二信使，从而产生更大的效应。能够达到最大效应的药物称为完全激动剂，不能达到最大效应的药物为部分激动剂。

有效剂量与致死剂量

一种药物可能有多种效应。C_{50} 可用于对比某个药物的不同作用。以图 18.24 为例，芬太尼在镇痛（2 ng/ml）、呼吸抑制（4 ng/ml）、对喉镜反应消失（15 ng/ml）以及引起 EEG 改变（20 ng/ml）等作用时有不同的 C_{50}[6]。

能引起药物效应变化的浓度范围被称作**药效范围**。如图 18.22 所示，药效范围内，0.6～3.9 ng/ml 之间的有效镇痛率为 2%～97%。在药效范围外的浓度变化不会引起药效的变化。低于药效范围时是无效的，而高于药效范围不会产生额外的效应。

与其他效应相似，S 形 E_{max} 曲线可以反映剂量与死亡的关系。不同的是，这种药物与效应关系图中，水平 X 轴是剂量，而不是浓度。与 C_{50} 类似，ED_{50} 表

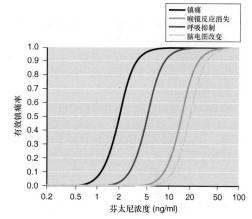

图 18.24　芬太尼的不同效应的药效动力学模型［From Egan TD, Muir KT, Hermann DJ, et al. The electroencephalogram（EEG）and clinical measures of opioid potency：defining the EEG-clinical potency relationship（"fingerprint"）with application to remifentanil. Int J Pharmaceut Med. 2001；15（1）：11-19.］

示有效率达 50% 时的剂量，而 LD_{50} 是致死率达 50% 时的剂量。药物的治疗系数定义为 LD_{50} 与 ED_{50} 的比值（图 18.25）。比值越大，药物的临床安全性越高。

麻醉药物的相互作用

很少单独应用一种药物进行麻醉，往往采用复合用药以达到催眠、镇痛和肌肉松弛的目的。催眠药、

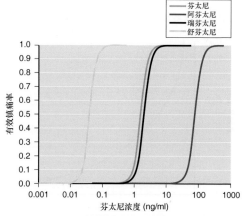

图 18.23　芬太尼衍生物的药效动力学模型。每种药物的 C_{50} 都不同，但曲线斜率及最大效应都是相似的［From Egan TD, Muir KT, Hermann DJ, et al. The electroencephalogram（EEG）and clinical measures of opioid potency：defining the EEG-clinical potency relationship（"fingerprint"）with application to remifentanil. Int J Pharmaceut Med. 2001；15（1）：11-19.］

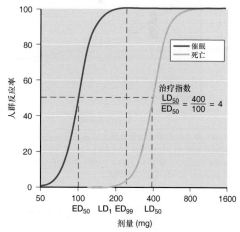

图 18.25　半数有效量（ED_{50}）、半数致死量（LD_{50}）和治疗指数。蓝色曲线为镇静催眠药达到丧失反应水平的量效关系。红线为同一种镇静催眠药达到死亡效应的量效关系。治疗指数是 LD_{50}/ED_{50} 比值，在本例为 400（译者注：应为 4）。ED_{99} 与 LD_1 同样很有意义，ED_{99} 为无反应率到 99% 时的剂量，LD_1 为死亡率为 1% 时的剂量。在此例中，LD_1 低于 ED_{99}，这是临床上无法接受的

镇痛药和肌肉松弛药之间相互作用，药物作用不同于单独应用。例如，当应用催眠剂时，镇痛剂的镇痛作用一定会强于单独应用，而催眠剂也会达到比单独应用更强的催眠作用。因此，麻醉就是一个利用药物相互作用的实践。这一现象可能是每一种药物对不同受体发挥的作用。

McEwan 等早期研究的两种药物的相互作用，用图 18.26 表示[7]。该图展示了异氟烷与芬太尼的相互作用，二者分别为 GABA 及阿片的受体激动剂。图中阐述了两个要点：第一，相对低剂量的芬太尼（＜2 ng/ml），能够显著（＞50%）降低异氟烷的最低肺泡浓度（minimal alveolar concentration，MAC），即可避免切皮刺激引起的体动；第二，当芬太尼浓度高于 3 ng/ml 时，维持 MAC 的呼气末异氟烷浓度虽然较低，但不再明显改变。因此，天花板效应的存在说明无论芬太尼的浓度为多少，一定浓度的异氟烷都是维持麻醉 MAC 所必需的。

有大量研究探讨麻醉药物间的相互作用。如图 18.27 所示，相互作用可分为拮抗、累加与协同。当两种具有累加作用的药物一起应用时，最终效应就是二者的总和。当相互作用为拮抗时，最终效应低于二者累加之和。当相互作用为协同时，最终效应大于二者累加之和。

等效线是描述两种药物，不同浓度组合（X 与 Y 配伍用）状态的术语。等效线是达到某一特定效应的等效曲线。常用的等效线是 50% 等效曲线，其代表能使 50% 的患者达到某种特定效应的两种药物不同效应室浓度的组合。其他的等效图更有临床意义。比如，95% 意识消失等效线是使意识消失率达到 95% 的药物浓度的组合。同样，5% 等效图则是较低的意识消失率（多数患者有反应）下的药物浓度组合。当制订麻醉用药方案时，理想的情况是，麻醉药的剂量能刚好达到高于 95% 等效线但不远远超过 95% 等效线（彩图 18.28）。

Hendrickx 等综述了关于人和动物模型的研究文献，研究阿片类药物、镇静催眠药和吸入麻醉药的组合，所产生的两种麻醉效应时的药物相互作用：①意识消失（人体）或翻正反射消失（动物）；②制动，即未麻痹的个体在伤害性刺激时不体动[8]。他们发现了麻醉药物组合的一些有趣特点。首先，在吸入麻醉药联合用药时完全是累加作用，表明药物作用机制相同。例外的是氧化亚氮，与其他吸入麻醉药组合，产生不完全累加效应。第二，除了氧化亚氮与 GABA 镇静催眠剂外，其他静脉药物与吸入麻醉药的相互作用均呈协同效应。第三，除了氯胺酮与苯二氮䓬类药物，不同静脉药物之间（例如阿片类和镇静催眠药）基本都是协同效应（图 18.29）。

一些学者创造了三维数学模型来描述麻醉药物的相互作用。这些模型被称为反应平面模型，包括每种

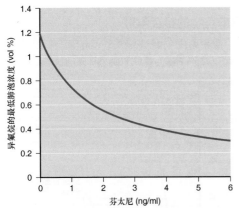

图 18.26 芬太尼对异氟烷最低肺泡浓度（50% 患者对切皮刺激有反应）的影响（Modified from McEwan AI, Smith C, Dyar O. Isoflurane minimum alveolar concentration reduction by fentanyl. Anesthesiology. 1993；78：864-869.）

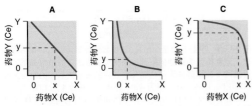

图 18.27 药物 X 与 Y 的相互作用。图 A 为累加，图 B 为协同，图 C 为拮抗

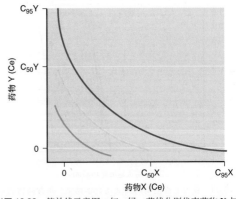

彩图 18.28 等效线示意图。红、绿、蓝线分别代表药物 X 与 Y 的协同作用的 5%（译者按）、50% 和 95% 等效线。等效线是产生同等效应的浓度组合。5%、50%、95% 的等效线描述了引起某个特定作用，药物 X 与 Y 浓度组合的药效范围。与单个药物的量效曲线一样，理想的浓度配伍应该在 95% 等效线的附近

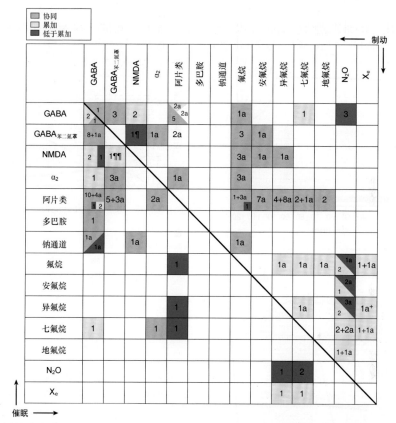

图 18.29 人和动物在达到睡眠状态（在人体为意识消失，在动物为翻正反射消失）及静止不动（对有害刺激的体动反应消失）时的药物相互作用总结。每一格内的数字是指支持该发现的论文的篇数。α_2 受体激动剂包括右美托咪定和可乐定；阿片受体激动剂包括吗啡、瑞芬太尼、芬太尼、舒芬太尼和阿芬太尼；多巴胺受体激动剂包括氟哌利多和甲氧氯普胺；Na^+ 通道拮抗剂包括利多卡因和布比卡因。字母"a"表示基于动物模型的相互作用研究；粗对角线是为了区分两种不同的药物相互作用研究，下半部分为催眠作用研究，上半部分为制动作用研究。GABA，γ- 氨基丁酸（GABA 受体激动剂包括丙泊酚、硫喷妥钠、美索比妥和依托咪酯；GABA苯二氮䓬激动剂为通过结合苯二氮䓬受体起效的激动剂，包括咪达唑仑和地西泮）；NMDA，N- 甲基 -D- 天冬氨酸（NMDA 受体拮抗剂包括氯胺酮）（From Hendrickx J，Eger EI 2nd，Sonner JM，et al. Is synergy the rule？A review of anesthetic interactions producing hypnosis and immobility. Anesth Analg. 2008；107：494-506.）

药物的效应室浓度和总效应概率估计。Bouillon 等的研究揭示了丙泊酚-瑞芬太尼对意识消失的相互作用，见彩图 18.30[9]。反应平面展示了引起反射消失的所有瑞芬太尼-丙泊酚等效线（0%～100%）。常用的两种反应平面模型是三维图和地形图。地形图是反应平面的反面观，药物浓度分别是横坐标与纵坐标。药物效应以特定的等效线表示（即 5%、50% 和 95%）。

反应平面模型可以表示多种麻醉效应，包括对语言、触觉和痛觉的反应，血流动力学和呼吸效应以及脑电活动的改变。以研究气道工具为例，反应平面模型可被设定为对放置喉罩[10]、喉镜[11-12]、气管插管[13]、食管仪器[14] 等刺激无反应，从而研究特定的麻醉药物组合。虽然已经有很多反应平面模型，但还有很多

的空白，不能够涵盖所有的常见麻醉药物组合及围术期的各种刺激。

近期研究了七氟烷与瑞芬太尼产生的不同药效时的相互作用，如意识消失、电刺激（高达 50 mA）或压力痛（50 PSI 作用于胫骨前区域）等外科刺激无反应，对喉镜与温度无反应[12]。在非稳定状态下（即改变挥发罐设置），测定的七氟烷的呼气末浓度并不准确。因为呼气末浓度也不能解释呼气末浓度与效应室浓度间的滞后性（时间差）。用预计效应室浓度能够提高模型的可预测性[15]。总体而言，七氟烷-阿片类药物组合的相互作用，能够发挥显著的协同镇痛效果，轻度的协同镇静效果。

已有文献利用 MAC 和等效阿片剂量的方式，将

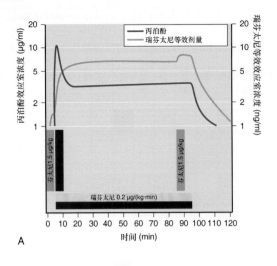

A

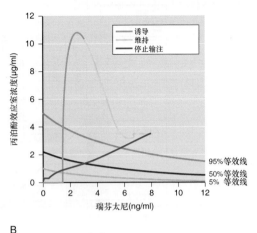

B

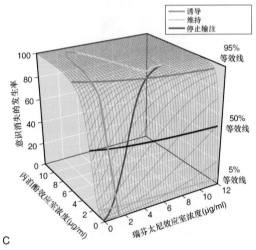

C

彩图 18.30　模拟负荷剂量（2 μg/kg），维持量 [100 μg/（kg·min）] 的丙泊酚与维持量 [0.2 μg/（kg·min）] 的瑞芬太尼，间断追加（1.5 μg/kg）芬太尼复合应用 90 min。图 A，最终的效应室浓度 Ce。图 B，预测意识消失的地形图（俯视图）。图 C，三维反应平面图。浅蓝色、紫色和绿色线条分别代表 5%、50% 和 95% 等效线。每条等效线都是能够产生相同效应的丙泊酚–瑞芬太尼的组合。所有等效线都是向内的弓形，说明药物间为相互协同作用。等效线相互靠近，表示从有意识到意识消失的快速转变

七氟烷–瑞芬太尼间的相互作用，套用到其他吸入药与阿片类药物的组合中 [16]。对于择期外科手术的患者，七氟烷–瑞芬太尼的研究结论同样适用于异氟烷–芬太尼。还有一些药物间相互作用模型是关于三种或更多种药物 [17]，比如 Vereecke 的研究，涉及了氧化亚氮–七氟烷–瑞芬太尼的模型 [18]。这个研究很有临床意义，因为大多数的麻醉都是使用两种以上麻醉药。

与此类似，大量文献研究了镇静催眠药与阿片类药物的相互作用，主要是丙泊酚与阿芬太尼 [19] 或瑞芬太尼 [9, 11, 14, 20-21] 的组合，所产生多种效应。当

使用强效吸入麻醉药和阿片类药物时，镇静催眠药与阿片类药物的相互作用是能够发挥显著的协同镇痛效果，轻度的协同镇静效果。

一些文献研究了不同种类镇静催眠药间的相互作用。包括咪达唑仑复合丙泊酚 [22-23] 以及丙泊酚复合挥发性麻醉药 [24-26]。其相互作用主要为累加效应。

药物显示

正如文献所说的，反应平面模型的最大缺点是过于复杂，难以应用于临床。最近研究将其转化为药物

显示，以方便临床医师实时地应用于患者。

这种显示方式不仅能够提供（血浆及效应室）药物浓度，还能够预测实时的药效，如意识消失、镇痛、降低"四个串刺激"的反应性（如监测肌肉松弛剂的效果）等等。只需要手动输入患者的人口学信息（年龄、性别、身高、体重），注射器内的药物名称，加上一些麻醉机自动收集的数据（呼气末吸入麻醉药浓度，输液泵信息），无论是单次给药还是持续输注，药物显示都可以预测药物浓度和效应。有很多麻醉设备制造商都可以提供药物显示（如美国 GE Healthcare 的 Navigator Suite，德国 Dräger 的 SmartPilot View）。彩图 18.30 就是药物显示的例子。所有的药物显示都是根据反应平面相互作用模型制作的。

药物显示的另一个独特之处是在给药前模拟给药剂量方案。这一点对于确定复杂患者的最佳给药剂量十分有用，尤其是在复合应用多种药物时。基于人群模型的药物显示具有普适性，但不一定完全适用于每一个患者。某些药物显示系统，可以根据研究对象的反应校正药效（彩图 18.31）。例如，高龄患者或体质弱的患者，较小剂量往往能达到预期效果。药物显示允许临床医师确定达到预期反应的浓度，或调节追加的麻醉药量。

药物显示还有其他优点。当效应室浓度达到稳态时，药物滴定法就不再适用。在药物浓度已经达到高峰（间断静脉推注）或已经接近稳定状态（继续持续给予强效吸入麻醉药）时，临床医师往往给予额外的

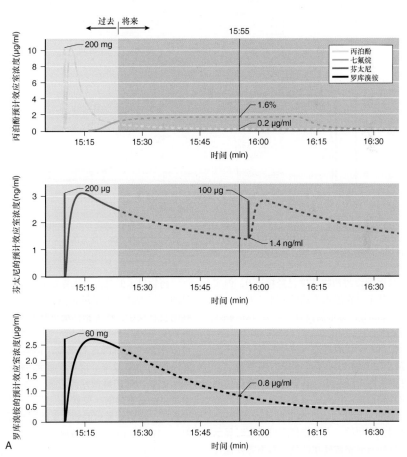

彩图 18.31 （A）药物显示举例。本例显示了复合应用芬太尼（2 μg/kg）、丙泊酚（2 mg/kg）、罗库溴铵（0.6 mg/kg）单次注射，七氟烷（2%）和单次注射芬太尼（1 μg/kg）维持的预计效应室浓度（A）和药物效应（B）。假设患者为男性，30 岁，体重 100 kg，身高 183 cm，心排血量及肺通气正常。（A）预计效应室浓度分别为丙泊酚（浅黄色线）、七氟烷（深橙色线）、芬太尼（蓝色线）、罗库溴铵（红线）。垂线代表负荷剂量，药物剂量标记在线旁。过去的预计值用实线表示，将来值用虚线表示。黑色的垂线代表 15:55 的预计效应室浓度，并记录浓度

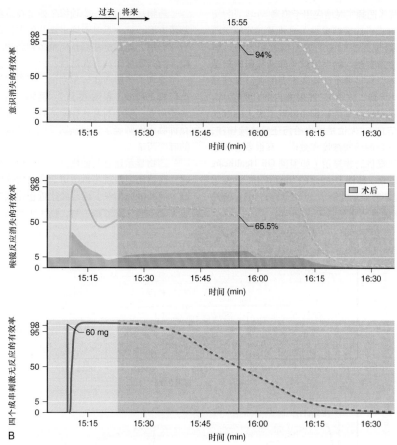

彩图 18.31 续（B）预计药物效应。利用综合技术，评估意识消失的有效率（黄线）、喉镜反应消失的有效率（蓝线）、四个成串刺激无反应的有效率（红线）。水平的白线分别代表有效率达到 5%、50%、95% 和 98%。垂直的黑线代表 15:55 预计的药物效应
［（A）From Applied Medical Visualizations，Salt Lake City，Utah.］

药物。当麻醉科医师设想药物浓度已经接近 0，但实际却还在上升，甚至是在停止给药后（呼气末吸入麻醉药的浓度为 0 mmHg，但依然没有反应），这时临床医师往往会失去耐心。

　　药物显示的第二个优势是进行被动的目标靶控输注（TCI）。除了在美国受到管理障碍的阻挠外[27]，TCI 已经在世界各国广泛应用。TCI 利用人群药代动力学的模型驱动输液泵。输入血浆或效应室的目标浓度后，电脑自动确定最佳的输注速度以达到该浓度。采取被动 TCI 时，利用这一人口学模型可以实时显示预计随时间变化的效应室浓度和药效，而不需要像传统 TCI 一样录入信息及驱动输液泵。利用这一方法，麻醉科医师可以在给药前测试给药方案（包括追加量和输注速度），从而确定其能否达到期望效果。此特性能够提供更为统一的给药方案。

　　药物显示的第三个优势是提供了计算麻醉药物剂量的更好方法。除了用 MAC，即 50% 的患者对外科刺激没有反应，作为指标衡量麻醉效果外，药物显示可以更好地定性麻醉效果。临床医师不再使用 50% 有效率来计算麻醉药物剂量，而是力求达到 95% 或 99% 的药物有效率。反应平面能够直观地展示达到某一效果所需的麻醉给药方案。而且，MAC 的概念不足以涵盖麻醉的三要素，即镇痛、镇静催眠以及肌肉松弛，而药物显示能够形象地同时显示有效率范围 0% ~ 100% 的上述三种效应。

特殊人群

　　实施麻醉时，综合考虑患者的一般情况和用药史才能计算准确的**药物剂量**。这些因素包括年龄、体

质，性别，阿片类药物、苯二氮䓬类药物或酒精的长期应用史，心肺、肝、肾疾病，失血与脱水程度等。上述任一因素都可以显著影响药物代谢与药物效果。遗憾的是，很多麻醉药物效果的研究都是基于健康志愿者的，不能代表外科手术的人群。大量的研究已经探讨了某一些患者特性（如肥胖）对麻醉药物效果的影响。但有些患者特性（如长期使用阿片类药物）很难被评估。而且，还有一些麻醉药物至今没有被研究过。多数研究集中在新型麻醉药，比如丙泊酚和瑞芬太尼。接下来的章节简要概括了针对某些特殊人群的药代动力学与药效动力学的文献。

肥胖对麻醉药物的影响

肥胖是全球性的流行病，超重患者经常会经历麻醉及外科手术。此外，肥胖会影响麻醉药理学。药物制造商推荐根据实际总体重（total body weight，TBW）与每千克的剂量计算药量。因为担心引起药物过量（比如相同身高的 136 kg 患者并不需要两倍于 68 kg 患者的剂量），麻醉科医师很少按照 mg/kg 的方式计算肥胖患者的麻醉药物剂量。为了解决这个问题，创造了很多校正体重以免引起此类人群的药物过量或不足，如瘦体重（lean body mass，LBM），理想体重（ideal body weight，IBW），校正体重（corrected body weight，CBW），去脂体重（fat-free mass，FFM）。表18.1 展示了计算上述体重的公式。表 18.2 显示了消瘦或肥胖患者根据不同方法转换后的体重。这些校正体

表 18.1　常用校正体重（修正去脂体重）

名称	公式
理想体重（IBW）	男性：50 kg ＋ 2.3 kg×［（身高 cm － 152 cm（5 英尺）］/2.45 cm（1 英寸）女性：45.5 kg ＋ 2.3 kg×［（身高 cm － 152 cm（5 英尺）］/2.45 cm（1 英寸）
校正体重	理想体重＋ 0.4×（TBW － IBW）
瘦体重（LBM）	男性：1.1×TBW － 128×（TBW/Ht cm）^{2} 女性：1.07×TBW － 148×（TBW/Ht cm）^{2}
去脂体重（FFM）[66]	男性：（9.27×10³×TBW）/（6.68× 10³ ＋ 216×BMI）女性：（9.27×10³×TBW）/（8.78× 10³ ＋ 244×BMI）
药代动力学体重[46-47]	52/［1 ＋（196.4×e$^{-0.025TBW}$ － 53.66）/ 100］（只用于芬太尼）
修正去脂体重[28, 36]	去脂体重＋ 0.4×（TBW － FFM）

BMI，体重指数；FFM，去脂体重；Ht，身高（cm）；IBW，理想体重；LBM，瘦体重；TBW，总体重（kg）。

表 18.2　根据不同的给药标准计算出的给药体重

给药标准	176 cm（6 英尺）男性	
	68 kg（BMI = 22）给药体重（kg）	185 kg（BMI = 66）给药体重（kg）
总体重（TBW）	68	185
理想体重（IBW）	72	72
修正体重（CBM）	70	117
瘦体重（LBM）	56	62
去脂体重（FFM）	55	88
修正去脂体重（MFFM）	60	127

BMI，体重指数（kg/m²）

重是为了将肥胖患者与正常体型患者的给药方案相匹配。这些校正体重都小于 TBW，从而避免了药物过量（图 18.32）。标准化后的体重可以用于计算单次用药量（mg/kg）、持续输注量［mg/（kg·h）］及 TCI。

这部分将讨论肥胖患者中，某些静脉麻醉药物（丙泊酚、瑞芬太尼和芬太尼）的药理学（主要是药代动力学）变化，讨论用不同的校正体重计算单次给药量和持续输注剂量的例子及其缺点，并结合已有数据简要讨论 TCI 的药理学模型。

丙泊酚

确定肥胖患者丙泊酚剂量很有挑战性。无论是单次剂量还是持续输注量，校正体重的选择与采用的给药技术相关（比如，一种适合计算单次剂量，另一种适合计算持续输注量）。此外，在已知的众多丙泊酚

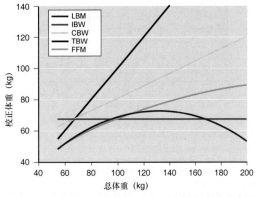

图 18.32　校正体重与总体重（TBW）的关系。图中的主要信息为：IBW 保持不变，与 TBW 无关；体重超过 127 kg 后 LBM 开始下降；CBW，修正体重；FFM，去脂体重；IBW，理想体重；LBM，瘦体重（40 岁身高 176 cm 男性）

药代动力学模型中，基于肥胖患者观察结果的模型可能更适合 TCI。

肥胖对丙泊酚药代动力学的影响还不完全清楚。总体而言，在肥胖患者中，血药分布更倾向于非脂肪组织而不是脂肪组织。这就导致以 mg/kg 计算的剂量，肥胖患者的血浆药物浓度高于脂肪量更低的正常患者。此外，由于肥胖增加肝体积及肝血流量（也增加心排血量），丙泊酚的清除率会升高。药物分布会影响单次注射药物后的血浆峰浓度，而清除率会影响持续输注期间及其后的药物浓度。

丙泊酚的校正剂量　根据不同的校正体重进行模拟输注的结果见图 18.33。假设情况为 176 cm（6 英尺）的肥胖（185 kg）和清瘦（68 kg）的男性患者持续输注［167 μg/(kg·min)］60 min。如果根据 TBW 计算剂量，则清瘦与肥胖患者的效应室峰浓度会不同，丙泊酚的峰浓度分别约为 5.2 μg/ml 和 7.1 μg/ml，如果用 CBW 计算肥胖患者的给药量，则血浆峰浓度大约为 4.5 μg/ml。按照其他的校正体重给药，浓度会更低。

在这些已有的校正剂量中，作者建议用 LBW 计算单次注射剂量（比如诱导期）[12]，TBW 或 CBW 计算持续用药量[9, 13]。对于持续输注，某些校正体重可能会导致剂量不足（最值得担忧的是 LBW）。按照 CBW 计算药量，血浆浓度可能低于按 TBW 计算得出的血浆浓度。

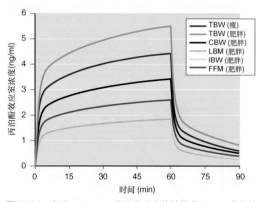

图 18.33　身高 176 cm 40 岁男性患者持续给药 60 min［先单次 10 mg/(kg·h)，再持续输注 167 μg/(kg·min)］后，丙泊酚的效应室浓度。图中包括了以下计量体重：总体重（TBW）分别为 68 kg（体重指数 22）和 185 kg（体重指数 60），将 185 kg 患者分别进行 Servin 修正体重（CBW）、瘦体重（LBM）、理想体重（IBW）和去脂体重（FFM）的标准化计算，得到如下信息：185 kg 的患者，按照 TBW 给药，丙泊酚的浓度过高；按照 IBW 或 LBM 给药，浓度过低；按照 CBW 给药所得浓度最接近按照 TBW 为瘦患者给药的浓度。采用 Eleveld 模型预测丙泊酚的效应室浓度

按照 TBW 计算持续输注量，需要担心的是药物蓄积。然而，已有的研究并不支持蓄积的猜测。Servin 等人对正常和肥胖患者采用 TBW 和 CBW 计算丙泊酚给药量，并进行了药代动力学分析[28]。其中，CBW = IBW + 0.4×（TBW − IBW）[29]。发现两组睁眼反应的血浆浓度相似，而肥胖患者没有发生药物蓄积。事实上停药后，肥胖患者还会比正常患者醒得更早。数据显示，按照 Servin 计算 CBW，可能会造成肥胖患者的给药不足[30]。

丙泊酚靶控输注的动力学模型　在众多已有的模型中，最常用的两个丙泊酚 TCI 代谢模型是由 Marsh 和 Schnider 等人发表的[31-32]。除了选择模型计算负荷量和持续输注量外，确定理想的校正体重非常重要。

Marsh 模型虽然很有用，但数据来源于儿童。当与瑞芬太尼共同使用时，研究人员已经在病态肥胖患者中利用这个模型探索了按照不同的体重给药有不同的结果。Albertin 等[29]利用 CBW 和 Marsh 模型进行丙泊酚 TCI，发现预测浓度明显高于实测浓度，并担心其可能引起术中知晓。同一研究小组[33]对比了分别按照 CBW 和 TBW 进行 TCI 预测，发现 CBW 结果比 TBW 更差。他们得出的结论是，应该用 TBW 而不是 CBW，进行病理性肥胖患者的丙泊酚 TCI。与之相反，最近 Cortinez 等[34]评估了数个药代动力学模型，根据 CBW 使用 Marsh 模型以及 Schnider 模型（详见后述）都有很好的预测准确性[34]。他们指出，对肥胖患者根据 CBW 使用这两种模型，都是丙泊酚 TCI 的不错选择。为了防止意外，推荐监测脑电图以避免术中知晓。

Schnider 模型的数据来源于不同体重、身高、年龄的成年患者，但没有特别包含肥胖患者。此模型中使用的校正体重是 LBM，因此用于病理性肥胖患者时具有局限性[32]。

Marsh 和 Schnider 模型都已用于病态肥胖患者。Echevarria 等报道了病态肥胖患者麻醉诱导时，在 BIS 低于 60 的情况下，两个模型的效应室浓度有明显差异[35]。为达到 95% 的有效率，Marsh 和 Schnider 模型所需的靶浓度分别为 4.2 μg/ml 和 5.5 μg/ml。发生上述差异的原因是每个模型都有潜在的预测误差（每个患者的实际药物浓度未知）。

Cortinez 等利用名叫 "Open TCI"（http://www.opentci.org）的国际数据储存库，建立了一个基于较广体重范围的丙泊酚浓度的模型[36]。他们仍然使用经验公式，但根据正常体重对肥胖患者进行比例缩放。在公式中，TBW 导致了肥胖患者分布与清除率的异常。

TBW/ 标准体重（70 kg）后取 1 次幂，计算药物分布容积，取 0.75 次幂计算清除率。Van Kralingen 等修改了该方法，提供了一个更好的模型，将清除率的幂指数变为了 0.71 [37]。Eleveld 等利用一个大型数据库构建了一个通用异速药代动力学模型，该数据来自幼儿、儿童、成人、老年人和肥胖者的数据（可通过在 http://www.eurosiva.eu/tivatrainer/modeltranslate/calc_compartments.Html 输入患者人口学信息来计算药代动力学参数估计值。最后一次使用是在 2018/01/05）[38]。

Cortinez 等评估了上述五个模型（Marsh、Schnider、Cortinez、Van Kralingen 和 Eleveld 模型）对于肥胖患者数据的预测性能，发现 Eleveld 异速药代动力学模型的预测性能最佳 [34]。他们认为对肥胖患者进行丙泊酚 TCI 时，使用基于 TBW 的 Eleveld 模型是最佳选择之一。

图 18.34 是分别使用 Marsh、Schnider、Cortinez 和 Eleveld 模型进行靶控输注，目标浓度为 3 μg/ml 时，各自的丙泊酚输注速度和相关的血浆浓度。该模拟

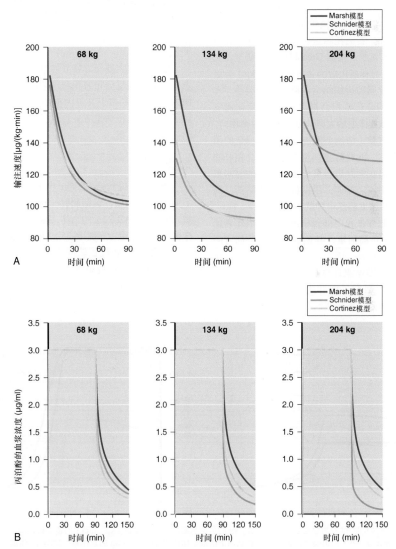

图 18.34　根据已有的四种丙泊酚药代动力学模型，Marsh 模型、Schnider 模型、Cortinez 模型，以 3 μg/ml 血浆浓度（Cp）为目标，进行 90 min 靶控输注后所得结果。图示分别模拟了身高 176 cm，体重分别为 68 kg、136 kg 或 204 kg 的 40 岁男性患者。图 A 为各种体重患者的丙泊酚输注速度。图 B 为模型预测的各种体重患者的丙泊酚血浆浓度

图的主要结论是：基于 Marsh 模型的丙泊酚输注与 TBW 保持线性关系，不同体重下输注速度和血浆浓度是相同的。丙泊酚 TCI 的总量随体重增加的幅度，在 Cortinez 和 Eleveld 模型小于 Marsh 和 Schnider 模型。

对于丙泊酚而言，Eleveld 模型是最适用于肥胖、病态肥胖患者的 TCI。不幸的是，这个模型并没有被大多数商业化的 TCI 泵采用。需要提醒重视的是，个体间差异会掩盖模型差异。总之，在配合使用实时 EEG 监测进行药效滴定时，上述四种模型可能产生相似的临床效果。

其他镇静剂 研究其他镇静剂（比如咪达唑仑、氯胺酮、依托咪酯、右美托咪定、巴比妥）在肥胖患者中运用的文献非常少。根据 Greenblatt 等的研究，肥胖患者根据体重进行标准化后的分布容积（L/kg）会更大，提示瘦组织比脂肪组织结合的咪达唑仑要少[39]。因此，咪达唑仑的分布容积会根据 TBW 的变化而发生相应改变：当患者体型增大时，分布容积也会增大。此外，所有研究对象（清瘦或肥胖）对咪达唑仑的消除都一样。这表明，无论药物剂量，咪达唑仑在肝的代谢是不变的，而在肥胖患者可能需要更多的时间来清除。此外，无论体态如何，根据标准体重给药，药物的达峰时间和峰浓度都是一样的。

虽然还未在肥胖患者中得到临床验证，但作者建议根据 TBW 计算负荷剂量，其他的校正剂量都可能会导致用药不足。此外，因为清除率是恒定的，持续输注速度应该根据 IBW 来计算[39]。

Cortinez 等[40] 研究了肥胖患者应用右美托咪定后的药代动力学特点，发现脂肪量与分布容积的增加并不成正比，而与清除率的下降有关。Xu 等[41] 根据 TBW 所计算的剂量，对右美托咪定进行了非房室药代动力学分析。对于肥胖患者，有更高的初始浓度、更低的清除率/体重、更深的镇静效果和更低的氧饱和度。这些结果表明在肥胖患者中，根据 TBW 计算右美托咪定会导致过量。

阿片类药物

除瑞芬太尼外，很少有研究关注肥胖对阿片类药物药代动力学和药效动力学的特殊影响。

瑞芬太尼

瑞芬太尼主要经非特异性酯酶快速代谢，故肥胖患者的瑞芬太尼分布容积和清除率与清瘦的患者是相似的[42]。很多关于其与丙泊酚联合使用的研究，探讨了不同的校正体重方式，以优化其单次给药、持续输注及 TCI 方案。

剂量校正

正如前面提到的丙泊酚，模拟了身高都是 174 cm，不同的校正体重，包括肥胖（185 kg，BMI 60）或消瘦（68 kg，BMI 22）的个体，瑞芬太尼的预计效应室浓度及镇痛作用（彩图 18.35）。图示包含的要点如下：

1. 根据 FFM 校正肥胖患者的瑞芬太尼剂量，与根据 TBW 计算消瘦患者的剂量，可以得到相同的效应室浓度。不同于丙泊酚的是，根据 CBW 进行瑞芬太尼定量（红线）所得血浆药物浓度高于消瘦患者根

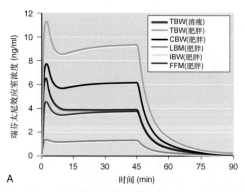

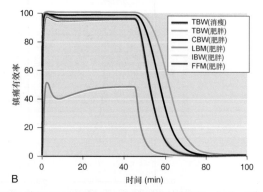

彩图 18.35 身高 176 cm 的 40 岁男性患者，给予 1 μg/kg 的负荷剂量并按 0.15 μg/（kg·min）的速度持续输注 60 min 后，所获得的瑞芬太尼效应室浓度（A）和镇痛有效率（B）。包括以下体重指标：68 kg 和 185 kg 的总体重（TBW）（体重指数分别为 22 和 60），185 kg 的换算体重包括 Servin 修正体重（CBW）、瘦体重（LBM）、理想体重（IBW）以及去脂体重（FFM）。使用已发表的药代动力学模型估计瑞芬太尼效应室浓度和镇痛效能［From Minto CF, Schnider TW, Egan TD, et al. Influence of age and gender on the pharmacokinetics and pharmacodynamics of remifentanil. I. Model development. Anesthesiology. 1997；86（1）：10-23.］

据 TBW 所得的浓度。

2. 根据 LBM 对肥胖患者进行剂量校正，会导致效应室浓度低于消瘦患者根据 TBW 所得的浓度。

靶控输注瑞芬太尼的动力学模型

对于 TCI 瑞芬太尼，有一种由 Minto 等发表的药代动力学模型[43]。虽然数据来源于体重、身高和年龄在一定范围内的患者，但并不包含肥胖和病理性肥胖的患者。很多模型参数都是根据 LBM 进行校正的。如前所述，这就限制了这一模型在病理性肥胖患者中的应用。Kim 等研发了一个新的瑞芬太尼药代动力学模型，该模型使用总成年人口的异速体重表，阐述体重的影响[44]。

图 18.36 展示了分别基于 Minto 和 Kim 的模型所预测的瑞芬太尼血浆浓度。随着体重的升高，Minto 模型高估了瑞芬太尼的浓度，其原因可能是评估药代动力学参数时采用了 LBM。

总之，现有模型（Minto 或 Kim）都适合用于这一特殊人群的 TCI，但所需瑞芬太尼剂量不同，只有仔细滴定才能避免不良反应，获得理想效果。

芬太尼

虽然芬太尼已广泛应用于临床，但研究肥胖对芬太尼药代动力学影响的文献相对很少。已有的药代动力学模型会随着 TBW 的升高而高估芬太尼的浓度[45]。基于肥胖患者的芬太尼药代动力学模型还未发表。Shibutani 等[46-47] 使用已发表模型通过修正人口学数

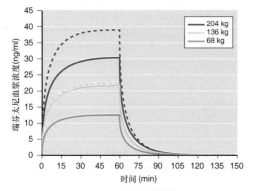

图 18.36　身高 176 cm 的 40 岁男性患者给药 0.5 μg/（kg·min）60 min 后的瑞芬太尼血浆浓度。模拟三种总体重分别为 68、136、204 kg，体重指数分别为 22、44 和 66 kg/m²。药代动力学参数分别采用 Minto 模型（虚线）[43] 和 Kim 模型（实线）[44]。在极度肥胖患者（204 kg），Minto 模型预测药物浓度会很高

据（比如身高或体重）来探索改善预测准确性的方法。他们认为芬太尼清除率与 TBW 呈非线性关系，建议使用"药代动力学质量"进行校正，从而改善目前 Shafer 等的芬太尼动力学模型的预测效果。他们基于药代动力学体重，对肥胖患者进行芬太尼术后药量研究，发现基于 TBW 会导致药物过量[36]。

其他阿片类药物

除了瑞芬太尼和芬太尼之外，肥胖对其他阿片类药物的药理学影响的相关资料更少。关于舒芬太尼在肥胖患者的应用研究显示，药物分布容积的增加与 TBW 呈线性关系，而清除率与消瘦患者很类似[48]。推荐的方案是根据 TBW 计算单次给药量，但谨慎减少持续输注量。当进行 TCI 时，Slepchenko 等[49] 发现利用 Gepts 等[50] 报道的舒芬太尼模型能够准确预测病理性肥胖患者的药物浓度。其可能的原因是此模型是根据 47～94 kg 患者的实测浓度而建立的。de Hoogd 等[51] 在病态肥胖个体中进行了静脉应用吗啡的群体药代动力学分析，发现吗啡的药代动力学和健康志愿者是一致的，没必要进行基于体重的剂量调整。然而，同时长时间给药时，药理活性代谢产物的清除有所降低。这种现象的临床意义尚不清楚。

吸入麻醉药

关于挥发性麻醉药的观点认为，其在肥胖患者的蓄积量高于消瘦患者，因此导致苏醒延迟。但针对肥胖患者吸入麻醉的文献并不支持这一猜测[52]。导致这一结果有两个原因：首先，随着肥胖程度的增加，脂肪组织的血流逐渐减少[53]；其次，挥发性麻醉药在脂肪组织中达到饱和状态所需的时间非常长。地氟烷和异氟烷在脂肪组织达到平衡状态的 63% 的时间分别超过 22 h 和 35 h[54-55]。

年龄对麻醉药物药理学的影响

临床医师经常会遇到老年患者的麻醉，并且很早就发现对于此类患者，较少的剂量就可以达到预期效果又降低不良反应。年龄是制订麻醉计划时一个非常重要的变量。已经有很多年龄对麻醉药物的药代动力学和药效动力学影响的报道。正如肥胖一样，瑞芬太尼和丙泊酚是用于研究年龄对麻醉药物影响的最佳模型。这些研究分析了年龄对瑞芬太尼和丙泊酚的影响，并用量化的形式加以阐述[32, 38, 43-44, 56-57]。

高龄患者需要很少的瑞芬太尼就可获得阿片效应。剂量的下降主要是和药代动力学变化有关，但也涉及药效动力学的变化[43]。引起脑电图改变所需的药物浓度也相应降低。根据已有的基于各个年龄段患者实际测量数据的药代动力学与药效动力学模型，模拟了年龄对药物剂量的影响[32, 43, 56-57]。例如，如果需要使 20 岁和 80 岁的患者达到相同的药效，80 岁患者的剂量会下降 55%。与之相类似，80 岁患者所需的丙泊酚剂量比 20 岁患者降低 65%。

上述改变的机制，尤其是药效动力学改变还不清楚。药代动力学改变的一个可能原因是心排血量的降低。老年患者心排血量降低则导致循环血量下降，进而影响药物的分布与再分布[58]。这会导致较高的血浆峰浓度，并减少药物向代谢器官的转运而降低清除率[58-59]。这与很多关于静脉麻醉药（丙泊酚、硫喷妥钠和依托咪酯）的文献报道相一致，即药物清除变慢，分布容积更小[32, 60-62]。除了年龄相关的心排血量改变外，并存疾病导致的心血管功能下降也是重要的因素[63]。值得注意的是，麻醉科医师要更关注患者的"生理学年龄"而不是实际年龄[64-65]。因为对于某些没有明显并存疾病，身体状态正常，运动耐力良好的老年患者，盲目地降低给药剂量也是不可取的。

总结

本章主要讲述了麻醉药物的临床药理学基本原理，包括药代动力学、药效动力学以及麻醉药物的相互作用。这些原理为合理选择和应用麻醉药物提供了依据。从实践的角度来说，这些原理描述了药效强度和时间进程的特点，但由于需要复杂的数学运算，限制了其在日常临床实践的应用。计算机模拟技术的进步实现了对患者的实时监控。理解临床药理的最主要意义，就是能够建立药物间作用模型以描述不同麻醉药物间的相互影响。这一点对麻醉科医师尤为重要，因为他们很少单独使用一种药物实施麻醉。

参考文献

1. Wilkinson GR, Shand DG. *Clin Pharmacol Ther.* 1975;18:377.
2. Ebling WF, Wada DR, Stanski DR. *J Pharmacokinet Biopharm.* 1994;22:259.
3. Youngs EJ, Shafer SL. Basic pharmacokinetic and pharmacodynamic principles. In: White PF, ed. *Textbook of Intravenous Anesthesia.* Baltimore: William & Wilkins; 1997.
4. Krejcie TC, Avram MJ, Gentry WB. *J Pharmacokinet Biopharm.* 1997;25:169.
5. Hughes MA, et al. *Anesthesiology.* 1992;76(3):334.
6. Egan TD, et al. *Int J Pharm Med.* 2001;15(1):11.
7. McEwan AI, Smith C, Dyar O. *Anesthesiology.* 1993;78:864.
8. Hendrickx J, et al. *Anesth Analg.* 2008;107:494.
9. Bouillon TW, et al. *Anesthesiology.* 2004;100(6):1353.
10. Heyse B, et al. *Anesthesiology.* 2012;116(2):311.
11. Kern SE, et al. *Anesthesiology.* 2004;100(6):1373.
12. Manyam SC, et al. *Anesthesiology.* 2006;105(2):267.
13. Mertens MJ, et al. *Anesthesiology.* 2003;99(2):347.
14. LaPierre CD, et al. *Anesth Analg.* 2011;113(3):490.
15. Johnson KB, et al. *Anesth Analg.* 2010;111(2):387.
16. Syroid ND, et al. *Anesth Analg.* 2010;111(2):380.
17. Minto CF, Schnider TW. *Anesthesiology.* 2000;92:1603.
18. Vereecke HE, et al. *Anesthesiology.* 2013.
19. Vuyk J, Lim T, Engbers FH. *Anesthesiology.* 1995;83(8).
20. Johnson KB, et al. *Anesth Analg.* 2008;106(2):471.
21. Zanderigo E, et al. *Anesthesiology.* 2006;104(4):742.
22. Fidler M, Kern SE. *Anesthesiology.* 2006;105(2):286.
23. Vinik HR, et al. *Anesth Analg.* 1994;78(2):354.
24. Harris RS, et al. *Anesthesiology.* 2006;104(6):1170.
25. Schumacher PM, et al. *Anesthesiology.* 2009;111(4):790.
26. Sebel LE, et al. *Anesthesiology.* 2006;104(6):1176.
27. Egan TD, Shafer SL. *Anesthesiology.* 2003;99(5):1039.
28. Servin F, et al. *Anesthesiology.* 1993;78(4):657.
29. Albertin A, et al. *Br J Anaesth.* 2007;98(1):66.
30. Igarashi T, et al. *Masui.* 2002;51(11):1243.
31. Marsh B, et al. *Br J Anaesth.* 1991;67(1):41.
32. Schnider TW, et al. *Anesthesiology.* 1998;88(5):1170.
33. La Colla L, et al. *Eur J Anaesthesiol.* 2009;26(5):362.
34. Cortinez LI, et al. *Anesth Analg.* 2014;119(2):302.
35. Echevarria GC, et al. *Anesth Analg.* 2012;115(4):823.
36. Cortinez LI, et al. *Br J Anaesth.* 2010;105(4):448.
37. van Kralingen S, et al. *Br J Clin Pharmacol.* 2011;71(1):34.
38. Eleveld DJ, et al. *Anesth Analg.* 2014;118(6):1221.
39. Greenblatt DJ, et al. *Anesthesiology.* 1984;61(1):27.
40. Cortinez LI, et al. *Eur J Clin Pharmacol.* 2015;71(12):1501.
41. Xu B, et al. *J Anesth.* 2017;31(6):813.
42. Egan TD, et al. *Anesthesiology.* 1998;89:562–573.
43. Minto CF, et al. *Anesthesiology.* 1997;86(1):10.
44. Kim TK, et al. *Anesthesiology.* 2017;126(6):1019.
45. Shafer SL, et al. *Anesthesiology.* 1990;73:1091–1102.
46. Shibutani K, et al. *Anesthesiology.* 2004;101(3):603.
47. Shibutani K, et al. *Br J Anaesth.* 2005;95(3):377.
48. Schwartz AE, et al. *Anesth Analg.* 1991;73(6):790.
49. Slepchenko G, et al. *Anesthesiology.* 2003;98(1):65.
50. Gepts E, et al. *Anesthesiology.* 1995;83(6):1194.
51. de Hoogd S, et al. *Clin Pharmacokinet.* 2017;56(12):1577.
52. Cortinez LI, et al. *Anesth Analg.* 2011;113(1):70.
53. Lesser GT, Deutsch S. *J Appl Physiol.* 1967;23(5):621.
54. Eger EIn, et al. *Anesthesiology.* 1971;35(4):365.
55. Wahrenbrock EA, et al. *Anesthesiology.* 1974;40(1):19.
56. Minto CF, et al. *Anesthesiology.* 1997;86(1):24.
57. Schnider TW, et al. *Anesthesiology.* 1999;90(6):1502.
58. Upton RN, et al. *Anesth Analg.* 1999;89(3):545.
59. Krejcie TC, Avram MJ. *Anesth Analg.* 1999;89(3):541.
60. Arden JR, et al. *Anesthesiology.* 1986;65(1):19.
61. Homer TD, Stanski DR. *Anesthesiology.* 1985;62:714.
62. Stanski DR, Maitre PO. *Anesthesiology.* 1990;72(3):412.
63. Rodeheffer RJ, et al. *Circulation.* 1984;69(2):203.
64. Avram MJ, et al. *Anesthesiology.* 1990;72(3):403.
65. Williams TF. *Clin Pharmacol Ther.* 1987;42(6):663.
66. Janmahasatian S, et al. *Clin Pharmacokinet.* 2005;44(10):1051.
67. Doufas AG, et al. *Anesthesiology.* 2004;101:1112.
68. Lee S, et al. *J Clin Pharm Ther.* 2012;37:698.
69. Scott JC, Stanski DR. *J Pharmacol Exp Ther.* 1987;240:159.
70. Hudson RJ, et al. *Anesthesiology.* 1989;70:426.

19 吸入麻醉药：作用机制

MISHA PEROUANSKY，ROBERT A. PEARCE，HUGH C. HEMMINGS，
NICHOLAS P. FRANKS

李红霞　翁亦齐　译　喻文立　杜洪印　王国林　审校

要点

- 麻醉由相互独立的不同组分或生理学亚态组成，每一部分涉及中枢神经系统的不同部位，其机制可能截然不同，也可能重叠。
- 全身麻醉药的效能与其在油中的溶解度相关，表明其与疏水靶位相互作用的重要性。
- 全身麻醉药通过与蛋白质中的两性分子腔隙直接结合而发挥作用。这些麻醉药结合位点可通过位点导向诱发突变法联合应用高分辨率结构分析法进行鉴别。
- 基因突变可以使公认的效应蛋白对吸入麻醉药不敏感，这种基因突变已经在小鼠体内建立并表达，但这一策略并未产生与静脉麻醉药相似的突破性进展。
- 吸入麻醉药的作用无法用单一的分子机制来解释。更确切地说，每种麻醉药物的效应都是多靶点作用的结果。然而，这些影响只集中于有限数量的行为学效果上。
- 吸入麻醉药的制动效应与脊髓的作用有关，而镇静 / 催眠和遗忘效应则涉及脊髓以上的作用机制。它与内在记忆、睡眠和意识通路网络相互作用。
- 挥发性吸入麻醉药在突触后通过增强 γ- 氨基丁酸（GABA）和甘氨酸激活的配体门控离子通道，在突触外通过增强 GABA 受体，在突触前通过增加 GABA 的基础释放量，从而起到增强抑制性突触传递的作用。
- 吸入麻醉药通过减少突触前谷氨酸释放（挥发性麻醉药）和抑制突触后谷氨酸激活的亲离子受体（气态的麻醉药，某些程度挥发性麻醉药亦是）起到抑制兴奋性突触传递的作用。
- 吸入麻醉药直接激活某些两孔结构钾通道，这可能导致突触前和突触后效应。
- 目前尚无完整的麻醉学理论描述从麻醉药分子与靶点相互作用到行为学效应的一系列事件。

　　尽管全身麻醉药已经广泛应用于临床，但是目前尚不完全了解全身麻醉药作用的分子、细胞与网络机制。全身麻醉药的关键药理机制尚不明确，作为医学中最重要的药物种类之一，这不仅妨碍了现有麻醉药物的合理使用，而且阻碍了新型麻醉药的开发，这些新型麻醉药可以选择性达到麻醉理想作用终点，减少心血管、呼吸与神经病理不良反应的产生。虽然人们通过分子遗传学方法对静脉麻醉药药理学的了解有了很大进步，但是吸入麻醉药在分子与细胞水平的作用仍不明确。现在还无法准确地描述从生物复杂性的上升水平所致吸入麻醉药与靶点的相互作用到人类临床麻醉状态等一系列事件。然而，各项研究在不断揭示

麻醉药产生作用的基本原理，已经初步了解麻醉药在不同水平上的作用。

　　吸入麻醉药是化学结构与药理作用各异的一类药物，包括强效卤代醚类（异氟烷、七氟烷、地氟烷、恩氟烷）与烷类（氟烷）挥发性麻醉药以及无机气体麻醉药（氧化亚氮和氙气），本章重点介绍这类药物的主要治疗作用（麻醉）和副作用（彩图 19.1）。本文对现有知识的总结以历史性概述以及综述麻醉的行为学终点作为开始。然后，按组织层次升序水平即从分子、细胞、回路、网络、器官水平直至哺乳动物行为学表现来尽可能描述吸入麻醉药的作用。我们还简要介绍关于生物机体模型中麻醉效应及其在哺乳动物

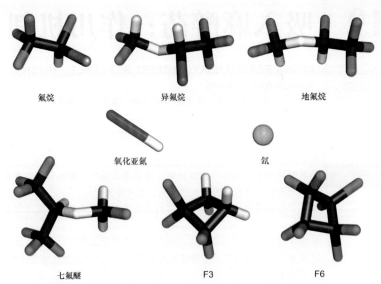

氟烷　　　　　　异氟烷　　　　　　地氟烷

氧化亚氮　　　　　　　　　氙

七氟醚　　　　　　　　　F3　　　　　　　　　F6

彩图 19.1　一些典型的全身麻醉药和非制动剂的结构（F6）。颜色有溴（棕色）、碳（黑色）、氯（绿色）、氟（青色）、氢（灰色）、氮（蓝色）、氧（红色）和氙（品红）。请注意，氟烷、异氟烷、地氟烷和 F3 都含有手性碳；因此它们都以两个镜像对映体存在（仅示出一个对映体）。此外，非制动剂 F6 含有两个手性碳，以两个反式对映体和一个顺式立体异构体的形式存在（仅示出一个对映体）

未知的麻醉终点相关的研究[1]。

历史回顾

麻醉理论的一元论

就在 Morton 进行圆屋乙醚示范后的 6 个月，第一部报道麻醉药机制相关实验性工作的专著出版，文章提出了后来被证实是虚假的麻醉药物作用的脂质-洗脱理论。此后的 20 年里，麻醉现象让那些努力去了解它的人迷惑、鼓舞和敬畏。19 世纪 70 年代，Claude Bernard 提出了最具影响力的麻醉药作用机制理论，即麻醉是"统一的"现象：统一机制适用于生命的所有形式。尽管麻醉状态可以由多种介质诱导，但是它的本质在所有生物相同。事实上，Bernard 认为，麻醉药的易感性取决于生命本身。Bernard 也提出了关于麻醉的特殊理论——细胞质凝固，它与科学界现存的众多理论相互竞争。在 1919 年发表的主要著作中，Hans Winterstein[2] 通过列举 600 多篇文献总结了麻醉药理论的复杂多样性，文献大多数来源于实验室工作——为科学界对这一现象感兴趣的方面提供了让人信服的证据。值得注意的是，一直到 20 世纪 60 年代前，Meyer 和 Overton 在 19 世纪末进行的工作被认为对研究轨迹产生的影响很有限。Meyer-Overton 相关曲线（彩图 19.2A）呈现的是麻醉药作用强度与其在橄榄油中溶解度的相关性，这一令人惊奇的简单关系让大多数研究人员认为脂质一定是麻醉药的作用靶点。这种相关性将人们研究的重点集中到了细胞膜的容积物理特性上，而那时已知细胞膜主要包含脂质分子。这种非特异性或"脂质基础"麻醉药理论从 20 世纪 60 年代到 20 世纪 80 年代一直统治着该领域。

最低肺泡有效浓度：联系过去和现在的桥梁

在 20 世纪 60 年代 Eger 和他的同事们[3-4]的经典研究中确立了吸入麻醉药制动时的效能，在他们的研究中将吸入麻醉药的**最低肺泡有效浓度**（minimum alveolar concentration，MAC）定义为：一个大气压下，50% 受试者对伤害性刺激不产生体动反应时的浓度。MAC 的概念涉及麻醉药作用的一元论并反映临床实践的优先级。因此，避免体动（制动）成为麻醉效应存在于大脑的通用标准。更进一步说，MAC 和脂溶性简单的相关性（彩图 19.2A）生动地阐明了 Meyer 和 Overton 的结论，即"所有可溶于脂类的化学惰性物质均为麻醉药，它们作为麻醉药的相对效应依赖于它们与脂类及水的亲和力，即脂／水分配系数[1]。"这被认为是支持脂类为麻醉药的主要靶点的观点及麻醉的

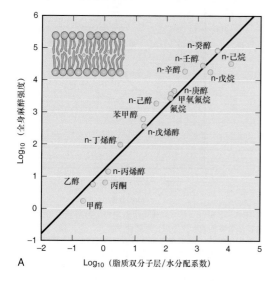

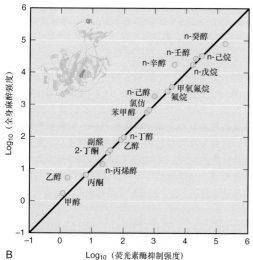

彩图 19.2 全身麻醉药通过与蛋白质直接结合产生作用。(A)研究麻醉药强度与脂/水分配系数相关性的 Meyer-Overton 相关曲线 (c.1900) 最初被描绘成神经外膜脂类是麻醉药主要作用位点的证据。(B) 20 世纪的研究进展证明全身麻醉药的强度同样与其抑制可溶性荧光素酶的活性相关，它本身不是生理相关性麻醉靶点，但可作为结合麻醉药的脂质游离模型蛋白质。插图中，荧光素酶的晶体结构[110]与麻醉药绑定 (红色) (Reprinted with permission from Franks NP, Lieb WR. Molecular and cellular mechanisms of general anesthesia. Nature. 1994; 367: 607-614.)

单一非特异性理论。麻醉的单一且统一的机制颇具吸引力。这使得大量研究集中在阐明麻醉药如何通过和脂类相互作用这一非特异性脂类理论来达到麻醉后的行为学改变。

由于吸入麻醉药浓度反映的是平衡后组织中的浓度，脑和心脏等灌注良好的器官最快达到这种浓度，MAC 在这方面类似于静脉麻醉药的血浆半数有效浓度 (50% effect，EC_{50})。在临床应用中，MAC 通常用容量百分数表示 (vol%)，由于吸入麻醉药在水中的溶解度与温度相关，而相当的液相摩尔浓度却与温度无关[5]，所以 MAC 会随温度改变而有相当大的变化。MAC 概念为研究者和临床医师提供了衡量确切麻醉终点 (制动) 的通用标准，使实验结果的比较更有意义，促进了麻醉机制的实验室和临床研究的开展。现在，对 MAC 更深入的理解已经考虑到麻醉药不同组分对生物底物作用的结构和功能上的多样性。

从脂类中心机制到蛋白质中心机制的转变

以脂类为中心的麻醉机制在 MAC 概念确定后的 20 年里盛行。替代目标偶尔会被提出，但绝大多数被科学主流忽视了。实验中脂类靶点的不一致性[6-8]，以及与蛋白质作为主要作用位点相容的证据[9-10]，在很大程度上被忽略了。然而，从脂类向以蛋白质为中心的机制的转变始于 20 世纪 70 年代末，这主要是由于 Franks 和 Lieb 的重大发现[11-15]，他们在一系列有影响力的出版物中证明，不仅脂类是不可信的靶点，而且蛋白质靶点也符合 Meyer-Overton 的法则 (彩图 19.2B)——这也是近几年大量转向蛋白质研究的证据。作为重新定向的结果，反对以脂类为基础的理论逐渐被人们所认同。例如，麻醉性能在同源系列的长链醇类有所削减[15-16]，以及对不遵循 Meyer-Overton 法则的亲水性药物的确认[1, 17]，由于常规选择法很难将脂类靶点筛选出来[18-20]，一些麻醉药的镜像异构选择性进一步巩固了蛋白质特异性结合位点的论点。目前，全身麻醉药基本不会影响脂质双分子层，以及决定性信号通路蛋白质 (例如：离子通道或配体-门控受体) 是麻醉药作用的相关分子靶点这一观点已被广泛接受[11, 21]。与特异性麻醉终点相关蛋白质的准确鉴定在持续进行[22]，相关研究旨在寻找麻醉药作用机制的"位置"(靶点) 及"方式"(过程)。

麻醉作用靶点的多样性

在体外高浓度的条件下，大多数吸入麻醉药会影响多种蛋白质的功能，许多蛋白质可能与麻醉状态的形成或麻醉药副作用有关。然而，当考虑到特定的麻醉药作用终点时，麻醉药在体内需要一个相当窄的浓度范围内发挥效应。这使得观察到的相关麻醉效果的浓度成为决定潜在相关性的关键考虑因素。在体外一定浓度产生微小效应的相关机制还不明确，也即，这些效应太细微以至于不能认为与麻醉相关[23-25]？

麻醉是由于多个部位的微小干扰的总和，还是由于对少数靶点的实质性影响仍有待确定。随着更复杂的分子遗传学实验技术被应用于测试假定目标的相关性，这个问题应该得到解决。认为麻醉作用靶点的数量较小的原因主要有两个。首先，麻醉药浓度-反应曲线的陡峭意味着，对于给定的终点，对两个到三个靶点的实质性影响将足以完全解释体内效应。其次，在体内[26]观察到的立体选择性与体外[18, 20]假定靶点中看到的最大效应相当，这表明只有少数靶点可能参与其中。与这一逻辑相反的是，实验证据表明，相当多看似合理的靶蛋白会受到影响，尽管影响的程度很小，但要确定其中哪些与各种麻醉终点相关仍然是一个挑战。

麻醉：一种复杂的神经药理学状态

随着麻醉分子机制鉴别水平的进步，我们对麻醉状态本质的理解也有了进展。然而全身麻醉下类似昏迷的状态可以由适当浓度的吸入麻醉药诱导（大约 1.3 倍 MAC，相当于静脉麻醉药的 EC_{95}），这可能导致短期或长期的不良反应。现已清楚，麻醉是由可划分的或至少部分独立的组分或亚类组成，每个组分包含了作用于中枢神经系统（central nervous system, CNS）不同部位的独特的、也可能是重叠的机制，而且不同药物之间的相对功效存在差异[27]。制动作为衡量 MAC 的核心标准，主要是由吸入麻醉药[28-29]而不是由巴比妥类药物[30]在脊髓水平介导。另一方面，脊髓似乎不是麻醉药作用的主要部位，因为这些遗忘、镇静、意识丧失现象主要与大脑皮质功能相关麻醉药效应有关（图 19.3）。遗忘与镇静之间的功能分离在静脉麻醉药已经得到证明[31]，在吸入麻醉药也有可能。结合无应答及意识丧失等不同状态有关证据[32]，这种通常所说的"意识丧失"状态本身存在多样性。这些相似的发现导致了这样的观念，即全身麻醉是由实验和临床上可辨别的多种独立组分构成的。

理论上，每个麻醉组分可以通过个体细胞/分子途径以集中和药物特异性的方式在 CNS 不同区域优先被诱导。例如，在中脑桥脑盖的散在部位注射戊巴比妥诱导出麻醉状态[33-34]，然而丙泊酚全身用药诱导镇静可以被结节乳头体核（一组位于下丘脑的睡眠调节

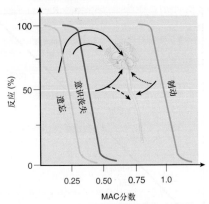

图 19.3　多种行为终点和作用位点是吸入麻醉药作用的基础。遗忘是最敏感的麻醉终点，可能涉及海马、杏仁核、颞叶以及其他皮质结构。意识丧失可能涉及大脑皮质、丘脑以及睡眠和觉醒神经通路。镇静和催眠（意识丧失）是意识有无之间的连续部分，这里并未说明。制动是由于脊髓麻醉作用产生的，虽然脊髓上效应（点状箭头）对于某些麻醉药可能很重要。脊髓麻醉作用阻滞了伤害刺激的上行传导，可能间接引起麻醉导致的意识丧失和遗忘（虚线箭头）。心血管反应发生于更大的 MAC 水平（此图未显示）（Courtesy Joseph Antognini, University of California, Davis, CA.）

核团）微量注射 γ-氨基丁酸（γ-aminobutyric acid, $GABA_A$）受体拮抗剂所逆转[35]。因此，全身麻醉可以通过激动不同分子靶点在 CNS 的散在解剖部位导致药物特异性作用，产生独立的、可辨别的麻醉亚类。这种复杂性导致的一个重要结果就是，完全基于运动反应的 MAC，可能并不能恰如其分地反映麻醉的其他构成。虽然麻醉作用的异质性使对其机制的理解变得错综复杂，但它使麻醉亚类药物的发展变为可能。

中枢神经系统功能的整合效应

制动

脑电图作为一种检测大脑活动的监测手段已经被应用于麻醉药机制的研究及麻醉状态的监测。无法发现伤害性刺激条件下脑电图活动定量测量与制动之间的相关关系，导致产生一个有几分激进的（在当时）假说，即制动不是一种"大脑"现象[36]。实验证明挥发性麻醉药作用于脊髓抑制运动[28-29]，这些证据支持这个假说，同时也是导致当时麻醉亚态学说分开的主要因素，该学说指出制动需要最高的麻醉药浓度（图 19.3）。Antognini 等通过对山羊的大脑和脊髓分开进行独立血液灌注发现，达到制动需要将麻醉药输送到脊髓，因为仅向大脑选择性输送异氟烷和氟烷需要

2.5～4 倍的浓度[28, 37]。与此同时，Rampil 等通过将大鼠前脑与中脑从脊髓中分离证实，制动主要涉及对脊髓水平疼痛撤回反应弧的抑制（图 19.4）[29]。

在明确脊髓作为麻醉药产生制动效应位点的 25 年里，研究主要集中在药理、基因及复杂的网络通路上。通过传统的药理学方法（将激动剂和拮抗剂大量注入 CNS 中）在受体水平研究异氟烷诱导制动的机制（异氟烷已成为用于实验的标准且有效的醚类）在中枢神经系统庞大复杂的网络结构中有很大的局限性。然而这至少产生了一个令人惊奇的发现：$GABA_A$ 受体对于制动的终点的作用并不重要，至少在使用吸入麻醉药时如此[38]。麻醉药抵抗型转基因小鼠实验证实，含有 α1 或 α3 亚基的 GABA 受体不会促成异氟烷的制动效应[39-40]。也许让人不太惊奇的是，抑制中枢性烟碱型乙酰胆碱受体对制动也没有任何作用[41]。鞘内注射 Na^+ 通道抑制剂可增强麻醉药的制动效应（减少 MAC），而 Na^+ 通道激动剂的作用刚好相反[42]，这一发现提示电压门控钠离子（Na^+）通道的作用。

相比之下，突变型小鼠的实验研究表明，双钾通道（K_{2P}）在麻醉药的制动中发挥着重要作用。缺乏 TASK-1、TASK-3、TREK-1 K_{2P} 通道的突变型小鼠对挥发性麻醉药而不是静脉麻醉药不敏感[43-46]，提示这些通道可能通过突触前机制起到一定作用[47]。但是重要的限制因素是，全基因敲除后一定会不可避免地导致生物体发生分子水平的代偿，从而使得研究出现不可预测的结果。

通过对保留部分复杂脊髓环路的标本进行体外试

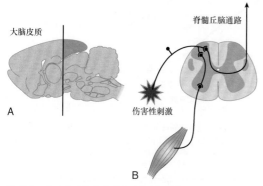

图 19.4　吸入麻醉药在脊髓水平产生制动效应。（A）从图中黑粗线位置切除前脑结构的大脑切除方式不能改变异氟烷在大鼠的 MAC，提示挥发性麻醉药导致的制动并不依赖于大脑皮质[28-29]。（B）麻醉药在脊髓水平抑制伤害性刺激通过感觉神经传导到背侧角产生的疼痛撤回反射。目前的努力主要集中于鉴别这种效应在分子、细胞以及解剖学上的底物

验，提示麻醉药对脊髓腹侧角传出信号（运动）的抑制强于对脊髓背角传入信号（伤害性刺激）的抑制，然而对于特殊的药物这种情况可能有所不同。这种运动性传出冲动和由控制胆碱能运动神经元的中央型发生器组成的神经元网络相互协调[48]。与认识麻醉药对更高级认知功能的效应相似，认识麻醉药对整体脊髓网络活动的作用将是理解制动的关键。

意识丧失

对麻醉学很多方面的研究已经相对成熟，而对于麻醉药导致的意识丧失的生物学基础的研究相对较新，但是已经成为热门的研究领域。目前已经有相关的动物实验及人体试验，也正在努力开发更加有效的麻醉深度监测仪。这些努力反映了人类对于"意识科学"的浓厚兴趣和进步[49-50]。此外，麻醉药本身也可作为了解"意识相关神经基础"的工具。

意识丧失（或催眠）是麻醉开始的标志。然而，通常麻醉状态下被认为的无意识，或许应更确切地描述为无反应，这种状态包括没有环境意识的自我意识（如做梦时），或没有回忆的环境意识状态（例如麻醉诱导过程中伴随的健忘和神经肌肉麻痹）[32, 51]。

人们提出了很多理论来解释麻醉引起的意识丧失。这些理论可以分为两大类，一类是脑干回路中有控制觉醒的"自下而上"的变化[52-53]，另一类是处理整合信息的丘脑皮质回路中的"自上而下"的变化[54]。事实上，这一区别成为了近期一个新的设想的基础，即意识水平反映自下而上的过程，而意识内容反映自上而下的过程——一个具有直观感染力的概念[55]。

其中最有影响的理论之一是托诺尼（Tononi）的"意识综合信息论（integrated information theory of consciousness，IITC）"[56]，该理论强调了同时区分大脑意识状态和将它们整合为一体的必要性[57]。药物或者疾病对意识的控制可以通过这两种途径起作用。其他以信息论为基础的方法包括符号分析[58]、传递熵[59]、混沌理论[60]等等。丰富的大脑皮质的连通性及其层次组织特别适合在人类的大脑中进行高水平的信息集成。一些大脑区域呈现出"rich-club"组织（即高度连接节点优先连接到其他高度连接节点），被认为是最佳的信息集成[61-62]。这些中心可能是麻醉药物产生催眠作用的靶点。

麻醉药干扰了这些网络运行的同步性和连贯性，结果是皮质功能连接性的破坏，就像在自然慢波睡眠状态[63]及咪达唑仑诱导的意识丧失中[64]观察到的一样。比起外界药物对传入神经的阻滞，这种皮质连

接的分解可能造成意识丧失[65]。意识丧失并不是因为大脑皮质无法再对信息进行处理，而是由于其对信息的整合能力被破坏。

虽然"结合"的机制尚不明确（例如：创建知觉的统一体），在 40 ～ 90 Hz 范围内功能性连接的皮质层中（一般指 40 Hz 或 γ 节律），神经元的同步性是一个可能实现的情况。动物[66-67]和人体[68]数据提示，遍布皮质的 γ - 带是全身麻醉药在网状系统水平的靶点。对皮质信息处理的麻醉作用可能不仅仅包括反应抑制，而且包括减少诱发反应的复杂性和变异性，非直觉的反应增强其可靠性和准确性[69-70]。

一个公认的有趣的观察结果表明，麻醉药对下行的神经连接的抑制多于对上行神经连接的抑制[59, 71]。在预先编码的框架内[72]，这表明意识丧失与机体内部产生的预判更有关系，而不是对传入的感官信息的抑制。这种效应背后的分子和细胞机制尚不明确，但异氟烷在体外大脑切片中[73-74]对皮质-皮质反应的优先抑制支持了这种自上而下的机制，即麻醉药直接作用于丘脑皮质回路。

相反的，"自下而上"的理论将意识的改变归因于皮质下的兴奋神经核。从这一系列的研究中得出了一个有趣的结论。在自然慢波睡眠和全身麻醉状态下活动有改变的中枢之间有大量重叠区域[35, 75-77]。也就是说，许多麻醉药可能通过"劫持"神经的睡眠[78-79]或觉醒[80]通路而导致意识丧失，至少是部分意识丧失。

由麻醉药导致的意识丧失的丘脑理论[81-82]，结合了自上而下和自下而上机制的特征，这不仅反映了丘脑在大脑分层结构中的枢纽位置，还能体现"感觉传导通路"和更高级的"非特异性"丘脑核传导模式的区别[83]。

学习和记忆

顺行性遗忘作为令人满意的核心麻醉效果之一，可在较低的麻醉药浓度下（约 0.25 MAC）获得，低于达到意识丧失的药物浓度（约 0.5 MAC）。在啮齿类动物中，与人类外显记忆最接近的颞叶内侧依赖型时间和空间顺序学习被认为是**海马依赖性空间学习功能**。其他的学习范例，例如声调相关的恐惧条件反射，相比之下却不依赖于海马。空间学习可以通过各种实验方法来进行测试，包括对空间的恐惧（图 19.5）。异氟烷和惰性气体 F6 抑制海马依赖性认知功能的浓度是抑

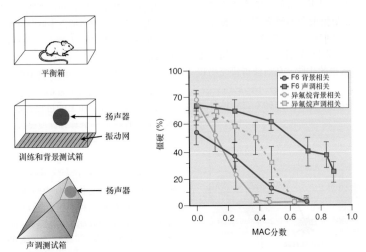

图 19.5　不同类型学习对麻醉药和非制动剂的敏感度差异性。对伤害性刺激有预期的僵硬是测量大鼠学习的一种方法；较少的僵硬表明了较少的学习。左图，学习过程包括在将大鼠置入训练箱之前，先将其放入平衡箱对适当浓度的异氟烷或非制动剂 F6 产生预平衡。为了测试对背景产生的记忆，训练箱和测试箱完全相同。为了测试对声调产生的记忆，训练和测试发生在不同箱中。右图，异氟烷抑制海马依赖型学习（背景相关的恐惧条件反射，闭合信号）低于抑制非海马依赖型认知（声调相关的恐惧条件反射）的浓度（浅蓝色圆圈）。这种差别感受性在非制动剂 F6 也同样得到反映（蓝色圆圈和蓝色方块分别代表背景和声调相关的恐惧条件反射）［Left panel adapted with permission from Eger EI 2nd, Xing Y, Pearce R, et al. Isoflurane antagonizes the capacity of flurothyl or 1,2-dichlorohexafluorocyclobutane to impair fear conditioning to context and tone. Anesth Analg. 2003；96：1010-1018；right panel data points reconstructed from Dutton RC, Maurer AJ, Sonner JM, et al. Short-term memory resists the depressant effect of the nonimmobilizer 1-2-dichlorohexafluorocyclobutane（2N）more than long-term memory. Anesth Analg. 2002；94：631-639；and Dutton RC, Maurer AJ, Sonner JM, et al. The concentration of isoflurane required to suppress learning depends on the type of learning. Anesthesiology. 2001；94：514-519.］

制海马非依赖性学习功能的一半[84]。同样，麻醉药抑制人类外显记忆（是指与运动学习、经典条件作用等截然相反的记忆）的浓度低于其减少内在记忆（不受制于有意识的记忆）的浓度[85]。综上所述，这些研究结果牵连影响内侧颞叶的功能，包括海马、麻醉药对外显记忆的抑制。对于其他结构的效应，例如杏仁核，可能与麻醉药抑制内在或其他类型记忆有关[86]。

吸入麻醉药在产生遗忘作用浓度时可以作用于多种细胞靶点，因此很难将遗忘作用归因于特定的细胞机制。定量比较异氟烷和依托咪酯对海马突触抑制的变化程度表明，异氟烷对记忆的影响主要是由于GABA能抑制的增强[87]。其他起作用的靶点可能包括nAChR[88]、HCN1通道[89]和兴奋性谷氨酸能突触[90]，相反的，也可能一些对学习和记忆产生抑制的药物的受体亲和度在某种程度上有共享机制。例如，θ- 节律（4 ~ 12/Hz）在海马依赖性学习和记忆产生机制中具有重要作用[91]。苯二氮䓬类[92]和大麻酚类[93]药物减缓和抑制海马θ- 节律与其减弱海马依赖型学习的能力成正比。异氟烷和惰性气体 F6 在遗忘浓度水平对θ- 节律产生同等的作用，但是它们对镇静具有不同的受体水平作用甚至相反效应[94]。因此，神经元同步的变化为记忆缺失提供了一个共同的网状系统水平的底物。当恐惧记忆恢复时发生的杏仁核与海马之间 θ- 节律的同步化提示，这个原理可能也适用于其他记忆类型以及麻醉药产生的记忆缺失[95]。如同麻醉状态的其他构成元素一样，麻醉药所致记忆缺失的准确机制，以及记忆本身，都有待更全面的阐释。

镇静

镇静［定义为活动、清醒、觉醒和（或）警觉的减退］和催眠在较低的麻醉药浓度（< 0.5 MAC）时即可达到，与产生遗忘作用时的浓度相近。镇静与催眠在产生机制和临床表现方面没有明确的区分。相比之下，即使镇静可以困难地与遗忘区分，静脉麻醉药的相关证据提示这两种作用有着分离但重叠的底物[31]。这些行为效应的机制可能类似于那些较少混淆的药物，因为应用遗传学方法是有益的。一种氨基酸敲入突变小鼠（H101R）提供对苯二氮䓬类药物调节作用不敏感的 α_1 GABA$_A$ 受体亚基，产生对苯二氮䓬类药物镇静和遗忘效应的抵抗，在它们的镇静作用中保留其他的行为效果[96]。α_1 亚基在 CNS 大量表达，主要在皮质区和丘脑。低浓度挥发性麻醉药对含有 α_1 亚基的 GABA$_A$ 受体（但也可含有其他亚基）具有性质相似的效果。缺乏镇静性能[94]的惰性气体 F6 具

有遗忘作用[97]，但并不调节对苯二氮䓬类药物敏感的含有 α 亚基的 GABA$_A$ 受体[98-99]，这点与含有 α 亚基的受体在挥发性麻醉药所致镇静中所扮演的角色一致，因为在纯粹的镇静浓度很少有其他靶点受到影响。气体麻醉药氧化亚氮和氙气不影响 GABA$_A$ 受体，它们镇静效应的可能靶点包括 N- 甲基 -D- 天冬氨酸（N-methyl-D-aspartate，NMDA）受体拮抗作用[100]以及 K 通道激活作用[101]。与这个清晰的药理学描述一致，氧化亚氮在针对评估小鼠镇静的试验中表现出与苯二氮䓬类药物明显不同的效应[102]。

认识到自然睡眠与麻醉药诱导的镇静和遗忘之间不仅仅存在表面的相似，一些麻醉药通过直接激动下丘脑中散在的睡眠促进核，明显"劫持"了自然睡眠机制[35]。事实上，在睡眠剥夺时一些神经元被激活，在右美托咪定诱导的镇静中也被激活，至少是有一部分重叠的神经元群[103]。自然慢波睡眠和麻醉在脑电图模式观察中显示出某些相似性[104]，睡眠剥夺的恢复可以发生于丙泊酚麻醉[105-106]和吸入麻醉药，这些证据支持这个观点。对其他皮质[107]和皮质下结构[32]的麻醉作用也造成麻醉药导致的镇静和催眠。

麻醉作用分子靶位的识别

麻醉相关靶位的鉴别标准

现在已经有特殊的标准来评估麻醉药诸多潜在分子靶点之间的关联性[108]。这些标准包括：

1. 临床相关浓度下靶点功能的可逆性变化。这个标准要求在体内和体外有同等的敏感度，而且取决于研究中的麻醉终点。例如，与制动作用相关的靶点对MAC的麻醉药敏感，而介导记忆缺失的靶点在浓度为部分 MAC 时就产生作用。新近证据表明，在没有持续接触的情况下，吸入麻醉药表现出持久的作用，这是对该作用可逆性概念的一种挑战。

2. 靶点在适当的解剖位置表达从而介导特异的麻醉终点。例如，吸入麻醉药产生的制动效应主要与脊髓的活动有关，不依赖于大脑的活动。

3. 体内麻醉作用与体外靶点效应一致的立体选择性。在没有特异性麻醉药拮抗剂的情况下，全身麻醉药在体内和体外立体选择作用的相互关系可有效测定假定的分子靶点药理学关联性。关联体内效力与体外受体作用的立体选择性资料显示，GABA$_A$ 受体是依托咪酯、戊巴比妥、神经甾体类药物产生麻醉作用的靶点，也可能是异氟烷的作用靶点。

4.**对麻醉性和非麻醉性复合物的敏感性**。麻醉药卤代环丁烷类及其同型物可以用于在体外区分相关吸入麻醉药的靶点，因为在根据 Meyer-Overton 法则推测应该产生麻醉效应的浓度时，它们并不起作用。例如，麻醉药 F3（1- 氯 -1,2,2- 三氟环丁烷），而非结构上相似的 F6（1,2- 二氯六氟环丁烷），作用于 GABA$_A$、甘氨酸、AMPA、红藻氨酸盐、5-HT$_3$ 受体以及 Na$^+$ 通道产生制动作用，与它们在制动效应中的可能角色一致，然而，F3 和 F6 作用于神经元烟碱、M1 毒蕈碱、5-HT2C 和 mGluR5 受体，显示这些靶点与制动作用无关。有趣的是，F6 缺乏镇静和制动作用，但却具有遗忘作用，今后更精确的名词"**非制动性麻醉药**"，将成为区分这些作用靶点的有效工具。

5.**对假定分子靶位进行基因操纵的预测性效应**。删除麻醉药物靶位上相关特定分子（敲除突变）或应用基因工程导入修饰麻醉药物敏感性的特定突变（敲入突变），二者在模型生物中的应用为检测麻醉药物效应的假定分子靶位的功能提供了有力的途径。在 GABA 能静脉麻醉药丙泊酚和依托咪酯作用中涉及的特定 GABA$_A$ 受体亚型研究中，这种方法已成功应用，其中在特定受体亚型的单氨基酸替代消除在体外和体内均消除了麻醉作用[109]。假定的麻醉作用靶位的靶向突变为体外观察和整体动物实验之间提供了一座桥梁，这对证明麻醉终点是至关重要的。多靶点的存在和离子通道亚型的丰富性使其成为研究吸入麻醉药更具挑战性（相对静脉麻醉药而言，稍后讨论）的实验方法。

麻醉药结合部位的理化性质

整合 X 射线衍射晶体分析、分子模型和结构–功能数据，表明吸入麻醉药结合在蛋白质内形成的疏水性腔隙中[22]。这些结合部位亲脂性（或疏水性）的性质能够解释它们为什么符合 Meyer-Overton 法则。在与这些腔隙的有效相互作用中，同样需要一些双亲性的成分（同时拥有极性和非极性两种特性），正如 Meyer-Overton 法则在更亲水脂性溶剂（拥有疏水和亲水属性）中的改进所提示的一样。

从模型蛋白质到受体

识别吸入麻醉药在合理的靶蛋白上的结合部位是很困难的，因为它们之间亲和力低，药理学上相关靶蛋白的原子分辨率结构资料缺乏，而且缺乏特异的拮抗剂。结果，麻醉药大多数结合部位可以在特征明显的模型蛋白质中辨别，因为它们的三维原子分辨率结构是可得到的，但它们与麻醉无关，例如荧光素酶[110]和白蛋白[111]。这些研究显示，麻醉药在腔隙内以非极性和极性非共价化学作用相结合[23, 112]。结合包括：极性氨基酸残基和水分子之间弱的氢键联系、非极性范德华力作用以及相对疏水的麻醉药分子上两亲性结合腔的极化作用。麻醉药在这些腔内达到临界体积，为受体变化和离子通道通过选择性稳定作用产生功能提供了合理的机制（例如，离子通道开放或失活的状态）[22]。甘氨酸、GABA 和 NMDA 受体的研究为重要神经信号蛋白上存在麻醉药结合部位提供了可信的证据[113]。这一定程度表明这些受体的高分辨率晶体结构将很快结合吸入麻醉药。然而，由于麻醉药仅通过与某些瞬态构象结合而起作用，因此必须仔细评估必要的静态晶体结构的相关性。

真核生物离子通道的原核同源物更易获得，使用它们进行结构研究，为生物学上合理的蛋白质上麻醉结合位点的研究提供了一个有力的工具。例如，丙泊酚和七氟烷均可与无类囊体蓝藻（*Gloebacter violaceus*，GLIC）共晶，GLIC 是真核生物抑制性配体门控离子通道（甘氨酸和 GABA$_A$ 受体）的细菌同源物。在其一个亚基上跨膜节段之间的跨膜结构域的上部，二者均与其上已存在的位点相结合[114]（彩图 19.6）。在脊椎动物 GABA$_A$ 和甘氨酸受体的跨膜结构域，以结构上同源的蛋白质为基础的分子模型也被用来鉴定假定的麻醉结合部位（彩图 19.7）。这些模型提示，不同药物可能在单个的两亲性腔内朝不同方向结合，也可能占据了蛋白质内的不同腔穴，结果却导致相似的功能效果。对这些分子模型的进一步改进，将为全身麻醉作用的分子基础提供可以实验证明的新见解。例如，氙气和异氟烷与 NMDA 受体可能的作用部位也已用此方法进行了确认，一个可包含三个氙原子或一个异氟烷分子的部位，与 NR1 亚基上协同激动剂甘氨酸的已知结合部位相重叠[115]。这说明两种化学结构不同的吸入麻醉药，通过对协同激动剂结合的直接竞争性抑制，起到抑制 NMDA 受体的作用。

吸入麻醉药的分子靶位

离子通道已经成为吸入麻醉药最有前景的分子靶位。由于其在中枢神经系统的适当分布、在抑制和兴奋性突触传递中的重要生理作用以及对临床相关浓度的麻醉药的敏感性，神经递质门控离子通道，特别是 GABA$_A$、甘氨酸及 NMDA 型谷氨酸受体，已成为主要的备选研究靶位[22, 27, 108, 116]。对吸入麻醉药敏感

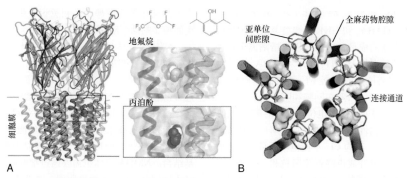

彩图 19.6 丙泊酚和地氟烷结合的五聚体配体门控离子通道的 X 射线结构。(A)，结合全身麻醉药分子的哺乳类五聚体配体门控离子通道细菌同源物［无类囊体蓝藻（GLIC）］的膜平面卡通视图。(B)，五聚体通道上全麻药分子表面、亚单位内腔（黄色）及邻近的亚单位间腔隙（粉色）(Modified from Nury H，Van Renterghem C，Weng Y，et al. X-ray structure of general anaesthetics bound to a pentameric ligand-gated ion channel. Nature. 2011；469：428-433.)

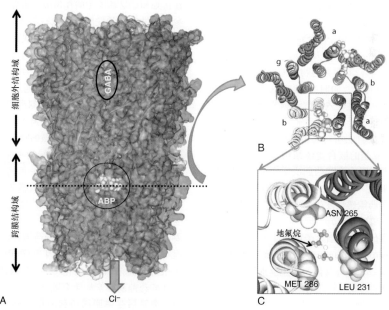

彩图 19.7 GABA$_A$ 受体上假定的麻醉药结合位点的分子模型。(A)应用计算化学优化和分子对接的同源建模技术建立的鼠 GABA$_A$ 受体分子模型。氨基酸骨架通过条带框架及透明可溶的分子表面展示出来。五个亚基分别用不同的颜色标明。GABA 结合位点位于胞外结构域，具有增强作用的假定的麻醉药结合槽（ABP），在和亚基间的跨膜结构域外三分之一处。图中显示两个结合位点，但仅一处结合了地氟烷。(B) A 图中虚线处横断面水平显示，五聚体亚基方向关于中心离子核对称。(C) 从 B 图截取的亚基间麻醉药结合靶点的放大图，显示了同地氟烷相互作用（同一标尺的球棒框架）的相关氨基酸位点（在空间填充的框架中）(Courtesy the Bertaccini laboratory，Stanford University，Stanford，CA.)

的其他离子通道包括：引起起搏电流和调节轴突兴奋性的超极化激活环核苷酸（hyperpolarization activated cyclic nucleotide，HCN）门控通道家族[116]，在许多细胞中维持静息膜电位的双孔结构域（K$_{2P}$）"漏出" K$^+$ 通道[117-118] 以及电压门控的 Na$^+$ 和 Ca^{2+} 通道[116]。

配体门控离子通道

抑制性 GABA$_A$ 和甘氨酸受体的增强作用

醚类麻醉药（包括异氟烷、七氟烷和地氟烷）、烷烃类麻醉药氟烷、大部分静脉麻醉药（包括丙泊酚、依托咪酯、巴比妥类）以及神经甾体类麻醉药，均可增强 GABA$_A$ 和甘氨酸受体（glycine receptor，GlyR）的功能。GABA$_A$ 和 GlyR 是半胱氨酸环配体门控离子通道超家族的成员，该家族还包括阳离子可透性烟碱型乙酰胆碱受体及 5HT$_3$ 受体。GABA$_A$ 受体是大脑新旧皮质主要的递质门控 Cl$^-$ 通道，然而 GlyR 在脊髓完成这种功能，二者在间脑和脑干具有一些重叠。激活的受体传导 Cl$^-$ 使膜电位达到 Cl$^-$ 平衡电位。这两种受体均是抑制性的（在神经发育期，少数情况下仍可保持兴奋性），因为 Cl$^-$ 平衡电位通常比正常静息电位值更低。通道开放也降低膜阻抗和"分流"兴奋性反应。多数有功能的 GABA$_A$ 和 GlyR 是五聚体，典型组成为三种不同的 GABA$_A$ 亚基（如：两个 α、两个 β 和一个 γ 或 δ）或两种不同的 GlyR 亚基（三个 α 和两个 β）[120]。GABA$_A$ 受体亚单位的组成决定了它们的生理学及药理学特性，而且在大脑区域之间和内部，以及单个神经元不同室腔都有差别。在海马 CA1 区（记忆形成的一个重要区域）轴突中的 α$_5$ 亚基、丘脑中的 α$_4$ 亚基及小脑中 α$_6$ 亚基的优先表达就是例证。苯二氮䓬类药物对 GABA$_A$ 受体的调节需要 γ 亚基的存在，同时 γ 亚基也能影响吸入麻醉药的调节作用。虽然吸入麻醉药调节受体的分子机制尚不明确，但这些受体对于我们理解麻醉药受体的相互作用至关重要。利用对麻醉药敏感的 GABA$_A$ 和不敏感的 GlyR 亚基的嵌合受体结构，使得位于跨膜结构域 2 和 3 上对吸入麻醉药起决定作用的特异性氨基酸残基已被确定[121]。这为抗麻醉药的 GABA$_A$ 受体的构建和麻醉药敏感性发生改变的转基因小鼠的出现奠定了基础（稍后讨论）。

挥发性麻醉药同样使阳离子可透性 5- 羟色胺（血清素）-3［5-hydroxytryptamine（serotonin），5HT$_3$］受体作用增强[122-123]。5HT$_3$ 受体与自主反射相关，这也可能是挥发性麻醉药致吐特性的原因。

兴奋性乙酰胆碱和谷氨酸受体的抑制作用

神经元烟碱型乙酰胆碱受体（neuronal nicotinic acetylcholine receptor，nnAChR），像半胱氨酸环超家族的其他成员一样，是异五聚体配体门控离子通道，但具有阳离子选择性。它们是由 α 和 β 亚基组成，但功能同源受体可以通过某些 α 亚基组成。在中枢神经系统，nnAChR 主要分布在突触前膜[124]。同源 α$_7$ 受体对钙离子的通透性高于 NMDA 受体[124]。相比较于 GABA$_A$ 和 GlyR，nnAChR 被激活时允许阳离子通过，因此使膜电位去极化。含有 α$_4$β$_2$ 亚基的受体对异氟烷和丙泊酚的阻滞非常敏感[125-126]。尽管它们可以产生遗忘作用，吸入麻醉药阻滞 nnAChR 不能

产生制动作用、镇静状态和意识丧失，因为 nnAChR 也能被非制动剂阻滞。

NMDA 受体是谷氨酸亲离子受体主要的突触后受体亚型，谷氨酸是哺乳动物中枢神经系统主要的兴奋性神经递质[127]。典型的 NMDA 受体，药理学上通过外源性激动剂 NMDA 的选择性激活来界定，是由一个必需亚基 GluN1 和调节亚基 GluN2 组成的多聚体。通道开放要求谷氨酸（或其他激动剂如 NMDA）与 GluN2 结合，同时协同激动剂甘氨酸与 GluN1 亚基结合。NMDA 受体也需要通过细胞膜去极化来解除 Mg^{2+} 引起的电压依赖性阻滞。典型的去极化通过谷氨酸与非 NMDA 谷氨酸受体结合产生（稍后讨论）。由于同时要求突触前递质释放和突触后去极化，突触 NMDA 受体起到重合探测器的作用，这一特点对它们在认知和记忆功能中的作用极为重要。NMDA 受体也参与慢性疼痛的发展，可能与类似潜在突触可塑性机制相关，同时 NMDA 受体也与缺血导致的兴奋性毒性有关，因为它们具有允许细胞内信号分子 Ca^{2+} 进入的能力。非卤化吸入麻醉药氙、氧化亚氮和环丙烷，对 GABA$_A$ 受体的影响很小，但通过阻滞 NMDA 谷氨酸受体，抑制突触后兴奋性谷氨酸能突触传递[128-129]（图 19.8）。较高浓度的挥发性麻醉药也能抑制孤立的 NMDA 受体[130]。这连同谷氨酸释放的突触前抑制一起，可能抑制 NMDA 受体介导的兴奋性传导。

离子型谷氨酸受体的第二类包括非 NMDA 受体，基于对选择性外源性激动剂的敏感性它们可被细分为 AMPA 和红藻氨酸盐受体[127]。吸入麻醉药对 AMPA 受体仅有很弱的抑制作用，因此这种作用可能并不重要[131]。有趣的是，吸入麻醉药增强红藻氨酸盐受体，但可能不牵涉制动效应，因为 GluR6 受体亚基缺失小鼠的 MAC 并没有变化[132]。多数证据表明，挥发性麻醉药抑制谷氨酸能突触传递的主要机制是突触前的，突触后受体阻滞所起的作用很小[133-135]（见"细胞机制"部分）。

电压门控及其他离子通道

挥发性麻醉药对各种离子通道有不同的效应，这些离子通道很大程度上参与了神经生理、心血管和呼吸活动。详细了解这些相互作用对这些基本药物类别的药理学描述至关重要。

Na$^+$通道

电压门控钠离子通道对于轴突传导、突触整合以及神经元兴奋至关重要。与在无脊椎动物巨轴突上的发

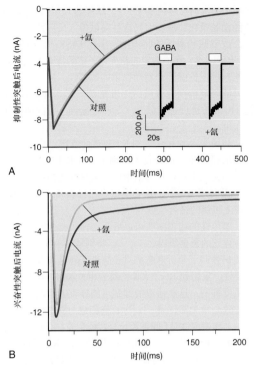

图 19.8 培养的大鼠海马神经元抑制性 GABA 能与兴奋性谷氨酸能突触中氙的作用。氙（3.4 mmol/L，或 1 MAC）并没有对抑制性突触后电流产生显著影响（A），但抑制了兴奋性谷氨酸能突触的电流，几乎完全抑制了 NMDA 受体介导的慢电流组分（B）。与此相反，1 MAC 异氟烷的主要影响是延长抑制电流的衰减和降低兴奋性电流的峰值，而时程几乎没有改变（此图未显示，见图 19.10）（Reprinted in modified form by permission from de Sousa SLM, et al. Contrasting synaptic actions of the inhalational general anesthetics isoflurane and xenon. Anesthesiology. 2000；92：1055-1066.）

现相反[136]，在哺乳动物突触上，挥发性麻醉药能够抑制无髓鞘海马小轴突（0.1 ～ 0.2 μm）的传导[137-138]，而且终端前动作电位的振幅小幅降低就能明显减少递质释放，因此抑制突触后反应[139]。异源性表达的哺乳动物电压门控 Na$^+$ 通道对临床相关浓度的挥发性麻醉药是敏感的。Na$^+$ 通道家族包括 9 种同源的孔型 α 亚基，这些亚基在细胞和亚细胞水平的分布不同[140-141]。异氟烷和其他的挥发性麻醉药能够抑制哺乳动物钠离子通道的亚型，包括神经元亚型（Na$_v$1.2）、骨骼肌亚型（Na$_v$1.4）、心肌亚型（Na$_v$1.5）和外周亚型（Na$_v$1.8）[142]。挥发性麻醉药，但不包括非制动性麻醉药，也抑制神经元和神经末梢 Na$^+$ 通道[141, 143-146]，这支持阻滞 Na$^+$ 通道能够抑制突触神经递质释放的观点[147]。相反，在离体心肌细胞中氙对 Na$^+$、Ca^{2+}、

或 K$^+$ 通道并没有可检测到的影响[148]。电压门控 Na$^+$ 通道的原核生物同源物 NaChBac，也被挥发性麻醉药所抑制，为这些通道的结构–功能研究开创了一条途径[145]。这些研究表明挥发性麻醉药可能通过至少两处药物结合位点来影响通道门控[149-151]。

Ca^{2+} 通道

多种细胞功能依赖于细胞内严格控制的游离 Ca^{2+} 浓度（[Ca^{2+}]$_i$），它决定于电压门控 Ca^{2+} 通道、容量 Ca^{2+} 通道、质膜和肌质网 / 内质网（endoplasmic reticulum，ER）Ca^{2+} ATP 酶（泵）、Na$^+$/Ca^{2+} 交换、线粒体 Ca^{2+} 存留以及细胞质 Ca^{2+} 结合蛋白的整体活性。麻醉药对任何这些机制的改变都可能影响受 Ca^{2+} 第二信使作用调节的许多细胞进程，包括突触传递、基因表达、细胞毒性和肌肉兴奋收缩耦联。可兴奋细胞通过主要由质膜中电压门控 Ca^{2+} 通道介导的 Ca^{2+} 流，将它们的电活动性转化为动作。表达于各种细胞和组织上的不同 Ca^{2+} 通道亚型，根据控制通道的去极化程度，例如低电压活化型（low voltage-activated，LVA；T- 型）和高电压活化型（high voltage-activated，HVA；L-, N-, R- 及 P/Q- 型）通道，有着药理学和功能上的分类。用于识别孔型 α- 亚基的克隆和测序使得这些功能识别通道亚型的分子学分类成为可能[141]。有力的证据说明，挥发性麻醉药抑制特定的 Ca^{2+} 通道亚型，而不是其他亚型。

对递质释放耦合的突触前电压门控 Ca^{2+} 通道的抑制，结合挥发性麻醉药减少兴奋性传递作为一种机制被提出[152-153]。实际上，介导与神经递质耦合的 Ca^{2+} 内流的 N- 型（Ca$_v$2.2）和 P- 型（Ca$_v$2.1）通道，对挥发性麻醉药有着适当的敏感性[154-155]，但不是存在于所有的神经元类型[156]，表明辅助性亚基、翻译后修饰或其他可能的麻醉敏感性调节剂的重要性。R- 型 Ca^{2+} 通道（Ca$_v$2.3）对挥发性麻醉药的敏感性以及该基因敲除的小鼠 MAC 的小幅增加，说明它对麻醉起一定的作用[157]。T- 型 Ca^{2+} 通道对挥发性麻醉药[158]和氧化亚氮尤其敏感[159]。然而，虽然麻醉起始延迟，缺乏一种主要神经元 T- 型 Ca^{2+} 通道异构体（Ca$_v$3.1）的基因突变小鼠对挥发性麻醉药却有着正常的敏感性[160]。因此看来，在吸入麻醉药的 CNS 作用中，这些或其他 Ca^{2+} 通道抑制剂所扮演的角色还不清楚。

相比之下，Ca^{2+} 通道抑制在挥发性麻醉药的负性肌力效应中所起的作用（高剂量时尤其显著），已经得到确定。心肌收缩力决定于电兴奋后胞质中 Ca^{2+} 增加的程度、收缩蛋白对 Ca^{2+} 的反应性，以及肌原纤维的长度。Ca^{2+} 的可用性、收缩蛋白对 Ca^{2+} 的敏感性

和胞质 Ca^{2+} 清除率的下降介导了挥发性麻醉药的负性肌力作用。挥发性麻醉药在心肌细胞内主要通过抑制 L- 型（$Ca_v1.2$）Ca^{2+} 流来减少瞬变幅度和缩短动作电位持续时间，导致负性肌力作用和心律失常[161-163]。相反，在离体心肌细胞，氙并不降低心肌功能或抑制 L- 型 Ca^{2+}、Na^+ 或 K^+ 离子流[164-165]。通过对心肌 L- 型 Ca^{2+} 通道穿越肌质的 Ca^{2+} 内流的抑制，在挥发性麻醉药所致负性肌力作用中扮演了主要角色，以氟烷作用为最强，挥发性麻醉药对心肌丝 Ca^{2+} 敏感性和肌质 Ca^{2+} 释放的影响也在其中发挥了一定作用[162, 166]。

不同于调节细胞外 Ca^{2+} 内流的电压门控 Ca^{2+} 通道，细胞内 Ca^{2+} 通道是从细胞内贮存处调节 Ca^{2+} 的释放，特别是 ER 和肌质网（sarcoplasmic reticulum，SR）。这些通道包括受第二信使 IP_3 调节的 1,4,5- 三磷酸肌醇受体（1,4,5-inositol triphosphate receptors，IP_3R），以及介导在肌肉兴奋-收缩耦联中关键的肌质网 Ca^{2+} 快速释放的 ryanodine 受体（RyR）。挥发性麻醉药诱导的 Ca^{2+} 释放通过 IP_3R 和 RyR 通道产生，结果导致 SR 和 ER 的细胞内 Ca^{2+} 贮存减少。在大脑中，挥发性麻醉药对 IP_3R 的激活被认为是麻醉药神经毒性的机制[167]。这个机制减缓了外界刺激导致的细胞内 Ca^{2+} 浓度变化，同时造成了挥发性麻醉药的平滑肌松弛性质，后者是支气管扩张和血管舒张的基础[168]。恶性高热易感性是一种遗传药理学紊乱，表现为挥发性麻醉药（尤其是氟烷）触发的具有潜在致命性的代谢亢进危象。这个现象通常与 RyR1 和充当电压传感器的 L- 型 Ca^{2+} 通道（$Ca_v1.1$）的基因突变有关[169]。挥发性麻醉药激活突变的 RyR，引起不受控制的细胞内肌质网 Ca^{2+} 释放、肌肉收缩和高代谢活动[170]。

K^+ 通道，HCN 通道和 TRP 通道

钾离子（K^+）通道是一类变化非常多的离子通道家族，因为它们有着各式各样的激活模式。它们调节电兴奋性、肌肉收缩性和神经递质释放。它们在决定输入阻抗、促进动作电位后复极化具有重要作用，从而决定了兴奋性和动作电位持续时间。考虑到 K^+ 通道在结构、功能和麻醉药敏感性等方面巨大的差异性，它们对吸入麻醉药的敏感性和反应性相当不同也就不足为奇了[171]，从相对不敏感（电压门控 K^+ 通道 $K_v1.1$，K_v3）[172] 到敏感［双孔结构域 K^+ 通道（K_{2P}）家族的一些成员］，产生对 K^+ 流的抑制、激活或无作用。

挥发性麻醉药对某种"泄漏" K^+ 通道的激活，最初是在椎实螺属蜗牛体内发现的，虽然受影响离子通道的分子类型尚不清楚[173]。挥发性和气体麻醉药（包括氙气、氧化亚氮和环丙烷）对 K_{2P} 通道的激活，

随后在哺乳动物体内发现[118]。增强的 K^+ 传导可以使神经元超极化，减少对兴奋性突触传入反应性并且可能会改变网状系统的同步性。小鼠 TASK-1、TASK-3 和 TREK-1 K_{2P} 通道的定向缺失以一定的特殊方式可减少其对挥发性麻醉药制动作用的敏感性，提示这些通道可能是麻醉药在体内的作用靶点[44-47]。这个 K^+ 通道 TREK-1 也促进了氙气[174] 和七氟烷[175] 的神经保护作用。

利用光亲和标记辨别 K^+ 通道的麻醉结合位点近期已取得进步，这种技术识别了一种 $K_v1.2$ 通道的七氟烷结合位点；这在大脑中广泛表达并能被挥发性麻醉药正向调节[176]。分子模拟也已经被用于识别 K_{2P} 通道上可能的结合位点[177]。

遗传性的通道病变可以导致心律失常，而且是心脏性猝死的重要原因之一[178]，特别是在小儿[179]，这个认识强调了分析麻醉药对心脏离子通道调节作用的重要性。重组 hERG（人体乙醚去相关基因）通道被氟烷适度抑制，这些通道的抑制可能导致了挥发性麻醉药的致心律失常作用[162, 180]；它们也与获得性（药物诱发）和遗传性 QT 间期延长综合征有关。心肌细胞内流型 K^+ 通道（K_{IR}）、电压门控 K^+ 通道（K_v）和 Ca^{2+} 活化 K^+ 通道，通常对临床浓度的挥发性麻醉药和氙气不敏感[162, 164, 181]。相反，大量证据表明，挥发性麻醉药和氙气激活心脏线粒体和肌质 K_{ATP} 通道[182]，这可能在心肌缺血的麻醉药预处理中发挥作用。麻醉药预处理的直接电生理效应已经在线粒体和肌质 K_{ATP} 通道得到证明，但是其准确机制尚需澄清。目前认为，体内试验已证实，大电导（BK）线粒体 K^+ 通道家族 Slo2 基因在挥发性麻醉药预处理中起到重要调控作用[183]。

挥发性麻醉药同样抑制 HCN 起搏点通道，减少起搏点电位上升率和某些神经元自律性爆发频率。它们减少神经元内 I_h 传导[184]，而且在临床相关浓度调整重组 HCN1 和 HCN2 通道亚型[185]。因为 HCN 通道产生静息膜电位，控制动作电位放电、树突整合、神经元自律性和时间总和，决定许多神经元网络振动的周期性和同步性[186]，所以麻醉药对这些通道的调节可能在麻醉药对于神经元整体功能的作用中扮演了重要的角色。在大鼠前脑中选择性敲除 HCN1 表明此类通道在挥发性麻醉药遗忘和催眠效应中发挥作用[89]，在制动效应中并无作用。

▎细胞内信号传导机制

细胞信号传导机制对于各个阶段的器官功能至关重要，同时也是全身麻醉药的广泛作用当中引人注目

的研究目标。麻醉药对细胞信号传导途径的作用相当复杂，包括从细胞表面受体和离子通道之后的下游进程，例如第二信使作用、蛋白质磷酸化途径以及其他调节机制[187]。

G 蛋白偶联受体

多种信号包括激素、神经递质、细胞因子、信息素、芳香族和光子，通过与代谢型受体相互作用激活三磷酸鸟苷结合蛋白（G 蛋白），产生细胞内作用。与离子型受体直接连接离子选择性通道的作用相反，G 蛋白充当了分子开关的角色，将信息从激活的质膜受体传导到相应的细胞内靶点。

异源三聚体 G 蛋白由一个大的 α-亚基和一个小的 β/γ-亚基二聚体组成，由于不同的特性和下游靶点从而表达为多种亚型。G 蛋白调节众多的下游效应器以控制细胞溶质中第二信使水平，例如 Ca^{2+}、环磷腺苷和三磷酸肌醇。G 蛋白通过直接作用或通过第二信使调节的蛋白质磷酸化途径，依次调节离子通道和酶等效应器蛋白。Ca^{2+} 是一种广泛存在的可调节许多下游效应器的第二信使，通常由多功能 Ca^{2+} 结合蛋白的钙调蛋白所调节。挥发性麻醉药通过同时作用于质膜和细胞内 Ca^{2+} 通道、转运蛋白和交换器（详见前面离子通道章节）对细胞内 Ca^{2+} 浓度产生了深远的影响，许多麻醉药物的下游效应最终由第二信使 Ca^{2+} 活动变化所调节。

麻醉药通过 G 蛋白偶联受体（G protein-coupled receptors，GPCR）起作用，例如 μ 阿片受体和 α_2 肾上腺素能受体，可以影响麻醉药敏感度（MAC 减小）。吸入麻醉药也可以通过 GPCR 直接影响信号传导[188]。例如，挥发性麻醉药以一种受体和药物选择性的方式，在体内激活多种大鼠嗅觉器官的 GPCR[189]。与关键的麻醉终点相关的 GPCR 发生似效应是可能存在的，但仍需进一步证明。观察发现，挥发性麻醉药和非制动性麻醉药都抑制 mGluR5 谷氨酸受体、5-HT$_{2A}$ 血清素受体和蕈毒碱乙酰胆碱受体，说明这些GPCR 不会引起麻醉性制动[190-192]。

蛋白质磷酸化

特异性丝氨酸、苏氨酸或酪氨酸羟基上的蛋白质磷酸化，涉及许多麻醉药敏感性受体和离子通道的翻译后修饰，对于突触可塑性非常关键 [例如，长时程增强（long-term potentiation，LTP）]。磷酸化受控于蛋白激酶和磷酸酶之间的活性平衡，这些酶类貌似也是麻醉作用的靶点。多功能蛋白中的蛋白激酶 C（protein kinase C，PKC）家族受到脂类信号分子

二酰甘油激活，涉及多种离子通道和受体的调节。氟烷[193]和七氟烷[194]增强某些 PKC 亚型的活性，激发特异性 PKC 底物的磷酸化。结构研究识别出位于PKC δ 二酰甘油结合区域上的可能结合位点，符合这些麻醉药具有通过连接活性位点来模仿这种天然调节剂的能力[195]。鞘内注射 PKC 特异亚型抑制剂并不影响体内对氟烷的敏感性[196]。敲除小鼠缺乏的 PKC γ 亚型同样对氟烷和地氟烷显示出正常敏感性，而对异氟烷 MAC 增加[197]，说明 PKC 不是挥发性麻醉药制动作用的关键因素。

挥发性麻醉药和氙气在细胞信号传导机制方面的重要性已经被发现，即心脏（见第 28 章）和脑的麻醉药预处理可以对缺血性损伤[198-202]。心脏的麻醉药预处理和缺血预处理共享了关键的信号传导机制，包括多种 GPCR（例如腺苷、阿片样物质、肾上腺素能药）和蛋白激酶 [例如 src 激酶、PKC δ、PKC ϵ、Akt、促分裂原活化蛋白激酶（mitogen-activated protein kinases，MAPK）] 及其下游靶位的激活，特别是肌质和（或）线粒体 K$_{ATP}$ 通道，可能从作为重要第二信使的活性氧的变化开始[203-204]。挥发性麻醉药和氙气由于这些信号传导途径而都具有心脏保护和神经保护作用[202, 205]。

利用磷酸化状态特异性抗体能够检测激酶底物的磷酸化形式，这种方法可以用来研究麻醉药对特异性底物上个别残基磷酸化的作用。三种机制不同的麻醉药（异氟烷、丙泊酚和氯胺酮）的作用比较显示，在已知整合了众多第二信使系统的关键性细胞内蛋白磷酸化信号传导途径方面，三者在体内既有共同的又有特异的作用[206]。三种麻醉药都减少 NMDA 和 AMPA谷氨酸受体上的激活位点以及下游细胞外信号调节激酶 ERK2 的磷酸化作用，与突触可塑性相关，麻醉状态的小鼠大脑皮质的正常谷氨酸能突触传导的抑制与此一致。这种作用多少有些选择性，因为检测的许多其他底物未被影响，提示 PKA 活性具有底物特异性而不是全面抑制[207]。哪些麻醉药对激酶途径的影响代表了直接作用，就像与 PKC 发生的一样，哪些由于调节蛋白激酶和磷酸酶活性的 Ca^{2+} 和其他第二信使等信号传导分子发生麻醉药诱导的变化，表现出间接作用，尚待进一步的研究。

基因表达

由于立早基因 *c-fos* 和 *c-jun* 的高度活性，全身麻醉药改变脑基因表达的能力被首次观察到[208]。从此，对多种麻醉药和器官开始了麻醉作用影响基因表达的观察[209]。在老龄大鼠的海马，基因表达的变化一直

持续到吸入异氟烷和氧化亚氮后 2 天[210]，而蛋白质表达的变化在吸入地氟烷后 3 天仍可观察到[211]。在从经典的麻醉体征恢复过来后，持续的基因和蛋白表达变化的显著性仍然有待确定（见综述[212]）。近期研究表明，某些麻醉效应是由表观遗传机制调节的，这种机制包括 DNA 结合组蛋白通过乙酰基转移酶和去乙酰化酶进行的特异性翻译后调节。例如，新生小鼠暴露于全身麻醉会导致组蛋白 3 乙酰化和延迟的认知功能障碍，这可被组蛋白脱乙酰酶抑制剂所逆转[213]。

细胞机制

神经元兴奋性

神经元兴奋性是由静息膜电位、动作电位起始阈值和输入阻抗（全部通道活性的指标）决定的。这些因素在不同种类神经元中存在多样性，细胞膜特性不仅在神经元之间不同，在神经元的不同部分也存在差别（例如细胞体和轴突比较）。此外，麻醉效果随着独立神经元状态发生变化，也就是说，不论是超极化或是去极化，都是通过突触输入信号或者是静息状态决定的。因此，通过使用模型系统或离体实验（例如神经元培养或脑切片）所获得的实验结果并不能完全反映麻醉药物在体内的作用效果。然而，许多有价值的信息是利用这些方法获得的，因为它们允许在神经元活动中存在特异性细胞分子靶点的变化。

氟烷对体内脊髓运动神经元的内在兴奋性不会有显著影响[214]，但麻醉药对海马椎体神经元放电性质的影响十分复杂。已有升高或降低阈值，区域差异以及剂量依赖性效应对放电模式影响的报道[215-216]。相比之下，丘脑腹后核神经元（可能是丘脑中间神经元）在异氟烷作用下会发生超极化，但是由于 K^+ 传导增加导致的输入阻抗的下降（分流增加），不太可能激发动作电位[217]。在舌下神经运动神经元和蓝斑神经元也观察到相似效应，这些部位涉及 TASK 型 K_{2P} 通道[218]。

位于突触外部位的 $GABA_A$ 受体可通过增加膜传导性来影响兴奋性，由此产生"分流"的兴奋性电流。突触外 $GABA_A$ 受体对 GABA 有很高的亲和性，且暴露于周围低浓度 $GABA_A$ 时失敏缓慢[219]。然而，它们对于麻醉的重要性取决于外界确切的浓度[220]。海马椎体神经元通过激动含有 α_5 亚基的 $GABA_A$ 受体而产生强大的紧张性电流，这种受体对依托咪酯、丙泊酚、咪达唑仑和七氟烷具有高度敏感性[221-224]。因此，这些

受体在麻醉药的遗忘效应中提供了潜在底物。GABA 从突触溢出产生慢相（突触）电流，这种慢相电流也被认为和这些受体有关[225]。电流的慢时程和产生位置与突触 NMDA 受体产生的电流特点一致，这使它们成为调节突触可塑性的理想方式。实际上，通过药理学或基因方式减少或消除 α_5-$GABA_A$ 受体可减弱依托咪酯 $GABA_A$ 受体选择性遗忘效应。然而，消除锥体神经元中 α_5-$GABA_A$ 受体并不能产生同样效应[226]，其他细胞类型（中间神经元或胶质细胞）可能在麻醉诱导的遗忘和其他麻醉相关终点事件也发挥作用。

突触传递中的突触前对比突触后的作用

全身麻醉药在突触传递中起十分有效的和特殊的作用，包括突触前作用（通过改变递质释放）和突触后作用（通过改变突触后神经元对特异性递质的反应）。麻醉药物的突触前和突触后效应在突触传递中的相关作用是比较难解答的，这可能是由于这些作用是递质和突触特异性引起的。麻醉药物在突触传递中的净效应取决于突触前和突触后效应的相对强度和方向。吸入麻醉药的一般作用为增强抑制性突触传递和抑制兴奋性突触传递（图 19.9）。

挥发性麻醉药使突触的兴奋性降低（图 19.10）。多种切片制备实验显示，兴奋性的降低主要是由突触前抑制[87, 133, 214, 227-229]。突触后抑制同样发挥作用，因为直接应用谷氨酸盐的活性反应也有一定程度的降低[229-231]。挥发性麻醉药对克隆 AMPA 或 NMDA 谷氨酸受体起不相一致的作用，但是可增强红藻氨酸盐受体的作用[115, 129, 232-233]，这种作用与抑制谷氨酸能突触的突触前机制是一致的。然而，非卤化吸入麻醉药（氙气、一氧化二氮、环丙烷）的作用主要是由抑制突触后的 NMDA 受体介导的（先前讨论过）。在某些情况下，在携带线粒体复合物 1 突变的患者[234]和大鼠[235]中，吸入剂通过干扰能量密集型谷氨酸循环途径来抑制谷氨酸释放[236]，从而导致对麻醉药的极度敏感。近期来自条件性基因敲除小鼠的证据表明，这种机制即使在不致病的状态也可能会导致不同的结局[237]。

大多数全身麻醉药引起的 GABA 能抑制增强则是由突触前和突触后抑制共同介导的。突触后和突触外 $GABA_A$ 受体的增强作用，是被广泛认识到的[116]。挥发性麻醉药也会增加自发 GABA 的释放和抑制性突触后电流频率[238-242]，也就是说，挥发性麻醉药在 GABA 能接头处的突触前作用与其在谷氨酸能突触的作用是有差别的。

吸入麻醉药突触前效应的机制，与其突触后效应

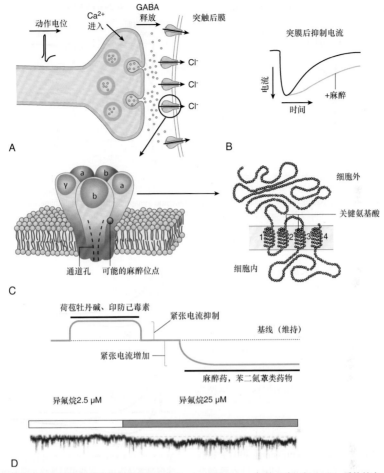

图 19.9　突触内和突触外 GABA_A 受体是吸入麻醉药的作用靶点。A，GABA（γ- 氨基丁酸）和 GABA_A 受体结合，其氯通道打开，从而导致超极化。挥发性麻醉药在突触 GABA_A 受体是相对低效力高效能的，在突触外的 GABA_A 受体是相对高效力低效能的。B，全麻药延长通道开放时间并且增强了突触后抑制。图片表明了由于电流衰减的减慢而导致的突触后微小抑制电流的延长。C，一个 GABA_A 受体五聚体复合物嵌入在脂质双分子层中（左图），对其中一个单独亚基放大后显示，残基的位置对在第二和第三跨膜结构域的麻醉效能特别重要（右图）。D，应用 GABA_A 受体阻滞剂（荷苞牡丹碱或印防己毒素）可显示一个紧张性抑制传导，正像如图所示的基线趋势的向上偏移。麻醉药和苯二氮䓬类药物增强紧张性传导，图示为曲线的内向移动（Modified from Hemmings HC Jr，Akabas MH，Goldstein PA，et al. Emerging molecular mechanisms of general anesthetic action. Trends Pharmacol Sci. 2005；26：503-510.）

一样是十分复杂且包含多靶位的。尽管突触前 Ca^{2+} 通道的突触特异性作用是有可能的[243]，但突触前 Na^+ 通道的敏感性要高于与谷氨酸盐释放相偶联的 Ca^{2+} 通道。这与一些观察相一致，在海马谷氨酸能突触（P/Q- 型）中，与神经递质释放相偶联的主要 Ca^{2+} 通道对异氟烷是不敏感的[156]。现在又提出一些其他的突触前抑制，包括在生物体模型——新杆状线虫中显示的囊泡融合过程中的作用[244-245]。然而，异氟烷对大鼠海马神经元出胞作用的影响主要发生在囊泡融合的上游[139，246]。

简单回路和复杂网络

简单回路现象

解剖（体内）或生理（体外）上简化制备，结合计算机模拟技术，已极大地促进了对涉及复杂回路的现象机制层面的理解。这些方法对于将还原论者关于麻醉多分子作用的研究与行为终点方面的功能模型相整合十分关键。麻醉药物对 CNS 不同区域（海马、杏仁核、皮质、丘脑、脑干、脊髓——主要是鼠的标

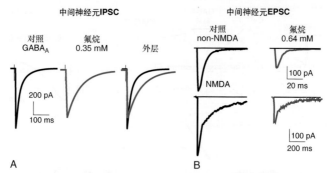

图 19.10　卤化麻醉药增强抑制性突触传递，抑制兴奋性突触传递。氟烷减慢 GABA$_A$ 受体介导的突触后抑制性电流（IPSC）（A）的衰减，降低谷氨酸能兴奋性突触后电流（EPSC）的幅度，但并不影响海马中间神经元（B）的兴奋性突触后电流的衰减［（A）Redrawn with permission from Nishikawa K，MacIver MB. Membrane and synaptic actions of halothane on rat hippocampal pyramidal neurons and inhibitory interneurons. J Neurosci. 2000；20：5915-5923.（B）Redrawn with permission from Perouansky M，Baranov D，Salman M，Yaari Y. Effects of halothane on glutamate receptor-mediated excitatory postsynaptic currents. A patch-clamp study in adult mouse hippocampal slices. Anesthesiology. 1995；83：109-119.］

本）的影响，已经通过制备大脑快速切片进行了研究。快速切片保留了本身的连接，但是通常缺乏天然的输入和输出信号。发育中哺乳动物的大脑切片可以在体外培养。这些"器官型培养切片"保留了高度的突触连接性并显示出自发的网状结构活性，这是快速切片不具备的。体内简化制备技术可使相对容易理解的回路与现象（典型的诱发反应）牵涉在一起。计算机模型和模拟有助于对实验验证提出假设，并依据实验数据验证假设。

突触可塑性

双脉冲抑制（paired-pulse depression，PPD）和双脉冲易化（paired-pulse facilitation，PPF）是外界刺激下短期可塑性的例子。在体内[247]和体外[248]，突触抑制被挥发性麻醉药所延长，这与麻醉药物增强 CNS 的功能性抑制的观点大体一致。双脉冲易化的增强已经被归因于挥发性麻药的突触前抑制作用[133, 228]（图 19.11）。

LTP（认知与记忆的细胞模型）包括谷氨酸能兴奋性突触连接的功能依赖性增强。吸入麻醉药对 LTP 的影响取决于实验准备。氟烷、恩氟烷和异氟烷不能阻滞 LTP 在体内的诱导，然而氯胺酮和 NMDA 拮抗药 CPP 可以[247, 249]。相比之下，异氟烷会通过增强 GABA$_A$ 受体介导的抑制作用[250]或阻断神经烟碱受体[88]去阻滞海马切片的 LTP（图 19.12）长时程抑制（long term depression，LTD）同样可被异氟烷阻滞，它是兴奋性连接的一种功能依赖性减弱，作用与 LTP 相对[250]。这些体内、体外研究结果间的差异尚无明确解释。

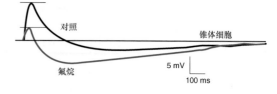

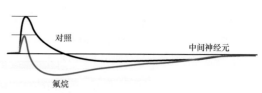

图 19.11　麻醉药物同时以不同的方向影响兴奋和抑制。氟烷抑制海马锥体细胞和中间神经元细胞的兴奋去极化以及增加抑制超极化。最终结果依赖于神经元细胞潜在的状态、神经网状结构和功能（Redrawn with permission form Nishikawa K，MacIver MB. Membrane and synaptic actions of halothane on rat hippocampal pyramidal neurons and inhibitory interneurons. J Neurosci. 2000；20：5915-5923.）

自发兴奋回路

在体内和大脑皮质切片中，神经元自发兴奋性可被挥发性麻醉药降低。这种作用主要是 GABA$_A$ 受体依赖性的，即使在较低的镇静浓度时，这种作用也很明显[107]。因为培养的切片缺乏皮质下的输入信号，所以这些结果表明，挥发性麻醉药可以直接通过皮质作用引起一些效应（例如镇静作用）。但是，神经元代谢率的改变可能并不能作为高级认知功能的精确定量评估方法，这在放电模式同皮质节律的关系中得到更好体现（见下一章节）。麻醉药物的作用也已在基本运动回路中得到验证，后者是一种中枢模式发生者。异氟

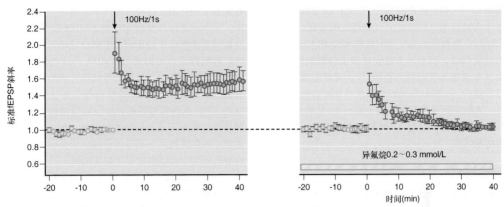

图 19.12　异氟烷在体外阻滞突触可塑性的诱导（学习和记忆模型）。强直刺激海马切片的兴奋性突触，正常兴奋性突触后电位（EPSP）斜率的增加则表示长时程增强（一种突触强度的增加），这也可被 0.2 ～ 0.3 mmol/L 的异氟烷所阻滞（Redrawn with permission from Simon W, Hapfelmeier G, Kochs E, et al. Isoflurane blocks synaptic plasticity in the mouse hippocampus. Anesthesiology. 2001; 94: 1058-1065. ）

烷对八目鳗和大鼠脊髓体外模型的影响说明脊髓是挥发性麻醉药物诱导制动效应的主要靶位[251-252]。

节律和模拟

大脑始终在产生频率从几分之一到数百赫兹（赫兹；每秒周期数）的复杂电节律（细胞外场电位的振荡），如同头皮表面记录的脑电图（electroencephalogram, EEG；此类高频振荡不被表面记录仪所记录）一样。所有的振荡均为行为状态依赖性，而且多个振荡共存贯穿整个睡眠-觉醒周期。低频节律明显占据较长时间和大部分的大脑区域。与此相反，在局部范围内高频节律可引发更高的时间分辨率。交叉频率的调节能够整合信息处理的各个方面。尽管其生理学作用还不甚清楚，但是大脑节律反射反映或组成了基本的更高级指令的处理过程。那么，麻醉药物对它们的调节作用是值得仔细研究的。目前大脑节律并不按照潜在的机制命名，而是按惯例命名。

δ - 节律和其他慢节律

δ - 节律的 EEG 振荡频率通常为 1.5 ～ 4 Hz，这些振荡幅度是深度睡眠的特征，且在全身麻醉下也很常见。更慢的节律（低于 1 Hz）在非快速眼动睡眠（non-rapid eye movement, RNEM）时期发生，在丙泊酚[253]和七氟烷[254]诱导意识丧失时可出现。在 RNEM 期间，δ - 节律和睡眠纺锤波与更慢的振荡幅度相关，表明其功能具有相关性[255]。波幅呈递增递减改变的阵发性、慢节律纺锤形脑电波也可出现在

麻醉状态下的皮质 EEG 中。δ - α 期的相关变化被认为是丙泊酚诱导的意识丧失的一种"信号"[256]，但这种信号如何产生，类似的变化是否出现在更多的麻醉药物中，以及潜在的生理和功能意义尚不明确。

θ - 节律

θ - 节律出现于深层皮质结构中，但主要见于海马，θ - 节律可以给它的"在线状态"传送信号。它们分别与觉醒时的感觉运动和记忆功能相关[257]。θ - 节律的一部分（Ⅰ型或阿托品抵抗型）可以被遗忘浓度的异氟烷以及非制动性麻醉药 F6 所影响[94]，表明对麻醉药物诱导的遗忘作用其网状结构水平的标记作用。Ⅱ型 θ - 节律（阿托品敏感）可以被麻醉药所启动，也可被氟烷减慢和增强[258]。有趣的是，这种氟烷诱导的振荡在 TASK-3 敲除小鼠中消失[46]。

γ - 节律

此定义包含了宽泛的范围和功能以及机制不同的不同谱系的节律。其通常细分为：慢 γ - 节律（30 ～ 50 Hz；如：在 β - 节律上的波谱），γ - 节律（50 ～ 90 Hz），快节律、超 γ - 节律或者 ε - 节律（> 90 Hz 以及上百赫兹）[224]。GABAₐ 能的突触抑制和神经元内在共振特性在 γ - 节律生理上具有重要作用，使其成为麻醉调整的重要依据。在人类，异氟烷可以减慢 γ - 振动的频率（30 ～ 90 Hz，即已知的 40 Hz 节律）[259-260]。一项关于 γ - 振动的体外研究显示在抑制性网状结构中，其频率主要决定于 GABAₐ 受体介导的突触电流衰减的时间常数[261]。异氟烷可以在一定程度上减慢

人类海马[262]和大脑皮质切片[263]的 γ - 节律，显示出受体和回路水平影响之间可能存在的关联[259]。然而，麻醉药物和行为相关的网状结构作用之间的相互作用是复杂的，因为基本视觉皮质中的瞬间激发 γ - 振动并不受吸入性药物的影响[67]，可是在视觉和额皮质之间的 γ - 频率传递的反馈信号却被打断[59, 67]。此外，大脑节律是相互关联的［如：θ - 节律调节 γ - 振荡（θ - γ 网状结构）］。麻醉药调节机制以及相互关联尚未明确。

模型和模拟

在宏观水平，计算机模拟可以提供动态的神经元和网状结构兴奋性调节的综合图像。一种"由下至上"、神经元到神经元的方法依据的是单一神经元的计算机模型、已知的麻醉药物对固有膜和突触膜传导的影响，以及简单网状结构模型。麻醉药对整合输出信号的作用可以通过计算机模拟产生（例如起搏神经元的放电作用）[264]。这些模型明显依赖于真实神经元和网状结构的衍生特性的精确性，模拟的范围由于其各组分间的复杂性而被限制[265]。另一种称为"自上至下"的方法，例如平均场模型，为了总体动力而牺牲了个体的精确性。整体皮质现象，例如麻醉诱导相关癫痫[266]，可以模拟成基于平均神经元基团之间平均相互作用的阶段性转变（类似于 EEG 信号反映了神经元基团的平均信号）。这种途径可以被延伸到诸如意识等大脑皮质现象[267]。神经元和计算机模型可能会在未来麻醉学研究中作为理论和实验的桥梁获得重视。

将来的研究策略

基础学科的发展驱动了对麻醉机制的探索。一些能够促进理解麻醉机制的策略包括：在体内使用激动剂 / 拮抗剂、非麻醉药 / 非制动剂、大脑功能的高分辨率成像、转基因动物以及最新分子遗传学技术的应用。

药理学方法

激动剂、拮抗剂和实验性麻醉药

运用针对明确受体的激动剂和拮抗剂提供了一种药理学方法来把体内、外实验联系起来。根据前面提到的标准，选择一个作用于明确终点的受体（如制动）。这种方法用于排除 NMDA 受体阻滞在吸入麻醉药制动作用中的重要作用，但对 GABA$_A$ 及 GlyR 在制动中的作用，这种方法并不会得出令人信服的结论[267-268]，这也许是因为药物 NMDA 受体在类似于脊髓的复杂网络中的不同水平整合的相互作用的复杂性。传统挥发性麻醉药对 NMDA 受体的阻滞并不会明显导致制动效应，体外采用试验麻醉药抑制不同效能的 NMDA 受体的辅助性药理学方法也支持这种结论[269]。这种策略的提升涉及运用结构上不同的多种药物来作用于功能已知的细胞核。例如，结节乳头体核（睡眠通路的一部分）已被认为介导了某些静脉麻醉药麻醉中的镇静成分（如丙泊酚）[35]。基于此策略，位于中脑脑桥连接处背侧的 GABA 能药物的散在全身麻醉作用位点已经被提出[33-34]。然而，这些方法都存在这样一个问题，即必须在局部注射稳定高浓度药物以观察药理作用（由于快速再分配），因此这些观察需要使用更复杂的方法来证实，例如基因操纵（见下文）。

非制动剂

非制动剂是一类理化特性类似于常用吸入麻醉药的化合物，不过，预计麻醉浓度的该类药物（基于其脂溶性和 Meyer-Overton 相关性：MACpred）并不能产生制动作用[17]。起初它们被称为非麻醉药，但当发现它们在与经典挥发性麻醉药相似的 MACpred 时也产生了遗忘作用后此专业术语就被修改了[98]。如果一种麻醉药和一种非制动剂以相同的方式影响分子或细胞过程的话，那么此过程就与麻醉状态无关，遗忘作用是个明显例外。尽管这逻辑很严密，但是只会排除一定量的受体，因为与挥发性麻醉药相比，非制动剂相对来说是目标选择性的。这类化合物有可能提供深刻的见解，此见解超过了早先设想的受体水平的研究，这些研究通过把镇静与遗忘分离开来以研究体内基本的网络活动[95]。

光反应麻醉

人工合成包含光活性基团（通常是三氟双吖丙啶）的麻醉药类似物已经成功在静脉注射药物中实现[270]。在波长大约 300 nm 的放射线照射下，这些光活性基团会与麻醉药物的结合位点上的氨基酸发生不可逆的反应。当然，这种方法要求类似物的药理学特征与母体化合物的药理学特征非常相似，从而确定相关的结合位点。吸入麻醉药的光活性类似物可被合成，GABA$_A$ 受体上的四个假定位点也已经被鉴定[271]。与 X 射线晶体学相比，这种方法的一个优点是，与受体的不同构象状态结合的麻醉药至少在原则上更易于分析。

遗传学方法

全生物遗传学

遗传学策略有两种方式即顺向和逆向遗传学[272]。逆向遗传学方法以某个特定的基因为中心，之所以选择此基因是因为有很多理由相信该基因的产物可能对麻醉很重要。此策略的很多例子都是定向的突变，这些突变改变了特定的神经递质受体对麻醉药的敏感性[121]。最初这些突变被用来确定麻醉药的结合点位。随后，转基因药物被用来测试改变了的基因产物对麻醉表型的行为相关性时，这些转基因药物对麻醉药产生了耐受性，这是通过从基因组中删除一个认定的目标蛋白或者通过表达出一个对麻醉药不敏感的基因结构被改变的目标受体而实现的。相比之下，顺向遗传学是一个发现过程，涉及影响群体中目标表型（如：麻醉终止位点）的随机突变的研究（试验诱发或自然发生的多态性）。然而，这种方法并没有得到广泛应用。

分子遗传学

在神经科学中发挥重要作用的第三种遗传学方法是利用分子遗传学对神经元功能进行选择性修饰。许多不同的方法被使用，从使用 microRNA（一小块非编码的 RNA，可以选择性地减少蛋白质的表达）选择性地敲除特定的受体群，使用破伤风毒素轻链阻断从神经元群释放的神经递质，以及选择性地激活或抑制使用光遗传学[273]或药理学[274]的神经网络。这些技术的一个有力补充是，这种方法具有利用腺相关病毒（adeno-associated virus，AAV）和在特定细胞类型中表达 Cre 重组酶的小鼠系，将人工转基因传递到特定神经元群体的能力，这些细胞类型允许在这些特定细胞中选择性表达这些基因。这些方法才刚刚开始被用于识别参与麻醉作用的神经通路。例如，最近的研究表明[275]，异丙酚的镇静作用需要激活外侧缰核，一个靠近丘脑的兴奋核。这些方法可能会对我们理解吸入性全身麻醉药的机制产生越来越大的影响。

敲除和敲入方法

在敲除方法中，可通过某个特定删除或者插入来干扰编码某个目标蛋白的基因表达。几乎所有此类研究均在小鼠上进行。整体的敲除方法存在的众所周知的问题是有时可能会在动物的蛋白质组中产生大量的代偿性变化，这些变化可表现为子宫内的致命性畸变到潜在的实验里容易相混淆的野外型差异，这种差异可能只在成年期表现出来。一个补偿性策略就是有条件地敲除，在此策略中基因的删除是以受限制的方式发生的：结构上的（局限于某些脑区域）或者暂时性的（即基因在某个已知的点位被及时删除）。这些策略能把发展的畸变降低至最小以及减少代偿性变化的可能性。在敲入方法中，通常是以某个单一的氨基酸残基的突变为目标来制造某种蛋白质，此蛋白质对某种目标药物的敏感性也发生改变。理想情况是，在没有该药物的情况下，此变异仍然是完全悄无声息的，也就是说，此变异并不会干扰目标蛋白质的正常表达与其功能或者改变其他基因的表达。

GABA$_A$ 受体　关于吸入麻醉药，来自转基因动物的结果既表明了遗传学方法的有效性又表明了它的困难性。限于前脑 GABA$_A$ 受体 α_1 亚单位被有条件地敲除的鼠比野生型鼠对异氟烷产生遗忘更不敏感，产生了对这些受体的作用促进了异氟烷的遗忘作用这一论断[276]。相反，GABA 受体 α_1 亚单位的变异使得该受体在体外对异氟烷不敏感，而携带此受体 α_1 亚单位变异的小鼠并没有表现出对异氟烷的遗忘或制动作用的敏感性降低，由此可下结论，此亚单位并没有介导异氟烷对学习和记忆产生的损害[40]。类似的实验表明作用于 GABA$_A$ 受体 β_3 亚单位并不介导异氟烷的制动或遗忘作用[39]。这种"自下至上"的遗传学方法是个劳动量大但又强有力的工具，用于针对特性受体的静脉麻醉药，此方法已经产生了明确的结果[27]，不过，把这种方法运用于更加错综复杂的吸入麻醉药已被证明更富有挑战性。

α_1 甘氨酸受体　药理学研究表明，在脊髓中的甘氨酸能神经传递可能为吸入麻醉药制动作用的效应器，在这里，甘氨酸替代 GABA 作为最重要的抑制性递质。然而，小鼠的隐匿性突变使得 α_1 亚单位甘氨酸受体对酒精极为敏感，但吸入性乙醚麻醉药的 MAC 值并不能被证实有着相同的改变，因为 α_1 是成年动物中最广泛表达的亚基，这不同于甘氨酸受体在吸入麻醉药制动作用中的重要意义[276]。

双孔结构域 K$^+$ 通道　运用携带被敲除几个双孔结构域 K$^+$ 通道（K$_{2P}$）家族成员（TASK-1、TASK-3、TREK-1）变异的老鼠已经表明这些 K$^+$ 通道在挥发性麻醉药中的作用[44-45, 47]。例如，TREK-1 敲除的老鼠用于测试正向反射丧失（评估意识）和制动时对所有的挥发性麻醉药呈现部分耐受，尽管在更高浓度时它们依然能够对此类产生麻醉作用。有趣的是，这些鼠对戊巴比妥的反应未受影响，这表明此变异并没有导致对麻醉药的广泛耐受。

顺向和种群遗传学

　　线虫类的新杆状线虫和果蝇类黑腹果蝇分别有 302 和 100 000 个神经元，在麻醉研究中也已被用作有机物模型[277]。一些线虫基因的突变影响了其对吸入麻醉药的敏感性[278]，最显著的是 unc-1[279]，是一种叫做人类红细胞膜整合蛋白的哺乳动物蛋白的近同源物[280]。酵母被用作有机物模型来确定适当的麻醉药作用终端时，其局限性更明显。

　　对麻醉药的敏感性具有定量特征（在一个种群中是不断变化的），定量遗传学就是对连续性特征的遗传性的研究。这些特征受基因操纵，表现为数量性状遗传位点（quantitative trait loci，QTL）。在高级和低级有机物中，采用自上而下的以种群为基础的方法来对掌控着个体对麻醉药的易感性的 QTL 进行定位。从观察到近亲繁殖的鼠对异氟烷的敏感性各不相同开始，一方面进行以微卫星 DNA 为基础的连续分析以及另一方面进行以单核苷酸多态性为基础的遗传学变异分析，把异氟烷产生制动作用的 QTL 定位于鼠染色体 7[281]的最近端部分。黑原肠杆菌对吸入麻醉药敏感性的遗传变异性也得到了证实[282]。这种分析方法有望协助确定主要麻醉药作用终端及其产生不良反应易感变异性的遗传学基础。

功能性成像和高密度 EEG

　　随着成像技术的提高，确定麻醉药对意识、记忆以及制动产生影响的解剖学及功能性底物现在正成为现实。成像是基于描绘血流动力学或者代谢变化来替代性地衡量神经元的活动，如正电子发射体层成像（positron emission tomography，PET）和功能性磁共振成像（magnetic resonance imaging，MRI），或者基于描绘高密度 EEG 的电活动、脑磁图扫描以及低分辨率的脑电磁 X 线断层摄影术。受体的特性也能用放射性的配体（PET）进行探测。这些技术能够确定药物作用的神经解剖底物，当然具体方法有一定的局限性。来自功能性 PET 的结果表明丙泊酚是通过作用于前额和顶后部的脑皮质而不是作用于脑中间叶来抑制记忆片段的[283]，抑制意识是由于其作用于丘脑，部分中后脑皮质，和（或）脑后带以及中脑皮质[284]。尽管观察麻醉药对代谢活动的独立区域和整体性的抑制作用不可能提供一个最终机制性解释，但是这种信息能够促进各种设想和实验上可验证的各种预言的产生。

　　更加先进的分析方法依赖于更多地应用数学和统计学科来增加现有技术的力量。MRI 和大脑高密度 EEG 记录揭示了交叉区域之间存在较强联系，但此联合能更好地了解大脑对麻醉反应相关信息的巨大潜能才刚开始被发现。逐渐增加的侵袭性记录技术（如：大脑表面电极网络和功能神经外科深部植入大脑的微电极）通常成为神经外科前沿，特别是在了解麻醉药理机制方面。

总结

　　当对麻醉药的研究模式从脂类进展到蛋白质两性分子腔时，吸入麻醉药作用机制已被证明比上一代所想象的要困难得多。尽管积累了大量的事实知识，但全身麻醉作用的综合性理论目前尚未明确。众多原因导致实现这个目标困难重重。吸入麻醉药的重要药理学特性包括低效能（毫摩尔），对多种靶点错综复杂的活性，缺乏特定的拮抗剂以及神经科学中记忆和意识的局限性，这些特性已经阻碍与其相关的分子作用靶点的确立。对静脉麻醉药而言情况则有所不同，它们展现了更常规的受体药理学。而且，越来越多的证据表明，不存在一个共同的作用靶位来解释每一个全麻药的作用，或者甚至单个全身麻醉药的作用。现在清楚的是，麻醉的混合状态和它的核心成分（即遗忘、镇静 / 无意识、制动）在体内是可分离的行为状态，这限制了在体外对它们进行复制。在分子和细胞水平解决这些现象代表了当代神经科学的前沿。在大量已确定的麻醉药的分子和细胞作用中，尚不清楚哪些对想要得到的行为作用终点至关重要，哪些是无害的或有益的不良反应（如预处理），以及如果有的话，哪些作用可能带来长期的或者迟发的不良后果（如细胞死亡、认知障碍）。确定全身麻醉药的分子靶位的不断进展为确立与全身麻醉药的行为和外周终点相关的网络和系统水平的作用提供了一个基础。随着行为的生物学基础被阐明（它们曾经被认为是心理学领域所独有的），麻醉药为其提供了一个有价值的研究工具，一个综合的麻醉学理论也终将形成。

参考文献

1. Perouansky M. *Anesthesiology.* 2012;117:465.
2. Winterstein H. *Die Narkose in ihrer Bedeutung für die Allgemeine Physiologie.* Springer; 1919.
3. Eger EI. *Anesthesiology.* 2002;96:238–239.
4. Eger EI. et al. *Anesthesiology.* 1965;26:756–763.
5. Franks NP, Lieb WR. *Anesthesiology.* 1996;84:716–720.
6. Boggs JM, et al. *Mol Pharmacol.* 1976;12:127–135.
7. Franks NP, Lieb WR. *Nature.* 1978;274:339–342.
8. Franks NP, Lieb WR. *J Mol Biol.* 1979;133:469–500.
9. Featherstone RM, et al. *Anesthesiology.* 1961;22:977–981.
10. Ueda I, Kamaya H. *Anesthesiology.* 1973;38:425–436.

11. Franks NP, Lieb WR. *Nature*. 1982;300:487–493.
12. Franks NP, Lieb WR. *Nature*. 1984;310:599–601.
13. Franks NP, Lieb WR. *Anesthesiology*. 2004;101:235–237.
14. Franks NP, Lieb WR. *Nature*. 1981;292:248–251.
15. Franks NP, Lieb WR. *Nature*. 1985;316:349–351.
16. Franks NP, Lieb WR. *Proc Natl Acad Sci U S A*. 1986;83:5116–5120.
17. Koblin DD, et al. *Anesth Analg*. 1994;79:1043–1048.
18. Hall AC, et al. *Br J Pharmacol*. 1994;112:906–910.
19. Dickinson R, et al. *Biophys J*. 1994;66:2019–2023.
20. Franks NP, Lieb WR. *Science*. 1991;254:427–430.
21. Herold KF, et al. *Proc Natl Acad Sci U S A*. 2017;114:3109–3114.
22. Franks NP. *Nat Rev Neurosci*. 2008;9:370–386.
23. Eckenhoff RG. *Mol Interv*. 2001;1:258–268.
24. Eckenhoff RG, Johansson JS. *Anesthesiology*. 2001;95:1537–1539.
25. Eger 2nd EI, et al. *Anesthesiology*. 2001;94:915–921.
26. Dickinson R, et al. *Anesthesiology*. 2000;93:837–843.
27. Rudolph U, Antkowiak B. *Nat Rev Neurosci*. 2004;5:709–720.
28. Antognini JF, Schwartz K. *Anesthesiology*. 1993;79:1244–1249.
29. Rampil IJ, et al. *Anesthesiology*. 1993;78:707–712.
30. Stabernack C, et al. *Anesth Analg*. 2005;100:128–136.
31. Veselis RA, et al. *Anesthesiology*. 2001;95:896–907.
32. Sanders RD, et al. *Anesthesiology*. 2012;116:946–959.
33. Devor M, Zalkind V. *Pain*. 2001;94:101–112.
34. Minert A, et al. *J Neurosci*. 2017;37:9320–9331.
35. Nelson LE, et al. *Nat Neurosci*. 2002;5:979–984.
36. Rampil IJ, Laster MJ. *Anesthesiology*. 1992;77:920–925.
37. Antognini JF, et al. *Anesthesiology*. 2002;96:980–986.
38. Zhang Y, et al. *Anesth Analg*. 2004;99:85–90.
39. Liao M, et al. *Anesth Analg*. 2005;101:412–418.
40. Sonner JM, et al. *Anesthesiology*. 2007;106:107–113.
41. Raines DE, et al. *Anesth Analg*. 2002;95:573–577.
42. Zhang Y, et al. *Br J Pharmacol*. 2010;159:872–878.
43. Heurteaux C, et al. *EMBO J*. 2004;23:2684–2695.
44. Linden AM, et al. *J Pharmacol Exp Ther*. 2006;317:615–626.
45. Linden AM, et al. *J Pharmacol Exp Ther*. 2007;323:924–934.
46. Pang DS, et al. *Proc Natl Acad Sci U S A*. 2009;106:17546–17551.
47. Westphalen RI, et al. *Br J Pharmacol*. 2007;152:939–945.
48. Jinks SL, et al. *Anesthesiology*. 2008;108:1016–1024.
49. Koch C, et al. *Nat Rev Neurosci*. 2016;17:307–321.
50. Mashour GA, Hudetz AG. *Trends Neurosci*. 2018;41:150–160.
51. Sanders RD, et al. *Anesthesiology*. 2017;126:214–222.
52. Leung LS, et al. *Prog Neurobiol*. 2014;122:24–44.
53. Brown EN, et al. *Annu Rev Neurosci*. 2011;34:601–628.
54. Mashour GA. *Front Syst Neurosci*. 2014;8:115.
55. Mashour GA, Hudetz AG. *Front Neural Circuits*. 2017;11:44.
56. Tononi G. *Biol Bull*. 2008;215:216–242.
57. Tononi G, et al. *Nat Rev Neurosci*. 2016;17:450–461.
58. Lee U, et al. *Philos Trans A Math Phys Eng Sci*. 2015;373.
59. Imas OA, et al. *Neurosci Lett*. 2005;387:145–150.
60. MacIver MB, Bland BH. *Front Syst Neurosci*. 2014;8:203.
61. Bullmore E, Sporns O. *Nat Rev Neurosci*. 2012;13:336–349.
62. van den Heuvel MP, Sporns O. *J Neurosci*. 2011;31:15775–15786.
63. Massimini M, et al. *Science*. 2005;309:2228–2232.
64. Ferrarelli F, et al. *Proc Natl Acad Sci U S A*. 2010;107:2681–2686.
65. Alkire MT, et al. *Science*. 2008;322:876–880.
66. Imas OA, et al. *Anesthesiology*. 2005;102:937–947.
67. Imas OA, et al. *Neurosci Lett*. 2006;402:216–221.
68. John ER, et al. *Conscious Cogn*. 2001;10:165–183.
69. Burlingame RH, et al. *Anesthesiology*. 2007;106:754–762.
70. Ter-Mikaelian M, et al. *J Neurosci*. 2007;27:6091–6102.
71. Lee U, et al. *Anesthesiology*. 2013;118:1264–1275.
72. Wacongne C, et al. *Proc Natl Acad Sci U S A*. 2011;108:20754–20759.
73. Raz A, et al. *Front Syst Neurosci*. 2014;8:191.
74. Hentschke H, et al. *Br J Anaesth*. 2017;119:685–696.
75. Kelz MB, et al. *Proc Natl Acad Sci U S A*. 2008;105:1309–1314.
76. Moore JT, et al. *Curr Biol*. 2012;22:2008–2016.
77. McCarren HS, et al. *J Neurosci*. 2014;34:16385–16396.
78. Solt K. *Curr Biol*. 2012;22:R918–R919.
79. Scharf MT, Kelz MB. *Curr Anesthesiol Rep*. 2013;3:1–9.
80. Taylor NE, et al. *Proc Natl Acad Sci U S A*. 2016.
81. Alkire MT, et al. *Conscious Cogn*. 2000;9:370–386.
82. Baker R, et al. *J Neurosci*. 2014;34:13326–13335.
83. Saalmann YB. *Front Syst Neurosci*. 2014;8:83.
84. Dutton RC, et al. *Anesthesiology*. 2001;94:514–519.
85. Brown EN, et al. *N Engl J Med*. 2010;363:2638–2650.
86. Alkire MT, Nathan SV. *Anesthesiology*. 2005;102:754–760.
87. Dai S, et al. *Anesthesiology*. 2012;116:816–823.

88. Piao MH, et al. *Ann Fr Anesth Reanim*. 2013;32:e135–e141.
89. Zhou C, et al. *Anesth Analg*. 2015;121:661–666.
90. Kuo MC, Leung LS. *Anesthesiology*. 2017;127:838–851.
91. Vertes RP. *Hippocampus*. 2005;15:923–935.
92. Pan WX, McNaughton N. *Brain Res*. 1997;764:101–108.
93. Robbe D, et al. *Nat Neurosci*. 2006;9:1526–1533.
94. Perouansky M, et al. *Anesthesiology*. 2007;106:1168–1176.
95. Seidenbecher T, et al. *Science*. 2003;301:846–850.
96. Rudolph U, et al. *Nature*. 1999;401:796–800.
97. Kandel L, et al. *Anesth Analg*. 1996;82:321–326.
98. Mihic SJ, et al. *Mol Pharmacol*. 1994;46:851–857.
99. Zarnowska ED, et al. *Anesth Analg*. 2009;111:401–406.
100. Jevtovic-Todorovic V, et al. *Nat Med*. 1998;4:460–463.
101. Gruss M, et al. *Mol Pharmacol*. 2004;65:443–452.
102. Gries DA, et al. *Life Sci*. 2005;76:1667–1674.
103. Zhang Z, et al. *Nat Neurosci*. 2015;18:553–561.
104. Murphy M, et al. *Sleep*. 2011;34:283–291A.
105. Tung A, et al. *Anesthesiology*. 2004;100:1419–1426.
106. Nelson AB, et al. *Sleep*. 2010;33:1659–1667.
107. Hentschke H, et al. *Eur J Neurosci*. 2005;21:93–102.
108. Franks NP, Lieb WR. *Nature*. 1994;367:607–614.
109. Zeller A, et al. *Handb Exp Pharmacol*. 2008:31–51.
110. Franks NP, et al. *Biophys J*. 1998;75:2205–2211.
111. Bhattacharya AA, et al. *J Biol Chem*. 2000;275:38731–38738.
112. Bertaccini EJ, et al. *Anesth Analg*. 2007;104:318–324.
113. Howard RJ, et al. *Pharmacol Rev*. 2014;66:396–412.
114. Nury H, et al. *Nature*. 2011;469:428–431.
115. Dickinson R, et al. *Anesthesiology*. 2007;107:756–767.
116. Hemmings HC, et al. *Trends Pharmacol Sci*. 2005;26:503–510.
117. Patel AJ, et al. *Nat Rev Neurosci*. 1999;2:422–426.
118. Franks NP, Honore E. *Trends Pharmacol Sci*. 2004;25:601–608.
119. Sieghart W. *Adv Pharmacol*. 2015;72:53–96.
120. Lynch JW. *Physiol Rev*. 2004;84:1051–1095.
121. Mihic SJ, et al. *Nature*. 1997;389:385–389.
122. Solt K, et al. *J Pharmacol Exp Ther*. 2005;315:771–776.
123. Jenkins A, et al. *Br J Pharmacol*. 1996;117:1507–1515.
124. Role LW, Berg DK. *Neuron*. 1996;16:1077–1085.
125. Flood P, et al. *Anesthesiology*. 1997;86:859–865.
126. Violet JM, et al. *Anesthesiology*. 1997;86:866–874.
127. Dingledine R, et al. *Pharmacol Rev*. 1999;51:7–61.
128. Franks NP, et al. *Nature*. 1998;396:324.
129. de Sousa SL, et al. *Anesthesiology*. 2000;92:1055–1066.
130. Solt K, et al. *Anesth Analg*. 2006;102:1407–1411.
131. Harris RA, et al. *FASEB J*. 1995;9:1454–1462.
132. Sonner JM, et al. *Anesth Analg*. 2005;101:143–148.
133. MacIver MB, et al. *Anesthesiology*. 1996;85:823–834.
134. Perouansky M, et al. *Anesthesiology*. 2004;100:470–472.
135. Winegar BD, MacIver MB. *BMC Neurosci*. 2006;7:5.
136. Haydon DA, Urban BW. *J Physiol*. 1983;341:429–439.
137. Berg-Johnsen J, Langmoen IA. *Acta Physiol Scand*. 1986;127:87–93.
138. Mikulec AA, et al. *Brain Res*. 1998;796:231–238.
139. Wu XS, et al. *Anesthesiology*. 2004;100:663–670.
140. Yu FH, Catterall WA. *Sci STKE*. 2004;2004:re15.
141. Catterall WA. *Annu Rev Cell Dev Biol*. 2000;16:521–555.
142. Herold KF, Hemmings HC. 2009;111:591–599.
143. Ouyang W, Hemmings HC. *J Pharmacol Exp Ther*. 2005;312:801–808.
144. OuYang W, Hemmings HC. *Anesthesiology*. 2007;107:91–98.
145. Ouyang W, et al. *J Pharmacol Exp Ther*. 2007;322:1076–1083.
146. Ratnakumari L, et al. *Anesthesiology*. 2000;92:529–541.
147. Herold KF, Hemmings HC. *Front Pharmacol*. 2012;3:50.
148. Tang JX, et al. *Alzheimers Dement*. 2011;7:521–531.e521.
149. Barber AF, et al. *Proc Natl Acad Sci U S A*. 2014;111:6726–6731.
150. Kinde MN, et al. *Proc Natl Acad Sci U S A*. 2016;113:13762–13767.
151. Sand RM, et al. *J Gen Physiol*. 2017;149:623–638.
152. Miao N, et al. *Anesthesiology*. 1995;83:593–603.
153. Pocock G, Richards CD. *Br J Anaesth*. 1993;71:134–147.
154. Kameyama K, et al. *Br J Anaesth*. 1999;82:402–411.
155. Study RE. *Anesthesiology*. 1994;81:104–116.
156. Hall AC, et al. *Anesthesiology*. 1994;81:117–123.
157. Takei T, et al. *Neurosci Lett*. 2003;350:41–45.
158. Joksovic PM, et al. *Br J Pharmacol*. 2005;144:59–70.
159. Todorovic SM, et al. *Mol Pharmacol*. 2001;60:603–610.
160. Petrenko AB, et al. *Anesthesiology*. 2007;106:1177–1185.
161. Hanley PJ, et al. *Anesthesiology*. 2004;101:999–1014.
162. Huneke R, et al. *Acta Anaesthesiol Scand*. 2004;48:547–561.
163. Rithalia A, et al. *Anesth Analg*. 2004;99:1615–1622.

164. Huneke R, et al. *Anesthesiology*. 2001;95:999–1006.
165. Stowe DF, et al. *Anesthesiology*. 2000;92:516–522.
166. Davies LA, et al. *Anesthesiology*. 2000;93:1034–1044.
167. Joseph JD, et al. *Anesthesiology*. 2014;121:528–537.
168. Pabelick CM, et al. *Anesthesiology*. 2001;95:207–215.
169. Roberts MC, et al. *Anesthesiology*. 2001;95:716–725.
170. Mickelson JR, Louis CF. *Physiol Rev*. 1996;76:537–592.
171. Yost CS. *Anesthesiology*. 1999;90:1186–1203.
172. Friederich P, et al. *Anesthesiology*. 2001;95:954–958.
173. Franks NP, Lieb WR. *Nature*. 1988;333:662–664.
174. Dickinson R, Franks NP. *Critical care*. 2010;14:229.
175. Tong L, et al. *Br J Anaesth*. 2014;113:157–167.
176. Woll KA, et al. *ACS Chem Biol*. 2017;12:1353–1362.
177. Bertaccini EJ, et al. *ACS Chem Neurosci*. 2014;5:1246–1252.
178. Farwell D, Gollob MH. *Can J Cardiol*. 2007;23(suppl A):16A–22A.
179. Antzelevitch C. *J Electrocardiol*. 2001;34(suppl):177–181.
180. Li J, Correa AM. *Anesthesiology*. 2002;97:921–930.
181. Davies LA, et al. *Br J Pharmacol*. 2000;131:223–230.
182. Stadnicka A, et al. *J Anesth*. 2007;21:212–219.
183. Wojtovich AP, et al. *Anesthesiology*. 2016;124:1065–1076.
184. Sirois JE, et al. *J Physiol*. 2002;541:717–729.
185. Chen X, et al. *J Neurosci*. 2005;25:5803–5814.
186. Robinson RB, Siegelbaum SA. *Annu Rev Physiol*. 2003;65:453–480.
187. Girault JA, et al. In: Hemmings HC, et al, eds. *Foundations of Anesthesia*. Mosby; 2005:31.
188. Rebecchi MJ, Pentyala SN. *Br J Anaesth*. 2002;89:62–78.
189. Peterlin Z, et al. *Mol Cell Neurosci*. 2005;30:506–512.
190. Minami K, et al. *Mol Pharmacol*. 1998;53:148–156.
191. Minami K, et al. *J Pharmacol Exp Ther*. 1997;281:1136–1143.
192. Minami K, et al. *Eur J Pharmacol*. 1997;339:237–244.
193. Hemmings HC. *Toxicol Lett*. 1998;100–101:89–95.
194. Hasegawa J, et al. *Acta Histochem Cytochem*. 2006;39:163–172.
195. Das J, et al. *J Biol Chem*. 2004;279:37964–37972.
196. Shumilla JA, et al. *Anesth Analg*. 2004;99:82–84.
197. Sonner JM, et al. *Anesth Analg*. 1999;89:1030–1034.
198. Inoue S, et al. *Anesthesiology*. 2004;101:75–81.
199. Rasmussen LS, et al. *Acta Anaesthesiol Scand*. 2004;48:1137–1143.
200. Fukuda S, Warner DS. *Br J Anaesth*. 2007;99:10–17.
201. Turner CP, et al. *Neuroscience*. 2012;210:384–392.
202. Pratt PF, et al. *Curr Opin Anaesthesiol*. 2006;19:397–403.
203. Zaugg M, et al. *Br J Anaesth*. 2003;91:551–565.
204. Ludwig LM, et al. *Anesthesiology*. 2004;100:532–539.
205. Song IA, et al. *BMC Anesthesiol*. 2016;16:13.
206. Snyder GL, et al. *Neuropharmacology*. 2007;53:619–630.
207. Hemmings HC, Adamo AI. *Anesthesiology*. 1994;81:147–155.
208. Marota JJ, et al. *Anesthesiology*. 1992;77:365–371.
209. Hamaya Y, et al. *Anesth Analg*. 2000;90:1177–1183.
210. Culley DJ, et al. *Eur J Pharmacol*. 2006;549:71–78.
211. Futterer CD, et al. *Anesthesiology*. 2004;100:302–308.
212. Durieux M, Davis PJ. *Anesth Analg*. 2010;110:1265–1267.
213. Dalla Massara L, et al. *Anesthesiology*. 2016;124:1311–1327.
214. Kullmann DM, et al. *J Physiol*. 1989;412:277–296.
215. Fujiwara N, et al. *J Physiol*. 1988;402:155–175.
216. MacIver MB, Roth SH. *Br J Anaesth*. 1988;60:680–691.
217. Ries CR, Puil E. *J Neurophysiol*. 1999;81:1802–1809.
218. Sirois JE, et al. *J Neurosci*. 2000;20:6347–6354.
219. Semyanov A, et al. *Trends Neurosci*. 2004;27:262–269.
220. Houston CM, et al. *J Neurosci*. 2012;32:3887–3897.
221. Bai D, et al. *Mol Pharmacol*. 2001;59:814–824.
222. Bieda MC, MacIver MB. *J Neurophysiol*. 2004;92:1658–1667.
223. Caraiscos VB, et al. *Proc Natl Acad Sci U S A*. 2004;101:3662–3667.
224. Caraiscos VB, et al. *J Neurosci*. 2004;24:8454–8458.
225. Capogna M, Pearce RA. *Trends Neurosci*. 2011;34:101–112.
226. Rodgers FC, et al. *J Neurosci*. 2015;35:9707–9716.
227. Berg-Johnsen J, Langmoen IA. *Acta Anaesthesiol Scand*. 1992;36:350–355.
228. Kirson ED, et al. *Br J Pharmacol*. 1998;124:1607–1614.
229. Richards CD, Smaje JC. *Br J Pharmacol*. 1976;58:347–357.
230. Wakamori M, et al. *J Neurophysiol*. 1991;66:2014–2021.
231. Yang J, Zorumski CF. *Ann N Y Acad Sci*. 1991;625:287–289.
232. Dildy-Mayfield JE, et al. *J Pharmacol Exp Ther*. 1996;276:1058–1065.
233. Minami K, et al. *J Biol Chem*. 1998;273:8248–8255.
234. Morgan PG, et al. *Anesthesiology*. 2002;96:1268–1270.
235. Quintana A, et al. *PLoS One*. 2012;7:e42904.
236. Zimin PI, et al. *Curr Biol*. 2016;26:2194–2201.
237. Ramadasan-Nair R, et al. *PLoS One*. 2017;12:e0188087.
238. Banks MI, Pearce RA. *Anesthesiology*. 1999;90:120–134.
239. Murugaiah KD, Hemmings HC. *Anesthesiology*. 1998;89:919–928.
240. Nishikawa K, MacIver MB. *Anesthesiology*. 2001;94:340–347.
241. Westphalen RI, Hemmings HC. *J Pharmacol Exp Ther*. 2003;304:1188–1196.
242. Westphalen RI, Hemmings HC. *J Pharmacol Exp Ther*. 2006;316:216–223.
243. Baumgart JP, et al. *Proc Natl Acad Sci U S A*. 2015;112:11959–11964.
244. Nagele P, et al. *Anesthesiology*. 2005;103:768–778.
245. van Swinderen B, et al. *Proc Natl Acad Sci U S A*. 1999;96:2479–2484.
246. Hemmings HC, et al. *Mol Pharmacol*. 2005;67:1591–1599.
247. Pearce RA, et al. *Anesthesiology*. 1989;71:591–598.
248. Pearce RA. *J Physiol*. 1996;492(Pt 3):823–840.
249. Ballesteros KA, et al. *Int J Gen Med*. 2012;5:935–942.
250. Simon W, et al. *Anesthesiology*. 2001;94:1058–1065.
251. Jinks SL, et al. *Neuroreport*. 2011;22:655–659.
252. Jinks SL, et al. *Anesthesiology*. 2005;103:567–575.
253. Lewis LD, et al. *Proc Natl Acad Sci U S A*. 2012;109:E3377–E3386.
254. Guidera JA, et al. *Front Neural Circuits*. 2017;11:36.
255. Steriade M, et al. *J Neurosci*. 1993;13:3266–3283.
256. Purdon PL, et al. *Proc Natl Acad Sci U S A*. 2013;110:E1142–E1151.
257. Buzsaki G. *Neuron*. 2002;33:325–340.
258. Bland BH, et al. *Hippocampus*. 2003;13:38–47.
259. Munglani R, et al. *Br J Anaesth*. 1993;71:633–641.
260. Madler C, et al. *Br J Anaesth*. 1991;66:81–87.
261. Buzsaki G, Wang XJ. *Annu Rev Neurosci*. 2012;35:203–225.
262. Dickinson R, et al. *Neuropharmacology*. 2003;44:864–872.
263. Antkowiak B, Hentschke H. *Neurosci Lett*. 1997;231:87–90.
264. Gottschalk A, Haney P. *Anesthesiology*. 2003;98:548–564.
265. Storer KP, Reeke GN. *Anesthesiology*. 2012;117:780–790.
266. Wilson MT, et al. *Anesthesiology*. 2006;104:588–593.
267. Steyn-Ross ML, et al. *Prog Biophys Mol Biol*. 2004;85:369–385.
268. Zhang Y, et al. *Anesthesiology*. 2001;95:1585–1589.
269. Zhang Y, et al. *Anesth Analg*. 2001;92:123–127.
270. Forman SA, Miller KW. *Anesth Analg*. 2016;123:1263–1273.
271. Woll KA, et al. *FASEB J*. 2018:fj201701347R.
272. Nash HA. *Br J Anaesth*. 2002;89:143–155.
273. Kim CK, et al. *Nat Rev Neurosci*. 2017;18:222–235.
274. Roth BL. *Neuron*. 2016;89:683–694.
275. Gelegen C, et al. *Curr Biol*. 2018;28:580–587. e585.
276. Sonner JM, et al. *Mol Pharmacol*. 2005;68:61–68.
277. van Swinderen B, Kottler B. *Bioessays*. 2014;36:372–381.
278. Morgan PG, Sedensky MM. *Anesthesiology*. 1994;81:888–898.
279. Rajaram S, et al. *Proc Natl Acad Sci U S A*. 1998;95:8761–8766.
280. Sedensky MM, et al. *Am J Physiol Cell Physiol*. 2001;280:C1340–C1348.
281. Cascio M, et al. *Anesth Analg*. 2007;105:381–385.
282. Olufs ZPG, et al. *Sci Rep*. 2018;8:2348.
283. Veselis RA, et al. *Anesthesiology*. 2002;97:329–337.
284. Alkire MT, Miller J. *Prog Brain Res*. 2005;150:229–244.

20 吸入麻醉药摄取、分布、代谢和毒性

STUART A. FORMAN，YUMIKO ISHIZAWA
王靖 译 赵洪伟 王国林 审校

要 点

- 肺泡吸入麻醉药的浓度（F_A）或肺泡吸入麻醉药的分压（P_{alv}）是重要的概念，因为它是决定麻醉药摄取进入血液和中枢神经系统靶器官的始动因素，并且能够以麻醉药用药剂量这一直观指标来监测。麻醉气体的输送及摄取都会影响P_{alv}。

- 通过增加新鲜载气流量，提高挥发罐输出设定和加大每分通气量可以给患者输送更多的吸入麻醉药。

- 初始摄取过程中，进入血液的麻醉药量随肺血流量（心排血量）、麻醉气体在血液中溶解度的增加而增加；随后的继续摄取过程（如应用血液溶解度高的药物或高心排血量），因其减缓P_{alv}上升速率，从而减缓麻醉诱导。相反，麻醉药在血液中溶解度低和麻醉快速起效和快速消除有关。

- 随着血液和组织中麻醉药分压增加，麻醉药摄取进入血液速率减慢，导致混合静脉血中麻醉药分压增加。

- 吸入麻醉药浓度越高，由于存在摄取过程，随后麻醉药消除越少（浓度效应）。当吸入某种气体浓度为100%时，摄取过程会引起肺泡内该气体容积的减少，但不会引起P_{alv}的变化。当吸入麻醉混合气体中含有高浓度氧化亚氮（N_2O）时，由于N_2O被快速摄取而引起肺泡内容积减少，从而保持或增加肺泡内其他气体的浓度（第二气体效应）。

- 影响麻醉药摄取的因素同样影响麻醉药在肺内的清除。清除速率与周围环境相关，即，肺泡和脑的麻醉药浓度同样降低的情况下，和短时间暴露于吸入麻醉药达到相同麻醉深度相比，长时间暴露于吸入麻醉药可减慢浓度降低的速率。

- 暴露于吸入麻醉药后，其药物毒性的持续主要和药物生物转化（代谢）有关。这些毒性作用通常在代谢组织中产生，如肝和肾。新型吸入麻醉药比早先的吸入麻醉药物代谢过程少，出现更少的肝毒性和肾毒性。

- 氟烷性肝炎是一种潜在的致命性综合征，由于暴露在挥发性麻醉药氧化产生的活性代谢产物中，产生爆发性肝损害。这些代谢产物共价地改变肝内蛋白质，产生新的半抗原从而引起对抗肝细胞的免疫反应。这种综合征的发生率因应用不同麻醉药而不同，并且平行于药物代谢的程度：氟烷＞＞恩氟烷＞异氟烷＞地氟烷。

- 吸入麻醉药的脱氟反应可发生在肝和肾，在血液中可产生高浓度的氟化物。以多尿性肾衰竭为特征的肾毒性几乎仅仅和长时间暴露于甲氧氟烷有关。七氟烷代谢过程也能导致血液氟化物水平升高，但不引起肾损伤。和七氟烷有关的可增加甲氧氟烷毒性的因素包括药物组织溶解度高、清除率低、肾代谢程度高，从而导致肾周高氟化物水平时间延长。

- 在哺乳类试验动物中，包括非人类的灵长类动物，在大脑发育的关键时期，所有全身麻醉药都会改变突触和神经回路的形成，导致记忆和行为异常。对儿童的临床研究表明，两岁以下儿童长时间（大于 4 h）接触麻醉药，与未接触麻醉药的对照组相比，出现可被检测到的、但相当小的神经认知缺陷（见第 77 章）。老年患者出现术后谵妄和术后认知功能下降 / 术后认知功能障碍（postoperative delirium and cognitive decline/dysfunction，POCD）也日益得到关注（见第 83 章）。基于动物和临床研究，术后神经炎症和暴露于全身麻醉药都可能导致 POCD。
- 麻醉药同强碱反应，特别是二氧化碳（CO_2）吸收剂中的氢氧化钾（KOH），产生多种潜在的毒性物质。七氟烷降解形成复合物 A，复合物 A 与啮齿类动物肾损伤有关，但和人类肾损伤无关。这种毒性差异与药物在啮齿类动物和人类肾代谢差异有关。呼吸回路中干燥的 CO_2 吸收剂与吸入麻醉药反应，释放一氧化碳和热量。新型 CO_2 吸收物质中不含强碱性化学制品，从而防止了此类反应和对患者的潜在伤害。
- N_2O 在麻醉药中非常独特，它通过氧化辅因子维生素 B_{12} 抑制蛋氨酸合酶。在某些易感患者或多次接受过如 N_2O 麻醉药的患者，蛋氨酸合酶受到抑制可导致血液和神经功能障碍，延长 N_2O 暴露之后，蛋氨酸合酶受到抑制，同样能增加血液中同型半胱氨酸氨酸水平，引起血管炎症增加血栓风险。大型临床试验表明，接触 N_2O 不会增加大多数患者心血管疾病发病率，但对于维生素 B_{12} 摄入吸收不足或维生素 B_{12} 依赖性新陈代谢障碍的患者，应避免接触 N_2O。
- 吸入麻醉药，当作为废气排出或直接排入大气会引起全球变暖和臭氧破坏。减低麻醉药对环境的影响，可通过减少麻醉废气产生、麻醉药经过低流量新鲜气流管路和（或）应用新技术收集排出的麻醉废气。对收集的麻醉废气进行再加工和再利用也可减低药物产物对环境的影响。

前言

现代吸入麻醉药在逆转患者中枢神经系统（central nervous system，CNS）功能方面是非常重要的药物工具。因为吸入麻醉药的摄取和消除均通过肺泡血气交换，因此可在肺泡呼出气体中检测药物剂量，依赖组织的代谢不是药物清除的必须方式。通过吸入进行全身给药，了解药物输送的最佳方式，需要对以下过程进行深入理解：气相混合物如何出入身体不同组织，它们是如何代谢的（药代动力学），以及这些药物和它们的代谢产物在哪个部位如何影响组织功能，上述过程的影响因素是什么。在神经系统、呼吸系统和心血管系统中可逆麻醉效应（药效动力学）的相关内容参见本书其他章节（见第 11、14、19 和 21 章）。

吸入麻醉药的摄取和分布

在本章的第一部分，回顾了化学平衡的基本概念，阐明了吸入麻醉药在体内摄取和分布的影响因素，因此，我们应用了可高度模拟临床观察结果的生理模型。该模型在 1973 年由 Mapleson[1] 进行了定性和定量（数学表达）的详细阐述，为不同学习程度的读者解释了重要概念。

吸入麻醉药生物物理学特性：分压、疏水性和分配系数

吸入麻醉药是患者吸入的混合气体中的组成成分，其生物物理学特征见表 20.1 [2-11]。分压是指混合气体中的一个气体成分所产生的压力与混合气体所产生的总压力的比值，在这里该气体成分所产生的压力和它的摩尔数成正比。比如，空气（21% O_2 和 79% N_2）中混有 1.5% 异氟烷，在 1 个标准大气压下（760 mmHg），O_2 分压为 157.2 mmHg，N_2 分压为 591.4 mmHg，异氟烷分压为 11.4 mmHg。麻醉气体分压是反映气体热力学活性的指标，决定麻醉气体的药理作用。在接近 1

表 20.1　吸入麻醉药的化学结构和特性

麻醉药 进入临床年份	氧化亚氮 1840 s	氟烷 1956	甲氧氟烷 1960	恩氟烷 1966	异氟烷 1969	地氟烷 1990	七氟烷 1981
化学结构	$N\equiv \overset{+}{N}-\overset{-}{O}$ $\overset{-}{N}=\overset{+}{N}=O$	F–C–C–H (F Br / F Cl)	H–C–C–O–C–H (Cl F / Cl F)	H–C–C–O–C–H (F F F / Cl F)	F–C–C–O–C–H (F F F / F Cl)	F–C–C–O–C–H (F F F / F H)	H–C–O–C–H (CF_3 / CF_3) H
分子量	44	197.4	165.0	184.5	184.5	168	200.1
沸点（℃）	−88.5	50.2	104.8	56.5	48.5	22.8	58.6
密度（g/ml）	1.84×10^{-3}	1.86	1.42	1.52	1.5	1.45	1.50
蒸汽压（mmHg）	43 800	243	22.5	175	238	664	157
油/气分配系数（37℃）	1.3	197	950	98.5	90.8	19	47.54
血/气分配系数（37℃）	0.47	2.5	12	1.9	1.4	0.45	0.65
MAC-immobility（% atm/mmHg）*	104/800	0.75/5.7	0.2/1.52	1.58/12.0	1.28/9.7	6.0/45.6	2.05/15.6
MAC-awake*	71/540	0.41/3.21	0.081/0.62	0.51/3.88	0.43/3.27	2.4/19	0.63/4.79

* MAC 为 40 岁左右患者的最低肺泡有效浓度
分配系数摘自下列参考文献[1-6]
最低无体动肺泡浓度（MAC-immobility）和最低清醒肺泡浓度（MAC-awake）摘自下列参考文献[2, 7-11]
气体特征如无特别说明均于标准温度（20℃）和标准压力（1 atm）下测得

个标准大气压（760 mmHg）下，一种麻醉药的分压，通常以占混合气体分压的百分数（或分数）表示。当局部大气压和标准大气压明显不同，如高纬度、水下或高压舱内，将百分数分压修正为绝对值分压就非常重要。吸入相同浓度麻醉气体时，由于在高纬度地区麻醉药分压降低，因而药理作用减弱。在一个系统中分压是气体运动的热力学动力，麻醉药从高分压房室运动到低分压房室，不受混合气中其他气体的影响，当不同房室麻醉药分压相等时即达到平衡状态。

挥发性混合气体的最大分压是**蒸汽压**；这是挥发性麻醉药（volatile anesthetic，VA）在蒸发罐药物储存盒中的分压。每种麻醉药都有独特的蒸汽压，并且随着温度的升高而增加。挥发性麻醉药的定义为在 20℃下蒸汽压小于 1 个大气压并且沸点高于 20℃（表20.1）。气体麻醉药的定义是在 20℃下蒸汽压大于 1 个大气压并且沸点低于 20℃（见表 20.1）。通常挥发性麻醉药占患者吸入混合气体中的一小部分。相反，气体麻醉药如氧化亚氮（N_2O）和氙，由于它们麻醉强度较低，一般在吸入混合气体中占有相对较大的比例，因此可以具有挥发性麻醉药本身可忽略不计的其他效应（如浓度效应、第二气体效应和气体腔膨胀）。

疏水性是某些化学物质的分子特性，包括大多数不能轻易形成氢键，因此表现出较低水溶性的一般麻醉药。疏水化合物通常也是**亲脂性**的，在低极性溶剂如油中表现出高溶解度。疏水性的一般指标是水和橄榄油（主要是油酸，一种 18 碳脂肪酸）之间或者水和正辛醇之间的**分配系数**，用希腊字母 λ 表示。分配系数是指某一溶质在两个独立相邻的溶剂或两个独立相邻的容器（液体可在两容器间自由出入）中达到

平衡（即分压相等）时，两相溶质浓度的比值（彩图20.1）。另一个常用的对分配系数概念的描述是指**两个房室包含相同总量的溶质，在平衡状态下两个房室中该溶质的相对容积**（彩图20.1）。

麻醉药血 / 气分配系数（$\lambda_{b/g}$）和组织 / 血分配系数（$\lambda_{t/b}$）是吸入麻醉药摄取和分布的重要影响因素，因为麻醉药从肺泡气腔进入肺血流，然后从肺血流进入不同组织（表 20.1 和 20.2）[6, 12-15]。麻醉气体（或其他气体如 O_2、N_2 和 CO_2）在血液中的溶解度随温度降低而升高[16-17]。因为大部分麻醉药是疏水性，它们在含脂丰富（如脂肪）的器官溶解度高，而且它们结合多种蛋白质形成疏水或两性分子口袋[13]。消化脂肪性食物后，麻醉药分配入血（在血液中的溶解度）增加[18]，在贫血或营养不良的患者中，可能降低。甲氧氟烷（已经不在临床中使用）和氟烷都是高血溶性的。N_2O、七氟烷和地氟烷在血液中的溶解度都是较低的。

麻醉药输送、摄取和分布：多室模型

向患者输送吸入麻醉药和静脉输注给药相似，但主要有两个不同点：①药物进入体内是经过跨肺泡膜交换进入血液。②药物清除是通过相同的途径。因此，吸入麻醉药的输送是依赖肺通气，吸入麻醉药的摄取和清除是依赖于肺血流灌注。

上游和下游房室以及麻醉药转运：体积流量和压力梯度

吸入麻醉药的摄取和分布可被简要地理解为上游高分压房室到下游低分压房室的一系列转运步骤，如

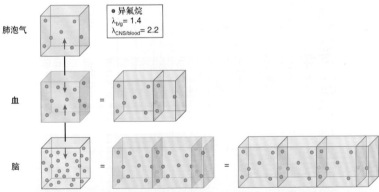

彩图 20.1　不同生物相间麻醉气体的分配。左：描述了异氟烷在气相（蓝）、血液（红）和脑（黄）之间的分配，异氟烷的血 / 气分配系数（$\lambda_{b/g}$）是 1.4，脑 / 血分配系数（$\lambda_{CNS/blood}$）是 2.2（表 20.2），即达到平衡时所有房室中异氟烷分压相等，1 体积血液所含异氟烷相当于相同体积肺泡气所含异氟烷的 1.4 倍；1 体积脑组织所含异氟烷相当于相同体积血液所含异氟烷的 2.2 倍。右：我们也用两相间有效（平衡）体积来描述分配系数。比如 1 体积血液所含异氟烷与 1.4 倍体积肺泡气相等，而 1 倍体积脑组织所含异氟烷与 2.2 倍体积血液或 3.1 倍体积气体相等

表 20.2　吸入麻醉药摄取和分布模型参数

组织	血液		心脏					肾					肝					中枢神经系统					肌肉					脂肪					血管匮乏组织				
麻醉药	血流 (L/min)	V_{eff} (L)*	血流 (L/min)	$\lambda_{组织/血}$	V_{eff} (L)	容量 (L)	τ (min)	血流 (L/min)	$\lambda_{组织/血}$	V_{eff} (L)	容量 (L)	τ (min)	血流 (L/min)	$\lambda_{组织/血}$	V_{eff} (L)	容量 (L)	τ (min)	血流 (L/min)	$\lambda_{组织/血}$	V_{eff} (L)	容量 (L)	τ (min)	血流 (L/min)	$\lambda_{组织/血}$	V_{eff} (L)	容量 (L)	τ (min)	血流 (L/min)	$\lambda_{组织/血}$	V_{eff} (L)	容量 (L)	τ (min)	血流 (L/min)	$\lambda_{组织/血}$	V_{eff} (L)	容量 (L)	τ (min)
	5	5	0.2			0.28		1.07			0.32		1.2			3.9		0.62			1.43		0.75			30		0.5			13		0.35			7	
氧化亚氮		2.35		0.87	0.24		1.2		0.93	0.3		0.3		1.1	4.1		3.4		1.1	1.6		2.6		1.2	36		48		2.3	30		60		1.4	9.9		29
氟烷		12.5		2.9	0.8		4.0		1.5	0.5		0.4		2.5	9.8		8.0		2.7	3.9		3.3		2.5	75		100		65	840		1700		2.3	16		47
甲氧氟烷		60		1.2	0.34		1.7		2.3	0.74		0.69		2.5	9.8		8		2	2.9		4.7		1.6	48		64		76	980		1960		1.2	8.5		25
恩氟烷		9		1.3	0.36		1.8		2.0	0.64		0.6		2.1	8.2		6.7		1.4	2.0		3.3		1.7	51		68		36	464		930		2	14		41
异氟烷		7		1.3	0.36		1.8		2.3	0.74		0.69		2.4	9.4		7.6		1.5	2.1		3.5		2.9	87		116		45	580		1160		2	14		41
地氟烷		2.35		1.3	0.36		1.8		1.0	0.32		0.3		1.4	5.5		4.5		1.3	1.9		3.0		2.0	60		80		27	350		670		2	14		41
七氟烷		3.25		1.3	0.36		1.8		2.3	0.74		0.69		2.4	9.4		7.7		1.7	2.4		4.0		3.1	93		120		48	620		1240		2	14		41

基于休息时 70 kg 患者血液 / 组织分配系数摘自文献 6 和 12-14。组织容量和血流值是近似值（Kennedy et al[15] and Levitt[13]）。有效容量的计算：组织容量 × $\lambda_{组织/血液}$。

* V_{eff} / 血流量

麻醉药血 / 气分配系数见表 20.1

CNS，中枢神经系统；VPT，血管匮乏组织（如皮肤、骨骼和结缔组织）

图 20.2 描述。首先，药物从麻醉输送装置，主要是配备可输送特定浓度（百分大气压）挥发性麻醉药蒸发罐的麻醉机，进入呼吸回路中的新鲜混合气体流中。第二，通气过程使呼吸回路中的气体转运进肺泡。第三，麻醉药跨毛细血管扩散进入肺静脉血。第四，动脉血将麻醉药分配给包括主要靶组织中枢神经系统在内的各个组织。第五，从组织中流出的静脉血汇入肺动脉。第六，混合静脉血经过肺泡毛细血管重新和肺泡气达到新的平衡。

从麻醉机到呼吸回路的气体流动是单向的，血液循环大部分也是单向的。从麻醉机（新鲜气体流出端）到呼吸回路，然后到肺泡气腔，麻醉药的流向可被简单理解为从上游房室到下游房室的交换。在后面的步骤中，比如肺泡气和肺毛细血管血液间的交换，麻醉药分子通过在由可渗透膜相隔的相邻房室间弥散而实现药物流动。简单地说，在这里用到的模型中，作者没有将血液作为一个单独的房室。麻醉药分布至或来自于不同组织，包括通过血流的体积转运和跨毛细血管膜的扩散平衡。值得注意的是，当麻醉药的转运发生在气相和血液之间或血液和组织之间，下游房室的有效容量须要依据合适的分配系数进行调整（表 20.2）。

呼吸回路中洗入速率：蒸发罐和回路之间的平衡

麻醉药可控性输送装置将在本书中其他章节介绍（见第 22 章）。呼吸机呼吸回路的洗入过程是体积转运交换的代表，麻醉机出气端输出的新鲜气流替代呼吸回路房室中的气体。

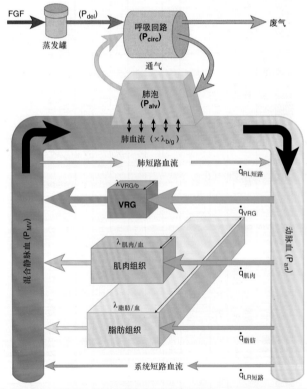

图 20.2 吸入麻醉药摄取和分布的流向示意图。描述了麻醉药流经的主要房室，包括呼吸回路、肺泡气腔和三个主要组织房室：血管丰富组（vessel-rich group，VRG）、肌肉和脂肪。组织房室的生理容量约和所绘房室正面大小成比例，血 / 组织分配系数用房室的高度表示。因此，VRG 的有效容量比肌肉组织的有效容量小得多，肌肉组织的有效容量比脂肪组织小得多。药物流向和模型不同部分间的药物交换用箭头表示。新鲜气流（fresh gas flow，FGF）推动麻醉药从蒸发罐运入呼吸回路；通气过程实现麻醉药在呼吸回路和肺泡气之间交换；血流将麻醉药从肺泡转运入循环，然后随进入各个组织的血流将药物分布给不同房室。相对血流以及分流血流的大小约与进出组织房室的箭头宽度成比例。该图表描述的是当 VRG 包括脑等器官中的麻醉药和肺泡及动脉血麻醉药分压达到平衡时麻醉药摄取的最初阶段，此时肌肉组织和脂肪组织中的麻醉药分压仍相对偏低。该系统中麻醉气体运动的量化模型是通过数字积分方来描述麻醉药在每个房室的出入（公式 20.5，20.8 ～ 20.11）。图 20.4 ～ 20.7、彩图 20.9、彩图 20.10 和图 20.12 也是以这些模型绘制的。模型中用到的标准化参数见表 20.2

从蒸发罐输送麻醉药：从蒸发罐开始的挥发性麻醉药输送很接近于混合气体中麻醉药的输送浓度（分数 = F_{del} 或 1 个大气压下分压 = P_{del}）和新鲜气流量（fresh gas flow，FGF）的乘积。

$$dVA_{del}/dt = P_{del} \times FGF \qquad (20.1)$$

因此，我们可以通过简单积分这个时间过程，大致计算出输送的气相麻醉药的容量。在最简单的情况下，P_{del} 和 FGF 保持为常数。

$$VA_{del}(t) = P_{del} \times FGF \times t \qquad (20.2)$$

新鲜气体洗入呼吸回路：影响麻醉机输送的混合气体替代呼吸回路中的气体（洗入）这一过程速度的影响因素是 FGF 和呼吸回路中的容量（V_{circ}）。在典型情况下，输送麻醉药的最初 FGF 是 6 L/min，呼吸回路各组件内的气体容量是 6 L。如果 FGF 加倍至 12 L/min，则洗入过程以 2 倍的速率进行（用一半的时间）。相反，如果 V_{circ} 加倍到 12 L，则洗入过程以一半的速率进行（时间加倍）。

气体交换过程不依赖回路中的麻醉药浓度，因为气体交换只通过体积流动和气体混合进行。然而，**输送气体浓度和回路中气体浓度之间的差异决定了麻醉气体的净流向和大小**。当输送的麻醉药分压（P_{del}）比回路中麻醉药分压（P_{circ}）大，麻醉药净流向是进入呼吸回路（随后进入患者体内）。从呼吸回路中清除麻醉气体，P_{del} 必须小于 P_{circ}。当不存在浓度梯度时（如分压相等），体积流动交换可能会用新的气体分子替换所有旧有气体分子，但是呼吸回路中没有气体净流动，麻醉气体浓度也没有任何变化。

从数学上，我们可以将呼吸回路交换过程描述为综合所有上述因素的微分方程：

$$\frac{dP_{circ}}{dt} = \frac{FGF}{V_{circ}} \times (P_{del} - P_{circ}) \qquad (20.3)$$

如果 P_{del} 是常数，对上述公式进行积分得到单指数函数，使得 P_{circ} 在任何给定时间中都随 $t = 0$ 时刻的 P_{del} 变化：

$$P_{circ}(t) = P_{circ}(0) + (P_{del} - P_{circ}(0)) \\ \times (1 - e^{-t/[V_{circ}/FGF]}) \qquad (20.4)$$

当 P_{circ} 经过一个指数的时间过程，时间常数为 $\tau = V_{circ}/FGF$. 达到 P_{del}。因此，如果 $V_{circ} = 6$ L 和 FGF = 6 L/min，指数时间常数可能是 1 min（图 20.3）。每分钟呼吸回路中原有气体比例降低 63.1%，4 min 后还剩不到 2% 的原有气体。整个过程的半衰期（蒸发罐-呼吸回路浓度差降低一半的时间）是 $0.693 \times \tau$。

呼吸回路中的其他组件，如 CO_2 吸收剂和呼

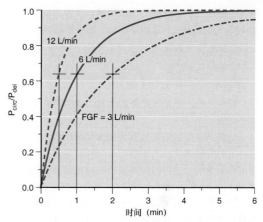

图 20.3　呼吸回路的洗入依赖于新鲜气流量（FGF）。曲线代表依赖于 FGF 时，当呼吸回路中气体容量为 6 L 时，麻醉药浓度（分压）升高的速率。FGF 增大，导致新鲜气体和回路中气体交换的更快。洗入过程的指数时间常数是回路以升计算的回路容量被新鲜气流量以每分钟几升分割（公式 20.4）。十字叠加曲线表示在不同气体流速下的时间常数。每个时间常数和 63.1% 的交换相关

回路中管路及接头的塑料或橡胶材料，影响蒸发罐和呼吸回路之间的平衡速率，因为这些材料能够吸收挥发性麻醉药，增加呼吸回路的有效容量[19]。挥发性麻醉药疏水性越大，呼吸回路组件中吸收的麻醉药越多，然而，这种吸收作用对低溶解度麻醉药的洗入和洗出影响不大。

洗入过程的临床相关性非常容易理解。能够说明 FGF 重要性的举例是为单次呼吸提供麻醉药回路的填充气体。FGF 的设定和回路容量影响着所需的填充时间。一般情况下，当蒸发罐的设定改变了，新设定的数值能够对回路中洗入和洗出（随后对患者的影响）速度影响多少取决于 FGF。开放式（无复吸）麻醉药呼吸回路设计为低气体交换容量并且需要应用高流量 FGF。这些特点使得输送的麻醉药浓度可以快速变化，最大限度地减少对呼出气体的重复吸入。选择开放式系统还是复吸式系统可影响很多其他因素，而这些因素影响着呼吸回路下游吸入麻醉药的摄取和分布。下面的数据为上述两种情况提供模型。

呼吸回路和肺气体腔间的平衡

麻醉气体从呼吸回路转运到肺气体腔是与从蒸发罐到呼吸回路相似的另一个体积交换过程。在这种情况下，通气气流呈周期性和双向性，而且决定麻醉药交换速率的因素是每分通气量（minute ventilation，MV）和肺气腔总量（V_{pulm}）[20]。因为气体从呼吸回

路转运到肺代表着麻醉药流出回路，作者通过更改公式 20.3 来总结流入呼吸回路和流出呼吸回路：

$$\frac{dP_{circ}}{dt} = \frac{FGF}{V_{circ}} \times (P_{del} - P_{circ}) - \frac{MV}{V_{pulm}}$$
$$\times (P_{circ} - P_{pulm}) \qquad (20.5)$$

其中，P_{pulm} 是无效腔和肺泡腔内麻醉药分压的加权平均值。

公式 20.5 描述的是重复呼吸如何影响吸入（呼吸回路）麻醉药浓度。大多数吸入麻醉药是通过重复呼吸回路输送的，这样的回路包括单向流量通气阀和吸收剂以化学方法去除呼出的 CO_2。重复呼吸主要依赖新鲜气流量和每分通气量间的平衡。麻醉药气体在呼吸回路中代表新鲜气体和呼出气体的混合气体。增加新鲜气流量减少重复呼吸，而增加 MV 增加重复呼吸。

肺泡麻醉药浓度

肺泡麻醉药浓度（P_{alv} 或 F_A）对麻醉药摄取和分布来说是非常重要的因素。因为①它能和循环血液迅速达到平衡，并且高度弥散入组织，包括中枢神经系统中的靶组织。② P_{alv} 能够在呼末气体中被检测。因此，除了在快速交换阶段，P_{alv} 在呼气阶段可以作为有效评估患者中枢神经系统和其他易弥散组织中的麻醉药浓度的指标。

因为只有肺泡内气体与进行跨肺交换出入机体的麻醉药有关，肺泡通气量（$\dot{V}_{alv}$）是计算进入这部分肺泡气腔进行交换的麻醉药的适量气流。

$$\frac{dP_{alv}}{dt} = \frac{\dot{V}_{alv}}{V_{alv}} \times (P_{circ} - P_{alv}) \qquad (20.6)$$

在这里（$\dot{V}_{alv}$）是 MV 是对无效腔通气量的修正值。

麻醉药进入肺血流之肺泡摄取

在吸入麻醉药诱导期间，麻醉药气体经过分隔房室的肺毛细血管交界面自肺泡流向肺血流，并且在肺泡气体（P_{alv}）和混合静脉血（P_{MV}）之间由分压梯度驱动进入肺动脉。在麻醉药洗出阶段，当 P_{alv} 降低到低于 P_{MV}，麻醉药的净流向出现逆转。麻醉药摄取进入血液也依赖于肺血流（肺血流和心排血量非常接近，）和血液溶解气态麻醉药的能力（血／气分配系数，$\lambda_{b/g}$）

$$Uptake = \dot{Q} \times \lambda_{b/g} \times (P_{alv} - P_{MV}) \qquad (20.7)$$

作者因此修正了公式 20.6 来体现麻醉药流入肺泡空气腔和麻醉药摄取进入血液的过程：

$$\frac{dP_{alv}}{dt} = \frac{\dot{V}_{alv}}{V_{alv}} \times (P_{circ} - P_{alv}) - \frac{\dot{Q} \times \lambda_{b/g}}{V_{alv}} \times (P_{alv} - P_{MV})$$
$$(20.8)$$

因此，在吸入麻醉药诱导期间，和 P_{circ} 相关的 P_{alv} 升高速率由下列因素支配①肺泡通气量，②心排血量，③血中麻醉药的溶解度。增加通气量能够从重复呼吸回路输送更多的麻醉药进入肺泡，并且增加 P_{alv}/P_{circ}（图 20.4）。重要的是，增加肺血流能够从肺泡中转运更多

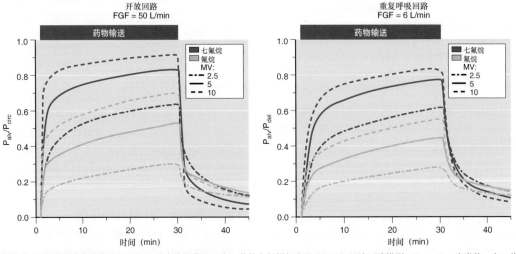

图 20.4　通气在肺泡麻醉药分压（P_{alv}）升高中的作用。左，传统高新鲜气流量（FGF）开放回路模型，$P_{del} = P_{circ}$ 为常数。右，临床常见情况蒸发罐输出量（P_{del}）是常数，在新鲜气流速为 6 L/min 时，出现部分重复呼吸。增加每分通气量，通过增加麻醉药进入肺从而加速 P_{alv} 的升高。无论麻醉药是高血溶性（如氟烷）还是相对不易溶于血液（如七氟烷）均存在这一效应。然后通气效应在溶解度大的药物中更加明显。在药物输送中止后，增加通气量同样能够加速麻醉药的清除。MV，每分通气量；P_{circ}，呼吸回路中麻醉药分压；P_{del}，从麻醉药输出端输送的麻醉药分压

的麻醉药，因而降低了肺泡内麻醉药浓度的升高速度（P_{alv}/P_{circ}，图 20.5）。事实上，当呼气末 CO_2（end-tidal CO_2，$ETCO_2$）降低和呼气末挥发性麻醉药浓度升高，很有可能是由于心排血量降低[21]。血液中溶解的麻醉药越多（即麻醉药的 $\lambda_{b/g}$ 越高），单位体积血液自肺泡气中摄取的麻醉药越多（即有效血流越大）。因此，随着 $\lambda_{b/g}$ 增高，P_{alv}/P_{circ} 升高的更慢（图 20.6）。

影响 P_{alv} 升高的其他因素

影响肺泡摄取麻醉药的其他因素包括通气-血流

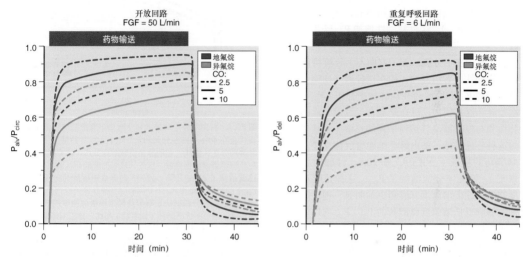

图 20.5　心排血量在肺泡麻醉药分压（P_{alv}）升高中的作用。左，传统高新鲜气流量（FGF）开放回路模型，$P_{del} = P_{circ}$ 为常数。右，临床常见情况蒸发罐输出量（P_{del}）是常数，在新鲜气流量为 6 L/min 时，出现部分重复呼吸。增加心排血量可通过增加麻醉药经血液摄取减少 P_{alv} 的升高（从肺泡气体中移除麻醉药）。这一效应在溶解度高（如异氟烷）和相对不易溶于血液（如地氟烷）的麻醉药中均起作用，但对溶解度大的药物效应更明显。心排血量以影响摄取的相同方式来影响麻醉药从肺的清除（即增加心排血量减慢麻醉药清除速率）。CO，心排血量；P_{circ}，呼吸回路中的分压；P_{del}，麻醉机输出端输送的麻醉药分压

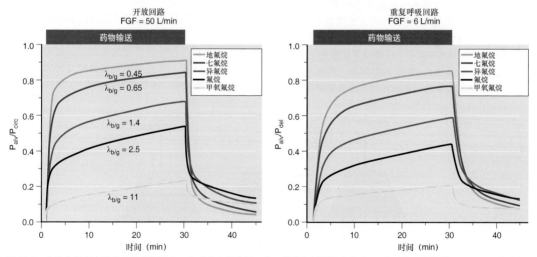

图 20.6　血液溶解度在肺泡麻醉药分压（P_{alv}）升高中的作用。左，传统高新鲜气流量（FGF）开放回路模型，$P_{del} = P_{circ}$ 为常数。右，临床常见情况蒸发罐输出量（P_{del}）是常数，在新鲜气流量为 6 L/min 时，出现部分重复呼吸。当血液溶解度（$\lambda_{b/g}$）增加，P_{alv} 升高速率减慢，因为高溶解度的药物经血液摄取增多。血液溶解度的主要效应是 P_{alv} 初始快速升高的幅度，这个幅度代表麻醉药输送和经肺流量摄取间的平衡，麻醉药输送中止后，血液溶解度同样影响肺泡药物清除（即增加血液溶解度导致肺泡气体清除减慢）。P_{circ}，呼吸回路中的分压；P_{del}，麻醉机输出端输送的麻醉药分压

比和麻醉药在肺泡中的绝对浓度。

肺无效腔　无效腔（即通气无灌注肺区域）减少有效肺通气（公式 20.7 和 20.8），因此减慢了麻醉药摄取。在高新鲜气流量、血液溶解度低的情况下，肺泡通气是摄取过程的限制因素，吸入麻醉药这种效应最明显。在低新鲜气流量和血液溶解度高的情况下，通过增加无效腔来减少初始摄取，从而保持吸入麻醉药浓度（P_{circ}），这也补偿性增加 P_{alv} 以及后续的摄取。

肺（右向左）分流　肺（右向左）分流可能是生理性、病理性或者医源性，如在单肺通气期间。右向左分流导致 P_{alv} 和麻醉药在动脉血中分压（P_{art}）之间存在差异。这是因为动脉血是混合了经过分流的混合静脉血和与经过肺泡气达到平衡的血液（公式 20.9）。因为这种分流降低了肺内跨毛细血管气体交换，减慢了麻醉药的摄取（公式 20.7 和 20.8，经肺内分流血液修正），右向左分流维持了 P_{circ}，这种效应对高溶解度麻醉药比低溶解度麻醉药更加明显。因此，分流更加能够降低低溶解度麻醉药的 P_{art}：P_{alv} 的比值，如 $N_2O^{[22-23]}$（图 20.7）。

$$P_{art} = P_{MV} \times \dot{q}_{RLshunt} + P_{alv} \times (\dot{Q} - \dot{q}_{RLshunt}) \quad (20.9)$$

浓度效应和第二气体效应　一种吸入麻醉药的绝对浓度影响着它自身的摄取，其他气体也是如此。在先前的讨论和图表中，都是假设一种吸入麻醉药存在于吸入混合气体中的一小部分，麻醉药的跨肺泡摄取导致 Palv 的降低，对肺泡气体容量影响不大。然而，当吸入麻醉药在吸入混合气体中所占比例加大时，其自身快速摄取导致肺泡内麻醉气体浓度下降很小，因为肺泡内气体容量也在减小，这就是**浓度效应**[24]。在特定情况下，患者吸入 100% 的麻醉药，肺血液摄取降低了肺内麻醉气体的容量而并没有改变麻醉药浓度

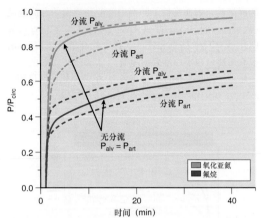

图 20.7　右向左分流对肺泡和动脉血中麻醉药分压的影响。曲线代表在 40% 右向左分流和无分流（实线）的情况下，肺泡中麻醉药分压（虚线）和动脉血中麻醉药分压（虚点线）。肺右向左分流不经过肺泡摄取，因此，较少的麻醉药从肺气体中清除，这就增快了 P_{alv} 的升高。另外，动脉血中麻醉药分压（P_{art}）是 P_{alv} 下的肺静脉血和 P_{mv} 下分流的混合静脉血的综合分压。因此，当存在右向左分流时决定麻醉药经组织摄取速率的 P_{art} 比 P_{alv} 升高得慢。与可溶性麻醉药（如氟烷）相比，分流对溶解度低的麻醉药（如 N_2O）P_{art} 的作用较分流对 P_{alv} 的作用更为显著。其他模型中的参数适用于开放输送回路（P_{circ} 不变）MV = 6 L/min；CO = 5 L/min。P_{alv}，肺泡麻醉药分压；CO，心排血量；MV，每分通气量；P_{MV}，混合静脉血中的麻醉药分压；P/P_{circ}。

或分压（氧气引起的肺不张也由于类似机制）。一个典型情况，如图 20.8 中表述，输送 66% 的 N_2O，33% 的 O_2 和 1% 的异氟烷。假设心排血量为 5 L/min，N_2O 摄取的初始速率按照公式 20.7 计算即 5000 ml/min × 0.47 × 0.66 atm = 1550 ml/min N_2O，这表示很大比例的 N_2O 在最初几次呼吸中即被摄取了。如果我们假设一半的 N_2O 和一半的异氟烷在最初几次吸入混合气体后被快速摄取，然后肺泡容量降低 33.5%，剩余

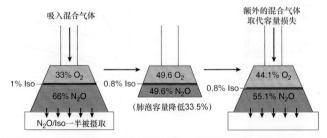

图 20.8　浓度效应和第二气体效应。上图描述的是给予麻醉药后初始阶段的肺泡气体。经初始吸气呼吸后，正常吸气末容量的肺泡中充满了回路中的混合气体（66%N_2O，33%O_2，1% 异氟烷）（左框）。N_2O 和异氟烷的一半被吸收入肺血流。肺泡内气体容量减少 33.5%。此时，N_2O 的气体容量和 O_2 的气体容量相等。混合气体为 49.6%N_2O、49.6%O_2 和 0.8% 异氟烷。再次吸入混合气体，气流进入肺泡达到肺泡最初容量值，从而使得混合气体有 55.1%N_2O、44.1%O_2 和 0.8% 异氟烷。肺泡中 N_2O 分压减低幅度比部分摄取 N_2O 分压降低幅度少得多（浓度效应）。另外，O_2 分压的增加和吸入 O_2 量有关。异氟烷分压能够得到维持与吸入值密切相关，增加了异氟烷的摄取速率（第二气体效应）。Iso，异氟烷；N_2O，氧化亚氮；O_2，氧气

的肺泡气体含有 33 份 N_2O、33 份 O_2 和 0.5 份异氟烷（49.6%N_2O、49.6%O_2 和 0.8% 异氟烷）。尽管 N_2O 有 50% 的摄取量，肺泡气体容量的明显降低导致肺泡内剩余的 N_2O 浓度仅比初始浓度降低 24%。

第二气体效应　在这个例子中也有体现：快速摄取 N_2O，降低的肺泡内气体容量保持了 P_{iso} 接近它的初始吸入值并且增加了肺泡 P_{O_2}，因此补充了这些气体的摄取[25]。N_2O 快速摄取进入血液导致每分通气量增加，因为呼吸回路中更多的气体在肺泡气被快速吸收的同时被动进入肺泡。这些效应在人类[26]和实验动物中[25]均存在，近期临床研究和数学模型表明，由于通气灌注的不均匀性，较之在呼出气体中，第二气体效应在动脉血中体现更加明显，并且受挥发性麻醉药在血液中溶解度的影响，同时显著地影响着 N_2O 在相对低的摄取速率时麻醉药物的起效[27-29]。

麻醉药在组织中的分布

肺毛细血管中的血液进入肺静脉和左心，吸入麻醉药后经过动脉分布到全身各个组织。每个器官内麻醉药分压增加的速率由组织特异性动脉血流（$\dot{q}$）、有效容量（解剖学容量和组织/血分配系数，$\lambda_{i/b}$ 的乘积）以及动脉血和组织间的麻醉药分压梯度决定：

$$\frac{dP_i}{dt} = \frac{\dot{q}_i}{V_i \times \lambda_{i/b}} \times (P_{art} - P_i) \quad (20.10)$$

这里 i 代表一个特定器官或某类组织。在模型计算中用到的数值总结在表 20.2 中。如果组织血流丰富，则动脉血（$P_{art} = P_{alv}$）和特定组织间麻醉药分压达到平衡所需的时间缩短，如果组织有效容量较大，则平衡所需时间较长（图 20.2 和彩图 20.9）。

以往麻醉药分布被描述为四个不同的组织分组。**血管丰富组织**（vessel-rich group，VRG）包括心脏、脑、肺、脊髓、肝和肾。这些器官一共组成了成人身体质量的近 10%；然而，在正常静息状态下，它们接受约 70% 的心排血量。因此，在血液和这些器官之间麻醉药平衡的时间常数通常只有几分钟（表 20.2）。最受关注的是中枢神经系统，即介导麻醉效应组织的平衡时间。在灌注丰富的 VRG 组织之后，**骨骼肌**是平衡吸入麻醉药的下一个房室。在健康成人，肌肉组成了身体质量的近 40%，这使得肌肉是基于体重的最大的单一房室。另外，大多数吸入麻醉药更多是进入肌肉而不是脑，导致该房室对麻醉药摄取的有效容量增加。肌肉组织接受 10% ~ 15% 的心排血量［20 ml/(kg·min)］，但这一数字会随着运动、应激、发热或其他能够增加心排血量的状态而增加[30]。总之，这

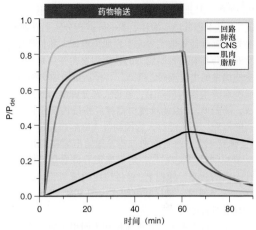

彩图 20.9　不同组织房室中麻醉药分压升高的速率。曲线代表以 6 L/min 新鲜气流量输送七氟烷，通气量 5 L/min，心排血量为 5 L/min 时的模型。虽然当 P_{alv} 快速升高或降低时会出现几分钟的滞后，但中枢神经系统（CNS，紫色线）、一部分血管丰富组织的麻醉药分压能和 P_{alv}（蓝色线）快速达到平衡。麻醉药分压在肌肉（红线）和脂肪（橘红色线）中升高或降低要慢得多，因为肌肉和脂肪房室的有效容量要大得多（图 20.2），而且，血流量明显低于血管丰富组织。值得注意的是只要肺泡（和动脉血）中麻醉药分压比脂肪房室中分压高，脂肪中的麻醉药分压在麻醉药停止输送后仍会继续升高

些因素整体上导致麻醉药在血液和肌肉间平衡减慢，平衡常数以小时计算（表 20.2）。第三个分组是**脂肪组织**，占正常成人质量的 25%，接受心排血量的 10%[31]。强效挥发性麻醉药更易进入脂肪组织；因此，脂肪代表摄取这些药物的最大有效容量（图 20.2，表 20.2）。非常大的有效容量和相对低的血流量导致麻醉药在血液和脂肪间平衡非常缓慢，时间常数可以达到几天。第四个分组，包括皮肤、骨密质和结缔组织，也被称为**血管匮乏组织**。这些组织占成人平均身体质量的 10% ~ 15%，静息时接受少于 5% 的心输出量。全麻诱导损伤正常的交感神经功能，从而使平时温度较低的肢端皮肤也接受更多的血流[32]。该组血容量占约身体质量的 7%，可被认为是麻醉药摄取的另一个房室，同样将药物转运到其他房室。

如前所述，心排血量增加引起麻醉药摄取增加，P_{alv} 升高速度降低。临床研究证实，在其他因素相同的情况下，心排血量增加会减慢采用吸入麻醉药全身麻醉诱导的速度[21,33]。这个结果似乎和直观不符，提高心输出量增加麻醉药进入患者体内，从而增加麻醉药摄取，加速麻醉药转运入组织。然而，在麻醉诱导期间，血液以及下游房室组织中的麻醉药分压不可能比上游肺泡房室中更高。增加的心排血量减缓了

P_{alv} 升高，因此同样减慢了血液中（P_{art}）、中枢神经系统（P_{CNS}）和其他高灌注组织的麻醉药分压上升速率。另外的麻醉药摄取主要发生在肌肉组织，肌肉组织是对麻醉药具有高容纳能力的较大房室，并且是心排血量增加量的主要流向。例如，心排血量增加 50% 可使肌肉血流增加两倍以上，可将大部分麻醉药转运入肌肉，降低 P_{alv}，因此减慢中枢神经系统内靶组织麻醉药的摄取。如果能够人为控制吸入麻醉药输送来维持 P_{alv} 保持不变，这可能通过蒸发罐输出端和 FGF 自动反馈控制系统实现[34]，然后增加心排血量可能会出现不同的效应。模拟 P_{alv} 保持恒定的模型表明，当心排血量增加时，包括脑组织在内的 VRG 组织，药物摄取增加的更快[35]。

在儿科患者中，心排血量和不同组织血管床之间的平衡与成人不同。因此，虽然儿童每千克体重的心排血量较成人大，但对儿童进行麻醉诱导比对成人要快，因为比例不一致的灌注进入了血管丰富器官，如脑[36]。

大多数吸入麻醉药达到平衡时的分布容积是非常大的，目前为止最大的房室是脂肪组织。然而，脂肪和吸入麻醉药之间达到平衡非常缓慢，以至于脂肪在吸入麻醉药的药代动力学方面起着相对较小的作用。在一个持续 30 min 至几小时的非特殊全身麻醉过程中，血液、VRG 器官和肌肉是吸入麻醉药最常分布的房室。虽然图 20.2 中的模型说明了麻醉药分布只是通过动脉血流，当邻接器官有很大的接触面积时也会发生**组织间弥散**。特别是从麻醉药分压高的器官到邻接麻醉药分压低的器官，高容量的组织摄取也有助于药物分布。这个过程可见于麻醉药自心脏、肝和肾弥散到周围心包和腹腔的脂肪[37-38]。

混合静脉麻醉药分压

进入肺循环的混合静脉血中麻醉药分压是汇集到右心室的所有组织和器官流出的静脉血中麻醉药分压的加权平均值。

$$P_{MV} = \sum_{i=1}^{n} \frac{\dot{q}_i}{\dot{Q}} \times P_i \qquad (20.11)$$

当 P_{MV} 升高时，压力梯度驱动麻醉药自肺泡的摄取减弱。输送（吸入）麻醉药和肺泡（呼气末）麻醉药之间的浓度差异也缩小，引起跨肺摄取减慢（公式 20.7）。**系统分流（左向右）**较不存在分流引起 P_{MV} 更快速地增加。当血流进入其他组织仍保持正常，左向右分流仅代表多余的心排血量，由此产生的麻醉药摄取增加（公式 20.7）被 P_{MV} 增加抵消，导致麻醉药在脑、肌肉和其他组织中的输送或摄取速率轻度增加。当左向右分流量大时，导致进入其他组织的血流减少，这些组织与麻醉药达到平衡也相对较慢。

模型与吸入麻醉药诱导的结合：PK/PD

在前文的讨论中强调了吸入麻醉药在给患者输送过程中，在包括蒸发罐、呼吸回路、肺、血液和不同组织间的平衡速率（药代动力学）。然而，在临床工作中，麻醉科医师的目标是在合理的时间内可逆的使患者出现某些预期的状态（遗忘、意识消失和无体动）。为了达到这些目标，药代动力学必须与靶组织内不同麻醉药分压产生不同效果的知识（如剂量依赖性或药效动力学）相结合[39]。最相关的药效动力学指标是最低无体动肺泡浓度（minimum alveolar concentration，MAC-immobility）[40]，可以抑制 50% 患者对外科刺激无体动反应的肺泡麻醉药浓度和最低清醒肺泡浓度（MAC-awake）[7]，可以抑制 50% 患者有感知能力的觉醒，这两个指标都是在中枢神经系统内的麻醉药分压（P_{CNS}）与 P_{alv} 达到平衡的情况下测得。在强效挥发性麻醉药中的 MAC-awake 通常是 $0.34 \times$ MAC-immobility[41]，而 N_2O 的 MAC-awake 大约是 $0.7 \times$ MAC-immobility（表 20.1）。在麻醉诱导期间，目标是在 15 min 内达到更好的抑制外科切皮后体动（$P_{CNS} \approx 1.2 \times$ MAC-immobility）同时避免麻醉过深的有害作用。在麻醉结束时，当 P_{CNS} 降低到小于 MAC-awake，患者可能会恢复意识。在用于解释该问题的观察模型中，患者的目标麻醉深度是估算的。在临床工作中，全麻的目标麻醉深度应该尽量减少知晓的风险（意识），但是目标麻醉深度会由于患者因素而有很大差异，以及是否存在有害刺激和其他药物因素。

在合理的时间范围内，有很多能够实现吸入麻醉药输入并且达到所需可逆麻醉效果的策略。首先最需要考虑的是蒸发罐的 P_{del} 必须高于目标的 P_{alv} 或 P_{CNS}（**过压**）。使用的过压越大，麻醉药输送的越快。高新鲜气流，每分通气量大和溶解度低的药物同样能够增加麻醉药输送和 P_{alv} 和 P_{CNS} 升高的速率。这些因素，尤其是过压，同样能够增加麻醉药输送过量的风险。常用策略是采用中到高新鲜气流量（≥ 6 L/min）和中度过压（$P_{del} = 2 \times$ MAC-immobility）开始吸入麻醉药输送，在 P_{alv} 达到或略超过目标水平后降低 P_{del}（彩图 20.10，左）。是否保持过压和稍高的 P_{alv} 取决于经过初始快速摄取后，药物分布至肌肉组织的过程中是

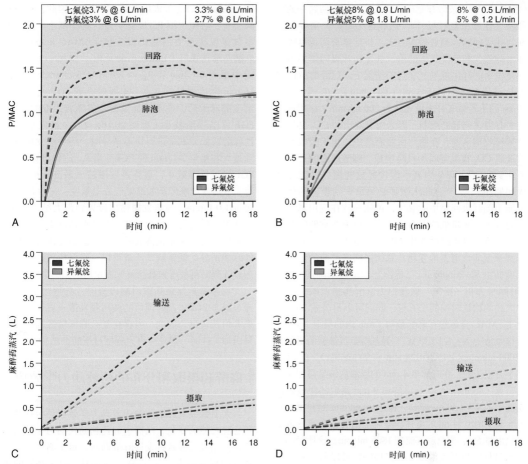

彩图 20.10　麻醉诱导技术对吸入麻醉药摄取和输送的影响。（A）用中等新鲜气流量（6 L/min）和适度过压（2～3 倍）的七氟烷（蓝色）和异氟烷（紫色）进行吸入麻醉诱导时，回路（点线）和肺泡内（实线）的麻醉药分压 P_{alv} 达到 1.2 MAC 约需 12 min，将蒸发罐设定在目标水平附近，为了保持 P_{alv} 水平可能需要下调蒸发罐设定或新鲜气流量，或者两者都下调。（B）吸入麻醉诱导期间应用低新鲜气流量（小于 2 L/min）以及七氟烷（蓝色）和异氟烷（紫色）过压的最大值（4 倍）时的麻醉药分压。（C）A 框患者模型中接受的麻醉药蒸汽和麻醉药摄取的总和。值得注意的是，麻醉药输送远远大于麻醉药摄取，在低溶解度麻醉药（七氟烷）中更是如此。（D）B 框患者模型中接受的麻醉药蒸汽和麻醉药摄取的总和。值得注意的是，摄取过程与 C 框患者相似，输送的麻醉药更少。在低溶解度麻醉药（如七氟烷）中应用低 FGF 技术比在高溶解度麻醉药（如异氟烷）更加能够减少废气排放。MAC，最小肺泡浓度；P_{alv}，肺泡麻醉药分压

否仍需大量药物转运。如果 P_{del} 降低过快，可能降低至目标浓度以下。当吸入和呼出麻醉药分压差（P_{del} － P_{alv}）降低时，可将 P_{del} 或 FGF 缓慢下调。

紧闭回路或低流量麻醉输送

在允许使用少量过压时，应用高或中新鲜气流量导致被输送的麻醉药远远多于被摄取入组织的麻醉药。如彩图 20.10C 所示，异氟烷的输送量是摄取量的 4.5 倍，而七氟烷的输送量是摄取量的 7.2 倍。因此，在该例中，应用中高新鲜气流量的方法使超

过 80% 的输送挥发性麻醉药被浪费（设定值见彩图 20.10A）。重复呼吸回路允许新鲜期流量明显低于 MV，这减少了麻醉药进入废气回收系统。减少麻醉废气排放可减少麻醉费用，同时也可减少由于麻醉气体排放至大气引起的全球气候变化等环境问题（见后文）。低新鲜气流量和重复呼吸系统还能够保留呼吸气中的水分和热量，改善气道上皮状态，减少干燥呼吸道分泌物的堆积[42]。

紧闭回路麻醉　代表应用非常有限的低气体流量即输送的新鲜气流仅仅能够满足补充组织摄取、代谢

（特别是 O_2），或者补充排放到大气，呼吸回路中的大部分气体被重复呼吸[43]。达到这个目标，需要无泄漏的呼吸回路，彻底清除 CO_2，并且要密切观察吸入呼出的氧气和麻醉气体的值，甚至在呼吸回路中可能慢慢积累的呼出氮气。在这些情况下，已经麻醉的患者氧气消耗可能低于 3 ml/（kg·min），在一个体重 70 kg 的患者氧气补充大约为 200 ml/min。应用这个技术有很多明显的限制。因为所有呼出的 CO_2 必须完全被吸收剂清除，在紧闭回路麻醉中，由于吸收剂失效造成 CO_2 重复呼吸的风险增加。麻醉药降解产物一氧化碳（CO）和从血液中缓慢释放的氮气可能在呼吸回路中积累[44]。临床医师必须意识到患者的代谢可能消耗呼吸回路中的氧气，可能导致在应用紧闭回路时吸入含氧量低的混合气体。当应用非常低的 FGF 值时，蒸发罐输出端变化（P_{del}）引起 P_{circ} 以及随后的麻醉深度非常缓慢地变化。紧闭回路麻醉药的给予可以遵循由 Severinghaus[45] 提出已经被详细阐述[46] 的"时间平方根"法则。该法则为麻醉药摄取减少的速率大约为输送时间的平方根。我们可以用公式 20.7 估计 1.2 MAC 异氟烷在麻醉最初 1 min 内的摄取。因此，心排血量 × $\lambda_{b/g}$ ×1.2 MAC ＝异氟烷蒸汽最初的摄取量（5000 ml/min×1.4×0.0128 atm ＝ 90 ml/min）。应用时间平方根法则，在麻醉第 4 min 的摄取应该是最初速率的一半（45 ml/min），在麻醉第 9 min 摄取的应该是最初速率的 1/3（30 ml/min）。输送 90 ml/min 的异氟烷蒸汽（20℃时 0.54 ml 的液体异氟烷）需要设定蒸发罐最大输出量 5%，需新鲜气流量 1800 ml/min，这比紧闭回路的目标流量要大得多。麻醉科医师可以通过直接经呼吸回路的呼气端口注射小量液体麻醉药来克服这个限制[47]，然而，这个方法需要警惕注意注药时间和其他因素。对于经验不足的麻醉科医师，误算的麻醉药剂量或错误的注射时间有增加用药过量的风险。

因为应用紧闭回路存在的问题，临床上常用的是应用中到高新鲜气流量来达到在麻醉诱导期间快速改变麻醉药量的目的，当 P_{circ} 和 P_{alv} 之间差别很小时，保留紧闭回路麻醉。即使这样，由于温度不同，肌松程度不同，或手术刺激不同会引起患者代谢状态不同，因此可能导致要频繁调节氧流量和麻醉深度，使得紧闭回路系统麻醉药输送相对困难和不稳定

低流量麻醉输送　通常是在麻醉维持期间新鲜气流量为 0.5 ~ 1.0 L/min，是麻醉药输送紧闭回路和使用高新鲜气流量之间的折中。它避免了很多与高新鲜气流量有关的废气和其他问题，同时也缓解了严格应用紧闭回路技术的不稳定性。如前所述（见呼吸回路与肺气体腔之间的平衡），当发生重复呼吸时，吸入麻醉药的浓度（P_{circ}）依赖于 P_{del} 和 P_{pulm}。因此，当 FGF 减小时，必须上调 P_{del} 以弥补输送量的减小。给予大多数蒸发罐最大的输出设定值 4×MAC-immobility，麻醉药输送采用 1 L/min 和最大 P_{del}，仍然小于前述举例中采用 6 L/min 和 P_{del} ＝ 2×MAC isoflurane。要在 15 min 内达到目标 P_{CNS}，需要较高的 FGF 或较低溶解度的麻醉药，或两者都需要，但随着摄取的减少，FGF 可以逐渐减小（彩图 20.10，右）。当应用可溶性麻醉药如异氟烷进行快速诱导时，需要蒸发罐设置到最大和接近 2 L/min 的 FGF。当 P_{alv} 达到目标水平，FGF 可以逐渐减小，最终蒸发罐输出端设置也减小。对于低溶解度麻醉药如地氟烷或七氟烷，初始 FGF 值接近 1.0 L/min，与蒸发罐输出设置到最大结合使用，并使用类似的策略减少 FGF。在这些情况下，在挥发性麻醉药废气最小化排放的同时，能够促进合理快速的麻醉诱导。低新鲜气流量可以一直保持到麻醉结束需要苏醒时再次用到高新鲜气流量时。

当应用蒸发罐高输出端设置时，必须密切观察，通过减小 FGF，及时谨慎的使用蒸发罐设置来避免对患者用药过量。因此，当存在复杂临床情况需要麻醉科医师关注时，避免应用大幅度过压的方法。

麻醉药摄取和分布的药效动力学效应

大多数吸入麻醉药的药效动力学效应还包括通气和心脏功能的变化，从而引起药物代谢动力学的动态变化。当吸入强效挥发性麻醉药时，**自主通气**以剂量依赖的形式减少[48]。当麻醉加深时，自主呼吸的患者通过一定程度的自主调节减少自身麻醉药的摄取。这种保证一定程度安全性的自主调节在手动通气和机控通气的患者中不存在，如果蒸发罐不小心被设定了过压传送，患者有可能接受过量的麻醉药[49]。吸入麻醉药同样减少**心排血量**，药效动力学效应引起 P_{alv}/P_{circ} 更快速的升高，从而使心脏，脑和其他高灌注器官中麻醉药分压快速升高[50]。氟烷是引起心排血量降低最多的麻醉药。如果心排血量降低时麻醉药持续输送，会发生心脏抑制加重，血流动力学快速下降至崩溃的正反馈。关于吸入麻醉药对呼吸和循环系统效应的具体内容见第 21 章。

氧化亚氮对充气空间的影响

因为 N_2O 经常在高分压下应用，它弥散、蓄积于含空气或其他不流动气体的空间内，可能引起潜在的

对生理有害的影响。临床相关的例子包括血管内的气体栓塞[51]、气胸[52]、内耳中的空气[53]、玻璃体内气泡[54]、鞘内空气、气肿[55]和胃肠道内空气[52]。空气填充的空间最常包含的是氮气，占空气 78% 的气体，但是氮气在血液中较 N_2O 的溶解度小 30 倍（N_2 的 $\lambda_{b/g}$ 是 0.015）。因此，N_2O 从血液和周围组织中顺压力梯度进入空气填充的空间，而 N_2 从这些空间中转运非常缓慢，即使吸入 $P_{N_2} = 0$。当 N_2O 进入，随着空气填充空间中气体分子总数的增加，其体积会膨胀，压力会增加，或者两者兼而有之，这取决于充气空间周围组织的顺应性。

在顺应性高的空气填充空间，像血管内气泡或小的气胸，N_2O 蓄积产生很小的压力变化，但增加气体的总体积（图 20.11，A）。当 N_2O 进入，空气空间开始膨胀，直到气腔中 P_{N_2O} 和周围血液达到平衡。在高顺应性空间中，气体最大潜在膨胀体积是：

$$\frac{V}{V_{init}} = \frac{1}{1 - P_{N_2O}} \qquad (20.12)$$

因此，给予 50%N_2O 能够使空气填充空间的体积加倍，而 67%N_2O 可能使体积膨胀 3 倍。N_2O 能使一个非致命容量的静脉空气栓子产生致命的作用，从而明显加重心血管或组织中血管内空气栓子引起的预后[51]。N_2O 引起胃肠道内气腔膨胀可能会妨碍外科手术暴露或腹部伤口闭合。当容积扩张时，气体空间房室顺应性最终下降，导致压力升高。比如 N_2O 能够将一个小的气胸扩大引起胸膜腔内压增加、肺挤压、纵隔移位和静脉回流减少（张力性气胸）。对于颅腔内存在气体的患者，在打开硬脑膜之前禁用 N_2O 以避免颅内高压[56]。气管内插管套囊填充的是空气，同样也有被 N_2O 膨胀的危险。增加的气管插管套囊压力可能损伤周围黏膜[57]。空气填充的喉罩通气道气囊[58]和空气填充的 Swan-Ganz 导管的气球[59]同样可能在给予

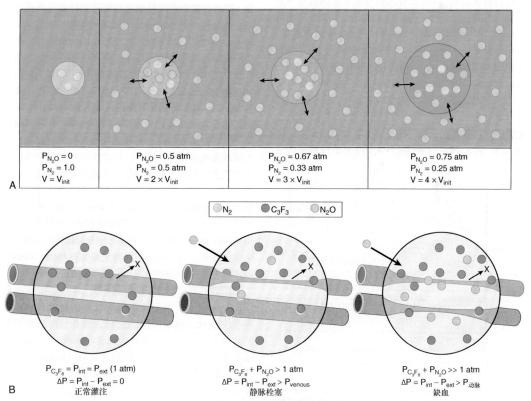

图 20.11　氧化亚氮在充气空间中蓄积　A，当周围血液中氧化亚氮的分压增加，具有顺应性的充气空间（小血管内的空气栓子）将膨胀。每个框中描述的是气泡内 P_{N_2O} 与血液中 P_{N_2O} 相等达到平衡的情况。每个框下的标签总结了 N_2O 的分压和气泡中 N_2，以及和它本身初始值（V_{init}）相关的气泡容积。B，有血管经过的非顺应性充气房室内压力升高［如注射完八氟丙烷（C_3F_8）的眼睛］。当 N_2O 蓄积，房室内压力升高，能够使该房室（如视网膜）内依靠血管血流提供血流灌注的组织出现静脉血栓（中间框）或缺血（右边框）。atm，大气；ΔP，内外压力差；N_2，氮气；N_2O，氧化亚氮；P_{art}，动脉血压；$P_{C_3F_8}$，八氟丙烷分压；P_{ext}，房室外分压；P_{int}，房室内分压；P_{N_2}，氮气分压；P_{N_2O}，N_2O 分压；P_{venous}，静脉血压

N_2O 期间膨胀。

在**非顺应性充气填充空间**，当 N_2O 进入时气压升高，直到含气空间内 P_{N_2O} 和血液中 P_{N_2O} 相匹配。因此，在这样的空间内可能出现和周围环境有关的最大压力是 P_{N_2O}。因此，患者吸入 50%N_2O，在这样的充气房室中压力可能接近 380 mmHg，远高于典型的动脉灌注压。临床上一个重要的例子是，玻璃体内六氟化硫（SF_6）或全氟丙烷（C_3F_8）气泡，它是在眼内手术或视网膜手术结束关闭巩膜时注射的[54]（图 20.11B）。由于这些气体溶解度很低，它们存在的时间比 N_2 更长。如果在玻璃体出现喷射气泡时给予患者 N_2O，N_2O 将弥散进入气泡，快速升高眼内压到高于视网膜静脉压力，引起视网膜栓塞。如果眼内压继续升高，高于动脉收缩压，可能会产生由于视网膜缺血导致的视力丧失。

N_2O 弥散入体内充气空间的**速率**取决于局部血流和该空间的表面积与体积比。因此，小的空气栓子由于它们有表面积 / 体积比值大和相对充足的溶有 N_2O 血供，可能在几秒钟之内膨胀。大的空气栓子膨胀得比较慢，因为它们表面积 / 体积比值小（球体表面积 / 体积比与半径成反比）。小的气胸通常具有大表面积 / 体积比和高局部血流。动物实验表明，吸入 75%N_2O 可使气胸容量在 10 min 内增加一倍，在 30 min 内增加 2 倍（图 20.12）。和气胸空气囊相比，胃肠道空气囊有比较低的表面积 / 体积比值和低血流量。因此，在胃肠道内气体膨胀比气胸要慢。在动物研究中（图 20.12），吸入 70% ～ 80%N_2O 大约 2 h 后胃肠道内气

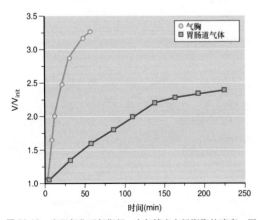

图 20.12　应用氧化亚氮期间，空气填充空间膨胀的速率。图示为实验动物犬吸入 25%O_2/75%N_2O 混合气体时胸膜腔（圈）或胃肠道（方格）内注入的气囊膨胀程度和膨胀速度。气囊在胃、小肠、结肠比在气胸慢得多（Data are approximations from the results reported in Eger EI II, Saidman LJ. Hazards of nitrous oxide anesthesia in bowel obstruction and pneumothorax. Anesthesiology. 1965；26：61-66.）

体容量增加一倍[52]。

N_2O 在气胸、颅内积气和关闭硬脑膜等诸如此类存在血管空气栓子高风险的患者中是禁忌使用的。当存在大量胃肠道空气和 N_2O 暴露延长时，空气填充空间的膨胀会影响外科手术。当胃肠道内气体容量很小或手术时间很短时，可能对手术的影响不大。

麻醉恢复

与麻醉诱导的相似与差异

吸入麻醉药从靶组织（脑和脊髓）中清除主要是通过与麻醉诱导相同的途径：麻醉气流从组织进入静脉血然后进入到肺。如果 P_{alv} 小于 P_{MV} 则麻醉药的净流量将流出血液进入肺泡，最终被呼出。为了尽可能达到最快的清除，P_{circ} 必须尽量低，这可以通过停止麻醉药输送后，应用不带麻醉药的高流量气体（氧气和空气）达到。在诱导期间影响跨肺泡麻醉药交换的因素通过相同的路径同样影响清除。增加通气能够加速清除（图 20.4），而增加心排血量减慢清除，因为清除高血流量中的麻醉药需要更多的气体交换容积（图 20.5）。增加有效血流时清除血液溶解度高的麻醉药比清除血液溶解度低的麻醉药要慢得多（图 20.6）。通常在 P_{CNS} 降到 MAC-awake 以下时，意识恢复，地氟烷或七氟烷麻醉达到意识恢复比异氟烷麻醉快得多。N_2O 和地氟烷的血液溶解度相似，可以更快地达到恢复意识，因为其具有两点优势，第一，在清除 N_2O 的过程中，浓度效应逆向起效，增加肺泡有效通气量和保持肺血液和肺泡间的流向梯度；第二，在全身麻醉期间，N_2O 的 MAC-awake（40 岁时是 0.71 atm）与吸入浓度非常接近；因此，清除少量的药物即可有助于恢复意识。这也是 N_2O 唯一作为安眠药但高术中知晓风险的原因，这可以通过吸入 N_2O 和第二种呼气末浓度约为 1×MAC-awake 的强效吸入麻醉药气体的混合平衡来预防。

随着暴露于麻醉药时间延长，身体成分所起的作用越来越大，特别是对溶解度高的麻醉药。和标准模型相比，随着时间的推移，患者肌肉或脂肪麻醉药分布药量加大，导致清除速率减慢[60]。麻醉药摄取和清除之间最重要的区别是虽然过压能够用来加速摄取和麻醉诱导，蒸发罐设置不能降至零以下。因此，最容易改变影响麻醉药清除速率的因素是新鲜流量和 MV。事实上，经过长时间（大于 4 h）暴露于 1×MAC 吸入麻醉药，即使呼气末麻醉药浓度达到了 MAC-awake，也应首要保持充足的通气。在该情况下，低通气量会引起由于麻醉药从肌肉组织再次分布

入血液和高灌注组织而出现的再次麻醉状态[61]。

静脉输注麻醉后即时的恢复

虽然静脉输注即时半衰期的概念通常用于分布于多个药代动力学房室的连续静脉输注药物，但这个概念也同样适用于吸入麻醉药[62]。经过短时间的吸入和摄取后，麻醉药物通过呼出和分布入肌肉及其他组织快速从血液中清除。因此，停止输送麻醉药后，P_{alv}快速降低。在长时间的吸入和摄取后，麻醉药在肌肉和其他房室中的分压增加至与血液相近，降低了分布清除的作用。相反，从高容量组织逆向流出的麻醉药减慢了中央血液房室的清除速度。因此，与短时间吸入相比，长时间吸入麻醉药后会出现P_{alv}初始下降较小和更明显的清除减慢过程，导致麻醉恢复减慢（彩图 20.13）[63]。和其他因素一起，静脉输注即时性在高溶解度麻醉药中非常明显，在血液和组织溶解度低的麻醉药物中作用不明显[63]。低血溶性麻醉药的相对优势随着麻醉时间的延长而愈加明显。用异氟烷和地氟烷短时间麻醉后，两者预计唤醒时间只有很小的差距（2.5 min），但对于长时间麻醉，低溶解度麻醉药的唤醒时间会明显加快。

经皮和内脏麻醉药损失

除了肺交换，一定比例的吸入麻醉药通过身体和周围空气的大面积弥散而损失。成人皮肤表面积平均约为 2 m^2，全身麻醉期间，由于正常的热量调节性血管收缩受到抑制，经皮血流量可能明显增加[32]。尽管如此，全身麻醉经皮损失在药物清除中所起的作用是可以忽略[64-65]。在开腹或者开胸手术中，内脏表面也直接暴露于空气，在这种环境下，麻醉药通过直接转运和空气流通的损失量比通过皮肤要大得多，但是对整体清除来说，仍然是很小的一部分[66]。

麻醉药回路的作用

如前所述，回路的组成包括管路、连接器、人工通气气囊和 CO_2 吸收剂。吸收吸入的麻醉药，有效的制造了一个隔间，随着麻醉药的流动充满，需要通过洗出过程清除[19]。麻醉气体从这些成分中的低水平释放可以持续相当长的时间。

麻醉药通过代谢清除

吸入麻醉药在组织中的代谢，特别是在肝的代谢，对药物的清除起着一定作用。吸入麻醉药代谢的

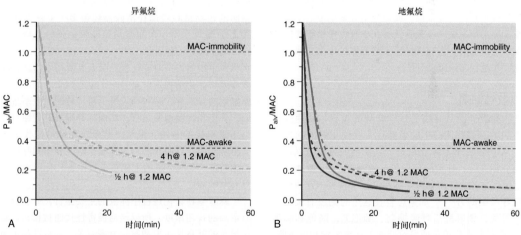

彩图 20.13　吸入麻醉药洗出及唤醒时间取决于麻醉时程。图框描述在 1.2×MAC-immobility 进行 30 min（实线）或 4 h（虚线）麻醉后，以 10 L/min FGF 和 5 L/min MV 洗出，P_{alv} 和 P_{CNS} 恢复至 MAC 时模型的计算数值。MAC-awake（约为 0.34×MAC-immobility）提示在此阈值之下，通常患者会从全麻中恢复知觉意识。虽然 P_{alv} 下降较 P_{CNS} 早，当 P_{CNS} 下降至低于 MAC-awake 时可以预测与临床相关的结束点（恢复意识）。（A）异氟烷洗出的药代动力学模型（橘红色为 P_{alv}，紫色为 P_{CNS}）。异氟烷 30 min 的摄取量为 990 ml 蒸汽，异氟烷 4 h 的摄取量为 3420 ml 蒸汽。延长异氟烷麻醉时间可明显增加为达到唤醒而需要的药物洗脱时间。用药 30 min，P_{CNS}（紫色实线）在 9 min 内降至 MAC-awake，而用药 4 h（紫色点线），要达到相同的 P_{CNS}，需要花费 20 min 以上来洗脱药物。（B）地氟烷的洗脱模型（蓝色是 P_{alv}，绿色是 P_{CNS}）。地氟烷 30 min 摄取量为 1530 ml 蒸汽，4 h 的摄取为 4600 ml 蒸汽。不同时程地氟烷麻醉下，预计唤醒时间（实绿线和虚绿线比较，各自到达 MAC-awake 的时间为 5.2 min 和 6.3 min）差别不大，因为地氟烷的血液溶解度低。临床研究显示当异氟烷麻醉时间从 20 min 到 75 min 变化时，唤醒和恢复（拔管时间）可能相差两倍，而地氟烷麻醉时间从 20 min 到 100 min 变化时，拔管时间均小于 10 min[63]。FGF，新鲜气流量；MAC，最小肺泡浓度；MV，每分通气量；P_{alv}，肺泡麻醉药分压；P_{CNS}，中枢神经系统内麻醉药分压

具体内容在本章中的第二部分介绍（见"吸入麻醉药的代谢和毒性"）。甲氧氟烷，已经不再应用于临床；氟烷，是在美国很少用到的更早期用药，都是代谢程度很高的吸入麻醉药。甲氧氟烷在人体被充分代谢，只有 19% 的吸入剂量自呼出气体排出[67]。大约 20%～25% 的吸入氟烷通过肝的生物转化进行代谢。高代谢率能够减少组织内麻醉药分压，导致 P_{MV} 降低和增加所有麻醉药清除的速率。组织依赖性降解对新型麻醉药的清除作用不大。

其他因素和可能性

现代吸入麻醉药如七氟烷和地氟烷的血液溶解度低，因此对麻醉诱导和麻醉恢复都有直接的益处。然而，在长时间手术麻醉维持方面，这些药物不仅价格更高并未显示出相比早期用药如异氟烷更明显的优势。如果应用一种药物进行麻醉诱导，再切换至异氟烷进行麻醉维持，然后在麻醉苏醒阶段恢复使用溶解度低的药物如地氟烷。这样比单独应用异氟烷可实现快速诱导和苏醒。尽管可以通过留出足够的时间来近乎完全的洗出异氟烷并用地氟烷替代来实现快速唤醒，但这种类型的交叉需要大量的前置时间和高新鲜气流量。为了说明这个问题，Neumann 和他的同事[68]比较了单独应用 2 h 1.25×MAC（2 L/min FGF）异氟烷或单独应用地氟烷，或在应用异氟烷最后半小时交叉应用地氟烷。虽然受试者在单独应用地氟烷的情况下更快苏醒，但交叉应用策略与单独应用异氟烷相比，并没有导致加快苏醒。

弥散性缺氧

弥散性缺氧是接受 N_2O 麻醉的患者，快速洗出组织内麻醉气体产生的后遗症。在停止麻醉的最初 5～10 min，N_2O 从血液进入到肺泡的速度可以达到每分钟几升，导致肺泡中氧气被稀释[69]。快速洗出麻醉气体的另一个效应是肺泡 P_{CO_2} 的稀释，这也会降低呼吸驱动力[70]。如果患者在这个时期没有接受氧气补充，则麻醉后呼吸抑制、肺泡 P_{CO_2} 降低和肺泡 P_{O_2} 降低联合作用可能导致低通气和血氧饱和度下降。这些现象可以通过在麻醉恢复的最初 1～10 min 常规提供氧气补充来避免，并且密切观察患者的呼吸和氧合。

吸入麻醉药的代谢和毒性

本章的这个部分关注的是吸入麻醉药的副作用，不包括大部分吸入麻醉药在不同生理系统中快速可逆的药效动力学效应（见第 11、14 和 21 章）

吸入麻醉药是唯一的一类能够以药物原型经肺出入机体的药物。因此，吸入麻醉药的化学变化和它们的治疗作用关系不大，如遗忘、催眠和无体动。然而，挥发性烷烃和醚类的碳-氢键及其他化学键在某些情况下可能断裂：不同组织内酶的生物转化、与 CO_2 吸收剂中强碱反应、暴露在环境中的紫外线辐射。麻醉药在组织中或呼吸回路中的降解能够产生有毒性的活性中间产物，蓄积至一定量可直接或间接损伤患者。N_2O 气体不能被生物转化但是可以选择性的与维生素 B_{12} 反应，灭活维生素 B_{12}，影响维生素 B_{12} 依赖的生化途径。麻醉废气在大气中的分解同样对环境和健康有很大的影响。麻醉暴露对患者有潜在长期神经毒性作用，但和化学降解无关。吸入麻醉药的潜在毒性在第 78、84 章详细阐述。

吸入麻醉药生物转化

吸入麻醉药代谢的程度和代谢部位取决于不同化学因素。吸入麻醉药在不同组织进行不同程度的生物转化（表 20.3）[71]。甲氧氟烷代谢程度最高，估计为 70%，实验表明只有很小一部分进入机体的药物被呼出[67]。由于甲氧氟烷显著的亲脂性，肌肉和脂肪的药物自呼吸途径清除需要很多天（表 20.1 和 20.2）。氟烷是继甲氧氟烷后亲脂性最强的药物并且在代谢清除中也居第二位（表 20.3）[72-96]。因此，在机体组织内停留时间延长是吸入麻醉药生物转化的重要因素。化学稳定性是另一个重要因素。异氟烷是恩氟烷的异构体，两种药表现出可比较的呼吸系统摄取、分布和呼吸清除过程。然而，异氟烷的代谢只相当于恩氟烷的 1/10。虽然，七氟烷和地氟烷代表另一组麻醉药，这两种药均以快速摄取、分布和呼吸清除为特征，但是 5% 的七氟烷进行生物转化而地氟烷只有 0.02%。

麻醉生物转化过程中涉及的主要器官，肝和肾具有最高的代谢浓度，所以最易被毒性代谢物损伤。临床显著的肝毒性主要和氟烷暴露有关，肾毒性和甲氧氟烷暴露有关[71]。对这些毒性机制的研究影响着药物的发展，也为人类毒理学提供了重要的视角[97]。

肝内生物转化

肝是大多数药物代谢的主要部位，特别是亲脂类药物，代谢物主要为便于分泌的亲水性代谢物。肝体积大并且包含很多种高浓度的药物代谢酶。其他器官也参

表 20.3 卤化挥发性麻醉药的代谢

麻醉药	氟烷	甲氧氟烷	恩氟烷	异氟烷	地氟烷	七氟烷
组织代谢程度（%）	25	70	2.5	0.2	0.02	5
氧化酶	CYP2E1, CYP2A6	CYP2E1, CYP1A2, 2C9/10, 2D6	CYP2E1	CYP2E1	CYP2E1	CYP2E1
氧化代谢产物	F_3C-COOH, HBr, HCl	H_3C-O-CF_2-COOH, HCl_2C-COOH HOOC-COOH, HF, HCl	HF_2C-O-CF_2-COOH, HCl, HF	HF_2C-O-CO-CF_3, F_3C-COOH, CF_2HOH, HCl	HF_2C-O-CO-CF_3, F_3C-COOH, CF_2HOH, HF	HO-CH(CF_3)$_2$, HF
三氟乙酰化的肝细胞蛋白	＋＋＋＋＋	n/a	＋＋	＋	＋	无
还原酶	CYP2A6, CYP3A4	n/a	n/a	n/a	n/a	
还原代谢物	F^-，Br^- F_2C = CHCl F_3C-CH_2Cl					
组织毒性	肝	肾、肝	肾、肝	肝	肝	肝
暴发性肝炎发生率	1 : 20 000	有报道，发病率未知	1 : 300 000	罕见	罕见	偶有报道
参考文献	[72-76]	[77-80]	[81-85]	[84, 86-88]	[89-92]	[78, 93-96]

加号表示蛋白质修饰的相对程度。n/a：还未明确的酶
（Kharasch ED. Adverse drug reactions with halogenated anesthetics. Clin Pharmacol Ther. 2008；84：158-162.）

与药物代谢和清除，包括胃肠道、肾和肺[98-99]。药物生物转化反应包括氧化、水解和结合。单一药物可能转化为几种代谢物，这取决于不同酶促反应的相对速率、在酶结合部位与其他药物或内源性物质的竞争，以及其他因素。氧化和水解被称为 **1 相反应**，它们导致药物引入或暴露一个极性基团。肝内代谢吸入麻醉药的 1 相反应的酶类是存在于肝细胞内质网中不同的细胞色素 P450（CYP）异构体。这些酶类催化氧化反应如包括脱卤作用、N- 和 O- 脱烷作用、N- 和 S- 氧化反应，以及脱氨基作用。这些反应需要氧和 NADPH 依赖性细胞色素 P450 还原酶参与。当氧分压较低时，一些 P450 酶能催化还原反应。50% 以上的 CYP 异构体在人体内具有活性，其中 CYP3A4 和 CYP3A5 最为丰富。结合反应也被称为 **2 相反应**，这类反应通常给 1 相反应的代谢产物添加高极性基团如葡萄糖醛酸、硫酸或甘氨酸。最终亲水性产物容易经肾随尿排出或经胃肠道随胆汁排出。N- 乙酰化反应是个例外，它使得代谢物比母体药物水溶性低。

很多因素影响肝药物代谢，包括伴随药物、疾病、年龄和遗传[100]。酶诱导和酶抑制通常和暴露于某些药物或其他外源性物质有关。特异性 CYP 异构酶的诱导是由于慢性暴露于某些酶底物后基因介导的反应，从而加速酶产生或减慢酶降解。比如，巴比妥类药物能够引起 CYP3A4 和 NADPH- 细胞色素 P450 还原酶生成量增多，引起所有 CYP3A4 的底物代谢反应明显增强。代谢反应增强能够降低药物的效能（是耐药性的机制之一），或者在前体药物转化为活性代谢产物，则效能增强。如果代谢产物具有毒性，如挥发性麻醉药，则增强代谢会增加药物毒性。相反，抑制 CYP 可以增强母体药物的活性减少代谢产物的效应。CYP 酶抑制与肝疾病和暴露于某些物质有关。一个重要的例子是葡萄柚汁抑制 CYP3A4[100]。对于挥发性麻醉药，主要的氧化酶 CYP2E1 可被乙醇和异烟肼诱导，被双硫仑抑制[101]。如肝炎、不同程度肝硬化和肝癌等疾病能够降低酶活性，心衰也会引起肝灌注降低而降低酶活性。

新生儿与成人相比主要的 CYP 异构体有所不同。在早产儿和足月婴儿中常见肝代谢受损，特别是在胆红素葡萄糖醛酸化，从而导致新生儿高胆红素血症[102-103]。药物基因组学是药理学新兴研究领域，主要关注多种药物代谢和基因变异性的关系。麻醉学中已经阐述的实例是遗传不典型丁酰胆碱酯酶的纯合子患者琥珀胆碱水解减慢[104]。CYP2D6 遗传变异性是可待因（前体药物）、美托洛尔、去甲替林、右美沙芬及其他

CYP2D6 底物药物广泛功效和毒性的基础[105]。

　　在卤代吸入麻醉药的氧化代谢中肝 CYP2E1 是非常重要的（表 20.3）。在全身性缺氧、血流量降低或肝局部低 P_{O_2} 的情况下，CYP2A6 和 CYP3A4 通过还原途径催化挥发性麻醉药的降解。氟烷代谢主要是氧化，在正常情况下，大约 1% 的氟烷经还原代谢。氟烷的氧化代谢释放氯离子和溴离子，形成三氟乙酰氯，再与水反应形成三氟乙酸（图 20.14）。氟烷的还原代谢最初损失溴离子，而后中间产物与氢供体反应形成 2- 氟 -1,1,1- 三氟乙烷或捕获一个电子进一步还原碳碳键形成 2- 氯 -1,1- 二氟乙烯（图 20.14）。氟烷会降低局部肝血流引起肝细胞性缺氧，还可能增强还原代谢反应[71]。所有的醚类麻醉药经 CYP2E1 催化经过相似的氧化代谢反应（表 20.3，图 26.15）。这些药物经氧化代谢释放氟离子（F^-）和氯离子（Cl^-），形成活性中间产物与水反应形成羧酸。异氟烷和地氟烷都代谢生成三氟乙酸，而恩氟烷形成 2- 氟甲基 -2,2- 二氟乙酸。甲氧氟烷有很多氧化代谢途径，在后面的代谢步骤中释放 Cl^- 或 F^- 生成甲基二氟乙酸，二氯乙酸和乙酸（表 20.3）。

氟烷的肝毒性

　　作为第一个现代卤代挥发性麻醉药，氟烷在 1955 年问世。临床关注氟烷是和两例不同类型的肝损伤有关[76, 106-107]。在接受氟烷的成人中约有 20% 发生亚临床肝毒性。它的特点是术后丙氨酸转氨酶（alanine aminotransferase，ALT）和天冬氨酸转氨酶（aspartate aminotransferase，AST）轻度升高，但为可逆无害的。氟烷经 CYP2A6 无氧降解为 2- 氯 -1,1,1- 三氟乙基自由基（图 20.14），被认为可以介导这种轻度肝损伤[72]。肝毒性的爆发形式，通常称为氟烷肝炎，它的特点是给予氟烷后患者 ALT、AST、胆红素和碱性磷酸酶水平升高并且伴有大量肝细胞坏死。氟烷肝炎很少见（成人 1/35 000 ～ 1/5000），但死亡率在 50% ～ 75%。因为可能发展为致死性肝炎，在多数国家氟烷已经不再应用于成人。

　　氟烷肝炎是由与氟烷氧化代谢有关的高敏反应引起的。氟烷氧化后的高反应性代谢产物三氟乙酰氯可以和周围肝蛋白质发生反应（表 20.3）。在大多数接受氟烷麻醉后出现肝细胞坏死的患者，可检测到三氟乙酰基修饰蛋白质的抗体，提示肝损伤可能和以修饰蛋白为抗原的免疫反应有关（图 20.16）。因此，有氟烷肝炎的患者通常有先前暴露于氟烷或其他挥发性麻醉药的历史，而且有提示免疫反应的症状，如发热、皮疹、关节痛和嗜酸性粒细胞增多[75]。现阶段认为三氟乙酰基–蛋白质加合物在敏感个体诱导细胞毒性 T 细胞反应导致肝损伤[76]。然而，尚缺乏氟烷肝炎肝损害是由免疫反应介导的确切证据。

　　儿童接受氟烷麻醉后也可能出现肝毒性和大面积肝坏死发生。然而，两项大型回顾性研究表明，氟烷肝炎的临床症状在儿科患者中比在成人患者中更为少见（1/200 000 ～ 1/80 000）[108-110]。氟烷在成人和儿童中代谢程度相似。儿童自出生就具有免疫能力。儿科患者的氟烷肝炎同样和多次麻醉暴露史有关，提示其机制可能与成人氟烷肝炎相似。为什么氟烷肝炎的发病率在成人中更为常见还尚未明确。

　　其他挥发性麻醉药如恩氟烷、异氟烷和地氟烷同样和爆发性肝坏死有关[92, 111-115]，但是和氟烷相比，给予这些新型挥发性麻醉药后，潜在致命毒性的发生相对非常少见。应用恩氟烷、异氟烷和地氟烷后发生严重肝炎的机制可能和氟烷一样，因为这些药物都经氧化代谢成高活性中间代谢产物，共价修饰蛋白（图 20.15）。应用氟烷时，个案研究通常揭示患者之前有过挥发性麻醉药暴露史并且能够检测到肝修饰蛋白质抗体。极为

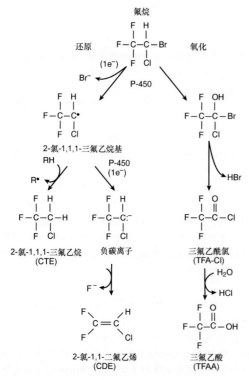

图 20.14　氟烷的氧化和还原代谢反应。图示为由肝 CYP2E1 催化氟烷代谢反应的主要产物。正常情况下，24% 氟烷进行氧化代谢反应，1% 氟烷进行还原代谢反应

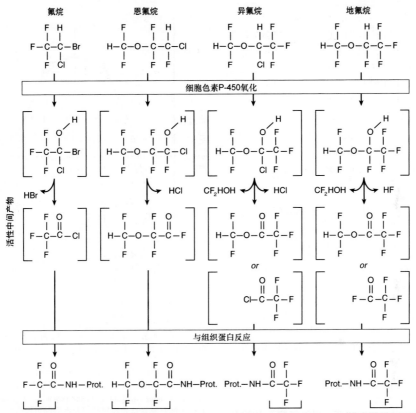

图 20.15 吸入麻醉药代谢为活性中间产物的可能途径。CYP2E1 催化氟烷、恩氟烷、异氟烷和地氟烷氧化代谢为不同的活性中间产物。活性中间产物可与肝细胞蛋白质结合形成加合物。氟烷、异氟烷和地氟烷的三氟乙酰蛋白质加合物具有相同的结构，而恩氟烷的蛋白质加合物只在免疫学上相似

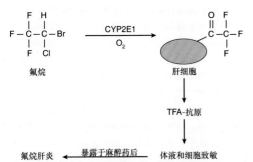

图 20.16 暴露于吸入麻醉药后出现免疫反应的途径。氟烷代谢为活性三氟乙酰化中间代谢物，并与肝细胞蛋白质形成酰胺键。暴露于麻醉药后变化的蛋白质触发了免疫反应，引起细胞损伤和坏死。当暴露于其他卤代药物，该药物代谢为相似的氟化乙酰中间代谢物，从而可能发生相似的过程。TFA，三氟乙酸（Modified from Njoku D，Laster MJ，Gong DH，et al. Biotransformation of halothane, endflurane, isoflurane and desflurane to trifluoroacetylated liver proteins：association between protein acylation and liver injury. Anesth Analg. 1997；84：173-178.）

少见的应用现代挥发性麻醉药后肝炎的发生可能是由于它们较低程度的进行氧化代谢和随后的免疫易感性。事实上，随着甲氧氟烷的推出，很快就有许多肝炎的报道，甲氧氟烷也是高代谢药物，产生高反应性酸性中间代谢产物[77, 116]。和其他挥发性麻醉药不同，七氟烷是在氟甲氧基 C-H 键进行氧化反应，形成六氟异丙醇和无机 F[-]（表 20.3，图 20.17）[117-118]。六氟异丙醇相对稳定，并且七氟烷麻醉后未形成肝修饰蛋白质。七氟烷麻醉后出现肝炎和猝死的个案也有报道，但是没有证据表明这和免疫介导机制有关[96]。

肾生物转化

肾是接受高血流量的器官。肾生理活动包括肾小球的水溶性代谢物滤过，水和必要代谢物的再吸收，代谢废物分泌至尿液和调节激素作用包括血管张力（肾素）和水平衡（醛固酮）。肾可以清除吸入麻

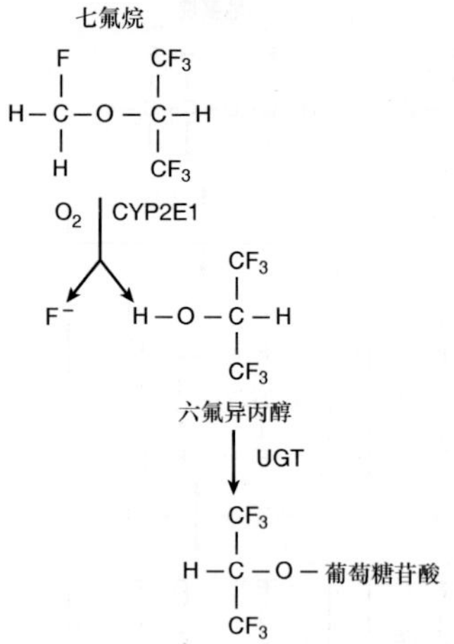

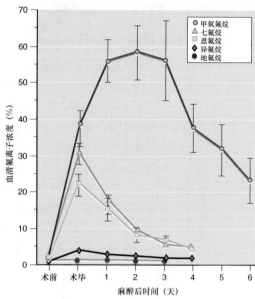

图 20.17　七氟烷代谢氧化。CYP2E1 催化 1 相反应七氟烷脱氟作用形成六氟异丙醇。尿苷 5′- 二磷酸葡萄糖醛酸转移酶（UGT）催化 2 相反应葡萄糖苷酸化

醉药生物转化产生的大多数水溶性代谢物。肾同样含有能够催化 1 相反应和 2 相反应的 CYP 酶，包括 CYP2E1，因此肾也是吸入麻醉药代谢的场所。与肝相似，肾实质内不同的 CYP 也能被外源性物质诱导或抑制[119-122]。

氟化物相关肾毒性

第一种现代卤代醚麻醉药，甲氧氟烷在 1959 年问世。甲氧氟烷可引起多尿性肾功能不全，已经不在临床中应用[123]。甲氧氟烷的肾毒性归因于其代谢过程中释放的无机氟离子（F^-）。大量研究为氟化挥发性麻醉药的潜在肾毒性机制提供了重要见解，影响着后续卤代麻醉药的发展。

吸收的甲氧氟烷进行了广泛的生物转化[67]，包括细胞色素催化氧化，释放出无机氟离子（F^-）进入血液。动物研究为甲氧氟烷的肾毒性提供了直接证据，包括甲氧氟烷应用剂量和肾损伤之间有着密切关系[124]，诱导 CYP 酶增加肾毒性增加[125-126]，抑制甲氧氟烷代谢肾毒性降低[84, 127]。临床数据进一步提示了肾毒性的严重性及死亡率和麻醉后血浆中高浓度氟有关[128-129]。当患者血清中无机氟水平低于 50 μM 则没有证据表明存在肾损伤，而患者应用甲氧氟烷后血清 F^- 大于 50 μM 有很大比例存在肾功能不全和死亡率增加[79, 130]。另外，与接受其他肾毒性不相关的卤代挥发性麻醉药的患者相比，接受甲氧氟烷后患者血清 F^- 浓度明显升高（图 20.18）。在甲氧氟烷代谢期间释放的无机氟离子可能会引起肾损伤，血浆 F^- 的肾毒性阈值大约为 50 μM。也观察到甲氧氟烷暴露后

图 20.18　甲氧氟烷麻醉前后血清无机氟化物（F^-）的暴露远远大于应用其他麻醉药物。点标记代表来自很多受试者的血清 F^- 测量值（均数 ± 标准差）。甲氧氟烷麻醉 2～3 MAC-hour，在停止给药时和停止给药之后 F^- 浓度上升，麻醉后第二天和第三天峰值水平超过 60 μmol/L，然后缓慢下降，在超过 1 周的时间内仍然保持升高。七氟烷麻醉（3.7 MAC-hour）产生早期 F^- 峰值浓度平均为 31 μmol/L，3～4 天后下降。恩氟烷麻醉（2.7 MAC-hour）引起早期平均峰值浓度为 22 μmol/L，3～4 天后下降。异氟烷和地氟烷引起微弱的可以忽略不计的血清 F^- 浓度上升。只有甲氧氟烷与氟化物相关肾毒性有关。MAC，最低肺泡浓度（无体动）

患者肾损伤程度存在个体化差异。遗传异质性、药物相互作用和先前存在肾病可能导致这些差异。

自从甲氧氟烷问世，对所有具有前景的卤代麻醉药物的脱氟程度和随之产生的血清 F^- 浓度都进行了实验室和临床的广泛检测。然而，介于新药物的应用经验，特别是七氟烷引起了学者重新审视传统氟诱导肾毒性假说。七氟烷最初在 20 世纪 70 年代合成，但由于其相对较大的脱氟率（2%～5%），推迟了其进入临床应用。1990 年在日本最初被广泛应用。随后的临床研究证明，应用七氟烷后并未出现有临床意义的肾毒性，即使当血 F^- 浓度峰值大于 50 μM 时也是如此[117]。接受 2～3 MAC-hours 七氟烷麻醉后，典型的氟峰值浓度是 20～30 μM，而异氟烷和地氟烷则小于 5 μM（图 20.18）。恩氟烷代谢也常导致血 F^- 峰值浓度大于 20 μM。恩氟烷和地氟烷代谢程度最小，产生较低的血浆氟浓度。然而，这些麻醉药在临床上都没有明显的肾毒性，这表明只有甲氧氟烷具有损伤肾功能的能力。甲氧氟烷和目前应用的挥发性麻醉药

的不同点之一是其具有极高的脂溶性和极长的组织内残留时间。这导致血液中 F^- 浓度持续处于高位（图 20.18），表明 F^- 暴露时长是一个关键风险因素。然而记录表明，在异氟烷麻醉的几天内，出现血浆氟化物浓度持续中等升高（$25 \sim 38\ \mu M$），却未对肾产生不良影响[131-132]。

因此，无论是血浆氟化物浓度的峰值水平还是高浓度血浆氟化物持续时间均不能完全解释卤代麻醉药的肾毒性作用。无机 F^- 的浓度与无机 F^- 暴露时间的乘积是否代表关键风险因素也尚未明确。然而，甲氧氟烷很大程度在肾实质内代谢，产生肾内高无机氟化物浓度（可能远远高于血液中的检测值），这被认为是引起肾损伤的原因[78, 80]。因此，与甲氧氟烷相比，现代挥发性麻醉药无肾毒性可能是源于下列因素：①组织溶解度较低，尤其是在肾（表 20.2），从而肾内氟化产物含量低；②整体生物转化率低；③自体内更快速地呼吸清除。

麻醉药在二氧化碳吸收剂中的降解

七氟烷、复合物 A 和肾毒性

卤代麻醉药可以与含有诸如氢氧化钠（NaOH）和氢氧化钾（KOH）强碱性物质的 CO_2 吸收剂反应而发生化学分解，这些强碱性物质存在于碱石灰和巴拉林中[133]。强碱从七氟烷异丙基中夺取一个质子，主要形成卤代烯烃氟甲基 -2-2- 二氟 -1-（三氟甲基）乙烯基醚，称为**复合物 A**（图 20.19）。复合物 A 是挥发性的，可通过肺泡气体交换被人体吸收。暴露于复合物 A 可使实验室动物出现肾毒性，引起近端肾小管坏死，如果暴露得足够充分，导致实验动物死亡。累积暴露于复合物 A 超过 150/1 000 000（ppm）-hour（例如 50 ppm 吸入 3 h）可观察到大鼠肾损伤[134-135]。暴露于 200 ppm-hour 复合物 A 可引起大鼠肾中度但可逆的组织病理学损伤伴有血尿素氮（blood and urea nitrogen，BUN）、肌酐和其他肾损伤指标升高。暴露于复合物 A 超过 1000 ppm-hour 是大鼠的半数致死量。

接受七氟烷麻醉的患者通常暴露于重复呼吸回路里的复合物 A 中，吸入的复合物 A 浓度取决于新鲜气体流量和所用 CO_2 吸收剂的类型。新鲜气体流量 1 L/min 时，复合物 A 的最大浓度接近于应用碱石灰 20 ppm 和应用巴拉林 30 ppm[136]。较高新鲜气流量使复合物 A 在呼吸回路中较少蓄积。然而，在人体，暴露于复合物 A 与出现具有临床意义肾毒性并不相关。目前尚未确定能引起亚临床肾损伤的复合物 A 暴露阈

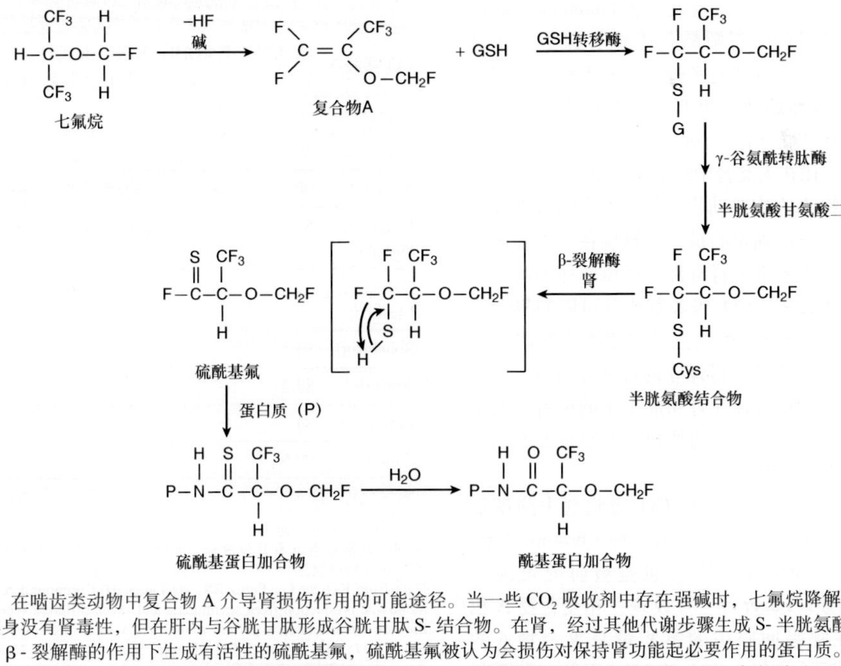

图 20.19　在啮齿类动物中复合物 A 介导肾损伤作用的可能途径。当一些 CO_2 吸收剂中存在强碱时，七氟烷降解为复合物 A。复合物 A 本身没有肾毒性，但在肝内与谷胱甘肽形成谷胱甘肽 S- 结合物。在肾，经过其他代谢步骤生成 S- 半胱氨酸复合物 A- 结合物，并在 β- 裂解酶的作用下生成有活性的硫酰基氟，硫酰基氟被认为会损伤对保持肾功能起必要作用的蛋白质。人类肾 β 裂解酶活性很低，这可能也是人类患者少有肾毒性报道的原因。CO_2，二氧化碳；GSH，谷胱甘肽；HF，氢氟酸（Adapted from Martin JL，Kandel L，Laster MJ，et al. Studies of the mechanism of nephrotoxicity of compound A in rats. J Anesth. 1997；11：32-37.）

值水平。很多研究表明，正常受试者或患者暴露于复合物 A 超过 200 ppm-hour 后，临床肾功能检测指标（BUN、肌酐、尿蛋白或尿糖和尿液浓缩能力）和早期肾功能损害实验室检测指标（N- 乙酰 - β - 氨基葡糖苷酶、丙氨酸氨基肽酶、γ -GTP 和 β₂ 微球蛋白）均未见变化[81, 86, 137-139]。Kharasch 等[140] 对比低流量七氟烷和低流量异氟烷麻醉用于肾功能不全稳定期患者，结果发现术后肾功能检查未见明显差异。其他研究发现，在低新鲜气流量下延长七氟烷麻醉时程后，患者 BUN 和肌酐值正常但其他肾功能检测指标数值出现短暂的可逆性异常（在其中一项研究中复合物 A 暴露 > 330 ppm-hour）[141-144]。

与人类出现明显的良性结果相比，大鼠肾毒性的证据表明，七氟烷代谢的机制和毒性在不同种属之间是不同的。复合物 A 肾毒性作用在人和大鼠之间存在区别可能原因是接受复合物 A 剂量不同、代谢毒性方面种属差异和近端小管细胞对复合物 A 细胞毒性的敏感程度不同[71]。更加深入的研究表明，在大鼠中，复合物 A 经 S- 结合物结合至半胱氨酸，生成的半胱氨酸结合物经肾 β 裂解酶代谢形成活性硫酰基氟，活性硫酰基氟介导肾蛋白酰化从而导致肾毒性作用[133, 145]（图 20.19）。人类肾 β 裂解酶活性远低于大鼠肾，是解释复合物 A 在两个物种之间毒性差异的原因之一。实验室研究应用氨基氧酯酸（aminooxy-acetic acid，AOAA）抑制 β - 裂解酶是否能够保护大鼠避免复合物 A 肾毒性，得到的实验结果并不相同[146-147]。关于复合物 A 毒性的替代机制已经被提出，包括经 CYP3A 同工酶催化后活性亚砜的形成[148]，同样，该物质在大鼠肾中比在人类肾中的活性要高。

虽然复合物 A 在实验动物中具有潜在的肾毒性机制还未明确，但可以确定的是，七氟烷在人类临床数据中缺乏显著临床意义的肾毒性。谨慎选择新鲜气流量、蒸发罐输出设置、CO₂ 吸收剂成分可限制复合物 A 暴露。应用 2 L/min 新鲜气流量对绝大多数患者来说，复合物 A 暴露将低于最保守的肾毒性阈值。虽然临床研究表明，对已经存在肾功能不全的患者，七氟烷似乎是最安全的药物，该药物也应按照批准的包装上标注的指导说明使用。

与七氟烷、氟烷在现有的 CO₂ 吸收剂中降解形成活性中间产物相似，溴氯二氟乙烯（bromochloro-difluoroethylene，BCDFE）[133]，也是被研究可能具有肾毒性的物质。Eager 等[149] 发现，和复合物 A 相比，BCDFE 在呼吸回路中的蓄积量是复合物 A 的 1/40 ～ 1/20，活性是复合物 A 的 1/4，因此，BCDFE 肾毒性的风险是可以忽略不计的。

一氧化碳和热量

当干燥的 CO₂ 吸收剂中存在强碱时（水分含量小于 5%），一些卤化的挥发性麻醉药降解，形成 CO、三氟甲烷（CF₃H）和氟化氢（HF）[133]。决定 CO 产生量的因素包括 CO₂ 吸收剂的化学组成 [KOH > NaOH >> Ba（OH）₂,Ca（OH）₂]，吸收剂干燥程度，挥发性麻醉药浓度和它的化学结构[150]。巴拉林含有 4.6%KOH，而碱石灰含有 2.5%KOH 和 1.5%NaOH 且和卤代麻醉药反应并不强烈。相对弱碱 Ba（OH）₂，Ca（OH）₂ 是 CO₂ 吸收剂的主要成分，并且不催化 CO 生成（表 20.4）[136, 151]。含有二氟甲基团（二氟甲基乙基醚）的麻醉药最易发生生成 CO 的降解反应，并且 CO 的产生量和呼吸回路中麻醉药的浓度相关（地氟烷＞恩氟烷＞异氟烷）[152]（图 20.20）。七氟烷、甲氧氟烷和氟烷也在强碱环境下降解，但不生成 CO。CO 的生成需要几乎彻底干燥的 CO₂ 吸收剂（如吸收剂去湿），通常在应用高流量呼吸回路 1 ～ 2 天后发生。碱石灰含有占重量 15% 的水分，巴拉林含有占重量 13% 的水分（表 20.4）。当碱石灰或巴拉林的水含量分别低于 1.4% 和 5% 时，会观察到 CO 产生[153]。高环境温度也会加速 CO₂ 吸收剂的干燥，可能增加生成 CO 反应的速率。和复合物 A 一样，CO 在呼吸回

表 20.4　碱性化学成分的组成和二氧化碳吸收剂中水含量

CO₂ 吸收剂	Ca(OH)₂ (%)	Ba(OH)₂ (%)	KOH (%)	NaOH (%)	LiOH (%)	H₂O (%)
巴拉林 *	70	10	4.6	—	—	14
Soda lime I	80		2.6	1.3	—	15
Sodasorb	90		0.0005	3.8	—	16
Drägersorb 800 plus	82		0.003	2.0	—	16
Sodalime Ⅱ/ Medisorb	81		0.003	2.6	—	16
Spherasorb	84.5		0.003	1.5	—	14
Amsorb	83.2		—	—	—	14.4
LofloSorb	84		—	—	—	16
Superia	79.5		—	—	—	17.5
氢氧化锂	—		—	—	99	1

* 巴拉林于 2004 年撤出市场
不同吸收剂也会含有其他成分，如聚乙烯吡咯烷、氯化钙、硫酸钙、氯化镁和铝硅酸盐
Data from Keijzer C, Perez RS, de Lange JJ. Compound A and carbon monoxide production from sevoflurane and seven different types of carbon dioxide absorbent in a patient model. Acta Anaesthesiol Scand. 2007; 51: 31-37. and Kharasch ED, Powers KM, Artru AA. Comparison of Amsorb, sodalime, and Baralyme degradation of volatile anesthetics and formation of carbon monoxide and compound A in swine in vivo. Anesthesiology. 2002; 96: 173-182.

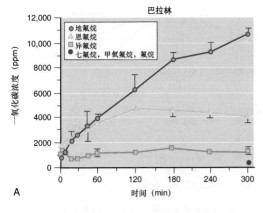

巴拉林

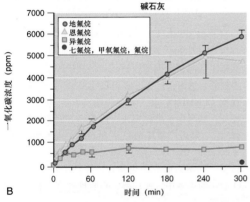

B

图 20.20　吸入麻醉药降解和 CO 生成。点代表在相同新鲜气流量和干燥 CO_2 吸收剂下，应用相同的麻醉药剂量（1.5×MAC）三种测量的均数 ± 标准差。（A）应用巴拉林时麻醉药降解和 CO 生成。（B）应用碱石灰时麻醉药降解和 CO 生成。麻醉药降解和 CO 生成是应用含有二氟甲基团（地氟烷、恩氟烷和异氟烷）的麻醉药，而不是氟烷或那些含有单氟甲基团的麻醉药如七氟烷和甲氧氟烷。CO，一氧化碳，MAC，最低肺有效浓度（Adapted from Baxter PJ, Garton K, Kharasch ED. Mechanistic aspects of carbon monoxide formation from volatile anesthetics. Anesthesiology. 1998；89：929-941.）

路中的积累与新鲜气流量成反比。

麻醉药在呼吸回路中的降解导致临床麻醉中 CO 中毒[154-155]。CO 与血红蛋白的亲和力比氧气与血红蛋白的亲和力高 250 倍；因此，碳化血红蛋白的形成降低了血液携氧能力和组织氧摄取，并且很难逆转。CO 中毒的有害作用和临床表现已被熟知；然而，在全身麻醉期间，患者暴露于 CO 的迹象被掩盖，很难检测出低氧血症，因为大多数脉搏氧饱和度仪不能区别碳化血红蛋白和氧合血红蛋白。

挥发性麻醉药被 CO_2 吸收剂中的碱降解是放热反应，因此产生热量。七氟烷与干燥的 CO_2 吸收剂一起

使用时产生的热量最大。吸收剂罐和麻醉药回路可能会达到很高的温度，可能引起爆炸或火灾，或者两者皆有[156-157]。

目前减小麻醉药降解为 CO 并产热的推荐方法包括使用避免 CO_2 吸收剂干燥的通气方法和使用含有较少 KOH 和 NaOH 的吸收剂。新型 CO_2 吸收剂（表 20.4）几乎不含强碱，在不考虑水合的情况下，不能降解挥发性麻醉药[136, 158-159]。应用新型 CO_2 吸收剂同样能减少七氟烷麻醉期间复合物 A 的产生[160-162]。

氧化亚氮、维生素 B_{12} 和同型半胱氨酸

N_2O 是唯一能够通过氧化钴（Ⅰ）配体而不可逆地抑制钴胺素（维生素 B_{12}）的麻醉药。钴胺素由肠道内细菌产生或摄取，它与 5- 甲基四氢叶酸盐一起是甲硫氨酸合酶活性的重要辅因子（图 20.21）。甲硫氨酸合酶催化同型半胱氨酸甲基化为甲硫氨酸，同时去甲基化 5- 甲氧四氢叶酸为四氢叶酸。甲硫氨酸转换为 S- 腺苷甲硫氨酸是 DNA、RNA、髓鞘和儿茶酚胺合成生化反应途径中甲基化过程的主要底物[163]。慢性维生素 B_{12} 缺乏（如恶性贫血）导致血液和神经系统功能障碍。长期暴露于 N_2O，典型的情况是为了愉悦而频繁吸入 N_2O 的人群，也会引起巨幼红细胞性贫血、脊髓病（亚急性联合变性）、神经病和肝性脑病，有时呈现为精神病[164-167]。在英国，N_2O 是第八大最常用于获得快感的药物[168]。增加 N_2O 毒性易感性的风险因素包括恶性贫血或其他消化吸收不良综合征、极端年龄、酗酒、营养不良、严格素食饮食和先天性钴胺素缺乏或四氢叶酸代谢障碍[164]。叶酸代谢抑制剂如甲氨蝶呤可能增加 N_2O 毒性易感性[169]。

对于接受常规手术的健康患者，骨髓中的巨幼细胞改变是罕见的，即使只出现在长时间（大于 12 h）N_2O 暴露后。在脊柱手术中暴露于 N_2O 长达 8 小时的健康儿童患者未出现巨幼细胞性贫血的证据[170]。然而，在重症患者或早期发现存在高风险因素的患者，更短（或重复）暴露于 N_2O 可能导致明显的亚急性病理状态。短期暴露于 N_2O（2～6 h）后可能出现巨幼细胞性骨髓改变[171]。维生素 B_{12} 缺乏或甲硫氨酸合酶活性降低能够引起亚急性脊髓病变和神经病变[172-175]。Selzer 等公布了一个病例表明先天代谢功能的重要性[176]。在该病例中，一个 4 月龄患儿在接受 N_2O 麻醉几周后出现不可逆并最终导致致命的癫痫症。尸检发现广泛脑萎缩和脱髓鞘，生化研究表明甲基四氢叶酸还原酶（methyltetrahydrofolate reductase，MTHFR）活性降低，最终可以追溯到编码 MTHFR 基

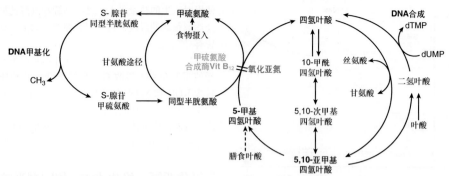

图 20.21　甲硫氨酸合酶对氧化亚氮的抑制。图示为甲基化生化反应循环。甲硫氨酸合酶（红色）催化同型半胱氨酸以 5- 甲基四氢叶酸作为甲基供体进行甲基化反应，生成甲硫氨酸和四氢叶酸（THF）。维生素 B_{12} 和叶酸都是甲硫氨酸合酶的必需辅因子。氧化亚氮（蓝色）通过氧化钴胺素（维生素 B_{12}）中的钴抑制甲硫氨酸合酶。甲基转移途径在蛋白质和 DNA 的合成中非常重要。dTMP，脱氧胸苷；dUMP，2-脱氧尿苷酸 -5- 单磷酸盐

因发生多个突变。

另一个甲硫氨酸合成酶活性降低的后果是出现底物，即同型半胱氨酸积累（图 20.21）。由于严重的先天性甲硫氨酸合成酶活性缺乏引起的高胱氨酸尿症伴有血同型半胱氨酸水平极度升高，造成早期冠状动脉和脑动脉硬化以及过早死亡[177]。这些观察到的现象引出了"同型半胱氨酸假说"，即认为同型半胱氨酸激发了炎症和动脉粥样硬化，是血管疾病发病和死亡的关键可调节因素。尽管同型半胱氨酸水平升高是心脑血管疾病发生的独立危险因素[178-179]，但一些大型前瞻性研究发现，同型半胱氨酸水平与动脉粥样硬化血栓形成性疾病之间关联不大[170]。此外，通过饮食调理和维生素补充来降低同型半胱氨酸水平的研究表明，某些体现血管风险的指标能够得到改善，但并不能降低心肌梗死和动脉硬化脑卒中的概率[180-181]。因此，这似乎说明，同型半胱氨酸水平慢性中度升高对心血管疾病的预后影响不大，或者可能只与有限的患者人群相关。

在 N_2O 麻醉期间快速升高的同型半胱氨酸水平是否能够影响手术麻醉后心脑血管疾病的发生？ Badner 等[182]公布，在颈动脉内膜切除术患者中，N_2O 明显升高同型半胱氨酸水平并且增加心肌风险。在一项超过 2000 名患者参加的"对麻醉混合气体中氧化亚氮的评估"（the Evaluation of Nitrous Oxide in a Gas Mixture for Anaesthesia，ENIGMA）的临床观察发现，麻醉期间避免使用 N_2O 并增加吸入氧浓度同时发生，能够降低大手术术后一系列并发症的发生，但并未发现死亡、心肌梗死、脑卒中的减少或缩短住院时间[183]。对参加 ENIGMA 临床观察的患者进行随访发现，N_2O 暴露超过 2 h 的患者发生心肌梗死的风险增加［OR 值 1.6；95% 置信区间（1.01，2.5）］，直至

参与试验后 5.7 年[184]。在死亡率或脑卒中率方面未发现区别。不过，在 EINGMA 中，心肌梗死的诊断是基于电话随访数据得到的而不是基于既定的诊断标准得到的。然而，后续一项 7112 名患者参与的随机临床观察（ENIGMA- Ⅱ）实验表明，术后 30 天内在心肌梗死、脑卒中、肺栓塞或心搏骤停方面的风险并无差异[185]。最近一项有 5133 人参与的"围术期缺血评估（Perioperative Ischemic Evaluation，POISE）"的临床试验[186]事后研究中也发现，在约 1500 名接受过 N_2O 治疗的患者中，死亡率、心肌梗死率、脑卒中率没有增加。

有这样的说法，认为 N_2O 的使用会导致自基线水平升高的高同型半胱氨酸患者出现心肌梗死[187]。吸入 N_2O 后同型半胱氨酸升高是评估甲硫氨酸合酶敏感性和与 N_2O 抑制有关的生化途径有价值的标志物。Nagele 等[188]研究了少数 MTHER 编码基因出现常见突变并接受外科手术的患者时发现，那些具有 $667C \rightarrow T$ 和 $1298A \rightarrow C$ 突变的患者在暴露 N_2O 至少 2 h 后会出现同型半胱氨酸异常升高的风险。然而，具有与甲硫氨酸合成酶还原酶活性降低有关的普通基因变异（$66A \rightarrow G$）的患者，接受 N_2O 麻醉后，不会出现同型半管氨酸水平异常升高[189]。术前输注维生素 B_{12} 和叶酸不能预防 N_2O 麻醉后出现的正常同型半胱氨酸升高[190]

N_2O 在 19 世纪早期开始作为麻醉药使用，但其继续存在的价值已经被部分人质疑。他们认为其已知和潜在的毒性已经超过了其快速起效和消除以及麻醉期间心血管系统相对稳定的优点[191-192]。目前得到的数据表明，在绝大多数的患者中，N_2O 并没有改变发生心血管疾病的风险。笔者建议应严谨地筛选患者，以确定少数极可能出现 N_2O 毒性的患者，从而避免在

这些患者中应用 N_2O。

吸入麻醉药与神经毒性

关于吸入麻醉药潜在神经毒性的全面描述见第 78 章。

全身麻醉药产生可逆性丧失意识的能力使数百万的患者受益，并且促进了医疗服务取得巨大的进步。虽然吸入麻醉药是一线麻醉用药并且仍然在绝大多数病例中应用，但是越来越多的证据表明，吸入麻醉药和其他全身麻醉药对极端年龄患者可能产生长期的神经毒性作用[193-194]（见第 78 章）。最令人担忧的是，全身麻醉药对处于大脑快速发育时期的低龄患者的影响。Jevtovic-Tetrodovic 等[195] 在一项研究中发现，7 天龄大鼠在接受咪达唑仑、异氟烷和 N_2O 后，脑组织出现大范围神经元死亡（凋亡），并且出现长期（达 4.5 个月）与学习和记忆相关的神经生理变化，以及在空间学习测试中表现出的能力缺陷。包括非人类灵长类动物在内的其他动物研究表明，在大脑发育早期的敏感时期，暴露于大多数全身麻醉药与加速神经元凋亡和神经元变性有关[196-200]。对新生的灵长类动物研究表明，暴露在麻醉药下 3 h 就会导致神经细胞凋亡和神经认知问题[199, 199, 201]。另有研究表明，低浓度不会引起凋亡的全身麻醉药可能抑制正常的突触形成并损害发育中的神经元网络[202]。神经发育毒性的可能机制被推测是与介导全身麻醉药起效的相同离子通道有关。全身麻醉药起效部分与拮抗 N- 甲基 -D- 天冬氨酸（N-methyl-D-aspartate，NMDA）受体和增强 $GABA_A$ 受体信号转导有关，具有其中一种作用或两者皆有的药物则会损伤发育中的大脑[194, 203, 204]。

基于临床前期的研究表明，麻醉药暴露会持续损伤神经发育，美国食品和药物管理局（the US Food and Drug Administration，FDA）发布了一项安全公告，指出 3 岁以下儿童反复或长时间接触全身麻醉药和镇静药可能会损害儿童的大脑发育（http://www.fda.gov/drugs/drugsafety/ucm532356.htm）。然而，新出现的临床数据表明，暴露于全身麻醉的外科手术与神经发育结果之间并没有或只有非常少的联系[205-208]。小儿麻醉神经发育评估（the Pediatric Anesthesia Neuro Development Assessment，PANDA）试验比较了一组 3 岁以前接受全身麻醉疝修补手术的孩子和他们的兄弟姐妹[209]。神经心理学结果显示，两组之间没有差异。一项随机临床研究，"全身麻醉与脊椎麻醉（the General Anesthesia Compared to Spinal Anesthesia，GAS）"的临床试验，比较清醒-脊椎麻醉和吸入全身麻醉下行疝修补术的婴儿。2 岁时两组的认知评分相等[210]，5 岁时的主要结果尚未报告。相关的临床研究正在探索儿童的各种长期结果，增加了临床决策的不确定性。本书其他部分对这个内容进行了全面阐述。（见"小儿麻醉"，第 78 章）。有关医疗服务提供者和家长在儿童接触麻醉和手术的最新指南请参考 https://sm arttots.org/about/consensus-statement/。对成年人手术和麻醉长期认知影响的全面阐述，见第 84 章。

吸入麻醉药与环境的作用

工作场所以及户外环境中的麻醉气体有潜在危害。美国麻醉科医师协会（American Society of Anesthesiologists，ASA）特别小组发布了一份关于环境可持续性麻醉实践的综合文件，包括麻醉气体的选择和减少浪费：https://www.asahq.org/resources/resources-from-asa-committees/environmentalsustainability/greening-the-operating-room[211]。三个潜在的后果已经被关注调查：全球变暖、臭氧损耗和工作场所暴露对健康的影响（表 20.5）[212-216]。

全球变暖

大气从地球表面俘获的热辐射被称为**温室效应**，即政府间气候变化专门委员会[217]认为全球变暖的主要因素。吸入麻醉药被认为是温室效应气体[218-219]。异氟烷、七氟烷和地氟烷，目前应用最为广泛的吸入麻醉药，其在人体内很少代谢，主要通过呼气排出体外。大多数麻醉废气清除系统将废气直接原型排入大气，这使得吸入麻醉药的生态毒理学特性引起重视。全球变暖潜力（global warming potential，GWP）需要考虑大气吸热效率和大气中气体的寿命（通过与自由基进行化学反应、光解和沉积所需的时间）。据报道，卤代麻醉药的 GWP 相当于相同质量 CO_2 的 1230 倍（异氟烷）到 3714 倍（地氟烷）。最近 Ryan 和 Nielsen[214] 提出最常用的挥发性麻醉药可能明显影响全球变暖，最大的效应来自于大气中的七氟烷[214]。

N_2O 的 GWP 大约比相同质量 CO_2 高 300 倍[220-221]。相对于挥发性麻醉药，给予患者的 N_2O 质量更大，并且性质更稳定，大气寿命约为 120 年[222]。大气中的 N_2O 有自然来源如土地、水产生的和人类来源如农业（氮基肥）和化石燃料的燃烧。Sherman 和 Cullen[223]第一次报道 N_2O 可能促进全球变暖并且估计大约人造 N_2O 中 1% 用于麻醉。在美国 N_2O 的麻醉应用可能占 N_2O 总排放量的 3.0%[219]。虽然 N_2O 的应用在许多国家日益减少，但尚未获得世界范围内医疗应用 N_2O 的

表 20.5 吸入麻醉药在大气中存在时间和对环境的作用

	化合物	存在事件（年）	臭氧消耗潜能值	全球升温潜能值（20 年）	全球升温潜能值（100 年）
CFC-12	CCl_2F_2	100	1	11 000	10 900
二氧化碳	CO_2	5 ~ 200	— [§]	1	1
氧化亚氮	N_2O	114	0.017 [212]	289	298
氟烷	$CF_3CHBrCl$	7 [213]	0.36	—	218
异氟烷	$CHF_2OCHClCF_3$	2.6 ~ 3.6 [214]	0.01	1230 ~ 1401 [214]	350
七氟烷	$CH_2FOCH（CF_3）_2$	1.2 ~ 5.2 [214]	0	349 ~ 1980 [214]	575
地氟烷	$CHF_2OCHFCF_3$	10 [214]	0	3714 [214]	—

臭氧消耗潜能值（ozone depleting potential，ODP）相对于等量 CFC-12 排放量对臭氧总量的综合扰动（perturbation）。全球增温潜能（global warming potential，GWP）相对于参考气体（CO_2），来自气体排放的气体蓄积辐射保留等整体的一段时间。除非另有说明，数据是基于政府间气候变化第四次评估报告 [215]
§ CO_2 不和臭氧反应，不能消耗臭氧；然而，CO_2 在对流层产生的温室效应会降低平流层的温度，引起更多的臭氧消耗 [216]。氟烷相对于 CFC-12 GWP 的计算值。

数据。

臭氧耗竭

地球大气臭氧层能够吸收有害紫外线 B 光（UVB；波长 280 ~ 315 nm），自 20 世纪 70 年代以来臭氧层已每 10 年减少 4%。增加 UVB 辐射的生物学后果包括皮肤癌、白内障、植物破坏和海洋浮游生物种群减少。卤代挥发性麻醉药和消耗臭氧层的主要物质氯氟烃（chlorofluorocarbons，CFCs）是相似的。卤碳化合物对臭氧的消耗作用取决于分子量、数量和卤素原子类型以及大气寿命 [224]。卤代麻醉药的大气寿命非常短（4.0 ~ 21.4 年）[225] 比很多 CFCs（达 100 年）短得多。由于碳氟（C-F）键具有稳定性，氟化具有较长的大气寿命。一个寿命超过 2 年的化学品被认为会大量到达平流层。在平流层化学品暴露在强烈的紫外线辐射下可使碳卤键断裂，生成卤自由基催化破坏臭氧层。含氯麻醉药如氟烷、异氟烷和恩氟烷较仅含 C-F 键的新型麻醉药如七氟烷和地氟烷可能对臭氧层更具破坏性。碳-氢键是容易受到来自对流层的羟基（OH·）攻击 [226]，使它们不容易到达平流层。然而，即使化合物寿命仅有几个月的时间，也可能会导致臭氧层破坏 [227]。据估计参与整个平流层臭氧层耗竭的，氟烷占 1%，恩氟烷和异氟烷占 0.02% [225]。

N_2O 是平流层中氮氧化物的主要来源，NO 和 NO_2 单独或两者一起均能破坏臭氧层。因为只有 10% 的 N_2O 转化为 NO_X，其臭氧消耗潜能低于等质量的 CFCs。然而，N_2O 的排放量是人类破坏臭氧层的药物中最大的单种药物排放，预计在本世纪会一直保持如此 [212]。当联合应用卤代麻醉药时，使用 N_2O 可以提供更多的环境危害。

如果紧闭回路麻醉被广泛应用，吸入麻醉药对环境的影响可以减少达 80% ~ 90% 如果常规应用低载气流量，麻醉药对环境影响的程度也将更少（彩图 20.13）。在麻醉废气中重新获取麻醉药的技术在减少药物排放方面具有很大潜力，并且对重新获取的药物进行再利用（再蒸馏后）可以减少药物费用 [228]。医生培训中有警告，N_2O 的医疗使用明显有助于温室效应和臭氧层消耗，可能会持续下去。当应用 N_2O 没有提供临床优势时要避免应用 N_2O，改用更加环保的药物进行麻醉操作 [218]。

暴露于麻醉废气中

医务人员都可能会暴露在手术室内外的麻醉药废气中。长期接触微量吸入麻醉药对健康可能产生的不良影响，多年来一直是医疗服务研究人员关注的问题 [229-230]。实验室研究表明，暴露于高浓度 N_2O（≥ 1000 ppm）的实验动物出现生殖异常 [231-232]。长期职业性接触麻醉气体造成基因组改变 [223]。然而，长期前瞻性研究没有发现对健康的不良影响与配有或不配有清除系统的麻醉药废气间存在因果关系 [234]。

所有吸入麻醉药均能跨过胎盘屏障。有报道，慢性暴露于 N_2O 的实验动物胎儿出现畸形 [235-236]，致畸性被怀孕的医疗人员尤为关注，但在人类未见此种损害。另外，虽然麻醉药在大脑发育敏感时期有可能造成损伤 [238]（见上文，"吸入麻醉药与神经毒性"和第 78 章），但怀孕妇女接受麻醉后，未有对胎儿造成损害的确切证据 [237]。目前美国职业安全与健康管理局（Occupational Safety and Health Administration，OSHA）推荐在麻醉实施期间，工作人员不应暴露于浓度大于 2 ppm、时间超过 1 h 的卤代麻醉药中（http://www.osha.gov/dts/osta/anestheticgases/index.html）。OSHA 还推荐工作人员不应暴露于 8 h 时间加权平均浓度大于

25 ppm 的 N_2O 中。在麻醉实施期间，N_2O 的推荐暴露水平为 25 ppm。

医护人员在麻醉后恢复室、重症监护治疗病房和其他患者护理区域中，患者呼出麻醉气体形成潜在的术后暴露也被认识到。研究表明，在通气较差的麻醉后恢复室出现过量的麻醉药废气[239, 241]，然而，没有研究表明会对健康产生明显不良影响。

氙和其他惰性气体

现代吸入麻醉药比早期吸入麻醉药有了很大进步，N_2O 是应用时间最长，使用范围最广的麻醉药。惰性气体氙在 1951 年被首次引入全身麻醉[242]，后续研究表明，它比任何其他的吸入麻醉药都更加接近理想麻醉药[243, 245]。氙被最常与 N_2O 比较，但是在很多方面优于 N_2O。氙只占大气中很少成分（每 10 亿份中占 50 份），可通过蒸馏液化空气、液化氮气和氧气分离。氙在生物圈中完全没有活性；虽然从空气中蒸馏分离也需要能源并随之产生 CO_2 和其他污染物等副产品，但它只作为吸入麻醉药不造成环境污染[219]。氙无嗅、无味且不可燃，有无限的保质期。在血液（$\lambda b/g = 0.14$）和身体组织中的溶解度比任何其他吸入麻醉药包括 N_2O 都要小。因此，它起效和呼吸清除非常快，在临床条件下当氙替代 N_2O 时苏醒时间快 2～3 倍[246-248]。氙与 CO_2 吸收剂或紫外线光不发生任何生物转化或反应，甚至与大多数吸入麻醉药相比氙具有理想的药效动力学作用。它产生很小的心血管抑制作用，并且没有致心律失常性[248-251]。和 N_2O 一样，氙具有镇痛活性，能够减少术中阿片类药物的用量[252]。它不引发恶性高热、不产生已知的各种毒性[253]。事实上，在临床前期实验模型中，氙具有心血管保护作用和神经保护作用[243, 245]。心脏手术成人患者[254-256]、肾部分切除患者[257]和心搏骤停昏迷后的幸存者[258-259]参与的临床观察表明，与其他麻醉药相比，氙减少了对升压药的需求，并适当减低了器官损伤的程度。然而，在这些临床环境和其他环境中，氙并不能改善神经认知功能或改善生存率[260-262]。

具有上述优点，为什么氙没有成为常用吸入麻醉药？主要原因是它的成本[263]。气态氙每升超过 15 美元，氙比 N_2O 价格贵超过 100 倍，每名患者接收氙的花费比接受地氟烷或七氟烷这些目前最贵的挥发性麻醉药的花费还要贵得多。氙的 MAC-immobility 是 0.61 atm，即使在严格紧闭回路中，麻醉一名普通患者也需要 10 L 以上的氙。用氙－氧进行紧闭回路的麻醉需要麻醉前长时间的去氮来防治氮气在重复呼吸回路中蓄积[264]。在去氮过程中从 100% 氧气过渡到紧闭回路

中氙－氧麻醉是另一个漫长的过程，因为氙是氧气在患者体内以 200～250 ml/min 的速度代谢时加入到回路的。高流量氙是使这个过程缩短的必需条件。为了让氙成为更可负担的麻醉药，已经开始设计专门的麻醉机来更高效率的输送氙[265]，新型废气排放系统采用低温获取废气，从而从废气中将氙冷凝为液态[266]。将氙进行再蒸馏回到纯净状态，可以相对的实现氙低成本回收。

除了成本，氙还有其他几个缺点。氙的密度（5.9 g/L）比 N_2O（1.5 g/L）或空气（1.0 g/L）的密度都要高，导致气流阻力和呼吸做功增加[267]。因此，对呼吸功能不良的患者可能不是好的选择。和 N_2O 一样，麻醉需要的氙高分压引起含气空间膨胀和血管空气栓塞[268]。与丙泊酚输注和七氟烷吸入相比，氙麻醉恶心呕吐的发生率更高[269-270]。

目前，氙仍然是实验室麻醉药，现在的研究集中在它作为神经保护性药物的潜力和发展减少药物成本技术。调节成本收益平衡，使氙应用到更多的患者中，这取决于临床研究是否最终支持氙的有益功效。在实验模型中，其他惰性气体同样具有与氙相似的神经保护作用，目前也作为潜在临床麻醉药物尚在研究[271]。

参考文献

1. Mapleson WW. *Br J Anaesth.* 1973;45:319.
2. Bovill JG. *Handb Exp Pharmacol.* 2008;182:121.
3. Eger 2nd EI. *Anesth Analg.* 1987;66:971.
4. Eger 2nd EI, Shargel R. *Anesthesiology.* 1963;24:625.
5. Cromwell TH, et al. *Anesthesiology.* 1971;35:401.
6. Yasuda N, et al. *Anesth Analg.* 1989;69:370.
7. Stoelting RK, et al. *Anesthesiology.* 1970;33(5).
8. Dwyer R, et al. *Anesthesiology.* 1992;77:888.
9. Gion H, Saidman LJ. *Anesthesiology.* 1971;35:361.
10. Rampil IJ, et al. *Anesthesiology.* 1991;74:429.
11. Katoh T, et al. *Anesth Analg.* 1993;77:1012.
12. Steward A, et al. *Br J Anaesth.* 1973;45:282.
13. Levitt DG. *BMC Anesthesiol.* 2002;2:5.
14. Wissing H, et al. *Br J Anaesth.* 2000;84:443.
15. Kennedy RR, et al. *Anesth Analg.* 2002;95:1616.
16. Munson ES, Eger 2nd EI. *Anesthesiology.* 1970;33:515.
17. Allott PR, et al. *Br J Anaesth.* 1973;45:294.
18. Munson ES, et al. *Anesth Analg.* 1978;57:224.
19. Eger 2nd EI, et al. *Anesth Analg.* 1998;86:1070.
20. Yamamura H, et al. *Anaesthesia.* 1963;18:427.
21. Kennedy RR, Baker AB. *Anaesth Intensive Care.* 2001;29:535.
22. Eger 2nd EI, Severinghaus JW. *Anesthesiology.* 1964;25:620.
23. Stoelting RK, Longnecker DE. *Anesthesiology.* 1972;36:352.
24. Stoelting RK, Eger 2nd EI. *Anesthesiology.* 1969;30:273.
25. Epstein RM, et al. *Anesthesiology.* 1964;25:364.
26. Taheri S, Eger 2nd EI. *Anesth Analg.* 1999;89:774.
27. Hendrickx JF, et al. *Br J Anaesth.* 2006;96:391.
28. Peyton PJ, Horriat M, Robinson GJ, Pierce R, Thompson BR. Magnitude of the second gas effect on arterial sevoflurane partial pressure. *Anesthesiology.* 2008;108:381–387.
29. Korman B, et al. *Anesthesiology.* 2018;129.
30. Barrett EJ, Rattigan S: Diabetes 53:2661
31. Larsen OA, et al. *Acta Physiol Scand.* 1966;66:337.
32. Matsukawa T, et al. *Anesthesiology.* 1995;82:662.
33. Watt SJ, et al. *Anaesthesia.* 1996;51:24.

34. Westenskow DR, et al. *Br J Anaesth*. 1986;58:555.
35. Van Zundert T, et al: Anaesth Intensive Care 38:76
36. Gallagher TM, Black GW. *Anaesthesia*. 1985;40:1073.
37. Carpenter RL, et al. *Anesth Analg*. 1986;65:575.
38. Yasuda N, et al. *Anesthesiology*. 1991;74:489.
39. Hendrickx J, et al. *Eur J Anaesthesiol*. 2016;33:611.
40. Eger EI, Brandstater B. *Anesthesiology*. 1965;26:756.
41. Eger 2nd EI. *Anesth Analg*. 2001;93:947.
42. Hunter T, et al. *Paediatr Anaesth*. 2005;15:750.
43. Baum JA. *Low flow anaesthesia: the theory and practice of low flow, minimal flow and closed system anaesthesia*. 3nd ed. Boston, Mass: Butterworth-Heinemann; 2001.
44. Levy RJ, et al. *Anesth Analg*. 2010;110:747.
45. Severinghaus JW. *J Clin Invest*. 1954;33:1183.
46. Lowe H, Ernst E. *The quantitative practice of anesthesia: use of closed circuit*. Baltimore, MD: Williams & Wilkins; 1981.
47. Lerou JG, et al. *Anesthesiology*. 1991;75:230.
48. Munson ES, et al. *Anesthesiology*. 1973;38:251.
49. Gibbons RT, et al. *Anesth Analg*. 1977;56:32.
50. Eger 2nd EI, et al. *Anesthesiology*. 1970;32:396.
51. Munson ES, Merrick HC. *Anesthesiology*. 1966;27:783.
52. Eger 2nd EI, Saidman LJ. *Anesthesiology*. 1965;26:61.
53. Perreault L, et al. *Anesthesiology*. 1982;57:325.
54. Wolf GL, et al. *Anesthesiology*. 1983;59:547.
55. Miller CF, Furman WR. *Anesthesiology*. 1983;58:281.
56. Singh M, et al. *J Surg Tech Case Rep*. 2015;7:20–22.
57. Stanley TH, et al. *Anesthesiology*. 1974;41:256.
58. Algren JT, et al. *Paediatr Anaesth*. 1998;8:31.
59. Kaplan R, et al. *Anesthesiology*. 1981;55:71.
60. Lemmens HJ, et al. *Anesth Analg*. 2008;107:1864.
61. Leeson S, et al. *Anesth Analg*. 2014;119:829.
62. Hendrickx JF, et al. *BMC Anesthesiol*. 2006;6:7.
63. Nordmann GR, et al. *Br J Anaesth*. 2006;96:779.
64. Cullen BF, Eger 2nd EI. *Anesthesiology*. 1972;36:168.
65. Fassoulaki A, et al. *Anesthesiology*. 1991;74:479.
66. Laster MJ, et al. *Anesth Analg*. 1991;73:209.
67. Yoshimura N, et al. *Anesthesiology*. 1976;44:372.
68. Neumann MA, et al. *Anesthesiology*. 1998;88:914.
69. Fink BR. *Anesthesiology*. 1955;16:511.
70. Rackow H, et al. *J Appl Physiol*. 1961;16:723.
71. Kharasch ED, et al. *Eur J Clin Pharmacol*. 2000;55:853.
72. Kenna JG. *J Hepatol*. 1997;26(suppl 1):5.
73. Kharasch ED, et al. *Lancet*. 1996;347:1367.
74. Garton KJ, et al. *Drug Metab Dispos*. 1995;23:1426.
75. Kenna JG. *J Hepatol*. 1997;26(suppl 1):5.
76. Gut J, et al. *Pharmacol Ther*. 1993;58(133).
77. Joshi PH, Conn HO. *Ann Int Med*. 1974;80:395.
78. Kharasch ED, et al. *Anesthesiology*. 1995;82:689.
79. Cousins MJ, Mazze RI. *JAMA*. 1973;225:1611.
80. Kharasch ED, et al. *Anesthesiology*. 2006;105:726.
81. Kharasch ED, et al. *Anesth Analg*. 2001;93:1511.
82. Christ DD, et al. *Drug Metab Dispos*. 1988;16:135.
83. Mazze RI, et al. *Anesthesiology*. 1982;57:5.
84. Kharasch ED, Thummel KE. *Anesthesiology*. 1993;79:795.
85. Christ DD, et al. *Anesthesiology*. 1988;69:833.
86. Mazze RI, et al. *Anesth Analg*. 2000;90:683.
87. Brunt EM, et al. *Hepatology*. 1991;13:1017.
88. Mazze RI, et al. *Anesthesiology*. 1974;40:536.
89. Sutton TS, et al. *Anesth Analg*. 1991;73:180.
90. Martin JL, et al. *Anesthesiology*. 1995;83:1125.
91. Jones RM, et al. *Br J Anaesth*. 1990;64:482.
92. Anderson JS, et al. *Anesth Analg*. 2007;104:1452.
93. Holaday DA, Smith FR. *Anesthesiology*. 1981;54:100.
94. Kharasch ED, et al. *Anesthesiology*. 1995;82:1379.
95. Kobayashi Y, et al. *Anesth Analg*. 1992;74:753.
96. Turillazzi E, et al. *Toxicol Pathol*. 2007;35:840.
97. Terrell RC. *Anesthesiology*. 2008;108:531.
98. Krishna DR, Klotz U. *Clin Pharmacokinet*. 1994;26:144.
99. Lohr JW, et al. *Pharmacol Rev*. 1998;50:107.
100. Wilkinson GR. *N Engl J Med*. 2005;352:2211.
101. Kharasch ED. *Acta Anaesthesiol Belg*. 1996;47:7.
102. Weiss CF, et al. *N Engl J Med*. 1960;262:787.
103. Young WS, Lietman PS. *J Pharmacol Exp Ther*. 1978;204:203.
104. Kalow W. *Hum Genomics*. 2004;1:375.
105. Ingelman-Sundberg M, et al. *Trends Pharmacol Sci*. 1999;20:342.
106. Summary of the national Halothane Study. Possible association between halothane anesthesia and postoperative hepatic necrosis. *JAMA*. 1966:197.
107. Ray DC, Drummond GB. *Br J Anaesth*. 1991;67:84.
108. Warner LO, et al. *Anesth Analg*. 1984;63:838.
109. Wark HJ. *Anaesthesia*. 1983;38:237.
110. Wark H, et al. *Br J Anaesth*. 1986;58:1224.
111. Tung D, et al. *Can J Anaesth*. 2005;52:133.
112. Ihtiyar E, et al. *Ind J Gastroenterol*. 2006;25:41.
113. Peiris LJ, et al. *J Clin Anesth*. 2012;24:477.
114. Turner GB, et al. *Eur J Gastroenterol Hepatol*. 2000;12:955.
115. Lewis JH, et al. *Ann Int Med*. 1983;98:984.
116. Lischner MW, et al. *Arch Int Med*. 1967;120:725.
117. Kharasch ED. *Anesth Analg*. 1995;81:S27.
118. Kharasch ED, et al. *Anesthesiology*. 1995;82:1369.
119. Ronis MJ, et al. *Biochem Pharmacol*. 1998;55:123.
120. Hotchkiss JA, et al. *Toxicol Lett*. 1995;78:1.
121. Chen TL, et al. *Can J Anaesth*. 2000;47:680.
122. Knights KM, et al. *Br J Clin Pharmacol*. 2013;76:587.
123. Mazze RI. *Anesthesiology*. 2006;105:843.
124. Mazze RI, et al. *Anesthesiology*. 1972;36:571.
125. Baden JM, et al. *Anesthesiology*. 1982;56:203.
126. Mazze RI, et al. *J Pharmacol Exp Ther*. 1974;190:523.
127. Cousins MJ, et al. *J Pharmacol Exp Ther*. 1974;190:530.
128. Taves DR, et al. *JAMA*. 1970;214:91.
129. Mazze RI, et al. *JAMA*. 1971;216:278.
130. Mazze RI, et al. *Anesthesiology*. 1971;35:247.
131. Murray JM, Trinick TR. *Anesth Analg*. 1992;74:236.
132. Spencer EM, et al. *Anesth Analg*. 1991;73:31.
133. Anders MW. *Annu Rev Pharmacol Toxicol*. 2005;45:147.
134. Keller KA, et al. *Anesthesiology*. 1995;83:1220.
135. Gonsowski CT, et al. *Anesthesiology*. 1994;80:566.
136. Kharasch ED, et al. *Anesthesiology*. 2002;96:173.
137. Bito H, Ikeda K. *Anesthesia Analg*. 1996;82:173.
138. Kharasch ED, et al. *Anesthesiology*. 1997;86:1238.
139. Bito H, et al. *Anesthesiology*. 1997;86:1231.
140. Conzen PF, et al. *Anesthesiology*. 2002;97:578.
141. Eger 2nd EI, et al. *Anesthesia Analg*. 1997;85:1154.
142. Ebert TJ, et al. *Anesthesiology*. 1998;88:601.
143. Higuchi H, et al. *Anesthesiology*. 1998;89:307.
144. Higuchi H, et al. *Anesth Analg*. 2001;92:650.
145. Kharasch ED, et al. *Anesthesiology*. 2005;103:1183.
146. Kharasch ED, et al. *Anesthesiology*. 1997;86:160.
147. Kharasch ED, et al. *Anesthesiology*. 1998;88:1624.
148. Altuntas TG, et al. *Chem Res Toxicol*. 2004;17:435.
149. Eger 2nd EI, et al. *Anesth Analg*. 1997;85:1164.
150. Wissing H, et al. *Anesthesiology*. 2001;95:1205.
151. Keijzer C, et al. *Acta Anaesthesiol Scand*. 2005;49:815.
152. Baxter PJ, et al. *Anesthesiology*. 1998;89:929.
153. Fang ZX, et al. *Anesthesia Analg*. 1995;80:1187.
154. Woehlck HJ, et al. *Anesthesiology*. 1997;87:228.
155. Berry PD, et al. *Anesthesiology*. 1999;90:613.
156. Wu J, et al. *Anesthesiology*. 2004;101:534.
157. Laster M, et al. *Anesth Analg*. 2004;99:769.
158. Baum J, van Aken H. *Eur J Anaesthesiol*. 2000;17:597.
159. Murray JM, et al. *Anesthesiology*. 1999;91:1342.
160. Kobayashi S, et al. *J Anesth*. 2004;18:277.
161. Struys MM, et al. *Anaesthesia*. 2004;59:584.
162. Kobayashi S, et al. *J Clin Anesth*. 2003;15:33.
163. Sanders RD, et al. *Anesthesiology*. 2008;109:707.
164. Reynolds E. *Lancet neurology*. 2006;5:949.
165. Doran M, et al. *BMJ*. 2004;328:1364.
166. Keddie S, et al. *J Neurol*. 2018.
167. Garakani A, et al. *Am J Addict*. 2016;25:358.
168. Kaar SJ, et al. *J Psychopharmacol*. 2016;30:395.
169. Fiskerstrand T, et al. *J Pharmacol Exp Ther*. 1997;282:1305.
170. Duma A, et al. *Anesth Analg*. 2015;120:1325.
171. Amos RJ, et al. *Lancet*. 1982;2:835.
172. Sesso RM, et al. *Neuroradiology*. 1999;41:588.
173. Hadzic A, et al. *Anesthesiology*. 1995;83:863.
174. McNeely JK, et al. *Anesthesiology*. 2000;93:1549.
175. Ilniczky S, et al. *Eur J Neurol*. 2002;9:101.
176. Selzer RR, et al. *N Engl J Med*. 2003;349:45.
177. McCully KS. *Am J Pathology*. 1969;56:111.
178. Nygard O, et al. *N Engl J Med*. 1997;337:230.
179. Mayer EL, et al. *J Am Coll Cardiol*. 1996;27:517.
180. Kaul S, et al. *J Am Coll Cardiol*. 2006;48:914.
181. Ntaios G, et al. *Arch Cardiovasc Dis*. 2009;102:847.
182. Badner NH, et al. *Anesth Analg*. 2000;91:1073.
183. Myles PS, et al. *Anesthesiology*. 2007;107:221.
184. Leslie K, et al. *Anesth Analg*. 2011;112:387.

185. Myles PS, et al. *Lancet*. 2014;384:1446.
186. Leslie K, et al. *Anesth Analg*. 2013.
187. Indraratna P, et al. *Heart Lung Circ*. 2017;26:e41.
188. Nagele P, et al. *Anesthesiology*. 2008;109:36.
189. Nagele P, et al. *Pharmacogenet Genomics*. 2009;19:325.
190. Rao LK, et al. *Anaesthesia*. 2010;65:710.
191. Nunn JF. *Br J Anaesth*. 1987;59:3.
192. Myles PS, et al. *Anaesth Intensive Care*. 2004;32:165.
193. Rappaport B, et al. *N Engl J Med*. 2011;364:1387.
194. Hudson AE, Hemmings Jr HC. *Br J Anaesth*. 2011;107:30.
195. Jevtovic-Todorovic V, et al. *J Neurosci*. 2003;23:876.
196. Loepke AW, Soriano SG. *Anesth Analg*. 2008;106:1681.
197. Slikker Jr W, et al. *Toxicol Sci*. 2007;98:145.
198. Zou X, et al. *Neurotoxicol Teratol*. 2011;33:592.
199. Brambrink AM, et al. *Anesthesiology*. 2010;112:834.
200. Brambrink AM, et al. *Anesthesiology*. 2012;116:372.
201. Schenning KJ, et al. *Neurotoxicol Teratol*. 2017;60:63.
202. Gascon E, et al. *Eur J Anaesthesiol*. 2007;24:213.
203. Mellon RD, et al. *Anesth Analg*. 2007;104:509.
204. Vutskits L, et al. *Paediatr Anaesth*. 2012;22:973.
205. Graham MR, et al. *Anesthesiology*. 2016;125:667.
206. Glatz P, et al. *JAMA Pediatr*. 2017;171:e163470.
207. Warner DO, et al. *Anesthesiology*. 2018;129(1):89.
208. Davidson AJ, Sun LS. *Anesthesiology*. 2018;128:840.
209. Schneuer FJ, et al. *Paediatr Anaesth*. 2018;28(6):528.
210. Davidson AJ, et al. *Lancet*. 2016;387:239.
211. Axelrod D, et al. *Greening the Operating Room and Perioperative Arena: Environmental Sustainability for Anesthesia Practice*. American Society of Anesthesiologists; 2014.
212. Ravishankara AR, et al. *Science*. 2009;326:123.
213. Langbein T, et al. *Br J Anaesth*. 1999;82:66.
214. Ryan SM, Nielsen CJ. *Anesth Analg*. 2010;111:92.
215. *Climate Change 2007: The Physical Science Basis*. New York: Cambridge University Press; 2007.
216. Austin J, et al. *Nature*. 1992;360:221.
217. Forster P, et al. In: Solomon S, Qin D, Manning M, eds. *Changes in Atmospheric Constituents and in Radiative Forcing. Climate Change 2007: The Physical Science Basis*. Cambridge: Contribution of Working Group I to the Fourth Assessment Report of the Intergovernmental Panel on Climate Change; 2007.
218. Ryan S, Sherman J. *Anesth Analg*. 2012;114:921.
219. Ishizawa Y. *Anesth Analg*. 2011;112:213.
220. Gutierrez MJF, et al. *Waste Manag Res*. 2005;23:133.
221. Maskell K, et al. *Lancet*. 1993;342:1027.
222. Schmeltekopf AL, et al. *Geophys Res Lett*. 1975;2:393.
223. Sherman SJ, Cullen BF. *Anesthesiology*. 1988;68:816.
224. Hammitt JK, et al. *Nature*. 1987;330:711.
225. Langbein T, et al. *Br J Anaesth*. 1999;82:66.
226. Brown AC, et al. *Nature*. 1989;341:635.
227. *Executive summary. scientific assessment of ozone depletion: 2002*. Geneva: World Meteorological Organization; 2002. Global Ozone Research and Monitoring Project Report No. 47.
228. Barwise JA, et al. *Anesth Analg*. 2011;113:1064.
229. McGregor DG. *Mayo Clinic*. 2000;75:273.
230. Burm AG. *Best Pract Res Clin Anaesthesiol*. 2003;17:147.
231. Vieira E, et al. *Anesth Analg*. 1980;59:175.
232. Fujinaga M, et al. *Anesthesiology*. 1988;69:401.
233. Yilmaz S, Calbayram NC. *J Clin Anesth*. 2016;35:326.
234. Spence AA. *Br J Anaesth*. 1987;59:96.
235. Szyfter K, et al. *J Appl Genet*. 2004;45:369.
236. Friedman JM. *Teratology*. 1988;37:69.
237. Kuczkowski KM. *Obstet Gynecol Surv*. 2004;59:52.
238. Reitman E, Flood P. *Br J Anaesth*. 2011;107(suppl 1):i72.
239. Sessler DI, Badgwell JM. *Anesth Analg*. 1998;87:1083.
240. McGregor DG, et al. *Anesth Analg*. 1999;89:472.
241. Krenzischek DA, et al. *J Perianesth Nurs*. 2002;17:227.
242. Cullen SC, Gross EG. *Science*. 1951;113:580.
243. Preckel B, et al. *Anesthesiology*. 2006;105:187.
244. Sanders RD, et al. *Br J Anaesth*. 2003;91:709.
245. Sanders RD, Maze M. *Curr Opin Anaesthesiol*. 2005;18:405.
246. Goto T, et al. *Anesthesiology*. 1997;86:1273.
247. Rossaint R, et al. *Anesthesiology*. 2003;98:6.
248. Law LS, Lo EA, Gan TJ. Xenon Anesthesia: A Systematic Review and Meta-Analysis of Randomized Controlled Trials. *Anesth Analg*. 2016;122:678–697.
249. Goto T, et al. *Anaesthesia*. 2004;59:1178.
250. Wappler F, et al. *Anesthesiology*. 2007;106:463.
251. Baumert JH, et al. *Br J Anaesth*. 2008;100:605.
252. Lachmann B, et al. *Lancet*. 1990;335(1413).
253. Wappler F. *Curr Opin Anaesthesiol*. 2010;23:417.
254. Al Tmimi L, et al. *Anesth Analg*. 2017;125:1118.
255. Al Tmimi L, et al. *Trials*. 2015;16:449.
256. Hofland J, et al. *Anesthesiology*. 2017;127:918.
258. Arola O, et al. *J Am Coll Cardiol*. 2017;70:2652.
259. Laitio R, et al. *JAMA*. 2016;315:1120.
260. Coburn M, et al. *Br J Anaesth*. 2007;98:756.
261. Coburn M, et al. *Eur J Anaesthesiol*. 2005;22:870.
262. Coburn M, et al. *Br J Anaesth*. 2018;120:127.
263. Nakata Y, et al. *J Clin Anesth*. 1999;11:477.
264. Rawat S, Dingley J. *Anesth Analg*. 2010;110:101.
265. Dingley J, et al. *Anesthesiology*. 2001;94:173.
266. Dingley J, Mason RS. *Anesth Analg*. 2007;105:1312.
267. Zhang P, et al. *Can J Anaesthesia = Journal canadien d'anesthesie*. 1995;42:547.
268. Lockwood G. *Br J Anaesth*. 2002;89:282.
269. Coburn M, et al. *Br J Anaesth*. 2008;100:787.
270. Fahlenkamp AV, et al. *PLoS One*. 2016;11:e0153807.
271. Dickinson R, Franks NP. *Crit Care*. 2010;14:229.

彩 图

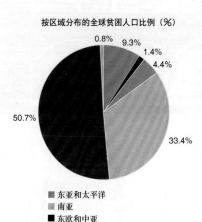

按区域分布的全球贫困人口比例（%）

0.8%
9.3%
1.4%
4.4%
50.7%
33.4%

- 东亚和太平洋
- 南亚
- 东欧和中亚
- 撒哈拉以南非洲
- 拉丁美洲和加勒比海
- 世界其他地区

彩图2.10 全球贫困人口生活在哪里？2013年按区域分布的全球贫困人口（Source：Most recent estimates, based on 2013 data using Povcal-Net［online analysis tool］, World Bank, Washington, DC, http://iresearch.worldbank.org/PovcalNet/.［Figure originally appeared in The World Bank Group. Taking on Inequality，Poverty and Shared Prosperity 2016. Copyright © 2016 The World Bank. This image is reproduced under the CC BY 4.0 license.］）

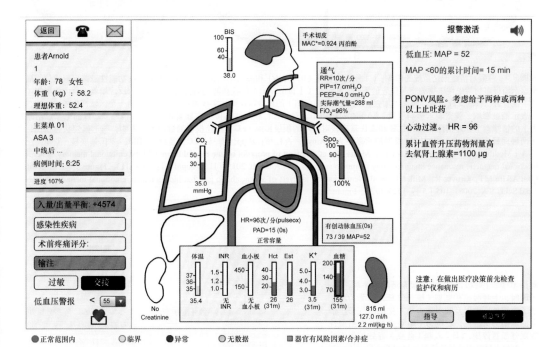

彩图4.5 Alterwatch OR（Alterwatch, Ann Arbor, MI）多参数决策支持系统，显示了麻醉下患者的生理状态。它整合了生理监护仪和电子病历元素。根据预先指定的规则，它会提示医务人员考虑某特定操作或者给出指示患者状态的额外标记。*表示计算所得的吸入药物、丙泊酚和右美托咪定注射液的累积 MAC 值

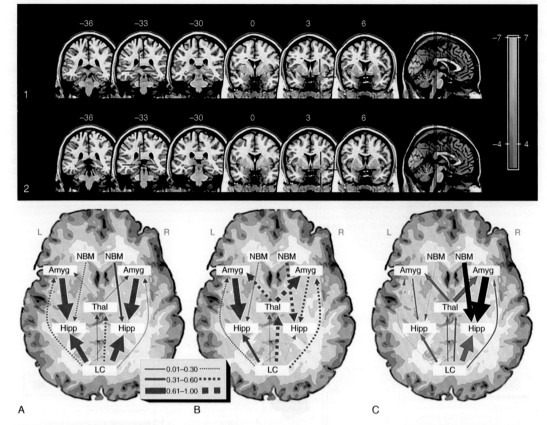

彩图 9.5　麻醉对情绪记忆系统的影响。（上图）杏仁核（0，3，6）和海马（－30，－33，－36）的功能性磁共振冠状位扫描成像显示消极事物与中性事物的唤起反应的不同。控制组（上排）显示杏仁核和海马对含有情绪信息的反应增强，而丙泊酚组（下排）仅有杏仁核的反应增强，海马不增强。（下图）静息状态下的连接路径图，实线表示某一区域对另一个区域产生积极影响，虚线表示消极影响，线宽表示影响程度。（A）在对照组中，双侧杏仁核对海马体具有显著正向影响。（B）0.25% 的七氟烷阻断行为上的情绪调节，并消除右侧杏仁核和麦氏基底核对海马的积极影响。（C）路径权重的数值差异表明，与七氟烷状态相比，上述两种路径在清醒状态下对网络模型的贡献更大。Amyg，杏仁核；Hipp，海马；LC，蓝斑；NBM，麦氏基底核；Thal，丘脑（［A］Modified from Pryor KO，Root JC，Mehta M，et al. Effect of propofol on the medial temporal lobe emotional memory system：a functional magnetic resonance imaging study in human subjects. Br J Anaesth. 2015；115［suppl 1］：i104-i113，Figure 3；［B］Modified from Alkire MT，Gruver R，Miller J，et al. Neuroimaging analysis of an anesthetic gas that blocks human emotional memory. Proc Natl Acad Sci U S A. 2008；105［5］：1722-1727，Figure 5.）

彩图 10.8　上呼吸道开放与呼吸泵活动的关系。（A）清醒时，上呼吸道扩张肌（绿色气球，扩张力）抵消了由腔外压力以及呼吸动力肌产生的吸气负压带来的塌陷力［橙色，对抗力（塌陷力）］。在阻塞性睡眠呼吸暂停中，（B）入睡（蓝点）导致扩张力减少，引起上呼吸道通畅性降低（Modified from Sasaki N，Meyer MJ，Eikermann M. Postoperative respiratory muscle dysfunction：pathophysiology and preventive strategies. Anesthesiology. 2013；118：961-978.）

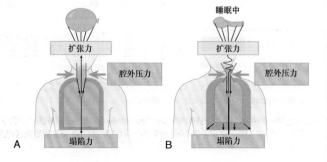

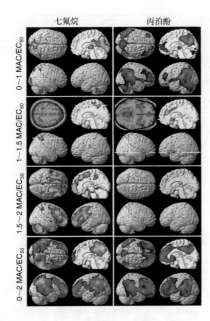

七氟烷　　　丙泊酚

0~1 MAC/EC₅₀

1~1.5 MAC/EC₅₀

1.5~2 MAC/EC₅₀

0~2 MAC/EC₅₀

彩图 11.15　在人类中与剂量相关的脑血流量（CBF）再分布。PET 扫描证实七氟烷（左）和丙泊酚（右）麻醉引起剂量相关的 CBF 下降。七氟烷麻醉时，引起剂量依赖性的 CBF 减少（蓝色表示）。七氟烷从 1.5 MAC 增加到 2.0 MAC，导致小脑内 CBF 增加（黄色表示）。随七氟烷麻醉浓度的增加，平均动脉压（MAP）逐渐下降，未对 MAP 进行干预。如果使 MAP 维持在正常范围内，CBF 增加更明显。因此本图显示的 CBF 比七氟烷麻醉时真正的 CBF 低。给予 EC₅₀ 剂量丙泊酚定义为预防 50% 的患者对中等大小手术产生体动的血浆浓度。丙泊酚血浆靶浓度为 0 μg/ml、6 μg/ml、9 μg/ml 和 12 μg/ml。丙泊酚麻醉时 CBF 在大脑各部位均一下降，且没有观察到 CBF 的再分布（Modified from Kaisti K，Metsähonkala L，Teräs M，et al. Effects of surgical levels of propofol and sevoflurane anesthesia on cerebral blood flow in healthy subjects studied with positron emission tomography. Anesthesiology. 2002；96：1358-1370.）

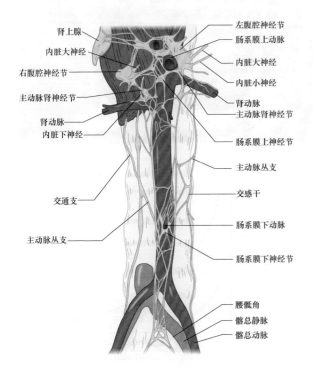

肾上腺

内脏大神经

右腹腔神经节

主动脉肾神经节

肾动脉

内脏下神经

交通支

主动脉丛支

左腹腔神经节

肠系膜上动脉

内脏大神经

内脏小神经

肾动脉

主动脉肾神经节

肠系膜上神经节

主动脉丛支

交感干

肠系膜下动脉

肠系膜下神经节

腰骶角

髂总静脉

髂总动脉

彩图 15.2　腹腔交感干的解剖（Redrawn from http://commons.wikimedia.org/wiki/File：Gray847.png#mediaviewer.）

彩图 17.3 **肾小球**。入球小动脉（A）进入肾小球，并分成许多毛细血管（C），与肾小球基底膜（GBM）相邻。肾小囊腔内衬的鳞状上皮细胞（S）连接具有刷状缘的立方形近曲小管（PCT）。E，内皮细胞核；M，系膜；N，系膜细胞核（From Young B，Woodford P，O'Dowd G. Urinary system. In：Wheaton's Functional Histology. A Text and Colour Atlas. 6th ed. Philadelphia：Elsevier Churchill Livingstone；2014. ）

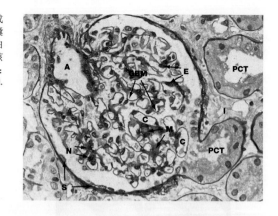

彩图 17.7 **致密斑**（箭头所示）。致密斑细胞是远端小管的一个特殊部分，该部分与球旁器相邻（From Genitourinary and male genital tract. In：Lindberg MR，Lamps LW，eds. Diagnostic Pathology：Normal Histology. 2nd ed. Philadelphia：Elsevier；2018. ）

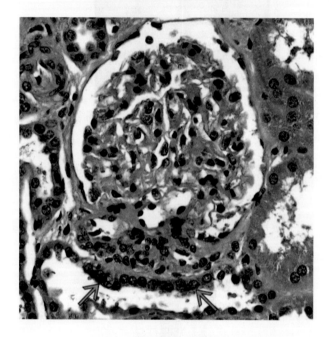

彩图 18.28 **等效线示意图**。红、绿、蓝线分别代表药物 X 与 Y 的协同作用的 5%（译者按）、50% 和 95% 等效线。等效线是产生同等效应的浓度组合。5%、50%、95% 的等效线描述了引起某个特定作用，药物 X 与 Y 浓度组合的药效范围。与单个药物的量效曲线一样，理想的浓度配伍应该在 95% 等效线的附近

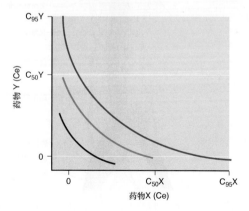

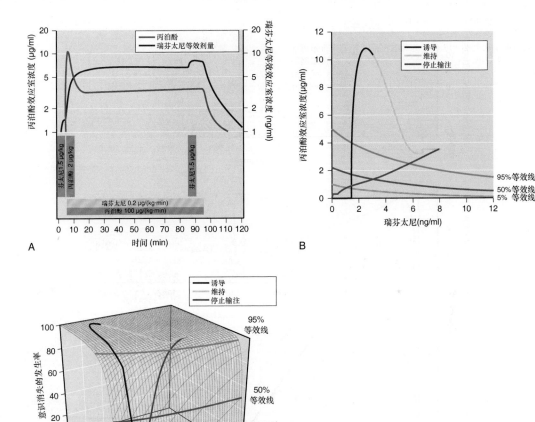

彩图 18.30　模拟负荷剂量（2 μg/kg），维持量［100 μg/（kg·min）］的丙泊酚与维持量［0.2 μg/（kg·min）］的瑞芬太尼，间断追加（1.5 μg/kg）芬太尼复合应用 90 min。图 A，最终的效应室浓度 Ce。图 B，预测意识消失的地形图（俯视图）。图 C，三维反应平面图。浅蓝色、紫色和绿色线条分别代表 5%、50% 和 95% 等效线。每条等效线都是能够产生相同效应的丙泊酚−瑞芬太尼的组合。所有等效线都是向内的弓形，说明药物间为相互协同作用。等效线相互靠近，表示从有意识到意识消失的快速转变

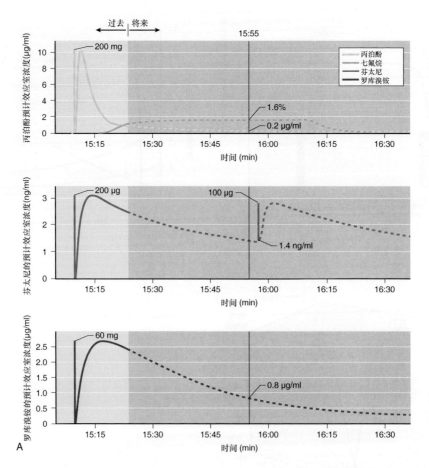

彩图 18.31 （A）药物显示举例。本例显示了复合应用芬太尼（2 μg/kg）、丙泊酚（2 mg/kg）、罗库溴铵（0.6 mg/kg）单次注射，七氟烷（2%）和单次注射芬太尼（1 μg/kg）维持的预计效应室浓度（A）和药物效应（B）。假设患者为男性，30 岁，体重 100 kg，身高 183 cm，心排血量及肺通气正常。（A）预计效应室浓度分别为丙泊酚（浅黄色线）、七氟烷（深橙色线）、芬太尼（蓝色线）、罗库溴铵（红线）。垂线代表负荷剂量，药物剂量标记在线旁。过去的预计值用实线表示，将来值用虚线表示。黑色的垂线代表 15:55 的预计效应室浓度，并记录浓度

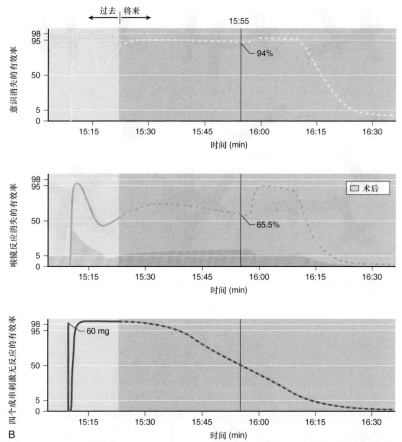

彩图 18.31 续 （B）预计药物效应。利用综合技术，评估意识消失的有效率（黄线）、喉镜反应消失的有效率（蓝线）、四个成串刺激无反应的有效率（红线）。水平的白线分别代表有效率达到 5%、50%、95% 和 98%。垂直的黑线代表 15:55 预计的药物效应 ［（A）From Applied Medical Visualizations, Salt Lake City, Utah.］

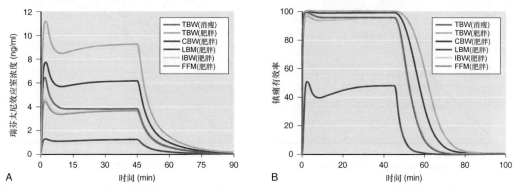

彩图 18.35 身高 176 cm 的 40 岁男性患者，给予 1 μg/kg 的负荷剂量并按 0.15 μg/（kg·min）的速度持续输注 60 min 后，所获得的瑞芬太尼效应室浓度（A）和镇痛有效率（B）。包括以下体重指标：68 kg 和 185 kg 的总体重（TBW）(体重指数分别为 22 和 60)，185 kg 的换算体重包括 Servin 修正体重（CBW）、瘦体重（LBM）、理想体重（IBW）以及去脂体重（FFM）。使用已发表的药代动力学模型估计瑞芬太尼效应室浓度和镇痛效能 ［From Minto CF, Schnider TW, Egan TD, et al. Influence of age and gender on the pharmacokinetics and pharmacodynamics of remifentanil. I. Model development. Anesthesiology. 1997；86（1）：10-23.］

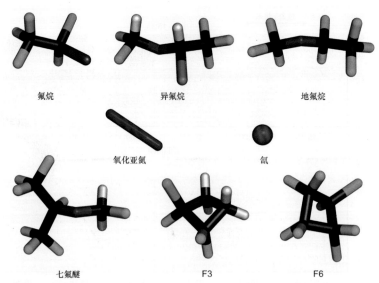

彩图 19.1 一些典型的全身麻醉药和非制动剂的结构（F6）。颜色有溴（棕色）、碳（黑色）、氯（绿色）、氟（青色）、氢（灰色）、氮（蓝色）、氧（红色）和氙（品红）。请注意，氟烷、异氟烷、地氟烷和 F3 都含有手性碳；因此它们都以两个镜像对映体存在（仅示出一个对映体）。此外，非制动剂 F6 含有两个手性碳，以两个反式对映体和一个顺式立体异构体的形式存在（仅示出一个对映体）

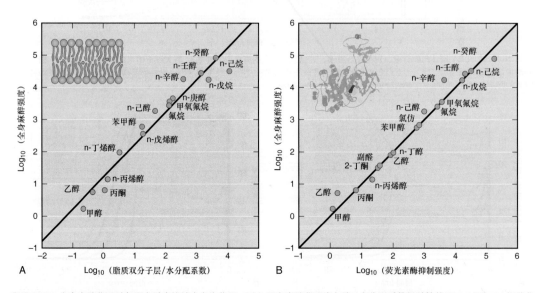

彩图 19.2 全身麻醉药通过与蛋白质直接结合产生作用。（A）研究麻醉药强度与脂 / 水分配系数相关性的 Meyer-Overton 相关曲线（c.1900）最初被描绘成神经外膜脂类是麻醉药主要作用位点的证据。（B）20 世纪的研究进展证明全身麻醉药的强度同样与其抑制可溶性荧光素酶的活性相关，它本身不是生理相关性麻醉靶点，但可作为结合麻醉药的脂质游离模型蛋白质。插图中，荧光素酶的晶体结构[110]与麻醉药绑定（红色）（Reprinted with permission from Franks NP，Lieb WR. Molecular and cellular mechanisms of general anesthesia. Nature. 1994；367：607-614.）

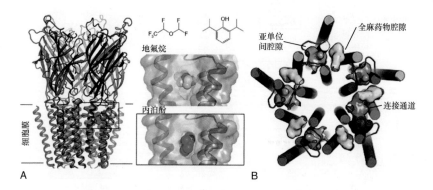

彩图 19.6　丙泊酚和地氟烷结合的五聚体配体门控离子通道的 X 射线结构。（A），结合全身麻醉药分子的哺乳类五聚体配体门控离子通道细菌同源物［无类囊体蓝藻（GLIC）］的膜平面卡通视图。（B），五聚体通道上全麻药分子表面，亚单位内腔（黄色）及邻近的亚单位间腔隙（粉色）（Modified from Nury H，Van Renterghem C，Weng Y，et al. X-ray structure of general anaesthetics bound to a pentameric ligand-gated ion channel. Nature. 2011；469：428-433.）

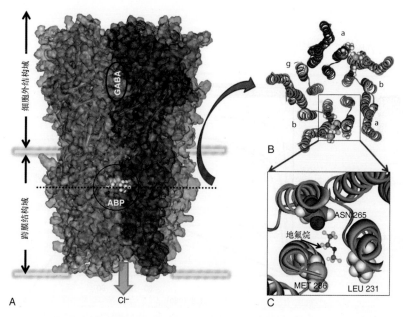

彩图 19.7　GABA_A 受体上假定的麻醉药结合位点的分子模型。（A）应用计算化学优化和分子对接的同源建模技术建立的鼠 GABA_A 受体分子模型。氨基酸骨架通过条带框架及透明可溶的分子表面展示出来。五个亚基分别用不同的颜色标明。GABA 结合位点位于胞外结构域，具有增强作用的假定的麻醉药结合槽（ABP），在和亚基间的跨膜结构域外三分之一处。图中显示两个结合位点，但仅一处结合了地氟烷。（B）A 图中虚线处横断面水平显示，五聚体亚基方向关于中心离子核对称。（C）从 B 图截取的亚基间麻醉药结合靶点的放大图，显示了同地氟烷相互作用（同一标尺的球棒框架）的相关氨基酸位点（在空间填充的框架中）（Courtesy the Bertaccini laboratory，Stanford University，Stanford，CA.）

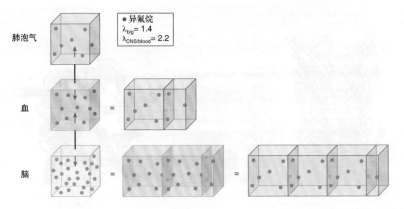

彩图 20.1 不同生物相间麻醉气体的分配。左：描述了异氟烷在气相（蓝）、血液（红）和脑（黄）之间的分配，异氟烷的血/气分配系数（$\lambda_{b/g}$）是 1.4，脑/血分配系数（$\lambda_{CNS/blood}$）是 2.2（表 20.2），即达到平衡时所有房室中异氟烷分压相等，1 体积血液所含异氟烷相当于相同体积肺泡气所含异氟烷的 1.4 倍；1 体积脑组织所含异氟烷相当于相同体积血液所含异氟烷的 2.2 倍。右：我们也用两相间有效（平衡）体积来描述分配系数。比如 1 体积血液所含异氟烷与 1.4 倍体积肺泡气相等，而 1 倍体积脑组织所含异氟烷与 2.2 倍体积血液或 3.1 倍体积气体相等

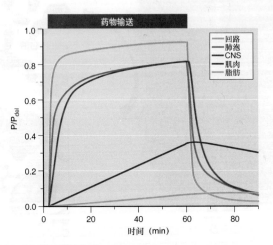

彩图 20.9 不同组织房室中麻醉药分压升高的速率。曲线代表以 6 L/min 新鲜气流量输送七氟烷，通气量 5 L/min，心排血量为 5 L/min 时的模型。虽然当 P_{alv} 快速升高或降低时会出现几分钟的滞后，但中枢神经系统（CNS，紫色线）、一部分血管丰富组织的麻醉药分压能和 P_{alv}（蓝色线）快速达到平衡。麻醉药分压在肌肉（红线）和脂肪（橘红色线）中升高或降低要慢得多，因为肌肉和脂肪房室的有效容量要大得多（图 20.2），而且，血流量明显低于血管丰富组织。值得注意的是只要肺泡（和动脉血）中麻醉药分压比脂肪房室中分压高，脂肪中的麻醉药分压在麻醉药停止输送后仍会继续升高

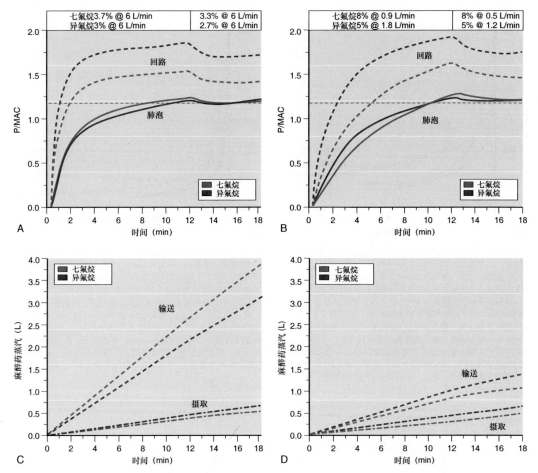

彩图 20.10　麻醉诱导技术对吸入麻醉药摄取和输送的影响。（A）用中等新鲜气流量（6 L/min）和适度过压（2～3 倍）的七氟烷（蓝色）和异氟烷（紫色）进行吸入麻醉诱导时，回路（点线）和肺泡内（实线）的麻醉药分压 P_{alv} 达到 1.2 MAC 约需 12 min，将蒸发罐设定下调 10% 也可保持 P_{alv} 在目标水平附近，为了保持 P_{alv} 水平可能需要下调蒸发罐设定或新鲜气流量，或者两者都下调。（B）吸入麻醉诱导期间应用低新鲜气流量（小于 2 L/min）以及七氟烷（蓝色）和异氟烷（紫色）过压的最大值（4 倍）时的麻醉药分压。（C）A 框患者模型中接受的麻醉药蒸汽和麻醉药摄取的总和。值得注意的是，麻醉药输送远远大于麻醉药摄取，在低溶解度麻醉药（七氟烷）中更是如此。（D）B 框患者模型中接受的麻醉药蒸汽和麻醉药摄取的总和。值得注意的是，摄取过程与 C 框患者相似，输送的麻醉药更少。在低溶解度麻醉药（如七氟烷）中应用低 FGF 技术比在高溶解度麻醉药（如异氟烷）更加能够减少废气排放。MAC，最小肺泡浓度；P_{alv}，肺泡麻醉药分压

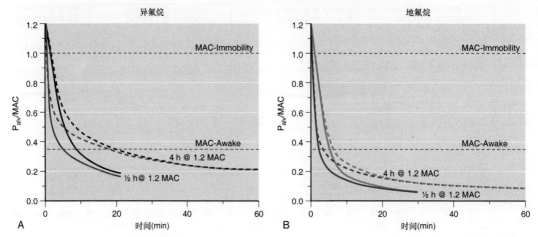

彩图 20.13　吸入麻醉药洗出及唤醒时间取决于麻醉时程。图框描述在 1.2×MAC-immobility 进行 30 min（实线）或 4 h（虚线）麻醉后，以 10 L/min FGF 和 5 L/min MV 洗出，P_{alv} 和 P_{CNS} 恢复至 MAC 时模型的计算数值。MAC-awake（约为 0.34×MAC-immobility）提示在此阈值之下，通常患者会从全麻中恢复知觉意识。虽然 P_{alv} 下降较 P_{CNS} 早，当 P_{CNS} 下降至低于 MAC-awake 时可以预测与临床相关的结束点（恢复意识）。（A）异氟烷洗出的药代动力学模型（橘红色为 P_{alv}，紫色为 P_{CNS}）。异氟烷 30 min 的摄取量为 990 ml 蒸汽，异氟烷 4 h 的摄取量为 3420 ml 蒸汽。延长异氟烷麻醉时间可明显增加为达到唤醒而需要的药物洗脱时间。用药 30 min，P_{CNS}（紫色实线）在 9 min 内降至 MAC-awake，而用药 4 h（紫色点线），要达到相同的 P_{CNS}，需要花费 20 min 以上来洗脱药物。（B）地氟烷的洗脱模型（蓝色是 P_{alv}，绿色是 P_{CNS}）。地氟烷 30 min 的摄取为 1530 ml 蒸汽，4 h 的摄取为 4600 ml 蒸汽。不同时程地氟烷麻醉下，预计唤醒时间（实绿线和虚绿线比较，各自到达 MAC-awake 的时间为 5.2 min 和 6.3 min）差别不大，因为地氟烷的血液溶解度低。临床研究显示当异氟烷麻醉时间从 20 min 到 75 min 变化时，唤醒和恢复（拔管时间）可能相差两倍，而地氟烷麻醉时间从 20 min 到 100 min 变化时，拔管时间均小于 10 min[63]。FGF，新鲜气流量；MAC，最小肺泡浓度；MV，每分通气量；P_{alv}，肺泡麻醉药分压；P_{CNS}，中枢神经系统内麻醉药分压